Inhalt

1. Tipps für die tägliche Arbeit 1
2. Gendiagnostik 25
3. Medikamente, Drogen, häufige Intoxikationen 33
4. Tumormarker 53
5. Enzyme 77
6. Proteine und Aminosäuren 95
7. Glukosestoffwechsel 129
8. Lipoproteinstoffwechsel 151
9. Stoffwechselendprodukte bei gestörter Nieren- und Leberfunktion 179
10. Gastrointestinale Funktionstests 193
11. Wasser-, Elektrolyt- und Säure-Basen-Haushalt 203
12. Knochenstoffwechsel 215
13. Vitamine und Spurenelemente 233
14. Porphyrinstoffwechsel 249
15. Kompartimente 259
16. Schilddrüsenhormone 291
17. Nebennierenrindenhormone 305
18. Renin-Angiotensin-Aldosteron-System (RAAS) und ADH 323
19. Sexualhormone 335
20. Prolaktin, Wachstumshormone 359
21. Mediatoren 371
22. Immundiagnostik 383
23. Hämatologie 441
24. Hämostaseologie 471
25. Transfusionsmedizin 523
26. Bakterielle Infektionen 557
27. Virale Infektionen 633
28. Mykosen 697
29. Infektionen mit Parasiten 707

Index 731

Wegweiser Diagnosestrategien

	Seite
Akromegalie	364
Alkalose	209
Allergie	431
Anämie	442
Angina pectoris	78
Anurie	180
Aszites	275
Atopie	431
Autoimmunerkrankungen	393
Azidose	209
Cholestase	80
Cushing-Syndrom	307
Diabetes insipidus	330
Diabetes mellitus	132
Diathese, hämorrhagische	477
Diathese, thrombophile	483
Drug Monitoring	34
Dyslipoproteinämie	132
Gestationsdiabetes	139
Hämaturie	260
Hepatitis	79
Hochwuchs	364
Hodenfunktion	338
Hirsutismus	337
Hyperaldosteronismus	324
Hypercholesterinämie	152
Hyperfibrinolyse	481
Hyperglykämie	132
Hyperkalzämie	216
Hyperlipoproteinämie	152
Hyperprolaktinämie	360
Hyperproteinämie	96
Hyperthyreose	292
Hypertonie	324, 373
Hypoglykämie	132

	Seite
Hypokalzämie	216
Hypothyreose	292
Ikterus	187
Infertilität	356
Karzinoide	379
Knochenstoffwechsel	216
Leberzellinsuffizienz	194
Leberzirrhose	80
Leukozytopenie	447
Leukozytose	447
Leukozyturie	260
Liquor	278
Minderwuchs	364
Multiple endokrine Neoplasie	373
Myokardinfarkt	78
Nierenerkrankungen	180
Osteoporose	218
Phäochromozytom	373
Pleuraerguss	272
Polydipsie	180
Polyglobulie	447
Polymyositis	395
Polyurie	180
Porphyrie	252
Proteinurie	260
Säure-Basen-Haushalt	209
Schilddrüsenfunktionsstörung	293
Sexualhormone	337
SIADH	330
SLE	394
Thrombolyse	78
Thrombozyten	485
Thyreoiditis	300
Tumormarker	54
Verbrauchskoagulopathie	480

B. Neumeister · B. O. Böhm

Klinikleitfaden Labordiagnostik

Klinikleitfaden
Labordiagnostik

6. Auflage

Herausgeber:
Prof. Dr. med. Birgid Neumeister, Ravensburg
Prof. Dr. med. Bernhard Otto Böhm, London und Singapur

Weitere Autoren:
Dr. med. Heimo Beneke, Ulm
Dr. med. Simone Claudi-Böhm, Ulm
PD Dr. med. Andrea Gerhardt, Ulm
PD Dr. med. Burkhard Manfras, Ulm
PD Dr. med. Dietmar Plonné, Ulm

Mitherausgeber der 1.-4. Auflage:
Dr. med. Dr. rer. nat. Ingo Besenthal†

ELSEVIER

ELSEVIER

Hackerbrücke 6, 80335 München, Deutschland
Wir freuen uns über Ihr Feedback und Ihre Anregungen an books.cs.muc@elsevier.com

ISBN 978-3-437-22235-1
eISBN 978-3-437-18196-2

Alle Rechte vorbehalten

6. Auflage 2018
© Elsevier GmbH, Deutschland

Wichtiger Hinweis für den Benutzer

Ärzte/Praktiker und Forscher müssen sich bei der Bewertung und Anwendung aller hier beschriebenen Informationen, Methoden, Wirkstoffe oder Experimente stets auf ihre eigenen Erfahrungen und Kenntnisse verlassen. Bedingt durch den schnellen Wissenszuwachs insbesondere in den medizinischen Wissenschaften sollte eine unabhängige Überprüfung von Diagnosen und Arzneimitteldosierungen erfolgen. Im größtmöglichen Umfang des Gesetzes wird von Elsevier, den Autoren, Redakteuren oder Beitragenden keinerlei Haftung in Bezug auf die Übersetzung oder für jegliche Verletzung und/oder Schäden an Personen oder Eigentum, im Rahmen von Produkthaftung, Fahrlässigkeit oder anderweitig, übernommen. Dies gilt gleichermaßen für jegliche Anwendung oder Bedienung der in diesem Werk aufgeführten Methoden, Produkte, Anweisungen oder Konzepte.
Für die Vollständigkeit uns Auswahl der aufgeführten Medikamente übernimmt der Verlag keine Gewähr.
Geschützte Warennamen (Warenzeichen) werden in der Regel besonders kenntlich gemacht (®). Aus dem Fehlen eines solchen Hinweises kann jedoch nicht automatisch geschlossen werden, dass es sich um einen freien Warennamen handelt.
Bibliografische Information der Deutschen Nationalbibliothek
Die Deutsche Nationalbibliothek verzeichnet diese Publikation in der Deutschen Nationalbibliografie; detaillierte bibliografische Daten sind im Internet über http://www.d-nb.de/ abrufbar.

19 20 21 22   5 4 3 2

Für Copyright in Bezug auf das verwendete Bildmaterial siehe Abbildungsnachweis.

Das Werk einschließlich aller seiner Teile ist urheberrechtlich geschützt. Jede Verwertung außerhalb der engen Grenzen des Urheberrechtsgesetzes ist ohne Zustimmung des Verlags unzulässig und strafbar. Das gilt insbesondere für Vervielfältigungen, Übersetzungen, Mikroverfilmungen und die Einspeicherung und Verarbeitung in elektronischen Systemen.
Um den Textfluss nicht zu stören, wurde bei Patienten und Berufsbezeichnungen die grammatikalisch maskuline Form gewählt. Selbstverständlich sind in diesen Fällen immer Frauen und Männer gemeint.

Begründer der Reihe: Dr. Arne Schäffler, Ulrich Renz
Planung: Petra Schwarz, München
Projektmanagement: Anke Drescher, München
Redaktion: Karin Beifuss, Ohmden
Satz: abavo GmbH, Buchloe
Druck und Bindung: CPI books GmbH, Leck
Umschlaggestaltung: SpieszDesign, Neu-Ulm
Titelbild: © colourbox.com
Aktuelle Informationen finden Sie im Internet unter **www.elsevier.de**

Vorwort

Die Laboratoriumsmedizin mit ihren Teilgebieten Klinische Chemie, Mikrobiologie, Immunologie und Transfusionsmedizin gehört zu den medizinischen Fachgebieten, deren Erkenntnisse sich kontinuierlich erweitern. Sie bildet schon heute ein unverzichtbares Fundament für eine personalisierte Medizin und ermöglicht somit individualisierte Therapien sowie deren Verlaufskontrolle.

Quantität und Qualität labormedizinischer Analysen haben in den letzten Jahrzehnten einen enormen Zuwachs erfahren. Obwohl die Laboratoriumsdiagnostik 70 % aller Diagnosen wesentlich bis ausschließlich erstellt und entscheidend zur rationalen Verlaufskontrolle von Erkrankungen beiträgt, beträgt ihr Kostenrahmen an den Gesamtausgaben der GKV in Deutschland lediglich 2,1 %. Somit stellt sie eines der wirtschaftlichsten und effizientesten Fachgebiete in der Humanmedizin dar. Eine schnelle und zielführende Laboratoriumsdiagnostik wird unter dem Gesichtspunkt einer Abrechnung nach Fallpauschalen (DRG) zudem immer wichtiger. Dabei kommt der Etablierung und Einhaltung von Diagnostikleitlinien im Sinne einer evidenzbasierten Medizin eine große Bedeutung zu. Die Leitlinien der AWMF, die für die Laboratoriumsdiagnostik bereits erstellt wurden, sowie Leit- und Richtlinien der einzelnen Fachgesellschaften wurden daher umfassend berücksichtigt. Weiterführende Internetadressen wurden aufgenommen.

In Zeiten des Kostendrucks im Gesundheitswesen besteht trotz guter Kosten-Nutzen-Relation immer die Notwendigkeit, Indikationen zu Anforderungen von Leistungen in der Laboratoriumsmedizin gezielt zu stellen und die Ergebnisse der Analysen sachgerecht zu interpretieren. Das vorliegende Kitteltaschenbuch will dabei Hilfestellung leisten. Es stellt ein Kompendium der gesamten Laboratoriumsdiagnostik für den klinisch tätigen Arzt dar, das in den einzelnen Kapiteln nach einem kurzen pathophysiologischen Überblick klinikrelevante Laborparameter hinsichtlich Untersuchungsindikation, Probenmaterial, Bestimmungsmethode, Bewertung und Interpretation sowie Störungsmöglichkeiten der Analyse vorstellt. Der Kostenrahmen für die einzelne labormedizinische Untersuchung wurde in Anlehnung an die als qualitative Orientierungshilfe benutzte GOÄ hinzugefügt, um einen Überblick über die durch die Labordiagnostik verursachte Budgetbelastung zu gewährleisten.

Den Kapiteln vorangestellt wurden jeweils kurze Hinweise für eine labormedizinische Diagnosestrategie, die jedoch nur im Konzert der klinischen und apparativen Gesamtdiagnostik gesehen und interpretiert werden darf. Für interessierte Leserinnen und Leser werden die Prinzipien der Bestimmungsmethoden auf den hinteren inneren Umschlagseiten des Buches kurz beschrieben.

Ganz besonders betont sei die Notwendigkeit einer korrekten Probenentnahme und des Transports bzw. Versands, da Fehler auf diesem Gebiet in der Regel die korrekte Labordiagnostik und Interpretation erschweren oder unmöglich machen. Hinweise dazu finden sich in Kapitel 1 (Präanalytik).

Ravensburg, London und Singapur, im September 2017
Prof. Dr. med. Birgid Neumeister
Prof. Dr. med. Bernhard Otto Böhm

Adressen

Herausgeber
Prof. Dr. med. Birgid Neumeister, MVZ Labor Ravensburg, Elisabethenstr. 11, 88212 Ravensburg
Prof. Dr. med. Bernhard Otto Böhm, FRCP, Lee Kong Chen School of Medicine, A joined Medical School by Imperial College London, UK and Nanyang Technological University, Singapore, 11 Mandalay Rd, 308232 Singapore

Weitere Autoren
Dr. med. Heimo Beneke, Blutgerinnung Ulm (BGU), Institut für Blutgerinnungsstörungen, Diagnostik und Therapie, Friedenstr. 1 (Praxis) und Olgastr. 152 (Labor), 89073 Ulm
Dr. med. Simone Claudi-Böhm, Praxis für Gynäkologie und Allgemeinmedizin, Keltergasse 1, 89073 Ulm
PD Dr. med. Andrea Gerhardt, Blutgerinnung Ulm (BGU), Institut für Blutgerinnungsstörungen, Diagnostik und Therapie, Friedenstr. 1, 89073 Ulm
PD Dr. med. Burkhard Manfras, MBA, MVZ Medicover Ulm, Münsterplatz 6, 89073 Ulm
PD Dr. med. Dietmar Plonné, MVZ Humangenetik Ulm, Karlstr. 31–33, 89073 Ulm

Bedienungsanleitung

Der Klinikleitfaden ist ein Kitteltaschenbuch. Das Motto lautet: kurz, präzise und praxisnah. Medizinisches Wissen wird komprimiert dargestellt. Im Zentrum stehen die Probleme des klinischen Alltags.
Der Leitfaden soll sowohl Klinikern als auch Niedergelassenen eine rationale Diagnostik ermöglichen. Am Anfang jedes Themas stehen die wichtigsten Grundlagen und Diagnosestrategien. Die **Diagnosestrategien** vermitteln eine in „**Basisdiagnostik**" und „**Weiterführende Diagnostik**" gegliederte rationale Stufendiagnostik. Erst dann werden die einzelnen Parameter abgehandelt.
Die Dollarzeichen in der Überschrift geben einen Anhalt für die Preise auf der Basis der GOÄ:
$: < 10,– €
$$: 10–30,– €
$$$: > 30,– €
Unter **Untersuchungsmaterial/Testdurchführung** wird auf Besonderheiten bezüglich der Patientenvorbereitung, Abnahme sowie Lagerung und Transport eingegangen. Werden keine Angaben gemacht, erfolgt die Abnahme unter Standardbedingungen (▶ 1.2.3). Die Besonderheiten bei der mikrobiologischen Probengewinnung sind in der Tabelle auf den hinteren Umschlaginnenseiten und den mikrobiologischen Kapiteln erklärt.
Unter **Bestimmungsmethode** wird die für den Parameter übliche Bestimmungsmethode angegeben. Weitere Informationen zu den Methoden finden sich in der Tabelle auf den hinteren Umschlaginnenseiten.
Unter **Bewertung** werden die Ergebnisse interpretiert und mögliche Diagnosen erörtert.

Unter **Störungen und Besonderheiten** wird auf typische Störmöglichkeiten hingewiesen, die zu falsch hohen oder falsch niedrigen Werten führen können.

> **Warnhinweise**

> **Wichtige Zusatzinformationen sowie Tipps**

> **Meldepflicht**

Wie in einem medizinischen Lexikon werden gebräuchliche Abkürzungen verwendet, die im Abkürzungsverzeichnis erklärt werden.
Um Wiederholungen zu vermeiden, wurden viele Querverweise eingefügt. Sie sind mit einem Pfeil gekennzeichnet.
Internetadressen: Alle Websites wurden vor Redaktionsschluss im Oktober 2017 geprüft. Das Internet unterliegt einem stetigen Wandel – sollte eine Adresse nicht mehr aktuell sein, empfiehlt sich der Versuch über eine übergeordnete Adresse (Anhänge nach dem „/" weglassen) oder eine Suchmaschine. Der Verlag übernimmt für Aktualität und Inhalt der genannten Websites keine Gewähr.
Die angegebenen Arbeitsanweisungen ersetzen weder Anleitung noch Supervision durch erfahrene Kollegen. Insbesondere sollten Arzneimitteldosierungen und andere Therapierichtlinien überprüft werden – klinische Erfahrung kann durch keine noch so sorgfältig verfasste Publikation ersetzt werden.

Abbildungsnachweis

Der Verweis auf die jeweilige Abbildungsquelle befindet sich bei allen Abbildungen im Werk am Ende des Legendentextes in eckigen Klammern.

[F779-005] Kidney International Supplements 2013; 3: 5–14.
[F816-007] Sarrazin et al. Update der S3-Leitlinie Prophylaxe, Diagnostik und Therapie der Hepatitis-C-Virus(HCV)-Infektion, Z Gastroenterol 2010; 48: 289–351.
[L157] Susanne Adler, Lübeck.
[L190] Gerda Raichle, Ulm.
[L231] Stefan Dangl, München.
[M945] Prof. Dr. med. Birgid Neumeister, Ravensburg.
[X221-011] S2k-Leitlinie: Labordiagnostik schwangerschaftsrelevanter Virusinfektionen.
[X335] Bundesärztekammer (BÄK), Kassenärztliche Bundesvereinigung (KBV), Arbeitsgemeinschaft der Wissenschaftlichen Medizinischen Fachgesellschaften (AWMF): Nationale VersorgungsLeitlinie Therapie des Typ-2-Diabetes – Langfassung, 1. Auflage. Version 3. 2013, zuletzt geändert: April 2014.
[X336] Deutsche Diabetes-Gesellschaft (DDG), Deutsche Gesellschaft für Gynäkologie und Geburtshilfe (DGGG): Leitlinie Gestationsdiabetes mellitus (GDM), Diagnostik, Therapie und Nachsorge – Langfassung, Stand: 8/2011.
[X337] Deutsche AIDS-Gesellschaft e. V. (DAIG): Deutsch-Österreichische Leitlinie zur medikamentösen Postexpositionsprophylaxe nach HIV-Exposition – Kurzfassung: Stand 2013.
[X361] Bernhard-Nocht-Institut für Tropenmedizin, Hamburg.

Abkürzungen

Symbole

®	Handelsname
↑	hoch, erhöht
↓	tief, erniedrigt
→	vergleiche mit, daraus folgt
Ø	Durchmesser
♂	Männer, männlich
♀	Frauen, weiblich

A

AAS	Atomabsorptionsspektrometrie
abdom.	abdominal
ACE	Angiotensin-Converting Enzyme
ACLA	Antiphospholipid-Antikörper
ACPA	Antikörper gegen citrullierte Peptide
ACS	akutes Koronarsyndrom
ADH	autosomal-dominante Hypercholesterinämie; antidiuretisches Hormon
ADR	Accord européen relatif au transport international des merchandises Dangereuses per Route
AFP	Alpha-Fetoprotein
AG	Antigen
AGS	adrenogenitales Syndrom
AHG	Anti-Humanglobuline
AIH	Autoimmunhepatitis
AIHA	autoimmunhämolytische Anämie
AK	Antikörper
ALL	akute lymphatische Leukämie
allg.	allgemein
ALP	atherogener Lipoprotein-Phänotyp
ALS	Aminolävulinsäure
ALT	Alanin-Aminotransferase
AMA	antimitochondriale Antikörper
AMH	Anti-Müller-Hormon
ANA	antinukleäre Antikörper
ANP	atriales natriuretisches Peptid
ANV	akutes Nierenversagen
AP	alkalische Phosphatase
APA	Antiphospholipid-Antikörper
Apo B	Apolipoprotein B
APS	Antiphospholipid-Syndrom
aPTT	aktivierte partielle Thrombinzeit
APUD	Amine Precursor Uptake and Decarboxylation (diffuses neuroendokrines System)
art.	arteriell
AST	Aspartat-Aminotransferase
asympt.	asymptomatisch
AT	Angiotensin
ATP	Adenosintriphosphat
AVK	arterielle Verschlusskrankheit
AVP	Arginin-Vasopressin, Vasopressin

B

BÄK	Bundesärztekammer
bakt.	bakteriell
BAL	bronchoalveoläre Lavage
BB	Blutbild
Bc	konjugiertes Bilirubin
bds.	beidseits, beidseitig
bes.	besonders
BGA	Blutgasanalyse
Bili	Bilirubin
BNP	B-Typ natriuretisches Peptid
BPH	benigne Prostatahypertrophie
BSG	Blutkörperchensenkungsgeschwindigkeit
Bu	unkonjugiertes Bilirubin
BZ	Blutzucker
bzgl.	bezüglich

C

Ca	Calcium; Karzinom
CA	Cancer Antigen (125 u. a.) Carbohydrate Antigen (19–9)
CCP	cyclische citrullinierte Peptide
CDT	Carbohydrate-Deficient Transferrin
CEA	carcinoembryonales Antigen
CED	chronisch-entzündliche Darmerkrankungen
CgA	Chromogranin A
CHE	Cholinesterase
chem.	chemisch
Chol	Cholesterin
chron.	chronisch
CLIA	Clinical Laboratory Improvement Amendments
CLL	chronische lymphatische Leukämie
CML	chronische myeloische Leukämie
CMV	Zytomegalievirus
CoV	Coronaviren
CPE	Cytopathic Effect (zytopathischer Effekt)
cPSA	komplexiertes prostataspezifisches Antigen
CRP	C-reaktives Protein
CSA	Ciclosporin A
CVID	Common Variable Immunodeficiency

D

d	Tag(e)
d. F.	der Fälle
d. h.	das heißt
DALS	Delta-Aminolävulinsäure
DC	Dünnschichtchromatografie
DD	Differenzialdiagnose
dest.	destillata
Diab. mell.	Diabetes mellitus
diagn.	diagnostisch
DIC	Disseminated Intravascular Coagulation (disseminierte intravasale Gerinnung, Verbrauchskoagulopathie)
Diff-BB	Differenzialblutbild
dir.	direkt
DNA	Desoxyribonukleinsäure
DOAK	direkte orale Antikoagulanzien
DRU	digitale rektale Untersuchung

E

E'lyte	Elektrolyte
EBV	Epstein-Barr-Virus
ECLIA	Elektrochemilumineszenz-Immunoassay
EDTA	Ethylendiamintetraacetat, Ethylendiamintetraessigsäure
EIA	Enzym-Immunoassay
EK	Erythrozytenkonzentrat
EKG	Elektrokardiografie, -gramm
ELISA	Enzyme-Linked Immunosorbent Assay
ENA	extrahierbare nukleäre (oder zytoplasmatische) Antigene
EPCA	Early Prostate Cancer Antigen
ERCP	endoskopische retrograde Cholangiopankreatikografie
Erkr.	Erkrankung
Erwachsene	Erw.
Ery(s)	Erythrozyt(en)
ESBL	Extended-Spectrum-β-Laktamasen
ESC	European Society of Cardiology
evtl.	eventuell
EZR	Extrazellulärraum

F

FAI	freier Androgenindex
FAMA	Fluoreszenz-Antikörper-Membran-Antigen-Test
FAP	familiäre adenomatöse Polyposis
FFP	Fresh Frozen Plasma (gefrorenes Frischplasma)
FH	familiäre Hypercholesterinämie
FIA	Fluoreszenz-Immunoassay

Abkürzungen

FISH	Fluoreszenz-in-situ-Hybridisierung	HbR	Hämoglobingehalt der Retikulozyten
fPSA	freies prostataspezifisches Antigen	HBsAg	Hepatitis B Surface Antigen
FSH	follikelstimulierendes Hormon	HBV	Hepatitis-B-Virus
		HCG	humanes Choriongonadotropin
FSME	Frühsommer-Meningoenzephalitis	HCT	Hydrochlorothiazid
FSP	Fibrinspaltprodukte	HCV	Hepatitis-C-Virus
G		HDL	High Density Lipoprotein
G(H)RH	Growth Hormone Releasing Hormone	HE	humanes Epididymis-Protein
G6PDH	Glukose-6-phosphat-dehydrogenase	HGH	Human Growth Hormone (Wachstumshormon)
GC(-MS)	Gaschromatografie (-Massenspektrometrie)	HHL	Hypophysenhinterlappen
GDM	Gestationsdiabetes mellitus	HHV	humanes Herpesvirus
GenDG	Gendiagnostikgesetz	HIES	Hydroxyindolessigsäure
genet.	genetisch	HIV	humanes Immundefizienz-Virus
GFR	glomeruläre Filtrationsrate	Hkt	Hämatokrit
GGT	Gamma-Glutamyl-transferase	HLA	humanes Leukozyten-Antigen
ggü.	gegenüber	Hp	Haptoglobin
GH	Growth Hormone (Wachstumshormon)	hPLAP	humane alkalische Plazenta-Phosphatase
GIT	Gastrointestinaltrakt	HPLC	High Performance Liquid Chromatography (Hochleistungsflüssigkeitschromatografie)
GN	Glomerulonephritis		
GnRH	Gonadotropin-Releasing-Hormon		
GOT	Glutamat-Oxalacetat-Transaminase	HPT	Hyperparathyreoidismus
		HPTLC	Hochleistungsdünnschichtchromatografie
GPT	Glutamat-Pyruvat-Transaminase	HPV	humane Papillomaviren
GRP	Gastrin Releasing Peptide	hs-CRP	hochsensitives C-reaktives Protein
GV	Geschlechtsverkehr	HSV	Herpes-simplex-Virus
GvH(D)	Graft-vs.-Host-Reaktion/-Disease	HTP	Hydroxytryptophan
		HUS	hämolytisch-urämisches Syndrom
gyn.	gynäkologisch		
H		HVL	Hypophysenvorderlappen
h	Stunde		
HAART	hochaktive antiretrovirale Therapie	HWI	Harnwegsinfektion
		HWZ	Halbwertszeit
HAHT	Hämagglutinationshemmtest	I	
		i. Allg.	im Allgemeinen
HAMA	humane Anti-Maus-Antikörper	i. d. R.	in der Regel
		i. R.	im Rahmen
Hb	Hämoglobin	i. S.	im Serum
		i. U.	im Urin

XII Abkürzungen

i.m.	intramuskulär
i.v.	intravenös
IDL	Intermediate Density Lipoprotein
IF	Intrinsic Factor
IFE	Immunfixationselektrophorese
IFG	Impaired Fasting Glucose
IFN	Interferon
IfSG	Infektionsschutzgesetz
IFT	Immunfluoreszenztest
Ig	Immunglobulin
IGF	Insulin-like Growth Factor
IGT	Impaired Glucose Tolerance
IHA	indirekter Hämagglutinationsassay
IL	Interleukin
ILMA	immunluminometrisches Assay
indir.	indirekt
Inf.	Infektion(en)
INH	Isoniazid
insb.	insbesondere
Insuff.	Insuffizienz
IR	Infrarot
IRMA	immunradiometrischer Assay
IZR	Intrazellulärraum

J
J.	Jahr(e)

K
K	Kalium
KBR	Komplementbindungsreaktion
kDa	Kilo-Dalton
KG	Körpergewicht
KHK	koronare Herzkrankheit
KI	Kontraindikation
klin.	klinisch
KM	Knochenmark
KOF	Körperoberfläche
KOK	kombiniertes orales Kontrazeptivum
Komb.	Kombination
komb.	kombiniert
Konz.	Konzentration
Krea	Kreatinin

L
LA	Lupus-Antikoagulans
LADA	Latent Autoimmune Diabetes of Adults
LDH	Laktatdehydrogenase
LDL	Low Density Lipoprotein
Leuko(s)	Leukozyt(en)
LH	luteinisierendes Hormon
li.	links
LIA	Luminiszenz-Immunoassay
Lk	Lymphknoten
LKM	Liver-Kidney-Mikrosomen
-l.	-logisch (z. B. biol. = biologisch, physiol. = physiologisch …)
Lp(a)	Lipoprotein a
LSD	Lysergsäurediethylamid
Lsg.	Lösung

M
M.	Morbus; Musculus
MAO	Monoaminoxidase
MAR	Mixed Antiglobulin Reaction (Test)
Max., max.	Maximum, maximal
MBP	mannosebindendes Protein
MCH	Mean Corpuscular Haemoglobin (mittlerer Hämoglobingehalt der Erythrozyten)
MCHC	Mean Corpuscular Haemoglobin Concentration (mittlere Hämoglobinkonzentration des Einzelerythrozyten)
MCTD	Mixed Connective Tissue Disease (Mischkollagenose)
MCV	Mean Corpuscular Volume (Erythrozytenvolumen), mutiertes citrulliniertes Vimentin
MDMA	Methylendioxymethylamphetamin
med.	medizinisch
MEN	multiple endokrine Neoplasie
Mg	Magnesium

MG	Molekulargewicht	NTI	Non-Thyreoid Illness
MGN	membranöse Glomerulonephritis	NW	Nebenwirkung(en)
MGUS	monoklonale Gammopathie unklarer Signifikanz	**O**	
		o. a.	oder andere(n)
		OC	Osteocalcin
MHN	Morbus haemolyticus neonatorum	oGTT	oraler Glukosetoleranztest
MI	Myokardinfarkt	OP	Operation
MIBG	Metajodobenzylguanidin	**P**	
Min.	Minute	p. i.	post injectionem
mind.	mindestens	PAF	plättchenaktivierender Faktor
MMA	Methylmalonsäure		
MODY	Maturity Onset Diabetes of the Young	PAI	Plasminogen-Aktivator-Inhibitor
MP	Mangelplasma	Pat.	Patient
MPG	Medizinprodukte-Gesetz	path.	pathologisch
MRGN	multiresistente gramnegative Erreger	pAVK	periphere arterielle Verschlusskrankheit
MRZ	Masern-Röteln-Zoster	PBC	primär biliäre Zirrhose (= primär biliäre Cholangitis)
MS	multiple Sklerose		
MS/MS	Tandem-Massenspektrometrie		
MSU	Mittelstrahlurin	PBG	Porphobilinogen
N		PCI	perkutane Koronarintervention
NAFLD	Non-Alcoholic Fatty Liver Disease (nichtalkoholische Fettleber)	PCOS	polyzystisches Ovarsyndrom
		PCR	Polymerase Chain Reaction (Polymerase-Kettenreaktion)
NASH	Non Alcoholic Steatosis Hepatis (nichtalkoholische Fettleberentzündung)		
		PCSK9	Proprotein Convertase Subtilisin/Kexin Typ 9
neg.	negativ	PCT	Porphyria cutanea tarda; Procalcitonin
NH	Ammoniak		
NHL	Non-Hodgkin-Lymphom	PEG	Polyethylenglykol
NMP	Nuclear Matrix Protein	PFA	Plättchenfunktionsanalysator
NMR	Nuclear Magnetic Resonance (Kernspinresonanz)	PICP	Prokollagen Typ I C-terminales Propeptid
		POCT	Point-of-Care-Testing (patientennahe Schnelldiagnostik)
NNH	Nasennebenhöhle		
NNM	Nebennierenmark		
NNR	Nebennierenrinde	pos.	positiv
NP	Normalplasma	postop.	postoperativ
NSAID	nichtsteroidale Antiphlogistika	PP	Patientenplasma
		PPI	Protonenpumpen-Inhibitoren
NSCLC	nichtkleinzelliges Bronchialkarzinom	PRL	Prolaktin
NSE	neuronenspezifische Enolase	ProGRP	Pro-Gastrin Releasing-Peptid
NT	Neutralisationstest	proz.	prozentig

Abkürzungen

PSA	prostataspezifisches Antigen
PSC	primär sklerosierende Cholangitis
PTH	Parathormon
PTHrP	Parathormone-related Protein
PYRI	Pyridinolin

R
RAAS	Renin-Angiotensin-Aldosteron-System
RBP	retinolbindendes Protein
re.	rechts
rezid.	rezidivierend
RF	Rheumafaktor
Rh	Rhesus
RHS	retikulohistiozytäres (früher: retikuloendotheliales) System
RIA	Radio-Immunoassay
RKI	Robert Koch-Institut
RNA	Ribonukleinsäure
Rö	Röntgen
ROMA	Risk of Ovarian Malignancy Algorithm
RPGN	rasch progrediente Glomerulonephritis
RR	Blutdruck nach Riva-Rocci
RSV	Respiratory Syncytial Virus
RT	Raumtemperatur
rtPA	rekombinanter tissue-Plasminogenaktivator

S
s. (o./u.)	siehe (oben/unten)
SAF	Stuhlanreicherungsverfahren
SARS	schweres akutes respiratorisches Syndrom
SCC	Squamous-Cell-Carcinoma-Antigen
SCLC	kleinzelliges Bronchialkarzinom
SCORE	Systematic Coronary Risk Estimation
SD	Schilddrüse
sdLDL	Small Dense Low Density Lipoproteins (kleine, dichte LDL)
SDS-PAGE	Sodium Dodecyl Sulfate Polyacrylamide Gel Electrophoresis
Sek.	Sekunde
SHBG	sexualhormonbindendes Globulin
SHT	Schädel-Hirn-Trauma
SIADH	Syndrom der inadäquaten ADH-Sekretion
sIgA	sekretorisches Immunglobulin A
SIRS	Systemic Inflammatory Response Syndrome
SLA	Soluble Liver Antigen (lösliches Leberantigen)
SLE	systemischer Lupus erythematodes
SMA	Smooth Muscle Antibodies (Antikörper gegen glatte Muskulatur)
SPE	Serumprotein-Elektrophorese
spez.	spezifisch
spp.	Spezies
SSPE	subakute sklerosierende Panenzephalitis
SSW	Schwangerschaftswoche
sTfR	löslicher Transferrin-Rezeptor
STIKO	Ständige Impfkommission
Sy.	Syndrom
sympt.	symptomatisch

T
T_3	Trijodthyronin
T_4	Thyroxin
Tbc	Tuberkulose
TBG	thyroxinbindendes Globulin
TEG	Thrombelastogramm
TfR	Transferrin-Rezeptor
TfS	Transferrinsättigung
TG	Thyreoglobulin
ther.	therapeutisch
THF	Tetrahydrofolsäure
TIA	transitorische ischämische Attacke
TK	Thrombozytenkonzentrat; Thymidinkinase
TNF	Tumornekrosefaktor

Abkürzungen

TPA	Tissue Polypeptide Antigen	**V. a.**	Verdacht auf
tPSA	Gesamt-PSA	**VCA**	Viruskapsid-Antigen
TPZ	Thromboplastinzeit	**Vit.**	Vitamin
Tr.	Tropfen	**VK**	Variationskoeffizient
TRAP	tartratresistente saure Phosphatase	**VKA**	Vitamin-K-Antagonisten
TRH	Thyreotropin Releasing Hormone	**VLDL**	Very Low Density Lipoprotein
TSH	thyreoideastimulierendes Hormon, Thyreotropin	**VMS**	Vanillinmandelsäure
		vWF/VWS	Von-Willebrand-Faktor/-Syndrom
TZ	Thrombinzeit	**VZV**	Varicella-Zoster-Virus

U

u. a.	und andere; unter anderem
usw.	und so weiter

V

v. a.	vor allem

W

WW	Wechselwirkungen

Z

z. B.	zum Beispiel
Z. n.	Zustand nach
ZNS	zentrales Nervensystem

Inhaltsverzeichnis

1 Tipps für die tägliche Arbeit 1
1.1 Rationelle Labordiagnostik 2
1.2 Präanalytische Phase 2
1.3 Analytische Phase 13
1.4 Befundinterpretation (postanalytische Phase) 15
1.5 Kosten-Nutzen-Relation 21

2 Gendiagnostik 25
2.1 Grundlagen 26
2.2 Genetische Beratung 30

3 Medikamente, Drogen, häufige Intoxikationen 33
3.1 Diagnosestrategie 34
3.2 Antibiotika 34
3.3 Antiepileptika, Psychopharmaka 36
3.4 Immunsuppressiva, Zytostatika 40
3.5 Herzglykoside $$ 43
3.6 Theophyllin $$ 43
3.7 Suchtmittel 44
3.8 Ethanol und CDT 47
3.9 Acetaminophen/Paracetamol 50
3.10 Salicylate 50
3.11 Methämoglobin (Hämiglobin) $ 51
3.12 Carboxyhämoglobin $ 52

4 Tumormarker 53
4.1 Diagnosestrategie 54
4.2 Tumorassoziierte Antigene 57
4.3 Hormone und Proteine 62
4.4 Rezeptoren 74
4.5 Genmodifikationen 75

5 Enzyme 77
5.1 Diagnosestrategie 78
5.2 Kreatinkinase (CK) $ 81
5.3 Laktatdehydrogenase (LDH) $ 83
5.4 Glutamat-Oxalacetat-Transaminase (GOT)/ Aspartat-Aminotransferase (AST) $ 85
5.5 Glutamat-Pyruvat-Transaminase (GPT)/ Alanin-Aminotransferase (ALT) $ 86
5.6 Alkalische Phosphatase (AP) $ 87
5.7 Gamma-Glutamyltransferase (GGT) $ 89
5.8 Cholinesterase (CHE) $ 91
5.9 Alpha-Amylase $ 92
5.10 Lipase $ 92

6 Proteine und Aminosäuren 95
- 6.1 Plasmaproteine 96
- 6.2 Globale Plasmaproteine 96
- 6.3 Bindungs- und Transportproteine 99
- 6.4 Akute-Phase-Proteine 102
- 6.5 Zelluläre Proteine und Peptide mit Markerfunktion im Plasma 106
- 6.6 Aminosäurestoffwechselstörungen $$$ 118
- 6.7 Diaminoxidase (DAO) $$$ 122
- 6.8 Homocystein $$$ 123
- 6.9 sFlt-1/PlGF-Quotient $$$ 124
- 6.10 Entzündung und Sepsis 125

7 Glukosestoffwechsel 129
- 7.1 Wichtige Krankheitsbilder 130
- 7.2 Diagnosestrategie 132
- 7.3 Glukose $ 135
- 7.4 Oraler Glukosetoleranztest 137
- 7.5 Schwangerschaftsdiabetes (Gestationsdiabetes)
- 7.6 HbA$_{1c}$ $$ 142
- 7.7 Fructosamin $ 143
- 7.8 Insulin, C-Peptid, Proinsulin $$$ 144
- 7.9 Hungerversuch 145
- 7.10 Modulatoren des Glukose- und Intermediärstoffwechsels 148

8 Lipoproteinstoffwechsel 151
- 8.1 Diagnosestrategie 152
- 8.2 Cholesterin $ 158
- 8.3 LDL-Cholesterin $ 160
- 8.4 Non-HDL-Cholesterin $ 162
- 8.5 HDL-Cholesterin $ 162
- 8.6 Triglyzeride $ 163
- 8.7 Lipoproteinelektrophorese $$ 165
- 8.8 Ultrazentrifugation (LipoDens®) $$ 166
- 8.9 NMR-Spektroskopie (LipoComplete®) $$ 168
- 8.10 Lipoprotein (a) $$ 170
- 8.11 Apolipoprotein B (Apo B100) $$ 171
- 8.12 Apolipoprotein AI (Apo AI) $$ 172
- 8.13 Spezielle Lipoproteindiagnostik 172

9 Stoffwechselendprodukte bei gestörter Nieren- und Leberfunktion 179
- 9.1 Niere 180
- 9.2 Leber 187

10 Gastrointestinale Funktionstests 193
- 10.1 Leberfunktionstests 194
- 10.2 Dünndarmfunktionstests 195
- 10.3 Pankreasfunktionstests 198
- 10.4 Helicobacter pylori: ^{13}C-Atemgastest $$ 201

11	**Wasser-, Elektrolyt- und Säure-Basen-Haushalt** 203
11.1	Hinweis 204
11.2	Wasser- und Elektrolythaushalt 204
11.3	Säure-Basen-Haushalt 209

12	**Knochenstoffwechsel** 215
12.1	Diagnosestrategie 216
12.2	Calcium $ 219
12.3	Anorganisches Phosphat $ 221
12.4	Parathormon $$$ 223
12.5	PTHrP (Parathormone-related Protein) $$$ 225
12.6	Vitamin D 225
12.7	Marker des Knochenaufbaus 228
12.8	Marker des Knochenabbaus 230

13	**Vitamine und Spurenelemente** 233
13.1	Vitamine 234
13.2	Spurenelemente 241
13.3	Toxische Metalle 247

14	**Porphyrinstoffwechsel** 249
14.1	Krankheitsbilder 250
14.2	Diagnosestrategie 252

15	**Kompartimente** 259
15.1	Urin 260
15.2	Stuhl 269
15.3	Pleuraerguss 272
15.4	Aszites 275
15.5	Liquor 278

16	**Schilddrüsenhormone** 291
16.1	Grundlagen 292
16.2	Diagnosestrategie 292
16.3	TSH (thyreoideastimulierendes Hormon) $$ 294
16.4	Schilddrüsenhormone 296
16.5	Thyroxinbindendes Globulin (TBG) $$ 299
16.6	TRH-Test $$$ 299
16.7	Schilddrüsenantikörper 300
16.8	Marker 303

17	**Nebennierenrindenhormone** 305
17.1	Grundlagen 306
17.2	Diagnosestrategie 307
17.3	Kortisol 310
17.4	ACTH $$$ 313
17.5	Funktionstests 314
17.6	Nebennierenrindenandrogene 316
17.7	17α-Hydroxyprogesteron $$$ 320
17.8	11-Desoxykortisol $$$ 322

18 Renin-Angiotensin-Aldosteron-System (RAAS) und ADH 323
18.1 Renin-Angiotensin-Aldosteron-System 324
18.2 Antidiuretisches Hormon (ADH) $$$ 329

19 Sexualhormone 335
19.1 Endokrine Ovarialfunktion 336
19.2 Endokrine Hodenfunktion 337
19.3 Östrogene 339
19.4 Progesteron $$$ 342
19.5 Luteinisierendes Hormon (LH) $$ 342
19.6 Follikelstimulierendes Hormon (FSH) $$ 344
19.7 LHRH- bzw. GnRH- (Gonadotropin-Releasing-Hormon-)Test $$$ 345
19.8 Intaktes HCG und β-Untereinheit (HCG+β) $$ 347
19.9 Androgene 348
19.10 SHBG $$$ 352
19.11 HCG-Test $$$ 353
19.12 Spermiogramm $$$ 353
19.13 Fertilitätsdiagnostik 356
19.14 Anti-Müller-Hormon (AMH) 356

20 Prolaktin, Wachstumshormone 359
20.1 Prolaktin 360
20.2 Wachstumshormon 363

21 Mediatoren 371
21.1 Katecholamine und Metaboliten 372
21.2 Serotonin und Metaboliten 379
21.3 Weitere neuroendokrine Tumoren (NET) 381

22 Immundiagnostik 383
22.1 Einleitung 385
22.2 Immunglobuline 385
22.3 Komplementsystem $$$ 390
22.4 Immunkomplexe $$$ 392
22.5 Autoantikörperdiagnostik 393
22.6 Allergiediagnostik 431
22.7 Lymphozytentypisierung $$$ 434
22.8 Hauttests $$$ 437
22.9 Zytokine und Zytokinrezeptoren 437

23 Hämatologie 441
23.1 Diagnosestrategie 442
23.2 Erythrozytenparameter 448
23.3 Hämoglobinparameter 455
23.4 Erythropoetin $$$ 457
23.5 Analyte des Eisenstoffwechsels 457
23.6 Leukozyten-Parameter 464
23.7 Blutkörperchensenkungsgeschwindigkeit (BSG) $ 468

24	**Hämostaseologie** 471	
24.1	Physiologie der Hämostase und Fibrinolyse 473	
24.2	Diagnosestrategie 477	
24.3	Methoden in der Gerinnungsdiagnostik 488	
24.4	Prüfmaterial in der Gerinnungsdiagnostik 489	
24.5	Globaltests 490	
24.6	Rumpel-Leede-Test 493	
24.7	Plasmatische Gerinnungstests 494	
24.8	Aktivierungsmarker der Gerinnung und Fibrinolyse 498	
24.9	Einzelfaktorenbestimmung 500	
24.10	Inhibitoren der plasmatischen Gerinnung und prothrombogene molekulare Defekte 503	
24.11	Laborüberwachung bei Antikoagulanzientherapie 509	
24.12	Fibrinolyse und Fibrinolyseinhibitoren 514	
24.13	Erworbene Inhibitoren 514	
24.14	Thrombozyten 517	
24.15	Point-of-Care-Testsysteme (POCT) in der Hämostasediagnostik $$$ 521	

25	**Transfusionsmedizin** 523	
25.1	Blutgruppensysteme: theoretische Grundlagen 525	
25.2	Transfusion 528	
25.3	Immunhämatologische Serologie 531	
25.4	Blutpräparate 540	
25.5	Transfusionszwischenfälle 543	
25.6	Diagnostik autoimmunhämolytischer Anämien (AIHA) 546	
25.7	Morbus haemolyticus neonatorum (MHN) 551	
25.8	Histokompatibilitätsdiagnostik 553	

26	**Bakterielle Infektionen** 557	
26.1	Diagnosestrategien 559	
26.2	Nachweis von Bakterien 560	
26.3	Materialgewinnung 561	
26.4	Leitlinien Hygiene und Mikrobiologie 572	
26.5	Grampositive Kokken 572	
26.6	Gramnegative Kokken 578	
26.7	Sporenlose grampositive Stäbchen 581	
26.8	Aerobe Sporenbildner 584	
26.9	Mykobakterien 585	
26.10	Aktinomyzeten 590	
26.11	Enterobacteriaceae 592	
26.12	*Vibrionaceae* 601	
26.13	*Campylobacter, Arcobacter* und *Helicobacter pylori* 602	
26.14	*Brucella* 604	
26.15	*Legionella* 605	
26.16	*Haemophilus* 606	
26.17	*Bordetella* 608	
26.18	*Pasteurella* 609	
26.19	*Francisella* 609	

26.20 Gramnegative fermentative Stäbchen 610
26.21 *Pseudomonas* und *Taxa* 611
26.22 Gramnegative nichtfermentierende Stäbchen 612
26.23 *Gardnerella vaginalis* 613
26.24 Obligat anaerobe Bakterien 614
26.25 Spirochäten 618
26.26 Mykoplasmen 623
26.27 Obligate Zellparasiten 624
26.28 Melde- und Erfassungspflicht nach IfSG 628
26.29 Nationale Referenzzentren 632

27 Virale Infektionen 633
27.1 Diagnosestrategie 635
27.2 Nachweis von Viren 639
27.3 Pockenviren 643
27.4 Herpesviren 644
27.5 Hepatitis-Viren 652
27.6 Adenoviren 661
27.7 Papilloma- und Polyomaviren 662
27.8 Parvoviren 663
27.9 Reoviren 664
27.10 Togaviren 666
27.11 Flaviviren 668
27.12 Bunyaviren 671
27.13 Paramyxoviren 673
27.14 Orthomyxoviren – Influenzaviren 677
27.15 Rhabdoviren 679
27.16 Filoviren 681
27.17 Arenaviren 683
27.18 Retroviren 684
27.19 Picornaviren 689
27.20 Coronaviren 692
27.21 Noroviren 693
27.22 Prionerkrankungen 694

28 Mykosen 697
28.1 Grundlagen 698
28.2 Nachweis von Pilzen 698
28.3 Dermatophyten 699
28.4 Hefen (Sprosspilze) 700
28.5 Schimmelpilze 703
28.6 Pneumocystis jiroveci 704
28.7 Erreger von Systemmykosen 705

29 Infektionen mit Parasiten 707
29.1 Grundlagen 708
29.2 Nachweis von Parasiten 708
29.3 Protozoen 709
29.4 Helminthen 721

Index 731

1 Tipps für die tägliche Arbeit

Birgid Neumeister

1.1 **Rationelle Labordiagnostik** 2
1.2 **Präanalytische Phase** 2
1.2.1 Grundlagen 2
1.2.2 Probenarten 3
1.2.3 Hautdesinfektion 4
1.2.4 Probenentnahme 5
1.2.5 Probentransport 7
1.2.6 Fehlermöglichkeiten 9
1.3 **Analytische Phase** 13
1.3.1 Richtigkeit 13
1.3.2 Präzision 13
1.3.3 Qualitätssicherung 14
1.4 **Befundinterpretation (postanalytische Phase)** 15
1.4.1 Referenzbereiche 15
1.4.2 Dimension 16
1.4.3 Messtemperatur 16
1.4.4 Sensitivität und Spezifität 16
1.4.5 Prädiktiver Wert 17
1.4.6 Krankheitsprävalenz und Untersuchungsindikation 18
1.4.7 Kritische Differenz 19
1.4.8 Plausibilität 19
1.4.9 Testauswahl und Interpretation 19
1.5 **Kosten-Nutzen-Relation** 21
1.5.1 Kostenbewusstsein 21
1.5.2 Patientennahe Schnelldiagnostik (POCT) 22

1.1 Rationelle Labordiagnostik

Rationelle Diagnostik bedeutet, mit optimiertem Aufwand, d. h. auch unter Berücksichtigung der entstehenden Kosten (▶ 1.5), zur richtigen Diagnose zu kommen. Voraussetzungen hierfür sind:
- Diagn. Methoden gezielt einsetzen: keine „Schrotschusstaktik"! Untersuchungen sollen sich mosaikartig ergänzen; das gilt auch für unterschiedliche Untersuchungsarten (Labor, Röntgen, EKG usw.). Die Bestätigung **gesicherter** Diagnosen durch redundante Untersuchungen ist überflüssig und verursacht unnötige Kosten.
- Alle Befunde synoptisch interpretieren (Befundkonstellationen!).
- Keine „technische Diagnostik" vor Anamnese und körperlicher Untersuchung: Nur wenn eine „Arbeitshypothese" (= Verdachtsdiagnose, DD) vorliegt, kann eine sinnvolle Auswahl der diagn. Instrumente erfolgen.

Stufendiagnostik
- **Prinzip:** ausgehend von Anamnese und klin. Befund die differenzialdiagn. infrage kommenden Krankheiten (DD) schrittweise abklären
- **Basisuntersuchungen:** zunächst DD durch einfache Basisuntersuchungen eingrenzen. Auswahl der Untersuchungen nach den Gesichtspunkten: Wahrscheinlichkeit der DD, geringe Kosten
- **Weiterführende Untersuchungen** werden zur Bestätigung einer Diagnose aus den Befunden der vorhergehenden Basisuntersuchungen abgeleitet. Höherer Aufwand, Belastung des Pat., Kosten

Stufendiagnostik ist allerdings zweischneidig:
- **Vorteil:** Kosteneinsparung durch gezielten Einsatz aufwendiger Untersuchungen
- **Nachteil:** Verzögerung der Diagnosestellung

Stufendiagnostik daher flexibel anwenden und dem Einzelfall anpassen. Auf Stufendiagnostik verzichten:
- Bei akut gefährlichen, behandelbaren Krankheiten (z. B. DD akutes Abdomen)
- Bei hoher Wahrscheinlichkeit einer Diagnose
! Das bes. von Unerfahrenen gern geübte Verfahren, möglichst viele Untersuchungen durchzuführen, um nichts zu versäumen, allerdings immer vermeiden („Schrotschusstaktik")

1.2 Präanalytische Phase

1.2.1 Grundlagen

Die Erstellung von Laborbefunden wird in eine präanalytische und eine analytische Phase eingeteilt. Die präanalytische Phase umfasst alle Einflüsse, die **vor** dem Messvorgang einwirken. Die analytische Phase beinhaltet rein methodisch-messtechnische Gegebenheiten. In der präanalytischen Phase bes. achten auf:
- Richtige Indikationsstellung und damit richtige Auswahl der zu untersuchenden Analyten
- Vorbereitung des Pat.: Standardbedingungen (s. u.), Abweichungen bei speziellen Fragestellungen (z. B. Tagesrhythmik, Belastungstests). Wo nötig, wird bei den entsprechenden Untersuchungen auf besondere Patientenvorbereitung hingewiesen
- Geeignete Probenart

1.2.2 Probenarten

Blut

Bei kommerziellen Probenentnahmesystemen sind die verschiedenen Röhrchenarten farblich unterschiedlich gekennzeichnet.

- **Vollblut:** venös, arteriell oder kapillär:
  - Gerinnungs**fördernde** Zusätze: Röhrchen zur **Serum**gewinnung enthalten meist Kügelchen, welche die Gerinnung aktivieren; Spezialröhrchen für Fibrin-/Fibrinogenspaltprodukte (FSP) s. u. (▶ Tab. 1.1)
  - Gerinnungs**hemmende** Zusätze: Röhrchen zur **Plasma**gewinnung enthalten Zusätze, welche die Gerinnung hemmen (z. B. EDTA, Citrat, Na-/NH$_4$/Li-Heparin, NaF; ▶ Tab. 1.1)
- **Kapillarblut:** frisch, heparinisiert, enteiweißt, hämolysiert

Praktische Hinweise
! Probenröhrchen zur Gerinnungsuntersuchung und Blutsenkung müssen immer **bis zur Füllmarkierung** mit Blut gefüllt werden. Für eine richtige Messung ist ein definiertes Mischungsverhältnis erforderlich. Dies wird nur erreicht, wenn die Röhrchen exakt gefüllt sind, da das Na-Citrat als Lösung mit einem bestimmten Volumen in den Röhrchen vorgelegt ist und falsche Füllung zu einem falschen Mischungsverhältnis führt.
- FSP-Bestimmung erfordert bes. rasche und vollständige Gerinnung, da sonst In-vitro-Spaltprodukte entstehen; Spezialröhrchen enthalten z. B. Batroxobin.
- Für längeren Transport (> 1 h) oder längere Lagerung ist die Trennung von Serum/Plasma und Blutkuchen erforderlich (zentrifugieren und mit Serumfilter abseren oder Gelfiltrationsröhrchen verwenden).
! Ausnahme: Blutgruppenbestimmung, Zellzählung und -differenzierung.
- Für die konventionelle Proteinelektrophorese ist Serum obligatorisch. Das im Plasma enthaltene Fibrinogen täuscht ein monoklonales Paraprotein vor.
- Pat. unter Heparintherapie haben eine verzögerte Gerinnung, die auch im „Serumröhrchen" wirksam ist. Bei Probeneingang im Labor ist die Gerinnung häufig noch nicht abgeschlossen; es kommt zur „Nachgerinnung". Dabei besteht die Gefahr, dass bei den Messungen falsche Probenvolumina pipettiert werden: Die Folge sind falsche Ergebnisse. Vermeidung durch Verwendung von Lithium-Heparin-Röhrchen und Messung eiliger klin.-chem. Routineuntersuchungen im Plasma.

Tab. 1.1 Blutabnahme: Übersicht

Zusatz	Blutbestandteil	Einsatzbeispiel
Plastikkügelchen	Serum	Serologie, Kreuzprobe, konventionelle Proteinelektrophorese (obligatorisch), klin. Chemie
Na-Citrat	Plasma	Gerinnungstests (obligatorisch)

Tab. 1.1 Blutabnahme: Übersicht *(Forts.)*

Zusatz	Blutbestandteil	Einsatzbeispiel
Li-Heparin	Plasma	Klin. Chemie: bes. vorteilhaft bei heparinisierten Pat. (Vermeidung von „Nachgerinnung")
Na-Fluorid	Plasma	Laktat, Glukose
EDTA	Vollblut	Hämatologie (für Zellzählung, z. B. Blutbild, obligatorisch), automatisierte Blutgruppenbestimmungen und Kreuzproben

Urin
- **Spontan-, Mittelstrahl-, Katheterurin** immer frisch ins Labor. Für mikrobiol. Untersuchungen gekühlter Eiltransport.
- **Sammelurin:** Während der Sammelphase kühl und dunkel aufbewahren. Für einige Untersuchungen sind Zusätze erforderlich (Hinweise bei den entsprechenden Analyten). Meist ist es ausreichend, ein Aliquot (10–50 ml) ins Labor zu schicken.
- ! Sammelvolumen angeben!

Weitere Probenarten
- **Liquor** (▶ 27.2.8): rascher Transport. Für bakteriol. Untersuchungen evtl. in speziellem Kulturmedium
- **Punktate:** Aszites (▶ 15.4), Pleurapunktat (▶ 15.3), Gelenkpunktat, Drainageflüssigkeit. Je nach Untersuchung unterschiedliche Probenröhrchen verwenden (wie bei Blutuntersuchungen, s. o.): Zellzahl im EDTA-Röhrchen, Laktat im NaF-Röhrchen, Enzyme und Substrate im Serum-Röhrchen
- **Sputum** (▶ 26.3.7, kein Speichel), Trachealsekret (▶ 26.3.8), bronchoalveoläre Lavage (BAL, ▶ 26.3.8)
- **Speichel:** z. B. für sekretorisches IgA
- **Stuhl** (▶ 26.3.17): immer makroskopisch inspizieren (z. B. Konsistenz, Blut, Schleim)
- **Analabklatsch** (▶ 26.3.18) zum Nachweis von *Enterobius*-Wurmeiern (Tesafilm)
- **Abstriche** (immer mehrere), **Katheterspitzen, Abszessinhalt** (reichlich Material ins Labor) usw.
- **Haare:** z. B. Drogennachweis

1.2.3 Hautdesinfektion

Kategorie I
- Geringes Infektionsrisiko, z. B. bei venösen Blutentnahmen.
- **Durchführung:** Hautdesinfektionsmittel (z. B. Dibromol® farblos) auftragen (Spray oder getränkter Tupfer). Einwirken lassen. Einwirkzeit ist beendet, wenn die Haut nicht mehr feucht glänzt. Dauer ca. 30 Sek.
- **Cave:** Hände- und Hautdesinfektionsmittel sind nicht das Gleiche. Händedesinfektionsmittel enthalten rückfettende Zusätze, die bei der Hautdesinfektion stören, da Pflaster dadurch schlecht haften.

Kategorie II
- Mittleres Infektionsrisiko, z. B. bei intravenösen (i. v.) Verweilkanülen, i. v. Kathetern, Blutkulturen

- **Durchführung:** wie bei Kategorie I. Nach 30 Sek. nochmals Desinfektionsmittel auftragen und mit sterilem Tupfer abwischen

Kategorie III
- Hohes Infektionsrisiko, z. B. Punktion von Körperhöhlen, insb. Gelenkpunktion
- **Durchführung:** Haut reinigen, falls erforderlich enthaaren und entfetten. Desinfektionsmittel auftragen, 2½ Min. einwirken lassen, Vorgang wiederholen (Gesamteinwirkzeit 5 Min.). Dabei sterile Handschuhe und Mundschutz tragen

1.2.4 Probenentnahme

Katheterurin ▶ 26.3.12, Blasenpunktionsurin ▶ 26.3.13.

Probenidentifikation

Probengefäße (**vor** der Probenentnahme) vollständig beschriften mit:
- Name, Vorname des Pat.
- Geburtsdatum des Pat.
- Entnahmedatum (ggf. Uhrzeit)

Die Kennzeichnung muss auf den **Probengefäßen** angebracht werden, nicht auf Deckeln, Schutzhüllen, Versandgefäßen. Unmittelbar vor der Blutentnahme durch einen Blick auf den Namen sicherstellen, dass es sich um den richtigen Pat. handelt.
! Bei Unsicherheit, ob man dem richtigen Pat. gegenübersteht, den Pat. nach seinem Namen fragen
! Identität von Probe und Laborauftrag sicherstellen

Nach der Rechtsprechung gilt die Bearbeitung von Proben, die nicht oder nicht ausreichend identifiziert sind, als Organisationsverschulden des Labors. Rechtliche Besonderheiten vor Transfusionen ▶ 25.2.4.

> **Häufige Fehler**
> - Alleinige Beschriftung von Schutzhüllen, Übergefäßen oder Verpackungen: nach dem Auspacken nicht mehr eindeutig zuzuordnen
> - Beschriftung von Deckeln (z. B. Uringefäßen): nach dem Abnehmen nicht mehr eindeutig zuzuordnen

Standard-Blutentnahme

Patientenvorbereitung Der Pat. sollte nüchtern sein. Bei längerer Anreise zum Arzt oder längerer Wartezeit ist ein leichtes (!) Frühstück akzeptabel, da es die meisten einfachen „Routine"-Untersuchungen nicht wesentlich beeinflusst. Ausnahmen: Blutglukose, Insulin, C-Peptid, Triglyzeride. Keine vorangehende starke körperliche Belastung. Bei einigen klin. Fragestellungen müssen besondere Untersuchungsbedingungen erfüllt sein. Am häufigsten betrifft dies Tageszeit, Nahrungsaufnahme, Medikamenteneinnahme und körperlichen Aktivitätszustand (Details s. einzelne Untersuchungen).

Zeitpunkt Blutentnahme i. d. R. morgens (7–9 Uhr). Proben für Medikamentenspiegel werden meist kurz **vor** der morgendlichen Einnahme entnommen. Bei manchen Medikamenten müssen aber auch die Maximalspiegel kontrolliert werden. Der richtige Zeitpunkt der Probenentnahme hängt dabei von der Pharmakokinetik ab.

1 Tipps für die tägliche Arbeit

Lagerung Der Pat. sollte liegen oder bequem und stabil sitzen (also nicht auf einem Drehstuhl o. Ä.), um bei einem evtl. Kollaps nicht zu stürzen.

Durchführung
- **Probenröhrchen** ▶ 1.2.2. Für **Säuglinge und Kinder** gibt es alle Röhrchenarten in verschiedenen Größen. Sich bei Unklarheit **vor** der Blutentnahme im Labor informieren.
- **Hautdesinfektion** (▶ 1.2.3) **vor** Stauung.
- **Stauung:** max. 1 Min., am besten nur zur Punktion, danach Stauung öffnen.
- **Empfohlene Reihenfolge der Röhrchen:**
  a. Blutkulturen (Sterilität)
  b. Vollblut (Serumröhrchen)
  c. Citrat-Blut (Gerinnungstest)
  d. Heparin-Blut (Zellisolierung)
  e. EDTA-Blut (Calciumkomplexierung)
  f. NaF-Blut (Glykolysehemmer)
- **Blutmenge:** Die erforderliche Blutmenge hängt von Art und Anzahl der gewünschten Untersuchungen ab. Um dem Pat. unnötigen Blutverlust zu ersparen, sollte man den Bedarf grob abschätzen. Für die häufigsten klin.-chem. Untersuchungen (Enzyme, Substrate, E'lyte) reichen etwa 2 ml Vollblut (entspr. 0,5–1 ml Serum) aus. Für die meisten Hormone, Tumormarker usw. sind pro Bestimmung 1–2 ml Blut nötig. Größere Röhrchen müssen nicht vollständig gefüllt werden, sie dürfen aber auch nicht zu wenig Blut enthalten (für 10-ml-Röhrchen mind. 2 ml Blut). Die Füllmenge ist nur kritisch bei Probenröhrchen für Gerinnungsuntersuchungen und zur Blutsenkung (Mischungsverhältnis ▶ 1.2.2). Bei anderen Röhrchen ist der Effekt einer höheren Antikoagulanzienkonz. nur ausnahmsweise von Bedeutung (z. B. erhöhte EDTA-Konz. vermindert MCV).
- **Durchmischung:** Probengefäße (bes. mit antikoagulatorischen Zusätzen) **sofort** nach der Abnahme vorsichtig, aber effektiv mischen (4- bis 5-mal um 180° kippen).

Bei Entnahme einer Blutmenge mit einer Spritze und nachfolgender Verteilung in Probenröhrchen besteht die Gefahr der Entmischung mit der Folge nicht reproduzierbarer Ergebnisse (z. B. Blutbild).

Mittelstrahlurin (MSU)
Geeignet ist Morgenurin (hohe Keimzahl). Letzte Miktion sollte mind. 3 h zurückliegen.

Indikationen Orientierende bakteriol. Untersuchungen (▶ 26.3.11), qualitative Untersuchungen (z. B. Urinsticks).

Durchführung
- Hände mit Seife waschen, mit Einweghandtuch abtrocknen
- Genitale mit in Wasser getauchten sterilen Tupfern reinigen, dann mit 2. Tupfer in gleicher Weise nachreinigen
- Erste Urinportion (ca. 50 ml) in die Toilette entleeren. Dann – ohne den Harnstrahl zu unterbrechen – ca. 50 ml in ein vorher griffbereit abgestelltes Transportgefäß auffangen. Verschluss aufsetzen
- Bakteriol. Untersuchung ▶ 26.3.

24-h-Sammelurin

Indikationen Quantitative Untersuchungen, z. B. Elektrolytausscheidung.

Durchführung Urin in sauberem, ausreichend großem Gefäß sammeln. Gelegentlich sind Spezialgefäße erforderlich, oder ein Stabilisator muss vorgelegt werden → Laborarzt fragen.
- Intervall: meist 8:00 Uhr d 1 = Beginn; 8:00 Uhr d 2 = Ende
- Vor Sammelbeginn Blase entleeren lassen, Urin verwerfen
- Am Ende Blase nochmals in das Gefäß entleeren
- Nach Sammelende Gesamtmenge notieren und dem Labor mitteilen
- Von dem gut durchmischten Urin erforderliche Menge zur Untersuchung abgeben

1.2.5 Probentransport

Die Vorschriften zum Transport von med. Untersuchungsmaterial sind den Richtlinien der Vereinten Nationen *(UN Recommendations on the Transport of Dangerous Goods – Model Regulations)* zu entnehmen. Patientenproben aus Arztpraxen, Krankenhäusern, med. Laboratorien und sonstigen med. Einrichtungen entsprechen der **Gefahrgutklasse 6.2** (▶ Tab. 1.2).

Tab. 1.2 WHO-Risikogruppen (RG) der ansteckungsgefährlichen Stoffe nach Klasse 6.2	
RG 1	Keine oder nur sehr geringe Gefahr für ein Individuum oder die Allgemeinbevölkerung. Solche Stoffe fallen nicht unter die ADR
RG 2	Infektiöse Substanzen mit mäßigem Gefährdungsrisiko für das Individuum, aber niedrigem Gefährdungsrisiko für die Allgemeinbevölkerung (z. B. Grippeviren). Infektiöse Substanzen, die zwar Erkr. bei Menschen und Tieren hervorrufen können, von denen aber nicht anzunehmen ist, dass sie für Laborpersonal, Allgemeinbevölkerung, Nutztiere oder Umwelt ein Gefährdungspotenzial darstellen
RG 3	Krankheitserreger mit einem hohen individuellen, aber einem niedrigen allgemeinen Gefährdungspotenzial (z. B. HIV-Inf.). Ein Pathogen, das für gewöhnlich schwere Erkr. bei Menschen oder Tieren auslöst, das sich aber für gewöhnlich nicht ohne Weiteres von einem Individuum auf ein anderes ausbreitet. Effektive Behandlungsmöglichkeiten und Präventivmaßnahmen sind vorhanden
RG 4	Hohes individuelles Risiko und hohes Gefährdungsrisiko für die Allgemeinbevölkerung (z. B. virales hämorrhagisches Fieber, Pocken), Krankheitserreger, die i. d. R. schwerwiegende Erkr. bei Menschen und Tieren auslösen, die leicht von einem Individuum auf ein anderes direkt oder indirekt übertragen werden. Eine effektive Behandlung oder effektive Präventionsmaßnahmen sind i. d. R. nicht verfügbar

Neben den für alle Verkehrsträger weltweit gültigen Richtlinien der UN (s. o.) sind weitere Regelwerke zu beachten.
- Europäisches Übereinkommen über die internationale Beförderung gefährlicher Güter auf der Straße (**A**ccord *européen relatif au transport international des merchandises* **D**angereuses *per* **R**oute, **ADR**) mit Vorschriften für Klassifizierung, Verpackung, Kennzeichnung und Dokumentation gefährlicher Güter, für den Umgang während der Beförderung und für die zu verwendenden Fahrzeuge

8 1 Tipps für die tägliche Arbeit

- Nationale Umsetzung des ADR mittels:
  - Gesetz über die Beförderung gefährlicher Güter (Gefahrgutbeförderungsgesetz – GGBefG)
  - Verordnung über die innerstaatliche und grenzüberschreitende Beförderung gefährlicher Güter auf der Straße und mit Eisenbahnen (Gefahrgutverordnung Straße und Eisenbahn – GGVSE)
  - Regelungen für die Beförderung von gefährlichen Stoffen und Gegenständen der Deutschen Post (für den Postversand)

Ansteckungsgefährliche Stoffe der Gefahrengutklasse 6.2

Ansteckungsgefährliche Stoffe werden aufgrund ihres Gefährdungspotenzials in die Transportkategorien A und B unterteilt (▶ Tab. 1.3). Aus der Zugehörigkeit zu einer der beiden Kategorien leiten sich die Art der Transportverpackung, die Kennzeichnung (Aufkleber) und weitere transportrelevanten Vorschriften ab.

Tab. 1.3 Klassifizierung der ansteckungsgefährlichen Materialien aus dem labormedizinischen Bereich

Kategorie	Transportbezeichnung	UN-Nummer	WHO-Risikogruppe	Verpackung
A	Ansteckungsgefährlicher Stoff, gefährlich für Menschen	UN 2814	RG 4 Kulturen: RG 3 (z. B. *Bacillus anthracis, Mycobacterium tuberculosis*)	P620
	Ansteckungsgefährlicher Stoff, gefährlich für Tiere	UN 2900		
B	Biologischer Stoff	UN 3373	RG 3	P650
			RG 2	
Keine	Freigestellte medizinische Proben	Keine Nummer	RG 1	P650 (empfohlen)

Kategorie A
- **Beinhaltet** Proben bei lebensbedrohenden oder tödlich verlaufenden Infektionskrankheiten wie Pocken oder viralem hämorrhagischem Fieber (z. B. Ebola-, Lassa- oder Marburgvirus) sowie angereicherte mikrobiol. Kulturen von Erregern der RG 4 und 3 nach WHO.
- Proben der Kategorie A dürfen nicht mit der Post oder mit dem Labor-Transportdienst transportiert werden!
- **Verpackung:** flüssigkeitsdichtes Primärgefäß mit Saugeinlage, flüssigkeitsdichte Sekundärverpackung mit Polsterung, genormte stabile Außenverpackung.
- **Kennzeichnung:** Aufkleber „Ansteckungsgefährlicher Stoff – gefährlich für Menschen", Gefahrzettel für die Klasse 6.2 (Symbol **Biohazard**) und **UN-Nummer 2814**. Beförderungspapier mit Adressen von Absender und Empfänger sowie Namen und Telefonnummer einer verantwortlichen Person.

Kategorie B
- **Beinhaltet** Patientenproben, von denen bekannt oder anzunehmen ist, dass sie Krankheitserreger der Kategorie B enthalten (z. B. Stuhlproben mit Salmonellen oder Blutproben mit HIV, HBV oder HCV) sowie mikrobiol. Kulturen, die ansteckungsgefährliche Stoffe der Kategorie B enthalten.

- **Verpackung:** flüssigkeitsdichtes Primärgefäß, Sekundärgefäß mit Saugeinlage, genormte starre Außenverpackung.
- **Kennzeichnung:** „Biologischer Stoff, Kategorie B", rautenförmiges Symbol **UN 3373**. Absender und Empfänger sind deutlich und leserlich zu kennzeichnen.

Freigestellte medizinische Proben
- **Beinhaltet** den größten Teil der labormed. Proben (Blut- und Urinproben für klin.-chem. Untersuchungen wie Cholesterin, Blutzucker, BB, Hormone, Tumormarker, PSA, Schwangerschaftstests, Biopsien zur Tumordiagnose, Alkohol- oder Drogenscreening). Die von diesen Proben ausgehende Infektionsgefährdung beurteilt der die Probe entnehmende Arzt.
- **Verpackung:** flüssigkeitsdichtes Primärgefäß (Probenröhrchen), wasserdichtes Sekundärgefäß, feste Außenverpackung. Für flüssige Stoffe ist zwischen dem Primärgefäß und der Sekundärverpackung absorbierendes Material einzusetzen.
- **Kennzeichnung:** „Freigestellte medizinische Proben", feste Umverpackung, z. B. T-Box oder Süsse-Post-Box (meist vom Labortransportdienst gestellt). Angabe von Absender und Empfänger.

Merke
- Postversand möglichst vermeiden, da schlechteste Transportart. Wenn Postversand unvermeidlich, nur Serum oder Plasma und kein Vollblut versenden (Ausnahmen beachten, wie Blutgruppenbestimmung!).
- Besonders instabile Analyte (z. B. Gerinnungsfaktoren, bestimmte Hormone) nur in tiefgefrorenem Plasma mit ausreichend Trockeneis versenden (s. u.).

Transporthilfen
Können ggf. im jeweiligen Labor angefordert werden.

Wärme Thermosflasche mit 40 °C warmem Wasser.

Kühlung Eis mit etwas Wasser zur Kälteübertragung und Gefriervermeidung in geschlossenen Gefäßen oder Kunststoffbeuteln; Gelkissen, Kühlcontainer nicht kälter als 4 °C. Vorkühlen im Kühlschrank, nicht im Gefrierfach. Die meisten Labortransportdienste bieten Kühlkapazitäten für den Transport an.

Tiefkühlung Nur zellfreies Material einfrieren, z. B. Serum, Plasma, Urin; kein Vollblut. Bei Fernversand etwa 5 kg Trockeneis in Styroporbox. Nur am Wochenanfang absenden, damit die Sendung vor dem Wochenende ankommt und die Proben sofort versorgt werden können.

 Vollblut hämolysiert in tiefgekühlten Behältern!

Mikrobiol. Proben ▶ 26.4.

1.2.6 Fehlermöglichkeiten

Von Proben, die zur Untersuchung ins Labor gesandt werden, werden selbstverständlich „richtige" Ergebnisse erwartet. Das Ergebnis hängt jedoch von vielen Bedingungen ab, die nicht nur im Labor, sondern auch von den Einsendern beachtet werden müssen. Typische „Laborfehler" können durch eine moderne Labororganisation und Qualitätskontrolle weitgehend vermieden werden (▶ 1.3.3).

Einflussgrößen

Auch messtechnisch richtige Ergebnisse können in Bezug auf den Pat. oder die klin. Fragestellung „falsch" sein. Die Ursachen solcher „falschen" Ergebnisse können sowohl in vivo (z. B. erhöhter PRL-Spiegel durch Mammapalpation) als auch in vitro (z. B. artifizielle Hämolyse) begründet sein. Faktoren, die **in vivo** auftreten und zu analytisch falschen oder bzgl. der klin. Fragestellung zu irreführenden Ergebnissen führen, werden **Einflussgrößen** genannt. Sofern sie langfristig bestehen oder unveränderlich sind, sind sie nicht zu umgehen (z. B. Alter, Geschlecht, Schwangerschaft). Sie sind vermeidbar, wenn sie kurzfristig bestehen oder veränderlich sind (z. B. Tagesrhythmik, körperliche Belastung).

Kurzfristige, veränderliche Einflussgrößen Fehler bei Patientenvorbereitung, Probenentnahme (▶ 1.2.4), -transport, -lagerung (▶ 1.2.5).

- **Zeitpunkt der Entnahme:**
  - Krankheitsverlauf: z. B. steigt nach Herzinfarkt die CK-Aktivität i. S. erst mit einer Verzögerung von 4–6 h an, erreicht nach etwa 24 h ihren Höhepunkt und fällt danach wieder ab.
  - Tagesrhythmik: z. B. bei Kortisol erhöhte Ausschüttung in den Morgenstunden.
- **Körperlage bzw. Aktivität des Pat.:**
  - Lagewechsel verursacht Wasserverschiebungen im Körper, wodurch auch die Konz. von Blutbestandteilen abhängig von der Körperlage sind. Vor der Blutentnahme sollte (z. B. nach längerem Stehen) die Äquilibrierung der neuen Körperlage abgewartet werden (wenige Min.).
  - Verschiedene Hormone (v. a. Renin, Aldosteron, Katecholamine) haben eine enge Beziehung zu Blutdruck und Herzfrequenz und damit zur Körperlagerung und Aktivität. Zur Bestimmung von Basal-(Ruhe-)Spiegeln ist es bes. wichtig, den Pat. vor der Blutentnahme ausreichend lange an die Ruhelage adaptieren zu lassen (Einzelheiten bei den Analyten).
  - Körperliche Belastung, Stress: beeinflussen z. B. CK, Proteinurie, Stresshormone.
- **Nahrungsaufnahme:** beeinflusst z. B. die Serumkonz. von Glukose und Triglyzeriden.
- **Ikterus, Lipämie:** stören viele Methoden.
- **Genussgifte:** Zigarettenrauch erhöht z. B. den CEA- und ACE-Spiegel, Koffein erhöht z. B. Lipoproteine, freie Fettsäuren und Glukose, Alkohol erhöht z. B. Osmolalität, Triglyzeride und Ammoniak.
- **Diagnostik und Therapie:** Mammapalpation erhöht Prolaktin (PRL), Prostatamassage erhöht PSA, i. m. Injektion erhöht CK und Myoglobin.
- **Krankheit:** z. B. erhöhte Tumormarker bei benignen Krankheiten (ohne Tumor).
- **Medikamente:**
  - Biol. Interferenz: Eine Phenothiazintherapie z. B. erhöht den Katecholaminspiegel. Durch vermehrte Ausschüttung und verminderte Aufnahme in die Zellen sind die Katecholamine tatsächlich vermehrt, das Ergebnis ist analytisch richtig. Bzgl. der Fragestellung Phäochromozytom (Indikation für Katecholaminbestimmung) ist das Ergebnis aber falsch, denn trotz erhöhter Katecholaminkonz. liegt kein Phäochromozytom vor.
  - Analytische Interferenz: Prednisolon z. B. führt durch Kreuzreaktion mit dem AK zu falsch hohen Kortisolwerten in Immunoassays. Die Kortisolkonz. ist nicht wirklich erhöht, sondern analytisch wird eine falsche Konz. vorgetäuscht.

- **Hetero-, Autoantikörper:**
  - Rheumafaktoren (RF) sind Auto-AK gegen körpereigene (also humane) IgG-Moleküle, die verschiedene Immunoassays stören können. Typischerweise können RF der IgM-Klasse beim Nachweis von erregerspez. humanen IgM-AK in der Infektionsserologie durch Interferenz falsche Ergebnisse verursachen.
  - Auto-AK: z. B. gegen Insulin, T_3, T_4 oder Thyreoglobulin können falsche Konz. der jeweiligen Analyten vortäuschen.
  - HAMA (humane Anti-Maus-AK): menschliche AK gegen Maus-Immunglobuline. Sie werden als Immunantwort gebildet, wenn der Körper therapeutisch oder diagn. mit monoklonalen AK in Kontakt kommt. HAMA können mit monoklonalen AK in Immunoassay-Testsystemen interferieren und falsch hohe oder falsch niedrige Ergebnisse verursachen.
- **Antigen-Überschuss** (Prozonen-Phänomen-, High-Dose-Hook-Effekt): Bei Immunoassays kann das Messsignal trotz zunehmender Konz. abnehmen, wenn sie den Messbereich sehr stark überschreitet (Heidelberger-Kendall-Kurve). Bei Analyten, die in sehr niedrigen (Messbereich!), aber auch in sehr hohen Konz. vorkommen können (z. B. Urin-Albumin, HCG, HBsAg, Thyreoglobulin), sind falsch niedrige oder falsch neg. Ergebnisse möglich. Das Problem muss im Labor gelöst werden, sollte dem Kliniker aber bekannt sein (unplausible Ergebnisse).
- **Substraterschöpfung:** Bei sehr hohen Enzymaktivitäten in einer Probe kann das Substrat im Testansatz so schnell verbraucht sein, dass ein falsch niedriges oder falsch neg. Ergebnis resultiert. Von modernen Analysengeräten wird das Problem meist erkannt.
- **Kreuzreaktion (AK) oder Unspezifität (Enzyme):** In diagn. Testsystemen eingesetzte AK (Antigenmessung) oder Enzyme (Substratmessung) reagieren häufig nicht nur mit dem zu messenden Analyten, sondern auch mit ähnlichen, strukturverwandten Molekülen. Dadurch wird eine falsch hohe Konz. des zu messenden Analyten vorgetäuscht. Bei chem. Reaktionen ohne Enzymkatalyse ist diese Unspezifität noch stärker ausgeprägt.
- **Radioaktivität:** In Blut oder Urin nach Szintigrafie kann RIA stören.

Unveränderliche oder langfristige Einflussgrößen Sie sind nicht vermeidbar, müssen aber bekannt sein und bei der Befundinterpretation berücksichtigt werden.
Typische Bsp.: **ethnische Herkunft, Lebensalter** (altersabhängige Referenzbereiche beachten), **Geschlecht** (geschlechtsabhängige Referenzbereiche beachten). **Zyklusphase** oder **Schwangerschaft** beeinflussen z. B. den Hormonspiegel, **Körpermasse** beeinflusst z. B. Kreatinin.

Störfaktoren

Veränderungen der Probenzusammensetzung, die erst **in vitro** entstehen, also nicht die Verhältnisse im Pat. widerspiegeln, werden Störfaktoren genannt. Die Störung kann auf einer tatsächlichen Konzentrationsänderung beruhen oder durch methodische Interferenz eine analytisch falsche Analytkonz. vortäuschen.
- **Artifizielle Hämolyse:** durch zu dünne Kanüle, zu starken Unterdruck (Kolbenzug) im Röhrchen, Schaumbildung, zu heftiges Mischen, Gefrierenlassen.
- **Zu spätes Abseren:** Austritt von zytosolischen Ery-Bestandteilen in Serum oder Plasma führt zur Erhöhung von LDH, GOT, K^+, Mg^{2+}, Phosphat, NH_3, Fe. Bei Abseren 30–60 Min. nach Blutentnahme ist die Gerinnung sicher abgeschlossen, und die Erys sind noch intakt. Transport von Vollblut nur, wenn

Transportdauer unter 1–2 h oder wenn unverzichtbar (z. B. Blutgruppenbestimmung, ▶ 1.2.5).
- **Stoffwechsel in vitro** (Hemmung durch geeignete Maßnahmen): im Blut z. B. Glukose ↓, Alkohol ↓, Laktat ↑.
- **Ungenügendes Mischen:**
  - Gerinnselbildung in Citrat-, EDTA- oder Heparinblut.
  - Häufig wird nicht der gesamte Sammelurin ins Labor geschickt, sondern nur ein Aliquot. Sedimentierte kristalline Bestandteile entgehen der Analyse (z. B. Ca, Harnsäure, Oxalat), wenn der Urin ohne vorherige Durchmischung abgegossen wird.
  - Verlust von Paraprotein in gekühltem/eingefrorenem Serum/Urin. Vermeidung: Wiedererwärmen auf 37 °C und Mischen.
  - Verlust von aufgerahmten Lipoproteinen beim Aliquotieren. Vermeidung: Mischen vor Aliquotieren.
- **Einschleppung:**
  - Bei Abnahme aus zentralen Zugängen Kontamination mit Infusionslsg. möglich (bes. häufig z. B. K^+, Glukose, Heparingabe).
  - Verschleppung von Probe zu Probe. Liegt in einer Probe ein Analyt in sehr hoher Konz. vor (z. B. HCG bei Schwangerschaft, HBsAg bei B-Hepatitis), kann die Verschleppung geringster Serummengen in eine andere Probe dort eine erhöhte Konz. verursachen (z. B. wenn Pipettenspitze nicht gewechselt wurde).
  - Falsch hoher Alkoholspiegel durch Hautdesinfektion mit Alkohol.
  - Serum/Plasma-Separatorröhrchen (Gel-Zentrifugationsröhrchen) können Immunoassays verfälschen, insb. wenn sie nach dem Zentrifugieren nicht aufrecht gelagert werden.
  - Kontamination mit Spurenelementen bei Benutzung ungeeigneter Probengefäße oder Kanülen (z. B. Aluminium, Blei, Cadmium, Thallium). Einzelheiten s. jeweilige Analyte.
  - Mikrobielle Kontamination (z. B. unzureichende Desinfektion).
- **Verdünnung:**
  - Bei Abnahme aus zentralen Zugängen Verdünnung durch laufende Infusion.
  - Bei kapillärer Blutentnahme Verdünnung mit Gewebswasser durch Quetschen der Einstichstelle.
- **Verlust:** Durch Proteinadsorption (bes. bei niedrigen Konz.) an Glas bzw. Kunststoff. Bei Verwendung kommerzieller Blutentnahmesysteme ist das Risiko i. Allg. gering. Keine Glasröhrchen oder Kunststoffröhrchen unklarer Herkunft verwenden.
- **Ungeeignete Probenart:** z. B. Serum statt Plasma, falsche **Transport- oder Lagerungstemperatur** (▶ 1.2.5), **Lichtempfindlichkeit** z. B. von Bili, manchen Vit. (Lichtschutz z. B. durch Alufolie).

> **Merke**
> Die Kenntnis von Einfluss- und Störfaktoren kann für eine richtige Interpretation der Ergebnisse entscheidend sein:
> - Angaben auf dem Anforderungsbogen: Alter, Geschlecht, evtl. Schwangerschaft, Verdachtsdiagnosen, Therapie (Medikamente, Zeitpunkt der letzten Dosis, Szintigrafie, Radiatio usw.)
> - Tagesrhythmik beachten, Entnahme-Uhrzeit angeben

- Bei unerwarteten oder widersprüchlichen Laborergebnissen Rücksprache mit dem Laborarzt, um zu klären, ob Einfluss- oder Störgrößen das Laborergebnis verändert haben können oder ob ein „Laborfehler" vorliegen kann.

1.3 Analytische Phase

1.3.1 Richtigkeit

Richtigkeit und Präzision beschränken sich nicht auf die Abwesenheit grober Messfehler. Richtigkeit bedeutet statistisch die methodisch bestmögliche Übereinstimmung zwischen dem Messergebnis und der tatsächlich vorliegenden Analytkonz. (**wahrer Wert**). Die Richtigkeit wird eingeschränkt durch den **systematischen Fehler** einer Methode, d. h., man erhält oft unterschiedliche Ergebnisse, wenn man einen Analyten mit verschiedenen Methoden untersucht (obwohl die wahre Konz. gleich ist). Die praktisch erreichbare Richtigkeit ist daher methodenabhängig. Richtigkeit kann in drei Grade eingeteilt werden:
1. **Absolute Richtigkeit:** nur bei „definitiven Methoden" (z. B. GC-MS). Routinemethoden werden an den „definitiven Methoden" geeicht.
2. **Vergleichbare Richtigkeit:** Für viele Analyte stehen keine „definitiven Methoden" zur Verfügung. Deshalb ist häufig der wahre Wert nicht objektiv feststellbar. Methodenbedingte Unterschiede sind durch (nationale oder internationale) Standardisierung der Testbedingungen und der Kalibratoren zu beseitigen (z. B. viele Enzym- und Substratbestimmungsmethoden). Die dadurch entstehende vergleichbare Richtigkeit beruht auf einer Konvention; sie muss daher nicht gleichbedeutend sein mit objektiver Richtigkeit.
3. **Methodenbeschränkte Richtigkeit:** Oft ist eine Standardisierung nicht realisiert (z. B. viele Immunoassays, Gerinnungstests). Das Messergebnis ist abhängig vom verwendeten Messsystem. Im Rahmen des jeweiligen Messsystems erfüllen aber auch diese Methoden gewisse „Richtigkeits"-Kriterien (methodenbeschränkte Richtigkeit).

Die **erreichbare Richtigkeit** aller Methoden wird sichergestellt, indem jede Methode mit Kalibratorstandards geeicht und mit Richtigkeitskontrollproben überprüft wird, deren Analytgehalt deklariert ist (▶ 1.3.3).

Beurteilungsprobleme können auftreten bei Durchführung von Untersuchungen zur Verlaufskontrolle in wechselnden Labors oder bei Methodenwechsel in einem Labor (z. B. Quick-Test, Tumormarker).

Bei Verlaufsuntersuchungen darauf achten, dass bei nicht standardisierten Methoden die Messungen immer mit dem gleichen Messsystem (d. h. im selben Labor) durchgeführt werden.

1.3.2 Präzision

Die Präzision (Reproduzierbarkeit) kennzeichnet die Streuung der Messwerte, die eine Methode bei Mehrfachmessung der gleichen Probe aufweist. Die Präzision wird eingeschränkt durch den **zufälligen Fehler** einer Methode.

1 Tipps für die tägliche Arbeit

- **Standardabweichung (S oder SD):** Maß für Präzision. Die SD beschreibt die mittlere (statistische) Abweichung der Messwerte x_i vom Mittelwert x einer Messreihe innerhalb einer Serie oder zwischen verschiedenen Messserien.

$$s = \pm \sqrt{\frac{\sum (\overline{x} - x_i)^2}{n-1}}$$

- **Variationskoeffizient (VK):** prozentuale Angabe der Standardabweichung, bezogen auf den Mittelwert.

$$VK\,[\%] = \pm \frac{s}{\overline{x}} \times 100$$

Präzision und Richtigkeit lassen sich gut am Beispiel der Zielscheibe veranschaulichen (▶ Abb. 1.1):

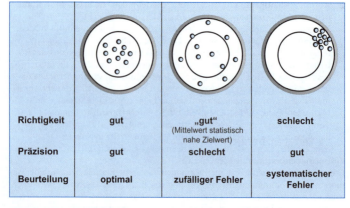

Abb. 1.1 Zielscheibe als Beispiel für Präzision und Richtigkeit [L157]

> Am besten ist die Präzision bei mittlerer Konz. des Analysats, während sie bei niedrigen und bei hohen Messwerten schlechter ist.

1.3.3 Qualitätssicherung

Labororganisation
„Typische Laborfehler" sind Probenverwechslung durch Aufteilung der Originalproben oder bei serieller Messung, Pipettierfehler sowie Auswertungs- und Übertragungsfehler von Messdaten. Sie sind durch eine moderne Labororganisation weitgehend vermeidbar. Hierzu gehört u. a. die **primäre Probenidentifikation**

mittels Strichcode- oder Barcodeklebern, **mechanisierte Messgeräte** und eine **EDV-unterstützte Datenübertragung.**
Außerdem gehört zu einer modernen Labororganisation eine **Probeneingangskontrolle,** um fehlerhaftes Probenmaterial oder eine mangelhafte Probenidentifikation bereits im Vorfeld zu erkennen.

Qualitätskontrolle
Für viele Analyte sind zulässige Unrichtigkeit (Abweichung vom „richtigen" Wert) und Präzision durch eine Richtlinie der BÄK vorgeschrieben (www.bundesaerztekammer.de). Zur Überwachung müssen interne und externe Qualitätskontrollen durchgeführt werden. Dies gilt seit 2002 auch für die patientennahe Schnelldiagnostik POCT (▶ 1.5.2).

Interne Qualitätskontrolle Laborintern werden Richtigkeit und Präzision der Testsysteme nach festgelegten Regeln überprüft. Dabei werden Kontrollproben mit bekanntem Analytgehalt zusammen mit den Patientenproben gemessen. Die Messergebnisse der Kontrollproben werden mit den Sollwerten verglichen und protokolliert. Systematische Messfehler lassen sich so schnell und zuverlässig erkennen.

Externe Qualitätskontrolle Über die interne Qualitätskontrolle hinaus analysiert das Labor regelmäßig Kontrollproben, die entsprechende Institute versenden und deren Messergebnisse zentral ausgewertet werden („Ringversuche"). Hierdurch wird die Vergleichbarkeit von Messergebnissen zwischen den Labors sichergestellt. Zahlreiche Analyseverfahren (z. B. viele Immunoassays, Gerinnungstests usw.) sind bisher allerdings nicht standardisiert (▶ 1.3.1).

1.4 Befundinterpretation (postanalytische Phase)

1.4.1 Referenzbereiche
Referenzbereiche geben an, welche Analytkonz. bei einem Vergleichskollektiv „gesunder Normalpersonen" zu erwarten sind. Da nie **alle** gesunden Vergleichspersonen untersucht werden können, sondern nur Teilkollektive, differieren die angegebenen Referenzbereiche meist in Abhängigkeit von der Zusammensetzung der untersuchten Kollektive (Regionen, Rassen, Alter, Geschlecht, Sozialstatus usw.). Weitere Differenzen können durch die Anwendung unterschiedlicher Messmethoden für den gleichen Analyten bedingt sein (▶ 1.3.1).
Zwischen Kranken und Gesunden besteht keine scharfe Grenze, sondern ein fließender Übergang. Ein Referenzbereich umfasst daher definitionsgemäß nur 95 % des gemessenen Konzentrationsbereichs, d. h., 5 % der gesunden Personen des untersuchten Kollektivs liegen außerhalb des Referenzbereichs, ohne krank zu sein.

> **Merke**
> Ein innerhalb des Referenzbereichs liegendes Laborergebnis schließt daher eine Krankheit nicht sicher aus, ein außerhalb liegendes ist (für sich allein) nicht immer ein Beweis für eine Krankheit.

Referenzbereiche sind also eine statistische Größe und können nur eingeschränkt auf einen individuellen Pat. angewandt werden. Sie stellen eine Orientierungshilfe dar, die nicht überbewertet werden darf. Wichtig ist, die Methodenabhängigkeit vieler Referenzbereiche zu beachten und bekannte Einflussfaktoren wie Alter und Geschlecht bei der Befundinterpretation zu berücksichtigen. Weichen die Referenzbereiche in bestimmten Gruppen systematisch von anderen Gruppen ab, ist es sinnvoll, für solche Gruppen eigene Referenzbereiche anzugeben. Die in der täglichen Praxis relevantesten Beispiele sind **Altersabhängigkeit** (Kinder!) und **Geschlechtsabhängigkeit**.

1.4.2 Dimension

Die allgemein verbreitete Verwendung unterschiedlicher Bezugsgrößen bei Konzentrationsangaben von Analyten („konventionelle Einheiten") kann durch die damit verbundene Unterschiedlichkeit der Zahlenwerte zu Verwirrung bei der Befundinterpretation führen. Um der willkürlichen Verwendung von Dimensionen ein Ende zu setzen, einigte man sich schon 1971 offiziell auf ein international gültiges System, die SI-Einheiten mit den Basiseinheiten m, kg, s und mol. Statt der im konventionellen System häufig verwendeten Volumeneinheiten ml und dl soll danach Liter (l) verwendet werden; sämtliche Konz. sollen auf l bezogen werden: Stoff**mengen**konz. sind daher in fmol/l bis mol/l und Stoff**massen**konz. in pg/l bis g/l anzugeben.
Leider wird das SI-System in Deutschland bislang überwiegend in wissenschaftlichen Publikationen verwendet, während es sich im klin. Alltag (noch) nicht durchgesetzt hat.

1.4.3 Messtemperatur

Enzymaktivitätsmessungen sind von der Messtemperatur abhängig. Lange Zeit waren die deutschen Standardmethoden auf 25 °C optimiert. Da die meisten klin.-chem. Analysengeräte bei 37 °C betrieben werden, wurden die Messergebnisse üblicherweise auf 25 °C umgerechnet. Diese Situation war analytisch äußerst unbefriedigend. Nach jahrelanger Diskussion sind seit April 2003 auch in Deutschland auf 37 °C optimierte Enzymmethoden sowie die daraus resultierenden Befundberichte verbindlich. Die damit verbundene Änderung der Messergebnisse hatte auch Änderungen der Referenzbereiche zur Folge.

1.4.4 Sensitivität und Spezifität

Sensitivität Die Sensitivität eines Tests gibt an, wie viel Prozent der Kranken ein path. Testergebnis haben („richtig positiv"). Die Anzahl **aller Erkrankten** entspricht der Summe aus „richtig positiv" und „falsch negativ".

$$\text{Diagnostische Sensitivität (\%)} = \frac{(\textit{richtig positiv})}{(\textit{richtig positiv} + \textit{falsch negativ})} \times 100$$

Spezifität Die Spezifität eines Tests gibt an, wie viel Prozent der Gesunden ein „normales" Testergebnis haben („richtig negativ"). Die Anzahl **aller Gesunden** entspricht der Summe aus „richtig negativ" und „falsch positiv".

$$\text{Diagnostische Spezifität (\%)} = \frac{(richtig\ negativ)}{(richtig\ negativ + falsch\ positiv)} \times 100$$

Optimierung der Untersuchungsstrategie Sensitivität und Spezifität verhalten sich immer gegenläufig, d. h., die Steigerung der Sensitivität wird mit einer Verringerung der Spezifität und umgekehrt die Steigerung der Spezifität mit einer Verringerung der Sensitivität erkauft. Nur wenige Tests haben gleichzeitig eine hohe Sensitivität und eine hohe Spezifität.

- **Suchtests:** Tests mit hoher Sensitivität eignen sich bes. als Suchmethoden (Screeninguntersuchungen), da möglichst viele Kranke erkannt werden; wegen geringer Spezifität haben aber auch viele Gesunde ein path. Testergebnis („falsch positiv").
- **Bestätigungstests:** Wenn nun für die gleiche Indikation ein anderer Test zur Verfügung steht, der eine höhere Spezifität aufweist, werden alle Personen, die im Suchtest ein pos. Ergebnis hatten, anschließend mit dem spez. Test untersucht, um die „falsch pos." (Gesunden) auszusondern und die „richtig pos." (Kranken) zu erkennen.
- **Tendenz:** Durch Verlaufsuntersuchungen kann die Sensitivität ohne Spezifitätsverlust gesteigert werden, wenn der Analyt mit hoher Präzision gemessen werden kann. Steigende Konz. (▶ 1.4.7) können evtl. schon innerhalb des Referenzbereichs auf eine Krankheit hinweisen (z. B. PSA).

1.4.5 Prädiktiver Wert

Während Sensitivität und Spezifität auf alle Kranken bzw. alle Gesunden bezogen sind, bezieht sich der prädiktive Wert auf alle **Testergebnisse.**

Prädiktiver Wert des positiven Resultats Da Testergebnisse meist keine scharfe Unterscheidung zwischen Gesunden und Kranken erlauben, ist nicht jeder Pat. mit einem pos. Testergebnis krank (▶ 1.4.4). Ein pos. Testergebnis spricht also nur mit einer gewissen **Wahrscheinlichkeit** dafür, dass eine bestimmte Krankheit vorliegt. Diese Wahrscheinlichkeit wird durch den **„positiven prädiktiven Wert"** ausgedrückt, der den **Anteil** der **richtig positiven** Testergebnisse (mit Krankheit verbunden) an **allen positiven** Testergebnissen (Summe von richtig pos. und falsch pos.) angibt.

Die Vorhersagewahrscheinlichkeit hängt außer von der Sensitivität (Sens) und Spezifität (Spez) des Testsystems auch von der Prävalenz (= Ausgangswahrscheinlichkeit) der Krankheit ab. Daraus ergibt sich:

$$\text{Positiver prädiktiver Wert (\%)} = \frac{Prävalenz \times Sensitivität \times 100}{Prävalenz \times Sensitivität + (100 - Prävalenz) \times (100 - Spezifität)}$$

In die Gleichung müssen Prävalenz, diagn. Sensitivität und diagn. Spezifität in Prozent (%) eingesetzt werden.

Prädiktiver Wert des negativen Resultats Analog zum pos. prädiktiven Wert gibt der **„negative prädiktive Wert"** die **Wahrscheinlichkeit** an, mit der ein neg. Testergebnis das Vorliegen einer bestimmten Krankheit ausschließt: **Anteil** der **richtig negativen** Testergebnisse (ohne Krankheit) an **allen negativen** Testergebnissen (Summe aus richtig neg. und falsch neg. Testergebnissen).

$$\text{Negativer prädiktiver Wert (\%)} = \frac{(100 - \text{Prävalenz}) \times \text{Spezifität} \times 100}{(100 - \text{Prävalenz}) \times \text{Sensitivität} + \text{Prävalenz} \times (100 - \text{Sensitivität})}$$

In die Gleichung müssen Prävalenz, diagn. Sensitivität und diagn. Spezifität in Prozent (%) eingesetzt werden.

Einflüsse auf die prädiktiven Werte   Die prädiktiven Werte sind keine Eigenschaft eines Analyten, sondern eines Testsystems. Sie können daher für den gleichen Analyten in Abhängigkeit von der **Art des Testsystems** (Hersteller) differieren. Darüber hinaus hängen sie von folgenden Umständen ab:
- **Prävalenz**, d. h. Häufigkeit einer Krankheit in dem Kollektiv, dem ein Pat. angehört (Allgemeinbevölkerung, Risikogruppe usw.)
- **Fragestellung**: z. B. unterschiedliche Aussagekraft von β-HCG bei Chorion-Ca, Seminom, malignem Teratom, Blasenmole, Pankreas-Ca, Magen-Ca, Schwangerschaft
- **Höhe des Messergebnisses**: Entscheidungsgrenze, z. B. bei Tumormarkern; Referenzbereich, z. B. CEA bei Rauchern/Nichtrauchern

1.4.6 Krankheitsprävalenz und Untersuchungsindikation

Die Prävalenz einer Erkr. spielt für die Aussagekraft einer Untersuchung eine entscheidende Rolle. Bei niedriger Prävalenz (ungezielte „Schrotschusstaktik" bei Untersuchungen, seltene Krankheiten) ist der pos. prädiktive Wert immer gering, auch wenn der Test eine hohe Sensitivität und Spezifität besitzt: je schlechter die Indikation, desto geringer die Prävalenz, desto höher der Anteil an falsch pos. Ergebnissen, die den Aufwand der Diagnosefindung erhöhen (▶ Tab. 1.4). Auch Screeningtests dürfen nur in geeigneten Kollektiven durchgeführt werden (AFP z. B. bei chron. Hepatitis B; PSA bei Männern > 45 J.), da die Betätigungsuntersuchungen für pos. Suchtestergebnisse meist kostenintensiv und für den Pat. belastend sind (z. B. Tumorsuche bei erhöhtem Tumormarker).

Tab. 1.4 Kollektivauswahl bei Screeningtests: Beispiele							
	Pat.-Zahl	Prävalenz (%)	Sens. (%)	Spez. (%)	Falsch pos. (fp)	Richtig pos. (rp)	fp/rp
Kollektiv mit geringer Krankheitsprävalenz (undiskriminierte Testanwendung)	10.000	0,01	90	99	100	0,9	100/1
Kollektiv mit höherer Krankheitsprävalenz (durch Indikationsstellung)	10.000	30	90	99	70	2.700	1/40

1.4 Befundinterpretation (postanalytische Phase)

1.4.7 Kritische Differenz

Meist wird eine Untersuchung bei einem Pat. nicht nur einmal, sondern im Verlauf der Krankheit mehrfach durchgeführt, z. B. um einen Therapieerfolg zu erkennen. Es stellt sich also die Frage, wie groß die Differenz zwischen zwei Testergebnissen sein muss, damit ein statistisch signifikanter Unterschied, d. h. eine wirkliche Änderung, angenommen werden kann. Diese kritische Differenz ist für eine Verlaufsbeurteilung von großer Bedeutung. Sie ist abhängig von der Präzision der Methode (Standardabweichung, SD), d. h., der Unterschied ist erst dann statistisch signifikant, wenn sich zwei Messergebnisse im Verlauf um mind. ± 3 SD unterscheiden.

1.4.8 Plausibilität

Befunde sollten von Laborarzt und Kliniker stets auf Plausibilität geprüft werden. Die Plausibilitätskontrolle eignet sich insb. zur Erkennung zufälliger Fehler.

- **Extremwerte:** Ungewöhnlich niedrige oder hohe Konz. sind primär verdächtig auf einen (zufälligen) Messfehler. Ist ein Messfehler ausgeschlossen, muss nach Einfluss- oder Störfaktoren (▶ 1.2.6) als Ursache des Extremwerts gefragt werden (z. B. „lebensgefährliche" K^+-Konz. in der Probe durch Kontamination mit Infusionslösung bei Blutentnahme aus einem Infusionssystem).
- **Befundkonstellationen:** Zur Diagnostik oder Therapiekontrolle werden meist verschiedene Laboruntersuchungen veranlasst. Die Resultate solcher Konstellationen sind aber nicht isoliert voneinander zu betrachten, sondern haben Bezug zueinander. So wird die Plausibilität einer erhöhten K^+-Konz. durch eine gleichzeitig erhöhte Krea-Konz. gestützt, da bei chron. Niereninsuff. typischerweise beide Analyten erhöht sind.
- **Verlaufskontrolle, Vorwertvergleich, Trendkontrolle („Deltacheck"):** Die analytische Richtigkeit unplausibel erscheinender Laborergebnisse wird durch Wiederholungsmessung der gleichen Probe überprüft. Ist die Richtigkeit bestätigt oder ist dies nicht möglich (z. B. weil die Probenmenge nicht ausreicht), werden solche Ergebnisse, wenn sie klin. unplausibel sind, zusätzlich mit einer neuen Probe überprüft. Auch eine erkennbare Tendenz im Verlauf ist ein Plausibilitätskriterium.
- **Erwartete Ergebnisse in Bezug auf eine Fragestellung/Krankheit:** Grundlage einer richtigen Indikationsstellung ist eine „Arbeitshypothese" (Verdachts-/Differenzialdiagnose). Das beinhaltet eine Vorstellung über die zu erwartenden Laborergebnisse: So ist ein Blutglukosewert von 400 mg/dl bei einem Diabetiker i. Allg. plausibel (Stoffwechselentgleisung), bei einem Nichtdiabetiker ist er dagegen nicht plausibel.

1.4.9 Testauswahl und Interpretation

Die richtige Testauswahl (Indikationsstellung) ist ein äußerst komplexer Vorgang. Persönliche Wissensbasis und Erfahrung spielen eine große Rolle. Allgemeine Empfehlungen sind nur beschränkt möglich. Für einige Untersuchungsstrategien bestehen offizielle diagn. Empfehlungen: z. B. für Erkr. der Schilddrüse (SD; Sektion Schilddrüse der Deutschen Gesellschaft für Endokrinologie), für die Prävention der KHK (Konsensus der europäischen Fachgesellschaften für Atherosklerose EAS, für Kardiologie ESC, für Hypertonie ESH und der *Intern Task Force CHD*), Neugeborenenscreening und Schwangerschaftsrichtlinien.

> Auf offizielle Empfehlungen in der Fachliteratur achten. Einige Internetadressen sind:
> - www.bundesaerztekammer.de
> - www.awmf.org/leitlinien.html
> - www.leitlinien.de

Folgende **wichtige Gesichtspunkte** bei der Labordiagnostik berücksichtigen:
- Testeigenschaften: Sensitivität (▶ 1.4.4), Spezifität (▶ 1.4.4), Vorhersagewert (▶ 1.4.5)
- Prävalenz der gesuchten Krankheit/Fragestellung: Bestätigung einer Verdachtsdiagnose, Grad des Krankheitsverdachts, Abgrenzung zweier DD, Ausschluss einer Krankheit
- Dringlichkeit einer Untersuchung: Notfalldiagnostik, Simultandiagnostik mit Testkombination, Stufendiagnostik
- Zeitpunkt der Untersuchung im Krankheitsverlauf: z. B. Verlauf der CK-Aktivität nach Herzinfarkt
- Folgen eines falsch pos. Befunds: Risiken des Tests, Risiken unnötiger Therapie; Kosten für Testwiederholung, für Folgeuntersuchungen und für unnötige Therapie
- Folgen eines falsch neg. Befunds: Prognose bei Nichterkennung einer Krankheit, unterlassene Therapie – bes. bei Frühstadien! Kosten für Testwiederholung und weitere diagn. Maßnahmen

Testauswahl (Indikationsstellung)
- **Verdachtsdiagnose** (Arbeitshypothese) erstellen: Durch Familien-/Eigenanamnese, klin. Untersuchung etc. versuchen, zu einer tragfähigen Verdachtsdiagnose zu kommen (= Prävalenz ↑, ▶ 1.4.6).
- **Screeninguntersuchungen:** Voraussetzungen prüfen. Für einige Vorsorgeuntersuchungen bestehen offizielle Empfehlungen: z. B. Arterioskleroserisiko (Cholesterin), Schwangerschaft, Neugeborene.
- **Differenzialdiagnosen** berücksichtigen.
- **Klare Fragen formulieren:** Verdachtsdiagnose soll bestätigt werden, DD sollen ausgeschlossen werden; es soll ein Suchtest bei V. a. genet. Erkr. durchgeführt werden usw. Die Sektion Schilddrüse der Deutschen Gesellschaft für Endokrinologie empfiehlt z. B. für die Abgrenzung Euthyreose/Hyperthyreose je nach Fragestellung unterschiedliche diagn. Strategien: Bestätigung einer Euthyreose, Ausschluss einer Hyperthyreose oder Bestätigung einer Hyperthyreose.
- **Test auswählen:** Je nach Fragestellung Bestätigungstest oder Suchtest (▶ 1.4.4) auswählen. Neben der Aussagekraft auch Kosten (▶ 1.5) und Belastung für den Pat. berücksichtigen.
- **Testkombinationen:** Prüfen, ob es günstiger ist, eine Testkombination einzusetzen. Entscheiden, ob die Tests simultan oder nacheinander (seriell) eingesetzt werden können:
  - Simultanuntersuchung (parallele Untersuchung):
    – Bei hoher Dringlichkeit der Diagnosestellung, z. B. Klärung der Operationsindikation bei Abdominalschmerz
    – Bei Tests, die sich ergänzen und preisgünstig sind: z. B. GPT, CHE, AP, γ-GT, Bilirubin bei V. a. Leber-/Gallenwegserkr.
  - Stufendiagnostik (serielle Untersuchung): wenn eine Einteilung in Basisdiagnostik und weiterführende Diagnostik zweckmäßig ist (z. B. Anämie,

Glukosestoffwechsel, Lipoproteine) oder wenn der weiterführende Test sehr aufwendig/teuer ist, z. B. bei V. a. megaloblastäre Anämie zuerst Vit. B_{12}/Folsäure i. S. bestimmen, danach evtl. Schillingtest

Befundinterpretation
- **Plausibilitätskontrolle** (▶ 1.4.8): Sehr wichtig!
- **Referenzbereiche** (▶ 1.4.1): Spezielle Bedingungen berücksichtigen, die den Referenzbereich beeinflussen können. Vom jeweiligen Labor angegebene Referenzbereiche benutzen, da häufig methodenabhängig.
- **Höhe des Resultats:** Geringfügige Abweichungen vom Referenzbereich müssen bes. kritisch bewertet werden, da sowohl die Grenzen des Referenzbereichs als auch der Messwert eine statistische Unschärfe aufweisen (▶ 1.3.2). Bei Extremwerten Plausibilität prüfen!
- **Verlaufskontrolle:** Hat sich die Konz. wirklich geändert (z. B. Therapieerfolg), sind die Ergebnisse statistisch verschieden (kritische Differenz, ▶ 1.4.7)? Ist bei mehreren Werten eine Tendenz erkennbar?
- **Alle Fragen beantwortet?** Wenn nicht, prüfen, ob zusätzliche Tests weitere neue Informationen liefern können (s. o.).

1.5 Kosten-Nutzen-Relation

1.5.1 Kostenbewusstsein

In den letzten Jahren sind die Kosten der med. Versorgung und insb. auch die Kosten der Labormedizin zunehmend zum Diskussionsgegenstand geworden. Es ist daher heute mehr denn je notwendig, sich auch der Kosten von Laboruntersuchungen bewusst zu sein und sie zu berücksichtigen, auch wenn sie nur wenige Prozent der Gesamtkosten ausmachen.

Allerdings dürfen die Kosten nicht isoliert betrachtet werden (am billigsten wären **keine** Untersuchungen, dann entstünden auch keine unmittelbaren Kosten). Die Kosten müssen dem Nutzen für Diagnostik und Therapie gegenübergestellt werden. Es muss also darum gehen, **unnötige** Untersuchungen zu vermeiden, weil daraus kein Nachteil für die Pat. entsteht. Einige einfache Überlegungen können helfen, unnötige Kosten zu vermeiden. Kostenbewusstsein ist dabei eine notwendige Voraussetzung.

- **Bedeutung für Diagnosefindung und Therapiekontrolle:** Gerechtfertigt und damit ihren „Preis wert" sind Untersuchungen, die einen wesentlichen Beitrag zur Diagnosefindung oder Therapiekontrolle leisten. Der diagn. Nutzen eines Tests hängt von seinem Vorhersagewert (prädiktiver Wert, ▶ 1.4.5) ab. Bei geringer Prävalenz einer Erkr. ist die Aussagekraft eines Ergebnisses immer schlecht, da weit mehr Ergebnisse falsch positiv als richtig positiv. Durch gezielte Fragestellung (richtige Indikation) wird die Prävalenz erhöht, und die Untersuchung kann einen optimalen Beitrag zur Diagnosefindung liefern. Nutzlose Ergebnisse und damit unnötige Kosten werden vermieden.
- **Stufendiagnostik** ▶ 1.1.
- **„Preise"** beschränken sich nicht auf Reagenzienkosten. Sie beinhalten viele Gesichtspunkte und schwanken in so weiten Grenzen, dass allg. Angaben nicht möglich sind. In jedem Fall ist es nützlich, sich über die konkreten Preise des jeweiligen Labors zu informieren. Die Kosten für Routine-(Basis-)Untersuchungen der klin. Chemie, Hämatologie und Gerinnung sind i. Allg. ge-

ringer als die Kosten für spezielle Untersuchungen wie Immunoassays, Chromatografie usw.

! In diesem Klinikleitfaden sind die relativen Kosten der Untersuchungen in drei qualitativen Kategorien symbolisiert: $–$$$.

1.5.2 Patientennahe Schnelldiagnostik (POCT)

Die Miniaturisierung von Analysengeräten in Verbindung mit modernen Messtechniken (Reagenzienträger, Sensoren) hat in den letzten Jahren einen Trend ausgelöst, der mit den Begriffen „Patientennahe Schnelldiagnostik" oder *Point of Care Testing* (POCT) belegt wurde. Darunter versteht man Labordiagnostik aus Vollblutproben mit leicht zu bedienenden geschlossenen Analysengeräten, die außerhalb eines Zentrallabors oder dezentralen Bereichslabors patientennah durchgeführt wird („Bedside"-Tests). Einige Aspekte des POCT in Krankenhäusern sollen hier dargestellt werden.

Wesentliche Vorteile
- Schnellere Verfügbarkeit der Ergebnisse aus folgenden Gründen:
  - Einsparung von Transportzeiten und Probenvorbereitung (z. B. Zentrifugation)
  - Die Messung von Einzelproben ist naturgemäß schneller als die Messung von Probenserien im zentralen Labor (dort gehen auch Notfall-/Eilproben meist in größerer Anzahl zeitgleich ein)
  - Keine Befundübermittlungszeiten, Ergebnis liegt ohne Verzögerung vor
- Evtl. geringeres Probenvolumen durch Verwendung von Kapillarblut. **Cave:** Abnahmefehler durch Quetschen bei unzureichendem Blutfluss
- Evtl. Vermeidung transportbedingter präanalytischer Fehler (z. B. bei Instabilität des Analyten)

Nachteile/Einschränkungen
- Größere zeitliche Belastung des pflegerischen/ärztlichen Personals, das die Tests durchführt
- Meist höhere Kosten durch Beschaffung (zahlreicher) spezieller Analysengeräte und höhere Preise für trägergebundene Reagenzien
- Evtl. schlechte Übereinstimmung mit Ergebnissen des zentralen Labors wegen differierender Methoden
- Unzureichende Übung des Personals kann zu folgenden Problemen führen:
  - Unsachgemäße Wartung, unzureichende Kalibration und/oder Qualitätskontrolle und/oder Dokumentation
  - Schlechtere Reproduzierbarkeit (Variationskoeffizient)
  - Größere Fehlerhäufigkeit (bei Messung, Ablesung, manueller Datenübertragung ohne EDV-Anbindung)
  - Größere Fehlerbreite (Abweichungen bis zu 100 % vom richtigen Wert sind beschrieben!)
- Evtl. höhere Probenverwechslungsrate, wenn ohne primäre Probenidentifizierung gearbeitet wird
- Evtl. Unkenntnis systematischer Messabweichungen zwischen Vollblut- und Plasmaproben (z. B. Blutglukosekonz. im Plasma 10–15 % höher als im Vollblut)
- Testergebnisse z. T. nur qualitativ oder halbquantitativ

Studien haben gezeigt, dass die raschere Verfügbarkeit von Laborergebnissen durch POCT nur zu etwa 20 % eine schnellere ther. Entscheidung bewirkt. Ferner konnte bei stationären Pat. bislang weder eine Verkürzung der Aufenthaltsdauer noch eine Senkung der Sterblichkeitsrate ermittelt werden.

1.5 Kosten-Nutzen-Relation

> In der aktuellen BÄK-Richtlinie zur Qualitätskontrolle (RiliBÄK) werden die vorgeschriebenen Anforderungen an die Qualitätsüberwachung auch auf die patientennahe Schnelldiagnostik in Krankenhäusern ausgedehnt (interne und externe Qualitätskontrolle, Dokumentation).
> www.bundesaerztekammer.de → Richtlinien

Hinweise für sinnvolles POCT Angesichts der vielen Nachteile und Einschränkungen des POCT ist seine Anwendung in erster Linie sinnvoll für **zeitkritische Analyte mit vitaler Bedeutung,** bei denen folgende Bedingungen vorliegen: rasche Änderung in vivo, Notwendigkeit und Möglichkeit einer sofortigen ther. Intervention, Instabilität in der Probe. Typische Bsp. sind Blutglukose, BGA, Laktat, Na, K, Hb/Hkt, Herzmarker.

Abgesehen von der Blutglukosemessung ist der Bedarf an dezentraler Schnelldiagnostik weitgehend auf Intensivstationen, Notaufnahmebereiche, intraop. Anästhesiologie, Kreißsäle und invasive Untersuchungen (z. B. Herzkatheter) beschränkt. In Abhängigkeit von der Infrastruktur des Krankenhauses/Klinikums – wenn z. B. kein zentrales 24-h-Labor zur Verfügung steht oder bei bes. langen Transportwegen – kann POCT auch in anderen Bereichen (z. B. Ambulanzen) und/oder ein erweitertes Testspektrum sinnvoll sein. In ambulanten Einrichtungen und Arztpraxen haben sich daher POCT-Geräte mit dem Ziel einer Beschleunigung des Arbeitsablaufs etabliert. Hierzu gehören die Erstellung eines Blutbildes vor Chemotherapie, CRP-Bestimmungen vor Antibiose oder die Messung von HbA_{1c} in der Diab.-Sprechstunde.

Organisatorische und rechtliche Aspekte Die Frage nach der Verantwortlichkeit für das POCT in Krankenhäusern ist komplex und kann nicht allgemeingültig beantwortet werden. Allerdings können einige grundlegende Aspekte aufgezeigt werden:

- Verantwortlichkeit ist grundsätzlich an Befugnisse gebunden. Daher setzt sie Weisungsbefugnis ggü. dem Personal und Entscheidungsbefugnis, z. B. bei der Wahl der Analysengeräte, voraus.
- Generell ist es Aufgabe der Krankenhausleitung, die Organisation der Verantwortlichkeiten mit den Beteiligten zu regeln. Die Verantwortung für die ordnungsgemäße Durchführung des POCT liegt dann i. Allg. bei den Abteilungsleitern. Die Benennung eines POCT-Verantwortlichen ist ratsam.
- Ärzte und – auf Anweisung – Pflegepersonal sind berechtigt, POCT durchzuführen. Allg. Voraussetzung für eine Delegation an das Pflegepersonal ist individuelle Qualifikation (Schulung, Unterweisung) und Zuverlässigkeit.
- **Die Durchführung von Kalibrationen und Qualitätskontrollen obliegt sinnvollerweise den Personen, die auch die Patientenproben messen.** Hilfreich und entlastend können Geräte sein, die Kalibrationen und Qualitätskontrollen automatisch in gewissen Abständen durchführen. An der Überwachung und Dokumentation können die Organisationseinheit (z. B. Station), die Medizintechnik (i. R. des Medizinprodukte-Gesetzes, MPG) und das Labor in unterschiedlicher Weise beteiligt sein.
- Steht ein zentrales oder dezentrales Labor zur Verfügung, ist eine Kooperation sinnvoll, um die Fachkompetenz des Laborpersonals für Beratung, technische Unterstützung bei Funktionsstörungen und evtl. zur Organisation der Schulung zu nutzen. Je nach Größe und Infrastruktur des Krankenhauses kann das Labor u. U. auch die Überwachung und/oder Dokumentation übernehmen.

- Dabei ist eine EDV-technische Anbindung der dezentral eingesetzten POCT-Geräte an das Laborinformationssystem und das Krankenhausinformationssystem empfehlenswert.

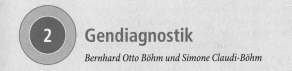

2 Gendiagnostik

Bernhard Otto Böhm und Simone Claudi-Böhm

2.1 Grundlagen 26
2.2 Genetische Beratung 30

2 Gendiagnostik

2.1 Grundlagen

Molekulargenet. Techniken ermöglichen in zunehmendem Maße die Charakterisierung von Krankheiten über den dir. Nachweis von spez. Genomveränderungen. Inzwischen kann eine Vielzahl von insb. monogen bedingten Krankheiten mittels dir. Genanalytik erkannt werden. Neben Punktmutationen und Deletionen sowie Insertionen der jeweils verantwortlichen (Krankheits-)Gene finden sich z. B. auch Triplet-Repeat-Expansionen als genet. Grundlage für gestörte Genfunktionen.

Molekulargenet. Techniken erweitern die herkömmliche Labordiagnostik um den dir. Nachweis erblicher Faktoren im Zusammenhang mit der Aufklärung von Krankheitsursachen; zusätzlich führen diese Verfahren den Aspekt der prädiktiven Diagnostik (z. B. hereditäre Tumorerkr.) und Aspekte wie einen personalisierten Einsatz von Medikamenten in die Labordiagnostik ein. In der Gendiagnostik sind besondere Grundsätze zu beachten, die sich z. T. erheblich von der üblichen Laboranalytik unterscheiden.

Durchführung Die BÄK-Richtlinien (Dt Ärztebl 2003; 100: A-1297; Richtlinie der Gendiagnostik-Kommission [GEKO] über die Anforderungen an die Qualifikationen zur und Inhalte der genet. Beratung gem. § 23 Abs. 2 Nr. 2a und § 23 Abs. 2 Nr. 3 GenDG. Bundesgesundheitsblatt 2011; 54:1248; vgl. entsprechende Empfehlungen für Österreich und die Schweiz) fordern bei Durchführung einer prädiktiven genet. Diagnostik ein **interdisziplinäres Vorgehen:**
- Initial kritische Prüfung, ob eine genet. Disposition besteht.
- Weitergehende fachärztliche Klärung der vermuteten Disposition in Verbindung mit humangenet. Beratung.
- Freiwilligkeit, Beachtung des individuellen Rechts auf Nichtwissen.
- Nichtdirektivität der Beratungen.
- Der genet. Test kann anschließend nur durchgeführt werden, wenn der Pat. nach Aufklärung sein schriftliches Einverständnis gegeben hat.
- Prädiktive Diagnostik sollte i. d. R. nur bei Volljährigen erfolgen.
- Das Beratungskonzept besteht aus initialer Beratung *(Informed Consent)* und Gendiagnostik, der wieder eine Beratung folgen muss.
- Auf diesem strukturierten Weg können auch Familienangehörige in eine prädiktive genet. Beratung eingebunden werden.
- Wichtig sind Bedenkzeiten und Widerrufsmöglichkeiten.

Indikationen ▶ Tab. 2.1; s. auch monogenet. Diabetesformen (▶ Tab. 2.2).

Tab. 2.1 Auswahl von Erkrankungen mit genetischer Disposition			
Erkrankung		**Erbgang**	**Gen**	**Defekt**
Adrenogenitales Syndrom (AGS)	21-Hydroxylase	autosomal	CYP21	Deletion
	3β-Hydroxysteroid-Defizienz	autosomal	HSD3B2	Mutation
Multiple endokrine Neoplasie (MEN)	Typ 1	autosomal	MENIN	Mutation
	Typ 2	autosomal	RET	Mutation
Familiärer Brustkrebs/Ovarialkrebs		autosomal	BRCA1	Mutation
		autosomal	BRCA2	Mutation
Zystische Fibrose		autosomal	Chloridkanal (CFTR)	Mutation

Tab. 2.1 Auswahl von Erkrankungen mit genetischer Disposition *(Forts.)*

Erkrankung		Erbgang	Gen	Defekt
Familiäre adenomatöse Polyposis (FAP)		autosomal	APC	Mutation Deletion Insertion
Hereditäre Hämochromatose	Typ 1	autosomal	HFE	Mutation
	Typ 3	autosomal	TFR2	Mutation
	Typ 4	autosomal	Ferroportin1	Mutation
	Typ 5	autosomal	H-Ferritin	Mutation
Hereditäre Form kolorektaler Karzinome ohne Polyposis (HNPCC, Lynch-Sy.)		autosomal	MLH1	Mutation/ Deletion
		autosomal	MSH2	Mutation/ Deletion
Hereditäre Pankreatitis, primär chron. Pankreatitis		autosomal	kationisches Trypsinogen	Mutation
		autosomal	Serinprotease-Inhibitor	Mutation
Neurofibromatose	Typ 1	autosomal	Neurofibromin (NF1)	Mutation
	Typ 2	autosomal	Schwannomin (NF2)	Mutation
Phenylketonurie		autosomal	Phenylalaninhydroxylase	Mutation
Retinoblastom		autosomal	RB1	Mutation
				Deletion
Hippel-Lindau-Sy.		autosomal	VHL	Mutation Deletion
Faktor-V-Leiden		autosomal	Faktor V	Mutation
Hämophilie A		X-chromosomal	Faktor VIII	Deletion Insertion Mutation
Hämophilie B		X-chromosomal	Faktor IX	Deletion Insertion Mutation
Chorea Huntington		autosomal	Huntington	Triplet Repeat Expansion
Zerebelläre Ataxien		autosomal	Ataxin-1	CAG-Repeat Expansion
		autosomal	Ataxin-2	CAG-Repeat Expansion
		autosomal	Ataxin-3	CAG-Repeat Expansion

Tab. 2.1 Auswahl von Erkrankungen mit genetischer Disposition *(Forts.)*

Erkrankung	Erbgang	Gen	Defekt
Familiärer Wilms-Tumor	autosomal	WT1	Mutation Deletion

APC = adenomatöse Polyposis coli; BRCA = *breast carcinoma*; TFR = Transferrin-Rezeptor

Tab. 2.2 Monogenetischer Diabetes mellitus (MODY)*

MODY-Typ	Gen	Funktion	Symptome/weitere Manifestationen	Therapie	Häufigkeit (%)
MODY 1	HNF4A	Mastergen des Stoffwechsels in Pankreas und Leber, reguliert *HNF1A-/PDX1-*Gentranskription und weitere Gentranskripte	deutlich progressive Hyperglykämie/ niedrige Triglyzeride und Apolipoproteine	Diät, niedrig dosierte Sulfonylharnstoffe, Insulin	5–10
MODY 2	GCK	katalysiert Reaktion Glukose → Glukose-6-Phosphat	milde Hyperglykämie/ Gestationsdiabetes	Diät, Bewegung, evtl. Insulin in der Schwangerschaft	30–70
MODY 3	HNF1A	Mastergen, reguliert Insulin-Gentranskription	deutliche progressive Hyperglykämie/ renale Glukosurie	Diät, niedrig dosierte Sulfonylharnstoffe, Insulin	30–70
MODY 4	PDX1	reguliert Insulin-Gentranskription und Pankreasentwicklung	milde Hyperglykämie/bei Homozygotie Pankreasaplasie	Diät, orale Antidiabetika, Insulin	< 1
MODY 5	HNF1B	reguliert *HNF4A-*Gentranskription	schwere progressive Hyperglykämie/ polyzystische Nieren	Diät, gutes Ansprechen auf Sulfonylharnstoffe	3
MODY 6	NEUROD1	Pankreasentwicklung, Insulinsekretion			1
MODY 7	KLF11	Transkriptionsfaktor, glukoseabhängige Insulingenexpression			1
MODY 8	CEL	Lipase	Diab. mit Störung der exokrinen Pankreasfunktion		1
MODY 9	PAX4	Beta-Zell-Entwicklung	Insulinmangel		1

2.1 Grundlagen

Tab. 2.2 Monogenetischer Diabetes mellitus (MODY)* *(Forts.)*

MODY-Typ	Gen	Funktion	Symptome/weitere Manifestationen	Therapie	Häufigkeit (%)
MODY 10	INS	Insulingen	Insulinmangel, neonataler Diab.	Insulin	1
MODY 11	BLK	Tyrosinkinase involviert in Insulinsekretion			1
MODY 13	KCNJ11	Kaliumkanal der Inselzellen (SU-Rezeptor), involviert in Insulinsekretion	permanenter neonataler Diab.	z. T. Ansprechen auf Sulfonylharnstoffe	1
MODY 14	APPL1	Adaptorprotein für Akt2, Insulinsekretion			1

* Klin. Kriterien für die Indikationsstellung zur Testung: neonataler Diab. mell., Manifestationsalter frühe Adoleszenz, betroffener Verwandter 1. Grades, fehlende Auto-AK gegen Inselzellantigene (▶ 22.4), Schwangerschaftsdiabetes, zystische Nierenerkr. bei Pat. oder nahen Verwandten (Clinical utility gene card for: Maturity-onset diabetes of the young; Eur J Hum Genet 2014; 22, doi:10.1038/ejhg.2014.14 - www.eurogentest.org; Ressource etablierter Gentests zusammen mit deren klin. Bedeutung)

Beispiele für die Bedeutung von Genvarianten in der Pharmakotherapie: ▶ Tab. 2.3.

Tab. 2.3 Bedeutung von Genvarianten in der Pharmakotherapie (Beispiele)

Medikation	Therapiegebiete	Gen-, Biomarker	Potenzielle (Neben-)Wirkungen
Abacavir	Infektiologie, Immunologie	HLA-B*57:01	KI: schwere allergische NW
Allopurinol	Stoffwechselmedizin	HLA-B*57:01	Schwere allergische Reaktionen
Carbamazepin	Neurologie	HLA-B*15:02; HLA-B*31:01	Stevens-Johnson-Sy. (SJS) und toxische epidermale Nekrolyse (TEN)
Carvedilol	Kardiologie	CYP2D6	Multiple Medikamenteninteraktionen, verminderter Medikamentenabbau
Clopidogrel	Kardiologie	CYP2C19	Interaktion mit PPI; bei Funktionsverlust des Gens keine ausreichende Bildung des aktiven Wirkstoffs aus dem Prodrug (betrifft ca. 25 % der Europäer)
Codein	Anästhesiologie/ Schmerztherapie	CYP2D6	Nicht ausreichende Bildung der therapeutisch wirksamen Opioide
Glimepirid	Diabetologie	G6PD	Hämolytische Anämie

Tab. 2.3 Bedeutung von Genvarianten in der Pharmakotherapie (Beispiele) *(Forts.)*

Medikation	Therapiegebiete	Gen-, Biomarker	Potenzielle (Neben-)Wirkungen
Glipizid	Diabetologie	G6PD	Hämolytische Anämie
Isosorbiddinitrat	Kardiologie, Intensivmedizin	CYB5R1, CYB5R2, CYB5R3, CYB5R4	Überdosierung
Isosorbidmononitrat	Kardiologie, Intensivmedizin	CYB5R1, CYB5R2, CYB5R3, CYB5R4	Überdosierung
Omeprazol	Gastroenterologie	CYP2C19	Multiple Medikamenteninteraktionen
Pantoprazol	Gastroenterologie	CYP2C19	Multiple Medikamenteninteraktionen
Simvastatin	Endokrinologie, Stoffwechselmedizin	SLCO1B1	Myopathie
Tamoxifen	Onkologie	ESR1, PGR	Wirksamkeit, NW
		F5 (Faktor V Leiden)	Risiko thrombembolischer Ereignisse ↑
		F2 (Prothrombin)	Risiko thrombembolischer Ereignisse ↑

Laufend aktualisierte Zusammenstellungen unter: Datenbanken zum personalisierten Einsatz von Medikamenten: www.vfa.de/personalisiert und www.fda.gov/Drugs/ScienceResearch/ResearchAreas/Pharmacogenetics/ucm083378.htm.

2.2 Genetische Beratung

Die genet. Beratung ist eine Leistung aller gesetzlichen Krankenkassen und privaten Krankenversicherungen, auf die jeder Versicherte Anspruch hat. Seit dem 1.2.2010 ist in Deutschland das Gendiagnostikgesetz (GenDG) in Kraft, erarbeitet von der Gendiagnostikkommission (GEKO) am Robert Koch-Institut (RKI; www.rki.de). Vor Inkrafttreten des GenDG erfolgte die genet. Beratung überwiegend durch Fachärzte für Humangenetik bzw. Ärzte mit der Zusatzbezeichnung „Medizinische Genetik". Mit Änderung des GenDG dürfen genet. Beratungen ab dem 1.2.2012 nur noch von speziell qualifizierten Ärzten durchgeführt werden (§ 27 Abs. 4, Qualifikation fachgebundene genet. Beratung). Das neue Gesetz unterscheidet zwischen diagn., prädiktiven und vorgeburtlichen genet. Untersuchungen. Diagn.-genet. Untersuchungen können von jedem Arzt nach Aufklärung und schriftlicher Einwilligung vorgenommen werden, prädiktive und vorgeburtliche nur von Fachärzten für Humangenetik bzw. Ärzten mit Schwerpunkt- und Zusatzbezeichnung „Qualifikation zur fachgebundenen genetische Beratung" (§ 7

GenDg Arztvorbehalt). Vergleichbare Regelungen existieren in Österreich (Bundesministerium für Gesundheit, Expertengutachten: Beratung bei genetischen Analysen, 2013 www.bmgf.gv.at/cms/home/attachments/4/6/0/.../genetischeanalysen_20130320.pdf) und der Schweiz (www.swissmedic.ch/marktueberwachung/03186/03198/index.html).

Im Beratungsgespräch wird i. d. R. versucht, den erblichen Anteil einer Erkr. zu definieren und eine Aussage zur Prognose und Therapie zu geben. Ziel der Beratung ist es, bei den Entscheidungen hinsichtlich Familienplanung, Inanspruchnahme weiterführender Diagnostik sowie anderer wichtiger Prozesse zu helfen.

Beispiel für das **Vorgehen in der genet. Beratung und der Gendiagnostik:**
- Diskussion der Vorstellungen zu Ursachen der Erkr.
- Diskussion, wie das Risiko durch Betroffene empfunden wird
- Stammbaumerhebung
- Risikoermittlung
- Beratungsangebot für Familienangehörige
- Molekulargenet. Untersuchung, Bestätigungstests
- Beratung nach Vorliegen des Testergebnisses, ggf. Veranlassung psychol. Unterstützung

Indikationen Es sind folgende Möglichkeiten zu unterscheiden:
- Allgemein Ratsuchende: Liegt z. B. eine Erkr. bzw. eine genet. Prädisposition vor?
- Prädiktive Diagnostik im engeren Sinne, anhand derer das Vorliegen einer genet. bedingten Disposition lange vor Ausbruch einer Krankheit diagnostiziert werden kann (z. B. „Brustkrebsgene") oder pharmakogenet. Tests, die Informationen über die individuelle Verträglichkeit bzw. Unverträglichkeiten von Medikamenten liefern können.
- Risikoprobanden, -pat. bei betroffenen Angehörigen.
- Erkrankte nach Diagnose (Indexpat.).
- Zunehmend Ratsuchende, die sich über einen kommerziellen Anbieter dir. einer genet. Analyse durch Testung eines spez. Genpanels oder eines Panels von etablierten Risikomerkmalen multifaktorieller Erkr. (z. B. Diab. mell., Herz-Kreislauf-Erkr., demenzielle Erkr.) sowie einer „Whole-Genome"- oder „Exome"-Sequenzierung unterzogen haben.

Untersuchungsmaterial Je nach eingesetztem Gentest wird DNA oder RNA aus Zellen gewonnen. Dafür wird z. B. EDTA-Blut oder auch ein Abstrich aus Wangenschleimhaut benötigt.

Bestimmungsmethoden Es kommt eine Vielzahl von Verfahren zum Einsatz, häufig zwei alternative Testverfahren, um die Testergebnisse zu bestätigen.

Bewertung Die Bewertung der Gentests soll, wie von der BÄK (und anderen) seit 1998 gefordert, in einem interdisziplinären Ansatz erfolgen.

Besonderheiten Aufgrund der besonderen Bedeutung von Gentests sind Bestätigungstests an einer zweiten unabhängigen Probe immer geboten. Fehler in der Diagnostik wie falsch pos. Ergebnisse oder auch falsch neg. Testresultate sind bei der Suche von genet. Prädispositionen verständlicherweise als bes. gravierend einzuschätzen. Bestätigungstests sind bei Einsatz von „Next-Generation"-Sequenzierverfahren von besonderer Bedeutung.

Neue Testverfahren Die Bestimmung von zirkulärer zellfreier fetaler DNA im mütterlichen Plasma ist eine neue Screeningmethode auf fetale Aneuploidien. Dieser sog. nichtinvasive Pränataltest kann ab SSW 9+ angewendet werden.

3 Medikamente, Drogen, häufige Intoxikationen

Birgid Neumeister

3.1	**Diagnosestrategie** 34		3.5	**Herzglykoside $$** 43
3.2	**Antibiotika** 34		3.6	**Theophyllin $$** 43
3.2.1	Aminoglykoside $$$ 34		3.7	**Suchtmittel** 44
3.2.2	Vancomycin $$$ 35		3.7.1	Grundlagen 44
3.3	**Antiepileptika, Psychopharmaka** 36		3.7.2	Diagnosestrategie 45
3.3.1	Carbamazepin $$ 36		3.7.3	Bestimmung von Suchtmitteln 45
3.3.2	Ethosuximid $$ 37		3.8	**Ethanol und CDT** 47
3.3.3	Phenobarbital, Primidon $$ 37		3.8.1	Ethanol („Alkohol") $ 47
3.3.4	Phenytoin $$ 38		3.8.2	CDT (Carbohydrate Deficient Transferrin) $$ 48
3.3.5	Valproinsäure $$ 39		3.9	**Acetaminophen/ Paracetamol** 50
3.3.6	Lithium $ 39		3.10	**Salicylate** 50
3.4	**Immunsuppressiva, Zytostatika** 40		3.11	**Methämoglobin (Hämiglobin) $** 51
3.4.1	Ciclosporin A (CSA) $$ 40		3.12	**Carboxyhämoglobin $** 52
3.4.2	Tacrolimus, Sirolimus, Everolimus, Mycophenolat $$ 41			
3.4.3	Methotrexat $$$ 42			

3 Medikamente, Drogen, häufige Intoxikationen

3.1 Diagnosestrategie

Bei einigen Arzneimitteln korreliert die Serumkonzentration besser mit der Wirkung des Medikaments als die applizierte Dosis, da die Konzentrations-Wirkungs-Beziehung durch weniger Faktoren beeinflusst wird als die Dosis-Wirkungs-Beziehung.
Neben der Bestimmung der Gesamtkonz. des Medikaments kann die des freien, nicht proteingebundenen pharmakologisch aktiven Anteils notwendig werden (z. B. Phenytoin). Vor allem bei chron. Niereninsuff. ergibt sich häufig eine verminderte Plasmaproteinbindung von Arzneistoffen durch den vermehrten Anfall endogener Substanzen, die mit dem Arzneistoff um die Plasmaproteinbindung konkurrieren. Zusammen mit der Akkumulation wegen verminderter renaler Ausscheidung können dadurch bei Niereninsuff. beträchtlich erhöhte Spiegel des freien, nicht proteingebundenen Anteils resultieren. Bei Kombinationstherapie ist zu beachten, dass zahlreiche Medikamente ihre Proteinbindung und damit ihre Wirkspiegel gegenseitig beeinflussen.
Bei im Gewebe akkumulierenden Arzneimitteln (Aminoglykoside, Chloramphenicol, Vancomycin) ist die Bestimmung der max. Serumkonz. (toxisch relevante Grenze) und der minimalen Serumkonz. (Gewährleistung des Behandlungserfolgs) erforderlich.
Dies gilt insb. für Medikamente mit geringer ther. Breite, d. h. geringer Differenz zwischen zu niedriger (wirkungsloser) und toxischer Konz.

Allgemeine Indikationen für die Konzentrationsbestimmung von Medikamenten

- V. a. auf **Medikamentenüberdosierung:** z. B. Muskelzuckungen, Ataxie bei Lithiumintoxikation
- **Ausbleibender Therapieeffekt:** V. a. mangelnde Compliance
- Erkr. mit Einfluss auf **Absorption, Proteinbindung, Elimination:**
  - Nierenerkr.: Clearance ↓ von Aminoglykosiden und Digoxin
  - Lebererkr.: Clearance ↓ von Chloramphenicol und Carbamazepin
  - Hypokaliämie, Hyperkalzämie, Kardiomyopathie: übliche ther. Serumkonz. von Digoxin möglicherweise toxisch
  - Fieberhafte Infekte: z. B. veränderte Biotransformation
  - Malabsorption: z. B. eingeschränkte enterale Absorption von Digoxin
  - Genet. bedingte Veränderungen im Metabolismus von Arzneimitteln: z. B. verlangsamte Acetylierung
- **Dosiskontrolle** bei Arzneimitteln mit:
  - Erheblichen Nebenwirkungen (NW): z. B. Lithium (▶ 3.3.6)
  - Geringer ther. Breite: z. B. Aminoglykoside (▶ 3.2.1)
- **Dosisfestlegung** der Ausgangssubstanz bei pharmakologisch wirksamen akkumulierenden Metaboliten: z. B. Primidon und Phenobarbital (▶ 3.3.3)
- V. a. **Arzneimittelinteraktionen:** Digoxin und Chinidin, Digoxin und Diuretika, Ciclosporin und Aminoglykoside, Theophyllin und Allopurinol

3.2 Antibiotika

3.2.1 Aminoglykoside $$$

Aminoglykoside werden unverändert renal ausgeschieden. Metaboliten sind nicht bekannt. HWZ 2–4 h, Plasmaproteinbindung < 10 %.
Bei Akkumulation im Gewebe sind Aminoglykoside oto- und nephrotoxisch. Deshalb Dosierung so wählen, dass eine zur Gewährleistung des Behandlungserfolgs

ausreichende Serumkonz. erzielt und die toxisch relevante Grenze nicht überschritten wird → Maximal- und Minimalkonz. bestimmen.

Indikationen Therapieoptimierung und -kontrolle.

Untersuchungsmaterial Serum. Blutentnahme für Maximalkonz. 1 h nach letzter i. m. Applikation oder 0,5 h nach Beendigung einer 30-min. i. v. Gabe; für Minimalkonz. unmittelbar vor der nächsten Dosis.

Bestimmungsmethode Immunoassay, HPLC.

Therapeutischer Bereich ▶ Tab. 3.1.

Tab. 3.1 Therapeutische Bereiche Aminoglykoside*		
Aminoglykosid	Maximum (mg/l)	Minimum (mg/l)
Gentamicin	5–10	< 2
Tobramycin	5–10	< 2
Amikacin	20–30	< 5
Netilmicin	5–12	< 3
* Dosisanpassung bei eingeschränkter Nierenfunktion (▶ 9.1.3)		

Bewertung
Erhöhte Serumspiegel von Gentamicin, Tobramycin, Amikacin, Netilmicin:
- Ursachen: Überdosierung, eingeschränkte Nierenfunktion (Clearance ↓), Dehydratation (Verteilungsvolumen ↓)
- NW: Granulozytopenie, Thrombozytopenie, Anämie, Nierenschäden, Augenmuskellähmung, Hörschäden, Atemstillstand, Superinf. durch Bakterien und Sprosspilze
! Erhöhung der Toxizität durch Cephalosporine, Ciclosporin, Cisplatin, Schleifendiuretika

Erniedrigte Serumspiegel von Gentamicin, Tobramycin, Amikacin, Netilmicin: Einige Penicilline (z. B. Carbenicillin) in hohen Konz. inaktivieren Aminoglykoside in vivo.

3.2.2 Vancomycin $$$

Vancomycin ist gegen grampos. Bakterien wirksam. Es wird zu etwa 90 % in unveränderter Form renal ausgeschieden. Plasmaproteinbindung: 55 %. HWZ: Erw. 4–10 h, Kinder 2–3 h.

Da Vancomycin oto- und nephrotoxisch wirkt, Dosierungsschema so wählen, dass einerseits eine zur Gewährleistung des Behandlungserfolgs ausreichende Serumkonz. erzielt wird, andererseits die toxisch relevante Grenze nicht überschritten wird (Bestimmung der Maximal- und Minimalkonz.).

Indikationen Therapieoptimierung und -kontrolle.

Untersuchungsmaterial Serum. Blutentnahme für Maximalkonz. 1 h nach Ende einer i. v. Infusion; für Minimalkonz. unmittelbar vor nächster Dosis.

Bestimmungsmethode Immunoassay, HPLC.

Therapeutischer Bereich ▶ Tab. 3.2.

Tab. 3.2 Therapeutische Bereiche Vancomycin (in mg/l)

Maximum:	20–40
Minimum:	5–10

Dosisanpassung bei eingeschränkter Nierenfunktion (▶ 9.1.3).

Bewertung
Erhöhte Serumspiegel:
- Ursachen: Überdosierung, Einschränkung der Nierenfunktion (Clearance ↓)
- NW: anaphylaktoide Reaktion, Nierenschäden, Hörschäden, Thrombozytopenie, Atemnot, Übelkeit, Erbrechen

Erniedrigte Serumspiegel: Unterdosierung

3.3 Antiepileptika, Psychopharmaka

3.3.1 Carbamazepin $$

Antiepileptikum mit zahlreichen Metaboliten. Nur für 10,11-Carbamazepinepoxid (Serumkonz. etwa 30 % der von Carbamazepin) wurde tierexperimentell antikonvulsive Wirkung nachgewiesen.
Carbamazepin wird in der Leber metabolisiert, nur etwa 1 % wird unverändert renal ausgeschieden. Plasmaproteinbindung: 70–80 %. HWZ: 10–25 h (erhebliche interindividuelle Unterschiede). Toxische Dosen von Carbamazepin können anfallsfördernd wirken.

Indikationen
- V. a. Intoxikation: unklare neurol. und psychische Symptome
- Ausbleibender Therapieeffekt: V. a. schlechte Compliance
- Chron. Lebererkr.
- Schwangerschaft

> Wegen der großen interindividuellen Unterschiede der HWZ ist die Bestimmung generell zu empfehlen.

Untersuchungsmaterial Serum. Blutentnahme für Maximalspiegel 6–18 h nach letzter Einnahme.

Bestimmungsmethode Immunoassay.

Therapeutischer Bereich 4–10 mg/l.

Bewertung
Erhöhte Serumspiegel:
- Ursachen: Überdosierung, chron. Lebererkr. (Clearance ↓).
- NW: Herzrhythmusstörungen (Bradykardie), Thrombophlebitis, Thromboembolie, Thrombozytopenie, Leukozytose, Leukopenie, Proteinurie, Hämaturie, allergische Hautreaktionen, Veränderungen der Leberfunktionswerte, Diarrhö, Appetitlosigkeit, Kopfschmerzen, Depression.
- Bei grenzwertig erhöhten Carbamazepin-Spiegeln oder beim Auftreten von NW unter Carbamazepin-Therapie ist die Bestimmung von Carbamazepinepoxid i. S. ratsam (ther. Bereich 0,2–2,0 mg/l bezogen auf Talspiegel). Carba-

mazepinepoxid ist ein Metabolit von Carbamazepin und kann z. B. im Rahmen einer Lamotrigin-Begleitmedikation übermäßig ansteigen und toxische NW verursachen.

Erniedrigte Serumspiegel:
- Ursachen sind Unterdosierung, Schwangerschaft, zusätzliche Therapie mit Phenytoin und Phenobarbital → Steigerung der Carbamazepin-Clearance.

3.3.2 Ethosuximid $$

Ethosuximid wird überwiegend in der Leber metabolisiert, nur etwa 20 % werden unverändert renal ausgeschieden. Der Metabolit 2-Hydroxyethyl-2-methylsuccinimid hat keine nennenswerte antikonvulsive Wirkung. Ethosuximid ist nicht wesentlich an Plasmaproteine gebunden. HWZ: Erw. ca. 60 h, Kinder ca. 30 h.
Toxische Dosen (> 150 mg/l) von Ethosuximid können die Häufigkeit von Absencen steigern.

Indikationen
- V. a. Intoxikation: unklare neurol. und psychische Symptome
- Ausbleibender Therapieeffekt: V. a. schlechte Compliance
- Chron. Lebererkr.

Untersuchungsmaterial Serum.

Bestimmungsmethode Immunoassay, HPLC, GC.

Therapeutischer Bereich 40–100 mg/l.

Bewertung
Erhöhte Serumspiegel:
- Ursachen: Überdosierung, chron. Lebererkr. (Metabolisierungsrate ↓)
- NW: Exantheme, Eosinophilie, Kopfschmerzen, Schlaflosigkeit, Übelkeit

Erniedrigte Serumspiegel: Unterdosierung

3.3.3 Phenobarbital, Primidon $$

Phenobarbital und Primidon werden in der Leber metabolisiert (Phenobarbital zu etwa 80 %, Primidon zu etwa 70 %); der Rest wird unverändert renal ausgeschieden. Plasmaproteinbindung von Phenobarbital: ca. 50 %, von Primidon < 30 %. HWZ: Phenobarbital 50–120 h (Kinder 40–70 h), Primidon 6–8 h.
Von Phenobarbital sind keine Metaboliten mit antikonvulsiver Wirkung bekannt. Bei der Metabolisierung von Primidon entstehen die wirksamen Metaboliten Phenobarbital, Phenylethylmalonamid und p-Hydroxyphenobarbital. Etwa 25 % der verabreichten Primidon-Dosis werden zu Phenobarbital umgewandelt, das wegen seiner langen HWZ akkumuliert und etwa die doppelte Serumkonz. von Primidon erreicht.
Bei der Therapiekontrolle von Primidon werden häufig Primidon und Phenobarbital bestimmt. Die Bestimmung von Phenobarbital ist jedoch nur von begrenztem Wert, da die obere Grenze des ther. Bereichs von Pat. zu Pat. schwankt. Toxische Phenobarbitalkonz. (> 50 mg/l) können anfallsfördernd wirken.

Indikationen
- V. a. Intoxikation: unklare neurol. und psychische Symptome
- Ausbleibender Therapieeffekt: V. a. schlechte Compliance
- Chron. Leber- oder Nierenerkr. (Clearance ↓)

Untersuchungsmaterial Serum.
- Primidon: Blutentnahme für Maximalspiegel 2–4 h nach letzter Einnahme
- Phenobarbital: Blutentnahme während des Dosierungsintervalls

Bestimmungsmethode Immunoassay, HPLC, GC.

Therapeutischer Bereich ▶ Tab. 3.3.

Tab. 3.3 Therapeutischer Bereich Phenobarbital und Primidon (in mg/l)	
Phenobarbital:	15–40
Primidon:	5–12

Bewertung

Erhöhte Serumspiegel:
- Phenobarbital:
  - Ursachen: Überdosierung, chron. Leber- und Nierenerkr. (Clearance ↓)
  - NW: Herzrhythmusstörungen (Bradykardie), Panzytopenie, Erhöhungen der Leberenzyme, Leberfunktionsstörungen, Ataxie, Kopfschmerzen, Übelkeit, Erbrechen, Sehstörungen, Exanthem
- Primidon:
  - Ursachen: Überdosierung, Isoniazid (hemmt Umwandlung von Primidon zu Phenobarbital)
  - NW: wie bei Phenobarbital

Erniedrigte Serumspiegel: Unterdosierung

3.3.4 Phenytoin $$

Phenytoin wird in der Leber metabolisiert, nur 1–5 % werden unverändert renal ausgeschieden. Die Metaboliten haben keine nennenswerte antikonvulsive Wirkung. Die Plasmaproteinbindung liegt bei etwa 92 %. Bei Pat. mit veränderter Proteinbindung (Hypalbuminämie, Niereninsuff., Hyperbilirubinämie, Valproinsäure) freies Phenytoin bestimmen. Phenytoin besitzt eine dosisabhängige Kinetik → Angabe der HWZ nicht sinnvoll.

Toxische Dosen von Phenytoin können anfallsfördernd wirken.

Indikationen
- V. a. Intoxikation: unklare neurol. und psychische Symptome
- Ausbleibender Therapieeffekt → V. a. schlechte Compliance
- Niereninsuff. (freies Phenytoin), Hyperbilirubinämie (freies Phenytoin), chron. Lebererkr.
- Schwangerschaft

Untersuchungsmaterial Serum. Blutentnahme während des Dosierungsintervalls.

Bestimmungsmethode
- Phenytoin: Immunoassay, HPLC, GC
- Freies Phenytoin: Immunoassay nach Ultrafiltration

Therapeutischer Bereich ▶ Tab. 3.4.

Tab. 3.4 Therapeutischer Bereich Phenytoin und freies Phenytoin (in mg/l)	
Phenytoin:	10–20
Freies Phenytoin:	1–2

Bewertung
Erhöhte Serumspiegel:
- Ursachen: Überdosierung, chron. Lebererkr., Pharmaka wie Isoniazid (Metabolisierungsrate ↓), Hypalbuminämie, Hyperbilirubinämie, Niereninsuff., Valproinsäure (Proteinbindung ↓ → freies Phenytoin ↑)
- NW: Asystolien, allergische Reaktionen, Leukopenie, Ataxie, Schwindel, Polyneuropathie (bei Langzeittherapie), Kopfschmerzen, Appetitlosigkeit, Erbrechen

Erniedrigte Serumspiegel:
- Ursachen: Unterdosierung, Schwangerschaft, Medikamente wie Carbamazepin (Metabolisierungsrate ↑)

3.3.5 Valproinsäure $$

Valproinsäure wird in der Leber metabolisiert, nur 1–3 % werden unverändert renal ausgeschieden. Plasmaproteinbindung: ca. 90 %. HWZ: 10–16 h.
Zwischen Konz. und Wirkung besteht vermutlich keine Korrelation. Daher ist die Bestimmung zur Dosisoptimierung nur von begrenztem Wert (Anwendung zur Überprüfung der Compliance).

Indikationen Ausbleibender Therapieeffekt (V. a. schlechte Compliance).

Untersuchungsmaterial Serum. Blutentnahme für Maximalspiegel 1–4 h nach letzter Einnahme.

Bestimmungsmethode Immunoassay, GC.

Therapeutischer Bereich 50–100 mg/l.

Bewertung
Erhöhte Serumspiegel:
- Ursachen: chron. Lebererkr. (Metabolisierungsrate ↓), Hypalbuminämie, Urämie, Salicylate (Proteinbindung ↓ → freie Valproinsäure ↑)
- NW: Parästhesien, Tremor, Leberfunktionsstörungen, Leukopenie, Appetitzunahme

Erniedrigte Serumspiegel: zusätzliche Therapie mit Phenytoin, Carbamazepin, Phenobarbital (Valproinsäure-Clearance ↑)

3.3.6 Lithium $

Lithium wird zur Dauertherapie von depressiven und manisch depressiven Pat. eingesetzt. Es wird renal eliminiert, wobei die Ausscheidung durch hohe Aufnahme von Natrium und Wasser verstärkt wird. Im Plasma ist Lithium nicht an Proteine gebunden. HWZ: 24 h.
Lithium wirkt toxisch. Symptome: Muskelzuckungen, Ataxie und Schläfrigkeit bis hin zu Krämpfen, Dehydratation und komatösen Zuständen. In der Schwangerschaft kontraindiziert (embryotoxisch).

Indikationen Therapieoptimierung und -kontrolle.

Untersuchungsmaterial Serum. Blutentnahme 12 h nach letzter Einnahme.

Bestimmungsmethode Ionenselektive Elektrode, AAS.

Therapeutischer Bereich 0,6–0,8 mmol/l (präparatabhängig; Intoxikationen auch im ther. Bereich möglich).

Bewertung
Erhöhte Serumspiegel:
- Ursachen: Überdosierung; Niereninsuff. (Clearance ↓); Wechselwirkungen (WW) mit Medikamenten wie Saluretika, NSAID, Methyldopa
- NW: Bei Konz. > 1,5 mmol/l Muskelzuckungen, Ataxie, Schläfrigkeit; bei Konz. > 3,0 mmol/l zusätzlich Krämpfe, Dehydratation, Koma; Konz. > 4 mmol/l potenziell tödlich

Erniedrigte Serumspiegel: Unterdosierung

3.4 Immunsuppressiva, Zytostatika

3.4.1 Ciclosporin A (CSA) $$

Ciclosporin ist eine hoch wirksame immunsuppressive Substanz, die in erster Linie zur Prophylaxe der Transplantatabstoßung, aber auch bei Autoimmunkrankheiten eingesetzt wird.

Ciclosporin wird größtenteils in der Leber metabolisiert. Nur etwa 1 % wird unverändert renal oder biliär ausgeschieden. Im Blut befindet sich der Hauptteil (60–70 %) in den Erythrozyten. Im Plasma ist Ciclosporin zu etwa 80 % an Lipoproteine gebunden. HWZ: bei Normalpersonen 6–20 h.

Zur Therapiesteuerung ist aufgrund der großen intra- und interindividuellen pharmakokinetischen Unterschiede die Kenntnis der Ciclosporinkonz. erforderlich. Ciclosporin kann schwerwiegende nephro-, hepato- und neurotoxische Effekte hervorrufen (hohe Wahrscheinlichkeit für Toxizität > 400 µg/l). Außerdem besteht durch die Immunsuppression Infektgefahr, die konzentrationsabhängig ist.

Indikationen Therapieoptimierung und -kontrolle:
! Zur Kontrolle der CSA-Spiegel stehen 2 alternative Strategien zur Verfügung:
 - Messung der Talspiegel vor Verabreichung der nächsten Dosis.
 - Messung des Spiegels 2 h nach Verabreichung des Mikroemulsionspräparats Sandimmun® Optoral (sog. C_2-Monitoring); ermöglicht bessere Abschätzung des Abstoßungsrisikos.
- Je nach Fragestellung wird **spezifisch** die Muttersubstanz Ciclosporin A (monoklonale AK; HPLC) oder Ciclosporin zusammen mit seinen (wirksamen) **Metaboliten** (polyklonale AK) bestimmt.

Untersuchungsmaterial Hämolysiertes EDTA-Blut. Blutentnahme vor nächster Gabe oder 2 h nach Gabe (stabilere Werte und bessere Korrelation als bei Blutentnahme vor nächster Gabe).

Bestimmungsmethode Immunoassay, HPLC.

Therapeutischer Bereich ▶ Tab. 3.5.

Tab. 3.5 Therapeutische Bereiche für CSA-Talspiegel (Muttersubstanz)		
Transplantat	Initialtherapie (µg/l)	Erhaltungstherapie (µg/l)
Niere	150–225	100–150
Pankreas	150–250	150–200
Leber	150–250	100–150

Tab. 3.5 Therapeutische Bereiche für CSA-Talspiegel (Muttersubstanz) *(Forts.)*

Transplantat	Initialtherapie (µg/l)	Erhaltungstherapie (µg/l)
Herz	250–350	150–250
Lunge	200–300	150–250
Die Angaben haben orientierenden Charakter und gelten nicht bei Kombinationstherapie.		
Bei **Autoimmunkrankheiten**		100–200

Bewertung   Zu beachten ist die Abhängigkeit von der Anwendungsindikation, bei Transplantationen auch von Organ (Herz, Leber, Nieren) und Therapiestadium (Induktion, Erhaltung) sowie von der Komb. mit anderen Immunsuppressiva. Medikamente können den Metabolismus von CSA durch Enzyminduktion des Cytochrom-P450-Systems beschleunigen (z. B. Phenytoin, Carbamazepin, Barbiturate, Rifampicin, Isoniazid, Griseofulvin) oder durch Hemmung des Cytochrom-P450-Systems verlangsamen (z. B. Verapamil, Diltiazem, Tetrazyklin, Erythromycin, orale Kontrazeptiva).

Erhöhte Spiegel:
- Ursachen: Überdosierung; chron. Leberkrkr.; WW mit Medikamenten
- NW: Infektneigung, Nephrotoxizität, Hepatotoxizität, Neurotoxizität, Magenulzera, Muskelschwäche, Anämie, Seh- und Hörstörungen

! Erhöhung der Nephrotoxizität durch Aminoglykoside und Cephalosporine

Erniedrigte Spiegel: Unterdosierung

3.4.2 Tacrolimus, Sirolimus, Everolimus, Mycophenolat $$

- **Tacrolimus:** hoch wirksames Immunsuppressivum; ein Makrolid, das wie CSA ein Calcineurin-Inhibitor ist, der die frühe Aktivierung von T-Lymphozyten durch Inhibition der Interleukin-2-Expression unterdrückt.
- Makrolid-Lactone **Sirolimus** und **Everolimus:** weitere neue Immunsuppressiva, deren immunsuppressive Wirkung auf der Hemmung der durch Wachstumsfaktoren induzierten T-Zell-Proliferation beruht. Wegen seiner kürzeren HWZ ist die Therapie mit Everolimus (HWZ ca. 17 h) leichter steuerbar als mit dem langlebigen Sirolimus (HWZ ca. 60 h).
- Der Nutzen dieser Substanzen besteht in der synergistischen Wirkung bei Komb. mit CSA mit Reduktion der CSA-Dosis und damit Verminderung seiner Nephrotoxizität.
- **Mycophenolat:** weiteres Immunsuppressivum, das die Lymphozytenproliferation durch Inhibition der Inosinmonophosphat-Dehydrogenase-2 hemmt und sowohl als Monotherapie wie auch in Komb. (z. B. mit CSA oder Tacrolimus) eingesetzt wird.

Indikationen   Optimierung und Kontrolle der Immunsuppressionstherapie nach Organtransplantation.

Untersuchungsmaterial   Hämolysiertes EDTA-Blut.

Bestimmungsmethode   Immunoassays, chromatografische Verfahren.

Therapeutischer Bereich   **Tacrolimus-Monotherapie:** 5–20 µg/l (Angaben haben orientierenden Charakter. Der ther. Bereich ist abhängig von Messmethode, Zeitpunkt der Blutentnahme, Art der Transplantation und Therapiestadium).

Bewertung erhöhter Spiegel
- Ursachen: Überdosierung, chron. Lebererkr., WW mit Medikamenten
- NW: Infektneigung, Nephrotoxizität (bei Sirolimus gering), Hepatotoxizität, Neurotoxizität, Muskelschwäche, Anämie, Seh- und Hörstörungen

3.4.3 Methotrexat $$$

Methotrexat wird zur Chemotherapie maligner Erkr. (osteogenes Sarkom) eingesetzt. Es wirkt als Inhibitor der Dihydrofolat-Reduktase.

Methotrexat wird zu etwa 80 % unverändert renal ausgeschieden. Plasmaproteinbindung: 50 %. Der Abfall der Methotrexatkonz. erfolgt biexponentiell mit einer HWZ von 2–4 h und einer HWZ von 10–20 h.

Ein geringer Teil durchläuft einen enterohepatischen Kreislauf. Durch Darmbakterien entstehen zwei wenig wirksame Metaboliten, wovon 7-Hydroxymethotrexat als nephrotoxisch gilt. Methotrexat kann schwerwiegende toxische NW verursachen (KM-Depression, Ulzeration des Magen-Darm-Trakts, Nierenversagen, neurol. Störungen). Die Schwere der Toxizität hängt mehr von der Zeitdauer als vom Ausmaß der Schwellenwertüberschreitung ab. Durch Bestimmung der Methotrexatkonz. lässt sich die Gefährdung des Pat. reduzieren. Antidot ist Leukovorin. Methotrexat ist in der Schwangerschaft kontraindiziert (teratogen, embryo- und fetotoxisch).

Indikationen Therapieoptimierung und -kontrolle.

Untersuchungsmaterial Serum. Entnahmezeitpunkte 24 h, 48 h, 72 h nach Infusionsbeginn.

Bestimmungsmethode Immunoassay, HPLC.

Therapeutischer Bereich ▶ Tab. 3.6.

Tab. 3.6 Therapeutische Bereiche* Methotrexat (in µmol/l)	
24 h nach Infusionsbeginn**	< 10
48 h nach Infusionsbeginn	< 0,5–1,0
72 h nach Infusionsbeginn	< 0,05–0,1

* Abhängig vom Therapieprotokoll
** Infusionsdauer 4–6 h

Bewertung
Erhöhte Serumspiegel:
- Ursachen: Überdosierung, chron. Nieren- und Lebererkr. (Clearance ↓), Aszites, Pleuraerguss (HWZ ↑)
- NW: KM-Depression, Ulzerationen im Magen-Darm-Trakt, Nierenversagen, Neurotoxizität, Lungeninfiltrate
- ! Verstärkung der Toxizität durch Phenytoin, Barbiturate, Tetrazykline, Sulfonamide, NSAID

Erniedrigte Serumspiegel: Unterdosierung

3.5 Herzglykoside $$

Digoxin wird überwiegend unverändert renal ausgeschieden. Ein kleiner Teil der verabreichten Dosis wird in der Leber zu Digoxigenin-mono- und Digoxigenin-bis-digitoxosid (herzwirksam) und Dihydrodigoxin (wenig herzwirksam) metabolisiert. Plasmaproteinbindung von Digoxin: 24 %. HWZ: ca. 1–2 d.
Digitoxin wird vorwiegend in der Leber metabolisiert. Etwa 10 % werden dabei zu Digoxin umgewandelt. 30 % der Dosis werden renal eliminiert. Plasmaproteinbindung von Digitoxin: 90–97 %. HWZ von Digitoxin: 6–8 d.

Indikationen
- V. a. Intoxikation (Arrhythmien)
- Ausbleibender Therapieeffekt (V. a. schlechte Compliance)
- Niereninsuff., SD-Funktionsstörungen
- V. a. unbekannte Prämedikation mit Digitalisglykosiden

Untersuchungsmaterial   Serum. Blutentnahme 8–24 h nach letzter Einnahme.

Bestimmungsmethode   Immunoassay. **Cave:** Bei Digoxin auf mögliche Kreuzreaktionen achten, z. B. Digitoxin, Digoxinmetaboliten.

Therapeutischer Bereich   ▶ Tab. 3.7.

Tab. 3.7 Therapeutischer Bereich Herzglykoside	
Digoxin:	70–200 ng/dl
Digitoxin:	1,2–2,5 µg/dl

Bewertung
Erhöhte Serumspiegel:
- **Digoxin:** Konz. > 300 ng/dl → Intoxikationserscheinungen (Arrhythmien)
  - Ursachen: Überdosierung; Niereninsuff.; eingeschränkte glomeruläre Filtration bei alten Pat. (Digoxin-Clearance ↓, Krea und endogene Krea-Clearance bestimmen, Dosis anpassen), Hypothyreose; Pharmaka wie Calciumantagonisten, Chinidin, Amiodaron, Spironolacton, Benzodiazepine
  - NW: Herzrhythmusstörungen, Appetitlosigkeit, Übelkeit, Erbrechen, Schlafstörungen, Depressionen, Thrombozytopenie
  - Cave: Zunahme der Toxizität bei: Hypokaliämie, Hyperkalzämie, Hypomagnesiämie, Azidose, Hypoxie, hypertropher obstruktiver Kardiomyopathie
- **Digitoxin:**
  - Ursachen: wie bei Digoxin, aber keine Abhängigkeit von der Nierenfunktion
  - NW: wie bei Digoxin

Erniedrigte Serumspiegel: Malabsorption; Hyperthyreose; Medikamente wie Colestyramin, Neomycin, Antazida (Resorption ↓)

3.6 Theophyllin $$

Theophyllin wird größtenteils in der Leber zu weitgehend inaktiven Metaboliten umgewandelt. Nur etwa 10 % werden unverändert renal ausgeschieden. Plasmaproteinbindung: ca. 50 %. HWZ: Erw. 3–12 h (Raucher 4 h), Kinder ca. 4 h, Frühgeborene 30 h. Aufgrund der großen interindividuellen Unterschiede in der Pharmakokinetik ist die Kenntnis der Theophyllinkonz. zur Steuerung der Therapie notwendig. Intoxikationen führen zu Arrhythmien und Krampfanfällen.

Indikationen

- V. a. Intoxikation (Arrhythmien)
- Ausbleibender Therapieeffekt (V. a. schlechte Compliance)
- Während kontinuierlicher Theophyllin-Infusion
- Herzinsuff., chron. Lebererkr., akute virale Atemwegsinf. (Clearance ↓)
- Änderungen der Rauchgewohnheiten
- V. a. unbekannte Prämedikation mit Theophyllin

Untersuchungsmaterial Serum. Blutentnahme: **nichtretardierte Form** 1 h nach oraler Gabe; **retardierte Form** 4–6 h nach oraler Gabe; **i. v. Infusion** während Gabe.

Bestimmungsmethode Immunoassay, HPLC, GC.

Therapeutischer Bereich ▶ Tab. 3.8.

Tab. 3.8 Therapeutischer Bereich Theophyllin (in mg/l)

Erw., Kinder:	8–20
Frühgeborene:	6–11

Bewertung
Erhöhte Serumspiegel:
- Ursachen: Überdosierung; Herzinsuff.; chron. Lebererkr.; akute virale Atemwegsinf. (Clearance ↓); WW mit Medikamenten wie Cimetidin, Erythromycin, Allopurinol (Clearance ↓)
- NW: ventrikuläre Arrhythmien, plötzlicher Blutdruckabfall, Krampfanfälle, GIT-Blutungen, Übelkeit, Erbrechen, Kopfschmerzen

Erniedrigte Serumspiegel:
- Ursachen: Unterdosierung; WW mit Medikamenten wie Barbituraten, Carbamazepin, Phenytoin, Primidon, Rifampicin

3.7 Suchtmittel

3.7.1 Grundlagen

Suchtmittel sind Pharmaka, durch deren WW mit dem Organismus ein Zustand der Suchtabhängigkeit entsteht, der durch bes. Verhaltensweisen und Reaktionen charakterisiert ist (Gebrauchsnamen ▶ Tab. 3.9). Drang, das Suchtmittel periodisch oder dauernd einzunehmen, um seine psychischen Effekte zu erleben oder um die unangenehmen Effekte seines Fehlens zu vermeiden. Klin. von großer Bedeutung ist die Identifizierung und Quantifizierung des Suchtmittels beim Nachweis der Sucht

Tab. 3.9 Gebrauchsnamen für Suchtmittel und Designerdrogen

Amphetamine	Crank, Speed, Meth, Ice
3,4-Methylendioxy-N-methylamphetamin (MDMA)	Ecstasy, E, Adam, XTC
Lysergsäurediethylamid (LSD)	Acid, Cid, Tabs
Phencyclidin	Angel Dust, Crystal, Supergrass, Killer Joints

und bei akuten Intoxikationen mit dem Suchtmittel. Bei akuten Vergiftungen können die Überlebenschancen des Pat. von der Suchtmitteldiagnostik abhängen.

3.7.2 Diagnosestrategie

Basisdiagnostik In Abhängigkeit vom klin. Befund:
- Ethanol im Blut
- Screening (Schnelltests, vorzugsweise Multikomponenten-Schnelltests) auf häufig verwendete Pharmaka (Barbiturate, Benzodiazepine, Opiate, Cannabinoide, Amphetamine, Kokain, Methadon) i. U.
- Bei akuten Intoxikationen organ- und funktionsbezogene Laborparameter: Blutbild, Quick-Wert, PTT, Säure-Basen-Status mit Anionenlücke, Blutgase, Laktat, Natrium, Kalium, Krea, GPT, GOT, GGT, Gesamt-CK, Blutglukose, Urinstatus

Weiterführende Diagnostik In Zweifelsfällen und zur juristischen Absicherung Bestätigung des Screeningergebnisses durch spezifischere Methode. Bei neg. Ausfall des Screenings Untersuchung auf weitere Parameter oder Metaboliten. Verlaufskontrolle. Einzelkomponentennachweis, z. B. bei der Klasse der Barbiturate. Bei chron. Alkoholabusus CDT, fakultativ GGT und MCV bestimmen.

3.7.3 Bestimmung von Suchtmitteln

Bei den Nachweismethoden für Drogen muss grundsätzlich unterschieden werden zwischen den häufig als Suchtest eingesetzten Gruppentests einerseits und andererseits Verfahren, mit denen chem. Einzelsubstanzen selektiv quantifiziert werden können.

Gruppentests
Bei den immunchem. Gruppentests (z. B. für Barbiturate) werden AK eingesetzt, die an einer typischen Substanz (z. B. Phenobarbital) einer Medikamentengruppe kalibriert sind, die aber prinzipiell auch mit den übrigen Substanzen der Gruppe (im Bsp. andere Barbiturate) kreuzreagieren, sodass ein solcher Test als Suchtest für die Gruppe „Barbiturate" eingesetzt werden kann. Dies ist bes. dann hilfreich, wenn z. B. bei unklarer Bewusstlosigkeit eine Intoxikation möglich ist, aber das Agens der Intoxikation unbekannt ist.

 Zu beachten ist, dass bei den Gruppentests die Kreuzreaktionen der verschiedenen Substanzen einer Gruppe unterschiedlich stark sind und damit das gleiche Messsignal unterschiedlichen Konz. entspricht, weshalb die Tests nicht in quantitativen Ergebnissen ausgewertet werden können. Einzelne Substanzen einer Gruppe reagieren evtl. auch gar nicht mit dem AK und können dann mit dem Suchtest nicht nachgewiesen werden.

Selektive Tests zur quantitativen Messung von Einzelsubstanzen
- Immunoassays, wenn der Test mit der Substanz kalibriert ist, die gemessen werden soll
- Chromatografische Verfahren wie z. B. HPLC

Indikationen
- Erkennung einer Sucht

- Überwachung bei Entzugsbehandlung
- V. a. akute Intoxikation, insb. bei Koma, Bewusstseinsstörungen, Schock, Rausch, Sedierung, Blutdruckabfall, Herzrhythmusstörungen, Lungenödemen, Bradykardie, Atemlähmung, Azidose, Erbrechen, Gerinnungsstörungen, Leberzellnekrosen

Untersuchungsmaterial Serum, Urin.

Bestimmungsmethode
- Enzym-, Fluoreszenz-, Fluoreszenzpolarisations-Immunoassay
- HPLC, Dünnschichtchromatografie (DC), Gaschromatografie (GC), GC-MS, Tandem-MS
- Für Ethanol: enzymatische Bestimmung, Headspace-GC

Bestimmungsparameter ▶ Tab. 3.10.

Tab. 3.10 Suchtmittel: empfohlene Parameter*

Amphetamine/Methamphetamin	Lysergsäurediethylamid (LSD)
Barbiturate	Methaqualon
Benzodiazepine	Methadon
Kokain	Organische Lösungsmittel (Schnüffelstoffe)
Opiate	Ethanol
Cannabinoide	
Phencyclidin	
Trizyklische Antidepressiva	

* Minimalprogramm, häufig verwendete Suchtmittel

Bewertung Identifizierung und Quantifizierung des Suchtmittels sind die Basis für Therapieentscheidung und Prognoseeinschätzung bei akuten Intoxikationen. Mitberücksichtigt werden müssen: der Zeitpunkt der Suchtmittelaufnahme, der Metabolisierungsweg des Suchtmittels und insb. die klin. Situation des Pat.

Störungen und Besonderheiten
- **Immunoassays** haben für den definitiven Nachweis von Suchtmitteln, v. a. von Einzelkomponenten, beschränkte Spezifität. Besser: HPLC, massenspektrometrische Verfahren.
- Bei **Morphinderivaten** muss bei der Festlegung des ursprünglichen Suchtmittels die Metabolisierung beachtet werden.
- Ein **neg. Suchtmittelnachweis** schließt einen Suchtmittelabusus oder eine Suchtmittelintoxikation nicht aus (Nachweisgrenzen und Metabolisierung beachten! Suchtmittel nicht im Screeningprogramm!).
- **Kreuzreaktionen** bei Bestimmung mittels Immunoassays:
  - Amphetamine, MDMA: Propranolol
  - Opiate: Hustensaft (Codein), Bäckermohn
  - LSD: Flurazepam, Metoclopramid, Fentanyl, Verapamil, verschiedene Psychopharmaka
- **Enantioselektive Amphetaminanalyse** mittels GC-MS erlaubt die Unterscheidung zwischen missbräuchlicher und ther. Einnahme.
- **Acetylcodein,** eine Verunreinigung bei der Herstellung von Heroin, kann als Marker für Heroinmissbrauch dienen (Ausscheidung i. U.).

3.8 Ethanol und CDT

3.8.1 Ethanol („Alkohol") $

Ethanol, im Sprachgebrauch vereinfachend als Alkohol bezeichnet, gehört zu den am häufigsten gebrauchten Genussgiften. Obwohl der Alkoholgenuss mit einem hohen Suchtpotenzial belastet ist und schwere soziale und ökonomische Folgeschäden verursacht, ist er gesellschaftlich weitgehend akzeptiert. Ethanol wird in der Leber zu Acetaldehyd und weiter zu Essigsäure abgebaut. Die Abbaurate weist beträchtliche individuelle Unterschiede auf und liegt durchschnittlich bei 0,1–0,2 g/l/h. Evtl. im endogenen Stoffwechsel gebildeter Alkohol überschreitet nicht 0,014 g/l und kann daher vernachlässigt werden.

Ethylglucuronid

Ein weiteres ethanolspez. Stoffwechselprodukt ist **Ethylglucuronid,** das durch Konjugation von Ethanol mit Glucuronsäure entsteht und i. U. ausgeschieden wird. Da es dosisabhängig (nach Konsum von mind. 10 g Ethanol) i. S. bis zu 2 d und i. U. bis zu 4 d nachweisbar ist, wird es als mittelfristiger Marker für zurückliegenden Alkoholkonsum eingesetzt, wenn der dir. Ethanolnachweis im Plasma nicht mehr möglich ist.

Indikationen
- Alkoholintoxikation, Alkoholabusus
- Abklärung einer osmotischen Lücke (▶ 11.2.5)

Untersuchungsmaterial
! Hautdesinfektion mit **alkoholfreiem** Desinfektionsmittel
! Wegen der Flüchtigkeit des Alkohols muss das Probengefäß bis zur Messung gut verschlossen sein
- Plasma (EDTA, Heparin), Serum
- Vollblut (EDTA, Heparin)
- Urin
- Verwendung spezieller Testsysteme für Atemluft und Speichel

Bestimmungsmethode
- Enzymatisch: Diese häufigste Methode beruht auf der ADH/NAD-katalysierten Oxidation von Ethanol zu Acetaldehyd mit Messung des gebildeten NADH.
- GC (Headspace), Referenzmethode für forensische Zwecke (auch geeignet zur Methanolbestimmung).

Bewertung und Hinweise ▶ Tab. 3.11.

Tab. 3.11 Klinische Stadien der akuten Alkoholwirkung		
Ethanolkonzentration		**Symptome**
Plasma/Serum (g/l)	Vollblut (g/l)	
1,8–3,0	1,5–2,5	Enthemmung, verlängerte Reaktionszeit, führt am häufigsten zu Verkehrsunfällen
3,0–4,2	2,5–3,5	Schwerer Rausch, starke Störung von Gleichgewicht, Koordination, Sprache und Orientierung, Bewusstseinstrübung
> 4,2	> 3,5	Koma, evtl. tödliche Intoxikation

! Der Alkohol ist zwischen den Kompartimenten Plasma/Serum und Blutzellen entsprechend dem Wassergehalt unterschiedlich verteilt. Daher werden im Plasma/Serum etwa 20 % höhere Alkoholkonz. gemessen als im Vollblut.
- Umrechnung von g/l in ‰ (g/kg) entsprechend dem spez. Gewicht:
  - Vollblut: g/l × 0,95 = ‰ (g/kg)
  - Serum/Plasma: g/l × 0,97 = ‰ (g/kg)

3.8.2 CDT (Carbohydrate Deficient Transferrin) $$

Transferrin (Trf), das wichtigste Eisen-Transportprotein, wird hauptsächlich in Hepatozyten synthetisiert. Die Grundstruktur bildet eine Polypeptidkette mit zwei Eisenbindungsdomänen, von der zwei antennenartig verzweigte Kohlenhydratseitenketten (N-Glykan) mit neg. geladenen Sialinsäure-Enden ausgehen. Schon physiologischerweise besteht eine ausgeprägte Mikroheterogenität durch Variationen der Peptidkette, der N-Glykan-Seitenketten und der Eisenbeladung, die in einer Vielzahl von möglichen Isoformen resultiert.
Durch Verlust von Kohlenhydratketten mit den Sialinsäuren entstehen die defekten Trf-Varianten Asialo-, Monosialo- und Disialo-Trf, zusammen als CDT bezeichnet. Manche CDT-Tests erfassen auch noch einen Teil des Trisialo-Trf.

Indikationen
- Fortbestehender V. a. chron. Alkoholabusus trotz neg. Auskunft des Pat.
- V. a. Rückfall unter Entzugstherapie

Untersuchungsmaterial Serum.

Bestimmungsmethode Die CDT-Methoden sind nicht standardisiert.
- Anionenaustauschchromatografie: Durch den Verlust neg. geladener Sialinsäuren weist CDT eine veränderte Ladung auf. Nach Sättigung mit Eisen wird CDT von den anderen Trf-Isoformen auf Anionenaustauschersäulen abgetrennt und anschließend mittels Immunoassay gemessen. Teilweise zusätzliche Messung des Gesamt-Trf und Angabe des CDT-Anteils relativ in % des Gesamt-Trf
- Dir. Immunoassay (Nephelometrie)
- HPLC
- IEF (isoelektrische Fokussierung)
- Kapillar-Zonen-Elektrophorese
- Lektin-Affinitätschromatografie

Referenzbereich Abhängig von folgenden Bedingungen: Messmethode, Dimension der **absoluten** (mg/l, Units/l, DU) oder **relativen** (%) Konzentrationsangabe.

Bewertung Hoher Alkoholkonsum wird von alkoholabhängigen Pat. häufig geleugnet, daher besteht ein Bedarf an labordiagn. Indikatoren, mit denen ein Alkoholabusus objektiviert werden kann. Als klassische, allerdings nicht spez. Marker gelten GGT und MCV. Seit mehr als 10 J. steht mit CDT ein weiterer biol. Indikator zur Verfügung, dessen Beurteilung aber sehr komplex ist.
Aufnahme von mehr als 50–60 g Ethanol/d über mind. 7–14 d führt gewöhnlich zu einem CDT-Anstieg über den Grenzwert, wobei aber das Trinkmuster (Häufigkeit und Intensität) eine Rolle spielt. Die angegebene kritische tägliche Grenzmenge des Alkoholkonsums entspricht der kritischen Grenze hinsichtlich der Entwicklung einer Leberzirrhose. Bei Abstinenz fällt die CDT-Konz. mit einer HWZ von etwa 14 d ab.
Die stark unterschiedliche Bewertung der **diagn. Spezifität und Sensitivität** (▶ Tab. 3.12) in den bisher mehr als 400 Publikationen hängt u. a. wesentlich von folgenden Faktoren ab:

3.8 Ethanol und CDT

Tab. 3.12 Durchschnittliche Sensitivitäten und Spezifitäten zur Erkennung von Alkoholikern oder Hochrisikotrinkern (aus Studien)

	Sensitivität		Spezifität	
	CDT, % (Bereich)	GGT, % (Bereich)	CDT, % (Bereich)	GGT, % (Bereich)
In selektierten Kollektiven von Alkoholikern/Hochrisikotrinkern (hohe Prävalenz)				
Männer	69 (29–83)	57 (11–85)	85 (65–95)	88 (82–95)
Frauen	49 (35–79)	52 (40–59)	95 (90–100)	83 (72–90)
In unselektierten Kollektiven („Screening", geringe Prävalenz)				
Männer	55 (19–91)	61 (12–91)	90 (81–100)	74 (18–100)
Frauen	44 (0–70)	53 (10–87)	90 (81–100)	82 (63–100)

- Trinkmenge und Trinkmuster
- Kurzzeitige Karenz vor der CDT-Messung (bei > 4 d Karenz nimmt die Sensitivität von CDT und GGT drastisch ab)
- Zusammensetzung der Vergleichskollektive (Abstinenzler, „social drinkers", Leberkranke)
- Geschlecht
- CDT-Methode

Wie die Sensitivitäten zeigen, werden in Kollektiven mit geringer Prävalenz u. U. ≥ 50 % der Alkoholiker **nicht erkannt**, d. h., zum **Screening des Alkoholkonsums** ist CDT genauso wenig geeignet wie GGT. Selbst bei hoher Prävalenz werden mit CDT durchschnittlich 30 % der Alkoholiker übersehen.

Die Spezifität von CDT für **Alkoholiker oder Hochrisikotrinker** liegt in Kollektiven mit hoher Prävalenz im Mittel zwar über 85 %, das bedeutet aber, dass u. U. 15 % der Nichtalkoholiker oder mehr mit einem falsch pos. Ergebnis belastet werden.

Wegen dieser Unsicherheiten werden zur Diagnose des chron. Alkoholismus folgende Kriterien empfohlen:
- Klin. Beurteilung
- Einschlägige Befragung (auch von Angehörigen) unter bes. Berücksichtigung des Alkoholkonsums der letzten 2 Wo.
- GGT (Komb. mit CDT kann Sensitivität erhöhen)
- CDT-Messung und Bestätigung durch mind. eine weitere Untersuchung (insb. für forensische Zwecke oder wenn anderweitig ernste Konsequenzen drohen, wird die Bestätigung pos. Ergebnisse mit einer alternativen analytischen Methode empfohlen)
- **Falsch hohe Werte (nicht alkoholbedingt):**
  – Chron. aktive Hepatitis
  – Prim. biliäre Zirrhose
  – **CDG-Sy.** *(congenital disorder of glycosylation)*
  – Seltene genet. Trf-Varianten

Störungen EDTA und Heparin können die Bestimmung stören.

3.9 Acetaminophen/Paracetamol

Acetaminophen/Paracetamol ist ein Analgetikum und Antipyretikum, das nach Einnahme von mehr als etwa 10 g mit einer symptomarmen Latenzzeit von 12–48 h (–5 d) ein irreversibles akutes Leberversagen verursachen kann. Auch die Laborindikatoren, die einen Leberschaden anzeigen (Transaminasen, CHE, Bili, Gerinnung), werden erst nach diesem Intervall auffällig.
Da der Zeitpunkt der Ingestion häufig nicht sicher bekannt ist, wird die wirksame und NW-arme Antidottherapie mit N-Acetylcystein großzügig angewandt – sie ist allerdings nur in den ersten 15–20 h der Latenzzeit erfolgversprechend.
Nierenversagen ist bei Paracetamol-Vergiftung ebenfalls beschrieben worden.

Indikationen V. a. Acetaminophen-/Paracetamol-Intoxikation.

Untersuchungsmaterial Serum, Plasma.

Bestimmungsmethode
- Fotometrische Messung nach enzymatischer Hydrolyse von Paracetamol zu p-Aminophenol und Folgereaktion
- Immunoassays (EMIT, FPIA)
- HPLC

Bewertung Messungen des Serumspiegels sollten nicht innerhalb der ersten 4 h nach Ingestion durchgeführt werden, da die Resorption noch nicht abgeschlossen ist.
Bei Kenntnis des Ingestionszeitpunkts (± 2 h) einer **akuten** Vergiftung kann aus einer einzelnen Paracetamol-Serumkonz. mithilfe eines Nomogramms (Rumack-Matthew) das Risiko der Hepatotoxizität abgeschätzt werden.
Die Hepatotoxizität lässt sich auch aus der Paracetamol-HWZ i. S. abschätzen (insb. bei unbekanntem Ingestionszeitpunkt). Die HWZ wird aus seriellen Spiegelbestimmungen im Abstand von 2–3 h ermittelt.
- HWZ > 4 h: Hepatotoxizität wahrscheinlich
- HWZ > 12 h: Entwicklung eines hepatischen Komas wahrscheinlich

Unter folgenden Umständen gelten bes. Beziehungen zwischen Serumkonz. und Toxizität:
- Bei **chron.** Paracetamol-Einnahme können schon niedrigere Spiegel toxisch sein.
- Alkoholiker und Pat. unter Antikonvulsivatherapie (Cytochrom-P450-Induktion) können eine erhöhte hepatische Empfindlichkeit aufweisen.
- Bei Einnahme eines Retardpräparats oder bei Mischintoxikation kann der Blutspiegel einen verzögerten Verlauf nehmen.

Störungen und Besonderheiten Mit dem fotometrischen Test können Verbindungen, aus denen p-Aminophenol als Metabolit entsteht (z. B. Nitrobenzol, Anilin), nicht von Acetaminophen/Paracetamol unterschieden werden.

3.10 Salicylate

Derivate der Salicylsäure werden als Analgetika, Antipyretika, Antiphlogistika und als Thrombozytenaggregationshemmer therapeutisch eingesetzt. Acetylsalicylsäure (ASS, Aspirin®) ist das am weitesten verbreitete Salicylat. Die Symptome der Salicylat-Intoxikation sind abhängig von der eingenommenen Dosis und vom Lebensalter (Kinder, Erw.). Schwere Intoxikationen gehen insb. einher mit Störung des Säure-Basen-Gleichgewichts, Leber- und Nierenversagen, Gerinnungsstörung und ZNS-Depression.

Indikationen   V. a. Salicylat-Intoxikation.

Untersuchungsmaterial   Serum.

Bestimmungsmethode
- Fotometrische Messung eines Farbkomplexes, den Salicylate mit Eisenionen bilden (Trinder-Reaktion)
- Fotometrische Messung nach enzymatischer Reaktion (Monooxygenase)
- Immunoassay (FPIA)
- HPLC

Bewertung   Bei akuter Vergiftung ist die Messung der Salicylatkonz. i. S. klin. bedeutsam, um die Schwere der Intoxikation abzuschätzen. Diese Abschätzung aus einer Einzelkonz. ist aber eingeschränkt:
- Die normalerweise rasche Resorption von Salicylaten kann aus folgenden Gründen auf 6–12 h (Spitzenspiegel) verzögert sein:
  - Toxische Aspirin-Dosen → Pylorospasmus
  - Einnahme eines Retardpräparats
  - Mischintoxikation
- Die HWZ der Salicylate im Blut wird mit zunehmender Dosis verlängert, und damit steigt die Serumkonz. überproportional an.

Daher sind häufig serielle Spiegelbestimmungen im Abstand von 2–3 h von Vorteil.

Störungen und Besonderheiten   Mit der Trinder-Reaktion können strukturverwandte endogene und exogene Verbindungen interferieren (z. B. Medikamente, Salicylamid, p-Aminosalicylsäure, 4-Aminoantipyrin).

3.11 Methämoglobin (Hämiglobin) $

Methämoglobin enthält oxydiertes, dreiwertiges Eisen und ist nicht zum Sauerstofftransport geeignet.

Indikationen
- V. a. angeborene Methämoglobinämie
- Nachweis einer Methämoglobinämie durch Intoxikation

Untersuchungsmaterial   1 ml venöses EDTA- oder Heparinblut.
Cave Stabilität der Probe: EDTA- oder Heparinblut 5 h, als Hämolysat 2 d (1 : 6 mit Aqua bidest. verdünnt).

Bestimmungsmethode
- Messung bei 630 nm mit und ohne Zugabe von Kaliumcyanid: Methämoglobin hat sein Absorptionsmaximum bei einer Wellenlänge von 630 nm. Durch Zugabe von Kaliumcyanid wird Methämoglobin in Hämiglobincyanid umgewandelt und ändert sein Absorptionsmaximum von 630 auf 546 nm. Die Extinktionsdifferenz des Hämolysats der Blutprobe vor und nach Zugabe von Kaliumcyanid bei einer Wellenlänge von 630 nm ist proportional der Methämoglobinkonz.
- Messung des Hämolysats bei verschiedenen Wellenlängen und Berechnung der Methämoglobinkonz. anhand verschiedener Extinktionskoeffizienten (automatisiert).

Referenzbereich   0,2–1,0 %.

Bewertung erhöhter Werte
- **Angeborene Methämoglobinämie:** homozygoter Mangel an NADH-abhängiger Methämoglobin-Reduktase oder Mangel an Cytochrom-b_5-Reduktase. Das in vivo laufend oxydierte Hb-Eisen wird nicht wieder reduziert und fällt so für den Sauerstofftransport aus.
- **Säuglingsalter:** Durch reduzierte NADH-Reduktase-Aktivität bei stärkerer Oxidierbarkeit von HbF kann nitrathaltiges Wasser oder entsprechender Inhalt in Gemüsemahlzeiten Säuglinge gefährden.
- **Intoxikationen:** dir. Umwandlung von Hb zu Methämoglobin durch Anilinfarbstoffe, Chlorate, Nitrobenzol, Phenacitin, Sulfamethoxazol, Nitroglycerin, Sulfonamide, Amylnitrit.

Störungen und Besonderheiten
- **Falsch hohe Werte:** Hyperlipoproteinämie, Bilirubinämie, Leukozytose
- **Falsch niedrige Werte:** verzögerte Materialbearbeitung (Rückbildung von Methämoglobin zu Hb)

3.12 Carboxyhämoglobin $

Kohlenmonoxid bindet etwa 200-mal stärker an Hb als Sauerstoff und hemmt in der Folge dessen Bindung und den Gasaustausch im Gewebe.

Indikation V. a. Kohlenmonoxidvergiftung.

Untersuchungsmaterial 5 ml venöses EDTA- oder Heparinblut.

Bestimmungsmethode Spektralfotometrische Messung des Hämolysats bei zwei verschiedenen Wellenlängen und Ermittlung des Quotienten.

Referenzbereiche ▶ Tab. 3.13.

Tab. 3.13 Referenzbereiche Carboxyhämoglobin (in %)	
Nichtraucher:	0,4–1,6
Raucher:	bis 9

Bewertung erhöhter Werte Akzidentelle oder suizidale Kohlenmonoxidvergiftung.

Störungen und Besonderheiten Luftbeimischung bei der Blutabnahme, Hyperlipoproteinämie, Hyperbilirubinämie, Leukozytose stören die Bestimmung.

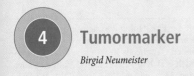

4 Tumormarker
Birgid Neumeister

4.1	**Diagnosestrategie** 54	4.3.3	ProGRP (Pro-Gastrin Releasing Peptide) $$$ 64
4.1.1	Grundlagen 54	4.3.4	CYFRA 21–1 (Zytokeratin-19-Fragment) $$$ 65
4.1.2	Aussagekraft von Tumormarkern 54	4.3.5	HCG (humanes Choriongonadotropin) $$ 65
4.1.3	Konzentration 57	4.3.6	HCT (humanes Calcitonin) $$ 66
4.2	**Tumorassoziierte Antigene** 57	4.3.7	Pentagastrin-Test $$$ 67
4.2.1	CEA (carcinoembryonales Antigen) $$$ 57	4.3.8	Thyreoglobulin (TG) $$ 68
4.2.2	CA 125 (Cancer Antigen 125) $$$ 58	4.3.9	CgA (Chromogranin A) $$ 68
4.2.3	CA 19–9 (Carbohydrate Antigen 19–9) $$$ 59	4.3.10	Protein S-100 $$ 69
4.2.4	CA 72–4 (Cancer-Antigen 72–4) $$$ 59	4.3.11	hPLAP (humane alkalische Plazentaphosphatase) $$$ 69
4.2.5	CA 15–3 (Cancer Antigen 15–3) $$$ 60	4.3.12	Thymidinkinase (TK) $$$ 70
4.2.6	TPA (Tissue Polypeptide Antigen) $$$ 60	4.3.13	β_2-Mikroglobulin im Serum $$$ 70
4.2.7	SCC (Squamous Cell Carcinoma Antigen) $$$ 61	4.3.14	NMP 22 (Nuclear Matrix Protein 22) $$$ 71
4.2.8	PSA (prostataspezifisches Antigen) $$ 61	4.3.15	Humanes Epididymis-Protein 4 (HE4) $$$ 72
4.3	**Hormone und Proteine** 62	4.3.16	Inhibin B $$$ 73
4.3.1	AFP (Alpha-Fetoprotein) $$$ 62	4.4	**Rezeptoren** 74
4.3.2	NSE (neuronenspezifische Enolase) $$$ 63	4.4.1	Steroidhormonrezeptoren $$ 74
		4.4.2	HER-2/neu (humaner EGF-Rezeptor) $$$ 74
		4.5	**Genmodifikationen** 75
		4.5.1	Septin9-Gen $$$ 75

4.1 Diagnosestrategie

4.1.1 Grundlagen

Tumormarker sind Substanzen, die mit der Entstehung und dem Wachstum von malignen Tumoren in Verbindung stehen. Sie werden entweder vom Tumorgewebe selbst produziert oder vom gesunden Gewebe als Reaktion auf das Tumorwachstum gebildet. Hauptsächlich handelt es sich um Proteine und Antigene, aber auch um Enzyme, Hormone, Rezeptoren, Metaboliten, DNA und RNA. Ihre Bestimmung erfolgt in Serum, Plasma, Urin, Gewebe und Zellen.
„Ideale Tumormarker" mit höchster Sensitivität und gleichzeitig höchster Tumor- und Organspezifität gibt es nicht.

4.1.2 Aussagekraft von Tumormarkern

Die heutigen Tumormarker sind weder tumor- noch organspez., d. h., auch benigne Erkr. können erhöhte Tumormarkerkonz. i. S. verursachen. **Andererseits** ist die Sensitivität häufig unbefriedigend, d. h., trotz Tumor – insb. im Frühstadium – ist die Tumormarkerkonz. i. S. „normal". Tumormarker sind in erster Linie zur Verlaufskontrolle bei bekanntem Tumor geeignet, einige auch zur Früherkennung bei **definierten Risikogruppen** (AFP, PSA; ▶ Tab. 4.1).
Leitlinien mit Empfehlungen zum sinnvollen Einsatz von Tumormarkern wurden von der *European Group on Tumor Markers* (EGTM) erarbeitet (http://egtm.eu/1024.html).
Tumor M2-PK, das Isoenzym der Pyruvatkinase, hat die anfänglich gesetzten Erwartungen als Marker für Nierenzell-Ca, kolorektales Ca (als Stuhltest) und andere Malignome nicht erfüllt. Auch seine Tumorspezifität wurde nicht bestätigt, da es z. B. auch bei chronisch-entzündlichen Darmerkrankungen (CED) oder infektiösen Darmerkr. erhöht ist.

Therapie- und Verlaufskontrolle Wichtigste Bedeutung für weitgehend alle Tumormarker. Ein Abfall der Tumormarkerkonz. bis unterhalb des Cut-off-Werts gilt als Hinweis auf vollständige Tumorentfernung. Ein Absinken des Tumormarkers oberhalb des Cut-off-Werts spricht für unvollständige Tumorresektion.
In der Verlaufskontrolle spricht ein Wiederanstieg des Tumormarkerspiegels nach erfolgter Normalisierung für ein Rezidiv. Der Wiederanstieg der Tumormarkerkonz. tritt häufig mehrere Mon. früher auf als die klin. Symptomatik und die Erkennbarkeit durch andere diagn. Verfahren. Auch ein Konzentrationsanstieg unterhalb des Grenzwerts kann von Bedeutung sein (hohe Sensitivität der Tumormarkerkinetik für die Erkennung von Tumorrezidiven). Ein steiler Anstieg kann auf das Auftreten von Metastasen hindeuten. Der Zeitpunkt für die erste Kontrolluntersuchung nach erfolgter Therapie wird durch die HWZ des betreffenden Tumormarkers (1–8 d) und die präther. Ausgangskonz. bestimmt.

Prognoseeinschätzung Stark erhöhte oder ansteigende Werte sprechen für eine ungünstige Prognose. Dies gilt für unterschiedliche Tumormarker (CEA, AFP, CA 19-9, CA 125, CA 15-3, CA 72-4, HCG).

Differenzialdiagnose Prinzipiell von untergeordneter Bedeutung. Ausnahmen:
- **Leberzell-Ca/Lebermetastasen:** Beim prim. Leberzell-Ca treten hohe Werte von AFP auf.
- **Bronchial-Ca** (kleinzellig/nicht kleinzellig): Beim kleinzelligen ist v. a. NSE, beim nichtkleinzelligen Bronchial-Ca CYFRA 21-1 ↑.

4.1 Diagnosestrategie

Tab. 4.1 Diagnostischer Einsatz von humoralen Tumormarkern (nach Upowsky KU. Medizinische Laboruntersuchungen. MVZ Labor Ravensburg 2013; S. 376–377, mit frdl. Genehmigung des Autors)

Tumor	CEA	AFP	CA 19-9	CA 72-4	CA 125	CA 15-3	HER-2/neu	NSE	ProGRP	SCC	CYFRA 21-1	βHCG	PSA	Calcitonin (HCT)	Thyreoglobulin	S-100	hPLAP	Chromogranin A	Thymidinkinase	β2-Mikroglobulin	TPA	NMP 22 im Urin	HE4
Pankreas-Ca	○		●		○																		
Magen-Ca	○		○	●																			
Ösophagus-Ca	●									●													
Leberzell-Ca		●																					
Gallenwegs-Ca	○		●																				
Mamma-Ca	●				●	●	●																
Ovarial-Ca				○	●																		●
Zervix-Ca	○									●													
Chorion-Ca		○										●											
Kleinzelliges Lungen-Ca								●	●		○												
Nichtkleinzelliges Lungen-Ca	○									○	●												
Keimzelltumor		●										●					●						

Tab. 4.1 Diagnostischer Einsatz von humoralen Tumormarkern (nach Upowsky KU. Medizinische Laboruntersuchungen. MVZ Labor Ravensburg 2013; S. 376–377, mit frdl. Genehmigung des Autors) *(Forts.)*

Tumor / Marker	CEA	AFP	CA 19-9	CA 72-4	CA 125	CA 15-3	HER-2/neu	NSE	ProGRP	SCC	CYFRA 21-1	βHCG	PSA	Calcitonin (HCT)	Thyreoglobulin	S-100	hPLAP	Chromogranin A	Thymidinkinase	β2-Mikroglobulin	TPA	NMP 22 im Urin	HE4
Prostata-Ca													•										
Harnblasen-Ca											○										○	•	
Schilddrüsen-Ca	○														•								
C-Zell-Karzinom	○													•									
HNO-Tumoren	○									•	○												
Malignes Melanom																•							
Unbekannter Primärtumor (CUP)	•	•	•		•	•	•	•	•	•	•	•	•			•							
Endometrium-Ca			○		○	○																	
Neuroendokrine Tumoren								•										•					
Lymphom																			•	•			
Nieren-Ca								○															

• = Marker 1. Wahl, ○ = Marker 2. Wahl

- **Unterscheidung benigner und maligner Erkr.:** einmalige Tumormarkerbestimmung prinzipiell ungeeignet. Bzgl. der Kinetik weisen maligne Erkr. einen steilen Anstieg auf, während benigne Erkr. passager erhöhte oder konstant leicht erhöhte Werte zeigen.

Screening auf Tumorerkrankungen Tumormarker sind zur Erfassung eines symptomlosen oder prämorbiden Krankheitszustands nicht geeignet. Ausnahmen: PSA und Quotient freies PSA/Gesamt-PSA (zusammen mit digitaler rektaler Untersuchung, DRU), insb. individuelle Kinetik bei Prostata-Ca sowie AFP bei chron. Hepatitis.

Primärdiagnose und Früherkennung Einsatz von Tumormarkern i. d. R. nicht geeignet. Ausnahmen: familiäre Häufung einer Tumorerkr. (z. B. HCT nach Pentagastrin-Stimulation bei Familienmitgliedern von Pat. mit MEN II, insb. bei molekularbiol. Nachweis von Mutationen im RET-Protoonkogen) und Erkr. mit erhöhter Tumorhäufigkeit (z. B. AFP bei Leberzirrhose). Generell Bestimmung i. R. der Primärdiagnostik allerdings erforderlich, um präop. Werte zu erstellen, die für eine spätere Abschätzung des Therapieerfolgs und der Prognose benötigt werden.

Lokalisationsdiagnostik Einsatz von Tumormarkern i. Allg. nicht geeignet. Ausnahme: PSA für Erkr. der Prostata.

Orientierung für Therapiewahl Östrogen- und Progesteron-Rezeptorstatus zur Abschätzung des Ansprechens auf Hormontherapie beim Mamma-Ca, HER-2/neu bei der Auswahl von Pat. mit Mamma-Ca für eine Immuntherapie mit Trastuzumab (Herceptin®).

Risikoindikatoren für Tumorerkrankung Mutationen in Genen, z. B. BRCA1- oder BRCA2-Tumorsuppressorgenen.

4.1.3 Konzentration

Die Konz. eines Tumormarkers i. S. unterliegt einer hohen Streubreite. Dies ergibt sich aus der Abhängigkeit der Konz. eines Tumormarkers von folgenden Faktoren:
- **Produktion:** abhängig von Tumormasse, -ausbreitung, -stadium, Syntheserate
- **Freisetzung:** abhängig von Zelloberfläche, Tumorgewebsnekrosen, Abgaberate
- **Übertritt in die Zirkulation:** abhängig von Tumordurchblutung
- **Clearance des Markers:** abhängig von Metabolisierung, Ausscheidung. Niereninsuff., Leberfunktionsstörungen und Cholestase haben einen steigernden Einfluss auf die Tumormarkerkonz.

4.2 Tumorassoziierte Antigene

4.2.1 CEA (carcinoembryonales Antigen) $$$

CEA wird postnatal insb. von Zellen der Darmmukosa, des exokrinen Pankreas und der Leber exprimiert. Erhöhte CEA-Konz. im Blut finden sich bei einer Reihe von Tumorerkr. (geringe Organspezifität). Klinisch am bedeutendsten ist CEA beim kolorektalen Ca.

Indikationen
- Kolon- und Rektum-Ca zur Therapie- und Verlaufskontrolle und zur Prognoseeinschätzung

- Differenzierung von Lebertumoren: DD Lebermetastasen, Primärtumor
- Zweitmarker beim Mamma-Ca
- Abklärung Struma nodosa, SD-Tumor (▶ 16.8.3)

Untersuchungsmaterial Serum, Plasma.

Bestimmungsmethode Immunoassay.

Cut-off-Wert (methodenabhängig) ▶ Tab. 4.2.

Tab. 4.2 Cut-off-Wert CEA (in µg/l)	
Nichtraucher:	5
Raucher:	10

Bewertung erhöhter Werte
Benigne Erkr.: Hepatitis, alkoholinduzierte Leberzirrhose, Pankreatitis, Enteritis Crohn, Colitis ulcerosa, Divertikulitis, Pneumonie, Lungenemphysem.
Maligne Erkr.:
- **Kolorektales Ca:** Häufigkeit erhöhter Werte bei Dukes A 0–20 %, Dukes B 40–60 %, Dukes C 60–80 % und Dukes D 80–85 %. Bestimmung insb. zur Verlaufskontrolle geeignet. Anstieg deutet auf Rezidiv oder Lebermetastasierung hin.
- **Herdbefunde der Leber:** Beim prim. Leberzell-Ca i. d. R. AFP ↑ (▶ 4.3.1). Erhöhte CEA-Werte sprechen für Metastasen.

Andere maligne Erkr.: Ösophagus-, Magen-, Pankreas-, Gallenwegs-, Mamma-, Ovarial-, Zervix-, medulläres SD-, nichtkleinzelliges Bronchial-Ca. Erhöhung meist erst bei fortgeschrittenen Tumorstadien.

4.2.2 CA 125 (Cancer Antigen 125) $$$

CA 125 kommt postnatal hauptsächlich auf epithelialen Zellen von Ovar, Tube und Endometrium vor, wird aber in geringen Mengen auch von anderen Epithelien (z. B. Bronchien, Kolon) gebildet. Klinisch von entscheidender Bedeutung bei Diagnostik, Therapie- und Verlaufskontrolle des Ovarial-Ca. Hohe Sensitivität beim prim. Ovarial-Ca. Sinnvoll beim Screening als Test vor der vaginalen Sonografie.

Indikationen Ovarial-Ca.

Untersuchungsmaterial Serum, Plasma.

Bestimmungsmethode Immunoassay.

Cut-off-Wert (methodenabhängig) Erw.: 35 kU/l.

Bewertung erhöhter Werte
Benigne Erkr.: akute Adnexitis, Endometriose, Peritonitis, Pankreatitis, Cholelithiasis, chron. aktive Hepatitis, Leberzirrhose, Schwangerschaft. Bei chron. Lebererkr. sind CA-125-Erhöhungen sehr häufig.
Maligne Erkr.:
- **Ovarial-Ca:** hohe Sensitivität (Stadien I–II 44–60 %, Stadium II etwa 70 %, Stadien III–IV 78–100 %). Höchste Sensitivität beim epithelialen, serösen und entdifferenzierten Typ, etwas niedriger beim endometrioiden und muzinösen Typ. Gute Korrelation zur Tumormasse. Außer für Therapie- und Verlaufskontrolle auch für Diagnostik geeignet. Spezifität für das Ovarial-Ca kann durch **Komb. von CA 125 mit HE4** erhöht werden.

- **Andere:** Endometrium-, Pankreas-, Leberzell-, Gallenwegs-, Magen-, Bronchial-Ca.

4.2.3 CA 19–9 (Carbohydrate Antigen 19–9) $$$

CA 19–9 ist Bestandteil vieler Schleimhautzellen sowie deren Sekretionsprodukten und kommt in Spuren in mehreren Geweben wie Pankreas, Leber, Gallenblase, Magen, Kolon und Lunge vor. Es ist ein Hapten des Lewis-a-Blutgruppenantigens. Klinische Bedeutung v. a. als Marker für Pankreas- und Gallenwegs-Ca.

Indikationen Pankreas-, Gallenwegs-, Magen-, Leberzell-Ca.

Untersuchungsmaterial Serum, Plasma.

Bestimmungsmethode Immunoassay.

Cut-off-Wert (stark methodenabhängig) Erw.: 37 kU/l (während der Menstruation und in der Schwangerschaft Werte leicht ↑).

Bewertung erhöhter Werte
Benigne Erkr.: Pankreatitis, Cholezystitis, Cholelithiasis, Choledocholithiasis, Cholangitis, chron. aktive Hepatitis, Leberzirrhose, insb. bei massiver Leberzellnekrose, Mukoviszidose
Maligne Erkr.:
- **Pankreas-Ca:** hohe diagn. Sensitivität (70–95 %) und Spezifität (72–90 %). Korrelation zwischen Höhe und Tumorstadium. Geeigneter Verlaufsparameter. Bei Lewis-a/b-neg. Personen keine Expression von CA 19–9
- **Andere:** Gallenwegs-Ca, Magen-Ca (kombinierte Anwendung mit CEA [▶ 4.2.1] sinnvoll), kolorektales Ca, Lebermetastasen. Sensitivität und Spezifität geringer als beim Pankreas-Ca

4.2.4 CA 72–4 (Cancer-Antigen 72–4) $$$

CA 72–4 findet sich im fetalen Gewebe von Ösophagus, Magen und Kolon. Im Blut und Gewebe des gesunden Erw. kommt es nur in Spuren vor. Als Tumormarker für das Magen-Ca und als Zweitmarker für das Ovarial-Ca besitzt CA 72–4 klin. Bedeutung.

Indikationen Magen-, Ovarial-Ca.

Untersuchungsmaterial Serum, Plasma.

Bestimmungsmethode Immunoassay.

Cut-off-Wert (methodenabhängig) Erw.: 6 kU/l.

Bewertung erhöhter Werte
Benigne Erkr.: Leberzirrhose, Pankreatitis, Pneumonie, Bronchialerkr., rheumatische Erkr., gastrointestinale Erkr. und v. a. Ovarialzysten
Maligne Erkr.:
- **Magen-Ca:** diagn. Sensitivität stark vom Stadium abhängig, meist deutlich unter 80 % (bei einer Spezifität von 95 %). Geeignete Zweitmarker: CA 19–9 (▶ 4.2.3) und CEA (▶ 4.2.1)
- **Ovarial-Ca:** Sensitivität ähnlich wie beim Magen-Ca. CA 125 (▶ 4.2.2) als Marker besser geeignet
- **Andere:** Gallenwegs-, Ösophagus-, Pankreas-, Kolon-, Mamma-, Endometrium-Ca

4.2.5 CA 15–3 (Cancer Antigen 15–3) $$$

CA 15–3 wird in Schleimhautzellen gebildet und findet sich in den Exkretionsprodukten. Im Serum Gesunder tritt es nur in Spuren auf. CA 15–3 ist klin. von Bedeutung beim Mamma-Ca. Zweitmarker beim Ovarial-Ca.

Indikationen Mamma-Ca. Weder CA 15–3 noch die übrigen beim Mamma-Ca eingesetzten humoralen Tumormarker haben eine befriedigende diagn. Sensitivität. Geeignet für Therapie- und Verlaufskontrolle.

Untersuchungsmaterial Serum, Plasma.

Bestimmungsmethode Immunoassay.

Cut-off-Wert (methodenabhängig) Erw.: 33 kU/l.

Bewertung erhöhter Werte
Benigne Erkr.: Hepatitis, Leberzirrhose, Niereninsuff., Bronchialerkr., Fibroadenom, Mastopathie.
Maligne Erkr.:
- **Mamma-Ca:** Bei präop. Pat. beträgt die diagn. Sensitivität nur etwa 18 %, bei einer Spezifität von 95 %. Korrelation mit Tumormasse, Stadium und Metastasenlokalisation. Sensitivität bei Stadium I: 4–16 %, Stadium II: 13–54 %, Stadium III: 65 %, Stadium IV: 54–91 %. Parameter ungeeignet für Erstdiagnose, geeignet für Therapiekontrolle und Rezidiverkennung. Günstig ist Komb. von CA 15–3 und CEA (▶ 4.2.1).
- **Andere:** Ovarial-, Bronchial-, Pankreas-, Leber-, Magen-Ca.

4.2.6 TPA (Tissue Polypeptide Antigen) $$$

TPA ist Bestandteil der die Hohlräume innerer Organe auskleidenden Epithelzellen und wird bei der Zellneubildung ins Serum freigesetzt. Bei Karzinomproliferation wird TPA in bes. hohen Konz. gebildet und zeigt damit eine Progredienz der Erkr. an.

Indikationen
- Tumormarker 2. Wahl (neben CYFRA 21–1) zur Verlaufskontrolle beim Harnblasen-Ca mit Muskelinvasion
- In Komb. mit anderen Ziel-Tumormarkern zur Rezidivfrüherkennung, Therapie- und Verlaufskontrolle bei verschiedenen Tumoren, insb. bei Ovarial-, Mamma-, Prostata-, Harnblasen- und Bronchial-Ca

Untersuchungsmaterial Serum, Plasma.

Bestimmungsmethode Immunoassay.

Cut-off-Werte (methodenabhängig) ▶ Tab. 4.3.

Bewertung erhöhter Werte Stetig ansteigende TPA-Konz. korrelieren mit der Tumorprogredienz.

Tab. 4.3 Cut-off-Werte TPA (in E/l)	
Gesunde:	< 75
Grauzone:	75–100; Kontrollen!
Path. Bereich:	> 100

4.2 Tumorassoziierte Antigene

4.2.7 SCC (Squamous Cell Carcinoma Antigen) $$$

SCC umfasst eine Reihe verschiedener Isoantigene, die von Plattenepithelzellen gebildet werden und im Zytosol lokalisiert sind. Klin. Bedeutung hat SCC insb. beim Plattenepithel-Ca der Zervix und der Lunge sowie beim Kopf-Nacken-Ca.

Indikationen   Plattenepithel-Ca der Zervix u. a. Lokalisationen, Kopf-Nacken-Ca.

Untersuchungsmaterial   Serum, Plasma.

Bestimmungsmethode   Immunoassay.

Cut-off-Wert (methodenabhängig)   Erw.: 3 µg/l.

Bewertung erhöhter Werte
Benigne Erkr.: Psoriasis, Ekzem, Niereninsuff., Leberzirrhose, Pankreatitis, chron. Bronchitis, Tuberkulose
Maligne Erkr.:
- **Zervix-Ca:** beim Plattenepithel-Ca hohe Sensitivität von 70–80 %
- **Plattenepithel-Ca:** Lunge und Analkanal Sensitivität um 70 %, Ösophagus < 50 %
- **Kopf-Nacken-Ca:** Sensitivität 30–80 %

4.2.8 PSA (prostataspezifisches Antigen) $$

PSA ist ein sekretorisches Glykoprotein, das aus den Epithelzellen der Prostata stammt. PSA ist eine Serinproteinase und liegt i. S. teils in freier Form (fPSA), teils gebunden (cPSA) an den Serinproteinase-Inhibitor α_1-Antichymotrypsin vor, in geringerem Maße auch an α_2-Makroglobulin, Protein-C-Inhibitor und α_1-Protease-Inhibitor. Geringe Konz. von PSA finden sich außer in der Prostata auch in anderen gesunden Geweben und zahlreichen Karzinomgeweben beiderlei Geschlechts. PSA hat große klin. Bedeutung beim Screening von asympt. Männern auf Prostata-Ca (zusammen mit DRU), beim Staging und bei der Therapie- und Verlaufskontrolle des Prostata-Ca.
Neuere Studien begründen die Hoffnung, dass in Zukunft weitere Marker wie das Antigen EPCA-2 *(early prostate cancer antigen-2)* i. S. oder der molekulargenet. Nachweis von PCA3-mRNA *(prostate cancer gene 3)* i. U. die Diagnostik des Prostata-Ca verbessern können.

Indikationen   Prostata-Ca (Staging, Therapie- und Verlaufskontrolle). Vorsorgeuntersuchung > 45 J.
Konzept des **Baseline-PSA** nach S3-Leitlinie Prostatakarzinom: die Höhe des PSA-Werts in der 5. Lebensdekade (= Baseline-PSA-Wert) ist mit der Wahrscheinlichkeit des Auftretens eines signifikanten und damit tödlich verlaufenden Prostata-Ca. assoziiert. Daraus folgen die risikoadaptierten Screeningintervalle in ▶ Tab. 4.4.

Tab. 4.4 Risikoadaptierte Screeningintervalle für die Altersgruppe ab 45 J. und eine Lebenserwartung > 10 J.

PSA (ng/ml)	Screeningintervall
< 1	alle 4 Jahre
1–2	alle 2 Jahre
> 2	jährlich

Für Männer > 70 J. mit einem PSA-Wert < 1ng/ml wird eine weitere PSA-gestützte Früherkennung nicht empfohlen.

Untersuchungsmaterial Serum, Plasma.

Bestimmungsmethode Immunoassays für freies PSA (fPSA), komplexiertes PSA (cPSA) und Gesamt-PSA (tPSA).

Cut-off-Werte ▶ Tab. 4.5.

Tab. 4.5 Cut-off-Werte* PSA (WHO 96/670)			
tPSA (µg/l)	cPSA (µg/l)	Quotient fPSA/tPSA	Risiko für Prostata-Ca
< 1,8	< 1,5		gering
1,8–4,0	1,5–3,3	> 0,25	gering
1,8–4,0	1,5–3,3	< 0,25	erhöht
> 4,0	> 3,3		erhöht

* Diese Entscheidungsgrenzen gelten für Tests, die gegen den WHO-Standard 96/670 standardisiert sind.

Bewertung PSA ist weitgehend organspezifisch; derzeit bester Tumormarker für das Prostata-Ca.

tPSA besteht aus den Fraktionen cPSA und fPSA. Bei der **benignen Prostatahyperplasie** (BPH) liegt das **fPSA** in höheren Anteilen vor, während beim **Prostata-Ca** (PCa) die komplexierte Fraktion **cPSA** erhöht ist, sodass cPSA unmittelbarer mit der Malignität korreliert als tPSA.

Die Differenzierung zwischen Prostata-Ca und BPH ist nach wie vor schwierig, insb. bei einem Komb. von BPH und PCa. Durch verschiedene Strategien wird versucht, die Diskriminierung zu verbessern. Dazu gehört der Quotient fPSA/tPSA, wobei fPSA entweder direkt gemessen oder als Differenz (tPSA – cPSA) berechnet werden kann; Voraussetzung ist ein Test, mit dem fPSA und cPSA äquimolar (gleichgewichtig) gemessen werden. Auch die individuelle Anstiegsgeschwindigkeit von tPSA oder cPSA wird als Kriterium herangezogen. Durch den Einsatz von cPSA anstelle von tPSA als Erst- oder Suchtest können die Sensitivität und Spezifität verbessert werden.

Differenzierte Beurteilung der PSA-Fraktionen:
- Bei ↑ tPSA (bzw. cPSA) begründet ein Quotient fPSA/tPSA < 0,25 den V. a. ein Prostata-Ca (je höher cPSA, umso kleiner der Quotient fPSA/tPSA und umso härter der V. a. Prostata-Ca).
- Bei ↑ tPSA (bzw. cPSA) spricht ein Quotient fPSA/tPSA > 0,25 eher für eine BPH, da bei BPH überwiegend die freie Fraktion fPSA vorliegt.

Erhöhte Werte: Prostata-Ca, BPH, Prostatitis, Prostatainfarkt.

Störungen und Besonderheiten Falsch hohe Werte durch Palpation der Prostata → Blutentnahme für PSA vor körperlicher Untersuchung.

4.3 Hormone und Proteine

4.3.1 AFP (Alpha-Fetoprotein) $$$

AFP wird hauptsächlich im Gastrointestinaltrakt (GIT), in der Leber und im Dottersack des Fetus synthetisiert. Im Gewebe des gesunden Erw. ist AFP nur in Spuren nachweisbar. Bei Schwangeren ist AFP aufgrund des desplazentaren Übergangs von fetalem AFP in das mütterliche Blut erhöht. Seine größte klin. Bedeutung hat AFP beim prim. Leberzell-Ca und zusammen mit HCG (▶ 4.3.5) bei Keimzelltumoren.

Indikationen
- Prim. Leberzell-Ca
- Kontrolle von Pat. mit Leberzirrhose, chron. Hepatitis
- Keimzelltumoren (Hoden, Ovar, extragonadal)

Untersuchungsmaterial Serum.

Bestimmungsmethode Immunoassay.

Tab. 4.6 Cut-off-Werte AFP (in kU/l*)

Erwachsene:	9
Schwangere:	30–420 (max. SSW 32–36)

* Umrechnung kU/l × 1,2 = µg/l

Cut-off-Werte (methodenabhängig) ▶ Tab. 4.6.

Bewertung erhöhter Werte

Benigne Erkr.: Leberzirrhose, akute und chron. Hepatitis, Hämochromatose. Leberkranke Pat. mit ↑ AFP haben ein höheres Risiko für die Ausbildung eines Leberzell-Ca.

Maligne Erkr.:
- **Prim, Leberzell-Ca:** keine Korrelation zwischen AFP-Konz. und Tumorgröße, -wachstum und -stadium. Bei 5–10 % ist AFP normal. Kontrolle bei Pat. mit Leberzirrhose.
- **Keimzelltumoren:** Hoden, Ovar, extragonadal. Bei reinen Seminomen, Chorion-Ca und reifen Teratomen ist AFP normal, bei Dottersacktumoren ist AFP immer ↑. Wichtigster Parameter bei Keimzelltumoren ist HCG.
- **Andere:** selten erhöht bei Magen-, Kolon-, Rektum-, Gallenwegs-, Pankreas-Ca, meist im Zusammenhang mit Lebermetastasierung.

4.3.2 NSE (neuronenspezifische Enolase) $$$

Die Enolase ist ein Enzym der Glykolyse. Sie besteht aus 2 von 3 möglichen Untereinheiten (α, β, γ). Als γ-Enolase enthält die NSE mind. eine γ-Untereinheit und tritt als γ-γ-Enolase und α-γ-Enolase in zentralen und peripheren Neuronen sowie in den Zellen des APUD-Systems auf. Klinisch von Bedeutung ist die NSE v. a. bei kleinzelligem Bronchial-Ca, Neuroblastom und Seminom.

Indikationen
- Kleinzelliges Bronchial-Ca
- Neuroblastom, Seminom

Untersuchungsmaterial Serum.

Bestimmungsmethode Immunoassay.

Cut-off-Wert (methodenabhängig) ▶ Tab. 4.7.

Tab. 4.7 Cut-off-Werte NSE (in µg/l)	
Erwachsene:	12,5
Kinder < 1 Lj.:	25,0

Bewertung erhöhter Werte
Benigne Erkr.: Bronchopneumonie, Lungenfibrose, Lebererkr., zerebrale Erkr., Schwangere mit fetalen Neuralrohrdefekten
Maligne Erkr.:
- **Kleinzelliges Bronchial-Ca:** Sensitivität häufig > 80 %
- **Neuroblastom, Seminom:** Sensitivität bei 60 %
- **Andere:** nichtkleinzelliges und großzelliges Bronchial-Ca, APUDom, SD-, Nieren-, Mamma-Ca

Störungen und Besonderheiten
Falsch hohe Werte: Hämolyse → Freisetzung größerer NSE-Mengen aus Erys.

4.3.3 ProGRP (Pro-Gastrin Releasing Peptide) $$$

ProGRP ist die stabilere Vorstufe des instabilen Peptidhormons *Gastrin Releasing Peptide* (GPR), das in geringen Mengen in Nervensystem, GIT und Bronchialsystem vorkommt. Physiologisch steuert GRP die Freisetzung von Gastrin sowie die Vasodilatation im Respirationstrakt. ProGRP wird bei benignen Erkr. und aus Tumorgeweben epithelialen Ursprungs in geringen Mengen sezerniert. Beim kleinzelligen Bronchial-Ca (SCLC) wird ProGRP jedoch in großen Mengen freigesetzt. Daraus ergibt sich die Möglichkeit, ProGRP als Screeningtest für das SCLC zu verwenden.

Indikationen
- SCLC: zum Screening, zur Diagnose und zum Follow-up
- Abklärung unklarer Lungenrundherde

Untersuchungsmaterial
- EDTA-Plasma, max. 8 h bei Raumtemperatur (RT) oder 24 h bei 2–8 °C, danach einfrieren
- Serum nur 3 h bei 2–8 °C, sollte bei –15 °C gelagert werden, Transport auf Trockeneis

Bestimmungsmethode Immunoassay.

Cut-off-Wert (methodenabhängig) Erw.: < 46 pg/ml.

Bewertung erhöhter Werte
- ProGRP hat eine hohe Sensitivität (47–86 %) für das SCLC bei hoher Spezifität (100 % Spezifität bei einem Wert > 150 pg/ml und uneingeschränkter Nierenfunktion). Im Hinblick auf einen Einsatz für Diagnostik und DD von unklaren Lungentumoren und insb. für die Differenzierung zwischen kleinzelligen und nichtkleinzelligen Bronchial-Ca (NSCLC) erweist sich ProGRP damit im Vergleich zu anderen für das Bronchial-Ca relevanten onkol. Markern wie CEA, CYFRA 21-1 (NSCLC) und NSE (SCLC) als deutlich überlegen.
- Erhöhte Werte sind auch beim medullären SD-Ca und bei kleinzelligen neuroendokrinen Tumoren (z. B. Prostata, Ösophagus) möglich.

4.3.4 CYFRA 21–1 (Zytokeratin-19-Fragment) $$$

Zytokeratine sind Proteine der Intermediärfilament-Familie und stellen Hauptkomponenten des Zytoskeletts dar. Von den 20 bekannten Zytokeratinen kommt v. a. das Zytokeratin 19 in den Epithelzellen der Bronchien vor. Im Blut sind nur Zytokeratinfragmente nachweisbar. CYFRA 21–1 ist klin. von wesentlicher Bedeutung für die DD, Therapie- und Verlaufskontrolle sowie Prognoseeinschätzung des Bronchial-Ca und von gewisser Bedeutung bei der Verlaufskontrolle des Harnblasen-Ca.

Indikationen   NSCLC, Plattenepithel-Ca und Adeno-Ca der Lunge, Harnblasen-Ca.

Untersuchungsmaterial   Serum.

Bestimmungsmethode   Immunoassay.

Cut-off-Wert (methodenabhängig)   Erw.: 3,3 µg/l.

Bewertung erhöhter Werte
Benigne Erkr.: sehr selten bei benignen Lungenerkr., gyn. Erkr. und GIT-Erkr.
Maligne Erkr.:
- **NSCLC:** Sensitivität etwa 60 %
- **Plattenepithel-Ca und Adeno-Ca der Lunge:** ähnliche Sensitivitäten wie beim NSCLC
- **Harnblasen-Ca:** schlechte Sensitivität, bei muskelinvasivem besser als bei oberflächlichem Ca
- **Andere:** SCLC (NSE, ▶ 4.3.2, weist höhere Sensitivität auf), Mamma-, Ovarial-, Pankreas-, Magen-Ca. Beim Mamma-Ca keine bessere Sensitivität als CA 15–3 und CEA

4.3.5 HCG (humanes Choriongonadotropin) $$

HCG ist ein Glykoproteinhormon; es besteht aus einer α- und einer β-Kette als Untereinheiten. Physiologischerweise wird HCG bei der Frau von den Synzytiotrophoblastzellen der Plazenta synthetisiert. Die biol. Bedeutung des HCG liegt in der Erhaltung der Funktion des Corpus luteum, das die Progesteron- und Östrogensynthese weiter gewährleistet und das Eintreten der Menstruationsblutung verhindert.

Keimzelltumoren testikulärer, plazentarer oder extragonadaler Genese produzieren HCG, gelegentlich auch freie β-Ketten (β-HCG). Für die HCG-Bestimmung existieren daher drei Varianten: Messung des intakten HCG, Messung von β-HCG und Messung beider Parameter. Die klin. Bedeutung von HCG liegt zum einen in der Frühdiagnose und Verlaufsbeurteilung einer Schwangerschaft, zum anderen in der Diagnostik, Therapie- und Verlaufskontrolle von Keimzelltumoren bei Frau und Mann.

Indikationen
- Schwangerschaftsnachweis, Überwachung der Schwangerschaft (Frühabort, Extrauteringravidität, Blasenmole)
- Keimzelltumoren (testikuläres und plazentares Chorion-Ca, Blasenmole, Hodentumor)
- Kontrolle bei Pat. mit erhöhtem Risiko für einen Hodentumor

Untersuchungsmaterial   Serum, Plasma, bei Schwangerschaftsnachweis auch Urin.

Bestimmungsmethode   Immunoassay.

Cut-off-Werte ▶ Tab. 4.8.

Tab. 4.8 Cut-off-Werte HCG (in U/l)	
Männer	5
Frauen (prämenopausal, nicht schwanger)	5
Frauen (postmenopausal)	10

Bewertung erhöhter Werte
! Außerhalb der Schwangerschaft ist eine HCG-Erhöhung i. S. und i. U. tumorspezifisch (keine HCG-Anstiege bei benignen Erkr.).
- **Schwangerschaft:**
  - Schwangerschaftsnachweis
  - Frühabort: zu geringer oder zu langsamer Anstieg
  - Extrauteringravidität: zu langsamer Anstieg
  - Blasenmole: extrem hohe HCG-Werte
- **Maligne Erkr.:**
  - **Plazentare oder ovarielle Keimzelltumoren:** Chorion-Ca, Blasenmole, Sensitivität etwa 100 %
  - **Keimzelltumoren des Hodens:** Chorion-Ca, Sensitivität etwa 100 %; nicht seminomatöse Tumoren, Sensitivität 50–80 %; Seminome, Sensitivität etwa 15 %. Zusätzliche Bestimmung von AFP (▶ 4.3.1) oder NSE (▶ 4.3.2)
  - **Extragonadale Keimzelltumoren:** Bewertung wie bei gonadalen Tumoren
  - **Andere:** Kolon-, Bronchial-, Ovarial-, Mamma-Ca

4.3.6 HCT (humanes Calcitonin) $$

HCT wird in den parafollikulären Zellen (C-Zellen) der Schilddrüse gebildet und ist der Antagonist des Parathormons. Als kurzzeitige Stimuli wirken hohes Calcium, aber auch gastrointestinale Hormone wie Gastrin. HCT hemmt die Aktivität der Osteoklasten und bewirkt eine Senkung der Calciumkonz. im Plasma.
Die wesentliche klin. Bedeutung der Bestimmung von HCT liegt in seiner Rolle als Tumormarker für das medulläre Schilddrüsen-Ca (C-Zell-Karzinom).

Indikationen
- Medulläres Schilddrüsen-Ca (C-Zell-Karzinom).
- Abklärung einer Struma nodosa.
- Familienscreening bei Pat. mit C-Zell-Karzinom.
- Pat. mit multipler endokriner Neoplasie Typ II (MEN II) und Familienscreening bei Pat. mit MEN II. Beim Familienscreening steht die molekularbiol. Diagnostik von Mutationen im RET-Protoonkogen im Vordergrund.
- Pat. mit Phäochromozytom, das möglicherweise im Zusammenhang mit MEN II steht (kann dem C-Zell-Karzinom zeitlich vorausgehen).
- ▶ 16.7.2

Untersuchungsmaterial Serum, Plasma.

Bestimmungsmethode Immunoassay.

Cut-off-Werte (methodenabhängig) ▶ Tab. 4.9.

4.3 Hormone und Proteine

Tab. 4.9 Cut-off-Werte HCT (in ng/l*)	
Männer:	11,5
Frauen:	4,6

* Umrechnung ng/l × 0,28 = pmol/l

Bewertung erhöhter Werte
Benigne Erkr.: Nierenversagen, Hashimoto-Thyreoiditis, Hypergastrinämie, Schwangerschaft (auch Ovulationshemmer).

Maligne Erkr.:
- **Medulläres Schilddrüsen-Ca** (C-Zell-Karzinom): HCT ist ein spez. und sensitiver Tumormarker. Werte bei Diagnosestellung meist > 200 ng/l.
- **Andere:** SCLC, Phäochromozytom, Karzinoid, Pankreas-Ca.

Störungen und Besonderheiten
- **Falsch hohe Werte:** Niereninsuff. (Akkumulation), Therapie mit Lachs-Calcitonin (Karil®) oder HCT
- **Falsch niedrige Werte:** AK unter Therapie mit Lachs-Calcitonin

> **Merke**
> - Normale Werte von HCT schließen ein frühes Stadium eines medullären Schilddrüsen-Ca nicht aus. Bei Verdacht Pentagastrin-Test oder alternative Stimulationsteste durchführen (▶ 4.3.7).
> - Dies gilt auch für normale HCT-Werte nach operativer Entfernung eines Schilddrüsen-Ca. Erst bei ausbleibender Stimulation durch Pentagastrin gilt der Pat. als geheilt.
> - Bei Indexfällen molekularbiol. Diagnostik zur Identifizierung einer Mutation im RET-Protoonkogen.
> - Familienscreening bei V. a. familiäres C-Zell-Karzinom, MEN II.
> - Präoperativ immer zunächst Phäochromozytom ausschließen (▶ 21.1).

4.3.7 Pentagastrin-Test $$$

Testprinzip Pentagastrin stimuliert die HCT-Sekretion. Bei Pat. mit medullärem Schilddrüsen-Ca und bei C-Zell-Hyperplasie steigt HCT stärker an als bei Normalpersonen.

Indikationen
- Postop. Verlaufskontrolle bei Z. n. Thyreoidektomie wegen eines medullären Schilddrüsen-Ca und bei normalen basalen HCT-Spiegeln (unmittelbar postop., dann jährliche Kontrolle)
- Familienscreening: wiederholte Durchführung bei Verwandten von Pat. mit medullärem Schilddrüsen-Ca oder MEN II zur Frühdiagnose eines C-Zell-Karzinoms (große Bedeutung der molekularbiol. Diagnostik zur Identifizierung einer Mutation im RET-Protoonkogen)

Testdurchführung
! Pentagastrin ist in Deutschland nicht als Arzneimittel zugelassen → Bezug nur über internationale Apotheke.
- Über Verweilkanüle Blutentnahme zur Bestimmung von HCT vor Stimulation.

- 0,5 μg/kg KG Pentagastrin i. v.
- Weitere Blutabnahmen zur HCT-Bestimmung nach 2 und 5 Min.

> **Physiologische Stimulation: Pentagastrin-Test**
> HCT-Anstieg: < 3-Faches der oberen Basalwertgrenze (die abhängig ist von der Bestimmungsmethode)

Bewertung
- **Medulläres Schilddrüsen-Ca:** überschießender Anstieg auf ein Mehrfaches des Ausgangswerts. Als sicher path. gilt:
  - Männer: normaler Basalwert, Anstieg > 10-fach
  - Frauen: normaler Basalwert, Anstieg > 5-fach
- **Z. n. Thyreoidektomie bei medullärem Schilddrüsen-Ca:** Werte im Bereich der Nachweisgrenze, max. obere Basalwertgrenze

> **Merke**
> - Zur Lokalisationsdiagnostik von Tumorgewebe/Metastasen wird neben bildgebenden Verfahren (z. B. PET-CT) auch die Etagenkatheterisierung zur selektiven Blutentnahme für die HCT-Bestimmung durchgeführt.
> - Stimulation mit PPI (z. B. Omeprazol, Pantozol) statt Pentagastrin zur Vermeidung unangenehmer NW für den Pat. ist weniger aussagekräftig.
> - **Alternativ:** Calcium-Stimulationstest, Calcitoninbestimmung 0, 1, 2, 5, 10 Min.

4.3.8 Thyreoglobulin (TG) $$

TG wird im endoplasmatischen Retikulum der Thyreozyten gebildet und im Follikellumen als Kolloid gelagert. Es stellt die Speicherform der SD-Hormone dar. Für die Hormonsekretion wird TG wieder von den Thyreozyten aufgenommen und in den Lysosomen hydrolysiert. In geringen Mengen ist TG unter physiol. Bedingungen in der Zirkulation nachweisbar (▶ 16.5). Von klin. Bedeutung ist es bei der Verlaufskontrolle des follikulären und papillären Schilddrüsen-Ca.

Indikationen Schilddrüsen-Ca (follikulär, papillär); vgl. ▶ 16.8.1.

Untersuchungsmaterial Serum, Plasma.

Bestimmungsmethode Immunoassay.

Cut-off-Wert Erw.: 35 μg/l (nach totaler Thyreoidektomie nicht messbar).

Bewertung erhöhter Werte
- **Benigne Erkr.:** euthyreote Struma, Struma nodosa, M. Basedow, autonomes Adenom
- **Follikuläres und papilläres Schilddrüsen-Ca:** nur zur Verlaufskontrolle nach totaler Thyreoidektomie geeignet. Bei 10 % der Schilddrüsen-Ca Auto-AK gegen TG. Bestimmung führt dann zu falsch niedrigen Werten! Zur Beurteilung immer TG-AK und Wiederfindung mitbestimmen

4.3.9 CgA (Chromogranin A) $$

CgA ist ein saures, sekretorisches Protein, das in den Sekretgranula neuroendokriner, v. a. chromaffiner Zellen vorkommt. Partiell wird es schon in den Granula gespalten und zusammen mit den Fragmenten freigesetzt. Klinisch hat CgA die Funktion als Marker für neuroendokrine Tumoren und Tumoren mit teilweiser endokriner Differenzierung, insb. für endokrin aktive Tumoren, die nicht mehr ihr charakteristisches Hormon, sondern CgA sezernieren.

Indikationen   Primärdiagnostik und Verlaufskontrolle bei:
- Phäochromozytom und Neuroblastom
- C-Zell-Karzinom, endokrin inaktivem Hypophysenadenom, Inselzell-Ca, NNR-Tumor, Karzinoid
- SCLC

Untersuchungsmaterial   Serum (nüchtern).

Bestimmungsmethode   RIA, LIA.

Referenzbereich   Erw.: 10–53 µg/l (methodenabhängig).

Bewertung erhöhter Werte
- Phäochromozytom (sehr hohe Sensitivität und Spezifität)
- Neuroblastom, Insulinom, Gastrinom, Karzinoide, medulläres Schilddrüsen-Ca, SCLC, Hypophysenadenom

4.3.10 Protein S-100 $$

Die Gruppe der S-100-Proteine umfasst zahlreiche saure Proteine, die in den unterschiedlichsten Zellen exprimiert werden und eine Funktion bei der intrazellulären Signalwirkung von Calcium erfüllen. Die Isoform Protein S-100β i. S. hat Bedeutung für Diagnostik und Verlauf des malignen Melanoms erlangt.

Indikationen
- Ausbreitungsdiagnose und Verlaufskontrolle bei malignem Melanom
! Wie alle Tumormarker nicht als Suchtest geeignet
- Schädel-Hirn-Trauma (SHT), zerebrale Ischämie oder Hämorrhagie

Untersuchungsmaterial   Serum.

Bestimmungsmethode   Immunoassays.

Referenzbereich   Methodenabhängig.

Bewertung erhöhter Werte (i. S.)
- Malignes Melanom
- SHT
- Schlaganfall
- Meningitis
- Epileptischer Anfall

Störungen   Zum Einfluss von Leber- und Nierenerkr. bestehen widersprüchliche Informationen.

4.3.11 hPLAP (humane alkalische Plazentaphosphatase) $$$

Die hPLAP ist eine fetale Isoform der alkalischen Phosphatase und wird ab dem 2. Trimenon in Synzytiotrophoblasten von Schwangeren produziert. Das Isoenzym kommt in geringen Mengen aber auch in Lunge, Schilddrüse, Darm und Hoden vor. Path. erhöhte Werte finden sich bei Keimzelltumoren des Mannes.

Indikationen   Seminom/Hodentumor zur Diagnose und Verlaufskontrolle.

Untersuchungsmaterial   Serum.

Bestimmungsmethode Immunoassay.

Referenzbereich (methodenabhängig) ▶ Tab. 4.10.

Tab. 4.10 Referenzbereich hPLAP (in mU/l)	
Gesunde:	< 100
Grauzone:	100–120
Path. Bereich:	> 120

Bewertung erhöhter Werte
- Tumormarker beim reinen Seminom, bei 55 % der Seminome und bei 32 % der Nichtseminome primär ↑ (> 100 mU/l); ca. 10 % der nicht HCG- oder AFP-bildenden Hoden-Ca sind hPLAP-positiv
- Nachweis von Metastasen nach Orchiektomie
- Rezidivnachweis bei Seminomen

Besonderheit Eingeschränkte Spezifität bei Rauchern.

4.3.12 Thymidinkinase (TK) $$$

Die Thymidinkinase ist ein Zellenzym, das am Einbau des Nukleosids Thymidin in die DNA beteiligt ist. Ihre Konz. ist ein Maß für die Teilungsaktivität von Zellen. Bei Erkr., die durch hohe Zellteilungsraten gekennzeichnet sind (insb. maligne Erkr. des blutbildenden und lymphatischen Systems) kann die TK als Tumormarker genutzt werden.

Indikationen Therapie-/Verlaufskontrolle bei akuten Leukämien, chron. lymphatische Leukämie (CLL), M. Hodgkin, Non-Hodgkin-Lymphome (NHL).

Untersuchungsmaterial Serum.

Bestimmungsmethode Immunoassay.

Referenzbereich < 7,5 U/l (methodenabhängig).

Bewertung erhöhter Werte Erhöhte TK-Spiegel können bei malignen oder auch bei viralen Erkr., welche die DNA-Synthese beeinflussen, beobachtet werden. Serum-TK-Werte korrelieren gut mit den Stadien der NHL und der CLL. Bei akuten Leukämien kann ein Anstieg der TK ein Rezidiv früher anzeigen als die mikroskopische Untersuchung des peripheren Blutes.

4.3.13 β_2-Mikroglobulin im Serum $$$

β_2-Mikroglobulin, ein 11,8 kDa großes Protein, kommt auf allen kernhaltigen Zellen als Bestandteil des HLA-Komplexes vor. Es liegt frei oder an HLA gebunden niedrig konzentriert in allen Körperflüssigkeiten vor. β_2-Mikroglobulin wird vorwiegend im lymphatischen System, aber auch von normalen und malignen mesenchymalen Zellen synthetisiert. Die Elimination von β_2-Mikroglobulin erfolgt ausschließlich renal. Es wird glomerulär filtriert und zu 99,8 % tubulär rückresorbiert. Bei eingeschränkter Filtration steigt β_2-Mikroglobulin i. S. an, bei gestörter tubulärer Funktion erhöht sich die β_2-Mikroglobulin-Ausscheidung i. U. Die HWZ von β_2-Mikroglobulin beträgt 40 Min.

Indikationen
- Lymphoproliferative Erkr. (multiples Myelom, CLL, NHL, Burkitt-/Hodgkin-Lymphom, akute lymphatische Leukämie [ALL] bei Erw.)
- Verlaufskontrolle und Prognosebeurteilung bei monoklonaler Gammopathie
- Verlaufskontrolle bei akuten Leukämien, CLL, M. Hodgkin, NHL
- Nierenerkr.: zur Beurteilung der glomerulären Filtrationsrate (GFR), insb. bei Kindern
- Funktionsprüfung des Transplantats nach Nierentransplantation
- Verlaufskontrolle bei HIV-Inf.

Untersuchungsmaterial Serum.

Bestimmungsmethode Immunoassay.

Referenzbereich Gesunde: < 2,0 mg/l (methodenabhängig).

Bewertung erhöhter Werte
- **β_2-Mikroglobulin als Tumormarker:**
  - Bei den meisten lymphoproliferativen Malignomen ist β_2-Mikroglobulin stadienabhängig erhöht und korreliert bei Lymphomen gut mit der Tumormasse.
  ! Erhöhte Werte als Tumormarker sind grundsätzlich nur verwertbar, wenn eine Nierenerkr. ausgeschlossen ist!
- **Beurteilung der Nierenfunktion:**
  - Werte im Referenzbereich schließen eine Einschränkung der GFR aus. Ein β_2-Mikroglobulin-Anstieg i. S. korreliert eng mit der Abnahme der GFR. Bei Niereninsuff. sind 10- bis 50-fach erhöhte Werte möglich. Nach Nierentransplantation normalisiert sich das β_2-Mikroglobulin i. S. binnen weniger Tage, wenn die Nierenfunktion wieder regeneriert. Im Gegensatz zu glomerulären führen tubuläre Schädigungen zu einer erhöhten β_2-Mikroglobulin-Ausscheidung i. U.
  ! Eine Bewertung der Nierenfunktion mit β_2-Mikroglobulin ist nur möglich, wenn andere (lymphoproliferative) Erkr. ausgeschlossen sind.
- **HIV-Inf.:** β_2-Mikroglobulin besitzt eine wichtige Funktion bei der Steuerung der T-Lymphozyten-Aktivität. Bei HIV-Pat. korrelieren erhöhte Werte i. S. mit dem Grad des Immundefekts und können für die Verlaufskontrolle, auch unter HAART, hilfreich sein.
- **Im Liquor:** Das β_2-Mikroglobulin des normalen Liquors ist überwiegend intrathekalen Ursprungs. Da weniger als 1 % aus dem Serum stammen, sind die absoluten Konz. diagnostisch verwertbar. β_2-Mikroglobulin steigt bei **entzündlichen Erkr. des ZNS** an. Auch bei **Meningealleukosen und -lymphomen** kann der Spiegel deutlich ansteigen und als Tumormarker zur Verlaufs- und Therapiebeurteilung dienen. Bei der HIV-Enzephalitis wird der β_2-Mikroglobulinspiegel im Liquor als Prognosemarker diskutiert.

4.3.14 NMP 22 (Nuclear Matrix Protein 22) $$$

Nukleäre Matrixproteine bilden das innere strukturelle Stützgerüst des Zellkerns und spielen eine zentrale Rolle bei der Regulation der DNA-Replikation und der Genexpression. Sie werden von Tumorzellen vermehrt gebildet und während der Apoptose freigesetzt.

Indikationen Tumormarker beim Harnblasen-Ca.

Untersuchungsmaterial Spezialprobenbehälter mit Urin bis zur Marke füllen.

Bestimmungsmethode Immunoassay.

Referenzbereich Gesunde: < 10 kU/l (methodenabhängig).

Bewertung erhöhter Werte Die Sensitivität des Tests beträgt in Abhängigkeit vom Tumorstadium 82–95 %. Damit ist der Test deutlich sensitiver als die Urinzytologie, ersetzt aber nicht die Zystoskopie.

! **Falsch pos. Ergebnisse** sind in folgenden Situationen zu erwarten:
- Akute, massive HWI
- Pat. mit Dauerkatheter
- Nach Blasenspülung
- Nach OPs (NMP22-Test frühestens **14 d nach** invasiven Eingriffen durchführen)
- Neoblase (Test nicht verwendbar)

4.3.15 Humanes Epididymis-Protein 4 (HE4) $$$

Das humane Epididymis Protein 4 (HE), ein 11-kDa-Protein, wird von Ovarialkarzinomzellen überexprimiert. Es ist im Blut von Pat. mit serösem oder endometrioidem Ovarial-Ca nachweisbar.

Indikationen
- Seröse und endometrioide Ovarial-Ca
- Endometrium-Ca (geringere Sensitivität)

Untersuchungsmaterial Serum.

Bestimmungsmethode Immunoassay.

Referenzbereich ▶ Tab. 4.11.

Tab. 4.11 Referenzbereich* HE4 (in pmol/l)	
< 40 J.	< 60,5
40–49 J.	< 76,2
50–59 J.	< 74,3
60–69 J.	< 82,9
> 70 J.	< 104
* Der Referenzbereich ist methodenabhängig.	

Bewertung erhöhter Werte Studien zeigten eine dem CA 125 vergleichbare Sensitivität (72,9 %) bei der Erfassung von Ovarial-Ca. Bei der Abgrenzung gegenüber benignen Erkr. des Ovars war HE4 dem CA 125 jedoch deutlich überlegen (Spezifität 95 %). Auch bei Endometriose sind erhöhte HE4-Werte sehr viel seltener zu finden als erhöhte CA-125-Werte.

Die Sensitivität kann weiter verbessert werden durch zusätzliche Bestimmung von CA 125 und Berechnung des ROMA-Werts (*Risk of Ovarian Malignancy Algorithm*). Dieser verwendet unterschiedliche Formeln für prä- und postmenopausale Frauen und wird im Labor berechnet:
- **Prämenopausale Frauen:**
  Prädiktiver Index (PI) = $-12 + [2{,}38 \times \ln(\text{HE4})] + [0{,}0626 \times \ln(\text{CA125})]$
- **Postmenopausale Frauen:**
  Prädiktiver Index (PI) = $-0{,}89 + [1{,}04 \times \ln(\text{HE4})] + [0{,}732 \times \ln(\text{CA125})]$

- **ROMA-Wert (%) = exp(PI)/[1/exp(PI)]**
- Da HE4 nicht organspez. ist, können erhöhte Werte auch bei Karzinomen von Mamma, GIT, Lunge und Blase gefunden werden.
- Bei muzinösen Ovarial-Ca ist die Bestimmung von HE4 nicht sinnvoll, hier kann CA 72-4 eingesetzt werden.

4.3.16 Inhibin B $$$

Inhibin ist ein Polypeptidhormon (32 kD), das in den Granulosazellen des weiblichen Ovars und in den Sertoli-Zellen des männlichen Hodens gebildet wird. Es hemmt selektiv die Freisetzung von FSH aus der Hypophyse und hat darüber hinaus eine parakrine lokale Aktivität in den Gonaden.

Im Vergleich zu FSH weist Inhibin B eine wesentlich höhere Konstanz von Zyklus zu Zyklus auf und eignet sich zur Beurteilung der Ovarfunktion daher besser als FSH.

Indikationen
- Frauen: Beurteilung der ovariellen (Rest-)Funktion und der Stimulierbarkeit der Ovarien in der Sterilitätsdiagnostik, insb. bei Frauen > 35 J.
- Frauen: Tumormarker für Granulosazelltumoren des Ovars
- Männer: Funktionsmarker der Sertoli-Zellen, erweiterte Diagnostik bei Störungen der FSH-Sekretion

Untersuchungsmaterial Serum.

Bestimmungsmethode Immunoassay.

Referenzbereich ▶ Tab. 4.12.

Tab. 4.12 Referenzbereich Inhibin B	
Geschlecht/Phase	Referenzbereich (ng/l)
Männer	120–400
Frauen	
Prämenopausal	
• 1.–2. Zyklustag	15–70
• 3.–5. Zyklustag	45–120
• Späte Follikelphase	30–90
• Ovulation	80–200
• Lutealphase	< 50
Postmenopausal	< 10

Bewertung
- Inhibin B zeigt im perimenopausalen Übergang die ovarielle Erschöpfung früher an als FSH und/oder Östradiol.
- Beim Mann zeigt Inhibin valide den Grad der Schädigung des keimbildenden Epithels nach Bestrahlung des Hodens an und ist ein prognostischer Faktor für die anschließende Erholung der Spermatogenese. Die kombinierte Bestimmung von FSH, LH und Inhibin B führt zu einer deutlich verbesserten Einschätzung der Hodenfunktion als die alleinige FSH- und LH-Bestimmung.

- Als Tumormarker hat Inhibin eine hohe Sensitivität (> 98 %) und Spezifität für ovarielle Granulosazelltumoren bei postmenopausalen Frauen.

Besonderheiten Inhibin B unterliegt einer ausgeprägten Tagesrhythmik mit einem Maximum in den frühen Morgenstunden und einem Minimum am Nachmittag.

4.4 Rezeptoren

4.4.1 Steroidhormonrezeptoren $$

Steroidhormonrezeptoren sind zelluläre Tumormarker. Es handelt sich um steroidhormonbindende Proteine, die in Zellen der Erfolgsorgane lokalisiert sind. Klinisch bedeutsam sind Östrogen- und Progesteronrezeptoren in Tumorgewebe der Mamma. Die Bestimmung des Steroidhormonrezeptorstatus hat Bedeutung für die Prognoseeinschätzung und die Therapieplanung (Steroidempfindlichkeit des Tumors).

Indikationen Mamma-Ca (Prognoseeinschätzung, Planung der adjuvanten Therapie).

Untersuchungsmaterial Gewebe aus Operationspräparaten. Versand tiefgefroren in Trockeneis oder flüssigem Stickstoff.

Bestimmungsmethode Immunhisto- oder immunzytochem. Verfahren. Immunoassay mit Zytosolfraktion aus Tumorgewebe (etwa 250 mg Gewebsmaterial).

Referenzbereiche ▶ Tab. 4.13.

Tab. 4.13 Steroidhormonrezeptorstatus (in fmol/mg Protein*)

	positiv	negativ
Östrogenrezeptor	> 10	< 10
Progesteronrezeptor	> 10	< 10

* Protein = zytosolisches Gesamtprotein

Bewertung bei positivem Rezeptorstatus **Mamma-Ca:** gute Korrelation zwischen Ansprechen auf Hormontherapie und Steroidhormonrezeptorstatus. In Mamma-Ca sind die Steroidhormonrezeptoren heterogen verteilt. Remissionsrate, Remissionsdauer und Überlebenszeit korrelieren mit dem Steroidhormonrezeptorstatus. Bei pos. Progesteronrezeptorstatus und gleichzeitig pos. Östrogenrezeptorstatus ist die Prognose am günstigsten bei gutem Ansprechen auf die Hormontherapie. Ein pos. Progesteronrezeptor allein bedeutet eine bessere Ansprechrate als ein pos. Östrogenrezeptor allein.

4.4.2 HER-2/neu (humaner EGF-Rezeptor) $$$

HER2/neu gehört zur EGF-Rezeptor-Familie und ist ein Transmembranglykoprotein mit Thyrosinkinaseaktivität. HER-2/neu ist in vielen Zellsystemen exprimiert (Mammakarzinomzellen, aber auch in vielen anderen Geweben wie Lunge, Ovar, Endometrium, GIT, Leber, Pankreas, Niere und ZNS) und ist vielfältig bei der Signaltransduktion beteiligt.

In etwa 30 % der Mamma-Ca kommt es zu einer Überexpression von HER-2/neu. Seine Messung ist von klin. Bedeutung. Zum einen ist eine HER-2/neu-Überexpression mit einem aggressiveren und rascher metastasierenden Tumor und damit einer schlechteren Prognose verknüpft, zum anderen sprechen Karzinome mit HER-2/neu-Überexpression gut auf eine Immuntherapie mit Trastuzumab (Herceptin®) an, einem rekombinanten monoklonalen AK, der gegen die extrazelluläre Komponente des HER-2/neu-Proteins gerichtet ist.

Indikationen Prognoseabschätzung und Therapieentscheidung beim Mamma-Ca.

Untersuchungsmaterial Gewebeproben, Serum.

Bestimmungsmethode
- **Gewebe:** immunhistochemische Färbung (IHC) zur Erfassung des HER-2/neu-Proteins. Fluoreszenz-in-situ-Hybridisierung (FISH) zur Erfassung der HER-2/neu-DNA. PCR zur Erfassung der HER-2/neu-DNA
- **Serum:** Enzymimmunoassay zur Erfassung der extrazellulären Domäne von HER-2/neu

Cut-off-Wert Gesunde Frauen: 15 µg/l (extrazelluläre Komponente i. S.).

Bewertung
- Bei etwa 15–30 % aller invasiven Mamma-Ca ist der Rezeptor stark überexprimiert.
- Erhöhte Werte weisen auf eine schlechte Prognose hin.
- Pat. mit erhöhten HER-2/neu-Werten profitieren von Biologika wie Trastuzumab oder Lapatinib.

Störungen und Besonderheiten Es liegen relativ wenige Daten über die Zuverlässigkeit der Methode für Serum vor. Gelegentliche HER2/neu-Überexpression wurde auch bei anderen Malignomen nachgewiesen (z. B. Ösophagus-Ca).

4.5 Genmodifikationen

4.5.1 Septin9-Gen $$$

Septin-9 ist ein Protein, das vom *sept9*-Gen codiert wird und zur Gruppe der Septine gehört, einer Familie von GTP-bindenden Proteinen mit Funktionen bei Vesikeltransport, Zytoskelettumbau und Apoptose. Dieses Gen weist in Kolonkarzinomgewebe eine charakteristische Methylierung der Zytosinreste im V2-Genbereich auf (epigenet. Modifikation), die bei gesunden Darmschleimhautzellen nicht nachweisbar ist. Infolge des natürlichen Tumorzellenuntergangs zirkuliert diese methylierte DNA frei im Blut und wird im Test nachgewiesen.

Studien zeigen für ^{m}*sept9* eine Sensitivität von ca. 70 % bei einer Spezifität von ca. 90 %. Laut Hersteller liegt die Sensitivität des Tests im Tumorstadium l bei ca. 50 %, im Stadium II bei ca. 80 %. Der negative prädiktive Wert wird mit > 99 % angegeben.

Indikationen
- Ergänzung zur vorhandenen Präventionsstrategie von Darmkrebs (▶ 15.2.2)
- Indikationsstellung für Koloskopie
- Mangelnde Akzeptanz der Stuhltests zur Darmkrebsvorsorge

Untersuchungsmaterial 2 CPDA-Röhrchen à 8,5 ml (48 h bei RT haltbar), alternativ 2 Röhrchen à 10 ml Kalium-EDTA-Blut (innerhalb von 24 h an das durchführende Labor weiterleiten!).

Bestimmungsmethode PCR.

Referenzbereich Negativ.

Bewertung positiver Befunde Positive Befunde stellen eine Indikation zur Koloskopie dar. Der Test dient nicht zur endgültigen Diagnosestellung eines Kolon-Ca oder als Koloskopieersatz.

Pat. mit CED (Colitis ulcerosa, M. Crohn) oder mit vermutlich erblichen Darmkrebsformen (hereditäres kolorektales Karzinom und/oder familiäre adenomatöse Polyposis) sollte der Septin9-Test nicht angeboten werden. Diese Pat. sollten an speziellen Früherkennungs- und Vorsorgeprogrammen teilnehmen.

Störungen und Besonderheiten Eine korrekte Präanalytik ist unbedingt notwendig, da DNA aus lysierten Leukozyten das Ergebnis verfälschen kann (Gefahr falsch pos. Resultate).

5 Enzyme

Birgid Neumeister

- **5.1 Diagnosestrategie** 78
- 5.1.1 Herzdiagnostik 78
- 5.1.2 Leberdiagnostik 79
- 5.1.3 Pankreasdiagnostik 80
- **5.2 Kreatinkinase (CK) $** 81
- **5.3 Laktatdehydrogenase (LDH) $** 83
- **5.4 Glutamat-Oxalacetat-Transaminase (GOT)/Aspartat-Aminotransferase (AST) $** 85
- **5.5 Glutamat-Pyruvat-Transaminase (GPT)/Alanin-Aminotransferase (ALT) $** 86
- **5.6 Alkalische Phosphatase (AP) $** 87
- **5.7 Gamma-Glutamyltransferase (GGT) $** 89
- **5.8 Cholinesterase (CHE) $** 91
- **5.9 Alpha-Amylase $** 92
- **5.10 Lipase $** 92

5.1 Diagnosestrategie

5.1.1 Herzdiagnostik

Akuter Myokardinfarkt

Bei typischem klin. Befund und eindeutigem infarktspez. EKG Therapiebeginn auch ohne Laborbefunde möglich. Blutentnahmen bei Aufnahme, nach 2–4 h und nach 6–9 h, für cTnT oder cTnI zusätzlich nach 12 h. Die Diagnose sollte auf einem frühen und einem definitiven Marker beruhen.

Akutdiagnostik

- **Kardiales hochsensitives Troponin T oder Troponin I** (hsTnT, hsTnI ▶ 6.5.9): Anstieg 3–8 h nach Infarkteintritt, hohe Kardiospezifität bei guter Sensitivität, gegenwärtig die besten biochem. Marker zur definitiven Diagnose des akuten Myokardinfarkts
- **Gesamt-CK und CK-MB-Aktivität:** für spätere Verlaufskontrolle und grobe Abschätzung der Infarktgröße
- **CK-MB-Masse:** früher Anstieg 3–6 h nach Infarkteintritt, geeignet zum frühen Ausschluss. Wegen hoher Kardiospezifität auch zum Nachweis geeignet. Heute weitgehend durch hs-Troponine ersetzt
- **Myoglobin** (▶ 6.5.8): früher Anstieg 2–6 h nach Infarkteintritt, sensitiv, nicht kardiospez.

Verlaufskontrolle Gesamt-CK und CK-MB decken Reinfarkt zuverlässiger auf als cTnT und cTnI, da sie sich schneller normalisieren (nach etwa 3 d) als Letztere (nach 7–10 d).

- **Kontrolle einer Thrombolysetherapie:** Neben der Koronarangiografie zur Kontrolle der Reperfusion Blutentnahme vor und 90 Min. nach Therapiebeginn. Kardiale Enzyme und Proteine steigen bei erfolgreicher Therapie wegen „Auswaschphänomen" steil und hoch an → etwa 4-facher Anstieg in 90 Min. bei CK-MB-Masse und Myoglobin, etwa 7-facher Anstieg bei cTnT (bester Kontrollparameter).
- **Spätdiagnostik:** cTnT oder cTnI als Marker, die im Blut 7–10 d erhöht bleiben. LDH und LDH$_1$ sind von geringer Bedeutung.

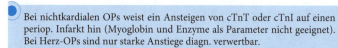

Bei nichtkardialen OPs weist ein Ansteigen von cTnT oder cTnI auf einen periop. Infarkt hin (Myoglobin und Enzyme als Parameter nicht geeignet). Bei Herz-OPs sind nur starke Anstiege diagn. verwertbar.

Risikostratifizierung und Antikoagulationsindikation bei instabiler Angina pectoris

- cTnT und cTnI sind Marker für die Instabilität von Koronargefäßläsionen und erlauben eine labordiagn. Risikostratifizierung bei Pat. mit instabiler Angina pectoris.
- **Risikopatienten:** Pat. mit instabiler Angina pectoris und mäßig erhöhtem cTnT oder cTnI haben ein größeres kardiales Risiko als Pat. mit normalen Werten und müssen überwacht und therapiert werden. Das Risiko steigt mit der Höhe von cTnT und cTnI.
- **Indikation zur Antikoagulation:** Pat. mit erhöhtem cTnT, nicht dagegen mit normalem cTnT, profitieren von einer antithrombotischen Ther. (z. B. mit niedermolekularen Heparinen oder GPIIb/IIIa-Rezeptorantagonisten).

Chronische Herzinsuffizienz
Erhöhte Parameter: B-Typ natriuretisches Peptid (BNP, NT-proBNP) und atriales natriuretisches Peptid (NT-proANP), Galectin-3, Copeptin ▶ 6.5.10.

Risikofaktoren für kardiovaskuläre Erkrankungen
Erfassbare Laborkenngrößen: ↑ LDL-Chol, ↑ Quotient LDL-Chol/HDL-Chol, ↑ Lp(a) (▶ 8.10), ↑ Homocystein (▶ 6.8), ↑ CRP (▶ 6.4.3), Inf. mit *Chlamydia pneumoniae* (▶ 26.27.2).

5.1.2 Leberdiagnostik

Ikterus
Häufiges Leitsymptom bei Erkr. der Leber und Gallenwege. Die Gelbfärbung von Skleren, Haut und Schleimhäuten ist am frühesten an den Skleren zu erkennen (Gesamt-Bili > 2,0 mg/dl).

- **Prähepatischer Ikterus:** ↑ unkonjugiertes (indir.) Bili, z. B. bei vermehrtem Anfall von Bili (▶ 9.2.1) bei hämolytischer Anämie, ineffektiver Erythropoese, großen Hämatomen, Icterus neonatorum, Morbus haemolyticus neonatorum, Myolyse
- **Intrahepatischer Ikterus:** konjugiertes (dir.) und unkonjugiertes Bili als Marker der gestörten hepatischen Aufnahme, verminderten Konjugation und eingeschränkten Sekretion von Bili (▶ 9.2.1). GPT, GOT und GGT als Marker von Leberzellnekrosen, GGT und AP als Cholestasemarker. Ursächlich meist akute Hepatitis (v. a. Virushepatitis), chron. Hepatitis, Leberzirrhose, Leberzell-Ca, Lebermetastasen, toxische Leberschädigung, Leberstauung bei Rechtsherzinsuff., intrahepatische Cholestase, angeborene Hyperbilirubinämien
- **Posthepatischer Ikterus:** konjugiertes und unkonjugiertes Bili als Marker für die Cholestase, δ-Bili (kovalent an Albumin gebundenes konjugiertes Bili, HWZ etwa 18 d) bei überwundener akuter und bei chron. Cholestase (▶ 9.2), GGT und AP als Cholestasemarker. Ursächlich meist Gallensteine, Gallengangs-Ca, Papillen-Ca, Gallengangsatresie, Cholangitis, Pankreas-Ca

Akute Hepatitis
Ätiologie Prim. hepatotrope Hepatitisviren A–E. Abzugrenzen sind andere Formen der infektiösen Hepatitis (EBV, CMV, VZV, HSV, Coxsackie-Viren, Leptospiren, Brucellen, Rickettsien, Salmonellen, selten Parasiten), akute Alkoholhepatitis sowie toxische und medikamenteninduzierte Hepatitiden.

Basisdiagnostik GPT, GOT und GGT als Parameter der Leberzellnekrose, Abschätzung des Schweregrads der Leberparenchymschädigung aus relativer Erhöhung membranständiger (GGT), zytoplasmatischer (GPT, GOT) und mitochondrialer (GOT) Enzyme.

Weiterführende Diagnostik Identifizierung des Hepatitis-Virus durch Nachweis von Virusantigenen, AK und Virus-DNA bzw. -RNA (▶ 27.5).

Chronische Hepatitis
Ätiologie Neben der chron. Virushepatitis (B, C und D) differenzialdiagn. v. a. chron. Autoimmunhepatitis, alkoholtoxische und medikamentenassoziierte chron. Hepatitis.

Basisdiagnostik GPT, GOT und GGT als Leberzellnekroseparameter, in schweren Fällen CHE, Albumin (▶ 6.3.3), AT III (▶ 24.10.1) oder Quick (▶ 24.7.2) als Marker für Leberzellinsuff. γ-Globuline oder IgG bei chron. Autoimmunhepatitis.

Weiterführende Diagnostik
- **Chron. Virushepatitis:** Nachweis von Virusantigenen, AK und Virus-DNA bzw. -RNA (▶ 27.5), HBeAG oder HBV-DNA als Marker für Virusreplikation und Infektiosität bei chron. Hepatitis B, HBC-RNA bei chron. Hepatitis C
- **Chron. Autoimmunhepatitis:** Nachweis von Auto-AK (▶ 22.5), z. B. antinukleäre AK (ANA), AK gegen glatte Muskulatur (SMA) und lösliches Leberantigen (SLA)

Leberzirrhose

Ätiologie Meist Alkoholabusus und chron. Virushepatitis B, C und D, seltener Autoimmunreaktionen (chron. Autoimmunhepatitis, prim. biliäre Zirrhose), chron. Galleabflussbehinderungen durch Steine oder Strikturen und Inf. der Gallengänge (sek. biliäre Zirrhose), Stoffwechselerkr. wie M. Wilson (▶ 6.3.4, ▶ 13.2.4), Hämochromatose (▶ 23.5), α$_1$-Antitrypsin-Mangel (▶ 6.4.4) und vaskuläre Veränderungen (chron. Rechtsherzinsuff., Lebervenenverschluss).

Basisdiagnostik GPT, GOT und GGT als Parameter der Leberzellnekrose, Bili (▶ 9.2.1), GGT und AP als Cholestasemarker, CHE, Albumin, AT III oder Quick zur Erfassung der Leberzellinsuff., Ammoniak bei V. a. hepatische Enzephalopathie.

Weiterführende Diagnostik Serol. Untersuchungen auf chron. Hepatitis B, C und D, Auto-AK, z. B. antimitochondriale Antikörper (AMA) bei prim. biliärer Zirrhose, Coeruloplasmin, Ferritin, α$_1$-Antitrypsin bei V. a. Stoffwechselerkr.

Extrahepatische Cholestase

Ätiologie Häufig bei Choledocholithiasis, Cholangitis, Gallengangs-Ca, Papillen-Ca.

Basisdiagnostik GGT, AP, Gesamt-Bili und konjugiertes Bili als Cholestasemarker (▶ 9.2.1), bei Verschlussikterus zusätzlich GPT und GOT (Nekrosen durch Gallestau).

Weiterführende Diagnostik Lipase bei V. a. biliäre Pankreatitis.

5.1.3 Pankreasdiagnostik

Akute Pankreatitis

Ätiologie Meist Gallenwegserkr. und Alkoholabusus, seltener Hypertriglyzeridämie, posttraumatisch, postop., infektiös, bei Urämie, Medikamenten oder penetrierten Ulzera.

Basisdiagnostik Lipase als Marker für Pankreatitis.

Weiterführende Diagnostik und Überwachung GGT und AP bei biliärer Pankreatitis, GGT, GPT und GOT bei alkoholbedingten Leberveränderungen. Leukozyten (▶ 23.6), E'lyte (▶ 11.2), Säure-Basen-Status (▶ 11.3), Krea (▶ 9.1.2), Glukose (▶ 7.3), Quick, PTT (▶ 24.7.2) und CRP (▶ 6.4.3) zur Kontrolle von Komplikationen und Verlauf.

Chronische Pankreatitis

Ätiologie In 70–80 % d. F. Alkoholabusus, Rest meist idiopathisch.

Basisdiagnostik Bei akuten Schüben der chron. Pankreatitis Lipase. GGT, GPT und GOT bei alkoholischen Leberschäden.

Exokrine Pankreasinsuffizienz

Ätiologie Meist bei chron. Pankreatitis, Pankreas-Ca, Pankreasteilresektion oder Mukoviszidose.

Indirekte Pankreasfunktionsprüfung (Basisdiagnostik):
- Fettausscheidung im Stuhl (▶ 15.2.3): geringe Sensitivität, da Maldigestion erst bei Ausfall der exokrinen Pankreasfunktion von 75–90 % auftritt
- Elastase-1-Ausscheidung im Stuhl (▶ 15.2.3): höhere Sensitivität und Spezifität, Aufdeckung mittelschwerer exokriner Pankreasinsuff. möglich

Direkte Pankreasfunktionsprüfung (Abschätzung des Schweregrads): Sekretin-Pankreozymin-Test (▶ 10.3.4) mit hoher Sensitivität und Spezifität zur Aufdeckung leichter Insuff.

5.2 Kreatinkinase (CK) $

Die lösliche Form der Kreatinkinase (CK) wird aus den genet. determinierten Untereinheiten CK-M und CK-B gebildet. Daraus entstehen die drei dimeren Isoenzyme CK-MB (Myokardtyp), CK-MM (Muskeltyp) und CK-BB (Gehirntyp).
Die CK kommt physiol. nahezu ubiquitär vor, in hoher Aktivität v. a. in der Skelettmuskulatur, im Herzmuskel und im Gehirn, in geringerer Aktivität in Plazenta, Uterus, GIT und Urogenitalsystem. Die relative Verteilung der Isoenzyme gibt Hinweise auf das Herkunftsorgan. HWZ für CK-MB 12 h, für CK-MM 18 h und für CK-BB 3 h. Die CK-MB erreicht im Myokard ihre höchste Aktivität. Obwohl sie nicht vollständig kardiospez. ist, wird sie in Verbindung mit der Gesamt-CK nach den kardialen Troponinen (▶ 6.5.9) weiterhin als biochem. Marker für den akuten Herzinfarkt eingesetzt. Ebenfalls von Bedeutung ist die CK-MB-Masse (Proteinkonz.), die eine höhere Kardiospezifität besitzt als die CK-MB-Aktivität.
Nach ihrer Freisetzung ins Blut entstehen aus CK verschiedene CK-Varianten mit normaler und höherer Molekülmasse. CK-Varianten mit höherer Molekülmasse werden gebildet, wenn CK, insb. CK-BB, durch Ig gebunden wird (Makro-CK Typ 1, kein Hinweis auf eine Erkr.) oder wenn die mitochondriale CK in oligomerer Form vorliegt (Makro-CK Typ 2, kann bei schweren Erkr., z. B. Tumoren, auftreten); s. u. „Störungen und Besonderheiten", „Falsch hohe Werte".

Indikationen
- **Herzmuskelerkr.:** akuter Myokardinfarkt, Verlaufskontrolle des Myokardinfarkts, Kontrolle einer Thrombolysetherapie, Myokarditis
- **Skelettmuskelerkr.:** progressive Muskeldystrophie, Myositis, Polymyositis, Dermatomyositis, Rhabdomyolyse (Crush-Sy.), Polytrauma, Alkoholintoxikation

Untersuchungsmaterial Serum, Heparinplasma.

Bestimmungsmethoden
- **Gesamt-CK:** Bestimmung der katalytischen Konz. (Enzymaktivität), kinetisch im gekoppelten optischen Test. Dabei katalysiert die CK die Spaltung von Kreatinphosphat, worauf es über zwei nachfolgende Reaktionen zur Bildung von $NADPH_2$ kommt.
- **CK-MB-Aktivität:**
  - Immuninhibitionstest: Hemmung der CK-M-Aktivität (in CK-MM und CK-MB) durch Zugabe von inhibierenden Anti-CK-M-AK im Testansatz

und Bestimmung der CK-B-Aktivität. Ermittlung der CK-MB-Aktivität durch Multiplikation mit Faktor 2 oder im Test mit doppeltem Signal
- Isoenzymelektrophorese: Zelluloseacetatfolie oder Agarosegel. Auftrennung von CK-Isoenzymen, Isoformen und makromolekularen Varianten. Hauptsächlich zum Nachweis einer Makro-CK
- **CK-MB-Masse:** Lumineszenz-, Fluoreszenz- oder Enzymimmunoassays. Unter Einsatz CK-MB-spez. oder beim Doppelantikörperprinzip CK-M- und CK-B-spez. AK. Berechnung der CK-MB-Masse/Gesamt-CK-Ratio (bei Skelettmuskelschädigungen < 0,025).

Referenzbereiche ▶ Tab. 5.1.

Tab. 5.1 Referenzbereiche Kreatinkinase

Kreatinkinase (Gesamt-CK)	Männer	< 170 U/l	
	Frauen	< 145 U/l	
	Kinder < 6 Mon.	< 300 U/l	
	Kinder < 6 d	< 700 U/l	
Kreatinkinase-Isoenzym MB (CK-MB)		CK-MB-Aktivität	CK-MB-Masse
	Erwachsene	< 24 U/l	< 6,0 µg/l

Messtemperatur 37 °C: internationale Standardisierung. Primäre IFCC-Referenzmethode. Vorläufige Referenzbereiche.

Bewertung erhöhter Werte
- **Myokardinfarkt:**
  - **Gesamt-CK:** Aktivitätsanstieg frühestens nach 4 h, regelmäßig 4–12 h nach Infarkteintritt; max. Erhöhung nach etwa 20 h.
  - **CK-MB-Aktivität:** üblich 6–25 % der Gesamt-CK-Aktivität. CK-MB < 6 % und ↑ Gesamt-CK → V. a. Skelettmuskelschaden. CK-MB > 25 % → V. a. Makro-CK oder CK-BB (s. u. „Störungen und Besonderheiten", „Falsch hohe Werte"). Wiederanstieg von Gesamt-CK und CK-MB weisen auf Reinfarkt hin.
  - **CK-MB-Masse:** höhere Spezifität und Sensitivität für Infarkt als CK-MB-Aktivität. Erhöhung spricht für Herzinfarkt.
- **Weitere Herzmuskelerkr.:** Anstieg von Gesamt-CK und CK-MB bei Myokarditis, z. T. bei Endokarditis und Perikarditis. Bei instabiler Angina pectoris teilweise geringe Anstiege von CK-MB-Masse, die im Referenzbereich liegen. Anstieg von Gesamt-CK und CK-MB nach operativen Eingriffen am Myokard
- **Skelettmuskelerkr.:** progressive Muskeldystrophie (Typ Duchenne), Myositis, Polymyositis, Dermatomyositis, operative Eingriffe, Traumen, i. m. Injektionen, Intoxikationen mit Ethanol, organischen Lösungsmitteln, Amphetamin, Barbituraten, Theophyllin, Heroin
- **Sonstige Erkr.:** Subarachnoidalblutung, Schädel-Hirn-Trauma, neurochirurgische Eingriffe, myeloproliferatives Sy. (CK-BB), verschiedene Karzinome (Makro-CK Typ 2, teilweise CK-BB), Hypothyreose

Störungen und Besonderheiten
Falsch hohe Werte:
- **Gesamt-CK:** hämolytische Seren (Adenylatkinase aus Erythrozyten), bei Leberstauung nach Rechtsherzinsuff. (Adenylatkinase aus der Leber), körperliche Aktivität.

- **CK-MB (Immuninhibitionstest):** hohe Konz. von CK-BB (z. T. bei zerebralen Erkr. und fortgeschrittenen Tumorleiden, insb. Prostata- und Lungen-Ca), Makro-CK Typ 1 und Typ 2. CK-MB-Anteile von mehr als ca. 30 % der Gesamt-CK sprechen für das Vorliegen anderer CK-Isoformen wie CK-BB oder sog. Makro-CK (s. o.). Da in diesen Fällen nicht – wie bei der CK-MB – der „M"-Anteil gehemmt wird, die „Rest"-Aktivität nach Zugabe des M-Ketten-Inhibitors aber dennoch mit Faktor 2 multipliziert wird (s. o.), kann der scheinbare „CK-MB"-Anteil bis zu 200 % der Gesamt-CK betragen: Wenn weder CK-MM noch CK-MB vorliegt (wie im Normalfall), dann wird durch den M-Ketten-Inhibitor auch keine Aktivität gehemmt und die volle Aktivität wird (fälschlich) mit Faktor 2 multipliziert. Bei Vorliegen gemischter CK-Isoenzym-Formen können dementsprechend beliebige scheinbare „CK-MB"-Anteile erscheinen.

Da in solchen Isoenzym-Mischungen ein echter CK-MB-Anteil nicht erkannt werden kann, ist ein Myokardschaden nur mithilfe eines kardialen Troponins erkennbar (▶ 6.5.9).

Falsch niedrige Werte: Gesamt-CK und CK-MB: Aktivitätsabfall um ca. 15 % in 24 h bei 20 °C

Merke
- Ergänzende Parameter beachten:
  - Herzmuskelerkr.: kardiales Troponin T, kardiales Troponin I (Myokardinfarkt, instabile Angina pectoris, kardiospez., sensitiv) ▶ 6.5.9, Myoglobin (Myokardinfarkt, frühester Parameter, sensitiv, nicht spez.)
  - Skelettmuskelerkr.: CK-Gesamt (kann ↑ ↑ ↑ sein), Myoglobin, LDH
- Makro-CK: Bestimmung der Makro-CK Typ 1 und Typ 2 bei hohen CK-MB-Anteilen an der Gesamt-CK
- Gesamt-CK und CK-MB geeignet für Verlaufskontrolle eines Myokardinfarkts und für die Erkennung eines Rezidivs
- Gesamt-CK und CK-MB erlauben grobe Abschätzung der Infarktgröße

5.3 Laktatdehydrogenase (LDH) $

Die LDH wird aus den genet. determinierten Untereinheiten H (Herz-Typ) und M (Muskel-Typ) gebildet. Es lassen sich die fünf zytoplasmatisch vorkommenden Isoenzyme LDH_1 (H_4), LDH_2 (H_3M), LDH_3 (H_2M_2), LDH_4 (HM_3) und LDH_5 (M_4) unterscheiden. LDH kommt in allen Geweben vor, wobei sich die höchste Aktivität in Skelettmuskulatur, Herzmuskel, Niere, Gehirn und Leber findet. Erhebliche Aktivitäten treten ebenfalls in Milz, Lunge, Nebennieren, Erys, Thrombo- und Leukozyten auf.

Aufgrund des ubiquitären Vorkommens der LDH im Organismus und der daraus resultierenden fehlenden Organspezifität eignet sich die Gesamt-LDH allein nur wenig als diagn. Parameter. Da die Isoenzyme LDH_1 und LDH_2 in Herzmuskel, Niere und Erythrozyten, LDH_3 in Milz, Lunge und Thrombozyten, LDH_4 und LDH_5 in Leber und Skelettmuskulatur überwiegen, sind aus der relativen Verteilung der Isoenzyme in gewissem Umfang Schlüsse bzgl. des Herkunftsorgans zu ziehen. Die HWZ der LDH-Isoenzyme variieren stark: für LDH$_5$ 8–12 h, für LDH$_1$ 3–7 d.

Indikationen Als ergänzender Parameter bei:
- Hämolytischen und megaloblastären Anämien
- Myokardinfarkt (auch mehrere Tage zurückliegend)
- Skelettmuskelerkr.
- Lebererkr., Intoxikationen
- Lungenembolie
- Malignomen

Untersuchungsmaterial Serum, Plasma.

Bestimmungsmethoden
- **LDH:** Bestimmung der katalytischen Konz. (Enzymaktivität), kinetisch, im einfachen optischen Test. Dabei katalysiert die LDH die Oxidation von L-Laktat zu Pyruvat unter Bildung von NADH$_2$.
- **LDH-Isoenzyme:** elektrophoretische Trennung auf Zelluloseacetatfolie oder Agarosegel. Das Isoenzym LDH$_1$ wird darüber hinaus selektiv nach chem. Hemmung oder immunchem. Präzipitation von LDH$_{2-5}$ bestimmt.

Referenzbereiche ▶ Tab. 5.2.

Tab. 5.2 Referenzbereiche* Laktatdehydrogenase (LDH; in U/l)

	37 °C**
Erwachsene	< 250
Kinder 1–15 J.	< 400
Kinder < 1 J.	< 450
Neugeborene	< 780

* Primäre IFCC-Referenzmethode. Vorläufige Referenzbereiche
** Messtemperatur 37 °C: internationale Standardisierung

Bewertung erhöhter Werte
- **Herzmuskelerkr.** (LDH$_1$): Myokardinfarkt (auch mehrere Tage zurückliegend, lange HWZ), Myokarditis, Perikarditis, Endokarditis, nach diagn. und ther. Maßnahmen am Herzen, Herzrhythmusstörungen
- **Hämatol. Erkr.:** hämolytische Anämie, megaloblastäre Anämie, perniziöse Anämie, intravasale Hämolyse, infektiöse Mononukleose (Lymphozyten)
- **Skelettmuskelerkr.:** Muskeldystrophie, Speicherkrankheiten, Muskelentzündungen, Trauma, toxische Muskelschädigungen
- **Leber- und Gallenwegserkr.** (LDH$_5$): akute Hepatitis, akute Parenchymzellschädigung durch Intoxikation (z. B. Pilzvergiftungen, typisches Muster LDH > GOT > GPT)
- **Lungenembolie** (LDH$_3$)
- **Maligne Tumoren** (hoher Zellumsatz)

Störungen und Besonderheiten Im Serum höhere Werte als im Plasma (Hämolyse durch Gerinnungsvorgang).
- **Falsch hohe Werte:** Hämolyse, körperliche Belastung
- **Falsch niedrige Werte:** Oxalat und Fluorid als Antikoagulanzien (DGKC-Methode bei 25 °C)

Befundkonstellationen und zeitlichen Verlauf beachten:
- **Herzmuskelerkr.:** diagn. Parameter sind v. a. Gesamt-CK, CK-MB, kardiales Troponin T oder Troponin I. LDH, insb. LDH_1, ist bei einige Tage zurückliegendem Herzinfarkt aufgrund mehrtägiger HWZ ↑. LDH_1-Aktivität > 45 % der Gesamt-LDH-Aktivität
- **Hämatol. Erkr.:** BB, Diff-BB. Hämolyseparameter: Hp ↓, Bili ↑

Wegen der sehr geringen Organspezifität der LDH ist die diagn. Spezifität gering. Die Verhältnisse von LDH_1 (Herzmuskel, Erythrozyten) bzw. LDH_5 (Leber) zu Gesamt-LDH erhöhen den Aussagewert der LDH.

5.4 Glutamat-Oxalacetat-Transaminase (GOT)/ Aspartat-Aminotransferase (AST) $

Die Glutamat-Oxalacetat-Transaminase (GOT oder Aspartat-Aminotransferase [AST]) kommt überwiegend in der Leber sowie in der Herz- und Skelettmuskulatur vor. In den Hepatozyten liegt die GOT zu etwa 30 % gelöst im Zytoplasma und zu etwa 70 % an mitochondriale Strukturen gebunden vor. HWZ: 17 h. Wichtiger Leberzellnekroseparameter. In Verbindung mit der GPT Hinweis auf die Schwere der Leberzellschädigung.

Indikationen Diagnostik, Differenzierung und Verlaufskontrolle bei Leber- und Gallenwegserkr. und bei Skelettmuskelerkr.

Untersuchungsmaterial Serum, (Heparin-, EDTA-)Plasma.

Bestimmungsmethode Bestimmung der katalytischen Konz. (Enzymaktivität), kinetisch im gekoppelten optischen Test. Dabei katalysiert die GOT die Transaminierung von L-Aspartat und 2-Oxyglutarat. Das entstehende Oxalacetat wird unter Verbrauch von $NADH_2$ reduziert.

Referenzbereiche ▶ Tab. 5.3.

Tab. 5.3 Referenzbereiche Glutamat-Oxalacetat-Transaminase (GOT)/Aspartat-Aminotransferase (AST) (in U/l)

Männer	< 35
Frauen	< 31
Kinder 1–15 J.	< 50

Messtemperatur 37 °C: internationale Standardisierung. Primäre IFCC-Referenzmethode. Vorläufige Referenzbereiche

Bewertung erhöhter Werte
- ↑ ↑ ↑: akute Virushepatitis, toxische Leberschädigungen (Pilzgifte, Tetrachlorkohlenstoff, Halothan), progressive Muskeldystrophie
- ↑ ↑: chron. Virushepatitis, chron. Autoimmunhepatitis, chron. Alkoholhepatitis, medikamentenassoziierte chron. Hepatitis, Leberzirrhose, extrahepatische Cholestase (Erhöhung insb. in den ersten 1–2 d), Traumata, Herzinfarkt
- ↑: Lebertumoren, Lebermetastasen, Leberschädigung durch Medikamente, infektbedingte Erkr. mit Leberbeteiligung, Cholangitis, Myokarditis, akute Stauungsleber (z. B. Herzinsuff., Lungenembolie)

Störungen und Besonderheiten

Falsch hohe Werte: Hämolyse, starke Muskelarbeit, Makro-GOT, Medikamente (Einflussgrößen), z. B. Allopurinol, α-Methyldopa, Amiodaron, Azathioprin, Carbamazepin, Chlorpromazin, Diclofenac, Disulfiram, Isoniazid, Methotrexat, Rifampicin, Sulfasalazin, Tamoxifen, Verapamil.

Das früher als Nekrosemarker eingesetzte zytoplasmatische Leber-Enzym **GLDH** (Glutamatdehydrogenase) wird heute in den meisten Labors nicht mehr gemessen:
- Es steht keine standardisierte IFCC-Methode zur Verfügung.
- Leicht erhöhte Aktivitäten sind häufig unspez. und können die Ursache von Fehlinterpretationen sein.
- Auch die GOT liegt zu 80 % zytoplasmatisch vor und ist damit als zellulärer Nekrosemarker geeignet (s. u., „De-Ritis-Quotient").

> **Merke**
> - De-Ritis-Quotient = GOT/GPT (AST/ALT); erlaubt bei Lebererkr. Rückschlüsse auf den Schweregrad der Hepatozytenschädigung:
>   – Akute Virushepatitis: bis 0,7 unkomplizierter Verlauf, > 0,7 nekrotisierender Verlauf
>   – Chron. Hepatitis, alkoholische Hepatitis, Leberzirrhose: ≥ 1
>   – Nichthepatisch (Trauma/Myokardinfarkt): > 1
> - Gallenwegserkr.: ↑ Leberzellnekroseparameter und ↑ Cholestaseparameter (Bili, AP, GGT). Beim Verschlussikterus Anstieg der Cholestaseparameter nach etwa 24 h, Abfall von GOT und GPT.
> - Die diagn. Sensitivität der GOT bei Lebererkr. ist mit etwa 70 % schlechter als die der GPT.

5.5 Glutamat-Pyruvat-Transaminase (GPT)/ Alanin-Aminotransferase (ALT) $

Die Glutamat-Pyruvat-Transaminase (GPT) oder Alanin-Aminotransferase (ALT) kommt vorwiegend in der Leber vor, daneben in Herz- und Skelettmuskulatur. Sie ist hauptsächlich im Zytoplasma der Leberparenchymzellen lokalisiert. Aktivitätserhöhungen i. S. sind weitgehend spez. für Lebererkr. HWZ: 47 h. Wichtigster Leberzellnekroseparameter. In Verbindung mit der GOT Hinweis auf die Schwere der Leberzellschädigung.

Indikationen Diagnostik, Differenzierung und Verlaufskontrolle bei Leber- und Gallenwegserkr.

Untersuchungsmaterial Serum, (Heparin-, EDTA-)Plasma.

Bestimmungsmethode Bestimmung der katalytischen Konz. (Enzymaktivität), kinetisch im gekoppelten optischen Test. Dabei katalysiert die GPT die Transaminierung von L-Alanin und 2-Oxyglutarat. Das entstehende Pyruvat wird unter Verbrauch von $NADH_2$ reduziert.

Referenzbereiche ▶ Tab. 5.4.

Bewertung erhöhter Werte
- ↑ ↑ ↑: akute Virushepatitis, toxische Leberschädigungen (Pilzgifte, Tetrachlorkohlenstoff, Halothan)

Tab. 5.4 Referenzbereiche Glutamat-Pyruvat-Transaminase (GPT)/Alanin-Aminotransferase (ALT) (in U/l)

Männer	< 45
Frauen	< 35
Kinder 1–15 J.	< 25

Messtemperatur 37 °C: internationale Standardisierung. Primäre IFCC-Referenzmethode. Vorläufige Referenzbereiche

- ↑↑: chron. Virushepatitis, chron. Autoimmunhepatitis, Alkoholhepatitis, medikamentenassoziierte chron. Hepatitis, infektbedingte Erkr. mit Leberbeteiligung, extrahepatische Cholestase (Erhöhung insb. in den ersten 1–2 d), Leberzirrhose, Stauungsleber
- ↑: Fettleber, Lebertumoren, Lebermetastasen, Leberschädigung durch Medikamente, Cholangitis

Störungen und Besonderheiten
Falsch hohe Werte: starke Muskelarbeit (gering ↑), Hämolyse (gering ↑), Medikamente (Einflussgrößen), Beispiele s. GOT

Merke
- De-Ritis-Quotient (▶ 5.4).
- Bei Gallenwegserkr. neben ↑ Leberzellnekrose-Parametern auch Cholestaseparameter ↑ (Bili, AP, GGT). Beim Verschlussikterus Anstieg der Cholestaseparameter nach etwa 24 h, Abfall von GPT und GOT.
- Bei Leber- und Gallenwegserkr. ist die diagn. Aussagekraft der GPT hoch: diagn. Sensitivität = 83 %, diagn. Spezifität ggü. Gesunden = 98 %, ggü. Nichtleberkranken = 84 %.

5.6 Alkalische Phosphatase (AP) $

Die verschiedenen Formen der AP werden von vier Genen codiert. Drei Gene codieren die gewebespez. Isoenzyme Dünndarm-AP, Plazenta-AP und Keimzell-AP, das vierte Gen das gewebeunspez. Isoenzym, das hauptsächlich in Leber, Knochen und Nieren vorkommt. Durch posttranslationale Modifikationen entstehen hieraus Leber-AP, Knochen-AP und Nieren-AP. Die verschiedenen Formen der AP sind membrangebunden. Die Aktivität im Normalserum ist hauptsächlich auf das Leber- und Knochenisoenzym zurückzuführen. HWZ 3–7 d. Klin. bedeutsam ist die AP v. a. als Cholestaseparameter und als Marker für verstärkte Osteoblastenaktivität.

Indikationen
- Leber- und Gallenwegserkr.
- Knochenerkr. mit ↑ Osteoblastenaktivität, z. B. Osteomalazie, M. Paget, prim. Hyperparathyreoidismus (HPT), sek. HPT (Niereninsuff.), Knochentumoren, -metastasen, -Tbc, Frakturheilung
- Isoenzymdifferenzierung bei klin. nicht eindeutigen Zuständen und V. a. mehrere Ursachen für AP-Erhöhung (Knochen-AP und Leber-AP)

Untersuchungsmaterial   Serum, Heparinplasma.

Bestimmungsmethode
- **Gesamt-AP:** Bestimmung der katalytischen Konz. (Enzymaktivität), kinetisch im kolorimetrischen Test. Dabei katalysiert die AP die Hydrolyse von 4-Nitrophenylphosphat unter Bildung von 4-Nitrophenolat.
- **AP-Isoenzyme:** verschiedene Testverfahren wie differenzielle Hitzeinaktivierung, Anwendung von chem. Inhibitoren, Fällung mit Lektinen, HPLC-Trennung, elektrophoretische Trennung auf Zelluloseacetatfolie oder Polyacrylamidgel, isoelektrische Fokussierung, Immuninhibitionstest oder Immunoassay. Die ermittelten AP-Isoenzym-Aktivitäten sind methodenabhängig.

Referenzbereiche ▶ Tab. 5.5.

Tab. 5.5 Referenzbereiche Alkalische Phosphatase und Isoenzymtypisierung

	Gesamt-AP (U/l
Männer	40–130
Frauen	55–105
Kinder < 15 J.	40–390

Messtemperatur 37 °C: IFCC-Referenzmethode. Vorläufige Referenzbereiche

Bewertung Die Gesamt-AP-Aktivität ist vom Knochenwachstum abhängig. Referenzbereiche von Kindern und Jugendlichen sind damit stark wachstumsabhängig.
- **Leber- und Gallenwegserkr. (Leber-AP):**
  - ↑ ↑ ↑: intra- und extrahepatische Cholestase, Cholangitis, cholestatische Verlaufsform akuter Virushepatitiden, alkoholtoxische Hepatitis, prim. Leberzell-Ca, Lebermetastasen
  - ↑ – ↑ ↑: akute Virushepatitis, chron. Hepatitis, Leberzirrhose, Leberschädigung durch Pharmaka
- **Knochenerkr. (Knochen-AP):** ↑ – ↑ ↑ ↑: M. Paget, Osteosarkom, multiple Knochenmetastasen, prim. und sek. HPT, Osteomalazie, Knochenfrakturen
- **Sonstige:** maligne Tumoren (Gesamt-AP und Knochen-AP teilweise ↑), Schwangerschaft im letzten Trimenon (Plazenta-AP)

Störungen und Besonderheiten
- **Falsch hohe Werte:** Medikamente (Einflussgrößen), z. B. Allopurinol, Carbamazepin, Cotrimoxazol, Cyclophosphamid, Erythromycin, Goldpräparate, Isoniazid, Ketoconazol, Methotrexat, α-Methyldopa, Naproxen, Nitrofurantoin, Oxacillin, Papaverin, Penicillamin, Phenobarbital, Phenytoin, Primidon, Propylthiouracil, Ranitidin, Rifampicin, Trimethoprim/Sulfamethoxazol, Sulfasalazin
- **Falsch niedrige Werte:** Citrat, EDTA und Oxalat als Antikoagulanzien (präanalytischer Fehler). Medikamente (Einflussgrößen), z. B. Clofibrat, orale Kontrazeptiva

> **Merke**
> - Typische Enzymmuster und ergänzende Parameter beachten. Isoenzymtypisierung selten erforderlich (nur bei labordiagn. und klin. nicht eindeutigen Fällen)
> - **Leber- und Gallenwegserkr.:** Cholestaseparameter (Bili, GGT, AP), Leberzellnekroseparameter (GOT, GPT, GLDH)
> - **Knochenerkr.:** Calcium, Phosphat (▶ 12.2, ▶ 12.3), Parathormon (▶ 12.4)

Knochen-AP-Isoenzym (Ostase, BAP)

Bestimmungsmethoden ELISA mit Aktivitätsmessung, IRMA, Fällung oder elektrophoretische Trennung mit Weizenkeim-Lektin, elektrophoretische Trennung nach Neuraminidase-Behandlung.

Das Knochen-AP-Isoenzym ist auf den Osteoblasten lokalisiert und sein Aktivitätsanstieg i. S. wird daher durch eine vermehrte Osteoblastenaktivität verursacht. Die Kreuzreaktivität mit dem Leber-AP-Isoenzym beträgt für die Immunoassays ca. 5–7 %. Kreuzreaktionen und die Referenzbereiche sind methodenabhängig.
Folgende Zustände mit erhöhtem Knochenumsatz sind häufig mit einer **erhöhten Serumaktivität der Knochen-AP** assoziiert (in Abhängigkeit vom Verhältnis der Osteoblasten- zur Osteoklastenaktivität):
- Wachstumsphase
- Skelettmetastasen bei Tumoren
- Renale Osteodystrophie, Dialysepat., Nierentransplantation (passager)
- Osteoporose
- Hyperparathyreoidismus
- M. Paget

Referenzbereiche ▶ Tab. 5.6.

Tab. 5.6 Referenzbereiche (IRMA)

Alter (J.)	Geschlecht	Referenzbereich (µl/l)
< 10	m + w	15–130
11–14	m	5–120
15–17	m	30–70
18–19	m	15–50
> 19	m	5–20
11–12	w	25–125
13–16	w	5–55
17–20	w	2–30
> 20	w	1–15
Postmenopausal		< 20

5.7 Gamma-Glutamyltransferase (GGT) $

Die GGT (auch: γ-GT) kommt in Leber, Nieren, Pankreas, Dünndarm, Lunge, Milz u. a. Geweben vor. Die i. S. erfassbare GGT stammt aus der Leber, sodass sie diagn. ein für die Leber und Gallenwege spez. Enzym ist. Die GGT ist membranständig und findet sich überwiegend in den kanalikulären und sinusoidalen Segmenten der Hepatozytenmembran sowie in den Epithelien der Gallenwege. Auf der Membranständigkeit beruht die hohe Sensitivität für Leber- und Gallenwegserkr. Im Serum ist die GGT größtenteils an HDL u. a. Lipoproteine gebunden. HWZ 3–4 d. Die GGT ist klin. ein Leberzellnekrose- und Cholestaseparameter.

Indikationen Leber- und Gallenwegserkr. Kontrolle von chron. Alkoholkonsum.

Untersuchungsmaterial Serum, (Heparin-, EDTA-)Plasma.

Bestimmungsmethode Bestimmung der katalytischen Konz. (Enzymaktivität), kinetisch im kolorimetrischen Test. Dabei katalysiert die GGT eine Gamma-Glutamyl-Übertragung unter Bildung von 5-Amino-2-nitrobenzoat.

Referenzbereiche ▶ Tab. 5.7.

Tab. 5.7 Referenzbereiche Gamma-Glutamyltransferase (GGT; in U/l)	
Männer:	< 55
Frauen:	< 38
Kinder:	
• 1–12 J.:	< 22
• 6–12 Mon.:	< 39
• 1. Tag –1. Mon.:	< 132
Messtemperatur 37 °C: internationale Standardisierung. Primäre IFCC-Referenzmethode. Vorläufige Referenzbereiche	

Bewertung Sensitivster Parameter zur Diagnostik von Leber- und Gallenwegserkr. Neben Zellschädigung können GGT-Erhöhungen auf Enzyminduktion durch Alkohol oder Medikamente beruhen.

Erhöhte Werte:
- ↑ ↑ ↑: intra- und extrahepatische Cholestase (bei extrahepatischer Cholestase höher), Cholangitis, cholestatische Verlaufsform einer akuten Virushepatitis, alkoholtoxische Hepatitis (Leitenzym), toxische Leberschädigung (z. B. Tetrachlorkohlenstoff)
- ↑ ↑: chron. Hepatitis, Leberzirrhose, Lebertumoren, Lebermetastasen, Leberschädigung durch Pharmaka (Antikonvulsiva, Sedativa), akute und chron. Pankreatitis (Hinweis auf alkoholtoxische Genese oder Gallenwegserkr.)
- ↑: unkomplizierte Virushepatitis, chron. Alkoholabusus (Enzyminduktion oder Lebererkr.), Fettleber, Diab. mell.

Störungen und Besonderheiten
- **Falsch hohe Werte:** Medikamente (Einflussgrößen), z. B. Thyreostatika, Azathioprin, Thiaziddiuretika, Phenytoin, Phenobarbital
- **Falsch niedrige Werte:** Citrat und Fluorid als Antikoagulanzien

Merke
- Als Cholestaseparameter im Zusammenhang mit AP und Bilirubin bewerten.
- Bei parenchymatösen Lebererkr. auf Leberzellnekrose-Parameter (GOT, GPT, GLDH) sowie Lebersynthese-Parameter (Quick, CHE, Albumin) achten.
- Bei chron. Alkoholabusus MCV und CDT häufig ↑.
- Mit einer diagn. Sensitivität von 95 % ist die GGT der sensitvste Parameter für die Erkennung von Leber- und Gallenwegserkr. Spezifität ggü. Gesunden: 96 %, ggü. Nicht-Leberkranken jedoch nur 74 %.
- Eine vermehrte GGT ist mit einem erhöhten kardiovaskulären Risiko assoziiert.

5.8 Cholinesterase (CHE) $

Acetylcholinesterase (Acetylcholin-Acetylhydrolase) spaltet spez. Acetylcholin. Vorkommen in der grauen Substanz des ZNS, an motorischen Endplatten der Muskelzelle und in Erys, nicht aber im Plasma.

Acetylcholin-Acetylhydrolase, in der Medizin üblicherweise Cholinesterase (CHE) genannt, stellt eine Gruppe mehrerer genet. bedingter Varianten dar. Sie spalten neben Acetylcholin auch Butyrylcholin u. a. Acylcholine sowie die entsprechenden Thiocholine. CHE kommt in Plasma, Leber, Darmschleimhaut, Pankreas und Milz vor. Funktion im Plasma unbekannt. HWZ: 10 d.

Im Vergleich zur häufigsten CHE-Variante (95 %) weisen verschiedene atypische Varianten eine verminderte Enzymaktivität auf. Sie führen zu einer verzögerten Spaltung des bei chir. Eingriffen verwendeten neurovaskulären Blockers Succinylcholin und somit verlängerten Apnoe-Phasen nach OPs. Klin. von Bedeutung ist CHE als Marker der Leberzellinsuff.

Indikationen
- Lebererkr. mit eingeschränkter Synthesefunktionsleistung
- Intoxikationen mit Pestiziden (z. B. organische Phosphorsäureester)
- V. a. atypische CHE-Varianten (Bestimmung der Dibucainzahl). Verdacht besteht, wenn bei ausgeschlossener Leberzellinsuff. oder Intoxikation die CHE erniedrigt ist

Untersuchungsmaterial   Serum, Plasma.

Bestimmungsmethode
- **CHE-Aktivität:** Bestimmung der katalytischen Konz. (Enzymaktivität), kinetisch im kolorimetrischen Test. Dieser beruht auf der durch die CHE katalysierten Spaltung von Butyrylthiocholinjodid und der nachfolgenden Bildung von 5-Mercapto-2-nitrobenzoat.
- **Dibucainzahl** (Labordiagnostik auf atypische CHE-Varianten): Dibucain hemmt die CHE-Aktivität. Sie wird ohne und mit Zusatz von Dibucain gemessen und die Dibucainzahl als prozentuale Aktivitätshemmung angegeben.

Referenzbereiche   ▶ Tab. 5.8.

Tab. 5.8 Referenzbereiche Cholinesterase (CHE und Dibucainzahl)

Erwachsene	4,9–12,0 kU/l
Frauen bei Schwangerschaft/oraler Kontrazeption	3,7–9,1 kU/l
Dibucainzahl	> 70 %

Messtemperatur 37 °C: Referenzmethode der DGKC. Vorläufige Referenzbereiche

Bewertung
Erniedrigte Werte:
- Verminderte Syntheseleistung der Leber (Syntheseparameter): Leberzirrhose, chron. Hepatitis, chron. Leberstauung, Lebertumoren, septischer Schock. CHE besser zur Erkennung von Proteinsyntheseleistungsstörungen geeignet als Albumin (HWZ CHE < HWZ Albumin)
- Intoxikationen mit organischen Phosphorsäureestern und Carbamatestern (↓↓↓): z. B. Parathion; das Abbauprodukt Paraoxon hemmt die CHE
- Medikamente: Neostigmin, Physostigmin, Pyridostigmin, Cyclophosphamid (CHE-Inhibitoren)

Erhöhte Werte:
- Erkr. mit Proteinverlust: nephrotisches Sy., exsudative Enteropathie (kompensatorisch gesteigerte Proteinsynthese)
- Sonstiges: Diab. mell., KHK, Hypertriglyzeridämie, Fettleber

Erniedrigte Dibucainzahl: Vorliegen atypischer CHE-Varianten

Störungen und Besonderheiten
Falsch niedrige Werte: Ethinylöstradiol enthaltende Kontrazeptiva, Schwangerschaft ab 2. Trimenon

> **Merke**
> - Zur Beurteilung der Lebersyntheseleistung weitere Parameter beachten: Quick, INR, Albumin, Chol.
> - Bei akut auftretender Leberzellinsuff. kann die CHE wegen ihrer HWZ von ca. 10 d noch normal sein.

5.9 Alpha-Amylase $

Die Bestimmung der Amylase wird wegen ihrer geringen Spezifität heute nicht mehr empfohlen[1] (Erhöhung nicht nur bei Pankreatitis, sondern auch bei schweren intraabdom. Erkr., Speicheldrüsenerkr. wie Mumps oder Parotitis, malignen Tumoren und Niereninsuff.). Eine akute Pankreatitis ist zuverlässiger durch die Messung der Lipaseaktivität (Lipase ▶ 5.10) zu diagnostizieren, die innerhalb von 48–72 h nach Schmerzbeginn auf Werte um das > 3-Fache des oberen Normalwerts ansteigt (Sensitivität 90–100 %, Spezifität 60–97 %).

5.10 Lipase $

Lipase wird in den Azinuszellen des Pankreas gebildet. Sie katalysiert im Darmlumen unter Mitwirkung von Gallensäuren und Colipase die Spaltung von Triglyzeriden zu Diglyzeriden und Fettsäuren. Die Lipase gelangt zu einem geringen Teil in die Blutbahn. Sie ist ein pankreasspez. Enzym. In der Niere wird Lipase glomerulär filtriert, vollständig tubulär resorbiert und metabolisiert, sodass sie nicht i. U. vorkommt. HWZ 7–14 h.

Indikationen
- Akute und chron. Pankreatitis, Pankreastumoren
- Pankreasbeteiligung bei abdom. Erkr. (akutes Abdomen)

Untersuchungsmaterial   Serum, (Heparin-, EDTA-)Plasma.

Bestimmungsmethode
- **Farbtest:** Bestimmung der katalytischen Konz. (Enzymaktivität), kinetisch im kolorimetrischen Test. Spaltung eines synthetischen Triacylglyzerins durch Lipase mit nachfolgender Entstehung eines Farbstoffs

---

[1] Huber W, Schmid RM. Akute Pankreatitis: Evidenzbasierte Diagnostik und Therapie. Dt Ärztebl 2007; 25: A1.832–1841.

- **Turbidimetrische Bestimmung:** Lipase katalysiert unter Zusatz von Natriumdesoxycholat und Colipase die Hydrolyse von Triolein zu Diolein und Fettsäuren. Messung der Trübungsabnahme
- **Titrimetrische Bestimmung:** Hydrolyse einer Emulsion von Triolein durch Lipase und Kopplung mit einer kontinuierlichen Titration

Referenzbereich   Erw.: < 60 U/l (Messtemperatur 37 °C): Farbtest. Vorläufiger Referenzbereich.

Bewertung erhöhter Werte
- ↑ ↑ ↑: akute Pankreatitis, akuter Schub einer chron. Pankreatitis
- ↑ – ↑ ↑: Pankreastumoren (häufig Spätstadium), Pankreasaffektionen i. R. von abdom. Erkr., Niereninsuff. (renale Retention), nach ERCP

Störungen und Besonderheiten
- Bei geringer Enzymaktivität ist die turbidimetrische Bestimmung wenig präzise.
- **Falsch hohe Werte:** Makrolipase (Immunkomplex von Lipase mit IgG, sehr selten).

> **Merke**
> Zusätzlich erhöhte Cholestaseparameter → V. a. biliäre Pankreatitis

6 Proteine und Aminosäuren

Birgid Neumeister

6.1 **Plasmaproteine** 96
6.2 **Globale Plasmaproteine** 96
6.2.1 Hintergrund 96
6.2.2 Diagnosestrategie 96
6.2.3 Gesamtprotein $ 96
6.2.4 Serumprotein-Elektrophorese $ 97
6.3 **Bindungs- und Transportproteine** 99
6.3.1 Grundlagen 99
6.3.2 Diagnosestrategie 99
6.3.3 Albumin $ 99
6.3.4 Coeruloplasmin $$ 100
6.3.5 Haptoglobin $$ 101
6.4 **Akute-Phase-Proteine** 102
6.4.1 Grundlagen 102
6.4.2 Diagnosestrategie 102
6.4.3 C-reaktives Protein (CRP) $$ 103
6.4.4 α_1-Antitrypsin (α_1-AT) $$ 104
6.5 **Zelluläre Proteine und Peptide mit Markerfunktion im Plasma** 106
6.5.1 Grundlagen 106
6.5.2 Diagnosestrategie 106
6.5.3 Procalcitonin (PCT) $$ 106
6.5.4 α_1-Mikroglobulin $$ 107
6.5.5 β_2-Mikroglobulin $$ 108
6.5.6 Cystatin C $$ 109
6.5.7 NGAL (Neutrophil Gelatinase-Associated Lipocalin) $$ 110
6.5.8 Myoglobin $ 110
6.5.9 Kardiales Troponin (cTn) $$ 112
6.5.10 CT-proAVP (Copeptin) $$ 114
6.5.11 Natriuretische Peptide (BNP, NT-proBNP) $$ 115
6.5.12 Galectin-3 $$ 117
6.5.13 Dickkopf-3 (Dkk3) 117
6.6 **Aminosäurestoffwechselstörungen** $$$ 118
6.6.1 Grundlagen 118
6.6.2 Diagnosestrategie 118
6.6.3 Phenylketonurie 119
6.6.4 Ahornsirupkrankheit 120
6.6.5 Homocystinurie 121
6.7 **Diaminoxidase (DAO)** $$$ 122
6.8 **Homocystein** $$$ 123
6.8.1 Grundlagen 123
6.8.2 Diagnosestrategie 123
6.9 **sFlt-1/PIGF-Quotient** $$$ 124
6.10 **Entzündung und Sepsis** 125

6.1 Plasmaproteine

Plasmaproteine weisen hinsichtlich Anzahl und Funktion eine außerordentliche Vielfalt auf. Entsprechend ihrer physiol. Aufgabe werden sie unterteilt in Proteine, die der Aufrechterhaltung des kolloidosmotischen Drucks dienen (▶ 6.3), in Bindungs- und Transportproteine (▶ 6.3), Akute-Phase-Proteine (▶ 6.4), Immunglobuline (▶ 22.2), Proteine des Komplementsystems (▶ 22.3) und zelluläre Proteine mit Markerfunktion im Plasma (▶ 6.5). Viele Proteine üben mehrere Funktionen aus. Proteine aller Gruppen sind von großer diagn. Bedeutung.
Durch die spez. Messung zahlreicher diagn. relevanter Einzelproteine hat die Serumeiweiß-Elektrophorese ihre Bedeutung heute verloren.

6.2 Globale Plasmaproteine

6.2.1 Hintergrund

Mit dem Gesamtprotein lassen sich globale Verschiebungen bei den Plasmaproteinen erfassen.

6.2.2 Diagnosestrategie

Malabsorptionssyndrome, renale und enterale Proteinverluste, schwere Lebererkr., hämorrhagische Anämien, Hyperhydratation, Aszites, Pleuraerguss, schwere Verbrennungen und Proteinmangelernährung können zu Hypoproteinämien führen und Dehydratation, chron. entzündliche Erkr., Plasmozytom, M. Waldenström zu Hyperproteinämien.

Basisdiagnostik Gesamtprotein, Hämatokrit, Natrium, Serumprotein-Elektrophorese, in Abhängigkeit vom klin. Befund zusätzliche organ- und funktionsbezogene Parameter.

Weiterführende Diagnostik Einzelne Plasmaproteine: z. B. Albumin, CRP, α_1-Antitrypsin, Immunglobuline, Lipoproteine.

6.2.3 Gesamtprotein $

Hypoproteinämien beruhen meist auf Hypoalbuminämien und sind häufiger als Hyperproteinämien. Ursachen für Letztere sind neben der Dehydratation v. a. polyklonale und monoklonale AK, mitunter auch chron. entzündliche Erkr.

Indikationen
- Chron. Leber- und Nierenerkr.
- Chron. Durchfälle und Malabsorptionssy.
- Ödeme, starke Blutungen
- Verbrennungen, Infektanfälligkeit, Proteinmangelernährung
- Monoklonale Gammopathien

Untersuchungsmaterial Serum, Plasma, Urin (▶ 15.1), Liquor (▶ 15.5), Aszites (▶ 15.4), Pleuraerguss (▶ 15.3).

Bestimmungsmethode Biuret-Methode, Rinderserumalbumin als Standard.

Referenzbereiche ▶ Tab. 6.1 (Serum), ▶ Tab. 6.2 (andere Körperflüssigkeiten).

6.2 Globale Plasmaproteine

Tab. 6.1 Referenzbereiche Gesamtprotein im Serum (in g/dl)

Erwachsene	6,5–8,5
Kinder ab dem 1. Lj.	5,7–8,0
Kinder bis zum 1. Lj.	4,4–7,9
Neugeborene	4,2–6,3

Tab. 6.2 Referenzbereiche Gesamtprotein in anderen Körperflüssigkeiten

Urin	< 150 mg/d
Liquor	< 40 mg/dl (lumbal)
	< 25 mg/dl (zisternal)
Pleuraerguss	< 2,5 g/dl (Transsudat)
	> 3 g/dl (entzündlich/tumorös)

Bewertung
Erhöhte Werte:
- **Tumoren:** Plasmozytom, M. Waldenström
- **Pseudohyperproteinämie:** bei schwerer Dehydratation
! Auch Hkt ↑
- **Sonstiges:** Leberzirrhose (wenn γ-Globulin-Vermehrung Albuminverminderung übertrifft), chron. entzündliche Erkr.

Erniedrigte Werte:
- **Synthesestörung:** Leberzellinsuff., Proteinmangelernährung, Hungerzustände, Anorexie, Antikörpermangel-Sy., seltene familiäre Analbuminämie
- **Proteinverlust, Malabsorption:** renal bei Glomerulonephritis mit Proteinurie, nephrotischem Sy.; gastrointestinal bei Darmerkr. mit chron. Durchfällen
- **Sonstiges:** Aszitesbildung, massive Blutungen, Infusionstherapie, Polydipsie, Verbrennungen, 2. Schwangerschaftshälfte

Störungen und Besonderheiten
- **Falsch hohe Werte:** Lipidämie, starke Hämolyse, proteinhaltige Infusionslsg. (Humanalbumin 5 %, 20 %, Gelatinederivate), kohlenhydrathaltige Infusionslsg. (v. a. Sorbit und Mannit), Röntgenkontrastmittel, lange Stauung oder aufrechte Körperlage bei Blutentnahme (Fehler ca. 10 %), körperliche Aktivität
- **Falsch niedrige Werte:** Ammoniumsalze

Merke
- Werte im Plasma sind höher als im Serum (Fibrinogen).
- Hypoproteinämien resultieren vorwiegend aus Albuminverminderung (klin. Symptome: Ödeme und Höhlenergüsse).

6.2.4 Serumprotein-Elektrophorese $

Mit der Elektrophorese, heute meist als Kapillarelektrophorese durchgeführt, werden Serumeiweiße in einem elektrischen Feld aufgetrennt. Sie dient dem Nachweis von Dysproteinämien.

Indikationen

- Monoklonale Gammopathien
- Diagnostik und Verlaufskontrolle akuter und chron. Entzündungen
- Eiweißmangel
- Proteinverlustsy.
- Hepatopathien
- AK-Mangel
- Abklärung bei erhöhter BSG, path. Gesamtproteinwerten und Proteinurie

Untersuchungsmaterial Serum.

Bestimmungsmethode Auftrennung der Serumproteine nach Ladung, isoelektrischem Punkt und Molekulargewicht mittels Kapillarzonen-Elektrophorese, Agarosegel-Elektrophorese oder Zelluloseacetat-Elektrophorese. Unterschiedliche Referenzbereiche für die drei unterschiedlichen Methoden!

Referenzbereiche ▶ Tab. 6.3.

Tab. 6.3 Referenzbereiche Serumprotein-Elektrophorese

Fraktion	Relativ (%)	Absolut (g/l)
Albumin	55,1–67,0	38,6–50,2
α1-Globulin	2,9–5,3	2,1–3,8
α2-Globulin	7,2–11,2	5,1–8,1
β-Globulin	8,4–13,7	5,7–10,4
γ-Globulin	10,5–19,6	6,5–14,3

Bewertung

- **Albumin:**
  - ↓ bei Eiweißmangel oder -verlust
  - Regulatorisch ↓ bei malignen und entzündlichen Prozessen
- $α_1$- und $α_2$-Globuline ($α_1$-Fraktion: $α_1$-Antitrypsin, saures $α_1$-Glykoprotein, $α_2$-Fraktion: $α_2$-Makroglobulin, Haptoglobin):
  - ↑ bei akuten Entzündungen, Gewebsnekrosen; Malignomen, Verschlussikterus, physiol. in der Gravidität und bei hormoneller Kontrazeption
  - ↑ $α_2$-Globulin bei nephrotischem Sy. (durch $α_2$-Makroglobulin)
  - ↓ $α_1$-Globulin bei $α_1$-Antitrypsin-Mangel
- **β-Globulin** (CRP, C3-/C4-Komplement, Fibrinogen, Transferrin, Hämopexin, $β_2$-Mikroglobulin, Immunglobuline):
  - ↑ bei akuten Inf., chron. Entzündungen, Eisenmangelanämie, Schwangerschaft und hormoneller Kontrazeption, bei Paraproteinämie (M-Gradient) im β-Globulin-Bereich
  - ↓ Transferrinmangel, IgA-Mangel
- **γ-Globulin (Immunglobuline):**
  - ↑ Entzündungen, Malignome, Virushepatitis, Leberzirrhose
  - Extragradienten (Peaks) im γ- oder β-Globulin-Bereich weisen auf eine monoklonale Gammapathie hin (→ Immunfixation ▶ 22.2.4)
  - ↓ bei AK-Mangel

Störungen und Besonderheiten

- Hämolytische Seren: zusätzlicher Gipfel im γ-Globulin.

- Unvollständig geronnene Seren oder Plasma: Fibrinogenpeak im β-Globulin (**Cave:** Fehlinterpretation als monoklonale Gammopathie).
! Therapie mit monoklonalen AK auf der Untersuchungsanforderung angeben. Diese AK können die γ-Globulin-Fraktion verändern.

6.3 Bindungs- und Transportproteine

6.3.1 Grundlagen

Zahlreiche Plasmaproteine haben Bindungs- und Transportfunktion, z. B. Albumin (▶ 6.3.3), Coeruloplasmin (▶ 6.3.4), Hp (▶ 6.3.5), Transferrin (▶ 23.5.3), TBG (▶ 16.5), Transkortin (▶ 17.3.1), Apolipoproteine (▶ 8.11, ▶ 8.12, ▶ 8.13.2).

6.3.2 Diagnosestrategie

In Abhängigkeit von Erkr. und klin. Befund spielen Transportproteine i. R. der Diagnostik eine Rolle.

Basisdiagnostik
- Kupferstoffwechselstörungen: Coeruloplasmin, Kupfer, Kupferausscheidung i. U.
- Intravasale Hämolyse: Hp, LDH, unkonjugiertes Bili, Retikulozyten.
- Chron. Alkoholismus: CDT oder getrennte Bestimmung der Asialo- und Disialoformen von Trf. Zusätzliche Bestimmung von GGT und MCV erhöht diagn. Aussagekraft.

Weiterführende Diagnostik
- Kupferstoffwechselstörungen: Kupfer im Leberbiopsiematerial
- Intravasale Hämolyse: Hämopexin, freies Hb, Eisen, BB, Diff-BB, Transferrin, Ferritin, Vit. B_{12}, Hb-Elektrophorese, osmotische Resistenz, dir. Coombs-Test

6.3.3 Albumin $

Wichtigstes Bindungs- und Transportprotein. Bindet Bili, freie Fettsäuren, Aminosäuren, Hormone, Ionen, Metaboliten, Medikamente. Neben seiner Transportfunktion ist Albumin das wichtigste Protein bei der Aufrechterhaltung des kolloidosmotischen Drucks. Von klin. Bedeutung ist Albumin i. S. für die Erkennung von Hypoalbuminämien, i. U. für die Differenzierung von Proteinurien und die Früherkennung einer Nephropathie bei Diab. mell. oder Hypertonie (▶ 15.1.5).

Indikationen
- Chron. Lebererkr.
- Enteraler und renaler Proteinverlust
- Abklärung von Ödemen
- Proteinmangelernährung
- Erkennung einer Analbuminämie (sehr selten)

Untersuchungsmaterial Serum, 24-h-Urin.

Bestimmungsmethode Fotometrisch (Bromkresolgrün-Methode), Immunoassay, Immunnephelometrie.

Referenzbereiche ▶ Tab. 6.4.

Tab. 6.4 Referenzbereiche Albumin in Serum und Urin	
Erwachsene:	
• Serum	3,4–4,8 g/dl
• Urin	< 20 mg/l
Kinder:	
• ab dem 1. Lj.	3,7–5,1 g/dl
• bis zum 1. Lj.	3,6–5,0 g/dl
Neugeborene:	3,5–4,9 g/dl

Bewertung
Erniedrigte Werte:
- Chron. Lebererkr. (verminderte Synthese, Aszites)
- Akute Entzündungen (Anti-Akute-Phase-Protein)
- Hyperhydratation
- Exsudative Enteropathien, nephrotisches Sy., Verbrennungen
- Proteinmangelernährung
- Kongenitale Analbuminämie
- Schwangerschaft

Erhöhte Werte im Urin:
- Frühstadium einer Nephropathie bei Diab. mell. oder Hypertonie (Mikroalbuminurie)
- Glomeruläre Proteinurie bei Diab. mell., Hypertonie, Glomerulonephritis, Kollagenose, Amyloidose

6.3.4 Coeruloplasmin $$

Coeruloplasmin wird in der Leber synthetisiert und enthält pro Molekül 6–8 Cu^{2+}-Ionen. In der Serumprotein-Elektrophorese wandert es in der $α_2$-Globulin-Fraktion. Es ist das Transportprotein für Kupfer. Daneben wirkt es enzymatisch als Ferrooxidase sowie als Akute-Phase-Protein.

Indikationen
- **M. Wilson:** hereditäre Kupferstoffwechselstörung, bei der es aufgrund einer gestörten Synthese des Coeruloplasmins zu Kupferablagerungen in Leber, Gehirn, Niere und Kornea kommt. Bestimmung zur:
  - Diagnostik und Therapiekontrolle
  - DD chron. aktive Hepatitis, akutes Leberversagen bei jungen Pat.
  - DD neurol., psychiatrische Symptomatik
- **Menkes-Sy.:** angeborene Mutation in einem Gen, das für ein intrazelluläres kupferbindendes Protein codiert. Bestimmung zur Diagnostik und Therapiekontrolle

Untersuchungsmaterial Serum, Plasma.

Bestimmungsmethode Radiale Immundiffusion, Immunnephelometrie, Immunturbidimetrie.

Referenzbereiche ▶ Tab. 6.5.

Bewertung Kupfer i. S. und i. U. (▶ 13.2.4).

Tab. 6.5 Referenzbereiche Coeruloplasmin (in mg/dl)	
Erwachsene, Kinder > 3 J.	20–60
Kinder 5 Mon. bis 3 J.	26–90
Neugeborene	15–56

Erniedrigte Werte:
- **Wilson-Krankheit:** Coeruloplasmin i. S. ↓, Kupfer i. S. ↓, Kupferausscheidung i. U. ↑. Kupfer in der Leber ↑ (> 250 µg/g Trockengewicht). Normale oder ↑ Coeruloplasmin- und Kupferkonz. i. S. können vorkommen (z. B. bei gleichzeitigen Entzündungsprozessen, Coeruloplasmin als Akute-Phase-Protein). Heterozygote Merkmalsträger haben oft eine normale Kupferausscheidung. **Cave:** Die sicherste Methode für die Diagnosestellung ist die Bestimmung des Kupfers im Leberbiopsiegewebe.
- **Menkes-Sy.:** Im Vordergrund steht eine neurol. Symptomatik. Coeruloplasmin i. S. ↓, Kupfer i. S. ↓, Kupfergehalt in der Leber ↓.
- **Sonstiges:** schwere Leberzellinsuff., nephrotisches Sy., Malabsorptionssy., Mangelernährung (bei V. a. M. Wilson oder Menkes-Sy. ausschließen).

Erhöhte Werte:
- **Lebererkr.:** akute Hepatitis, Cholestase
- **Akute und chron. aktive Entzündungen:** rheumatoide Arthritis (Akute-Phase-Protein)
- **Sonstiges:** maligne Tumoren, Hodgkin-Lymphom, Herzinfarkt

Störungen und Besonderheiten
Falsch hohe Werte: hormonelle Kontrazeptiva, Schwangerschaft.

Laborwerte beim M. Wilson sind abhängig von der Manifestationsform (hepatisch, neurol., renal, hämatol.) und vom Krankheitsstadium (I–III). Früheste Veränderung ist die Kupferakkumulation in den Hepatozyten.

6.3.5 Haptoglobin $$

Haptoglobin (Hp) wird in der Leber synthetisiert und besteht aus zwei leichten und zwei schweren Ketten. Hp wandert in der Serumprotein-Elektrophorese in der α_2-Globulin-Fraktion. Es weist einen genet. Polymorphismus der leichten Ketten auf, der zu den 3 Phänotypen Hp 1–1, Hp 2–1 und Hp 2–2 mit jeweils verschiedenen Subtypen führt. Hp bindet freies Hämoglobin (Hb) zu einem Hp-Hb-Komplex (im Gegensatz zu freiem Hb nicht glomerulär filtrierbar) und transportiert es in dieser Form zur Leber, wodurch das Hb mit einer HWZ von nur 8 Min. aus der Zirkulation eliminiert wird (rasches Ansprechen auf Hämolyse). Freies Hp hat hingegen eine HWZ von 3–4 d. Neben seiner Aufgabe als Transportprotein ist Hp auch ein Akute-Phase-Protein. Hämopexin, das freies Häm bindet, hat letztere Funktion nicht.

Indikationen Hämolytische Erkr. (Diagnostik, Verlaufskontrolle).

Untersuchungsmaterial Serum.

Bestimmungsmethode
- Hp-Bestimmung: radiale Immundiffusion, Immunnephelometrie, Immunturbidimetrie

- Phänotypisierung: Polyacrylamidgel-Elektrophorese, isoelektrische Fokussierung

Referenzbereiche Erw., Kinder: 20–200 mg/dl.

Bewertung
Erniedrigte Werte:
- **Hämolyse:** kongenitale, erworbene hämolytische Anämien, perniziöse Anämie, infektiös toxische Hämolyse (Malaria, Inf. durch Salmonellen, Streptokokken, Staphylokokken, *E. coli*), chem.-toxische Hämolyse (Urämie, Verbrennungen, organische Lösungsmittel, Gifte), künstliche Herzklappen
- **Synthesestörung:** Ahaptoglobinämie, Leberschädigung mit Leberzellinsuff.

Erhöhte Werte: akute Entzündungen, Tumoren, Zellnekrosen, Cholestase, nephrotisches Sy.

Störungen und Besonderheiten
Falsch normale Werte: gleichzeitiges Vorliegen von Hämolyse und Entzündung. In diesem Fall Hämopexin bestimmen, das allerdings nur stärkere Hämolysen anzeigt.

> **Merke**
> - Weitere Hämolyseparameter beachten: LDH ↑, Bili (vorwiegend unkonjugiertes) ↑, Retikulozyten ↑, Eisen ↑, freies Hb ↑
> - Hp ist der sensitivste Parameter für intravasale Hämolysen
> - Bei extravasalen Hämolysen Hp-Verminderung nur bei hämolytischen Krisen
> - Hämopexin als Hämolyseparameter weniger sensitiv als Hp. Für die Beurteilung des Ausmaßes von Hämolysen ist Hämopexin besser geeignet
> - Erhöhtes freies Hb (Referenzbereich < 10 mg/dl) tritt im Plasma ab einer Hb-Konz. von 100 mg/dl auf (gelbrotes Plasma), und es kann zu einer Hämoglobinurie kommen. Bei starker intravasaler Hämolyse Methämalbumin (kaffeebraunes Plasma)
> - Hämosiderin i. U. bei chron. hämolytischer Anämie

6.4 Akute-Phase-Proteine

6.4.1 Grundlagen

Akute-Phase-Proteine sind Plasmaproteine, deren Konzentrationen i. R. entzündlicher Reaktionen ansteigen. Akute-Phase-Proteine werden in der Leber nach Stimulation durch das aus Monozyten, Granulozyten und Gefäßendothelzellen stammende IL-6 gebildet und haben physiol. sehr unterschiedliche Funktionen. Die Synthese der Akute-Phase-Proteine ist begleitet von einem Abfall der ebenfalls in den Hepatozyten gebildeten Anti-Akute-Phase-Proteine wie Präalbumin, Albumin und Transferrin. Neben Temperaturmessung, Leukozytenzahl und Diff-BB spielen Akute-Phase-Proteine eine wesentliche Rolle in der Diagnostik akuter Entzündungen.

6.4.2 Diagnosestrategie

Basisdiagnostik CRP (hohe Sensitivität, insb. bei bakt. Inf., rasche Reaktion auf Veränderungen), Leukozytenzahl, Diff-BB, Fibrinogen (▶ 24.7.5), Thrombozytenzahl (▶ 24.14.2).

Spezielle Diagnostik PCT (▶ 6.5.3), Zytokine (▶ 22.9), insb. IL-6, IL-8, TNF-α.

6.4.3 C-reaktives Protein (CRP) $$

Akute-Phase-Protein, das an der Elimination nekrotischer Zellen und körpereigener toxischer Substanzen aus geschädigtem Gewebe beteiligt ist und körperfremde Strukturen von Bakterien, Pilzen oder Parasiten bindet. Es aktiviert Makrophagen und das Komplementsystem. CRP steigt bei akuten Entzündungen regelmäßig an (10- bis 1.000-fach).
Aufgrund seiner hohen Spezifität und Sensitivität für akute Entzündungen ist CRP ein diagn. sehr nützlicher Parameter. Die HWZ im Plasma beträgt etwa 19 h. Veränderungen im entzündlichen Geschehen machen sich daher rasch an einer Konzentrationsverschiebung bemerkbar. Klinisch wichtigstes Akute-Phase-Protein. CRP ist ferner, insb. wenn es mit hoher analytischer Sensitivität gemessen wird (hs-CRP), ein Risikoindikator für kardiovaskuläre Erkr. und Myokardinfarkt.

Indikationen
- Diagnostik und Verlaufskontrolle akuter Entzündungen
- Postop. zur Erfassung infektiöser Komplikationen
- Neugeborenensepsis
- Kontrolle infektgefährdeter Pat.
- Orientierend bei der Unterscheidung zwischen bakt. und viraler Inf. (Meningitis, Pneumonie)
- Therapiekontrolle unter antibiotischer oder antiinflammatorischer Medikation
- Orientierend bei der DD Enteritis Crohn/Colitis ulcerosa
- Abschätzung des kardiovaskulären Risikos bei Gesunden, Pat. mit instabiler Angina pectoris und Pat. nach durchgemachtem Myokardinfarkt (hs-CRP)

Untersuchungsmaterial Serum, Plasma.

Bestimmungsmethode Immunnephelometrie, Immunturbidimetrie.

Referenzbereiche ▶ Tab. 6.6.

Tab. 6.6 Referenzbereich C-reaktives Protein (CRP und hs-CRP; in mg/dl)	
Erwachsene, Kinder	< 0,5
Neugeborene	< 0,1
Geringes Myokardinfarktrisiko bei Gesunden	< 0,06
Erhöhtes Myokardinfarktrisiko bei Gesunden	> 0,4

Bewertung erhöhter Werte
- **Infektionskrankheiten:**
  - Unterscheidung zwischen bakt. und viralen Inf. nicht sicher möglich. Prinzipiell gehen bakt. Inf. mit einem deutlich stärkeren Anstieg der CRP-Konz. einher als virale Inf.
  - Bei bakt. Meningitiden häufig Werte > 10 mg/dl, bei viralen Meningitiden kann CRP im Referenzbereich liegen
  - Neugeborenen-Sepsis (CRP ist nicht plazentagängig)
- **Postop. Komplikationen** (Inf., Gewebenekrosen): bei Anstieg über das übliche Maß hinaus (5–15 mg/dl) oder ausbleibendem Abfall im postop. Verlauf (Tag 3–4).

- **Akute Pankreatitis:** Anstieg unterschiedlichen Ausmaßes. Bei leichterem Krankheitsverlauf Abfall innerhalb von 1 Wo., bei schwererem Verlauf längere Erhöhung.
- **Rheumatische Erkr.:** Häufig besteht eine Korrelation zwischen klin. Beschwerden und CRP-Konz. CRP-Anstieg sensitiver als BSG und Leukozytenzahl. Bei RA sprechen Werte bis 5 mg/dl für leichtere, Werte um 10 mg/dl für stärkere Entzündungsreaktionen.
- **Chronisch-entzündliche Darmerkr. (CED):** Korrelation mit Entzündungsaktivität bei Enteritis Crohn besser als bei Colitis ulcerosa.
- **Andere:** maligne Tumoren, akuter Herzinfarkt.
- **Instabile Angina pectoris:** ungünstige Prognose bei hs-CRP > 0,5 mg/dl.
- **Pat. nach Myokardinfarkt:** ungünstige Prognose bei hs-CRP > 1,0 mg/dl.

Störungen und Besonderheiten
- **Falsch hohe Werte:** hohe RF-Konz. (bei Immunnephelometrie, Immunturbidimetrie), Lipämie
- **Pat. > 50 J.:** CRP-Werte bis 0,85 mg/dl

> **Merke**
> - Normale CRP-Werte schließen lokale Entzündungen und leichte Virusinf. nicht aus.
> - Bei chron. Entzündungen kann CRP normal oder nur leicht erhöht sein.
> - Bei normalem CRP ist eine wesentliche bakt. Inf. unwahrscheinlich.
> - Bei Immunsuppression (z. B. Kortikoide) kann der CRP-Anstieg verringert sein.
> - Bei akuten Entzündungen sind hs-CRP-Werte als Risikoindikatoren nicht aussagekräftig.

6.4.4 α_1-Antitrypsin (α_1-AT) $$

Akute-Phase-Protein. Als Proteinase-Inhibitor (Pi) hemmt α_1-AT die Aktivität der Serinproteinasen Trypsin, Chymotrypsin, PMN-Elastase und pankreatische Elastase. Als Akute-Phase-Protein geringe klin. Bedeutung (wesentlich weniger sensitiv als CRP).
Charakteristisch für α_1-AT ist ein genet. Polymorphismus. Im Vergleich zum häufigsten Phänotyp PiMM treten bei Personen mit anderen Phänotypen niedrigere α_1-AT-Konz. im Plasma auf. Pat. mit dem Phänotyp PiZZ weisen Enzymaktivitäten von lediglich 10–20 % des mittleren Referenzbereichs auf. Aus derartigen Aktivitätsverminderungen können Leber- und Lungenerkr. resultieren. Die labordiagn. Bedeutung liegt deshalb vielmehr in der Erkennung eines hereditären α_1-AT-Mangels.

Indikationen
- V. a. α_1-AT-Mangel: Lebererkr. im frühkindlichen Alter, Lungenemphysem, unklare Leberzirrhose im Erw.-Alter
- α_1-AT im Stuhl und α_1-AT-Clearance bei enteralen Proteinverlusten (▶ 15.2.3)

Untersuchungsmaterial   Serum.

Bestimmungsmethode
- Screening: Serumprotein-Elektrophorese, insb. in Form der Kapillarelektrophorese (verminderte α_1-Globulin-Fraktion)

- Proteinbestimmung: radiale Immundiffusion, Immunnephelometrie, Immunturbidimetrie
- Phänotypisierung: Stärkegel-, Agarosegel-Elektrophorese, isoelektrische Fokussierung auf Polyacrylamidgel, zweidimensionale Polyacrylamidgel-Elektrophorese mit nachfolgender Proteindifferenzierung mittels MALDI-TOF-MS (Proteomik), molekularbiol. Untersuchung (EDTA-Blut)

Referenzbereiche ▶ Tab. 6.7.

Tab. 6.7 Referenzbereiche α_1-Antitrypsin

α_1-AT:	90–200 mg/dl
Phänotypisierung:	PiMM

Bewertung Die klin. Symptomatik eines α_1-AT-Mangels ist außerordentlich variabel. Dadurch ist die Interpretation der Laborparameter erschwert. Bei Pat. mit α_1-AT-Mangel vom Typ PiZZ und Lebererkr. lassen sich histol. Ablagerungen PAS-pos. Granula im Lebergewebe nachweisen.

Erhöhte Werte: akute Entzündungen (Akute-Phase-Protein), maligne Tumoren (Plattenepithel- und Adeno-Ca).

Erniedrigte Werte:
- α_1-AT-Mangel Typ PiZZ (homozygote Merkmalsträger): α_1-AT-Konz. auf < 10–20 % des Referenzbereichs ↓. Klinik:
  - Leberbeteiligung: Icterus prolongatus des Neugeborenen, Leberzirrhose im Kindesalter möglich, chron. aktive Hepatitis mit Übergang zur Leberzirrhose im Erwachsenenalter, auch asympt. Verläufe bekannt
  - Lungenbeteiligung: nicht vor dem 7. Lj., Lungenemphysem bei 80 % der Merkmalsträger im Erw.-Alter (bei Rauchern früher durch vermehrten Anfall von Proteinasen)
- α_1-AT-Mangel Typ PiSZ und Typ PiMZ: α_1-AT-Konz. auf < 40 % bzw. 60 % des Referenzbereichs ↓. Klinik:
  - Leberbeteiligung: gehäuft chron. Lebererkr. im Erw.-Alter (Fehldiagnose: idiopathisch)
  - Lungenbeteiligung: Disposition zur chron. Lungenerkr. Manifestation insb. bei Rauchern

Störungen und Besonderheiten
- **Falsch niedrige Werte:** EDTA, Citrat, Fluorid als Antikoagulanzien (bei radialer Immundiffusion)
- **Falsch hohe Werte:** akute Entzündung überlagert α_1-AT-Mangel. → CRP parallel bestimmen

> **Merke**
> - Normale α_1-Globuline in der Serumprotein-Elektrophorese schließen einen α_1-Antitrypsin-Mangel nicht aus
> - Der Trypsin-2/α_1-AT-Komplex kann zur Diskriminierung zwischen alkoholinduzierter und biliärer akuter Pankreatitis herangezogen werden (alkoholinduziert: höhere Werte)

6.5 Zelluläre Proteine und Peptide mit Markerfunktion im Plasma

6.5.1 Grundlagen

Weisen hin auf Entzündungen (PCT), Nierenfunktionsstörungen (α_1-Mikroglobulin, β_2-Mikroglobulin, Cystatin C), Muskelschädigung (Myoglobin, kardiales Troponin T und I) sowie sonstige Schädigungen. Diagn. Aussage und klin. Bedeutung liegen in ihrer Markerfunktion.

6.5.2 Diagnosestrategie

- Entzündungen (bakt. > viral): CRP, BB, PCT
- Beurteilung der GFR: Cystatin C, β_2-Mikroglobulin ergänzend zu Krea und Krea-Clearance (▶ 9.1.2, ▶ 9.1.3)
- Proteinurie: α_1-Mikroglobulin, β_2-Mikroglobulin (▶ 15.1.5)
- Akute Koronarsyndrome (ACS), akuter Myokardinfarkt: cTnT oder cTnI als Basisdiagnostik (▶ 5.1.1)
- Chron. Herzinsuff.: NT-proANP, BNP, Galectin-3, Copeptin

6.5.3 Procalcitonin (PCT) $$

PCT ist eine Vorstufe des Peptidhormons Calcitonin und wird bei Entzündungsreaktionen unabhängig vom Hormon aktiviert. Es hat sich als Marker für die Erkennung schwerer systemischer bakt. Infektionen (auch Sepsis und SIRS) etabliert und steigt üblicherweise innerhalb von 6 h an. Geeignet zur Abgrenzung viraler u. a. nichtbakt. sowie lokalisierter bakt. Entzündungsreaktionen. Vorteil ggü. CRP: früherer Anstieg und bei Therapieerfolg schnellerer Abfall → Krankheitsverlauf kann besser verfolgt werden.

Indikationen
- DD schwerer systemischer bakt. Inf. und Sepsis von anderen Entzündungsreaktionen
- Verlaufs- und Therapiekontrolle bei erhöhten Werten
- Überwachung von Risikopat. (postop., Transplantation, Immunsuppression, Polytrauma, andere kritische Krankheitszustände)

Untersuchungsmaterial Serum, Heparin-EDTA-Plasma.

Bestimmungsmethode Immunoassays.

Referenzbereich und Entscheidungsgrenzen Unter Berücksichtigung des zeitlichen Verlaufs und des klin. Bildes gilt die orientierende **Beurteilung (ggf. Verlaufs-Kontrollen** nach einigen Stunden entsprechend klin. Verdacht) gemäß ▶ Tab. 6.8.

Tab. 6.8 Referenzbereich und Entscheidungsgrenzen Procalcitonin (PCT)

ng/ml	Interpretation
< 0,10	(Gesund)
< 0,25	Bakt. Inf. unwahrscheinlich
0,25–0,50	Bakt. Inf. möglich, systemische Inf. (Sepsis) unwahrscheinlich

6.5 Zelluläre Proteine und Peptide mit Markerfunktion im Plasma

Tab. 6.8 Referenzbereich und Entscheidungsgrenzen Procalcitonin (PCT) *(Forts.)*

ng/ml	Interpretation
0,5–2,0	Systemische Inf. (Sepsis) möglich
2–10	Systemische Inf. (Sepsis) wahrscheinlich
> 10	Bakt. Sepsis sehr wahrscheinlich

Bewertung
Erhöhte PCT-Werte (> 0,5 ng/ml) auch bei:
- Systemischen Pilzinf.
- Größeren Traumata, Verbrennungen
- Postoperativ
- Therapie mit Medikamenten, die proinflammatorische Zytokine freisetzen (z. B. OKT3-Ak)
- Malariaanfällen
- Kleinzelligem Bronchial-Ca (paraneoplastisch)
- Medullärem C-Zell-Karzinom
- Kardiogenem Schock
- Neugeborenen < 48 h

Keine oder nur schwache Induktion des PCT bei:
- Virusinf.
- Autoimmunerkr.
- Neoplasien
- Chron. degenerativen Erkr.
- Allergien

6.5.4 α$_1$-Mikroglobulin $$

Niedermolekulares Protein mit immunsuppressiven Eigenschaften. Die Synthese erfolgt in Leber und Lymphozyten. α$_1$-Mikroglobulin wird glomerulär filtriert und tubulär reabsorbiert. Bei Niereninsuff. akkumuliert α$_1$-Mikroglobulin im Serum. Seine wichtigste diagn. Bedeutung hat α$_1$-Mikroglobulin i. U. bei der Differenzierung von Proteinurien (erhöhte Ausscheidung bei tubulärer Proteinurie).

Indikationen
- Ergänzend zur Bestimmung der GFR (Serum)
- Proteinurie, Identifikation tubulärer Störungen (▶ 15.1.5)

Untersuchungsmaterial Serum, Urin.

Bestimmungsmethode Immunnephelometrie, Immunturbidimetrie.

Referenzbereiche ▶ Tab. 6.9.

Tab. 6.9 Referenzbereiche α$_1$-Mikroglobulin

Serum:	< 5 mg/dl
Urin:	< 20 mg/d bzw. 14 mg/g Krea
Urin:	< 13 mg/l

Bewertung erhöhter Werte
- **Serum:** eingeschränkte glomeruläre Filtration
- **Urin:** tubuläre Proteinurie (▶ 15.1.5). $α_1$-Mikroglobulin sehr geeignet als Marker für tubuläre Proteinurie. Praktische Vorteile: stabil auch in saurem Urin (im Gegensatz zu $β_2$-Mikroglobulin), Urin lagerungsfähig

6.5.5 $β_2$-Mikroglobulin $$

Leichtkettenprotein der HLA-I-Antigene. Der hauptsächliche Syntheseort ist das lymphatische System. Daher kommt es bei Erkr. mit erhöhter Proliferationsrate lymphozytärer Zellen zu einer erhöhten $β_2$-Mikroglobulin-Konz. i. S.
$β_2$-Mikroglobulin wird glomerulär filtriert und tubulär größtenteils rückresorbiert. Eine Einschränkung der GFR führt zu erhöhten Konz. i. S. Bei eingeschränkter tubulärer Rückresorption erscheint $β_2$-Mikroglobulin vermehrt i. U. und stellt bei Messung i. U. auch einen geeigneten Parameter zur Erkennung tubulärer Nierenschädigungen dar.
Bei Pat. mit Niereninsuff., insb. bei dialysepflichtigen Pat., gehört $β_2$-Mikroglobulin zu den Urämiegiften, da es als Vorläuferprotein für die Bildung von Amyloidproteinen fungiert und damit zur Entstehung einer Amyloidose beiträgt.
Bei allen Erkr. mit Aktivierung des Immunsystems ist $β_2$-Mikroglobulin erhöht.

Indikationen
- Maligne Lymphome (Therapie- und Verlaufskontrolle)
- Prognoseparameter bei HIV-Inf., Aids
- V. a. Abstoßungsreaktion nach allogener KM-Transplantation
- Beurteilung der GFR der Niere, insb. bei Kindern
- Beurteilung der Nierenfunktion nach Nierentransplantation
- Kontrolle bei Dialysepat. Risikoparameter für die Entwicklung einer dialysebezogenen Amyloidose
- V. a. tubuläre Proteinurien (Urin)

Untersuchungsmaterial Serum, Plasma, Urin.

Bestimmungsmethode Enzym-, Lumineszenz-, Radioimmunoassay, Immunnephelometrie.

Referenzbereiche ▶ Tab. 6.10.

Tab. 6.10 Referenzbereiche $β_2$-Mikroglobulin	
Serum:	
• < 60 J.	0,8–2,4 mg/l
• > 60 J.	< 3,0 mg/l
Urin:	< 0,36 mg/d

Bewertung erhöhter Werte
- **Serum:**
  - Malignome: CLL, Hodgkin-Lymphom, NHL, multiples Myelom (Plasmozytom)
  - Nierenerkr.: eingeschränkte GFR (Wert ist unabhängig von Alter und Muskelmasse), Niereninsuff. (10- bis 50-fache Erhöhung). Normalisierung bei Einsetzen der Funktionsfähigkeit einer transplantierten Niere

6.5 Zelluläre Proteine und Peptide mit Markerfunktion im Plasma

- HIV, Aids: Prognoseparameter. Bei HIV-Pos. mit $β_2$-Mikroglobulin-Konz. > 5,0 mg/l besteht ein hohes Risiko, innerhalb von 3 J. Aids zu entwickeln
- **Urin:** tubuläre Proteinurie (▶ 15.1.5)

Störungen und Besonderheiten
- Beurteilung einer $β_2$-Mikroglobulin-Erhöhung bei malignen Lymphomen ist nur bei normaler Nierenfunktion möglich
- In saurem Urin (pH < 6) ist $β_2$-Mikroglobulin instabil, auch in der Harnblase

> **Merke**
> - Bei langjähriger beruflicher Cadmiumexposition erhöhte $β_2$-Mikroglobulin-Ausscheidung
> - Bei tubulärer Proteinurie ist $α_1$-Mikroglobulin i. U. der geeignetere Marker

6.5.6 Cystatin C $$

Cystatin C ist ein niedermolekulares Protein mit Cystein-Proteinase-Inhibitorfunktion, das in allen Zellen mit konstanter Bildungsrate entsteht. Es wird glomerulär filtriert, tubulär vollständig rückresorbiert und metabolisiert. Cystatin C ist im Vergleich zum Kreatinin i. S. ein sensitiverer und spezifischerer Marker zur Beurteilung einer verminderten GFR.

Indikationen Die Bestimmung ist v. a. bei folgenden Indikationen der alleinigen Krea-Bestimmung i. S. vorzuziehen:
- Abschätzung der GFR bei Pat. mit reduzierter Muskelmasse und/oder hohem Flüssigkeitsverlust
- Ausschluss einer Niereninsuff. bei Kindern
- Erkennen einer renalen Funktionseinschränkung bei Pat. mit Diab. mell.
- Verlaufskontrolle der Nierenfunktion in der Posttransplantationsphase
- Kontrolle der Nierenfunktion unter Zytostatikatherapie
- Monitoring der Nierenfunktion bei Pat. mit langjähriger NSAID-Therapie bei rheumatischen Erkr.
- Frühzeitige Erkennung einer reduzierten GFR bei Pat. mit Leberzirrhose und nach Lebertransplantation

Untersuchungsmaterial Serum.

Bestimmungsmethode Immunnephelometrie, Immunturbidimetrie.

Referenzbereich (methodenabhängig) Erw.: 0,6–1,2 mg/l (Immunnephelometrie).

Bewertung Die Serummessung von Cystatin C zeigt bereits geringe Beeinträchtigungen der GFR im kreatininblinden Bereich an → bessere Korrelation zwischen GFR und Cystatin C als zwischen GFR und Serum-Krea. Kein Urinsammeln wie bei der Clearance-Bestimmung erforderlich. Ersetzt die endogene Krea-Clearance (▶ 9.1.3) derzeit noch nicht.
- **Erhöhte Werte:** eingeschränkte Nierenfunktion.
- **Berechnung der GFR durch Messung von Serum-Cystatin C:** Es existieren verschiedene Gleichungen für verschiedene Patientengruppen (Alter, Hautfarbe, Geschlecht) und Messbereiche des Cystatin → Laborbericht (Gleichungen s. Inker LA, Schmid CH, Tighiouart H, et al. Estimating glomerular filtration rate from serum creatinine and cystatin C. N Engl J Med 2012; 367: 20–29).

> **Merke**
> - Cystatin C ist unabhängig von Muskelmasse und Geschlecht sowie weitgehend unabhängig vom Alter (höhere Werte ab etwa 70 J.).
> - Geeigneter Marker bei eingeschränkter GFR bei Älteren.
> - Die aufgrund einer Cystatin-C-Bestimmung errechnete GFR ist für die Risikostratifizierung einer terminalen Niereninsuff. und der kardiovaskulären Letalität zuverlässiger als eine GFR-Berechnung über das Kreatinin.

Störungen und Besonderheiten Eine Therapie mit Glukokortikoiden, Rauchen und Hyperthyreose erhöhen die Cystatin-C-Werte i. S., Ciclosporin-A-Behandlung und Hypothyreose führen zu erniedrigten Werten.

6.5.7 NGAL (Neutrophil Gelatinase-Associated Lipocalin) $$

Das NGAL-Protein ist ein kleines Lipocalin mit einem Molekulargewicht von 25 kDa, das zuerst in den Granula neutrophiler Granulozyten entdeckt wurde. Es findet sich außerdem in verschiedenen Epithelien einschl. der Nierentubuli. Aufgrund seiner Eisenbindungsfähigkeit hemmt es das Bakterienwachstum durch Eisenentzug. Es ist antioxidativ und hat außerdem eine nephroprotektive Wirkung durch Reduzierung der Zellapoptose sowie durch Proliferation und Wiederherstellung geschädigten Gewebes. Bei normaler Nierenfunktion wird NGAL glomerulär filtriert und im proximalen Tubulus rückresorbiert.

Unter Stress wird NGAL in den Nierentubuli vermehrt gebildet und in Serum und Urin sezerniert. Schon 2 h nach einem ischämischen Nierenschaden steigen die NGAL-Werte i. S. und i. U. an, in Abhängigkeit vom Ausmaß der Schädigung i. U. um maximal das 10.000-Fache, i. S. um das 100-Fache. Bei prärenalem Nierenversagen ist der Anstieg nicht so deutlich erkennbar wie bei renaler Ursache.

Indikationen
- Akute Nierenschädigung bei septischem, hämorrhagischem oder kardiogenem Schock
- Akute Nierenschädigung bei Multiorganversagen
- Nephrotoxizität durch Chemotherapeutika (Cisplatin!), Kontrastmittel, Aminoglykoside u. a. Antibiotika, NSAID, Toxine und Gifte
- Autoimmunerkr. (glomerulo- oder tubulointerstitielle Nephritis)
- Akute Nierenschädigung nach Bypass-Chirurgie
- Nierentransplantation
- Perkutane Koronarintervention (z. B. PTCA)

Untersuchungsmaterial Urin.

Bestimmungsmethode Chemilumineszenz-Immunoassay, FIA-Schnelltest (POCT).

Bewertung < 132 µg/l bzw. < 85 ng/mg Krea.

Störungen und Besonderheiten NGAL wird bei Hämodialyse ultrafiltriert und außerdem an den Dialysemembranen absorbiert → falsch niedrige Werte!

6.5.8 Myoglobin $

Sauerstoffbindendes Hämoprotein mit niedriger Molekülmasse. Es kommt in der Skelettmuskulatur und im Herzmuskel vor. Das bei Gesunden im Plasma zirkulierende Myoglobin stammt ausschließlich aus quergestreifter Muskulatur. Bei Schädigungen der Skelettmuskulatur korreliert die Höhe der Myoglobinkonz. mit der Schwere der Erkr. Daneben bewirken Myokardnekrosen einen Anstieg von Myoglobin. Als kleinmolekulares Protein wird Myoglobin glomerulär filtriert und im proximalen Tubulus rückresorbiert. Bei hohem Myoglobinanfall wird die tubuläre Kapazität überschritten → Myoglobinurie (prärenale Proteinurie) und vermehrte Speicherung des rückresorbierten Proteins (Myoglobinniere). Sehr kurze HWZ von 10–20 Min.

Klinische Bedeutung Frühester Marker beim Leitsymptom Brustschmerz zum Ausschluss eines akuten Myokardinfarkts (hohe Sensitivität, aber geringe Kardiospezifität).

Indikationen
- V. a. Herzinfarkt bei akutem Brustschmerz (Ausschluss eines Myokardinfarkts)
- Myokardinfarkt: Therapiekontrolle unter Lyse
- Skelettmuskelerkr.: Diagnostik, Verlaufskontrolle
- Sportmedizin: Beurteilung von Leistungs- und Trainingszustand
- V. a. prärenale Proteinurie (Urin)

Untersuchungsmaterial Serum, Plasma, Urin (▶ 15.1.5).

Bestimmungsmethode Enzymimmunoassay, Immunnephelometrie, Immunturbidimetrie. Immunturbidimetrische Ausführungen als Schnelltest auch auf Intensivstation verwendbar.

Referenzbereiche ▶ Tab. 6.11.

Tab. 6.11 Referenzbereiche Myoglobin (in µg/l)	
Serum:	< 70
Urin:	< 7,0

Bewertung erhöhter Werte Eine organbezogene Differenzierung bezüglich Skelett- oder Herzmuskulatur ist ohne zusätzliche Informationen nicht möglich.
- **Myokardinfarkt:**
  - Anstieg 2–4 h nach Schmerzbeginn (rasche Myoglobinfreisetzung wegen niedriger Molekülmasse, schneller als CK-Aktivität und kardiale Troponine). Rascher Abfall bei kurzer HWZ. Geeignet für Frühdiagnostik, insb. zum Ausschluss eines Myokardinfarktes.
  - Erfolgskontrolle einer Thrombolysetherapie: rascher, steiler Anstieg (4-fach in 90 Min.) mit rascher Normalisierung.
- **Skelettmuskelerkr.:** übermäßige Muskelbeanspruchung, Muskeltrauma, metabolische Muskelschädigungen, toxische (medikamentöse) Muskelschädigungen, genet. bedingte Myopathien (Muskeldystrophie, Myotonie, maligne Hyperthermie), Rhabdomyolysen, fieberhafte Infekte, schwere chron. Niereninsuff.
- **Sportmedizin:** Indikator für die Muskelbelastung. Bei trainierten Personen erfolgt Myoglobinfreisetzung später und geringer ausgeprägt als bei untrainierten.
- **Prärenale Proteinurie** (▶ 15.1.5): Myoglobin i. U. ↑.

> **Merke**
> - Bei V. a. akuten Myokardinfarkt übrige Infarktparameter beachten: kardiales Troponin T und I, Gesamt-CK, CK-MB-Aktivität, CK-MB-Masse (▶ 5.1.1)
> - Beim akuten Myokardinfarkt keine Myoglobinurie

6.5.9 Kardiales Troponin (cTn) $$

Myofibrillärer regulatorischer Proteinkomplex, der aus den Einheiten Troponin T (TnT), Troponin I (TnI) und Troponin C (TnC) besteht. Er kommt in der quergestreiften Muskulatur vor. TnT bewirkt physiol. die Bindung des Troponin-Komplexes an Tropomyosin, TnI hemmt die Aktomyosin ATPase, und TnC bindet Calciumionen. Der größte Anteil des Troponins ist an die kontraktilen Strukturelemente gebunden, ein kleiner Teil ist frei gelöst im Zytoplasma. Die kardialen Troponine unterscheiden sich in ihrer Aminosäuresequenz von den Troponinen der Skelettmuskulatur. Durch die Entwicklung monoklonaler AK gegen die kardiospez. Untereinheiten von TnT und TnI ist es möglich, kardiales TnT (cTnT) und TnI (cTnI) selektiv zu bestimmen.

Klinische Bedeutung Beste Parameter bei der Erstdiagnostik des akuten Myokardinfarkts (hohe Herzspezifität und Sensitivität) und für die Kontrolle einer Thrombolysetherapie. Insb. ist cTnT geeignet für Risikostratifizierung und Abschätzung eines Therapiebenefits bei Pat. mit instabiler Angina pectoris (▶ 5.1.1).

Indikationen
- Myokardinfarkt: Diagnostik
- Therapiekontrolle bei Thrombolyse
- Nachweis von Mikroinfarkten bei instabiler Angina pectoris (Risikostratifizierung)
- Erfassen von periop. Myokardinfarkten
- Myokarditis
- Thoraxtrauma

Untersuchungsmaterial Serum, Heparinplasma.

Bestimmungsmethode Enzymimmunoassay unter Verwendung von spez. monoklonalen AK gegen cTnT und cTnI. Schnelltestversionen auch auf Intensivstation verwendbar.

Entscheidungsgrenzen und Bewertung ▶ Tab. 6.12.

Tab. 6.12 Beurteilung der Werte für hs-Troponin T

pg/ml	Bewertung
< 14	Normal
14–99	Beobachtungsbereich, Verlaufskontrolle!
> 100	Hohe Sensitivität und Spezifität für Myokardinfarkt

- **Nachweisgrenze für hs-Troponin T:** 3 pg/ml.
- **Nachweisgrenze und Normwerte für hs-Troponin I:** herstellerabhängig (im Gegensatz zu TnT mehrere Anbieter für quantitative Bestimmung und

Schnellteste verfügbar). Aufgrund fehlender Standardisierung sind die TnI-Werte unterschiedlicher Hersteller nicht miteinander vergleichbar.

> Dynamik der **Troponinkonz.** im Krankheitsverlauf beachten:
> - Schon 3–4 h nach akutem Myokardinfarkt bei ca. 50 % der Pat. nachweisbar. Maximum ca. 12 h nach Myokardinfarkt, fällt innerhalb von 5–9 d wieder ab. Eine Verdopplung innerhalb von 3 h und Anstiege darüber hinaus weisen auf einen akuten Myokardinfarkt hin. Erhöhte Werte zwischen 10 h und 5 d nach Infarkt bzw. ein Anstieg des hs-Tn haben eine Sensitivität von 100 % bei sehr hoher Spezifität für einen akuten Myokardinfarkt.
> - Andererseits können erhöhte cTn-Werte auch Zeichen eines abgelaufenen MI sein, da sie bis zur Normalisierung mehrere Tage erhöht bleiben können.

Bewertung erhöhter Werte cTnT und cTnI sind weitgehend herzmuskelspez. und zeigen Myokardschäden sehr sensitiv an.
- **Myokardinfarkt:** hohe diagn. Sensitivität und Spezifität bei Herzinfarkt (Sensitivität zwischen 90 und 100 % bei Bestimmung 12 h nach Schmerzeintritt). Anstieg 3–8 h nach Schmerzeintritt. Bei **erfolgreicher** Thrombolysetherapie steiler Anstieg in 90 Min. Kontrollparameter für periop. Herzinfarkte (bei OPs am Herzen nur Anstiege > 3,5 µg/l am 1. postop. Tag aussagekräftig)
- **Instabile Angina pectoris, Mikroinfarkte:**
  - Anstieg von cTnT und cTnI bei Mikroinfarkten (wesentlich sensitiver als Gesamt-CK und CK-MB)
  - Anstieg von cTnT und cTnI bei infarktgefährdeten Pat. mit instabiler Angina pectoris (Risikoabschätzung, Entscheidung bzgl. Überwachung und Therapie, Korrelation zwischen kardialem Risiko und Höhe von cTnT und cTnI)

Störungen und Besonderheiten
- **Hohe Werte:** Troponinerhöhungen ohne ACS bei:
  - Schwerer akuter und chron. Herzinsuff.
  - Aortendissektion, Aortenklappenerkr., hypertropher Kardiomyopathie
  - Trauma, Ablation, Stimulation, Kardioversion, Endomyokardbiopsie
  - Myokarditis
  - Hypertensiver Krise
  - Tachy- oder Bradyarrhythmien
  - Lungenembolie, schwerem pulmonalem Hochdruck
  - Hypothyreose
  - Chron. und akuter Niereninsuff. (zum Ausschluss bzw. zur Bestätigung einer akuten Myokardschädigung Messung ca. 3 h nach der ersten Messung bei diesen Pat. wiederholen)
  - Schlaganfall, Subarachnoidalblutung
  - Amyloidose, Hämochromatose, Sarkoidose, Sklerodermie
  - Chemotherapie (kann beginnende kardiotoxische Wirkung einer Chemotherapie anzeigen)
  - Verbrennungen > 30 % der KOF
  - Rhabdomyolyse
  - Sepsis, Lungenversagen

- **Erhöhte Werte** von cTn bei chron. Niereninsuff. (Dialysepat.) sind z. T. auf hohe Prävalenz von Myokardschäden bei Dialysepat. zurückzuführen, aber auch zu beobachten, wenn klin. Symptome für eine KHK fehlen (ausgeprägter bei Pat. > 60 J.). Indikator für kardiales Risiko. Ob TnI bei Pat. mit Niereninsuff. aufgrund der etwas geringeren Akkumulation zum Nachweis eines Myokardinfarkts besser geeignet ist als TnT, wird weiterhin kontrovers diskutiert.
- **Falsch niedrige Werte:** bei Auftreten von AK gegen TnT und TnI.

Merke
- Bei eindeutigem Infarkt (EKG, Schmerzsymptomatik) kann auf die Bestimmung von cTnT und cTnI verzichtet werden. Kontrolle von Infarktverlauf und Erkennung von Reinfarkten dann mithilfe von CK und CK-MB.
- Mithilfe des cTn lässt sich die Infarktgröße abschätzen.
- An steigenden cTn-Werten können frühzeitig myokardiale Schäden im Zusammenhang mit einer hochdosierten Chemotherapie erkannt werden.
- Bei Pat. mit Lungenembolie werden cTnT-Anstiege als Ausdruck einer sek. Myokardläsion beobachtet.
- Ein noch sensitiverer Parameter für das Auftreten von Mikroinfarkten bei instabiler Angina pectoris scheint die Glykogen-Phosphorylase BB (GPBB) zu sein (Schlüsselenzym der Glykogenolyse).

6.5.10 CT-proAVP (Copeptin) $$

CT-proAVP (Carboxyterminales-pro Arginin-Vasopressin) ist der inaktive C-terminale Teil des Prohormons von Vasopressin (AVP). Nach Spaltung des ADH-Prohormons in drei Peptide (ADH, Neurophysin II und Copeptin) wird Copeptin im Hypophysenhinterlappen gespeichert und in Reaktion auf hämodynamische osmotische Stimuli ins Blut freigesetzt. Bei Osmolalitäts- und Volumenänderungen verhält sich die Copeptin-Sekretion äquivalent zur ADH-Sekretion, ist aber stabiler und somit als Biomarker dem ADH überlegen.

Copeptin ist auch ein relevanter Marker für akuten, endogenen Stress. Bei kardiovaskulären Erkr. (Myokardinfarkt) ist ein nicht osmotisch bedingter steiler Anstieg von Copeptin zu beobachten.

Indikationen
- Diagnostik des Diab. insipidus
- Nachweis eines akuten Myokardinfarkts

Untersuchungsmaterial   Serum, EDTA-Plasma.

Bestimmungsmethode   LIA.

Referenzbereiche   ▶ Tab. 6.13.

Bewertung
- Während die kardiale Troponin-Konz. erst 4–6 h nach einem Infarkt ansteigt, ist die Konz. von Copeptin direkt nach dem Auftreten der Symptome am höchsten (0–4 h nach Ereignis) und beginnt danach zu sinken. Die kombinierte Messung von Copeptin und kardialem Troponin kann den Nachweis eines akuten Myokardinfarkts beschleunigen.

Tab. 6.13 Referenzbereiche Copeptin

	Copeptinkonzentration (pmol/l)
Diabetes insipidus	
• centralis	< 2,6
• renalis	> 20,0
Im Messbereich von 2,6–20,0 pmol/l ist eine weitere Abklärung im Durstversuch bei inadäquat erhöhter Serumosmolalität erforderlich (▶ 18.2.5).	
Ausschluss akuter Myokardinfarkt	< 10

- Copeptin zeichnet sich als Biomarker zur Risikobewertung für Pat. mit Herzinsuff. ab, insb. bzgl. akuter Dekompensation.
- Die Eignung von Copeptin als prognostischer Biomarker bei akuten Exazerbationen einer COPD, bei Pneumonie, Blutung, septischem Schock, Schlaganfall und Schädel-Hirn-Trauma wird aktuell untersucht.

Störungen und Besonderheiten Männer haben höhere Werte als Frauen, höhere Werte bei ↓ GFR, verminderte Werte unter Glukokortikoidtherapie.

6.5.11 Natriuretische Peptide (BNP, NT-proBNP) $$

Atriales natriuretisches Peptid (ANP) und B-Typ natriuretisches Peptid (BNP) gehören zur Familie der natriuretischen Peptidhormone. Zu ihren physiol. Wirkungen gehören Natriurese, Vasodilatation, Hemmung der Renin-Aldosteron-Sekretion, Beeinflussung der Homöostase von Wasserhaushalt und Blutdruck. Die biol. aktiven Moleküle BNP und ANP werden aus Prohormonen gebildet, deren inaktive N-terminale Bruchstücke NT-proANP und NT-proBNP wegen ihrer längeren HWZ in höheren Konz. im Blut nachweisbar sind als die aktiven Hormone.

Da BNP in den Ventrikeln exprimiert wird und ANP in den Vorhöfen, korrelieren BNP und NT-proBNP besser mit dem Schweregrad einer Herzinsuff. als NT-proANP.

Die Aktivierung wird durch Druck- und Volumenbelastung getriggert → diese Marker sind nicht völlig spez. für Herzinsuff., sondern können auch bei Volumenbelastung aus anderer Ursache erhöht sein (z. B. bei terminaler Niereninsuff.). Allerdings ist die Abhängigkeit von der Nierenfunktion für BNP geringer als für NT-proBNP, da NT-proBNP im Gegensatz zu BNP renal abgebaut wird.

Indikationen
- Diagnostik, Verlaufs- und Therapiekontrolle, Prognoseabschätzung bei Herzinsuff.
- Dilatative Kardiomyopathie
- Ventrikuläre Hypertrophie (BNP)
- Prognose bei ACS
- Prognose nach Myokardinfarkt

Untersuchungsmaterial EDTA-Plasma (BNP), Serum (NT-proBNP).

Bestimmungsmethode RIA, Enzymimmunoassay, teils nach vorheriger Extraktion.

Referenzbereiche ▶ Tab. 6.14.

Tab. 6.14 Referenzbereiche BNP (dir. Chemilumineszenz-Sandwich-Assay)

Gesunde (alters- und geschlechtsabhängig)

Altersgruppe (J.)	< 45		45–54		55–64		65–74		> 75	
Geschlecht	m	w	m	w	m	w	m	w	m	w
95. Perzentile (ng/l)	30	36	33	57	40	76	68	73	120	170

Patienten mit Herzinsuffizienz (stadienabhängig)

NYHA-Klasse	I	II	III	IV
Median (ng/l)	65	130	350	850
BNP ≥ 100 ng/l (%)	43	60	82	96

Beurteilung
BNP vs. NT-proBNP:
- BNP hat eine kürzere HWZ → bessere Erfassung kurzfristiger Änderungen (z. B. unter Therapie), ist aber nur für kurze Zeit (24 h bei RT) in EDTA-Plasma stabil.
- BNP besitzt eine geringere Abhängigkeit von Alter und Nierenfunktion (z. B. bei Dialysepat.).
- NT-proBNP hat den Vorteil einer langen Stabilität i. S. (72 h bei RT), aber den Nachteil einer stärkeren Abhängigkeit von Alter und Nierenfunktion.

Herzinsuff.: Entscheidungsgrenze (Cut-off): 100 ng/l. Der BNP-Test ist in erster Linie zum **Ausschluss** einer Herzinsuff. bei sympt. Pat. geeignet → d. h., BNP-Konz. < 100 ng/l schließt eine Herzinsuff. mit hoher Wahrscheinlichkeit aus (hoher neg. prädiktiver Wert).

BNP-Erhöhung anderer Ursache:
- Terminale Niereninsuff., Dialysepat.
- Vorhofflimmern
- Pulmonale Hypertonie, Lungenembolie
- ACS
- Leberzirrhose mit Aszites

Prognose bei ACS: Bei Pat. mit ACS ist ein BNP-Wert von > 80 ng/l ein Indikator für ein erhöhtes Mortalitätsrisiko.

Beeinflussung durch Medikamente:
- **Erhöhung der BNP-Konz.** durch:
  – Rekombinantes BNP (Nesiritide)
  – Betablocker
  – Glukokortikoide
  – SD-Hormone
- **Senkung der BNP-Konz.** durch:
  – Phosphodiesterase-III-Inhibitor (Milrinon)
  – ACE-Inhibitoren
  – Diuretika (Furosemid)
  – Vasodilatatoren

Bewertung Bei älteren Menschen werden höhere Werte der natriuretischen Peptide beobachtet als bei jüngeren. ANP-Erhöhungen reflektieren vorwiegend die atriale, BNP-Erhöhungen die ventrikuläre Überbelastung.

Erhöhte Werte:
- Herzinsuff., abhängig vom Stadium (NYHA-Stadieneinteilung). Bei den Werten gibt es Überlappungen zwischen den Stadien

- Dilatative Kardiomyopathie
- Linksventrikuläre Hypertrophie (v. a. BNP und NT-proBNP)
- Pulmonale Hypertonie
- Leberzirrhose mit Aszites, Niereninsuff., Hyperaldosteronismus

Prognostische Aussagen
- Höhe der Werte korreliert mit der Mortalität bei chron. Herzinsuff.
- Indikatoren für Mortalität bei akutem Myokardinfarkt.
- Geeignet als Marker für Therapieerfolgskontrolle.
- Risikoindikatoren in der subakuten Phase eines Myokardinfarkts.

Vorhersagewert Normale Werte schließen Herzinsuff. mit hoher Wahrscheinlichkeit aus. Der prädiktive Wert eines neg. Befunds ist für BNP etwa 96 %.

Störungen und Besonderheiten
Falsch hohe Werte: starke körperliche Belastung

> **Merke**
> - Die natriuretischen Peptide ersetzen nicht bildgebende Verfahren.
> - Renale und hepatische Erkr. erschweren die Beurteilung der kardialen Situation (die natriuretischen Peptide werden z. T. über Nieren und Leber eliminiert).

6.5.12 Galectin-3 $$

Galectin-3 ist lösliches, Beta-Galaktoside bindendes Protein, das ubiquitär exprimiert wird. Hohe Expressionskonz. werden v. a. bei entzündlichen und fibrotischen Reaktionen beobachtet. Als Ausdruck des kardialen Remodelings ist die Plasma-Galectin-3-Konz. bei Pat. mit akuter und chron. Herzinsuff. ↑. Außerdem besitzt Galectin-3 einen hohen progn. Wert für Morbidität und Mortalität bei Pat. mit Herzinsuff.

Indikationen Diagnostik, Verlaufs- und Therapiekontrolle, Prognoseabschätzung bei akuter und chron. Herzinsuff.

Untersuchungsmaterial Serum, EDTA-Plasma.

Bestimmungsmethode Chemilumineszenz-Immunoassay.

Referenzbereiche und Bewertung ▶Tab. 6.15. Die Komb. von NT-proBNP und Galectin-3 scheint eine höhere prädiktive Bedeutung für die Prognose einer Herzinsuff. zu haben als der jeweilige separate Biomarker.

Tab. 6.15 Algorithmus zur Risikostratifizierung bei Herzinsuffizienz	
Risiko	ng/ml
Hoch	> 25,9
Mittel	> 17,8 und < 25,9
Niedrig	< 17,8

6.5.13 Dickkopf-3 (Dkk3)

Die üblicherweise zur Erfassung der Nierenfunktion verwendeten Parameter wie z. B. Krea/GFR oder Cystatin C/GFR erlauben eine Beurteilung der Nierenfunktion zum Zeitpunkt ihrer Bestimmung, eine Aussage über den qualitativen Zustand des Nierengewebes oder eine Prognose über den Verlauf einer chron. Nierenerkr. sind damit aber nicht möglich. Mit dem stressinduzierten Glykoprotein Dkk3 steht erstmals ein Biomarker zur nichtinvasiven Diagnose einer progredienten tubulointerstitiellen Fibrose zur Verfügung. Dkk3 wird während der Embryogenese in sich entwickelnden Nierengewebe exprimiert, danach abgeschaltet und kann später durch gestresste Tubulus-Epithelzellen erneut exprimiert werden.

Bei einer Freisetzung von Dkk3 durch geschädigte Nierentubuluszellen wird das Glykoprotein mit dem Urin ausgeschieden. Dabei korreliert die Menge des ausgeschiedenen Dkk3 mit dem Ausmaß der tubulären Atrophie und der interstitiellen Fibrose bei zahlreichen glomerulären und tubulointerstitiellen Nierenerkr.

Indikationen Nichtinvasiver Nachweis einer tubulointerstitiellen Fibrose bei Pat. mit einer GFR > 45 ml/Min./1,73m² unabhängig vom Nachweis einer Albuminurie bzw. Proteinurie.

Untersuchungsmaterial 2 ml eines frischen Morgenurins, tiefgefroren. Stabilität bei 4 °C (gekühlt) max. 24 h.

Bestimmungsmethode ELISA.

Referenzbereiche und Bewertung
- **Dkk3 < 420 pg/ml:** geringe Wahrscheinlichkeit einer chron. Nierenschädigung. Bei Diab. mell. oder Hypertonie Kontrolle in 6–12 Mon.
- **Dkk3 420–600 pg/ml:** Chron. Nierenschädigung kann nicht ausgeschlossen werden. Bei Diab. mell. oder Hypertonie Kontrolle in 3–6 Mon.
- **Dkk3 > 600 pg/ml:** hohe Wahrscheinlichkeit einer chron. Nierenschädigung

6.6 Aminosäurestoffwechselstörungen $$$

6.6.1 Grundlagen

Hereditäre Störungen des Aminosäurestoffwechsels treten in Form von Aminosäureabbaustörungen infolge von Enzymdefekten und als Aminosäuretransportstörungen durch Defekte in den Transportsystemen im Dünndarm und in der Niere auf. Insgesamt sind mehr als 70 solcher angeborenen Störungen bekannt. Ihre Folgen können harmlos sein, sind jedoch in der Mehrzahl der Defekte mit ausgeprägten neurol. Auffälligkeiten, geistiger Retardierung und vielfältigen Organschäden verbunden, die lebensbedrohend sein können. Da die Auswirkungen mancher hereditärer Störungen durch Therapiemaßnahmen wie eine defektbezogene Diät, teilweise mit Vitaminsupplementierung, verhindert werden können, ist eine frühzeitige Diagnose von großer klin. Bedeutung.

Labordiagn. werden die Aminosäuren oder ihre Metaboliten, die infolge des Enzymdefekts vermehrt anfallen, erfasst. Teilweise lässt sich außerdem die Aktivität des defekten Enzyms sowie molekularbiol. die zugrunde liegende Genmutation bestimmen. In verschiedenen Fällen auch intrauterine Diagnostik. Neugeborenenscreening für Phenylketonurie, Ahornsirupkrankheit, Homocystinurie.

6.6.2 Diagnosestrategie

Basisdiagnostik Mikrobiol. Hemmtest auf betroffene Aminosäuren (▶ 6.6.3, ▶ 6.6.4, ▶ 6.6.5). Probe: Blutstropfen auf Filterpapier. Screening, bei gestellter Diagnose Kontrolle des Diätfehlers.

Weiterführende Diagnostik (nach mikrobiol. Hemmtest): Untersuchung der Aminosäuremetaboliten mittels HPLC, GC oder GC-MS.

Basisdiagnostik/weiterführende Diagnostik (diagn. Zentren): Tandem-Massenspektrometrie (MS/MS) mit Elektrosprayionisation. Getrockneter Blutstropfen auf Filterpapier. Screening, bei gestellter Diagnose Diätfehlerkontrolle. Vorteile ggü. bisherigen Verfahren: Schnell (wenige Min.), zuverlässig, spez., empfindlich, Diagnostik früher durchführbar (1–3 d nach Geburt), auf zahlreiche Stoffwechselstörungen kann gleichzeitig geprüft werden (unterschiedliche Aminosäurestoffwechselstörungen, unterschiedliche organische Azidämien und Azidurien, Galaktosämie). Inzidenz einer angeborenen Stoffwechselstörung etwa 1 : 4.000.

Spezielle Diagnostik Molekularbiol. Untersuchung auf Genmutation.

6.6.3 Phenylketonurie

Die Phenylketonurie ist die häufigste Aminosäureabbaustörung mit einer Inzidenz von 1 : 6.000–25.000. Der Defekt beruht auf vielfältigen Mutationen und dem Fehlen des Enzyms Phenylalanin-Hydroxylase in der Leber, das die Umwandlung von Phenylalanin in Tyrosin katalysiert. Aufgrund des Enzymdefekts kommt es zu einem Anstieg der Konz. des Phenylalanins im Plasma und zu einem Anstieg seiner Metaboliten Phenylpyruvat (daher die Bezeichnung Phenylketonurie), Phenyllaktat, Phenylacetat, Phenylacetylglutamin und 2-Hydroxyphenylacetat in Plasma und Urin. Durch die hohen Konz. von Phenylalanin wird der Tryptophanstoffwechsel beeinflusst.

Phenylalanin hemmt, konkurrierend um gemeinsame Transportsysteme, die Absorption von Tryptophan im Darm und den Transport vom Blut ins Gehirn. Durch Einwirkung von Darmbakterien auf Tryptophan kommt es zu einem Anstieg seiner Metaboliten Indolacetat, Indollaktat, Kynurenin und Xanthurensäure. Die verringerte Tryptophanabsorption führt auch zu einer verminderten Bildung von Serotonin. Klin. Manifestationen bei unbehandelten Kindern: Mikrozephalie, zerebrale Störungen, geistige Retardierung, Krampfanfälle.

Indikationen Neugeborenenscreening auf Phenylketonurie. Bestimmung von Phenylalanin oder Phenylalanin und Tyrosin zur Ermittlung des Verhältnisses. Durchführung am 5. Lebenstag (beim mikrobiol. Hemmtest) oder am 1.–3. Lebenstag (bei MS/MS).

Untersuchungsmaterial Vollblut: kapillär aus Ferse entnehmen, auf Filterpapierkarte tropfen.

Bestimmungsmethode
- Mikrobiol. Hemmtest nach Guthrie ($): bakteriol. Nährboden; Keime bilden bei hohen Konz. von Phenylalanin Wachstumshöfe
- MS/MS (meist zusammen mit anderen Parametern des Neugeborenenscreenings). Extraktion des getrockneten Blutstropfens mit Methanol, MS-Analyse direkt oder nach Umsetzung mit Butanol ($$)
- Phenylalanin, Metaboliten i. U. ($$$): Aminosäureanalysator, GC-MS

Referenzbereiche ▶ Tab. 6.16.

Tab. 6.16 Referenzbereiche Phenylalanin und Phenylalanin/Tyrosin-Ratio	
Phenylalanin:	< 140 µmol/l
Phenylalanin/Tyrosin-Ratio:	< 1,5

Bewertung Durch die Ermittlung der Phenylalanin/Tyrosin-Ratio erhöht sich der prädiktive Wert eines pos. Befunds.

Erhöhte Werte: Phenylketonurie. Therapie mit phenylalaninarmer Diät, supplementiert mit Tyrosin, ab spätestens 3. Lebenswo. erforderlich

Störungen und Besonderheiten
- **Falsch hohe Werte (beim Guthrie-Test):** mehrere Blutstropfen auf einer Stelle der Filterpapierkarte, hohe Proteinzufuhr, Aminosäure-Infusion
- **Falsch niedrige Werte (beim Guthrie-Test):** Durchführung früher als am 5. Lebenstag, innerhalb von 4 d nach einer Bluttransfusion, Erbrechen, reine Glukose-E'lyt-Infusion

> **Merke**
> - Diagn. Sensitivität etwa 99 %.
> - Bei pos. Guthrie-Test Bestimmung von Phenylalanin und der Metaboliten.
> - Bei der Untersuchung mittels MS/MS kann zwischen der klassischen Phenylketonurie und einer milden, transienten Hyperphenylalaninämie unterschieden werden (bei Letzterer Phenylalanin/Tyrosin-Ratio < 1,5).

6.6.4 Ahornsirupkrankheit

Syn.: Verzweigtkettenketoazidurie. Seltene Aminosäurestoffwechselstörung, Inzidenz 1 : 200.000. Der Defekt liegt im Multienzymkomplex für die oxidative Decarboxylierung von 2-Oxocarbonsäuren, die durch Transaminierung aus den verzweigtkettigen Aminosäuren Valin, Leucin und Isoleucin entstehen. Als Folge davon steigt die Konz. der verzweigtkettigen Aminosäuren im Plasma und der Transaminierungsmetaboliten in Plasma und Urin. Der typische Geruch des Urins nach Ahornsirup wird vermutlich durch Umsetzungsprodukte der 2-Oxocarbonsäuren hervorgerufen. Bei unbehandelten Pat. sind insb. die Plasmakonz. von Leucin und 2-Oxoisovaleriat stark ↑. Ab 5. Lebenstag Apathie, Trinkschwäche, Erbrechen, Krampfanfälle, Atemstörungen.

Indikationen Neugeborenenscreening auf Ahornsirupkrankheit. Bestimmung von Leucin oder Leucin und Phenylalanin zur Ermittlung des Verhältnisses. Durchführung am 5. Lebenstag (beim mikrobiol. Hemmtest) oder ab Tag 1–3 (bei der MS/MS).

Untersuchungsmaterial Vollblut: kapillär aus Ferse entnehmen, auf Filterpapierkarte tropfen.

Bestimmungsmethode
- Mikrobiol. Hemmtest ($): bakteriol. Nährboden, Keime bilden bei hohen Konz. von Leucin Wachstumshöfe.
- MS/MS, meist zusammen mit anderen Parametern des Neugeborenenscreenings wie Phenylalanin (▶ 6.6.3) ($$).
- Leucin, Metaboliten i. U. ($$$): Aminosäureanalysator, GC-MS.

Referenzbereiche ▶ Tab. 6.17.

Tab. 6.17 Referenzbereiche Leucin und Leucin/Phenylalanin-Ratio	
Leucin:	< 370 µmol/l
Leucin/Phenylalanin-Ratio:	< 5,0

Bewertung Durch die Ermittlung der Leucin/Phenylalanin-Ratio wird der prädiktive Wert eines pos. Befunds erhöht.
Erhöhte Werte: Ahornsirupkrankheit. Therapie: eingeschränkte Zufuhr der verzweigtkettigen Aminosäuren Valin, Leucin und Isoleucin

Störungen und Besonderheiten
- **Falsch hohe Werte (beim mikrobiol. Hemmtest):** mehrere Blutstropfen auf einer Stelle der Filterpapierkarte, hohe Proteinzufuhr, Aminosäure-Infusion
- **Falsch niedrige Werte (beim mikrobiol. Hemmtest):** Durchführung früher als am 5. Lebenstag, innerhalb von 4 d nach einer Bluttransfusion, Erbrechen, reine Glukose-E'lyt-Infusion

> **Merke**
> - Diagn. Sensitivität etwa 99 %
> - Bei pos. Ausfall des Tests Bestimmung der Metaboliten

6.6.5 Homocystinurie

Defekt in der Metabolisierung von Methionin und Homocystein. Ursache der Störung am häufigsten ein Mangel an der Vit.-B_6-abhängigen Cystathionin-β-Synthase, seltener ein Mangel an der Vit.-B_{12}-abhängigen Methionin-Synthase oder einer Reduktase. Folge: Anhäufung von Methionin und Homocystein sowie seiner **oxidierten Form Homocystin**.
Die Homocystinurie hat eine Inzidenz von etwa 1 : 200.000. Klin. Manifestationen: geistige Retardierung, Skelettdeformitäten, Osteoporose, Linsenektopie und frühzeitige arteriosklerotische Gefäßveränderungen.

Indikationen Neugeborenenscreening auf Homocystinurie. Bestimmung von Methionin oder Methionin und Phenylalanin zur Ermittlung des Verhältnisses. Durchführung am 5. Lebenstag (beim mikrobiol. Hemmtest) oder am 1.–3. Lebenstag (bei der MS/MS).

Untersuchungsmaterial Vollblut: kapillär aus Ferse entnehmen, auf Filterpapierkarte tropfen.

Bestimmungsmethode
- Mikrobiol. Hemmtest ($): bakteriol. Nährboden, Keime bilden bei hohen Konz. von Methionin Wachstumshöfe
- MS/MS, meist zusammen mit anderen Parametern des Neugeborenenscreenings wie Phenylalanin (▶ 6.6.3) ($$)

Referenzbereiche ▶ Tab. 6.18.

Tab. 6.18 Referenzbereiche Methionin und Methionin/Phenylalanin-Ratio	
Methionin:	< 67 µmol/l
Methionin/Phenylalanin-Ratio:	< 1,0

Bewertung erhöhter Werte Homocystinurie. Therapie: eingeschränkte Zufuhr von Methionin, in Abhängigkeit vom genet. Defekt Vit. B_6, Vit. B_{12}, Folsäure.

Störungen und Besonderheiten
- **Falsch hohe Werte (bei mikrobiol. Hemmtest):** mehrere Blutstropfen auf einer Stelle der Filterpapierkarte, hohe Proteinzufuhr, AminosäureInfusion.

- **Falsch niedrige Werte (bei mikrobiol. Hemmtest):** Durchführung früher als am 5. Lebenstag, innerhalb von 4 d nach einer Bluttransfusion, Erbrechen, reine Glukose-E'lyt-Infusion.
- Bei Methionin-Synthase-Mangel ist Methionin im Blut häufig nicht erhöht (→ Bestimmung von Homocystein im Plasma).

> **Merke**
> Diagn. Sensitivität beim mikrobiol. Hemmtest etwa 60 %, bei der MS/MS etwa 99 %.

6.7 Diaminoxidase (DAO) $$$

Histamin ist ein natürlich vorkommendes biogenes Amin, das aus der Aminosäure Histidin synthetisiert und normalerweise in Vesikel verpackt v. a. von Mastzellen und basophilen Granulozyten gebildet und gespeichert wird. Exogen kann Histamin über die Nahrung in den Darm gelangen. Zu unterscheiden sind histaminhaltige Nahrungsmittel (Histamin als „Verderbnisprodukt" in lange gelagerten eiweißhaltigen Produkten wie Käse, Fisch, Geräuchertem, Hülsenfrüchten, Sauerkraut) von Histamin-Liberatoren (Hülsenfrüchte, Erdbeeren, Zitrusfrüchte, Tomaten, Nüsse, Ananas, Papaya, Schokolade) und DAO-blockierenden Nahrungsmitteln (Tee, Kakao, Alkohol) sowie Medikamenten (Acetylcystein, Ambroxol, Aminophyllin, Amitriptylin, Chloroquin, Clavulansäure, Isoniazid, Metamizol, Metoclopramid, Propafenon, Verapamil). Oral aufgenommenes Histamin wird durch die Diaminoxidase (DAO) abgebaut, die beim Menschen hauptsächlich in den Enterozyten synthetisiert und kontinuierlich ins Darmlumen abgegeben wird. Hier wird das Histamin in der Nahrung abgebaut; Abbaugeschwindigkeit wird durch die Aktivität der DAO bestimmt. Bei Pat. mit Symptomen einer Histaminintoleranz kann die DAO-Aktivität auf die Hälfte bis zu einem Drittel, in bes. starken Fällen auf ein Zehntel der Normalaktivität reduziert sein.

Indikationen V. a. histamininduzierte Diarrhöen und Bauchschmerzen (Nahrungsmittelanamnese!), Juckreiz, Urtikaria, anaphylaktische Reaktionen, Rhinitis, Asthma, postprandialer Flush, Erbrechen.

Untersuchungsmaterial Serum (bei 2–8 °C 2 d stabil; bei Lagerung über 48 h sollte die Probe tiefgefroren werden).

Bestimmungsmethode ELISA.

Referenzbereiche und Bewertung ▶ Tab. 6.19.

Tab. 6.19 Referenzbereiche DAO-Enzymaktivität

U/ml	Histaminunverträglichkeit
< 3	anzunehmen
3–10	wahrscheinlich
> 10	wenig wahrscheinlich

Störungen und Besonderheiten
- Aussagekraft der Messung zurzeit noch beschränkt. Meist wird nur die Enzymkonz. gemessen und auf die max. mögliche Aktivität der voll funktionie-

renden Enzymvariante umgerechnet → Enzymkonz. unterliegt jedoch tageszeitlichen und geschlechtsabhängigen Schwankungen. Die Messung der tatsächlichen DAO-Enzymaktivität ist methodisch extrem anspruchsvoll, fehleranfällig und teuer und wird nur von wenigen Speziallaboratorien angeboten.
- Alternativ molekularbiol. Nachweis von Mutationen, Gendefekten oder Polymorphismen. Die meisten Fälle von DAO-Mangel sollen allerdings nicht angeboren, sondern erworben sein, etwa i. R. entzündlicher Darmerkr. oder nach der Menopause.
- Bei Histaminunverträglichkeit (DAO-Mangel) finden sich häufig zusätzlich niedrige Vit.-B_6-, Vit.-C- und Kupfer-Spiegel (DAO-Cofaktoren).

6.8 Homocystein $$$

6.8.1 Grundlagen

Die Hyperhomocysteinämie ist Folge eines gestörten Methioninmetabolismus, an dem mehrere, z. T. Vit.-B-abhängige Enzyme beteiligt sind (z. B. Methionin-Synthase, Cystathionin-β-Synthase, Methylentetrahydroxyfolat-Reduktase). Sie wird als unabhängiger Risikofaktor für Atherosklerose und thrombembolische Erkr. diskutiert.

Neben genet. Faktoren (Enzymdefekte) können erworbene Faktoren (Vit.-B_6-, -B_{12}-, Folsäuremangel) und Lebensstilfaktoren (Rauchen, exzessiver Alkoholgenuss, Bewegungsmangel) zu erhöhten Homocysteinspiegeln führen. Die atherogene Wirkung wird u. a. auf den dir. Einfluss von Homocystein auf die Epithelzellen der Gefäßwand mit verstärkter Bildung reaktiver Sauerstoffspezies (oxidativer Stress), ferner eine Störung von Koagulation und Fibrinolyse zurückgeführt. Klin. Bedeutung: als Risikofaktor beeinflussbar durch Therapie mit Vit. des B-Komplexes.

6.8.2 Diagnosestrategie

- Beurteilung des Risikos kardiovaskulärer Erkr. neben ↑ LDL-Chol, ↑ Quotienten LDL-/HDL-Chol, Lp(a) (▶ 8.10) und ↑ CRP (▶ 6.4.3)
- Bestimmung von Gesamt-Homocystein, bestehend aus reduzierter Form und oxidierten Formen (Homocystin, proteingebundenes Homocystein [Hauptanteil] und Cystein-Homocystein-Komplex)

Indikationen
- Risikobeurteilung für kardiovaskuläre Erkr.
- Vit.-B_{12}-Mangel bei Malabsorptionssy., Vegetariern, älteren Menschen
- Chron. Alkoholismus
- Homocystinurie

Untersuchungsmaterial (EDTA-)Plasma. Blut nach Entnahme sofort in Eiswasser kühlen und innerhalb von 30 Min. gekühlt zentrifugieren (Homocystein aus Erys). Falls Lagerung erforderlich, bei −70 °C. Bei Natriumfluorid/saures Citrat als Antikoagulans Blutproben etwa 4 h haltbar.

Bestimmungsmethode Nach Reduktion der oxidierten Formen Bestimmung mit HPLC, GC-MS, CE, Enzymimmunoassay, Fluoreszenzpolarisationsimmunoassay.

Referenzbereiche ▶ Tab. 6.20.

Tab. 6.20 Referenzbereiche Gesamt-Homocystein (in µmol/l)

Kinder < 10 J.	3–8
Kinder 11–15 J.	4–10
Jugendliche (16–18 J.)	5–11
Erwachsene	5–15

Bewertung erhöhter Werte
- Genet. bedingte Hyperhomocysteinämie
- Erworbene Hyperhomocysteinämie (Lebensstil)
- Vit.-B_6-, -B_{12}- und Folsäuremangel (Resorptionsstörung, ältere Menschen, Vegetarier, Alkoholiker)
- Hypothyreose
- Homocystinurie (sehr hohe Werte)
- **Risikofaktor für vaskuläre Erkr.:** KHK, ACS, Myokardinfarkt, art. Verschlusskrankheit, venöse Thrombose

Störungen und Besonderheiten
- **Falsch hohe Werte:** Hämolyse, ungenügende Kühlung der Probe, zu späte Zentrifugation
- **Falsch niedrige Werte:** unvollständige Reduktion der oxidierten Formen

6.9 sFlt-1/PlGF-Quotient $$$

Die Präeklampsie (Syn.: EPH-Gestose, Schwangerschaftsintoxikation) ist eine der häufigsten Komplikationen in der Spätschwangerschaft. Sie ist durch die Leitsymptome Ödeme, Proteinurie und Hypertonie gekennzeichnet, tritt in 3–5 % aller Schwangerschaften auf und ist eine der Hauptursachen für maternale und fetale Morbidität und Mortalität. Seit Kurzem stehen für die Diagnose zwei Marker aus dem mütterlichen Serum zur Verfügung:
- **sFlt-1** *(soluble fms-like tyrosine kinase-1)*: hemmt das Gefäßwachstum der Plazenta
- **PlGF** *(placental growth factor)*: fördert das Gefäßwachstum der Plazenta

Während bei einer unauffälligen Schwangerschaft PlGF im 1. und 2. Trimenon ansteigt und erst gegen Ende der Schwangerschaft abfällt, bleibt die Konz. von sFlt-1 im 1. und 2. Trimenon konstant und steigt erst am Ende der Schwangerschaft an. Ist das Verhältnis von sFlt-1 zu PlGF zugunsten von sFlt-1 verschoben, spricht dies für ein hohes Risiko, dass sich eine Präeklampsie entwickelt. Ein erhöhter sFlt-1/PlGF-Quotient geht dem Beginn einer klin. offensichtlichen Präeklampsie um bis zu 5 Wo. voraus.

Indikationen
- V. a. beginnende Präeklampsie, Eklampsie oder HELLP-Sy.
- Schwangere Frauen mit ↑ Präeklampsierisiko (vorherige eigene Schwangerschaft mit Präeklampsie, Eklampsie oder HELLP-Sy. oder solche in der blutsverwandten Familie, maternale Hypertonie, Diab., Nierenerkr., Hyperthyreoidismus, Thrombophilie, Autoimmunerkr., Antiphospholipid-Sy., Mehrlingsschwangerschaft, afrikanische oder afroamerikanische Pat., junge Erstgebärende, Schwangere > 40 J., Adipositas mit BMI > 30, niedrige PAPP-A-Konz. beim Ersttrimesterscreening)
- DD zwischen Präeklampsie u. a. Formen hypertensiver Schwangerschaftserkr.

Untersuchungsmaterial Serum (ab Beginn des 2. Trimenons).
Bestimmungsmethode ELISA.
Referenzbereiche ▶ Tab. 6.21.

Tab. 6.21 Referenzbereiche sFlt-1/PlGF-Quotient	
Normbereich	< 85
Grenzwertig	33–85
Pathologisch	> 85

Bewertung Bestimmung ab 2. Trimenon sinnvoll.

Störungen und Besonderheiten Kein Vollblut versenden → falsch hohe Werte.

6.10 Entzündung und Sepsis

Systemische Entzündungsreaktion und Sepsis werden durch vielfältige Ursachen und ein kompliziertes pathophysiol. Netzwerk der Entzündungskaskaden ausgelöst (▶ Abb. 6.1). Hauptursachen sind Infektionen, Polytraumen mit Gewebezertrümmerung, Verbrennungen, Pankreatitis, massiver Blutverlust, Lebernekrose und Autoaggressionserkr.

Nicht jedes septische Krankheitsbild hat eine bakt. Ursache!

Klinik Gemäß Konsensuskonferenz des *American College of Chest Physicians* und der *Society of Critical Care Medicine* 1992:
- **Systemische Entzündungsreaktion** *(systemic inflammatory response syndrome, SIRS)* zwei oder mehr der folgenden Symptome:
  - Temperatur > 38 °C oder < 36 °C
  - Herzfrequenz > 90/Min.
  - Atemfrequenz > 20/Min. oder PaCO$_2$ < 32 mmHg
  - Leukozytenzahl > 12.000/µl oder < 4.000/µl oder > 10 % stabkernige Granulozyten
- **Sepsis:** SIRS infolge von Inf.
- **Schwere Sepsis:** Sepsis mit Versagen mind. eines Organs:
  - Kardiovaskulär
  - Renal
  - Respiratorisch
  - Hepatisch
  - Koagulopathie
  - ZNS
  - Metabolische Azidose
- **Septischer Schock:**
  - Sepsis mit Blutdruckabfall (systolischer RR < 90 mmHg) oder Katecholaminbedarf trotz adäquater Hydratation
  - Hinweise auf Hypoperfusion (Laktatazidose, Oligurie, Bewusstseinstrübung)
  - Multiorganversagen

6 Proteine und Aminosäuren

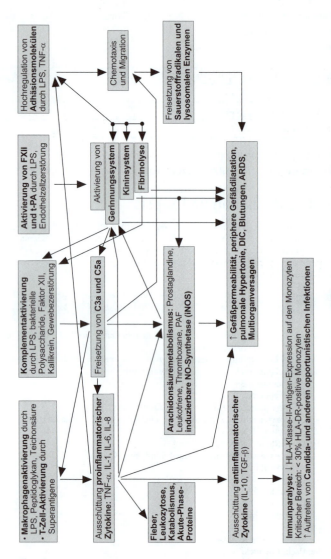

Abb. 6.1 Pathophysiologie bei systemischen Entzündungsreaktionen bzw. bei Sepsis [L157]

6.10 Entzündung und Sepsis

Messparameter Die Labordiagnostik bei systemischer Entzündung oder Sepsis muss immer streng zur Klinik korreliert werden. Bisher wurden i. R. der Entzündungsdiagnostik v. a. verwendet:
- Leukozytenzahl und Diff-BB (▶ 23.6)
- BSG (▶ 23.7)
- Akute-Phase-Proteine (▶ 6.4), CRP (▶ 6.4.3), Procalcitonin (▶ 6.5.3)
- Blutkulturen (▶ 26.3.3)
- Parameter der Aktivierung von Gerinnung und Fibrinolyse (▶ 24.2.2, ▶ 24.2.3)

In den letzten Jahren werden in Ergänzung zunehmend durchgeführt:
- Bestimmung der proinflammatorischen Zytokinkonz. (▶ 22.9)
- Quantifizierung der Expression von HLA-Klasse-II-AG auf Monozyten (▶ 22.7)
- Quantifizierung der Expression von leukozytären Adhäsionsmolekülen (▶ 22.7)
- Monitoring des Arachidonsäuremetabolismus

In der Erprobung befindet sich ein Genchip mit 353 genspez. Sonden, die den Immunstatus von Pat. bei akuten und chron. Entzündungen abbilden.

Zurzeit werden große wissenschaftliche Anstrengungen unternommen, um eine Labordiagnostik der Sepsis zu etablieren, die eine Stadieneinteilung des Krankheitsverlaufs (▶ Abb. 6.1) und damit Anhaltspunkte für ein gezieltes ther. Eingreifen (Immuntherapie, Beherrschung der DIC, Hemmung des Arachidonsäuremetabolismus etc.) erlaubt.

Störungen und Besonderheiten Die Erwartungen, die in die Bestimmung von Neopterin gesetzt wurden, haben sich wegen Spezifitätsproblemen nicht erfüllt. Der Wert der Bestimmung proinflammatorischer Zytokine ist aufgrund der kurzen HWZ nicht immer verlässlich und kann nur als früher Parameter bzw. während der akuten Erkr. eingesetzt werden.

7 Glukosestoffwechsel

Birgid Neumeister und Bernhard Böhm

7.1 **Wichtige Krankheitsbilder** 130
7.1.1 Einleitung 130
7.1.2 Diabetes mellitus 130
7.1.3 Hypoglykämie 132
7.2 **Diagnosestrategie** 132
7.2.1 Hyperglykämie 132
7.2.2 Hypoglykämie 133
7.3 **Glukose $** 135
7.4 **Oraler Glukosetoleranztest** 137
7.5 **Schwangerschaftsdiabetes (Gestationsdiabetes)** 139
7.6 **HbA$_{1c}$ $$** 142
7.7 **Fructosamin $** 143
7.8 **Insulin, C-Peptid, Proinsulin $$$** 144
7.9 **Hungerversuch** 145
7.10 **Modulatoren des Glukose- und Intermediärstoffwechsels** 148
7.10.1 Einführung 148
7.10.2 Myokine 148
7.10.3 Adipokine 148
7.10.4 Hepatokine 149

7.1 Wichtige Krankheitsbilder

7.1.1 Einleitung

Der Glukosestoffwechsel wird durch eine Vielzahl von Hormonen beeinflusst. Das einzige blutzuckersenkende Hormon ist Insulin. Blutzuckersteigernd wirken v. a. Glukagon, Kortisol (ACTH), STH, Thyroxin sowie die Katecholamine.
Störungen des Glukosestoffwechsels können sich entweder als Hyperglykämie (evtl. mit Glukosurie) oder als Hypoglykämie manifestieren.

Differenzialdiagnostisch wichtig: Glukosurien **ohne** Hyperglykämie (▶ 7.3).

7.1.2 Diabetes mellitus

Heterogenes Sy. mit Störung des Kohlenhydrat- und Fettstoffwechsels. Zentraler Befund ist eine chron. Hyperglykämie. Der **primäre Diab. mell.** ist die häufigste Störung des Glukosestoffwechsels. Zwei Hauptformen:
- Typ 1 (absoluter Insulinmangel)
- Typ 2 (Insulinresistenz/relativer Insulinmangel)

Kategorien der Hyperglykämie
Keine Laboruntersuchung erlaubt die zuverlässige Unterscheidung von Typ-1- und Typ-2-Diab. Diese Zuordnung beruht hauptsächlich auf Anamnese und klin. Befund und kann durch Laboruntersuchungen nur unterstützt werden.
- **Typ-1-Diabetes:** Manifestation meist < 30. Lj., akuter Beginn, klassische Diab.-Symptome, Ketoazidoseneigung (häufig als Erstmanifestation), organspez. Auto-AK (▶ 22.5.16, ▶ 22.5.17, ▶ 22.5.18)
- **Typ-2-Diabetes:** meist Übergewicht und keine klassischen Diab.-Symptome, keine Ketoazidoseneigung
- **LADA** *(latent autoimmune diabetes in the adults):* klin. Bild wie Typ-2-Diab., jedoch Vorhandensein von Inselzell-AK (▶ 22.16, ▶ 22.17, ▶ 22.18), höheres Risiko der Entwicklung einer Insulinbedürftigkeit
- Genet. bedingte Diabetesformen (z. B. **MODY, M**aturity **O**nset **D**iabetes of the **Y**oung; Typ-2-diabetesartige Erkr.) Manifestation < 25. Lj. (Gendiagnostik, ▶ 2.1)
- **Gestationsdiabetes** (▶ 7.5): Diab. mell., der sich in der Schwangerschaft manifestiert. Abgrenzung gegen Schwangerschaftsglukosurie (ohne Hyperglykämie! Erniedrigte Nierenschwelle für Glukoseausscheidung)
- **Sekundärer Diab. mell.:** gestörter Glukosestoffwechsel bei verschiedenen Grundkrankheiten oder Therapieformen
- **Abnorme Nüchternglukose** *(impaired fasting glucose,* **IFG**) und **path. Glukosetoleranz** *(impaired glucose tolerance,* **IGT**): Störung des Glukosestoffwechsels mit erhöhtem Risiko, einen manifesten Diab. mell. zu entwickeln (▶ Abb. 7.1; ▶ 7.2)

Komplikationen
- **Coma diabeticum:** gefährliche **akute** Komplikation des Diab. mell.
- **Ketoazidotisches Koma:** meist bei Typ-1-Diab., häufig als „Manifestationskoma". Bei Insulinmangel wird der Energiebedarf durch vermehrten Fettabbau gedeckt. Aus dem dabei anfallenden Acetyl-CoA entstehen vermehrt

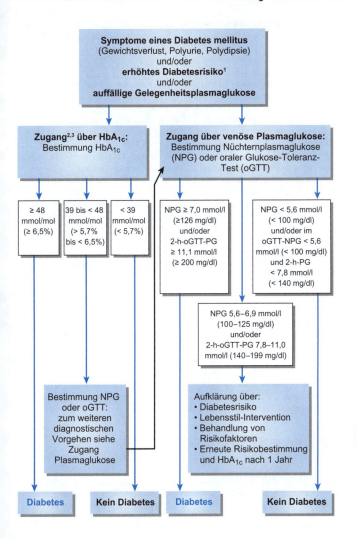

Abb. 7.1 Nationale Versorgungsleitlinie Therapie des Typ-2-Diabetes: Algorithmus zur Diagnose eines Typ-2-Diabetes mellitus [X335, L157]
[1] Erhebung durch Fragebögen
[2] Bei Diabetessymptomen sofortige Glukosemessungen
[3] Wenn eine Verfälschung des HbA1c-Werts zu erwarten ist, primär Diagnose durch Glukosemessung

„Ketonkörper", die akkumulieren können. Die Ketone können, zusammen mit der Glukose, i. U. mittels Teststreifen festgestellt werden. Atypische Fälle einer diab. Ketoazidose unter SGLT2-Inhibitoren bei Typ-2-Diab. (▶ 7.3).
Cave: Auch bei Gesunden sind nach mehrstündiger Nahrungskarenz Ketone (aber ohne Glukose!) i. U. nachweisbar!

- **Hyperosmolares (nicht ketoazidotisches) Koma:** meist bei Typ-2-Diab. Hyperglykämische Entgleisung, wobei aber die Insulinsekretion ausreicht, um eine Ketoazidose zu verhindern. Die osmotische Wirkung hoher Glukosespiegel bewirkt Dehydratation der Gewebe durch Wasserverlust.
- **Therapiekomplikationen:** selten Laktatazidose unter Biguanidtherapie (evtl. Koma); Hypoglykämie (evtl. Koma).
- **Folgeschäden:** chron. **Komplikationen,** die nach langjähriger Diabetesdauer an verschiedenen Organen und Geweben auftreten können.
    - **Diabetische Nephropathie:** kann im reversiblen Frühstadium an einer isolierten Vermehrung der Urin-Albuminausscheidung („Mikroalbuminurie", ▶ 15.1.5) erkannt werden, die mit den herkömmlichen Streifentests für Gesamteiweiß oder Albumin nicht erfasst wird. Die Nierenfunktion kann durch Messung der Retentionsparameter i. S. und der endogenen Krea-Clearance abgeschätzt werden.
    - **Dyslipoproteinämie:** Der Mangel an Insulin hat auch Auswirkungen auf den Fettstoffwechsel mit Hypertriglyzeridämie und erniedrigtem HDL-Chol (metabolisches Sy.).

7.1.3 Hypoglykämie

Bei Diabetikern ist die häufigste Ursache einer Hypoglykämie eine (relative) Überdosierung der Therapie, meist in Verbindung mit körperlicher Belastung, Alkohol oder Nahrungskarenz. Extremform der Hypoglykämie ist das hypoglykämische Koma. Eine Diabeteseinstellung mit Insulin und/oder Sulfonylharnstoffen kann mit gehäuften Hypoglykämieepisoden verbunden sein. Bei Nichtdiabetikern ist als Ursache einer Hypoglykämie auch an eine Hypoglycaemia factitia (missbräuchliche Anwendung von Insulin oder Sulfonylharnstoffen) oder ein Insulinom (autonome endogene Insulinüberproduktion) zu denken.

7.2 Diagnosestrategie

7.2.1 Hyperglykämie

Laborchemisch beruht die Diagnose des Diab. mell. auf dem gesicherten Nachweis einer chron. Hyperglykämie (mit oder ohne typische diab. Symptome) (▶ Abb. 7.1).

Diagnostik
- $HbA_{1c} \geq 6,5\%$ (≥ 48 mmol/mol)
- Gelegenheits-Plasmaglukosewert ≥ 200 mg/dl ($\geq 11,1$ mmol/l)
- Nüchtern-Plasmaglukose von ≥ 126 mg/dl ($\geq 7,0$ mmol/l)
- oGTT-2-h-Wert im venösen Plasma ≥ 200 mg/dl ($\geq 11,1$ mmol/l)

Therapieüberwachung
- **Blutglukose** (▶ 7.3): nach individuellen Umständen bis zu mehrmals täglich (Pat. Selbstkontrolle mittels Teststreifen)

- **HbA$_{1c}$** (▶ 7.6): Kontrolle der durchschnittlichen Stoffwechseleinstellung über einen längeren Zeitraum. Seit 2010 auch zur Primärdiagnose zugelassen
- Triglyzeride (▶ 8.6), LDL- und HDL-Chol (▶ 8.3, ▶ 8.5), da bei schlechter Diabeteseinstellung **Fettstoffwechsel**störungen bestehen können

(Früh-)Erkennung einer diabetischen Nephropathie   Abhängig von individuellen Umständen und klin. Befunden. Bisher keine allg. akzeptierten Regeln. Bei stabiler Stoffwechseleinstellung Kontrollen etwa ¼-jährlich bis jährlich:
- Urin-Albumin, immunchem. (▶ 15.1.5)
- Serum-Krea; ggf. Krea-Clearance (▶ 9.1.2, ▶ 9.1.3)
- Urin-Gesamteiweiß (▶ 15.1.4)

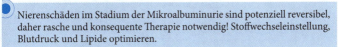

Nierenschäden im Stadium der Mikroalbuminurie sind potenziell reversibel, daher rasche und konsequente Therapie notwendig! Stoffwechseleinstellung, Blutdruck und Lipide optimieren.

Akute Stoffwechselentgleisungen   DD Ketoazidose, Hyperosmolarität, Laktatazidose, Hypoglykämie; bei Koma auch an nichtdiab. Komaursachen denken.
- Blutglukose (▶ 7.3)
- Serumosmolalität (▶ 11.2.5)
- Elektrolyte (▶ 11.2)
- BGA (▶ 11.3.3)
- Laktat (▶ 11.3.4)
- Krea und Harnsäure i. S. (▶ 9.1.2, ▶ 9.1.5)
- Urin-Teststreifen auf Glukose und Aceton (▶ 15.1.2)
- Infektionserregerdiagnostik, insb. Blutkulturen

7.2.2 Hypoglykämie

Anamnese (z. B. Diabetiker unter Insulin- oder Sulfonylharnstofftherapie, postprandiale Hypoglykämie nach Magen-OP, Alkoholabusus) und klin. Befund (z. B. Leberzirrhose, Niereninsuff.) können die Ursache meist klären. Entscheidungsdiagramm ▶ Abb. 7.2.

Basisdiagnostik   Blutglukose (▶ 7.3).

Weiterführende Diagnostik
- **Nüchternhypoglykämie:** DD Hypoglycaemia factitia, Insulinom. Insulin, Proinsulin, C-Peptid (▶ 7.8). Wenn Befunde grenzwertig Hungerversuch (▶ 7.9). Zusätzliche Urinprobe einfrieren für evtl. spätere Untersuchungen auf z. B. Sulfonylharnstoffe
- **V. a. postprandiale reaktive Hypoglykämie:** verlängerter oGTT (▶ 7.4)
- Bei entsprechendem klin. Verdacht: weitere Untersuchungen, z. B. Ausfall kontrainsulinärer Hormone (▶ 7.3)

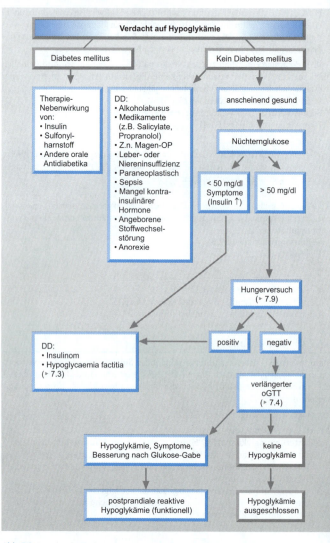

Abb. 7.2 Entscheidungsdiagramm Hypoglykämiediagnostik [L157]

7.3 Glukose $

Glukose ist ein wichtiges Substrat zur Energiegewinnung. Quellen der Glukose im Organismus sind exogene Nahrungszufuhr, körpereigene Glykogenspeicher und endogene Gluconeogenese.
In den Nieren wird Glukose glomerulär filtriert und tubulär rückresorbiert. Bei einer Blutglukosekonz. von mehr als etwa 180 mg/dl (10 mmol/l) ist die tubuläre Rückresorptionskapazität erschöpft, und es kommt zur Glukosurie. Diese sog. Nierenschwelle für die Glukoseausscheidung steigt mit dem Alter an und kann in der Schwangerschaft erniedrigt sein (Schwangerschaftsglukosurie).

Indikationen

- **Blutglukose:**
  - Gesundheitsvorsorge
  - Diagnose und Therapiekontrolle des Diab. mell.
  - Risikopat. (jährliche Kontrolle): Pat. ab 45 J., Familienanamnese für Diab. mell., Übergewicht, Hyperlipidämie, Hypertonie
  - Diab.-Symptome: Gewichtverlust, Durst, Polyurie, Polydipsie, Lethargie, Pruritus vulvae, Balanitis
  - Schwangerschaft
  - Grundkrankheiten oder Therapieformen (s. u. „Bewertung")
  - V. a. Hypoglykämie
  - Koma unklarer Ursache
  - Abgrenzung einer renalen Glukosurie
- **Uringlukose, Teststreifen:** (▶ 15.1.2)
  - Screening auf Glukosurie (Glukosurie ohne Hyperglykämie)
  - Therapiekontrolle bei Diabetikern, bei denen ein Selbstmonitoring der Blutglukose nicht möglich ist
  - V. a. ketoazidotische Stoffwechselentgleisung

Die Uringlukose-Analyse ist kein Standard in der Diagnostik und Therapieüberwachung, denn sie ist nur bei hohen Plasmaglukosewerten positiv und nicht verwertbar bei Schwangerschaft sowie unter Therapie mit SGLT2-Inhibitoren. Sie kann lediglich zur Komaprophylaxe wertvolle Hinweise geben.

Untersuchungsmaterial

Pat. 10–12 h nüchtern. Probenarten: ▶ Tab. 7.1.

Tab. 7.1 Probenarten zur quantitativen Blutglukosebestimmung		
Blutabnahme	**Vorbehandlung**	**Probe zur Messung**
Arterialisiertes Kapillarblut	Hämolyse	kapilläres Vollblut (Hämolysat)
	Enteiweißung	kapilläres Plasmawasser
Venenblut	Hämolyse	venöses Vollblut (Hämolysat)
NaF-Röhrchen	Zentrifugation	venöses Plasma
	Enteiweißung	venöses Plasmawasser

- **Blutglukose:**
  - Venöses Vollblut, z. B. NaF-Röhrchen (**Na**triumfluorid)
  - Serum: sofort nach Gerinnung abseren
  - Kapillarblut: sofort hämolysieren/enteiweißen oder sofort messen (Teststreifen)
- **Urin:** Spontanurin (Teststreifen), 24-h-Sammelurin

Alle Probenarten ergeben unterschiedliche Messwerte (s. u.).

Bestimmungsmethode

Glukose kann im Blut und im Urin (qualitativ oder quantitativ) bestimmt werden.
- Enzymatische Methoden unter Verwendung verschiedener Enzyme wie Hexokinase, Glukose-Dehydrogenase oder Glukose-Oxidase und unterschiedlicher Nachweisverfahren für die entstandenen Reaktionsprodukte
- Trägergebundene Nachweisverfahren: Blut- und Urin-Teststreifen, Membran-Durchflusstechnik, Multilayer-Filmtechnik, Einweg-Mikroküvetten beruhen ebenfalls auf enzymatischen Messmethoden

Bewertung

Zur Erstdiagnose eines Diab. mell. wird die Bestimmung der Nüchtern-Blutglukose oder des HbA_{1c}-Werts (▶ 7.6) empfohlen (▶ Tab. 7.2). Die Nüchtern-Blutglukose kann zwar länger durch die restliche endogene Insulinwirkung kompensiert sein als die „postprandiale" Glukose, ist aber von der Zusammensetzung der Mahlzeit unabhängig und daher besser definiert. Außerdem weist die Nüchtern-Blutglukose im Gegensatz zum „postprandialen" Status keine klin. relevante arteriovenöse Differenz zwischen arterialisiertem Kapillarblut (wirksame Glukosekonz. für die Insulinstimulation) und peripherem Venenblut (nach Glukoseabstrom ins Gewebe) auf, sodass im Nüchternzustand die Probenart eine untergeordnete Rolle spielt.

Tab. 7.2 Diagnosekriterien bezogen auf Nüchtern-Blutglukose				
Bewertung	Plasma, venös		Vollblut (kapillär, hämolysiert)	
	mg/dl	mmol/l	mg/dl	mmol/l
Normal	< 100	< 5,6	< 90	< 5,0
Abnorme Nüchternglukose	100–125	5,6–6,9	90–109	5,1–6,0
Diabetische Nüchternglukose	≥ 126	≥ 7,0	≥ 110	≥ 6,1

Die Diagnose eines Diab. sollte nur mit Glukosewerten gestellt werden, die mit einer qualitätskontrollierten Labormethode gemessen wurden. Geräte zur Selbstmessung der Plasmaglukose eignen sich hierfür nicht!

Hyperglykämie
- **Prim. (genuiner) Diab. mell.** (▶ 7.1.2): Typ-1-Diab., Typ-2-Diab.
- **Sek. Diab. mell.:**
  - Pankreaserkr.: chron. Pankreatitis, Z. n. Pankreatektomie, Pankreas-Ca
  - Hämochromatose, Mukoviszidose, schwere Fehl- oder Mangelernährung
  - Endokrine Erkr.: Hyperkortisolismus (endogen, exogen), Phäochromozytom, Akromegalie, Conn-Sy.

- β-Zell-toxische Medikamente: Pentamidin (i. v.), L-Asparaginase
- Verschiedene (seltene) genet. Syndrome
- **Schwangerschaft**

Hypoglykämie
- Therapie-NW: Überdosierung von Insulin oder oralen Antidiabetika (▶ 7.1)
- Hypoglycaemia factitia: missbräuchliche Anwendung von Insulin oder Sulfonylharnstoffen
- Insulinom
- Schwerer Leberschaden, Alkoholismus, Niereninsuff.
- Anorexie
- Ausfall kontrainsulinärer Hormone: NNR-/HVL-Insuff., Katecholaminmangel (Zetterström-Sy.), schweres Myxödem
- Paraneoplastisch: sehr selten extrapankreatische Tumoren mit IGF-Produktion (z. B. Mesotheliom, Hämangioperizytom, Fibrosarkom)
- Postprandiale reaktive Hypoglykämie: nach Magen-OP, Vagotomie oder funktionell bei Gesunden
- Selten:
  - Nesidioblastose/Inselzellhyperplasie, v. a. bei Kindern
  - Enzymdefekte: leucinempfindliche Hypoglykämie, Ahornsirupkrankheit (▶ 6.6.4), Fruktose-/Galaktose-Intoleranz, Glykogenosen
  - Gestörte Verwertung freier Fettsäuren: systemischer Carnitinmangel, Enzymdefekte der β-Oxidation

Glukosurie ohne Hyperglykämie   Fanconi-Sy. (bei idiopathischer Tubulopathie, M. Wilson, Vit.-D-resistente Rachitis, Plasmozytom, Amyloidose, Intoxikationen), Niereninsuff., Diab. renalis, Schwangerschafts**glukosurie** (erniedrigte Nierenschwelle DD Gestationsdiabetes!).

Störungen und Besonderheiten
Referenzwerte sind abhängig vom Probenmaterial:
- **Kapillarblut (arterialisiert):** postprandial bis zu 20 % höhere Glukosekonz. als im venösen Blut (arteriovenöse Differenz). Im oGTT kann die Differenz noch höher ausfallen.
- **Serum/Plasma:** 10–15 % höhere Glukosekonz. als Vollblut.
- **Vollblut:** Glykolyse führt zur Abnahme der Glukosekonz. Maßnahmen: Glykolysehemmer (z. B. Natriumfluorid), sofortige Enteiweißung/Hämolyse (Kapillarblut) oder rasches Abseren.
! Zur Vergleichbarkeit der Messergebnisse immer die gleiche Probenart verwenden!

7.4 Oraler Glukosetoleranztest

Der orale Glukosetoleranztest (oGTT) dient der Beurteilung der Glukosetoleranz unter standardisierten Stimulationsbedingungen.

Indikationen
- Grenzwertige Nüchternblutzuckerwerte (▶ Abb. 7.1)
- Glukosurie ohne Hyperglykämie
- V. a. postprandiale reaktive Hypoglykämie: Testverlängerung auf 5 h, da Hypoglykämie erst 2–5 h nach Glukosebelastung auftreten kann!
- Chron. Hautinf. (*Candida* spp.)

- Schwangerschaftskomplikationen unklarer Ursache (Abort, Hydramnion, Fehlbildungen), Geburtsgewicht > 4,5 kg
- Unklare Neuropathie, Retinopathie, Nephropathie
- Familiäre Diabetesbelastung, Adipositas, art. Gefäßerkr., Hypertonie, Hypertriglyzeridämie, Hyperurikämie
- Alter > 45 J.

Kontraindikationen
- Nüchtern-Blutglukose > 125 mg/dl, Ketonurie ohne Glukosurie als Zeichen einer niedrigen Blutglukose
- Der oGTT ist nicht verwertbar bei:
  - intestinalen Störfaktoren: Malabsorptionssy., Diarrhö, Magenentleerungsstörung, Duodenalulkus, Leberzirrhose
  - extraintestinalen Störfaktoren: Hypokaliämie, Hypomagnesiämie, Hyperthyreose, Urämie, Fieber, akuten Lebererkr.

Testdurchführung

Patientenvorbereitung
- Ernährung mit mind. 150–200 g Kohlenhydraten/d für mind. 3 d; entspricht etwa normaler Mischkost
- Normale körperliche Aktivität
- Mind. 12 h vorher nicht rauchen, kein Kaffee, Tee, Alkohol
- Mind. 3-tägiger Abstand zur Menstruation
- Mind. 14-tägiger Abstand zu einer akuten Krankheit
- Störende Medikamente mind. 3 d vorher absetzen: Amiodaron, Betablocker, Glukokortikoide, orale Kontrazeptiva, NSAID, Saluretika (Thiazide), Laxanzien, Benzodiazepine, Salicylate, Psychopharmaka, Pentamidin, MAO-Hemmer, Nikotinsäure, Isoniacid, Reserpin

Durchführung (nach WHO-Empfehlung)
- Pat. innerhalb von 5 Min. eine Lsg. von 75 g Glukose oder Oligosacchariden in 300 ml Wasser trinken lassen, z. B. Dextrose-O.G-T®
- Blutglukose-Bestimmung nach 0 und 2 h.
! Nicht mit Teststreifen messen!
- Bei V. a. renale Glukosurie: Nach Blutglukoseabnahme zusätzlich frisch gelassenen Urin auf Glukose testen

Modifikationen
- **V. a. reaktive Hypoglykämie:** Testverlängerung mit Blutglukosebestimmung nach 2, 3 sowie 5 h oder bei Auftreten einer hypoglykämischen Symptomatik
- **Kinder:** Dosierung der Glukosebelastung nach Körpergewicht: 1,75 g Oligosaccharide (entspr. 7 ml Dextrose-O.G-T®) pro kg KG, max. 75 g

Bewertung
Beurteilungskriterium ist der Anstieg und Abfall der Blutglukosekonz. nach oraler Glukosebelastung (▶ Tab. 7.3). Der Test wird von der Magenentleerung, der intestinalen Glukoseresorption und der Leberfunktion beeinflusst.

Tab. 7.3 Diagnostische Grenzwerte (bezogen auf venöse Plasmaglukose)

Messzeitpunkt	Messwert		Bewertung
	mg/dl	mmol/l	
oGTT-2-h-Wert	< 140	< 7,8	normal
	140–199	7,8–11,0	path. Glukosetoleranz
	≥ 200	≥ 11,1	diabetische Belastungsglukose

7.5 Schwangerschaftsdiabetes (Gestationsdiabetes)

Als Schwangerschafts- oder Gestationsdiabetes (GDM) wird eine erstmals in der Schwangerschaft diagnostizierte Glukosetoleranzstörung bezeichnet. Der GDM ist eine weltweit zunehmende Erkr. und eine der häufigsten Schwangerschaftskomplikationen.

Indikationen zur Diagnostik Gemäß AWMF-Leitlinie, Evidenzbasierte Leitlinie zu Diagnostik, Therapie und Nachsorge des Gestationsdiabetes mellitus der Deutschen Diabetes-Gesellschaft (DDG) und der Deutschen Gesellschaft für Gynäkologie und Geburtshilfe (DGGG) 2011:

- **Diagnose des manifesten Diab. bei Erstvorstellung in der Schwangerschaft** (▶ Tab. 7.4): Bei Erstvorstellung in der Frühschwangerschaft (vor SSW 24) sollen Schwangere mit erhöhten Risiken auf das Vorliegen eines manifesten Diab. mell. hinsichtlich einer bisher unerkannten manifesten diab. Stoffwechsellage untersucht werden (▶ Abb. 7.3).

Tab. 7.4 Diagnose des manifesten Diabetes in der Schwangerschaft bei Erstvorstellung vor SSW 24 nach Leitlinie Gestationsdiabetes DDG + DGGG (2011)

Glykämie-Messmethode	Grenzwert venöses Plasma		Beurteilung
	mg/dl	mmol/l	
Gelegenheitsglukose *(random glucose)*	≥ 200	11,1	V. a. manifesten Diab. (Bestätigung durch Zweitmessung nüchtern*)
Nüchternglukose	≥ 126	7,0	V. a. manifesten Diab. (Bestätigung durch Zweitmessung*)
	< 92	5,1	ohne Befund (Normalbefund)
	92–125	5,1–6,9	V. a. GDM (Bestätigung durch Zweitmessung*)

* Zweitmessung entscheidet; Zweitmessung soll zeitnah erfolgen. Bei der Nüchternglukose ist eine Zweitmessung nur dann erforderlich, wenn vorher keine Gelegenheitsglukose gemessen wurde. Alle Zweitmessungen können am selben Tag nach erneuter Venenpunktion erfolgen.

Zu den **erhöhten Risiken** zählen:
- BMI > 30 kg/m² präkonzeptionell
- Körperliche Inaktivität

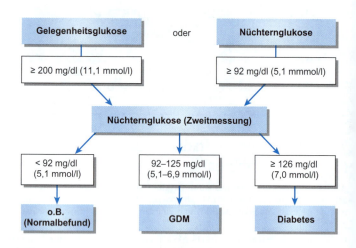

Abb. 7.3 Flussdiagramm Nüchternglukose-Kategorien nach erhöhter Gelegenheitsglukose oder erhöhter Nüchternglukose vor SSW 24. Bei erhöhter Gelegenheitsglukose kann die Diagnose eines manifesten Diabetes mit einer Zweitmessung der Gelegenheitsglukose ≥ 200 mg/dl (11,1 mmol/l) bestätigt werden [X336, L157]

- Eltern oder Geschwister mit Diab.
- Angehörige einer ethnischen Risikopopulation (z. B. Asiatinnen, Lateinamerikanerinnen)
- Geburt eines Kindes > 4.500 g
- GDM in der Vorgeschichte
- Art. Hypertonie (Blutdruck > 140/90 mmHg) oder Einnahme von Antihypertonika
- Dyslipidämie präkonzeptionell (HDL< 35 mg/dl [0,9 mmol/l] und/oder Triglyzeride > 250 mg/dl [2,82 mmol/l])
- Polyzystisches Ovarsyndrom (PCOS)
- Prädiabetes (IGT/IFG/HbA$_{1c}$ > 5,7 %) bei früherem Test (unabhängig von einem früheren GDM)
- Andere mit Insulinresistenz assoziierte klin. Zustände (z. B. Acanthosis nigricans)
- Vorgeschichte mit KHK, pAVK, zerebral-art. Durchblutungsstörung
- Einnahme kontrainsulinärer Medikation (z. B. Glukokortikoide)
- Alter > 45 J.

• **Diagnostik des GDM mit 24–28 (24+0 bis 27+6) SSW:** Bei Ausschluss einer Hyperglykämie nach Erstvorstellung in der Schwangerschaft wird mit 24–28 SSW zur Diagnose des GDM ein 75-g-oGTT eingesetzt, der unter Standardbedingungen (Leitlinie) morgens nüchtern durchgeführt werden muss. Als GDM wird gewertet, wenn mind. einer der drei Grenzwerte aus ▶ Tab. 7.5 im venösen Plasma erreicht oder überschritten wird. Ein 50-g-oGTT als Vortest (Screening) ist möglich, erreicht jedoch nicht die diagn. Sensitivität des 75-g-oGTT. Der 50-g-oGTT wird ab einem 1-h-Wert von ≥ 135 mg/dl (≥ 7,5 mmol/l) als path. gewertet (▶ Abb. 7.4).

7.5 Schwangerschaftsdiabetes (Gestationsdiabetes)

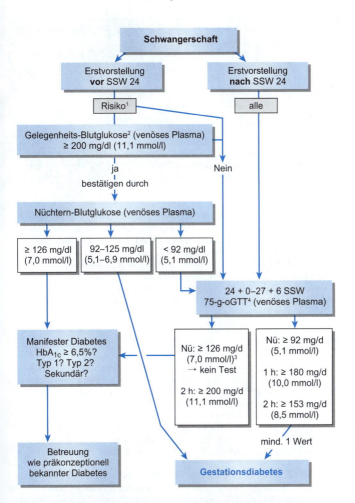

Abb. 7.4 Screening- und Diagnosealgorithmus auf manifesten Diabetes und Gestationsdiabetes in der Schwangerschaft [X336, L157]

[1] Risiko (mind. 1): Alter ≥ 45 J.; BMI ≥ 30 kg/m² präkonzeptionell; körperliche Inaktivität; familiäre Diabetesbelastung; ethnische Risikopopulation (z. B. Asien, Lateinamerika); Geburt eines Kindes ≥ 4.500 g; GDM anamnestisch; RR ≥ 140/90 mmHg oder Antihypertensiva; Dyslipidämie; PCOS; früherer Prädiabetes; klin. Insulinresistenz; KHK, pAVK, zerebral-art. Makroangiopathie; kontrainsulinäre Medikation (z. B. Glukokortikoide).
[2] Alternativ als erste Messung nüchtern möglich; Ergebnisse ≥ 92 mg/dl (5,1 mmol/l) müssen durch Zweitmessung bestätigt werden. Zweitmessung entscheidet.
[3] Bestätigen durch Zweitmessung.
[4] 50-g-GCT als Vortest möglich; pos. Screening (venöses Plasma) nach 1 h: ≥ 135 mg/dl (7,5 mmol/l).

Tab. 7.5 Grenzwerte des diagnostischen 75-g-oGTT in der Schwangerschaft		
Zeitpunkt: 24+0 bis 27+6 SSW	Venöses Plasma	
	mg/dl	mmol/l
Nüchtern	> 92	> 5,1
1-h-Wert	> 180	> 10,0
2-h-Wert	> 153	> 8,5

Blutglukosemessungen beim Screening und beim diagn. Test müssen mit einer **qualitätsgesicherten Labormethode** durchgeführt werden – Handmessgeräte für Glukose-Schnelltests sind ungeeignet.

Störungen und Besonderheiten
! Blutentnahme und -versand in das Labor innerhalb von 24 h in einem Behälter mit Zusatz eines sofort (z. B. Citrat/Citratpuffer oder D-Mannose) und verzögert wirkenden Glykolysehemmers (NaF) sowie Zusatz eines Gerinnungshemmers (EDTA oder Heparin).
- Alternativ: Sofortiges (innerhalb von 15 Min.) Zentrifugieren des Vollblutes (nur mit Gerinnungshemmern versetzt) in einer gekühlten Zentrifuge und Abpipettieren des zellfreien nichthämolysierten Überstands (= Plasma). Dieses Plasma kann innerhalb von 24 h ungekühlt versandt und im Labor untersucht werden.

7.6 HbA$_{1c}$ $$

HbA$_{1c}$ ist ein Hämoglobinderivat, das durch nichtenzymatische Reaktion von Glukose mit dem N-terminalen Valin der β-Kette des Hämoglobins entsteht. HbA$_{1c}$ umfasst demgegenüber auch Glykierungsprodukte mit anderen Hexosen. Als Glykohämoglobin wird eine Mischung von Hb-Derivaten bezeichnet, die an unterschiedlichen Aminosäuren glykiert sind.

Die Bestimmung von HbA$_{1c}$ hat sich ggü. den anderen Fraktionen durchgesetzt, die zahlenmäßig nicht miteinander vergleichbare Ergebnisse liefern. Die Messung anderer Glykierungsprodukte (z. B. Fructosamin) hat keine allg. Anwendung gefunden.

Der Anteil des glykierten Hb korreliert mit der Höhe und Dauer hyperglykämischer Stoffwechsellagen. Da die Glykierung irreversibel ist, wird glykiertes Hb erst mit dem Abbau der Erys (HWZ etwa 120 d) aus dem Blut eliminiert → „Blutglukosegedächtnis".

Indikationen Mittelfristige Beurteilung der Stoffwechsellage bei Diab. mell. (▶ Tab. 7.6). Der Hb-Glykierungsgrad erlaubt die retrospektive Beurteilung der durchschnittlichen Stoffwechseleinstellung:
- Verlaufskontrollen sind etwa alle 3 Mon. sinnvoll.
- Nach Therapieumstellung oder Stoffwechselentgleisung ist eine Änderung nach 4–6 Wo. (frühestens nach 2 Wo.) zu erwarten.
- Evtl. zur Unterstützung der Primärdiagnose des Diab. mell.

Untersuchungsmaterial EDTA-Blut, Heparinblut.

Tab. 7.6 Therapieziele (DDG-Leitlinien) für HbA$_{1c}$

	Zielwert*	Interventionsbedürftig
Typ-2-Diab.	6,5–7,5 % 48–58 mmol/mol	≥ 7,5 % ≥ 58 mmol/mol
Typ-1-Diab.	< 7,5 % < 58 mmol/mol	≥ 7,5 % oder 1,2 % über dem Referenzbereich der Messmethode

* Angabe des HbA$_{1c}$ in % nach NGSP HbA$_{1c}$; in mmol/mol Hb nach IFCC

Bestimmungsmethode Ionenaustauschchromatografie: HPLC (gilt als Referenzmethode), Minisäulentest, Immunoassays.

Referenzbereich **Nichtdiabetiker:** 4–6 % (HPLC); 20–42 mmol/mol Hb.

Bewertung
- ! Da die Messverfahren noch nicht standardisiert sind, Verlaufskontrollen immer mit der gleichen Methode (gleiches Labor) durchführen.
- ! HbA$_{1c}$ eignet sich nicht als alleiniges Kriterium zur Diagnose/Ausschluss eines Diab. mell.

> **Merke**
> - Bei schwangeren Diabetikerinnen sollte das HbA$_{1c}$ (möglichst schon präkonzeptionell) unter 6,1 % liegen, ohne jedoch das Risiko von Hypoglykämien zu erhöhen.
> - Grundsätzlich sind individuelle Therapieziele festzulegen, die u. a. Faktoren wie Komorbidität und Alter der Betroffenen berücksichtigen.

Störungen und Besonderheiten
- **Falsch hohe Ergebnisse** sind möglich bei Niereninsuff. (Carbamyl-Hb), Alkoholismus, Leberzirrhose, Eisenmangelanämie, Polyzythämie, Z. n. Splenektomie, ASS-Therapie, Bleivergiftung.
- **Zweifelhafte Ergebnisse** bei verkürzter Ery-Überlebenszeit oder Ery-Verlust (z. B. hämolytische Anämie, Blutverlust), nach Ery-Transfusion und bei Hämoglobinopathien, ferner bei erhöhter Vit.-C- und Vit.-E-Einnahme.

7.7 Fructosamin $

Fructosamine sind nichtenzymatisch glykierte Serumproteine (Albumin, IgG). Die Glykierung ist abhängig vom Blutglukosespiegel.

Indikationen Im Rahmen einer rationellen Labordiagnostik besteht keine klin. Indikation zur routinemäßigen Fructosaminbestimmung.

Untersuchungsmaterial Serum.

Bestimmungsmethode Messung der reduzierenden Wirkung von Fructosamin auf einen Farbstoff.

Referenzbereich Bei guter Diabeteseinstellung: 200–285 μmol/l.

Bewertung Die Fructosaminbestimmung kann HbA$_{1c}$ nicht ersetzen, seine Relevanz ist fraglich. Nachteilig ist auch seine Störanfälligkeit ggü. Proteinzusammensetzung (Akute-Phase-Proteine, Hypoproteinämie, Paraproteine), Proteinumsatz

(Hyperthyreose), Hydratationszustand (Körperlage, Dauer der Stauung, Ödeme, Schwangerschaft, Exsikkose), Bilirubinämie > 2 mg/dl sowie Hämolyse.
Die Verweildauer wird durch die HWZ von Albumin und IgG (1–2 Wo.) bestimmt.

Korrigiertes Fructosamin: Bei Gesamteiweißkonz. < 6,5 g/dl oder > 8,0 g/dl Korrekturberechnung durchführen:

$$Korrigiertes\ Fructosamin = \frac{Fructosamin\left(\frac{\mu mol}{l}\right) \times 7{,}2\left(\frac{g}{dl}\right)}{Gesamteiweiß\left(\frac{g}{dl}\right)}$$

Ob die Korrektur auch bei Dysproteinämie (z. B. bei Entzündungen, Myokardinfarkt, Leberzirrhose, nephrotischem Sy., Paraprotein, erhöhtem Proteinumsatz) zu verlässlichen Werten führt, ist nicht geklärt.

Störungen und Besonderheiten
Falsch hohe Werte: Bili > 2 mg/dl, längere Orthostase vor der Blutentnahme oder Dauer der Stauung > 1 Min.

7.8 Insulin, C-Peptid, Proinsulin $$$

In den β-Zellen der Langerhans-Inseln des Pankreas wird Proinsulin gebildet, das überwiegend in Insulin und C-Peptid (äquimolar) gespalten wird. Insulin hat eine biol. HWZ von etwa 5 Min. Proinsulin und C-Peptid haben wesentlich längere HWZ. Die Insulinsekretion wird durch Glukose stimuliert, durch Fasten supprimiert.

Bei Insulinomen besteht eine autonome, auch unter Nahrungskarenz fortbestehende endogene Insulinsekretion, die meist zu sympt. (Nüchtern-)Hypoglykämien führt. Gegenüber den oft nicht eindeutig interpretierbaren Nüchternblutspiegeln von Insulin und C-Peptid können Funktionsteste (z. B. Hungerversuch) eine verbesserte Aussage ergeben. Entdifferenzierte (maligne) Insulinome sezernieren häufig einen höheren relativen Anteil an Proinsulin und zusätzlich ein weiteres Hormon: z. B. Gastrin, ACTH, Glukagon, Somatostatin, 5-Hydroxytryptamin, pankreatisches Polypeptid, HCG. Andererseits können Insulinome auch zusammen mit anderen hormonproduzierenden Tumoren i. R. eines MEN-1-Sy. (multiple endokrine Neoplasie Typ 1, Wermer-Sy.) auftreten.

Indikationen V. a. Insulinom, V. a. Hypoglycaemia factitia.

Untersuchungsmaterial Serum. Pat. 10–12 h nüchtern. Fernversand in Trockeneis.

> **Merke**
> Gleichzeitig Probe für Blutglukose abnehmen!

Bestimmungsmethode Immunoassays.

Referenzbereiche ▶ Tab. 7.7.

Tab. 7.7 Referenzbereiche Insulin und C-Peptid

	pmol/l	ng/ml	mU/l	Umrechnung in pmol/l
Insulin (IRP 66/304)	20–120	0,13–0,7	3–17	• ng/ml × 172 • mU/l × 7,24 • ng/ml × 330
C-Peptid (WHO 84/510)	230–1.000	0,7–3	–	
Proinsulin	< 8			

Bewertung
- Insulin, C-Peptid und Proinsulin sind nur in Verbindung mit der korrespondierenden Blutglukosekonz. beurteilbar. Biologisch verhalten sie sich gleichsinnig. Auch die Differenzierung zwischen exogen zugeführtem Insulin bei missbräuchlicher Anwendung und endogener Synthese bei Insulinom ist mit C-Peptid oder Proinsulin möglich (▶ Tab. 7.8).
- Die missbräuchliche Anwendung von Insulin oder Sulfonylharnstoffen (Hypoglycaemia factitia) ist die häufigste DD eines Insulinoms (▶ Tab. 7.8). Sie betrifft meist med. Personal oder Angehörige von Diabetikern (Anamnese!).
- Mangel an kontrainsulinären Hormonen wie Kortisol und Wachstumshormon.
- Typ-2-Diabetiker haben meist eine (kompensatorische) Hyperinsulinämie (Insulinresistenz) mit **Hyper**glykämie.

Tab. 7.8 Differenzialdiagnose Insulinom – Hypoglycaemia factitia

Diagnose	Insulin	C-Peptid Proinsulin	Sulfonylharnstoff-Nachweis
Insulinom	n–↑	n–↑	negativ
Hypoglycaemia factitia durch exogenes Insulin	↑↑	↓	negativ
Hypoglycaemia factitia durch Sulfonylharnstoffe	↑	↑	positiv

Proinsulinmessungen sind bisher nicht allg. zur Insulinomdiagnostik verbreitet.

Störungen und Besonderheiten
- Keine hämolytischen, lipämischen oder ikterischen Proben verwenden.
- Niereninsuff. führt durch Akkumulation i. S. zu erhöhten Werten.
- Falsche Insulinmesswerte durch endogene Insulin-AK.

7.9 Hungerversuch

Bei intakter Regulation führt der sinkende Blutglukosespiegel bei Nahrungskarenz zur Suppression der Insulinsekretion. Bei autonomer Insulinsekretion bleibt der Insulinspiegel trotz niedriger Blutglukose inadäquat hoch.

Indikationen
- Spontanhypoglykämie: wenn Nüchternwerte von Blutglukose, Insulin und C-Peptid grenzwertig sind

- V. a. Insulinom
- V. a. Hypoglycaemia factitia

Testdurchführung

Vorbereitung

- **Patientenaufklärung:** Nahrungskarenz während des Hungerversuchs, nur energiefreie Getränke wie ungesüßter Tee oder Mineralwasser (etwa 3 l/d), normale körperliche Aktivität. Sofortige Meldung beim Auftreten hypoglykämieverdächtiger Symptome (s. u.)
- **Bereitstellen:** 20 % Glukoselsg.; 10-mg-Ampulle Diazepam (bei Krampfanfällen). Peripheren i. v. Zugang legen (Verweilkanüle)

Durchführung
Blutglukose generell im Labor bestimmen. Die Grenzwertangaben beziehen sich auf Messungen im kapillären oder venösen Vollblut, bei Messung im Serum/Plasma etwa 20 % höhere Grenzwerte zugrunde legen.

- Test beginnt nach letzter Mahlzeit am Abend.
- Alle 2–4 h Blutglukosekonz. bestimmen. Während der Schlafperiode Pat. am besten zur Blutglukosemessung wecken und nach Symptomen befragen.
- Bei Blutglukose < 60 mg/dl (3,3 mmol/l) kürzere Abstände wählen.
- Fakultativ: 4-stündl. RR- und Pulskontrolle.
- Bei neuroglukopenischen Symptomen zum Zeitgewinn **zusätzlich** orientierende Untersuchung mit Blutglukose-Teststreifen!
- ! **Testabbruch,** wenn Blutglukose < 40 mg/dl (2,2 mmol/l) und Hypoglykämiesymptomatik **oder** nach 72 h, wenn keine Hypoglykämie eintritt.
- Bei **Testende** unbedingt **erst** Blutabnahme (nicht aus i. v. Zugang) für Insulin-, C-Peptid- und Proinsulinmessung. Bei Hypoglykämie **anschließend** kohlenhydratreiches Getränk (Apfelsaft, Cola) oder 4 Stücke Traubenzucker und eine (kleine) Mahlzeit geben. Bei Bewusstseinsstörung 20-proz. Glukoselsg. i. v. applizieren.
- Blutprobe nach Gerinnung abzentrifugieren und Serum bis zur Messung oder Versand bei –20 °C einfrieren. Fernversand im Trockeneis.
- Tritt weder eine sympt. Hypoglykämie noch ein Blutglukoseabfall auf Werte < 40 mg/dl auf, Pat. körperlich belasten, z. B. Treppensteigen, Fahrradergometer (z. B. 100 W, bis zu 30 Min.). Anschließend Blutglukose, Insulin, C-Peptid- und Proinsulin bestimmen.

> **Hypoglykämiesymptomatik**
> - **Adrenerge Symptome:** Tachykardie, Unruhe, Zittern, Parästhesien, Übelkeit, vermehrter Speichelfluss, Heißhunger
> - **Neuroglukopenische Symptome:** Sehstörungen, Somnolenz, Sprachstörungen, unkontrolliertes Verhalten, Krämpfe, Lähmungen, Bewusstlosigkeit

Modifikationen

- Zusätzliche Blutentnahmen während des Hungerversuchs zur Insulin-, C-Peptid und Proinsulinbestimmung (z. B. alle 4–6 h): verbesserte Beurteilbarkeit (Verlauf) und erhöhte Sicherheit (falls keine letzte Probennahme vor Testabbruch), aber auch höhere Kosten.
- Bei Ausbleiben einer Hypoglykämie (aber pos. Ketonnachweis, s. u.) kann zur Kosteneinsparung auf die Messung von Insulin/C-Peptid/Proinsulin in den

asservierten Proben verzichtet werden, da dann kein Anhalt für eine Hyperinsulinämie besteht.

> **Merke**
> - Hungerversuch nie am Wochenende durchführen (weniger Personal, evtl. schlechtere Überwachungsmöglichkeit).
> - Bei V. a. Hypoglycaemia factitia: parallele Messung von Sulfonylharnstoffen im 24-h-Sammelurin.
> - Einhaltung der Nahrungskarenz überprüfen: Ketone i. U. (Teststreifen). Effektives Fasten ist gewährleistet, wenn eine Hypoglykämie auftritt oder wenn Ketonnachweis positiv.

Bewertung

Der Hungerversuch gilt bisher als der sicherste Funktionstest zum Nachweis einer autonomen endogenen Insulinüberproduktion. Etwa 90 % der Pat. mit Insulinom sind nach 24 h hypoglykämisch, nahezu 100 % nach 72 h.
Differenzialdiagnostisch ist an eine Hypoglycaemia factitia (▶ 7.2.2) zu denken.
- **Neg. Hungertest** (▶ Tab. 7.9): kein Anhalt für Insulinom. Keine Hypoglykämie-Symptomatik, Blutglukose > 60 mg/dl (3,3 mmol/l), Insulin, C-Peptid und Proinsulin supprimiert, Keton i. U. (Teststreifen) positiv
- **Pos. Hungertest** (▶ Tab. 7.9): autonome endogene Insulinüberproduktion. Hypoglykämie-Symptomatik und Blutglukose < 40 mg/dl (2,2 mmol/l), Insulin, C-Peptid und Proinsulin nicht supprimiert

Tab. 7.9 Beurteilung Hungertest						
Hypoglykämie-Symptome	Blutglukose		Insulin	C-Peptid	Proinsulin	U-Keton
	mg/d	mmol/l	pmol/l	pmol/l	pmol/l	pmol/l
Negativ (–)	> 60	> 3,3	< 36	< 200	< 5	+
Positiv (+)	< 40	< 2,2	≥ 36	≥ 200	≥ 5	–/+

Störungen und Besonderheiten
- Asympt. Hypoglykämien (30–40 mg/dl) treten gelegentlich auch bei Gesunden (meist Frauen) auf. Insulin-, C-Peptid- und Proinsulinspiegel sind physiologisch supprimiert.
- Da die Insulinausschüttung gelegentlich intermittierend ist, bei neg. Hungerversuch und fortbestehendem klin. Verdacht Test wiederholen (ggf. mehrfach).

> Stimulationstests (Tolbutamid, Calcium, Glukagon u. a.) und Suppressionstests (Insulin) fallen häufig falsch neg. oder falsch pos. aus und sollten nicht mehr durchgeführt werden.

7.10 Modulatoren des Glukose- und Intermediärstoffwechsels

7.10.1 Einführung

Es existiert eine Vielzahl von hormonähnlichen Botenstoffen, die von verschiedenen Organsystemen ausgeschüttet werden können und sowohl direkt als auch indirekt den Glukose- und Fettstoffwechsel sowie die Insulinempfindlichkeit modulieren können. Diese Signale werden auch als **Myokine**, **Adipokine** und **Hepatokine** bezeichnet.

7.10.2 Myokine

Interleukin 6 (IL-6)
Prototypisches Myokin, das bei körperlicher Aktivität freigesetzt wird; gleichzeitig bekannt als Akute-Phase-Protein (▶ 22.8.2) und als ein Signal des Fettgewebes.

Indikationen Metabolisches Sy., Fettstoffwechselstörung (TG hoch, HDL-Chol niedrig); Diab. mell.; nichtalkoholische Fettleber *(non-alcoholic fatty liver disease, NAFLD)* und nichtalkoholische Fettleberentzündung *(non alcoholic steatosis hepatis, NASH)*.

Untersuchungsmaterial Serum, Plasma.

Bestimmungsmethode ELISA, andere.

Referenzbereich Testabhängig.

Bewertung
Erhöhte Werte:
- Vorliegen der Komponenten des metabolischen Sy.
- Adipositas, viszerale Adipositas, NAFLD, NASH, Typ-2-Diab.

7.10.3 Adipokine

Adipokine sind Signalstoffe, die vom Fettgewebe, das aus Fettzellen und verschiedenen Immunzellen besteht, sezerniert werden können. Dazu gehören neben IL-6 (▶ 22.8.3), Tumornekrosefaktor alpha (TNF-α) (▶ 22.8.4) auch die Mediatoren Adiponektin und Leptin.

Adiponektin
Adiponektin reguliert mit Leptin, Insulin u. a. Hormonen das Hungergefühl und die Nahrungsaufnahme. Es erhöht die Wirkung des Insulins an den Fettzellen, zudem sind entzündungshemmende und gefäßschützende Effekte beschrieben.
Die Adiponektinspiegel sind umgekehrt proportional zum Grad der Adipositas; die Adiponektinkonz. korrelieren neg. mit Glukose-, Insulin-, Triglyzeridkonz., Leberfett und dem BMI sowie pos. mit HDL-Chol.

Indikationen Metabolisches Sy., Adipositas, viszerale Adipositas, Diab. mell., KHK, Fettstoffwechselstörungen, NAFLD und NASH.

Untersuchungsmaterial Serum, Plasma.

Bestimmungsmethode ELISA.

Referenzbereich Testabhängig.

Bewertung
- **Hohe Werte:** protektiv in Bezug auf metabolisches Sy., Diab. mell., KHK, NAFLD und NASH
- **Niedrige Werte:** erhöhtes Risiko für metabolisches Sy., Diab. mell., KHK, Adipositas, insb. viszerale Adipositas

Leptin

Das Peptidhormon Leptin wird von Fettzellen freigesetzt und gilt als Sättigungshormon; es steuert die Energiebilanz, indem es zentral die Nahrungsaufnahme herunterreguliert und den Energieverbrauch erhöht. Es hat zudem einen direkten Einfluss auf die Fertilität (GnRH-Pulsator ▶ 19.1).

Indikationen Übergewicht, Fettleibigkeit, v. a. genet. bedingte Adipositas (Leptinmangel, Leptinrezeptordefekt), Pädiatrie: DD von Ernährungsstörungen, Übergewicht

Untersuchungsmaterial Serum, Plasma.

Bestimmungsmethode ELISA, andere.

Referenzbereich Testabhängig; abhängig von Körperfettmasse/BMI, Geschlecht und Alter.

Bewertung
Erhöhte Werte:
- Adipositas
- NAFLD, NASH
- Leptinrezeptordefekt

Erniedrigte Werte:
- Leptinmangel (Gendefekt)
- Lipatrophischer Diab.

Besonderheiten Ein biologisch inaktives, jedoch immunologisch reaktives Leptin kann falsch normale Leptinspiegel trotz Vorliegen eines Leptinmangels vortäuschen. Im Einzelfall kann ein DNA-Test angezeigt sein (▶ 2).

7.10.4 Hepatokine

FGF21

FGF21 ist Mitglied der Fibroblast-Growth-Factor-Familie und gilt als prototypisches Hepatokin. Es beeinflusst das Appetit- und Belohnungszentrum im Gehirn. FGF21 ist zudem Regulator des Glukose- und Lipidstoffwechsels. Es stimuliert additiv zu Insulin die Glukoseaufnahme durch Adipozyten und erhöht Energieverbrauch, Fettverbrennung und Fettausscheidung.

Indikationen Metabolisches Sy., Diab. mell., Fettstoffwechselstörung.

Untersuchungsmaterial Serum, Plasma.

Bestimmungsmethode ELISA.

Referenzbereich Testabhängig.

Bewertung
Erhöhte Werte: Adipositas, Fettstoffwechselstörung, PCOS, Typ-2-Diab.

8 Lipoproteinstoffwechsel

Dietmar Plonné

8.1 Diagnosestrategie 152
8.1.1 Grundlagen der Diagnostik 152
8.1.2 Basisdiagnostik 155
8.1.3 Erweiterte Diagnostik 158
8.1.4 Spezielle Diagnostik 158
8.2 **Cholesterin $** 158
8.3 **LDL-Cholesterin $** 160
8.4 **Non-HDL-Cholesterin $** 162
8.5 **HDL-Cholesterin $** 162
8.6 **Triglyzeride $** 163
8.7 **Lipoproteinelektrophorese $$** 165
8.8 **Ultrazentrifugation (LipoDens®) $$** 166
8.9 **NMR-Spektroskopie (LipoComplete®) $$** 168
8.10 **Lipoprotein (a) $$** 170
8.11 **Apolipoprotein B (Apo B100) $$** 171
8.12 **Apolipoprotein AI (Apo AI) $$** 172
8.13 **Spezielle Lipoproteindiagnostik** 172
8.13.1 Molekularbiologische Methoden 172
8.13.2 Apolipoproteine und Enzyme 176

8.1 Diagnosestrategie

8.1.1 Grundlagen der Diagnostik

Hyperlipoproteinämien können genet. bedingt sein (prim., ▶ Tab. 8.1) oder als Folge von Grunderkr. (sek., ▶ Tab. 8.2) auftreten. Für praktische Zwecke reicht eine Differenzierung der Hyperlipoproteinämien mittels **Basisdiagnostik** (▶ 8.1.2) in
- Hypercholesterinämien,
- Hypertriglyzeridämien und
- komb. Hyperlipoproteinämien

meist aus. Mit der **erweiterten Diagnostik** (▶ 8.1.3) können die häufig begleitenden Dyslipoproteinämien (atypische Lipoproteine, β-VLDL, kleine, dichte[small dense LDL, sdLDL]) erfasst werden. Die **Spezialdiagnostik** (▶ 8.1.4) dient der differenzialdiagn. Abklärung der prim. Hyperlipoproteinämien.

Tab. 8.1 Primäre Hyperlipoproteinämien

Familiäre Hypercholesterinämien (FH)

LDL-Rezeptor-Mutationen (85–90 % der FH)	Defekt:	Mutationen im LDL-Rezeptor-Gen (OMIM 606945)
	Erbgang:	autosomal dominant
	Häufigkeit:	heterozygot: 1 : 300–500 homozygot bzw. komb. heterozygot: 1 : 300.000–1.000.000
	Labor:	heterozygot: LDL-Chol > 190 mg/dl (> 5 mmol/l) homozygot bzw. komb. heterozygot: LDL-Chol > 400 mg/dl (> 10 mmol/l)
	Klinik:	• Betroffen ca. 50 % der Erstgradverwandten • Tendinöse Xanthome • Schwere, frühzeitige und generalisierte Atherosklerose
Apolipoprotein-B100-Mutationen (2–7 % der FH)	Defekt:	Mutationen im Apo-B-Gen (OMIM 107730)
	Erbgang:	autosomal dominant
	Labor:	• LDL-Chol > 190 mg/dl (> 5 mmol/l) • ↑ sdLDL-Anteil
	Klinik:	• Betroffen ca. 50 % der Erstgradverwandten • Tendinöse Xanthome (fakultativ) • Frühzeitige KHK bes. bei Männern
PCSK9-Mutationen (< 3 % der FH)	Defekt:	Gain-of-Function-Mutationen im PCSK9-Gen (OMIM 607786)
	Erbgang:	autosomal dominant
	Labor:	LDL-Chol > 190 mg/dl (> 5 mmol/l)
	Klinik:	KHK

8.1 Diagnosestrategie

Tab. 8.1 Primäre Hyperlipoproteinämien *(Forts.)*

Familiäre Hypercholesterinämien (FH)

LDLRAP1-Mutationen (< 1 % der FH)		
	Defekt:	Mutationen im LDL-Rezeptor-Adaptor-Protein 1-Gen (OMIM 605747)
	Erbgang:	autosomal rezessiv
	Labor:	Erhöhtes LDL-Chol nur bei homozygoter oder komb. heterozygoter Form
	Klinik:	KHK

Familiäre Hypertriglyzeridämien

Familiärer Lipoproteinlipase-Mangel		
	Defekt:	Mutationen im Lipoproteinlipase-Gen (OMIM 609708)
	Erbgang:	autosomal rezessiv
	Häufigkeit:	homozygot 1 : 1.000.000
	Labor:	• Triglyzeride > 1.000 mg/dl (> 11 mmol/l) • Chylomikronen im Nüchternserum (Kühlschranktest) • LDL-Chol < 140 mg/dl (< 3,6 mmol/l)
	Klinik:	• Rezid. Pankreatitiden im Kindesalter • Hepatosplenomegalie • Eruptive Xanthome • Lipaemia retinalis
Familiärer Apo-CII-Mangel	Defekt:	Mutationen im Apo-CII-Gen (OMIM 207750)
	Erbgang:	autosomal rezessiv
	Häufigkeit:	homozygot sehr selten (20 beschriebene Familien)
	Labor:	• Triglyzeride > 500 mg/dl (> 5,7 mmol/l) • Chylomikronen im Nüchternserum (Kühlschranktest) • LDL-Chol < 140 mg/dl (< 3,6 mmol/l) • Apo CII i. S. ↓↓
	Klinik:	• Rezid. Pankreatitiden • Xanthome (seltener) • Hepatosplenomegalie (seltener)
Familiäre Hypertriglyzeridämie	Defekt:	multiple Defekte
	Erbgang:	autosomal dominant
	Häufigkeit:	1 : 50–500
	Labor:	• Triglyzeride 200–500 mg/dl (2,3– 5,7 mmol/l) • LDL-Chol und HDL-Chol sind niedrig
	Klinik:	• Ausschlussdiagnose nach Ausschluss von sek. Hypertriglyzeridämie (Diab. mell.) und FKHL • Hepatosplenomegalie • Eruptive Xanthome • Lipaemia retinalis

8 Lipoproteinstoffwechsel

Tab. 8.1 Primäre Hyperlipoproteinämien (Forts.)

Familiäre kombinierte Hyperlipoproteinämien

Familiäre komb. Hyperlipoproteinämie (FKHL)	Defekt:	multiple Defekte
	Erbgang:	autosomal dominant
	Häufigkeit:	1 : 100
	Labor:	• Triglyzeride > 200 mg/dl (> 2,3 mmol/l) • LDL-Chol 160–190 mg/dl (< 4,9 mmol/l) • Apo B > 1,2 g/l • ↑ sdLDL-Anteil
	Klinik:	• Betroffen ca. 50 % der Erstgradverwandten • Keine Xanthome, häufigste Ursache der KHK • Metabolisches Sy.
Familiäre Dysbetalipoproteinämie (Typ-III-Hyperlipoproteinämie)	Defekt:	multiple Defekte + Apo-E2/E2-Homozygotie
	Häufigkeit:	1 : 2.000
	Labor:	• Triglyzeride 250–600 mg/dl (2,9–6,8 mmol/l) • Cholesterin 250–600 mg/dl (6,5–15,5 mmol/l) • LDL-Chol < 130 mg/dl (< 3,4 mmol/l) • HDL-Chol < 40 mg/dl (< 1,0 mmol/l) • VLDL-Chol/Serum-Triglyzeride > 0,30 • β-VLDL (Lipidelektrophorese, Ultrazentrifugation)
	Klinik:	• Männer 2- bis 3-mal häufiger betroffen als Frauen • Manifestation: ♂: > 20 J.; ♀: nach Menopause • Schwere frühzeitige KHK • Zerebrovaskuläre Insuff. (Karotisstenose) • pAVK • Palmare Xanthome • Handlinienxanthome (pathognomonisch)

Tab. 8.2 Typische Lipoproteinmuster bei sekundären Hyperlipoproteinämien

Ursache	Triglyzeride	LDL	HDL
Endokrinologische/Stoffwechselerkrankungen			
Diab. mell.	↑↑	n	↓
Adipositas	↑	n	↓
Hypothyreose	n/↑	↑↑	n
Cushing-Sy.	↑	↑	n
Anorexia nervosa	n	↑	n
Akute intermittierende Porphyrie	n	↑	n
Akromegalie	↑	n	↑
Nierenerkrankungen			
Niereninsuff.	↑↑	n/↑	n
Nephrotisches Sy.	↑	↑↑	n/↓

8.1 Diagnosestrategie

Tab. 8.2 Typische Lipoproteinmuster bei sekundären Hyperlipoproteinämien (Forts.)

Ursache	Triglyzeride	LDL	HDL
Lebererkrankungen			
Cholestase	↑	↑	↓
Hepatitis			n
Leberzirrhose	↓	↓	↓
Immunsystem			
Lupus erythematodes	n/↑	n/↑	n
Monoklonale Gammopathie	n/↑	n/↑	↓
Medikamente			
Betablocker	↑	↑?	↓
Thiazide	n/↑	n/↑	n/↓
Glukokortikoide	↑	n/↑	n/↓
Östrogene	↑		n
Gestagene	↑	↑	↓
Sonstige			
Alkoholabusus	↑	n	↑

8.1.2 Basisdiagnostik

Gesamt-Chol (▶ 8.2), LDL-Chol (▶ 8.3), Non-HDL-Chol (▶ 8.4) HDL-Chol (▶ 8.5), Triglyzeride (▶ 8.6).

Indikationen
- Gesundheitsvorsorge: Jeder gesunde Erw. im Abstand von 5 J.
- Abschätzung des kardiovaskulären Risikos im Kontext nicht lipidassoziierter Risikofaktoren
- Bei allen Pat. mit anamnestisch feststellbaren Risikofaktoren (KHK, Diab. mell., AVK, zerebrovaskuläre Insuff., Hypo- und Hyperthyreose)
- Abklärung von Lipidstoffwechselstörungen bei klin. Verdacht (Xanthelasmen, Arcus lipoides, Lipaemia retinalis, Xanthome, Gelenkbeschwerden, abdom. Beschwerden)
- DD der Hyperlipoproteinämien (Hypercholesterinämie, Hypertriglyzeridämie, komb. Hyperlipoproteinämie)

Patientenvorbereitung für korrekte Erstdiagnose
- Gewohnte isokalorische Ernährung und stabiles KG über mind. 3 Wo.
- Absetzen lipidwirksamer Pharmaka für 3–6 Wo.
- Absolute Alkoholkarenz für mind. 3 d
- 12–14 h Nahrungskarenz vor Blutabnahme (kein Kaffee, Milch, Zucker)
- 3 Wo. nach leichten Erkr. (Inf., Verletzungen)
- Wiederholungsbestimmung nach ca. 4 Wo. mit konsistentem Befund
- ! Bei deutlich erhöhten Triglyzeridwerten erneute Messung der Triglyzeridkonz. nach mind. **1-wöchiger** Alkoholkarenz

- Bei Myokardinfarkt Blutabnahme innerhalb von 6–8 h nach dem Ereignis (nachts und am Wochenende Blut asservieren!)
- Nicht unter Heparintherapie
- 2–3 h vor Blutabnahme keine körperlichen Anstrengungen
- Venenstauung möglichst weniger als 3 Min. (nach 5 Min. bereits 10–15 % höhere Werte!)
- Blutentnahme bevorzugt am sitzenden Pat.

Bewertung Anhand der Basisdiagnostik lassen sich vier Grundstörungen differenzieren (▶ Tab. 8.3).

Tab. 8.3 Vereinfachte Differenzialdiagnostik der Lipoproteinstoffwechselstörungen

	TG	Chol	LDL-Chol	HDL-Chol
Hypercholesterinämie	–	↑	↑	–
Hypertriglyzeridämie	↑	↑	–	↓
Kombinierte HLP	↑	↑	↑	↓
HDL-Mangel	–	–	–	↓

Für die Abschätzung des individuellen kardiovaskulären Risikos sind neben der Basisdiagnostik noch **weitere Risikofaktoren** zu berücksichtigen:
- Alter (♂ ≥ 45 J.; ♀ ≥ 55 J. oder vorzeitige Menopause)
- HDL-Chol
  - ♂: < 40 mg/dl (< 1,0 mmol/l)
  - ♀: < 48 mg/dl (< 1,2 mmol/l)
- Zigarettenrauchen
- Diab. mell. (KHK-Äquivalent)
- Chron. Nierenerkr.
- Hypertonie (≥ 140/90 mmHg oder antihypertensive Behandlung)
- Pos. Familienanamnese für frühzeitige KHK (Erstgradverwandte: männliche < 55 J.; weibliche < 65 J.)
- Ergänzende Parameter, die zu einer verbesserten Risikostratifizierung beitragen können: kleine, dichte LDL (sdLDL), Lp(a), Homocystein, hsCRP, Fibrinogen, Adiponektin

Zur Ermittlung des Risikos, innerhalb der nächsten 10 J. einen Herzinfarkt zu erleiden, eignen sich folgende Hilfsmittel:
- SCORE-Algorithmus (www.heartscore.org)
- PROCAM-Algorithmus (www.chd-taskforce.de)
- Verwendung einer entsprechenden Risikotabelle
- ESC/EAS-Leitlinien 2016 zum Management bei Patienten mit Dyslipidämien (▶ Tab. 8.4, ▶ Tab. 8.5)

Tab. 8.4 Risikokategorien nach den ESC/EAS-Leitlinien 2016

Sehr hohes Risiko	- Dokumentierte KHK (MI, ACS, PCI, Koronararterien-Bypass, Schlaganfall, TIA, pAVK) - DM mit Endorganschäden (Proteinurie) oder weiteren Risikofaktoren (Rauchen, Hypertonie, Dyslipidämie) - Schwere CKD (GFR < 30 ml/min pro 1,73 m^2) - SCORE ≥ 10 %

8.1 Diagnosestrategie

Tab. 8.4 Risikokategorien nach den ESC/EAS-Leitlinien 2016 *(Forts.)*

Hohes Risiko	• Deutlich erhöhte einzelne Risikofaktoren (z. B. FH, BP ≥ 180/110 mmHg) • Die meisten Patienten mit Diab. mell. • Moderate CKD (GFR 30–59 ml/min pro 1,73 m²) • SCORE 5 bis < 10 %
Moderates Risiko	• SCORE 1 bis < 5 %
Niedriges Risiko	• SCORE < 1 %

Tab. 8.5 Bewertung der Ergebnisse der Basisdiagnostik nach den ESC/EAS-Leitlinien 2016

	Wert (mg/dl)	Bewertung	Bemerkung
Triglyzeride	< 150 (< 1,7 mmol/l)	normal	Zielwert im Nüchternzustand (12 h Nahrungskarenz)
	150–880 (1,7–10 mmol/l)	milde bis moderate Hypertriglyzeridämie	Bei Hochrisikopat. mit > 200 mg/dl (> 2,3 mmol/l) medikamentöse Behandlung erwägen
	> 880 (> 10 mmol/l)	schwere Hypertriglyzeridämie	Pankreatitisrisiko ↑
Cholesterin	< 200 (< 5,2 mmol/l)	wünschenswert	
	200–290 (5,2–7,5 mmol/l)	grenzwertig hoch	Für adäquate Risikoanalyse LDL-Chol und HDL-Chol bestimmen
	> 290 (> 7,5 mmol/l)	hoch	Einstufung als hohes Risiko
LDL-Chol	< 70	sehr niedrig	Zielwert für Pat. mit sehr hohem Risiko
	70 bis < 100	niedrig	Generell optimal Zielwert für Pat. mit hohem Risiko
	100 bis < 155	normal bis grenzwertig hoch	Akzeptabel für Primärprävention bei niedrigem Risiko
	155 bis < 190	hoch	Pharmakotherapie erwägen ab moderatem Risiko
	≥ 190	sehr hoch	Pharmakotherapie immer indiziert
HDL-Chol (Bewertung ▶ Tab. 8.6)	♂: < 40 (< 1,0 mmol/l)	niedrig	KHK-Risiko ↑
	♀: < 48 (< 1,2 mmol/l)	niedrig	KHK-Risiko ↑

Tab. 8.6 Bewertung HDL-Cholesterinspiegel

Beurteilung	mg/dl*	mmol/l*
Niedrig	< 40 (♂) < 48 (♀)	< 1,0 < 1,2
Akzeptabel	40–60 (♂) 48–60 (♀)	1,0–1,6 1,2–1,6
Hoch	> 60	> 1,6

* Umrechnung: 1 mg/dl = 0,0259 mmol/l; 1 mmol/l = 38,67 mg/dl

Intervention
- Bei sek. Hyperlipoproteinämien steht immer Behandlung der Grunderkr. im Vordergrund.
- Am Anfang jeder lipidsenkenden Therapie immer **diätetische Maßnahmen** und **Lebensstiländerungen** (Nichtrauchen, Intensivierung der körperlichen Aktivität, Gewichtsabnahme). Ziel: max. Minimierung zusätzlicher Risikofaktoren.
- Bei Nichterreichen der Zielwerte (▶ Tab. 8.9) nach 3 Mon. ist medikamentöse Therapie mit Lipidsenkern indiziert:
  - **Hypercholesterinämie:** Statine evtl. in Komb. mit einem Chol-Absorptionshemmer (Ezetimib), PCSK9-Inhibitoren bei FH und/oder Statinintoleranz
  - **Hypertriglyzeridämie:** Fibrate, Omega-3-Fettsäuren, Statine
  - **Komb. Hyperlipoproteinämie:** Statine, Fibrate

8.1.3 Erweiterte Diagnostik

- Lipoproteinelektrophorese (▶ 8.7)
- Ultrazentrifugation (LipoDens®) (▶ 8.8)
- NMR-Spektroskopie (LipoComplete®) (▶ 8.9)
- Lipoprotein (a) (▶ 8.10)
- Apo B, Apo AI (▶ 8.11, ▶ 8.12)

8.1.4 Spezielle Diagnostik

- Familiäre Hypercholesterinämie (FH) (▶ 8.13.1)
- Mutationen im Lipoproteinlipase-Gen (LPL-Gen) (▶ 8.13.1)
- Apo-E-Genotypisierung (▶ 8.13.1)
- CETP-Genanalyse (▶ 8.13.1)
- SLCO1B1-Genotypisierung (▶ 8.13.1)
- Apo CII (▶ 8.13.2)
- Lipoproteinassoziierte Phospholipase A_2 (Lp-PLA$_2$) (▶ 8.13.2)

8.2 Cholesterin $

Cholesterin (Chol) wird sowohl exogen mit der Nahrung zugeführt als auch endogen hauptsächlich in Leber und Darm synthetisiert. Haupttransportpartikel im Blut sind die LDL, gefolgt von HDL, VLDL und IDL. Die Hypercholesterinämie (↑ LDL-Chol) gilt als wichtigster Risikofaktor der Atherosklerose.

8.2 Cholesterin

Indikationen Indikationen der Basisdiagnostik ▶ 8.1.2.

Untersuchungsmaterial
- Serum, Plasma. Stabilität: 5 d bei RT, 7 d bei 4 °C, 6 Mon. bei −20 °C.
- Patientenvorbereitung Basisdiagnostik ▶ 8.1.2.
- Der Chol-Spiegel ist relativ unbeeinflusst von der Nahrungsaufnahme, sodass in Ausnahmefällen auch postprandiale Proben gemessen und interpretiert werden können.

Bestimmungsmethode Vollenzymatische kolorimetrische Methode mit Hydrolyse von Cholesterinestern durch Cholinesterase und anschließende Oxidation des freien Chol durch Cholesterinoxidase zu Cholestenon und H_2O_2. Das H_2O_2 kann mittels verschiedener Indikatorreaktionen quantifiziert werden (Peroxidase, Katalase).

Bewertung Der Chol-Spiegel ist allein wenig aussagekräftig → immer im Zusammenhang mit allen Parametern der Basisdiagnostik interpretieren (▶ 8.1.2).
- Lediglich bei Chol-Werten < 200 mg/dl (5,2 mmol/l) und Triglyzeridwerten < 150 mg/dl (1,7 mmol/l) kann eine Hyperlipoproteinämie mit hoher Wahrscheinlichkeit ausgeschlossen werden.
- ! Bei Werten > 200 mg/dl (5,2 mmol/l) muss immer eine Differenzierung in LDL- und HDL-Chol erfolgen. Entscheidend für Risikostratifizierung und Therapiemonitoring ist das LDL-Chol.
- Werte > 290 mg/dl (7,5 mmol/l) sind stets als hohes Risiko einzustufen.

Erhöhte Werte:
- Prim. Hypercholesterinämien (▶ Tab. 8.1)
- Sek. Hypercholesterinämien (▶ Tab. 8.2):
  - **Grundkrankheiten:** chron. Niereninsuff., nephrotisches Sy., chron. Leber- und Gallenwegserkr. (bes. PBC), Hypothyreose, Diab. mell. (schlecht eingestellt)
  - **Lebensstil/Ernährung:** Bewegungsmangel, Überernährung, einseitig fettreiche Ernährung
  - **Medikamente:** Gestagene (orale Kontrazeptiva), Glukokortikoide, Diuretika, Betablocker
- Physiologisch am Ende der Schwangerschaft (2./3. Trimenon)

Erniedrigte Werte:
- Hypo- bzw. Abetalipoproteinämie (▶ 8.3, LDL-Bestimmung; ▶ 8.11, Apo-B-Bestimmung)
- Schwere konsumierende Erkr. (Malignome, chron. Inf., OPs, Polytrauma)
- Hyperthyreose
- Leberinsuff.
- Medikamente: Cholesterinsenker

Störungen und Besonderheiten
- **Falsch hohe Werte** durch:
  - Längere Venenstauung (> 3 Min.).
  - Phytosterole werden miterfasst und können bei der seltenen Phytosterolämie als mäßige Hypercholesterinämie fehlinterpretiert werden.
- **Falsch niedrige Werte** (bei H_2O_2-basierten Methoden) durch:
  - Ascorbinsäure > 3 mg/dl.
  - Bili > 20 mg/dl.

8.3 LDL-Cholesterin $

Die Low-Density-Lipoproteine (LDL) sind die Hauptträger des Cholesterins (75 %) und die wichtigsten Transportvesikel für Vit. E im Plasma. Die LDL sind einer der Hauptrisikofaktoren für die Entstehung der Atherosklerose, wobei insb. die durch oxidative Prozesse modifizierten LDL (oxLDL) die Plaquebildung und -progression verursachen. LDL-Chol ist die Basis für die wichtigsten Präventions- und Therapieempfehlungen und Primärziel aller lipidsenkenden Maßnahmen.

Indikationen
- Indikationen der Basisdiagnostik ▶ 8.1.2
- Zielwerteinstellung in Abhängigkeit von der Risikokategorie (▶ Tab. 8.8)
- Therapiemonitoring (Lebensstiländerung, Diäten, lipidsenkende Medikamente, Behandlung der Grunderkr. bei sek. Hypercholesterinämien)

Untersuchungsmaterial
- Serum, Plasma. Stabilität: 2 d bei RT, 14 d bei 4 °C.
- Patientenvorbereitung Basisdiagnostik ▶ 8.1.2.
- LDL-Chol ist relativ unbeeinflusst von der Nahrungsaufnahme, sodass in Ausnahmefällen auch postprandiale Proben mittels LDL-Direktmethoden (nicht mittels Friedewald-Formel!) gemessen und interpretiert werden können.

Bestimmungsmethoden
A. Berechnung des LDL-Chol mittels Friedewald-Formel:
- In mg/dl:
  LDL-Chol = Gesamt-Chol – HDL-Chol – TG/5
- In mmol/l:
  LDL-Chol = Gesamt-Chol – HDL-Chol – TG/2,2

Vorteile:
- Kostengünstig, keine zusätzliche Messung nötig
- Ausgiebige Erfahrung vorhanden

Nachteile:
- Mangelhafte Präzision (Variationskoeffizient VK > 12 %)
- Nur anwendbar für Nüchternserum ohne Chylomikronen
- Nur anwendbar, wenn Triglyzeride < 400 mg/dl
- Erhöhte Unpräzision bei Triglyzeriden > 200 mg/dl
- Nicht anwendbar bei Anwesenheit atypischer VLDL (β-VLDL bei Dysbetalipoproteinämie)
- Problematisch bei Diab. mell.

B. Direkte homogene Assays der 3. Generation:
Verschiedene Varianten:
- Blockade der Nicht-LDL und enzymatische Bestimmung des LDL-Chol
  Schritt 1: Solubilisierung der Nicht-LDL mit Surfactant-Komb. und anschließender enzymatischer Abbau dieses Cholesterins ohne Farbreaktion
  Schritt 2: Solubilisierung der LDL mit einer 2. Surfactant-Komb. und enzymatische Bestimmung dieses Cholesterins mit Farbreaktion
  Schritt 1: Maskierung der LDL mit Schutzreagenz und enzymatischer Abbau des nicht maskierten Cholesterins ohne Farbreaktion
  Schritt 2: Demaskierung der LDL und enzymatische Bestimmung des verbleibenden Cholesterins mit Farbreaktion

Vorteile:
- Hervorragende Präzision (VK < 4 %)

8.3 LDL-Cholesterin

- Akzeptable Richtigkeit auch bei erhöhten Triglyzeriden bis 1.000 mg/dl
- Messung auch in postprandialen Proben möglich

Nachteil: fehlerhafte Werte bei Anwesenheit atypischer VLDL (β-VLDL)

Bewertung Die Bewertung des LDL-Cholesterinspiegels (▶ Tab. 8.7) muss im Zusammenhang mit den Parametern der Basisdiagnostik und allen zusätzlichen Risikofaktoren erfolgen (▶ 8.1.2, Bewertung Basisdiagnostik). Das aus allen Risikofaktoren ermittelte Gesamtrisiko (▶ Tab. 8.4, SCORE-Algorithmus, www.heartscore.org) ist dann die Grundlage für die Festlegung des erforderlichen **LDL-Zielwerts** (▶ Tab. 8.8).

Tab. 8.7 Bewertung LDL-Cholesterinspiegel

Bewertung	mg/dl*	mmol/l*
Sehr niedrig	< 70	< 1,8
Niedrig	70–100	1,8–2,6
Normal bis grenzwertig hoch	100–155	2,6–4,0
Hoch	155–190	4,0–4,9
Sehr hoch	> 190	> 4,9

* Umrechnung: 1 mg/dl = 0,0259 mmol/l; 1 mmol/l = 38,67 mg/dl

Tab. 8.8 Zielwerte für LDL-Cholesterin nach den ESC/EAS-Leitlinien 2016

Risikokategorie	Zielwert LDL-Chol	Pharmakotherapie ab LDL-Chol*
Sehr hohes Risiko (SCORE > 10 %)	**< 70 mg/dl (1,8 mmol/l)** oder Senkung um 50 % bei LDL-Chol-Ausgangswerten zwischen 70–135 mg/dl (1,8–3,5 mmol/l)	≥ 70 mg/dl (1,8 mmol/l) → immer
Hohes Risiko (SCORE 5–10 %)	**< 100 mg/dl (2,6 mmol/l)** oder Senkung um 50% bei LDL-Chol-Ausgangswerten zwischen 100–200 mg/dl (2,6–5,2 mmol/l)	70–100 mg/dl (1,8–2,6 mmol/l) → optional ≥ 100 mg/dl (2,6 mmol/l) → immer
Moderates Risiko (SCORE 1–5%)	**< 115 mg/dl (3,0 mmol/l)**	≥ 100 mg/dl (2,6 mmol/l) → optional
Niedriges Risiko (SCORE < 1 %)	**< 115 mg/dl (3,0 mmol/l)**	≥ 190 mg/dl (2,6 mmol/l) → optional

* Obligatorisch sind therapeutische Lebensstiländerungen immer erste und begleitende Maßnahme.

Erhöhte Werte:
- Prim. Hypercholesterinämien (▶ Tab. 8.1)
- Sek. Hypercholesterinämien (▶ Tab. 8.2)
  - **Grundkrankheiten:** chron. Niereninsuff., nephrotisches Sy., chron. Leber- und Gallenwegserkr. (insb. PBC), Hypothyreose, Diab. mell. (schlecht eingestellt)

- **Lebensstil/Ernährung:** Bewegungsmangel, Überernährung, einseitig fettreiche Ernährung
- **Medikamente:** Gestagene (orale Kontrazeptiva), Glukokortikoide, Diuretika, Betablocker
• Physiologisch am Ende der Schwangerschaft (2./3. Trimenon)

Erniedrigte Werte:
- Hypo- bzw. Abetalipoproteinämie (▶ 8.11, Apo B-Bestimmung)
- Schwere konsumierende Erkr. (Malignome, chron. Inf., OPs, Polytrauma)
- Hyperthyreose
- Leberinsuff.
- Medikamente: Cholesterinsenker

Störungen und Besonderheiten
Falsch hohe Werte durch:
- Längere Venenstauung (> 3 Min.)
- Atypische VLDL (β-VLDL) bei Dysbetalipoproteinämie
- Miterfassung von erhöhtem Lp(a) als LDL-Chol

8.4 Non-HDL-Cholesterin $

Das Non-HDL-Chol wird als Differenz aus dem Gesamt-Chol minus dem HDL-Chol berechnet und ist ein Maß für die Gesamtheit aller atherogenen Lipoproteine (VLDL, IDL, LDL, Lp(a)). Non-HDL-Chol korreliert gut mit der Apo-B-Konz. und ist insb. bei Hypertriglyzeridämien und Dysbetalipoproteinämien ein besserer Risikoindikator als LDL-Chol.

Indikationen
- Alternative zum LDL-Chol bei Hypertriglyzeridämien und Dysbetalipoproteinämien
- Sek. Behandlungsziel insb. bei Hypertriglyzeridämien

Berechnung   Non-HDL-Chol = Gesamt-Chol − HDL-Chol.

Bewertung   Entspricht LDL-Chol plus 30 mg/dl (0,8 mmol/l).

Zielwert
- Sehr hohes Risiko: < 100 mg/dl (2,6 mmol/l)
- Hohes Risiko: < 130 mg/dl (3,4 mmol/l)

8.5 HDL-Cholesterin $

Die High-Density-Lipoproteine (HDL) sind die kleinsten Lipoproteine mit der größten Dichte; sie enthalten ca. 25 % des Serum-Gesamtcholesterins. Die HDL sind einer der wichtigsten Schutzfaktoren vor Atherosklerose. Die antiatherogenen Effekte hängen wesentlich von funktionellen Eigenschaften der HDL ab (HDL-Subklassen), weshalb das einfache Konzept des „guten HDL-Cholesterins" heute nicht mehr haltbar ist.

Indikationen
- Indikationen der Basisdiagnostik ▶ 8.1.2
- Risikostratifizierung
- Therapiemonitoring (Lebensstiländerung, Diäten, lipidsenkende Medikamente)

Untersuchungsmaterial
- Serum, Plasma. Stabilität: 5 d bei RT, 7 d bei 4 °C, 4 Mon. bei −20 °C

- Patientenvorbereitung Basisdiagnostik ▶ 8.1.2
- HDL-Chol nur im Nüchternzustand messen

Bestimmungsmethode Direkte homogene Assays der 2. und 3. Generation: Nicht-HDL-Lipoproteine (VLDL, IDL, LDL) werden durch verschiedene Verfahren maskiert (α-Cyclodextrin in Komb. mit PEG-modifizierten Enzymen; Polyanionpolymer/Detergens-Gemische), um anschließend das noch zugängliche HDL-Chol enzymatisch (Cholesterinesterase und -oxidase) zu messen.

Bewertung Obwohl ein niedriger HDL-Chol-Wert (♂: < 40 mg/dl [< 1,0 mmol/l]; ♀: < 48 mg/dl [< 1,2 mmol/l]) als eigenständiger Risikofaktor anzusehen ist, gibt es wegen mangelnder interventioneller Möglichkeiten keinen ther. Zielwert. Bei HDL-Chol-Konz. > 60 mg/dl wird unter der Voraussetzung einer normalen Leberfunktion ein Risikofaktor neutralisiert. Sehr hohe HDL-Chol-Konz. (> 90 mg/dl) haben keine zusätzliche atheroprotektive Wirkung. Das aus allen Risikofaktoren ermittelte Gesamtrisiko (▶ Tab. 8.4, SCORE-Algorithmus, www.heartscore.org) ist die Grundlage für die Festlegung des erforderlichen **LDL-Zielwerts** (▶ Tab. 8.8).

Erhöhte Werte:
- Körperliches Training (regelmäßiger Ausdauersport)
- Moderater Alkoholkonsum (nicht bei Hypertriglyzeridämie!)
- Östrogene, Nikotinsäure, Fibrate
- Mangel an Cholesterinester-Transferprotein (CETP)

Erniedrigte Werte: (HDL-Mangel, Hypoalphalipoproteinämie)
- **Prim. Hypoalphalipoproteinämien** (HDL < 20 mg/dl + n/(↑) Triglyzeride)
  - Null-Mutationen des Apo-AI-Gens
  - Fischaugenkrankheit (LCAT-Mangel)
  - M. Tangier (homozygote ABCA-1-Defekte)
  - Familiärer HDL-Mangel (heterozygot ABCA-1-Defekte)
- **Sek. Hypoalphalipoproteinämien** (HDL-Chol 20–40 mg/dl + ↑ Triglyzeride)
  - Adipositas
  - Insulinresistenz
  - Diab. mell., metabolisches Sy.
  - ALP (atherogener Lipoprotein-Phänotyp)

Störungen und Besonderheiten
Falsch hohe Werte durch:
- Längere Venenstauung (> 3 Min.)
- Möglicherweise atypische VLDL (β-VLDL) bei Dysbetalipoproteinämie
- Mit den meisten Methoden bei Triglyzeriden > 1.000 mg/dl

8.6 Triglyzeride $

Triglyzeride (Neutralfette) sind Ester des Glyzerins mit drei Fettsäuren, die v. a. im Fettgewebe gespeichert werden und die wichtigste Energiereserve des Körpers darstellen. Haupttransportpartikel der Triglyzeride im Blut sind Chylomikronen (postprandial) und VLDL (nüchtern). Hohe Triglyzeridspiegel sind häufig mit erhöhten kleinen, dichten LDL (sdLDL) und niedrigen HDL-Spiegeln assoziiert (ALP = atherogener Lipoprotein-Phänotyp) → potenzielle Atherogenität. Sehr hohe Triglyzeridspiegel (> 880 mg/dl) können eine akute Pankreatitis auslösen.

Indikationen
- Indikationen der Basisdiagnostik ▶ 8.1.2

8 Lipoproteinstoffwechsel

- Therapiemonitoring (Lebensstiländerung, Diäten, lipidsenkende Medikamente, Behandlung der Grunderkr. bei sek. Hypertriglyzeridämien)
- Ätiol. Abklärung der akuten Pankreatitis

Untersuchungsmaterial
- Serum, Plasma. Stabilität: 1 d bei RT, 3 d bei 4 °C, 6 Mon. bei –20 °C
- Patientenvorbereitung Basisdiagnostik ▶ 8.1.2

> 12–14 h Nahrungskarenz ist für korrekte Nüchtern-Triglyzeridbestimmung essenziell! Allg. Screeninguntersuchungen für die Risikobewertung können auch im Nicht-Nüchternzustand durchgeführt werden (Labor informieren!).

Bestimmungsmethode Enzymatische Bestimmung des Glyzerins nach hydrolytischer Spaltung der Triglyzeride durch Lipasen in Glyzerin und freie Fettsäuren (verschiedene Testvarianten verfügbar).

Bewertung ▶ Tab. 8.9.

Tab. 8.9 Bewertung der Nüchtern-Triglyzeridspiegel		
Bewertung	mg/dl*	mmol/l*
Wünschenswert	< 150	< 1,7
Grenzwertig hoch	150–200	1,7–2,3
Hoch	200–880	2,3–10
Sehr hoch	> 880	> 10
* Umrechnung: 1 mg/dl = 0,0114 mmol/l; 1 mmol/l = 87,5 mg/dl		

Merke
- Triglyzeridspiegel immer im Zusammenhang mit allen Parametern der Basisdiagnostik (Gesamt-Chol, LDL-Chol, HDL-Chol) interpretieren (▶ 8.1.2).
- Für Triglyzeride gibt es keine evidenzbasierten einheitlichen Zielbereiche. Nach gängiger Meinung sollte aber eine Behandlung ab Nüchtern-Triglyzeridwerten > 200 mg/dl erfolgen.
- Die intraindividuelle (biol. + analytische) Variabilität der Triglyzeride kann bis zu 50 % betragen → erhöhte Werte durch eine Wiederholungsanalyse nach ca. 4 Wo. unter strenger Einhaltung der präanalytischen Bedingungen (12–14 h Nahrungskarenz, absolute Alkoholkarenz für mind. 3 d) bestätigen.
- Unauffällige Nüchtern-Triglyzeride schließen eine postprandiale Lipämie (eigenständiger Risikofaktor) insb. bei niedrigem HDL-Chol und erhöhten sdLDL nicht aus.

Erhöhte Werte:
- **Prim. Hypertriglyzeridämien** (▶ Tab. 8.1)
- **Sek. Hypertriglyzeridämien** (▶ Tab. 8.2):
  - Physiologisch am Ende der Schwangerschaft

- Lebensstil/Ernährung: Bewegungsmangel, Überernährung, einseitig kohlenhydratreiche Ernährung, Alkoholabusus
- **Grundkrankheiten:** Diab. mell., Insulinresistenz, metabolisches Sy., Gicht, chron. Niereninsuff., nephrotisches Sy., Hepatopathien, Alkoholismus, Hypothyreose, Cushing-Sy., monoklonale Gammopathien, AIDS, Glykogenspeicherkrankheiten
- **Medikamente:** Betablocker, Thiazide, Glukokortikoide, Östrogene (orale Kontrazeptiva)

Störungen und Besonderheiten
Falsch hohe Werte durch:
- Längere Venenstauung (> 3 Min.)
- Erhöhtes freies Glyzerin (Heparintherapie, Diab., Hepatopathien, Nierenerkr., prolongiertes Fasten)

Falsch niedrige Werte (bei H_2O_2-basierten Methoden) durch:
- Ascorbinsäure > 3 mg/dl
- Bili > 20 mg/dl

Die Hypertriglyzeridämie ist selbst einer der wichtigsten Störfaktoren für zahlreiche Laboranalysen.

> **Merke**
> - Gefahr der akuten Pankreatitis bei Triglyzeriden > 880 mg/dl.
> - Das KHK-Risiko bei Hypertriglyzeridämien hängt wesentlich von der Familienanamnese ab!
> - Schwangerschaft kann bei vorbestehender Hypertriglyzeridämie zu krisenhafter Stoffwechselentgleisung führen → Gefahr der akuten Pankreatitis!

8.7 Lipoproteinelektrophorese $$

Mit Einführung und Etablierung der dir. Assays für LDL- und HDL-Chol ist die Bedeutung der Lipoproteinelektrophorese für die Diagnostik von Lipoproteinstoffwechselstörungen stark zurückgegangen. Die auf Elektrophorese beruhende phänotypische Klassifikation der Hyperlipoproteinämien nach Fredrickson ist überholt und wurde durch eine klin.-praktische Einteilung bzw. genet.-metab. Klassifikation abgelöst. Einzige Indikationen für die Lipoproteinelektrophorese: Nachweis von Chylomikronen und atypischen VLDL (β-VLDL) bei Dysbetalipoproteinämie, die mit den Direktmethoden nicht korrekt erfasst werden können. Eine Chylomikronämie kann allerdings einfacher mit dem Kühlschranktest diagnostiziert werden. Für die Charakterisierung atypischer Lipoproteine ist die Ultrazentrifugation (▶ 8.8) deutlich überlegen.

Indikationen
- Nachweis von Chylomikronen bei Hypertriglyzeridämie
- Nachweis atypischer VLDL (β-VLDL) bei V. a. Dysbetalipoproteinämie (LDL-Chol + HDL-Chol << Gesamt-Chol)

Untersuchungsmaterial
- Serum, Stabilität: 1 d bei 4 °C
- Patientenvorbereitung Basisdiagnostik ▶ 8.1.2

Bestimmungsmethode Elektrophoretische Auftrennung der Lipoproteine in α(HDL)-, prä-β(VLDL)- und β-Lipoproteine (LDL) in Agarosegel, Polyacrylamidgel oder auf Zelluloseacetatfolien mit anschließender Detektion der Lipoproteine durch Präzipitation mit Polyanionen, Lipidfarbstoffen oder durch enzymatischen Chol-Nachweis.

Bewertung
- Chylomikronen bleiben an der Auftragsstelle liegen.
- Atypische VLDL (β-VLDL) erscheinen als breite β-Bande.

Störungen und Besonderheiten
- Nur Serum verwenden, Plasma ist ungeeignet (störende Fibrinogen-Bande).
- Serum darf nicht tiefgefroren werden.

8.8 Ultrazentrifugation (LipoDens®) $$

In der Lipoproteinanalytik gilt die Ultrazentrifugation nach wie vor als Referenzmethode. Mit modernen Ultrazentrifugationstechniken (kontinuierliche selbstaufbauende Dichtegradienten in Near-Vertical-Rotoren) ist es heute möglich, innerhalb kurzer Zeit (< 3 h) sämtliche Lipoprotein-Subfraktionen (z. B. sdLDL) hoch reproduzierbar aufzutrennen und quantitativ zu analysieren. sdLDL gelten heute als eigenständiger Risikofaktor für die Atherosklerose, da ihre Dominanz das Herzinfarktrisiko unabhängig vom totalen LDL-Chol um das 3- bis 7-Fache erhöht.

Indikationen
- Basisdiagnostik in Proben, bei denen Friedewald-Formel und Direktassays nicht anwendbar sind
- Differenzialdiagn. Abklärung sämtlicher Lipoproteinstoffwechselstörungen
- Untersuchung der Zusammensetzung der Lipoproteinklassen
- Definitiver Nachweis atypischer VLDL (β-VLDL) bei Dysbetalipoproteinämien
- Bestimmung des LDL-Subklassentyps bei V. a. vermehrte sdLDL
  - Typ-2-Diab.
  - Metabolisches Sy., Insulinresistenz, Adipositas
  - PCOS
  - V. a. postprandiale Hypertriglyzeridämie
  - Dialysepat. (Hämodialyse, Peritonealdialyse)
  - Chron. Niereninsuff.
  - Familiäre komb. Hyperlipoproteinämie (FKHL)
- Erhöhte Triglyzeride bei unauffälligem LDL- und vermindertem HDL-Chol (ALP = atherogener Lipoprotein-Phänotyp)
- Normolipidämiker mit erhöhtem Herzinfarktrisiko aufgrund familiärer Belastung
- Therapiemonitoring (Lebensstiländerung, Diäten, Intensivierung der körperlichen Aktivität, lipidsenkende Medikamente)

Untersuchungsmaterial
- Serum, Stabilität: 3 d bei 4 °C
- Patientenvorbereitung Basisdiagnostik ▶ 8.1.2

Bestimmungsmethode Auftrennung der Lipoprotein-Subfraktionen in kontinuierlichem, selbstaufbauendem Dichtegradienten mittels Ultrazentrifugation (▶ Abb. 8.1). Nach Gewinnung der Fraktionen erfolgen in jeder Fraktion die Messung von Triglyzeriden, Chol, LDL- und HDL-Chol und die anschließende Analyse der Messergebnisse mithilfe spezieller Software (▶ Abb. 8.2).

8.8 Ultrazentrifugation (LipoDens®)

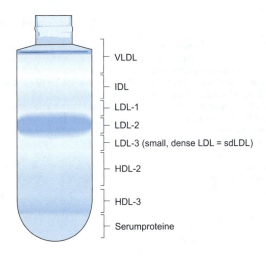

Abb. 8.1 Typisches Trennmuster der Lipoprotein-Subklassen im Dichtegradienten nach Ultrazentrifugation [L157]

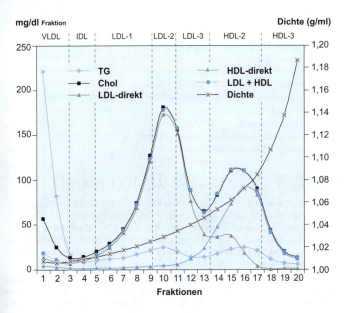

Abb. 8.2 Beispielgradient mit den Konzentrationen der in den Fraktionen gemessenen Parameter [L157]

Vorteile der Dichtegradient-Ultrazentrifugation:
- Selbstaufbauender Gradient → Trennung der Lipoproteine in hohem Maße reproduzierbar.
- Der Cholestergehalt jeder Lipoproteinklasse wird tatsächlich quantitativ gemessen (im Unterschied zu anderen Methoden für die Analyse von Lipoprotein-Subfraktionen, wie Elektrophorese, NMR-Spektroskopie).
- Prinzipiell keine Einschränkungen für korrekte quantitative Analytik → auch stark lipämische Seren können analysiert werden.
- Auch Lp(a) wird als separater Peak im Dichteprofil sicher erkannt (mit den anderen Methoden nicht möglich).
- Das verwendete Dichtemedium ist inert → neben Standardparametern können auch andere Parameter (z. B. Apo B, Apo AI, Lp(a), Phospholipide, Vit. E, Vit. A usw.) in den Fraktionen quantitativ bestimmt werden.
- Zusätzliche Größen können berechnet werden (z. B. Non-HDL-Chol).

Nachteil der Dichtegradient-Ultrazentrifugation: nur z. T. automatisierbar, sodass der Probendurchsatz beschränkt ist.

Bewertung
- **LDL-Subklassentyp:**
  - Typ A = normal. Typ: sdLDL < 35 %
  - Typ I = intermediär. Typ: sdLDL = 35–50 %
  - Typ B = überwiegend sdLDL: sdLDL > 50 %

> **Hinweis:** sdLDL bilden keinen separaten Peak im Dichtegradienten. Ihre Vermehrung drückt sich vielmehr als Verschiebung des gesamten LDL-Peaks in Richtung höherer Dichten aus.

- Lp(a) ist als LDL-Extrapeak im HDL-2-Dichtebereich erkennbar.
- **Atypische VLDL:**
  - Quotient VLDL-Chol/Serum-TG > 0,30
  - Quotient VDLD-Chol/VLDL-TG > 0,45
- Der Triglyzeridgehalt der LDL könnte Bedeutung als koronarer Risikofaktor erlangen.

Störungen und Besonderheiten
- Nur Serum verwenden, Plasma ist ungeeignet.
- Serum sollte nicht tiefgefroren werden.

8.9 NMR-Spektroskopie (LipoComplete®) $$

Einige Richtlinien und Expertenausschüsse empfehlen die Messung von Lipoprotein-Subklassen (z. B. sdLDL) und Lipoprotein-Partikeleigenschaften (Partikelkonzentration, Partikeldurchmesser) zur erweiterten Risikoabschätzung für kardiovaskuläre Erkr. und das Patientenmanagement. Eine moderne Methode zur Ermittlung dieser Kenngrößen ist die NMR-Spektroskopie (Kernspinresonanzspektroskopie), die unter dem Namen LipoComplete® verfügbar ist.

Indikationen   Die LipoComplete®-Methode eignet sich insb. für Fragestellungen, bei denen vordergründig die Partikeleigenschaften (Partikelanzahl, Partikelgröße) der Lipoproteine interessieren (z. B. KHK-Risikostratifizierung, Therapiemonitoring unter Statintherapie).

8.9 NMR-Spektroskopie (LipoComplete®)

- Weiterführende Abklärung bei Pat. mit erhöhtem familiärem Herzinfarktrisiko und unauffälligem Lipidstatus
- Erweiterte Risikostratifizierung bei: Typ-2-Diab., metabolischem Sy., Insulinresistenz, PCOS, Dialysepat., chron. Niereninsuff.
- Diagnosestellung eines ALP (atherogener Lipoprotein Phänotyp) bei erhöhten Triglyzeriden mit gleichzeitig vermindertem HDL- und unauffälligem LDL-Chol
- Therapiekontrolle, Kontrolle von Diät- und Lebensstilmaßnahmen

Untersuchungsmaterial
- Serum. Stabilität: 5 d bei 4–8 °C
- Patientenvorbereitung Basisdiagnostik ▶ 8.1.2

Bestimmungsmethode Die NMR-Spektroskopie ist ein rein physikalisches Verfahren, bei dem aus den NMR-Signalen der Methylgruppen von Lipiden die Par-

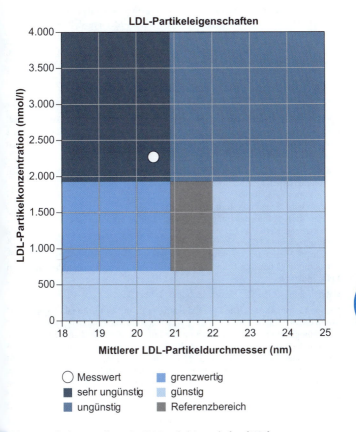

Abb. 8.3 Grafische Darstellung der LDL-Partikeleigenschaften [L231]

tikelkonz., die Partikeldurchmesser und die Lipidkonz. (Triglyzeride, Chol) der Lipoproteine mittels patentierter mathematischer Verfahren berechnet werden. Bei LipoComplete® werden folgende Parameter bestimmt:
- Triglyzeride, Gesamt-Chol, VLDL-Chol, LDL-Chol und HDL-Chol
- Partikelkonz. der Lipoprotein-Subklassen (VLDL, alle LDL, große LDL, kleine LDL [= small, dense LDL = sdLDL], alle HDL, große HDL, kleine HDL)
- Mittlerer Partikeldurchmesser der Lipoproteine (VLDL, LDL, HDL)

Vorteile:
- Hoch präzise und damit auch langfristig hoch reproduzierbar
- Geringer personeller Aufwand, große Serienlängen durch vollautomatische Abarbeitung

Nachteile:
- Eingeschränkte Auswertbarkeit bei stark lipämischen Proben und atypisch zusammengesetzten Lipoproteinen (Dyslipoproteinämie)
- Keine Erfassung von Lp(a)

Bewertung Der LipoComplete®-Befund beinhaltet neben den Messwerten eine grafische Darstellung (▶ Abb. 8.3) der Ergebnisse sowie eine ausführliche Interpretation der Konstellation, ggf. mit Verlaufsbeurteilung und Empfehlungen.

Störungen und Besonderheiten Nur Serum verwenden, Plasma ist ungeeignet. Serum sollte nicht tiefgefroren werden.

8.10 Lipoprotein (a) $$

Lp(a) ist ein cholesterinreiches Lipoprotein, das ähnlich wie die LDL aufgebaut ist. Lp(a) hat eine sehr hohe Atherogenität und wird als eigenständiger kausaler Risikofaktor für die Atherosklerose betrachtet. Die Lp(a)-Konz. ist im Wesentlichen genet. determiniert.

Indikationen Lp(a) sollte i. R. der Risikostratifizierung einmalig bei folgenden Personengruppen gemessen werden:
- Erhöhtes KHK-Risiko
- Familiäre Hypercholesterinämie
- Pos. KHK-Familienanamnese und/oder familiär erhöhtes Lp(a)
- Vorzeitige KHK
- Progrediente KHK trotz Statintherapie
- Chron. Nierenerkr. (nephrotisches Sy., Hämodialyse, Urämie)

Wiederholungsmessungen sind nur i. R. eines Therapiemonitorings bei erhöhtem Lp(a) indiziert.

Untersuchungsmaterial Serum. Stabilität: 1 d bei RT, 7 d bei 4 °C.

Bestimmungsmethode Die Lp(a)-Messung sollte mit isoformunabhängigen Immunoassays erfolgen, bei denen die Lp(a)-Partikelkonz. (nmol/l) gemessen wird. Das ermöglicht eine Standardisierung der Lp(a)-Analytik und eine bessere Vergleichbarkeit der Ergebnisse unterschiedlicher Assays trotz des ausgeprägten Lp(a)-Größenpolymorphismus. Eine Umrechnung der molaren Konz. (nmol/l) in die früher übliche Massenkonz. (mg/dl) mit einem fixen Umrechnungsfaktor ist prinzipiell nicht korrekt und sollte vermieden werden.

Referenzbereich < 75 nmol/l.

> **Hinweis:** Wegen des ausgeprägten Lp(a)-Größenpolymorphismus (MG 187–662 kDa) kann der auf einem mittleren Molekulargewicht basierende Umrechnungsfaktor nur orientierend sein. Orientierende Umrechnung: 1 g/l ≙ 240 nmol/l; 1 nmol/l ≙ 0,004167 g/l

Bewertung
- Bei Lp(a)-Werten < 75 nmol/l besteht kein erhöhtes Risiko und eine einmalige Bestimmung reicht aus.
- Eine Lp(a)-Serumkonz. > 120 nmol/l gilt als eigenständiger kardiovaskulärer Risikofaktor. Da sich die Lp(a)-Konz. nur schwer gezielt beeinflussen lässt, sollte bei erhöhtem Lp(a) der dem Gesamtrisiko entsprechende LDL-Zielwert konsequent angestrebt werden. Bei Lp(a)-Spiegeln > 120 nmol/l und progredienter KHK trotz max. lipidsenkender Therapie ist die Anwendung der LDL-Apherese indiziert.

Störungen und Besonderheiten Umstände, die den Serumspiegel modifizieren, sind nur unzureichend charakterisiert. Erhöhte Werte bei Niereninsuff. und Akute-Phase-Zuständen (z. B. Inf., Herzinfarkt).

8.11 Apolipoprotein B (Apo B100) $$

Apo B100 ist das wichtigste Strukturprotein der Nicht-HDL-Lipoproteine [VLDL, IDL, LDL, Lp(a)] und einziges Apolipoprotein der LDL.

Indikationen
- DD von Hyper- und Dyslipoproteinämien
- Ergänzender Parameter i. R. der Risikostratifizierung (**Apo-B/Apo-AI**-Quotient oder: der Quotient Apo B/Apo AI)
- Familiäre komb. Hyperlipoproteinämie
- Hypo- bzw. Abetalipoproteinämie
- Alternativer Risikomarker und sek. Behandlungsziel insb. bei Hypertriglyzeridämie

Untersuchungsmaterial Serum. Stabilität: 2 d bei RT, 6 d bei 4 °C.

Bestimmungsmethode Immunol. Apo-B-Nachweis mittels ELISA, latexverstärkter Nephelometrie oder Turbidimetrie.

Referenzbereich 50–130 mg/dl (Nephelometrie, IFCC-Standard).

Zielwerte
- Sehr hohes Risiko: < 80 mg/dl
- Hohes Risiko: < 100 mg/dl

Bewertung Die Korrelation zwischen Apo B und LDL-Chol ist gewöhnlich sehr gut ($r > 0{,}8$), sodass ein Apo-B-Wert von 120 mg/dl in etwa einem LDL-Chol von 160 mg/dl entspricht. Da jedes Apo-B100-haltige Lipoprotein genau ein Molekül Apo B enthält, entspricht die Apo-B-Konz. der Anzahl dieser Lipoproteinpartikel. Apo B kann als ein Äquivalent zum Non-HDL-Chol betrachtet werden. Es gibt zunehmend Hinweise, dass der Apo-B/Apo-AI-Quotient oder: der Quotient Apo B/Apo AI dem LDL-Chol-/HDL-Chol-Quotienten für die Risikovorhersage überlegen sein könnte.

Erhöhte Werte:
- Prim. und sek. Hypercholesterinämien (▶ Tab. 8.1, ▶ Tab. 8.2)
- Familiäre komb. Hyperlipoproteinämie (FKHL)

Erniedrigte Werte:
- Hypo- bzw. Abetalipoproteinämie.
- Bei Hypobetalipoproteinämien liegen i. d. R. verkürzte Apo-B-Moleküle vor, die i. S. ab einer Größe von 30 % des Apo B100 elektrophoretisch nachweisbar sind.

Störungen und Besonderheiten Die meisten Assays für Apo B erfassen das Apo B48 der Chylomikronen mit, was aber im Nüchternserum unproblematisch und nur bei Hyperchylomikronämie relevant ist. Das Apo B100 im Lp(a), das ebenfalls mit erfasst wird, ist quantitativ nur bei sehr hohen Lp(a)-Spiegeln von Bedeutung.

8.12 Apolipoprotein AI (Apo AI) $$

Apo AI ist das wichtigste Apolipoprotein der antiatherogenen HDL. Jedes HDL-Partikel enthält 1–5 Apo-AI-Moleküle. Der Apo-AI-Serumspiegel korreliert sehr gut mit dem HDL-Chol ($r > 0{,}82$). Es gibt zunehmend Hinweise, dass der Apo-B/Apo-AI-Quotient dem LDL-Chol-/HDL-Chol-Quotienten für die Risikovorhersage überlegen sein könnte.

Indikationen
- DD von Hyper- und Dyslipoproteinämien
- Ergänzender Parameter i. R. der Risikostratifizierung (Apo-B/Apo-AI-Quotienten)
- HDL-Mangel-Sy.
- Hypoalphalipoproteinämien
- Apo-AI-Defizienz

Untersuchungsmaterial Serum. Stabilität: 2 d bei RT, 6 d bei 4 °C.

Bestimmungsmethode Immunol. Apo-AI-Nachweis mittels ELISA, latexverstärkter Nephelometrie od. Turbidimetrie.

Referenzbereich 110–205 mg/dl (Nephelometrie, IFCC-Standard); Umrechnung: 1 mg/dl = 0,357 µmol/l; 1 µmol/l = 2,8 mg/dl.

Bewertung Niedrige Apo-AI-Werte (♂: < 120 mg/dl; ♀: < 140 mg/dl) sind als eigenständiger Risikofaktor anzusehen.
- **Erhöhte Werte:** Hyperalphalipoproteinämie (vermehrte Apo-AI-Synthese, CETP-Mangel, hepatischer Lipase-Mangel)
- **Erniedrigte Werte:** HDL-Mangel-Sy., Apo-AI-Defizienz, Enzymdefekte (LCAT-Mangel, LPL-Mangel)

Störungen und Besonderheiten Bei familiären HDL-Mangelzuständen kann die elektrophoretische oder molekularbiol. Analyse von Apo-AI-Varianten zur pathobiochem. Charakterisierung beitragen.

8.13 Spezielle Lipoproteindiagnostik

8.13.1 Molekularbiologische Methoden

Familiäre Hypercholesterinämie (FH) $$$
Die FH ist eine autosomal-dominante Erkr. (ADH), die durch eine Mutation im Gen des **LDL-Rezeptors** (85–95 % d. F.), durch genet. Defekte des **Apo-B-100** (FDB, 4–5 % d. F.) oder durch Gain-of-Function-Mutationen im **PCSK9**-Gen (ca.

1 % d. F.) verursacht wird. Klin. erfolgt die Diagnosestellung aufgrund eines erhöhten LDL-Chol (> 190 mg/dl, 4,9 mmol/l) bei pos. Familienanamnese für Hypercholesterinämie und frühzeitige KHK sowie das Vorhandensein von Xanthomen. Die Abklärung der molekularen Ursache ist ausschließlich mittels molekulargenet. Methoden möglich.

Indikationen
- V. a. auf FH
- Hypercholesterinämien unklarer Genese
- Familiäre Häufung von art. Gefäßerkr. (Herzinfarkt, Schlaganfall)
- Untersuchung der Familienmitglieder von Pat. mit nachgewiesener FH

Untersuchungsmaterial   EDTA-Blut.

> Einwilligungserklärung für humangenet. Untersuchungen gem. GenDG notwendig!

Bestimmungsmethode   Gen-Panel mittels Next Generation Sequencing (NGS).

Bewertung   Die Therapie aller FH-Formen ist identisch und erfordert i. Allg. den Einsatz von Statinen (HMG-CoA-Reduktasehemmer) und/oder PCSK9-Inhibitoren.

Mutationen im Lipoproteinlipase-Gen (LPL-Gen) $$$

Die endothelständige Lipoproteinlipase (LPL), die durch Apo CII aktiviert wird, ist Schlüsselenzym für den hydrolytischen Abbau triglyzeridreicher Lipoproteine (Chylomikronen, VLDL) im Blut. Darüber hinaus vermittelt sie als integraler Bestandteil der Remnant-Partikel deren rezeptorvermittelten Abbau in der Leber. Eine verringerte Aktivität der LPL kann Ursache eines Hyperchylomikronämie-Sy. mit rezid. Pankreatitiden sein. LPL-Defekte sind auf über 40 verschiedene Mutationen im LPL-Gen zurückzuführen.

Indikationen
- DD schwere Hypertriglyzeridämien
- Hyperchylomikronämie-Sy.
- Rezid. Pankreatitiden

Untersuchungsmaterial   EDTA-Blut.

> Einwilligungserklärung für humangenet. Untersuchungen gem. GenDG notwendig!

Bestimmungsmethode   Sequenzierung.

Bewertung   Ein LPL-Mangel kann neben einer Apo-CII-Defizienz Ursache für ein Chylomikronämie-Sy. sein.

Apolipoprotein-E-Genotypisierung $$$

Apolipoprotein E (Apo E) ist integraler Bestandteil sämtlicher Lipoproteine und spielt eine zentrale Rolle für die Regulation der Triglyzerid- und Cholesterinhomöostase. Im Gehirn ist es das wichtigste Apolipoprotein, das neben dem Cholesterinhaushalt auch Wachstum und Differenzierung von Neuronen reguliert.

Aus den 3 wichtigsten Isoformen E2, E3 und E4 ergeben sich 6 Phänotypen, die unterschiedlich häufig vorkommen. Der dominierende Phänotyp ist Apo E3/E3

(60 %), gefolgt von Apo E3/E4 (23 %), Apo E2/E3 (12 %), Apo E2/E4 (2 %), Apo E4/E4 (2 %) und Apo E2/E2 (1 %):

- **Apo E3** ist die normal funktionierende Isoform ohne Zusammenhang mit bestimmten Erkr.
- **Apo E2** hat verglichen mit dem Apo E3 eine deutlich geringere Affinität zum LDL-Rezeptor. Bei 2–5 % aller Apo-E2/E2-Homozygoten kommt es aufgrund des Vorhandenseins weiterer Risikofaktoren (Gene für andere Hyperlipoproteinämien, Diab. mell., SD-Unterfunktion, Fehlernährung) zur Ausprägung einer Dysbetalipoproteinämie (familiäre Dysbetalipoproteinämie, Typ III nach Fredrickson), die durch massive Erhöhung des VLDL- und IDL-Chol charakterisiert ist (elektrophoretisch als β-VLDL erkennbar = breite β-Bande = *broad-beta disease*). Die cholesterinreichen β-VLDL sind extrem atherogen, was frühzeitig zu Koronarinfarkten und zur pAVK führt. Als pathognomonisch für diese Erkr. gelten gelbliche Handlinienxanthome und Xanthome über den Strecksehnen der oberen und unteren Extremitäten.
- **Apo E4** hat im Vergleich zum Apo E3 eine ähnliche Affinität zum LDL-Rezeptor. Im Unterschied zu Apo E3 ist Apo E4 vorzugsweise mit den triglyzeridreichen VLDL und weniger mit den HDL assoziiert. Diese Konstellation führt bei Apo-E4/E4-Homozygoten zu teilweise massiven Hypertriglyzeridämien mit Verminderung von HDL- und Erhöhung von LDL-Chol. Darüber hinaus gibt es einen signifikanten Zusammenhang zwischen der Apo-E4-Isoform und dem Auftreten der nichtfamiliären „Late-Onset"-**Alzheimer-Krankheit**.

Indikationen
- Diagn. Absicherung der familiären Dysbetalipoproteinämie (*broad-beta disease*, Typ III nach Fredrickson)
- Komb. Hyperlipoproteinämien
- Erhöhte LDL-Cholesterinspiegel unklarer Genese
- Hypercholesterinämien mit familiärer Häufung
- M. Alzheimer
- Demenzen unklarer Ätiologie

Untersuchungsmaterial EDTA-Blut.

> ❗ Einwilligungserklärung für humangenet. Untersuchungen gem. GenDG notwendig!

Bestimmungsmethode Identifizierung des Apo-E-Genotyps erfolgt aus genomischer DNA einer Blutprobe (EDTA-Blut) nach Amplifikation der entsprechenden Genfragmente mittels PCR und anschließender Restriktionsfragmentlängen-Analyse durch Gelelektrophorese. Alternativ ist auch die Genotypisierung mittels PCR und nachfolgend reverser Hybridisierung möglich.

Bewertung
- Zur Diagnostik einer familiären Dysbetalipoproteinämie (Typ III) ist die Apo-E-Typisierung absolut indiziert. Ein Apo-E2/E2-Genotyp im Zusammenhang mit dem klin. Bild und entsprechenden Lipoprotein-Werten gilt als beweisend für diese Erkr. Da die Typ-III-Hyperlipoproteinämie diätetisch und medikamentös gut zu beherrschen ist, kommt der rechtzeitigen und richtigen Diagnostik bes. Bedeutung zu.
- Gegenüber dem Durchschnitt der Bevölkerung haben Apo-E4-Heterozygote ein 4-fach und Apo-E4/E4-Homozygote sogar ein 12-fach höheres Risiko, an

M. Alzheimer zu erkranken. Auch für den Zeitpunkt der Manifestation des M. Alzheimer scheint der Apo-E-Phänotyp eine Bedeutung zu haben. Während bei Apo-E4/E4-Homozygoten der Ausbruch bereits um das 60. Lj. beobachtet wird, tritt er beim heterozygoten Apo-E4/E3-Phänotyp erst zwischen dem 70. und 80. Lj. auf. Obwohl gegenwärtig die Apo-E-Typisierung als Screeningmethode nicht zu empfehlen ist, wird sie erfolgreich zur DD von Alzheimer-Erkr. und Altersdemenz eingesetzt.

CETP-TaqIB-Polymorphismus $$$

Das Cholesterinester-Transferprotein (CETP) ist ein Schlüsselenzym des reversen Cholesterintransports. Es vermittelt den Cholesterinester-Transfer von HDL auf Apo-B-haltige Lipoproteine im Austausch gegen Triglyzeride. Hohe CETP-Aktivität ist mit Verminderung und CETP-Defizienz mit Erhöhung des HDL-Chol assoziiert.

Beim CETP-TaqIB-Polymorphismus handelt es sich um einen Basenaustausch im Intron 1 des CETP-Gens, der die Anwesenheit (Allel **B1**) bzw. Abwesenheit (Allel **B2**) einer TaqIB-Schnittstelle zur Folge hat. Die Häufigkeit des B1-Allels beträgt in der europäischen Bevölkerung etwa 56 %. Träger des B2-Allels zeigen dosisabhängig **geringere Plasma-CETP-Aktivität** und **höhere HDL-Cholesterinspiegel** als Träger des B1-Allels.

Indikationen
- Familiäre Belastung für KHK
- Niedrige HDL-Chol.-Konz. bei stoffwechselgesunden Pat.

Untersuchungsmaterial EDTA-Blut.

> Einwilligungserklärung für humangenet. Untersuchungen gem. GenDG notwendig!

Bestimmungsmethode Identifizierung des CETP-Polymorphismus erfolgt aus genomischer DNA einer Blutprobe (EDTA-Blut) nach Amplifikation der entsprechenden Genfragmente mittels PCR und anschließender Restriktionsfragmentlängen-Analyse durch Gelelektrophorese. Alternativ ist auch die Genotypisierung mittels PCR und nachfolgend reverser Hybridisierung möglich.

Bewertung Die Bedeutung des CETP für die Entstehung der Atherosklerose ist noch nicht vollständig geklärt. Homozygote Träger des B2-Allels weisen in einigen Studien ein geringeres Risiko und eine geringere Progression einer KHK auf als Träger des B1-Allels. Die Bewertung der Ergebnisse dieser CETP-Genotypisierung zur Einschätzung des kardiovaskulären Risikos muss immer unter Berücksichtigung aller koronaren Risikofaktoren erfolgen.

SLCO1B1-Genotypisierung $$$

Genet. Varianten des SLCO1B1-Gens (Gen für den Organo-Anion-Transporter OATP-1B1) beeinflussen die Verträglichkeit von Statinen. Der Polymorphismus V174A führt zu einer verminderten hepatischen Aufnahme verschiedener Statine (z. B. Simvastatin) mit erhöhten Statin-Plasmakonz. und deutlich erhöhtem Myopathierisiko.

Indikationen
- Vor Beginn einer Statintherapie bei potenziell erhöhtem Myopathierisiko (Maximaldosierung, Hypothyreose, hohe muskuläre Beanspruchung)

- Bei Kombinationstherapien von Statinen mit anderen Medikamenten, die das Myopathierisiko erhöhen (Fibrate, Immunsuppressiva, Amiodaron, Antimykotika, Johanniskraut)
- Abklärung von Muskelbeschwerden unter Statintherapie

Untersuchungsmaterial EDTA-Blut.

Einwilligungserklärung für humangenet. Untersuchungen gem. GenDG notwendig!

Bestimmungsmethode Nachweis aus genomischer DNA einer Blutprobe (EDTA-Blut) nach Amplifikation der entsprechenden Genfragmente mittels PCR und anschließender Restriktionsfragmentlängen-Analyse durch Gelelektrophorese.

Bewertung Unter 80 mg Simvastatin haben heterozygote Träger (VA) ein ca. 4-fach und homozygote Träger (AA) ein ca. 16-fach erhöhtes Myopathierisiko.

8.13.2 Apolipoproteine und Enzyme

Apolipoprotein CII (Apo CII) $$$

Apo CII ist ein obligater Cofaktor der Lipoproteinlipase (LPL). Apo-CII-Mangel od. Apo-CII-Defekte können zu Hyperchylomikronämie führen, die phänotypisch nicht von einem LPL-Mangel unterschieden werden kann.

Indikationen
- DD Hypertriglyzeridämien
- Chylomikronämie-Sy.

Untersuchungsmaterial Serum, Plasma.

Bestimmungsmethode Immunol. Apo-CII-Nachweis mittels Nephelometrie oder Turbidimetrie.

Bewertung Die Apo-CII-Defizienz ist neben der Lipoproteinlipase-Defizienz eine Ursache des Chylomikronämie-Sy. Normale Aktivität der Lipoproteinlipase schließt klin. relevanten Apo-CII-Mangel oder -Defekt aus. Deshalb ist die Apo-CII-Diagnostik grundsätzlich nur gemeinsam mit einer Analyse der LPL sinnvoll.

Lipoproteinassoziierte Phospholipase A_2 (Lp-PLA$_2$) $$$

Die Lp-PLA$_2$ ist ein spez. Marker für die Beurteilung entzündlicher Prozesse in atheromatösen Plaques und wird v. a. von Makrophagen, Monozyten, T-Zellen und Mastzellen gebildet. Lp-PLA$_2$ baut bevorzugt oxidierte Phospholipide unter Bildung entzündungsfördernder, proatherogener Substanzen (Lysophosphatidylcholin, oxidierte freie Fettsäuren) ab. Im Blut ist die Lp-PLA$_2$ zum größten Teil (70–80 %) an LDL und insb. an die Subfraktion der sdLDL gebunden.

Indikationen
- Ergänzung zu den klassischen Risikofaktoren für Pat. mit mittlerem oder hohem Risiko für kardiovaskuläre Erkr.
- Beurteilung der Stabilität atherosklerotischer Plaques

Untersuchungsmaterial Serum, EDTA-Plasma. Möglichst innerhalb von 4 h nach Abnahme zentrifugieren und den Überstand in ein separates Röhrchen überführen. Die Lp-PLA$_2$ ist im Serum bzw. Plasma bei 2–8 °C für max. 5 d stabil.

Bestimmungsmethode Bestimmung der Lp-PLA$_2$-Konz. mittels ELISA (PLAC™-Test).

Bewertung Die Lp-PLA$_2$ erlaubt in Ergänzung zu den klassischen Risikofaktoren eine verbesserte Risikobeurteilung. Aufgrund der Lp-PLA$_2$-Konz. sind Rückschlüsse auf die Plaquestabilität möglich, da erhöhte Werte bei instabilen atherosklerotischen Plaques gefunden werden. Bei erhöhten Lp-PLA$_2$-Werten sollte eine intensivere Behandlung erwogen werden.

9 Stoffwechselendprodukte bei gestörter Nieren- und Leberfunktion

Birgid Neumeister

9.1 **Niere** 180
9.1.1 Diagnosestrategie 180
9.1.2 Kreatinin $ 181
9.1.3 Kreatinin-Clearance $ 182
9.1.4 Harnstoff $ 185
9.1.5 Harnsäure $ 185
9.2 **Leber** 187
9.2.1 Bilirubin $ 187
9.2.2 Ammoniak/Ammonium $$ 191

9.1 Niere

9.1.1 Diagnosestrategie

Grundlage jeder Diagnostik ist eine genaue Anamnese und eine gründliche körperliche Untersuchung. Aus dem daraus folgenden Spektrum an möglichen DD ergeben sich die Indikationen für die durchzuführenden Untersuchungen. Die folgenden diagn. Vorschläge betreffen nur Laboruntersuchungen; bildgebende, histopath. (Nierenpunktion) o. a. Untersuchungen sind nicht berücksichtigt.

Basisdiagnostik
- **Blut:** BB (▶ 23), Kreatinin (Krea), ggf. Krea-Clearance, Harnsäure, E'lyte (Na^+, K^+, Cl^-, Ca^{2+}, ▶ 11.2, ▶ 12.2), Phosphat (▶ 12.3), Blutgase (BGA/SBS, ▶ 11.3.3), Protein (▶ 6.2.3), fakultativ Proteinelektrophorese, $α_1$-Mikroglobulin (▶ 6.5.4), Cystatin (▶ 6.5.6)
- **Urin:** Protein (24-h-Urin, ▶ 15.1.4), bei Proteinurie Proteindifferenzierung (Leitproteine oder SDS-Gel-E'phorese), Teststreifen, ggf. Urinsediment (▶ 15.1.3). Bei Diabetikern Urin-Albumin (Mikroalbuminurie, ▶ 15.1.5), $α_1$-Mikroglobulin (▶ 6.5.4), NGAL (▶ 6.5.7)

Weiterführende Diagnostik
- **Oligurie/Anurie:**
  - Inf., parainfektiöse Glomerulonephritis (GN): **Blut:** Blutkultur, CRP, AST/Anti-DNAse, Hantavirus-AK, Leptospiren-AK, ASTA, TPHA, Brucella-AK, ggf. AK gegen: Hep. B, Hep. C, Rickettsien, Mykoplasmen, Toxoplasmen, Malaria, Trichinen. **Urin:** Urinkultur (▶ 26.3.11)
  - Diab. mell.: **Blut:** Glukose(-Tagesprofil), HbA
  - Intoxikationen: **Blut:** Aminoglykoside, Ciclosporin A, Tacrolimus. **Urin:** Blei, Quecksilber, Cadmium
  - Plasmozytom: **Blut:** Proteinelektrophorese, IFE; Immunglobuline, quant. **Urin:** IFE
  - Hämolyse/Myolyse: **Blut:** CK, freies Hb im Plasma, Haptoglobin. **Urin:** fakultativ Myoglobin
  - Autoimmune/allergische Nephritis: **Blut:** IgE, IgA, ANF/DNS-AK, ENA-Profil, RF/Waaler-Rose-Test, AMF, cANCA(PR3)/pANCA(MPO), Basalmembran-AK, Kryoglobuline, ggf. C3/C4, Nephritis-Faktor. **Urin:** Eosinophile im Sediment (gefärbt)
  - Nephrolithiasis: **Blut:** Ca^{2+}, Mg^{2+}, Parathormon (▶ 12.4). **Urin:** Ca^{2+}, Phosphat, Oxalsäure, Citrat (▶ 15.1.6), ggf. Steinanalyse
- **Polyurie, Polydipsie:**
  - Diab. mell.: **Blut:** Glukose(-Tagesprofil), HbA. **Urin:** Glukose, Aceton (Teststreifen)
  - Hyperkalzämie (▶ 12.2)
  - Natriurese: **Blut:** Aldosteron und Renin (▶ 18.1, RAAS) und Kortisol (▶ 17.3.1)
  - Alkohol: **Blut:** Alkohol, ggf. CDT, GGT, BB (MCV)
  - Diab. insipidus (DD psychogene Polydipsie): **Blut:** Osmolalität, ADH. **Urin:** Osmolalität

9.1.2 Kreatinin $

Kreatinin (Krea) entsteht aus muskulärem Kreatin. Seine Serumkonz. ist abhängig von der Muskelmasse und vom Lebensalter. Bei normaler Nierenfunktion wird Krea fast vollständig glomerulär filtriert.

Indikationen
- V. a. akute oder chron. Nierenerkr.
- Stoffwechselstörungen, Systemerkr.: Diab. mell., Hyperurikämie, Kollagenosen usw.
- Hypertonie
- Kreislaufversagen, Volumenmangel: Schockzustände, akuter Wasser- oder Blutverlust
- Therapie mit nephrotoxischen oder nierengängigen Medikamenten mit geringer ther. Breite (Dosisanpassung)
- Nierenschädigung durch exogene Gifte, Hämolyse, Myolyse, Ig-Leichtketten-Proteinurie

Untersuchungsmaterial   Serum, Plasma. **Cave:** Auf hämolysefreie Probenentnahme achten.

Bestimmungsmethode
- **Jaffé-Methode:** Krea bildet mit Pikrinsäure in alkalischer Lsg. orangefarbene Komplexe, die fotometrisch gemessen werden. Nicht-Kreatininchromogene (Pseudokreatinine) können falsch hohe Krea-Werte verursachen. Zur Unterdrückung dieser Fehlermöglichkeit werden zahlreiche Testmodifikationen angewandt:
    - Kinetische Messung: Ausnutzung unterschiedlicher Reaktionsgeschwindigkeiten von Krea und Pseudokreatininen
    - Endpunktmethoden: Entfernung der Pseudokreatinine mittels HPLC, Dialyse, Ionenaustauscher oder Fullererde
- **Enzymatische Methoden:** enzymatische Umwandlung von Krea und quantitativer Nachweis von Folgeprodukten (Kreatininase-Farbtest, Kreatinin-Iminohydrolase-UV-Test)

Referenzbereiche   ▶ Tab. 9.1.

Tab. 9.1 Referenzbereiche Kreatinin (Serum) – enzymatische Bestimmung*

	Konventionelle Einheit (mg/dl)	SI-Einheit (µmol/l)
Männer	< 1,1	< 97
Frauen	< 0,8	< 71

* Methodenabhängig; Umrechnung: mg/dl × 88,4 = µmol/l

Bewertung   Krea eignet sich als Marker der glomerulären Filtrationsleistung der Niere.

> Eine normale Krea-Konz. i. S. schließt eine eingeschränkte Nierenfunktion nicht aus (kreatininblinder Bereich)! Erst eine Einschränkung der glomerulären Filtrationsleistung auf < 50 % bewirkt einen Anstieg der Serum-Krea-Konz.

Geringgradige Nierenfunktionsstörungen können nur durch **Clearanceuntersuchungen** erkannt werden. Als einfachste Clearanceuntersuchung ist endogene Krea-Clearance zur Abschätzung der Nierenfunktion gebräuchlich (▶ 9.1.3).
Die Cystatin-C-Bestimmung (▶ 6.5.5) korreliert im kreatininblinden Bereich besser mit der Nierenfunktion und kann die Krea-Clearance möglicherweise ersetzen. Eine Bestimmung von Dickkopf-3 (Dkk3) ermöglicht die nichtinvasive Diagnose einer tubulointerstitiellen Fibrose (▶ 6.5.13).

Erhöhte Werte:
- **Ohne Nierenschaden:** Exsikkose (häufig ältere Pat.), Akromegalie (vermehrte Muskelmasse)
- **Akutes Nierenversagen (ANV):**
  - Prärenal: bei hypovolämischem Schock (akuter Blut- oder Flüssigkeitsverlust), bei kardiogenem, septischem oder anaphylaktischem Schock
  - Renal: toxische oder allergische Medikamentenreaktion, Röntgenkontrastmittel, Myolyse, Hämolyse, Plasmozytom, Schwermetalle, Sepsis, EPH-Gestose, Glomerulonephritis, Systemerkr.
  - Postrenal: Harnstauung (Steine, Prostatahyperplasie, Tumoren)
- **Chron. Niereninsuff.:** Glomerulonephritiden, interstitielle Nephritiden, diab. Nephropathie (Kimmelstiel-Wilson), Hypertonie, Kollagenosen, Ig-Leichtketten-Proteinurie (Plasmozytomniere), renovaskuläre Nierenerkr., Zystennieren

Störungen und Besonderheiten   Störungen betreffen die verschiedenen Varianten in unterschiedlichem Ausmaß.

Falsch hohe Werte:
- **Alle Methoden:** ASS, Cimetidin, Cotrimoxazol, Ciclosporin, Fenoprofen, Indometacin, Methoxyfluran, Naproxen
- **Jaffé-Methode:** Glukose, Ketonkörper, Fruktose, Ascorbinsäure, Cefoxitin, Cephalotin, Cefatril, Cefazolin, Flucytosin

Falsch niedrige Werte:
- **Jaffé-Methode** (einige Varianten): Bili > 20 mg/dl
- **Enzymatische Methoden** (einige Varianten): Bili > 7 mg/dl; Calciumdobesilat, Ascorbinsäure, α-Methyldopa, Metamizol

9.1.3 Kreatinin-Clearance $

Indikationen
Bei normalem oder grenzwertigem Serum-Krea (< 2 mg/dl) und
- Therapie mit nephrotoxischen Medikamenten oder Medikamenten mit geringer ther. Breite (zur Dosisanpassung)
- Diab. mell., Hypertonie, Kollagenosen, Hyperurikämie, vermehrte Muskelmasse (z. B. Akromegalie)

Untersuchungsmaterial   Serum und 24-h-Sammelurin.

Bestimmungsmethoden   Krea (▶ 9.1.2).

Durchführung der Clearance-Bestimmung
Voraussetzungen: Bestimmung des Serum-Krea am Tag der Urinsammlung. Durchführung im „Steady-State", Serum-Krea muss während Sammelperiode konstant sein → kein Fleischgenuss, keine schwere körperliche Belastung während der Sammelperiode.
- **Urinsammlung:** Pat. genau informieren. Optimale Sammelperiode 24 h. Möglichst morgens beginnen. Vor der Sammelperiode Blase vollständig ent-

leeren lassen und diesen Urin verwerfen. Zeit notieren. Urin während der Sammelperiode **vollständig** sammeln. Am Ende Blase in das Sammelgefäß entleeren. Ausreichende Trinkmenge gewährleisten (1,5–2 l/d). Vollständige Probenidentifikation nicht vergessen.
- **Messgrößen:** Sammelperiode (t) und Urinvolumen (V) notieren (dem Labor mitteilen oder Clearance selbst berechnen), Serum-Krea-Konz., Urin-Krea-Konz. Berechnung auf Körperoberfläche (KOF) beziehen.

Berechnung der endogenen Kreatinin-Clearance

$$C_{Krea}(ml/Min.) = \frac{U_{Krea}\left(\frac{mg}{dl}\right) \times V(ml)}{S_{Krea}\left(\frac{mg}{dl}\right) \times t(Min.)}$$

Die Krea-Konz. und damit Clearance ist abhängig von der Körpermasse. Die KOF aus Körperlänge und Körpergewicht mithilfe eines Nomogramms ermitteln. Korrekturformel auf KOF:

$$C(ml/Min./1{,}73\,m^2) = \frac{C_{Krea} \times 1{,}73}{KOF}$$

Die Krea-Clearance nimmt mit dem Alter ab.

Referenzbereiche ▶ Tab. 9.2.

Tab. 9.2 Referenzbereiche der endogenen Kreatinin-Clearance*

Patient	ml/Min./1,73 m² KOF
Männer	
• ca. 25 J.	95–140
• ca. 50 J.	70–115
• ca. 75 J.	50–80
Frauen	
• ca. 25 J.	70–110
• ca. 50 J.	50–100
• ca. 75 J.	35–60
* Methoden-, alters-, geschlechtsabhängig	

Abschätzung der Kreatinin-Clearance mit sog. MDRD-Formeln Die glomeruläre Filtrationsrate (GFR) ist das beste Kriterium zur Beurteilung der Nierenfunktion. Da die Inulin-Clearance als Referenzmethode für die Praxis zu aufwendig ist, sind als einfache und kostengünstige diagn. Alternativen zur näherungsweisen Abschätzung der GFR das Serum-Krea und die endogene Krea-Clearance in Gebrauch. Die Beurteilung beider Kriterien weist erhebliche Einschränkungen auf:

- Serum-Krea ist von der Muskelmasse abhängig und steigt erst bei stark eingeschränkter Nierenfunktion an („kreatininblinder Bereich").
- Die Krea-Clearance wird durch inkorrekte Urinsammlung sowie durch den Umstand verfälscht, dass Krea nicht nur filtriert, sondern tubulär sezerniert wird.
- Die Krea-Clearance ist altersabhängig.

Auf der Basis der Studie *Modification of Diet in Renal Disease* wurden daher zur Abschätzung der GFR sog. MDRD-Formeln in verschiedenen Varianten vorgeschlagen. In ihrer vereinfachten Form werden außer dem Serum-Krea noch Alter und Geschlecht des Pat. berücksichtigt.

Bei eingeschränkter Nierenfunktion liefert die Formel die rechnerische Größe MDRD-GFR, mit der die GFR mit einer Korrelation von etwa 0,9 abgeschätzt werden kann. Die statistische Abweichung von der GFR kann bis zu ca. 30 % betragen. Die MDRD-Formel ist einfacher anzuwenden als die Cockcroft-Gault-Formel.

Vereinfachte MDRD-Formel:

$$\text{MDRD-GFR (ml/Min./1,73 m}^2\text{)} = 186 \times (\text{SKrea mg/dl})^{-1,154} \times (\text{Alter Lj.})^{-0,203}$$

- Frauen: $\times\, 0{,}742$
- Menschen mit schwarzer Hautfarbe: $\times\, 1{,}210$

Interpretation:
- MDRD-GFR < 60 ml/Min. spricht für eingeschränkte Nierenfunktion.
- MDRD-GFR > 60 ml/Min. schließt eine eingeschränkte Nierenfunktion nicht aus, da auch die MDRD-Formel den „kreatininblinden" Bereich nicht erhellen kann (noch normales Serum-Krea bei schon bis zu 50 % eingeschränkter Nierenfunktion – das entspricht etwa einer GFR von 60 ml/Min.).

Bewertung Eine normale Serum-Krea-Konz. schließt eine eingeschränkte Nierenfunktion nicht aus (kreatininblinder Bereich). Erst die Einschränkung der glomerulären Filtrationsleistung auf < 50 % bewirkt einen Anstieg der Serum-Krea-Konz. Geringe Nierenfunktionsstörungen können nur durch Clearanceuntersuchungen erkannt werden.

Als einfachste Clearanceuntersuchung ist die endogene Krea-Clearance zur Abschätzung der Nierenfunktion gebräuchlich. Bei eindeutig erhöhtem Serum-Krea (> 2 mg/dl) ist die endogene Krea-Clearance nutzlos, da dann die Krea-Konz. besser mit der GFR korreliert als die Krea-Clearance. Eine erhöhte Serum-Krea-Konz. führt zu gesteigerter tubulärer Sekretion. Dadurch wird z. B. bei einer Krea-Clearance von etwa 60 ml/Min. die wahre Clearanceleistung um etwa 50 %, bei einer Krea-Clearance von < 20 ml/Min. um etwa 100 % überschätzt.

> **Merke**
> ! Keine endogene Krea-Clearance bei eindeutig erhöhtem Serum-Krea
> - **Erniedrigte Werte:** eingeschränkte Nierenfunktion (▶ 9.1.2)
> - **Erhöhte Werte:** glomeruläre Hyperperfusion, z. B. Frühphase eines Diab. mell.; Schwangerschaft

Störungen und Besonderheiten Urinsammelfehler sind die häufigste Fehlerquelle.
- **Falsch niedrige Clearance:** größere Restharnmenge
- **Falsch hohe Clearance:** Proteinurie > 3 g/d (tubuläre Krea-Sekretion ↑)

> **Merke**
> - Zur Sicherstellung einer konstanten Serum-Krea-Konz. (Steady-State) evtl. Proben für Serum-Krea zu Beginn und am Ende der Sammelperiode abnehmen und gleichzeitig messen. Clearance nur dann berechnen, wenn Werte um < 10 % differieren.
> - Abschätzung der Dosisanpassung nierengängiger Medikamente bei eingeschränkter Nierenfunktion (Drug Monitoring, ▶ 3).
>
> $$\text{Angepasste Tagesdosis} = \frac{C_{Krea}}{100} \times \text{normale Tagesdosis}$$

9.1.4 Harnstoff $

Harnstoff wird in der Leber als Endprodukt des Aminosäureabbaus aus NH und CO gebildet und überwiegend renal in Abhängigkeit von der Diurese ausgeschieden.

Indikationen
- Berechnung der osmotischen Lücke
- Abschätzung des Metabolisierungszustands (katabol, anabol)

Untersuchungsmaterial   Serum, Plasma (außer NH_3-Heparin).

Bestimmungsmethode   Enzymatische Spaltung von Harnstoff in CO_2 und NH_3 durch Urease. Quantitativer Nachweis des entstandenen NH durch:
- GLDH-Reaktion
- Berthelot-Reaktion

Referenzbereich   Serum, Plasma: 10–50 mg/dl (ernährungsabhängig; Umrechnung: mg/dl × 0,1665 = mmol/l).

Bewertung   Routinemäßige Parallelbestimmung von Krea und Harnstoff zur Beurteilung der Nierenfunktion ist nicht gerechtfertigt. Die Harnstoff-Konz. ist stark von Proteinzufuhr, Katabolismus (Proteinabbau) und Diurese abhängig. Sensitivität und Spezifität zur Beurteilung der Nierenfunktion sind geringer als bei Krea. Erhöhte Serumkonz. erst bei Einschränkung der Nierenfunktion auf < 25 %.

Erhöhte Werte: katabole Stoffwechsellage, hohe Proteinzufuhr, Dehydratation, schwere Niereninsuff.

Störungen und Besonderheiten   Kein NH_3-Heparin-Plasma verwenden (falsch hohe Werte).

9.1.5 Harnsäure $

Harnsäure, das Endprodukt des Purinabbaus, wird zu etwa 80 % renal ausgeschieden. Die klin. Folgen einer Hyperurikämie mit Überschreitung des Löslichkeitsprodukts für Na-Urat im Blut sind Präzipitationen in Gelenken (Gicht = Arthritis urica) und/oder Nieren (Nephrolithiasis, Uratnephropathie). Prim. Hyperurikämien, die auf Defekten im Harnsäurestoffwechsel beruhen, sind ganz überwiegend durch eine renale Ausscheidungsstörung bedingt, nur 1–2 % werden durch endogene Überproduktion verursacht. Sek. Hyperurikämien sind Begleiterscheinung bei verschiedenen Grunderkr. und Therapieformen. Eine sek. Hyperurikämie unter Diuretikatherapie ist nicht behandlungsbedürftig! Purinreiche Nahrung verstärkt Hyperurikämien.

Indikationen
Serum:
- Prim. und sek. Gicht: Diagnose, Verlaufskontrolle
- DD Nephrolithiasis
- Hämoblastosen, Zytostatika- und Strahlentherapie, Fastenkuren
- Krankheiten, die häufig mit Hyperurikämie assoziiert sind: Übergewicht, Diab. mell., Fettstoffwechselstörungen, Hypertonie, Alkoholabusus, Nierenerkr.

Urin zusätzlich zum Serum bestimmen:
- Differenzierung der prim. Hyperurikämie (Ausscheidungsstörung oder Überproduktion)
- Abschätzung des Nierensteinrisikos, Abklärung einer Nephrolithiasis
- Ungeklärte Hypourikämie

Untersuchungsmaterial
- Serum, Heparinplasma
- 24-h-Urin

Bestimmungsmethode
Urikasekatalysierte Harnsäurespaltung zu Allantoin und H_2O_2. Quantifizierung durch:
- Dir. Messung der Abnahme der harnsäurebedingten Extinktion
- Messung des entstandenen H_2O_2 in Folgereaktionen (Kageyama, Trinder, Haeckel)
- Reduktion von Phosphowolframsäure durch Harnsäure

Referenzbereiche ▶ Tab. 9.3.

Tab. 9.3 Referenzbereiche Harnsäure

	Serum (mg/dl*)
Frauen	2,5–6
Männer	3,5–7
	Urin (g/d)
Normale Kost	0,9
Purinarme Diät	< 0,45 (< 5,5 mg/kg KG)

* Umrechnung mg/dl × 59,485 = µmol/l

Bewertung
- **Erhöhte Serumkonzentration:**
  - **Prim. Hyperurikämien:** prim. Gicht, Lesch-Nyhan-Sy.
  - **Sek. Hyperurikämien:** sek. Gicht, myeloproliferative Erkr., Zytostatika-, Strahlentherapie, maligne Tumoren, Niereninsuff., EPH-Gestose, Glykogenspeicherkrankheit Typ I, Hyperthyreose, HPT, Akromegalie, verschiedene Medikamente (z. B. Propranolol, Alprenolol, Furosemid, Hydrochlorothiazid, Acetazolamid, Chlorthalidon, Diazoxid, Chlorothiazid, Nikotinsäure, Ciclosporin, Levodopa, Ethambutol, Methoxyfluran, Bendroflumethiazid, Bumetamid, Pyrazinamid), parenterale Zuckeraustauschstoffe (z. B. Fruktose, Sorbit, Xylit), Alkohol, Fastenkuren
- **Erniedrigte Serumkonzentration (< 2 mg/dl):** Allopurinolüberdosierung, Medikamente (Urikosurika, Salicylate, Östrogene, Phenylbutazon, glyzerin-/

guajakhaltige Expektoranzien), Leberinsuff., idiopathische/erworbene Tubulusdefekte (vermehrte renale Ausscheidung), Xanthinurie (Xanthinoxidase-Defekt)
- **Erhöhte Urinausscheidung:** prim. Gicht durch vermehrte Harnsäuresynthese, vermehrter Zelluntergang (Zytostatika-, Strahlentherapie, Fastenkuren), Uratnephrolithiasis, Tubulusdefekte
- **Niedrige Urinausscheidung bei Hyperurikämie:** prim. Gicht durch gestörte renale Ausscheidung, Niereninsuff., Exsikkose, Medikamente (Diuretika, Salicylate, Probenecid), Keto-, Laktatazidose, EPH-Gestose, Hyperthyreose, HPT, Akromegalie, Glykogenspeicherkrankheit Typ I, Intoxikationen (z. B. Blei, Beryllium)
- **Niedrige Urinausscheidung bei Hypourikämie:** Allopurinoltherapie, Leberinsuff., Xanthinurie

Störungen und Besonderheiten
Falsch hohe Werte:
- Haeckel-Reaktion: Homogentisinsäure (Alkaptonurie)
- Phosphowolframsäure-Methode: Ascorbinsäure (hohe Konz. i. U. möglich), ASS, Koffein, Theophyllin, Gentisinsäure, Levodopa, Methyldopa

Falsch niedrige Werte:
- Alle Verfahren: EDTA, Citrat, NaF, Oxalat (Antikoagulanzien)
- Trinder-Reaktion: α-Methyldopa, Calciumdobesilat
- Kageyama-Reaktion: Metamizol, Oxyphenbutazon

> Auslösung eines Gichtanfalls individuell bei unterschiedlichen Harnsäurekonz., auch bei normaler Serum-Harnsäure, möglich.

$α_1$-Mikroglobulin (▶ 6.5.4), Cystatin (▶ 6.5.6), NGAL (▶ 6.5.7).

9.2 Leber

9.2.1 Bilirubin $

Diagn. Strategie bei Lebererkr. ▶ 5.1.2.

Bilirubin (Bili) entsteht als wasserunlösliches Abbauprodukt des Häms (unkonjugiertes Bilirubin, Bu) und wird an Albumin adsorbiert zur Leber transportiert. Dort erfolgt die Veresterung zu wasserlöslichem konjugiertem Bilirubin (Bc). Nach Sekretion von Bc über die Gallenwege in den Darm findet dort der weitere Abbau über Urobilinogene zu Sterkobilin statt, das dem Stuhl seine charakteristische Farbe verleiht. Bei komplettem Gallengangsverschluss ist die Stuhlfarbe hell (acholisch). Urobilinogene werden teilweise von der Darmmukosa resorbiert und durchlaufen einen enterohepatischen Kreislauf. Ein kleiner Teil der Urobilinogene gelangt in den großen Kreislauf und wird renal ausgeschieden (▶ Abb. 9.1).

Bei Behinderung des Galleabflusses oder Leberschäden gelangt Bc in das Blut und wird renal ausgeschieden. Im Blut liegt Bc teils in freier Form vor, teils kovalent an Albumin gebunden (Delta-Bilirubin). Die HWZ von Delta-Bili (18 d) ist um ein Vielfaches länger als die der freien Form des Bc. Nach Beseitigung einer Galleabflussstörung bleibt deshalb Delta-Bili noch für längere Zeit erhöht, während der freie Anteil rasch abfällt. Die Differenzierung von Bc in seine zwei Formen kann daher zur Beurteilung der Aktualität eines Verschlussikterus eingesetzt werden.

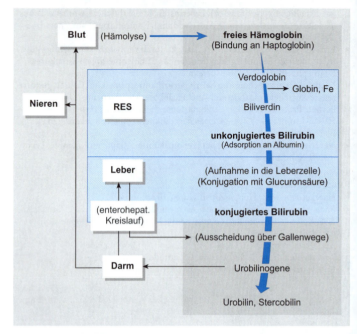

Abb. 9.1 Bilirubinstoffwechsel [L157]

Mit der verbreiteten Messung des „dir. Bilirubins" ist diese Differenzierung nicht möglich, sondern nur mit der Multilayerfilm-Messtechnik (Vitros®).
Bei der Geburt ist die Leberfunktion noch nicht voll ausgereift, sodass das mit der Zellmauserung der Erys anfallende Bili nicht ausreichend konjugiert und ausgeschieden werden kann (Neugeborenenikterus). Neugeborene mit Blutgruppeninkompatibilität können wegen des vermehrten Bili-Anfalls von einer Bilirubin-Enzephalopathie bedroht sein, da das fettlösliche Bu im ZNS angereichert wird, wo es toxisch wirkt. Die Gefahr eines Kernikterus und damit die Entscheidungsgrenze für eine Fototherapie hängen von Reifegrad, Säure-Basen-Status und Atemfunktion des Neugeborenen ab.

Indikationen Diagnose, Verlaufskontrolle des Ikterus.

Untersuchungsmaterial Serum, Heparin-, EDTA-Plasma.

Bestimmungsmethode
- **Gesamt-Bilirubin:**
  - Diazoreaktion (Jendrassik-Grof, Doumas, DPD-Methode u. a.): Bili reagiert mit sog. Diazoreagens zum Azofarbstoff. In Gegenwart eines geeigneten Akzelerators wird das an Albumin adsorbierte Bu freigesetzt und zusammen mit evtl. vorhandenem Gc als Gesamt-Bili gemessen.
  - Enzymatisch: Oxidation von Bili zu einem Farbstoff durch Bilirubin-Oxidase.

- Dir. spektrophotometrische Messung im Kapillarblut bei Früh- und Neugeborenen am Bilirubinometer: Die Messung erfolgt dir. in der zentrifugierten Blutentnahmekapillare. Prinzip der Methode: Bili-Konz. ist proportional zur Absorption des Plasmas bei 455 nm. Die parallele Messung der Probe bei 575 nm (Absorption von Oxy-Hb) eliminiert die spektrale Interferenz von anwesendem Hb. Diese Bili-Bestimmung ist zulässig bis zu einem Alter von 3 Wo.; danach wird die Messung durch den zunehmenden Gehalt des Plasmas an Pigmenten verfälscht.
- Nichtinvasive Bili-Bestimmung: transkutane Messung mit einem Ikterus-Messgerät, das die Gelbfärbung des subkutanen Gewebes bei Neugeborenen misst, die nach SSW 24 geboren und keiner Transfusion oder Fototherapie unterzogen wurden.
- **Direktes Bilirubin:** Diazoreaktion ohne Zusatz eines Akzelerators. → Dir. Bili ist Bc, das teils frei, teils als Delta-Bili im kovalenten Komplex mit Albumin vorliegt.
- **Unkonjugiertes Bilirubin (Bu), konjugiertes Bilirubin (Bc):** Multilayerfilm-Messtechnik (Vitros®). Bu und Bc (ohne Delta-Bili) können nach Bindung an einen geeigneten Farbstoff durch unterschiedliche Verschiebung der Extinktionsmaxima in einem Testansatz getrennt quantifiziert werden (dir. Fotometrie).

> Berechnete **Bilirubin-Fraktionen**
> - Indirektes Bilirubin = Gesamt-Bilirubin – direktes Bilirubin
> - Delta-Bilirubin = Gesamt-Bilirubin – Bu – Bc
> - „Neonatales" Bilirubin = Bu + Bc (Multilayerfilm-Messtechnik)

Referenzbereiche ▶ Tab. 9.4.

Tab. 9.4 Referenzbereiche Bilirubin*

	Gesamt-Bili (mg/dl)	Dir. Bili (mg/dl)	Bu (mg/dl)	Bc (mg/dl)	Delta-Bili (mg/dl)
Erwachsene	< 1,1	< 0,3	< 1,1	< 0,3	< 0,2
Neugeborene	< 13		< 11	< 0,3	< 0,2

* Methodenabhängig; Umrechnung: mg/dl × 17,1 = µmol/l

Bewertung erhöhter Konzentrationen
- **Prähepatischer Ikterus:**
  - Hämolyse, ineffektive Erythropoese: korpuskuläre hämolytische Anämie, extrakorpuskuläre hämolytische Anämie (Transfusionsreaktion, Medikamente), Icterus neonatorum, Morbus haemolyticus neonatorum, große Hämatome, prim. Shunt-Hyperbilirubinämie (selten)
  - Myolyse, Verbrennungen
- **Intrahepatischer Ikterus:** durch Störungen von Aufnahme, Konjugation, Sekretion
  - Prim. Störungen des Bili-Stoffwechsels (funktionelle Hyperbilirubinämien): M. Gilbert = M. Meulengracht (häufig), Crigler-Najjar-Sy., Dubin-Johnson-Sy., Rotor-Sy.
  - Sek. Störungen des Bili-Stoffwechsels (Leberparenchymschäden): Hepatitis, Leberzirrhose, Fettleber, Leberzell-Ca, Lebermetastasen, Intoxikatio-

nen (z. B. Alkohol, Drogen, organische Lösungsmittel, Pilzvergiftung), medikamentöse Leberzellschädigung (allergisch, toxisch), Sepsis (Endotoxine), Cholangitis, Salmonellose, Leptospirose
- **Posthepatischer Ikterus:** Choledocholithiasis, Gallengangs-Ca, Pankreaskopf-Ca, Gallengangsatresie, Abstoßungsreaktion nach Lebertransplantation, Askariden

Differenzialdiagnose des Ikterus
Vorwiegend unkonjugierte Hyperbilirubinämie
- **Ursache:** prähepatischer Ikterus, funktionelle Hyperbilirubinämie (s. u.)
- **Weiterführende Laboruntersuchungen:**
  - Hämolyse: freies Hb im Plasma (▶ 23.3.1), Haptoglobin (▶ 6.3.5), Retikulozyten (▶ 23.2.7), LDH/GOT-Quotient > 12
  - Rhabdomyolyse: CK (▶ 5.2)

Konjugierte und unkonjugierte Hyperbilirubinämie (Anteile variabel)
- **Ursache:** intra- oder posthepatischer Ikterus (Leberschaden, Cholestase), funktionelle Hyperbilirubinämie (s. u.)
- **Weiterführende Laboruntersuchungen:**
  - Leberschaden: GPT, GOT, CHE (▶ 5.5, ▶ 5.4, ▶ 5.8)
  - Gallenwege: GGT, AP (▶ 5.7, ▶ 5.6)

Vorwiegend Delta-Bilirubin
> 50 % des Bc
- **Ursache:** postakute Phase oder chron. Cholestase (Anreicherung durch Albuminbindung; HWZ etwa 18 d), Rotor-Sy., Dubin-Johnson-Sy. (s. u.).
! Bei Neugeborenen wird etwa bis zum 15. Lebenstag nur selten Delta-Bili gefunden. Bei Messung mittels Multilayerfilm-Messtechnik entspricht daher die als „neonatales Bilirubin" bezeichnete Summe aus Bu und evtl. vorhandenem Bc weitgehend dem Gesamt-Bili.

DD funktioneller hereditärer Hyperbilirubinämien
GPT, CHE, GGT nicht erhöht
- **Gilbert-Sy.** (Icterus intermittens juvenilis Meulengracht): Konjugationsstörung (heterogene Ursachen). Vorwiegend Bu (meist < 6 mg/dl); normale Leberfunktion. Bili-Anstieg (etwa 2-fach) nach Fasten (Test: 48 h, 400 kcal/d) und u. a. Stressbedingungen (z. B. Inf., EPH-Gestose). Häufigste funktionelle Hyperbilirubinämie, gute Prognose
- **Crigler-Najjar-Sy.** (konnataler nichthämolytischer Ikterus): Konjugationsstörung (UDP-Glukuronyltransferase-Mangel). Vorwiegend Bu (meist > 6 mg/dl)
  - Typ I: absoluter Enzymmangel, Bili meist > 20 mg/dl. Meist letal im Kindesalter, sehr selten
  - Typ II: Enzymrestaktivität, Bili meist 6–20 mg/dl. Bessere Prognose, Manifestation manchmal erst nach Pubertät, Phenobarbital senkt Bili
- **Dubin-Johnson-Sy.:** Exkretionsstörung. Bc und Bu ↑, Gesamt-Bili meist bis 5 mg/dl, gelegentlich bis 20 mg/dl. Delta-Bili ↑. Anstieg durch Stress, Alkohol, orale Kontrazeptiva, Menstruation. Urinausscheidung von Koproporphyrinogen-Isomer I > Isomer III
- **Rotor-Sy.:** Exkretionsstörung. Vorwiegend Bc (meist bis 5 mg/dl), Delta-Bili ↑. Urinausscheidung von Koproporphyrinogen ↑ (Koproporphyrinogen-Isomer III > Koproporphyrinogen-Isomer I). Selten

Störungen und Besonderheiten

! Wegen schlechter Präzision im niedrigen Messbereich „dir." Bili nur bei Gesamt-Bili > 2 mg/dl bestimmen.
! Auf hämolysefreie Probennahme achten.
- **Falsch hohe Werte:**
  - Jendrassik-Grof-Methoden: Tetrazykline, Propranolol (bei Niereninsuff.), α-Methyldopa, Chloramphenicol, Aminosalicylsäure
  - DPD-Methode: Urämie, Darmverschluss (Indikanbildung)
  - Direkte Fotometrie (Bu, Bc): Lipämie, gelbe Substanzen (z. B. Nitrofurantoin, Levodopa, Methotrexat, Piroxicam, Amphotericin B, Phenazopyridin, Sulfasalazin)
- **Falsch niedrige Werte:** starke Lichteinwirkung

9.2.2 Ammoniak/Ammonium $$

Ammoniak (NH) entsteht bei Desaminierung von Aminosäuren. Ammoniak ist ein Zellgift und wird durch Kopplung mit CO als Harnstoff (Stoffwechselendprodukt des Eiweißabbaus) entgiftet. Neben der Bildung im Gewebe spielt bakt. Ammoniakproduktion im Darm eine wesentliche Rolle (etwa 25 %). Eine erhöhte Ammoniakkonz. kann zur Enzephalopathie führen. Bei physiol. pH-Werten von 7,4 liegt Ammoniak überwiegend in ionisierter Form vor und kann die Blut-Hirn-Schranke kaum passieren. Bei Alkalose steigt die Konz. der nichtionisierten hirngängigen Form und damit das Enzephalopathierisiko an. In den Nieren dient Ammoniak der Ausscheidung von Säureäquivalenten sowie der Einsparung von K^+ und Na^+ und beeinflusst damit den Säure-Basen-Status (▶ 11.3) und den Elektrolythaushalt (▶ 11.2).

Indikationen
- Hepatische Enzephalopathie: Diagnose, Verlauf
- DD Krampfanfall
- DD Koma im frühen Kindesalter (Enzymdefekte des Harnstoffzyklus?)

Untersuchungsmaterial Heparin-, EDTA-Plasma, art. besser als venös. Transport in Eiswasser, Messung innerhalb 15–20 Min. nach Blutentnahme.

Bestimmungsmethode
- Enzymatisch: GlDH-katalysierte Übertragung von NH auf 2-Oxoglutarat unter NADPH-Verbrauch
- NH_4^+-sensitive Elektrode

Referenzbereiche ▶ Tab. 9.5.

Tab. 9.5 Referenzbereiche Ammoniak* (in µg/dl)	
Erwachsene:	< 70
Neugeborene:	< 150

* Umrechnung: µg/dl × 0,5872 µmol/l

Bewertung erhöhter Werte Zeichen mangelnder Entgiftung durch die Leber und/oder gestörter renaler Ausscheidung.
- **Hepatische Ursachen:** Leberzirrhose, portokavaler Shunt, akutes Leberversagen, Hepatitis, Intoxikation (z. B. organische Lösungsmittel, Pilze), Reye-Sy. (Fettleber mit Enzephalopathie bei Kindern), Enzymdefekte des Harnstoffzyklus (bei Kindern), Enzymmängel mit Anhäufung organischer Säuren

- **Extrahepatische Faktoren bei Leberschaden:** hohe Proteinzufuhr (z. B. GIT-Blutungen), Inf., Alkoholkonsum, Hypokaliämie, Diuretikatherapie, metabolische Alkalose (Zunahme der hirngängigen nichtionisierten Form), gestörte renale Ausscheidung

Störungen und Besonderheiten

Falsch hohe Werte: Hämolyse, verzögerter oder ungekühlter Probentransport (Anstieg in Abhängigkeit der Thrombozytenzahl und der GGT-Aktivität) → Vermeidung durch Transport auf Eiswasser und Messung innerhalb von 15–20 Min. Rauchen führt auch in vivo zu erhöhten Werten. Pat. soll mind. 12 h vor Blutentnahme nicht rauchen.

10 Gastrointestinale Funktionstests
Birgid Neumeister

10.1 Leberfunktionstests 194
10.1.1 Grundlagen 194
10.1.2 Diagnosestrategie 194
10.1.3 Galaktose-Belastungstest $$ 194
10.2 Dünndarmfunktionstests 195
10.2.1 Grundlagen 195
10.2.2 Diagnosestrategie 195
10.2.3 Laktoseintoleranz und andere Kohlenhydratunverträglichkeiten $$ 195
10.2.4 Xylose-Resorptionstest $$ 197

10.3 Pankreasfunktionstests 198
10.3.1 Grundlagen 198
10.3.2 Diagnosestrategie 198
10.3.3 Pankreolauryl-Test $$ 198
10.3.4 Sekretin-Pankreozymin-Test $$$ 199
10.4 Helicobacter pylori: ^{13}C-Atemgastest $$ 201

10.1 Leberfunktionstests

10.1.1 Grundlagen

Die Leber als Stoffwechselzentrum des Organismus weist eine große Anzahl von Partialfunktionen auf. Neben der Bestimmung von dir. Leberfunktionsparametern erlauben Funktionstests jeweils die Beurteilung einer oder mehrerer dieser Funktionsleistungen (Synthese, Biotransformation, Entgiftung). Eine Leberzellinsuff. (z. B. bei chron. Hepatitis, Leberzirrhose, toxischen Leberschäden) äußert sich in path. Werten der Basisparameter und Funktionstests.

10.1.2 Diagnosestrategie

Basisdiagnostik CHE (▶ 5.8), Albumin, Quick-Test (▶ 24.7.2), AT III (▶ 24.10.1), Gerinnungsfaktoren (▶ 24.9).

Weiterführende Diagnostik Ammoniak bei hepatischer Enzephalopathie (▶ 9.2.2), Galaktose-Belastungstest (▶ 10.1.3).

10.1.3 Galaktose-Belastungstest $$

Testprinzip Galaktose wird bei intakter Leberfunktion zu Glukose metabolisiert. Unter definierter Galaktosebelastung werden lediglich 5 % unverändert i. U. ausgeschieden. Bewertungskriterien sind die erhöhte renale Ausscheidung bzw. erhöhte Serumwerte von Galaktose. Sie deuten auf eine Metabolisierungsstörung der Leber hin.

Indikationen Leberzellinsuff.

Testdurchführung
- Voraussetzungen: Zum Testbeginn Pat. nüchtern lassen, körperliche Ruhe, Blasenentleerung bei Messung der Galaktoseausscheidung i. U.
- Pat. 40 g Galaktose in 250 ml Tee oder Wasser gelöst innerhalb von 2 Min. trinken lassen
- Nach 90 Min. venöse Blutentnahme zur Bestimmung der Galaktosekonz. i. S.
- Alternativ oder ergänzend Messung der ausgeschiedenen Galaktosemenge im 2-h-Sammelurin. Am Ende der Sammelperiode Pat. Blase nochmals vollständig entleeren lassen. Sammelmenge dokumentieren
- Modifikation: i. v. Bolusinjektion von 0,33 g Galaktose/kg KG innerhalb von 2 Min. Mehrmalige Blutentnahme zur Galaktose-Bestimmung i. S. und Berechnung des Eliminationskoeffizienten

Die orale Applikation der Galaktose ist das übliche Verfahren und einfacher in der Durchführung.

Bestimmungsmethode Bestimmung der Galaktose i. S. und/oder i. U. erfolgt enzymatisch mithilfe von Galaktosedehydrogenase oder Galaktoseoxidase.

Referenzbereiche ▶ Tab. 10.1.

Bewertung erhöhter Werte Hinweis auf Leberzellinsuff. Die Wertigkeit des Tests ist beschränkt: bei etwa 30 % der Pat. mit Leberzirrhose normale Werte (geringe

Tab. 10.1 Referenzbereiche Galaktose-Belastungstest	
Galaktose-Konzentration (Serum):	< 0,3 g/l
Galaktose-Ausscheidung (2-h-Sammelurin):	< 2,5 g

Sensitivität), bei etwa 30 % Lebergesunder path. Werte (geringe Spezifität) → insb. für Verlaufsbeurteilung geeignet.

Störungen und Besonderheiten Bei der kurzen Sammelzeit von 2 h kann der Fehler beim Sammeln des Urins groß sein.

Merke
- Die Galaktose-Elimination korreliert nicht mit anderen Parametern für die Synthesefunktion.
- Die Basisdiagnostik ist für die Bewertung der Syntheseleistung üblicherweise ausreichend.

10.2 Dünndarmfunktionstests

10.2.1 Grundlagen

Dünndarmfunktionsstörungen (Maldigestion, spez. und globale Malabsorption) lassen sich am besten durch Funktionstests differenzieren. Wesentliche klin. Bedeutung bei CED, nach Dünndarmresektion, bei Sprue/Zöliakie, M. Whipple, Dermatitis herpetiformis, Zollinger-Ellison-Sy., Laktasemangel, Mukosaschädigung durch Pharmaka.

10.2.2 Diagnosestrategie

Basisdiagnostik Fettausscheidung im Stuhl (▶ 15.2.3), Eisen, Ferritin (▶ 23.5.2), Vit. B, Folsäure (▶ 13.1.6), Blutbild (▶ 23.1.1), Quick-Test (▶ 24.7.2).

Weiterführende Diagnostik Laktose-Toleranztest (▶ 10.2.3) und seine Varianten (H_2-Atemtest, $^{13}CO_2$-Atemtest), Xylose-Resorptionstest (▶ 10.2.4), Vit.-B_{12}-Resorptionstest (Schilling-Test, ▶ 13.1.5) bei V. a. Zöliakie und einheimische Sprue beim Erw. (▶ 22.5.31, ▶ 22.5.32).

10.2.3 Laktoseintoleranz und andere Kohlenhydratunverträglichkeiten $$

Testprinzip Disaccharidasen sind in der Bürstensaummembran der Dünndarmmukosa lokalisiert. Sie katalysieren die hydrolytische Spaltung von Disacchariden in Monosaccharide. Diese Monosaccharide werden aktiv resorbiert und führen zu einem Blutzuckeranstieg.
Bei einem Enzymmangel bleiben sowohl die Spaltung in Monosaccharide als auch der Blutzuckeranstieg aus. Die unverdauten Disaccharide führen zu einer osmotischen Diarrhö. Man unterscheidet zwischen prim. (genet. bedingtem) und sek. Enzymmangel infolge entzündlicher Darmerkr. Etwa 7–20 % der Bevölkerung haben eine Laktose-, ca. 15–25 % eine Fruktoseunverträglichkeit.

> **Merke**
> DD Nahrungsmittelallergie, DAO-Mangel

Indikationen
- V. a. prim. oder sek. Disaccharidase-Mangel (Maldigestion)
- Blähungen, Durchfall und Flatulenz nach Verzehr von Milch, Milchprodukten, Obst, Trockenfrüchten oder Zuckeraustauschstoffen

Diagnostik
- **H_2-Atemtest:** Der nüchterne Pat. trinkt innerhalb von 5 Min. 50 g Laktose/25 g Fruktose/5–10 g Sorbit oder einen anderen zu testenden Zucker, gelöst in 200 ml Wasser. Über einen Zeitraum von 2–3 h wird in ½-stündl. Intervallen H_2 in der Atemluft gemessen. Dieses H_2 stammt aus im Dünndarm nicht hydrolysiertem Disaccharid, das nach seinem Übertritt in das Kolon durch die Dickdarmflora gespalten und als H_2 in die Atemluft abgegeben wird. Kontrolle: Laktulose (im Dünndarm nicht spaltbar, führt normalerweise immer zu H_2-Exhalation und identifiziert bei fehlender H_2-Produktion die 10–15 % H_2-Non-Producer in der Bevölkerung).
- **Glukosebestimmung im Kapillarblut:** Kapillarblutentnahme zur Messung der Blutglukosekonz. zum Zeitpunkt 0 (Ausgangswert) sowie 15, 30, 45, 60, 90 und 120 Min. nach Disaccharidbelastung.

> **Merke**
> Während der Testdurchführung auf Intoleranzerscheinungen achten: Blähungen, Diarrhö, Abdominalschmerzen etc.

- **Molekularbiol. Analyse von Mutationen** im Laktase-Gen oder Aldolase-B-Gen bei V. a. prim. Enzymmangel (EDTA-Blut).

Referenzbereich Tab. 10.2.

Tab. 10.2 Referenzbereich Laktose-Toleranztest	
Beurteilungskriterien	Referenzbereich
H_2-Atemtest	< 20 ppm
Glukoseanstieg	> 25 mg/dl
Abdominalbeschwerden	keine

Bewertung erniedrigter Werte
- **Prim. Enzymmangel:** kongenital (selten) oder erworben, genet. determiniert (häufig, physiol.: Laktasereduktion nach dem 5.–10. Lj.)
- **Sek. Enzymmangel:** Folge intestinaler Mukosaschädigung bei Zöliakie/Sprue, M. Whipple, intestinalen Lymphomen, Zytostatikatherapie
- **Disaccharid-Malabsorption:** bei Ulcus duodeni, Colitis ulcerosa, Enteritis Crohn, Zollinger-Ellison-Sy., Mukoviszidose
- **Monosaccharid-Malabsorption:** für Glukose und Galaktose. Meist Glukosetransportstörung, Abklärung durch Glukosetoleranztest

Störungen und Besonderheiten
- Methodische Störungen wie bei Glukosebestimmung (▶ 7.3)

- Falsch niedriger Blutglukoseanstieg bei verzögerter Magenentleerung
- Falsch neg. Ergebnisse bei Pat. mit path. Glukosetoleranz und manifestem Diab. mell.

> **Merke**
> - Der Laktose-Toleranztest mit Nachweis des Glukoseanstiegs im Kapillarblut hat eine diagn. Sensitivität von 75 % (Spezifität 83 %).
> - Der H_2-Atemtest hat eine Spezifität und Sensitivität von > 90 %.

10.2.4 Xylose-Resorptionstest $$

Testprinzip Aufgrund der stereochem. Ähnlichkeit von Xylose mit Glukose und Galaktose wird Xylose im oberen Jejunum absorbiert. Die Ausscheidung von Xylose erfolgt unverändert, größtenteils über die Niere. Verminderte Serumspiegel sowie verminderte renale Ausscheidung nach oraler Belastung (Bewertungskriterien) weisen damit auf eine verminderte Kohlenhydratresorption im oberen Jejunum hin.

Indikationen V. a. Malabsorptionssy. (Lokalisation oberer Dünndarm).

Testdurchführung
- Vorbereitung: Entleerung der Harnblase, Urin verwerfen.
- Nüchternen Pat. 25 g Xylose gelöst in 300 ml Wasser oder Tee trinken lassen (Kinder 15 g/qm KOF).
- Nach 1 h und 2 h Pat. nochmals jeweils 250 ml Wasser trinken lassen (Kinder 5 g Xylose in 100–200 ml Wasser).
- Blutentnahme (Serum) 15 Min., 1 h und 2 h nach Applikation der Xylose (bei Kindern 1 h nach Applikation).
- 5-h-Sammelurin asservieren. Urin mit 5 ml 10 % Thymol in Isopropanol stabilisieren. Am Ende der Sammelperiode Blase nochmals vollständig entleeren lassen.

Bestimmungsmethode Bestimmung von Xylose erfolgt enzymatisch mithilfe von Xylose-NADP-1-oxidoreduktase, fotometrisch mit der 4-Bromanilin-Methode oder mittels HPLC.

Referenzbereiche ▶ Tab. 10.3.

Tab. 10.3 Referenzbereiche Xylose-Resorptionstest

Erwachsene	
• 5-h-Sammelurin	> 16 % der verabreichten Dosis
• Serum (nach 15 Min.)	> 10 mg/dl
• Serum (nach 1 h)	> 30 mg/dl
• Serum (nach 2 h)	> 30 mg/dl
Kinder < 30 kg, Serum (nach 1 h)	> 20 mg/dl

Bewertung Bewertungskriterien sind die verminderte Ausscheidung von Xylose i. U. und erniedrigte Xylosekonz. i. S.

Erniedrigte Werte: Malabsorption (Zöliakie/Sprue, Amyloidose, Dünndarmresektion, intestinales Lymphom, M. Whipple, Zollinger-Ellison-Sy., Dermatitis herpetiformis, Mukosaschädigung durch Pharmaka, z. B. Neomycin).

Störungen und Besonderheiten
- **Falsch niedrige Serumkonz.:** bei Erbrechen, verlangsamter Magenentleerung, bakt. Überbesiedlung des Dünndarms, Cholestase
- **Falsch niedrige Urinkonz.:** bei einer Reihe von Medikamenten wie ASS, Digoxin, Digitoxin, Indometacin, Neomycin, Opiumalkaloiden, MAO-Inhibitoren. Sammelfehler, Niereninsuff., Cholestase

> **Merke**
> - Zur weiteren Abklärung der Malabsorption bei pos. Xylose-Resorptionstest Dünndarmbiopsie.
> - Normales Testergebnis schließt Resorptionsstörung im distalen Dünndarm nicht aus (→ Vit.-B$_{12}$-Resorptionstest, ▶ 13.1.5).

10.3 Pankreasfunktionstests

10.3.1 Grundlagen

Pankreasfunktionstests dienen der Abklärung einer exokrinen Pankreasinsuff. bei chron. Pankreatitis, Pankreas-Ca, Pankreasteilresektion, Mukoviszidose.

10.3.2 Diagnosestrategie

Basisdiagnostik Fettausscheidung im Stuhl, geringe Sensitivität, da Maldigestion erst bei 75–90 % Ausfall der exokrinen Pankreasfunktion auftritt, Pankreas-Elastase-1 im Stuhl (korreliert mit der Elastase-1-Sekretion in das Duodenum; ▶ 15.2.3).

Weiterführende Diagnostik Pankreolauryl-Test (▶ 10.3.3), Sekretin-Pankreozymin-Test (▶ 10.3.4, hohe Sensitivität und Spezifität).

10.3.3 Pankreolauryl-Test $$

Indir. Test: Aus einer verminderten Verdauungsleistung wird auf eine verminderte Pankreassekretion geschlossen.

Testprinzip Pankreasspez. Hydrolasen des Pankreassekrets hydrolysieren die Testsubstanz Fluorescein-Dilaurinsäureester. Der dabei entstehende wasserlösliche Farbstoff wird resorbiert, z. T. in der Leber verstoffwechselt und renal ausgeschieden. Die im Sammelurin gemessene Fluorescein-Menge dient zur Beurteilung der Pankreasfunktion.

Indikationen V. a. exokrine Pankreasinsuff. bei chron. Pankreatitis, chron. kalzifizierender Pankreatitis, Pankreas-Ca, Z. n. Pankreasteilresektion, Mukoviszidose.

Testdurchführung
- 6:30 Uhr: Nüchternen Pat. 0,5 l Tee ohne Zucker trinken und um 7:00 Uhr zum Frühstück ein Brötchen mit 20 g Butter essen lassen. Während des Frühstücks schluckt er unzerkaut 2 Kps. mit insgesamt 0,5 mmol Fluorescein-Dilaurinsäureester und trinkt 1 Tasse Tee.

- 7:00 Uhr: Beginn der Urinsammelperiode (vorher Blase entleeren und Urin verwerfen).
- Bis 10:00 Uhr keine Nahrungsaufnahme.
- 10:00 Uhr: Pat. erhält 1 l Tee, den er ≤ 2 h trinken soll. Danach normale Nahrungsaufnahme.
- 17:00 Uhr: Ende der Urinsammelperiode (Blase nochmals vollständig entleeren lassen).
- Nach mind. 1 d Pause wird der Test unter gleichen Bedingungen, aber mit 2 Kps. 0,5 mmol Fluorescein-Natriumsalz anstelle von Fluorescein-Dilaurinsäureester durchgeführt.

Bestimmungsmethode Fotometrische Messung von Fluorescein in beiden 10-h-Sammelurinen und Berechnung des prozentualen Ausscheidungsverhältnisses T/K für Fluorescein am Testtag (T) und am Kontrolltag (K).

Referenzbereich ▶ Tab. 10.4.

Tab. 10.4 Referenzbereich Pankreolauryl-Test

Bewertungskriterium	Referenzbereich
Prozentuales Ausscheidungsverhältnis Testtag/Kontrolltag (T/K)	> 30 %

Bewertung erniedrigter Werte
- **Exokrine Pankreasinsuff.:** bei chron. Pankreatitis, chron. kalzifizierender Pankreatitis, Pankreas-Ca, Z. n. Pankreasteilresektion, Mukoviszidose
- Graubereich: 20–30 % → Test wiederholen. Falls erneut < 30 %, liegt Pankreasinsuff. vor

Störungen und Besonderheiten
- **Falsch pos. Test (niedrige Werte):** unvollständiges Urinsammeln, unvollständige Einnahme des Frühstücks und der Kapseln
- **Falsch neg. Test (hohe Werte):** während des Tests Pankreasenzym-Substitution als Therapie (3 d vor Testbeginn absetzen)

> **Merke**
> - Die diagn. Sensitivität des Tests für die exokrine Pankreasinsuff. ist mit 75 % gering.
> - Bewertung im Zusammenhang mit Elastase-1 im Stuhl sowie Sonografie, CT und ERCP (insb. bei Abklärung der Ursache für die Pankreasinsuff.).

10.3.4 Sekretin-Pankreozymin-Test $$$

Dir. Test: Parameter der Pankreassekretion werden unmittelbar erfasst.

Testprinzip Der Sekretin-Pankreozymin-Test prüft die Sekretionsleistung des exokrinen Pankreas unter Stimulationsbedingungen. Sekretin stimuliert physiologisch die Sekretion von Flüssigkeit und Bikarbonat. Cholezystokinin-Pankreozymin stimuliert die Sekretion von Enzymen bzw. Zymogenen (Lipase, Amylase, Trypsin, Chymotrypsin). Beide Substanzen werden im Test entweder in einer zweizeitigen oder einer kontinuierlichen einzeitigen Stimulation eingesetzt. Bewertungskriterium: Stimulierbarkeit der Sekretionsleistung durch Messung der Sekretionsprodukte.

Indikationen V. a. exokrine Pankreasinsuff. bei chron. Pankreatitis, chron. kalzifizierender Pankreatitis, Pankreas-Ca, Z. n. Pankreasteilresektion.

Testdurchführung
- **Voraussetzungen:** Pat. nüchtern lassen. Anlage einer doppelläufigen Duodenalsonde (Pat. in Rechtsseitenlage). Dabei Magen- und Duodenalsekret absaugen und verwerfen. Lage der Sonde mit Rö kontrollieren. Pankreasenzym-Substitution 3 d vor Testdurchführung absetzen.
- **KI:** Cholelithiasis und Choledocholithiasis → nach Gabe von Cholezystokinin-Pankreozymin Gefahr der Mobilisierung von Gallensteinen.
- **Durchführung (zweizeitige Stimulierung):**
  – **Ohne Stimulation:** Duodenalsekret über 15 Min. absaugen und sammeln (Eiskühlung).
  – **Stimulation mit Sekretin:** 1 klin. E. Sekretin/kg KG i. v. Duodenalsekret in 2 Perioden zu je 15 Min. absaugen und Sekret unter Eiskühlung asservieren.
  – Anschließend **Stimulation mit Cholezystokinin-Pankreozymin:** 1 IE Cholezystokinin-Pankreozymin/kg KG i. v. Erneut Duodenalsekret in 2 Perioden zu je 15 Min. unter Eiskühlung sammeln.
  – **Modifikation:** Bei der einzeitigen Stimulation werden im Vergleich zur zweizeitigen nahezu gleiche untere, aber höhere obere Referenzbereichsgrenzen gefunden. Eine endgültige Standardisierung sowohl der zwei- als auch der einzeitigen Stimulation steht noch aus.

Bestimmungsmethode
- Versand erfolgt eisgekühlt zur Messung von Sekretvolumen, Bikarbonatkonz., Bikarbonat-, Amylase- und Lipasesekretion.
- ! Als weitere Enzyme des exokrinen Pankreas können ergänzend Trypsin und Chymotrypsin bestimmt werden.

Referenzbereiche ▶ Tab. 10.5.

Tab. 10.5 Referenzbereiche* Sekretin-Pankreozymin-Test	
Bewertungskriterien	
30 Min. nach Sekretin	
Flüssigkeitssekretion	> 67 ml/30 Min.
Bikarbonatkonzentration	> 70 mmol/l
Bikarbonatsekretion	> 65 mmol/30 Min.
30 Min. nach Cholezystokinin-Pankreozymin	
Amylasesekretion	> 24.000 U/30 Min.
Lipasesekretion	> 30.000 U/Min.

* Die Referenzbereiche haben orientierenden Charakter. Da sie methodenabhängig sind und auch die Durchführung der Tests nicht standardisiert ist, sollte jedes Labor eigene Referenzbereiche ermitteln.

Bewertung Der Sekretin-Pankreozymin-Test ist das empfindlichste Verfahren zur Prüfung der exokrinen Pankreasfunktion. Der erhebliche Aufwand steht einer breiten Anwendung im Wege.

Erniedrigte Werte: exokrine Pankreasinsuffizienz. Die Enzymsekretion fällt bei exokriner Pankreasinsuff. früher ab als die Bikarbonatsekretion. Das Ausmaß der

Erniedrigung erlaubt die Abschätzung des Schweregrads. Dabei alle Parameter bewerten:
- Leicht: Volumen und Bikarbonat normal, Enzyme teilweise ↓.
- Mittel: Volumen und Bikarbonat niedrig normal, alle Enzyme ↓.
- Schwer: alle Parameter ↓.
! Eine Aussage über die Ursache der Pankreasinsuff. ist nicht möglich.

Störungen und Besonderheiten
- **Falsch niedrige Werte:** unvollständiges Sammeln des Sekrets, Rückfluss von Duodenalsaft in den Magen, Zufluss von Magensäure (Verdünnungseffekt bei Konzentrationsmessungen, Verminderung von Bikarbonat)
- **Falsch hohe Werte:** Zufluss von Magensäure (Flüssigkeitssekretion). Während des Tests Pankreasenzym-Substitution als Therapie (3 d vor Testbeginn absetzen)

Merke
- Sammeln von 15-Min.-Portionen und Notieren der Volumina → Überblick über die Dauer der Stimulation und die Vollständigkeit der Sekretgewinnung. Bei möglichen Störungen während des Tests (Rückfluss von Duodenalsaft in den Magen, Zufluss von Magensäure, Zufluss von bikarbonathaltiger Galle) bleibt der Test somit z. T. auswertbar. Die Messung der Basissekretion erlaubt einen Überblick über die Stimulation.
- Bewertung im Zusammenhang mit Stuhlfett, Elastase-1 im Stuhl sowie Sonografie, CT und ERCP (insb. bei Abklärung der Ursache).

10.4 Helicobacter pylori: ^{13}C-Atemgastest $$

Helicobacter (H.) pylori ist einer der wenigen Keime, die sich an das Leben in der Magenschleimhaut angepasst haben. Durch das Enzym Urease an seiner Oberfläche produziert es Ammoniak, welches das stark saure Milieu des Magensafts neutralisiert. Der Befall der Magenschleimhaut mit *H. pylori* gilt weltweit als häufigste bakt. Inf. Wegen der Folgewirkungen – der Keim wird für ca. 80 % der Magengeschwüre verantwortlich gemacht – haben Diagnostik und Therapie große klin. Bedeutung.

Indikationen
- Magendrücken, Blähungen, Sodbrennen
- Chron.-atrophische Gastritis
- Peptisches Ulcus ventriculi
- Ulcus duodeni
- Gastroduodenale Refluxkrankheit
- Neoplastische Erkr. des Magens

Untersuchungsmaterial Atemluft in gerätespez. Gefäßen.

Nachweismethode
- Testprinzip: Der Pat. trinkt eine Lsg. von Harnstoff, der mit dem stabilen Isotop ^{13}C markiert ist. Durch die Spaltung des Harnstoffs mittels Ureaseaktivität entsteht $^{13}CO_2$, dessen Anstieg in der Atemluft gemessen werden kann.
- ^{13}C-Messung: mittels isotopenselektiver IR-Spektroskopie oder Massenspektrometrie.

Bewertung Der Atemgastest ist sensitiv und weitgehend spezifisch, da andere ureasebildende Bakterien im Magen selten vorkommen.

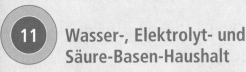

11 Wasser-, Elektrolyt- und Säure-Basen-Haushalt

Birgid Neumeister

- **11.1 Hinweis** 204
- **11.2 Wasser- und Elektrolythaushalt** 204
  - 11.2.1 Diagnosestrategie 204
  - 11.2.2 Natrium $ 204
  - 11.2.3 Kalium $ 205
  - 11.2.4 Chlorid $ 206
  - 11.2.5 Osmolalität $ 207
  - 11.2.6 Elektrolytausscheidung im Urin $ 208
- **11.3 Säure-Basen-Haushalt** 209
  - 11.3.1 Grundlagen 209
  - 11.3.2 Diagnosestrategie 209
  - 11.3.3 Blutgasanalyse (BGA) $$ 210
  - 11.3.4 Laktat $ 213

11.1 Hinweis

Calcium und Phosphat ▶ 12.2, ▶ 12.3, Spurenelemente ▶ 13.2, Eisen ▶ 23.5.4.

11.2 Wasser- und Elektrolythaushalt

11.2.1 Diagnosestrategie

Natrium- und Wasserhaushalt

Regulation der Plasmaosmolalität durch das Durst-ADH-System und des Flüssigkeitsvolumens im Extrazellularraum durch das Renin-Angiotensin-Aldosteron-Natrium-System. Beide Regulationsgrößen hängen eng miteinander zusammen. Erfassung von Störungen der Volumenhomöostase (Dehydratation, Hyperhydratation) und der osmotischen Homöostase.

- **Basisdiagnostik:** Natrium, Plasmaosmolalität, Urinosmolalität, Gesamtprotein (▶ 6.2.3), **fakultativ** Chlorid
- **Weiterführende Diagnostik:** ADH (▶ 18.2), Durstversuch (▶ 18.2.5), Aldosteron (▶ 18.1.4), Renin (▶ 18.1.3)

Kaliumhaushalt

Regulation über den Natrium-Kalium-Austausch (Na-K-ATPase) und den Wasserstoff-Kalium-Austausch (Insulin, Aldosteron) zwischen Intra- (IZR) und Extrazellularraum (EZR). Sowohl Abfall als auch Anstieg der Kaliumkonz. führen zu herabgesetzter neuromuskulärer Erregbarkeit. Bedrohliche Symptomatik, insb. bei rascher Entgleisung.

- **Basisdiagnostik:** Kalium, Urin-Kalium, Krea (▶ 9.1.2, Nierenfunktion), Säure-Basen-Status (Azidose, Alkalose), Haptoglobin (▶ 6.3.5, Hämolyse)
- **Weiterführende Diagnostik:** Aldosteron, Insulin, Katecholamine (hormonelle Einflüsse)

11.2.2 Natrium $

Natrium kommt zu 98 % extrazellulär und zu 2 % intrazellulär vor. Die Konz. ist extrazellulär etwa 15-fach höher als intrazellulär. Natrium ist der wichtigste Osmolyt in der Extrazellularflüssigkeit.

Indikationen

- Störungen der Flüssigkeits- und E'lytbilanz
- Polyurisch polydiptische Sy., z. B. bei Diab. insipidus, dekompensiertem Diab. mell., verstärkter ADH-Sekretion
- Störungen des Säure-Basen-Haushalts
- Niereninsuff.
- Hypertonie
- Ödeme
- Exzessive Natriumzufuhr
- Endokrine Erkr.: Hyper-, Hypoaldosteronismus

<u>Untersuchungsmaterial</u>   Serum, Plasma; bei Kindern auch Kapillarblut.

<u>Bestimmungsmethode</u>   Flammenemissionsfotometrie, ionensensitive (ionenselektive) Elektrode (ISE).

Referenzbereiche ▶ Tab. 11.1.

Tab. 11.1 Referenzbereiche Natrium (in mmol/l)	
Erwachsene:	136–148
Kinder:	133–145

Bewertung
Erhöhte Werte:
- **Dehydratation:** Hypernatriämie bei Hyperosmolalität und Hypovolämie
  - Verminderte Flüssigkeitszufuhr, vermehrte extrarenale Flüssigkeitsverluste: Durchfälle und Fieber bei Kindern, exzessives Schwitzen, Erbrechen, Fisteln, Hyperventilation, Aszites, gestörtes Durstempfinden
  - Renale Flüssigkeitsverluste: zentraler Diab. insipidus (ADH-Mangel), renaler Diab. insipidus (ADH-Resistenz), Diab. mell. (osmotische Diurese), Hypokaliämie, Hyperkalzämie
- **Hyperhydratation:** Hypernatriämie bei Hyperosmolalität und Hypervolämie. Übermäßige Natriumzufuhr (iatrogen, Natriumchloridlösungen, Natriumbikarbonat bei Azidosebehandlung, Meerwasserintoxikation), prim. Hyperaldosteronismus

Erniedrigte Werte:
- **Hypoosmolalität und Hypervolämie:** akute und chron. Niereninsuff., Herzinsuff., akuter Myokardinfarkt, nephrotisches Sy., Leberzirrhose
- **Hypoosmolalität und Isovolämie:** SIADH: verstärkte ADH-Sekretion bei Hirntumor, Hirnblutungen, Meningitis, Enzephalitis, Karzinomen, Tuberkulose, Pneumonie, Hypothyreose, Medikamenten (z. B. Nikotin, Morphin, Vincristin, Cyclophosphamid)
- **Hyperosmolalität und Hypovolämie:** Erbrechen, Diarrhö, Ileus, Verbrennungen, interstitielle Nephritis, Mineralokortikoid-Mangel (M. Addison), Diuretikatherapie

Störungen und Besonderheiten
Pseudohyponatriämie: gekennzeichnet durch Isoosmolalität und Isovolämie, verursacht durch Verdrängung von Plasmawasser durch hohe Konz. von Plasmaproteinen und Lipoproteinen (erfassbar nur bei flammenemissionsfotometrischer und indir. ionenselektiver Messung). Ursachen: Hyperlipoproteinämie, Hyperproteinämie (Plasmozytom, Makroglobulinämie Waldenström).

11.2.3 Kalium $

Kalium kommt zu 98 % im IZR und zu 2 % im EZR vor. Der Konzentrationsgradient wird durch Na-K-ATPase der Zellmembran aufrechterhalten. Die Kaliumverschiebung in die Zellen wird durch Insulin, Adrenalin und Aldosteron beeinflusst. Interne Bilanzstörungen (hormonelle Einflüsse, Säure-Basen-Haushalt, vermehrte Zellproliferation, Zellschäden) und externe Bilanzstörungen (renale und extrarenale Verluste, verminderte renale Ausscheidung, exzessive Kaliumzufuhr) führen zu Veränderungen des Plasma-Kaliums.

Indikationen
- Akute und chron. Niereninsuff.
- Störungen des Säure-Basen-Haushalts
- Einnahme von Laxanzien und Diuretika

- Diabetes mellitus, Hyperglykämie, Insulintherapie
- Herzrhythmusstörungen
- Hypertonie
- Durchfälle, Erbrechen
- Hämolyse, Verbrennungen
- Kaliumsparende Diuretika
- Digitalisüberempfindlichkeit trotz ther. Serumspiegel

Untersuchungsmaterial Serum, Plasma.

Bestimmungsmethode Flammenemissionsfotometrie, ISE.

Referenzbereiche ▶Tab. 11.2.

Tab. 11.2 Referenzbereiche Kalium

	Serum (mmol/l)	Plasma (mmol/l)
Erwachsene	3,6–5,0	3,5–4,8
Kinder im 1. Lj.	3,6–6,3	3,5–6,1
Neugeborene	3,3–5,7	3,2–5,5

Bewertung

Hyperkaliämie:
- **Verteilungsstörung:** Azidose, Diab. mell., hämolytische Krisen, Myelose, Verbrennungen, Zytostatikatherapie, Digitalisintoxikation, hyperkaliämische periodische Paralyse (selten)
- **Externe Bilanzstörung:** akute und chron. Niereninsuff., Hypoaldosteronismus (isoliert, M. Addison), kaliumsparende Diuretika, Aldosteronantagonisten (Spironolacton)

Hypokaliämie:
- **Verteilungsstörung:** Alkalose, Insulin, Katecholamine, Aldosteron, Vit.-B-Therapie einer perniziösen Anämie, hypokaliämische periodische Paralyse (selten)
- **Externe Bilanzstörung:**
  - Renale Verluste: Hyperaldosteronismus, Cushing-Sy., Bartter-Sy., Diuretika, renale tubuläre Azidose
  - Gastrointestinale Verluste: akute und chron. Durchfälle, Erbrechen, Magensaftdrainage, Laxanzienabusus

Störungen und Besonderheiten
- **Falsch hohe Werte:** lange Stauung, Hämolyse im Probengefäß, verzögerte Abtrennung von Serum oder Plasma von den Erys (intraerythrozytäre Kaliumkonz. 25-fach höher als Konz. im Plasma). Bei hoher Thrombozyten- und Leukozytenzahl wird beim Gerinnungsvorgang (Serumgewinnung) vermehrt Kalium freigesetzt (Pseudohyperkaliämie).
- **Falsch niedrige Werte:** bei sehr hoher Leukozytenzahl Aufnahme von Kalium aus dem Plasma durch die Leukozyten (Pseudohypokaliämie).

11.2.4 Chlorid $

Chlorid liegt zu 12 % intrazellulär, zu 32 % in der Knochensubstanz und zu 56 % extrazellulär vor. Einen hohen Chloridgehalt weisen die Belegzellen der Magenschleimhaut und die Schweißdrüsenepithelien auf. Die Messung des Chlorids bildet die Grundlage für die Ermittlung der Anionenlücke (▶ 11.3.3). Die Berücksichtigung einer vergrößerten Anionenlücke ist sinnvoll bei der Bewertung von metabolischen Azidosen. Sie ist ↑ bei Ketoazidose (Acetacetat, Hydroxybutyrat), Laktatazidose (Laktat), Salicylat-, Methanol- und Ethylenglykolvergiftung.

Indikationen Störungen des Säure-Basen-Haushalts, Klassifizierung metabolischer Azidosen, Berechnung der Anionenlücke. Störungen des Natrium-Wasser-Haushalts.

Untersuchungsmaterial Serum, Plasma.

Bestimmungsmethode Chlorid kann mittels coulometrischer oder mercurimetrischer Titration bestimmt werden. Die verbreitetste Methode ist die Messung mithilfe einer ionensensitiven (ionenselektiven) Elektrode (ISE).

Referenzbereiche ▶ Tab. 11.3.

Tab. 11.3 Referenzbereiche Chlorid (in mmol/l)	
Erwachsene:	96–110
Kinder:	96–112

Bewertung
- Veränderungen der Natrium- und Chloridkonz. verhalten sich häufig gleichsinnig (▶ 11.2.2).
- Chlorid- und Standardbikarbonatkonz. (▶ 11.3.3) verhalten sich häufig entgegengesetzt; z. B. Hyperchlorämie bei Durchfällen, Dünndarm- und Pankreasfisteln, Hypochlorämie bei Erbrechen, Magensaftdrainage, metabolischer Alkalose.
- Differenzierung metabolischer Azidosen:
  - Hyperchlorämische Azidose (normale Anionenlücke): renale proximaltubuläre und distal-tubuläre Azidosen (z. B. Fanconi-Sy., sek. HPT, Amyloidose, nephrotisches Sy.), Hypoaldosteronismus, Ureterosigmoidostomie.
  - Normochlorämische Azidose (vergrößerte Anionenlücke): Ketoazidose, Laktatazidose, ANV.

Störungen und Besonderheiten
Falsch hohe Werte: durch Bromid bei Einnahme bromhaltiger Pharmaka (Pseudohyperchlorämie bei Chloridbestimmung mit chloridselektiver Elektrode, da Bromid stärker in den Messwert eingeht als Chlorid).

11.2.5 Osmolalität $

Als Osmolalität bezeichnet man die molare Konz. aller osmotisch wirksamen gelösten Substanzen bezogen auf 1 kg H_2O. Sie wird im Plasma hauptsächlich durch die Konz. von Natrium, Chlorid, Bikarbonat, Glukose und Harnstoff geprägt (empirische Formel zur Abschätzung der Osmolalität).
Veränderungen der Osmolalität werden v. a. durch Konzentrationsänderungen dieser Substanzen und durch Akkumulation niedermolekularer Stoffwechselprodukte hervorgerufen. Die **osmotische Lücke** ist die Differenz zwischen gemessener und berechneter Osmolalität.

Indikationen
- Differenzierung metabolischer Azidosen (osmotische Lücke)

- V. a. niedermolekulare Fremdstoffe (Intoxikationen)
- V. a. Diab. mell.
- V. a. Diab. insipidus, prim. Polydipsie, Wasserintoxikation
- Beurteilung der internen Wasserbilanz
- Abklärung einer Polyurie (Urin)

Untersuchungsmaterial Serum, Plasma, Urin.

Bestimmungsmethode Bestimmung erfolgt auf der Basis der Gefrierpunkterniedrigung mithilfe eines Osmometers.

Referenzbereiche ▶Tab. 11.4.

Tab. 11.4 Referenzbereiche Osmolalität (in mosmol/kg)	
Plasma, Serum	275–300
Urin	50–1.400
Osmotische Lücke	< 5

Bewertung
! Osmolalität im Zusammenhang mit der Natriumkonz. bewerten
- **Erhöhte Werte im Plasma:**
    - **Bei erhöhtem Natrium:** osmotische Lücke normal. Durchfälle und Fieber bei Kindern, Hyperglykämie (osmotische Diurese), Diab. insipidus
    - **Bei normalem oder erniedrigtem Natrium:** osmotische Lücke normal. Niereninsuff., hyperglykämisches Koma
    - **Bei erniedrigtem Natrium:** osmotische Lücke vergrößert. Ketoazidose, Laktatazidose, renale Azidose, Ethanol- und Methanolvergiftung

Merke
Die Beurteilung der Urinosmolalität ist nur zusammen mit der Plasmaosmolalität sinnvoll.

Störungen und Besonderheiten
- Die i. S. gemessene Osmolalität entspricht der im Plasma.
- Diagn. sicher verwerten lassen sich nur erhöhte Osmolalitäten, da mit dem Osmometer die Ionenaktivitäten, nicht die Ionenkonz. gemessen werden (niedrigere Werte).

11.2.6 Elektrolytausscheidung im Urin $

Die Bewertung der Ausscheidung von Natrium, Chlorid und Kalium i. U. ist nur im Zusammenhang mit den entsprechenden Werten i. S. und dem Säure-Basen-Status möglich. Darüber hinaus ist die Kenntnis über die Zufuhr der E'lyte mit der Nahrung und über Infusionen erforderlich.

Indikationen
- Natrium- und Chloridausscheidung: zur NaCl-Bilanzierung, zur Abklärung von Hyper- und Hyponatriämien
- Kaliumausscheidung: Differenzierung renaler und extrarenaler Ursachen für Hypo- und Hyperkaliämie; DD renale und extrarenale Ursachen für eine hyperchlorämische metabolische Azidose

Untersuchungsmaterial 24-h-Sammelurin.

Bestimmungsmethode ISE, Natrium und Kalium auch flammenemissionsfotometrisch.

Referenzbereiche ▶ Tab. 11.5. Die Ausscheidung der E'lyte ist stark abhängig von der Zufuhr der Ionen und der Ausfuhr in anderen Körperflüssigkeiten.

Tab. 11.5 Referenzbereiche Elektrolyte im Urin (in mmol/d)	
Natrium	80–240
Kalium	25–80
Chlorid	110–260

Bewertung
- **Normale Nierenfunktion:** Natrium und Chlorid i. U. zur Erkennung einer anormalen NaCl-Bilanz
- **Hyponatriämie:** bei renalem Verlust (Diuretikatherapie, Mineralokortikoidmangel, Salzverlust), Urin-Natriumwerte > 20 mmol/l, bei extrarenalem Verlust (Erbrechen, Durchfall, Verbrennung) < 10 mmol/l
- **DD der Hypokaliämie:**
  - Kaliumausscheidung > 20 mmol/l: renale tubuläre Azidose (z. B. bei Fanconi-Sy.), Diuretikatherapie, metabolische Alkalose bei gehäuftem Erbrechen oder Magensaftdrainage, prim. Hyperaldosteronismus
  - Kaliumausscheidung < 20 mmol/l: verminderte Kaliumaufnahme, metabolische Azidose bei anhaltenden Diarrhöen, Kaliumverlust durch Laxanzien
- **DD der Hyperkaliämie:**
  - Kaliumausscheidung > 40 mmol/l: vermehrte Kaliumzufuhr, Hämolyse, Insulinmangel, Digitalistherapie
  - Kaliumausscheidung < 40 mmol/l: Hypoaldosteronismus

11.3 Säure-Basen-Haushalt

11.3.1 Grundlagen

Der Säure-Basen-Haushalt wird durch Kohlendioxid und Wasserstoffionen nichtflüchtiger Säuren geprägt. Die Metaboliten entstehen im Intermediärstoffwechsel. Täglicher Säureüberschuss aus Nahrung und Stoffwechsel: etwa 80 mmol Wasserstoffionen. Regulation über Pufferung (wichtigster Puffer: Bikarbonat, etwa 80 % der gesamten Pufferkapazität des Blutes) und Ausscheidung. Die Ausscheidung von Kohlendioxid erfolgt über die Lunge, Wasserstoffionen werden als solche oder in Form von Ammoniumionen renal ausgeschieden.

11.3.2 Diagnosestrategie

Bei V. a. Störungen des Säure-Basen-Haushalts stehen die Ermittlung des Schweregrades (kompensiert oder dekompensiert) und die Differenzierung metabolische oder respiratorische Genese im Vordergrund.

Basisdiagnostik
- BGA: pO_2, pCO_2, pH, Standardbikarbonat und Base Excess (BE)
- E'lyte: Na^+, K^+, Cl^- zur Bestimmung der Anionenlücke (▶ 11.3.3)

Weiterführende Diagnostik Klärung der Grunderkr. Anamnese und Klinik beachten!
- Respiratorische Störungen: Laktat, arteriovenöse Sauerstoffdifferenz
- Metabolische Störungen: Laktat (▶ 11.3.4), Ketonkörper i. U. (▶ 15.1.2), Krea, Harnstoff, BZ

11.3.3 Blutgasanalyse (BGA) $$

Zu den **Kenngrößen des Säure-Basen-Haushalts** gehören:
- pH-Wert (Säure-Basen-Haushalt)
- Kohlendioxidpartialdruck, pCO_2 (respiratorische Komponente)
- Standardbikarbonat, HCO_3^- (metabolische Komponente)
- Base Excess (BE; metabolische Komponente)

Daneben Bestimmung des Sauerstoffpartialdrucks pO_2, der Sauerstoffsättigung sO_2 sowie der **Anionenlücke:** $Na^+ - (Cl^- + HCO_3^-)$.

Indikationen
- Obstruktive und restriktive Ventilationsstörungen, Erkr. des Lungenparenchyms und der Bronchien
- Kreislaufinsuff.
- Niereninsuff., tubuläre Nierenerkr.
- Diab. Entgleisungen
- Komatöse Zustände unklarer Genese
- Intoxikationen: Methanol, Ethylenglykol, Salicylate
- GIT-Erkr.: Erbrechen, Magendrainage, Durchfall
- Hypo- und Hyperkaliämie
- Störungen der Nebennierenrindenfunktion
- Überwachung ther. Maßnahmen wie Beatmung, Hämodialyse, Hämofiltration
- Hohes Fieber, Sepsis

Untersuchungsmaterial
- Art. Blut: anaerob und heparinisiert abgenommen
- Kapillarblut: nach Hyperämisierung abnehmen
- Probenlagerung: Spritze mit art. Blut mit Stopfen verschließen und in Eiswasser lagern, Kapillaren in Kühlelementen lagern. Analyse innerhalb von 1 h
! Kapillare und Spritze müssen luftblasenfrei gefüllt sein

Bestimmungsmethode pH, pCO_2 und pO_2 werden mit spez. Elektroden gemessen. Standardbikarbonat, BE und sO_2 werden aus den gemessenen Parametern berechnet.

Referenzbereiche ▶ Tab. 11.6.

Tab. 11.6 Referenzbereiche Blutgasanalyse*

Parameter	Arterielles Blut und Kapillarblut
pH	7,35–7,45
pCO_2	Männer: 35–45 mmHg Frauen: 32–43 mmHg

Tab. 11.6 Referenzbereiche Blutgasanalyse* *(Forts.)*

Parameter	Arterielles Blut und Kapillarblut
pO_2	65–100 mmHg
sO_2	90–96 %
Standardbikarbonat	22–26 mmol/l
Base Excess	–3,0 bis +3,0 mmol/l
Anionenlücke	8–16 mmol/l

Berechnung der Anionenlücke: Na^+ i. S. – (HCO_3^- i. S. + Cl^- i. S.)
* Die Referenzwerte beziehen sich auf 37 °C Körpertemperatur und Hb = 15 g/dl.

1. **Metabolische Azidosen:**
- **Additionsazidosen** (vermehrter Anfall endogener oder exogener Säureäquivalente, Anionenlücke vergrößert):
  - Ketoazidose: Diab. mell., Hunger, Thyreotoxikose, Alkoholismus, angeborene Aminosäurestoffwechselstörungen (z. B. Ahornsirupkrankheit)
  - Laktatazidose: allg. oder lokale Hypoxie, kardiogene und hämorrhagische Schockformen, Kohlenmonoxid- und Cyanidvergiftungen, Verbrennung, schwere körperliche Belastung, Biguanidtherapie bei Diab. mell., extrakorporale Zirkulation, toxische Hepatopathie, Leukämie, angeborene Stoffwechselstörungen (Fruktoseintoleranz, Glykogenose Typ I, chron. kongenitale Laktatazidose, Fruktose-1,6-diphosphatase-Mangel), bakt. Toxine (Sepsis), Massentransfusion
  - Ammoniumchloridazidose: Ammoniumchloridmedikation, Ureteroenterostomie
  - Sonstige Additionsazidosen: Vergiftungen mit Methanol, Ethylenglykol, Salicylaten
- **Subtraktionsazidosen** (Anionenlücke normal, hyperchlorämische Azidose): enterale Bikarbonatverluste (Diarrhö, Pankreasfistel, Gallefistel)
- **Verteilungsazidosen:** Hyperkaliämie, Kaliumchloridzufuhr
- **Retentionsazidosen** (verminderte renale Ausscheidung von Säureäquivalenten):
  - Tubulär renale Azidose: hyperchlorämische Azidose, Anionenlücke normal. Fanconi-Sy., M. Wilson, Galaktosämie, Myelom, Amyloidose, nephrotisches Sy., Z. n. Nierentransplantation, sek. HPT, Intoxikationen mit Schwermetallen, Hyperthyreose, medikamentös und toxisch bedingt (Analgetika, Lithium, Toluol)
  - Retentionsazidose durch fehlende Aldosteronwirkung: Anionenlücke normal. M. Addison, sek. Aldosteronmangel, medikamentös (Spironolacton, Amilorid)
  - Glomerulär-renale Azidose: Anionenlücke vergrößert. Akutes und chron. Nierenversagen
2. **Metabolische Alkalosen:**
- **Additionsalkalosen:** Zufuhr von Bikarbonat, Antazida, Citrat, Laktat, Milch-Alkali-Sy., posthyperkapnische Alkalose
- **Subtraktionsalkalosen:** Magensaftverlustalkalose (Erbrechen, Drainage), Diuretika (Thiazide, Ethacrinsäure, Furosemid), Mineralokortikoidwirkung (prim. und sek. Hyperaldosteronismus, Cushing-Sy., Kortikoidmedikation)
- **Verteilungsalkalosen:** Hypokaliämie

3. Respiratorische Azidosen: alveoläre Hypoventilation mit CO_2-Retention (Hyperkapnie)
- ZNS: Hirntumor, Enzephalitis, Meningitis, Narkotika, Pickwick-Sy., Schädel-Hirn-Trauma, medikamentös (Opiate, Sedativa, Narkotika)
- Periphere Nerven: Polyneuropathie, Poliomyelitis, Phrenikusparese
- Muskeln: Myasthenia gravis, Muskelrelaxanzien, Operationstrauma, Myositis
- Thorax: Kyphoskoliose, Rippenserienfrakturen, Pneumothorax
- Bronchopulmonale Erkr.: Fremdkörper, Aspiration, Verschleimung, Asthma bronchiale, bronchostenotisches Emphysem, ausgedehnte Pneumonie, Lungenödem, Zystenlunge

4. Respiratorische Alkalosen: alveoläre Hyperventilation mit CO_2-Abfall (Hypokapnie)
- Psychogene Hyperventilation (häufig)
- Zentrale Reizung des Atemzentrums: Enzephalitis, Meningitis, Schädel-Hirn-Trauma, medikamentöse Ursachen (Salicylate, Theophyllin, Katecholamine), hormonelle Ursachen (Progesteron, Schwangerschaft), Leberzirrhose, septischer Schock
- Reflektorische Reizung des Atemzentrums bei Hypoxämie: Lungenfibrose, Lungenstauung bei Linksherzversagen, Lungenembolie, Lobärpneumonie, Atelektase, kongenitales Vitium, Hypoxie bei Höhenaufenthalt, Kältereize
- Iatrogen: mechanische Überbeatmung

Störungen und Besonderheiten
- **Falsch hohe Werte:** bei Luftkontakt der Probe falsch hohe pO_2-Werte
- **Falsch niedrige Werte:** bei Luftkontakt der Probe falsch niedrige pCO_2-Werte. Bei fehlender Kühlung nach etwa 15 Min. falsch niedrige pO_2- und pH-Werte
- ! Auf kurze Transportzeiten achten. Messung bei Kühlung der Probe innerhalb von 1, spätestens nach 2 h

> **Merke**
> - Bei venöser Blutentnahme und sofortigem Verschließen des Probengefäßes werden im Plasma und im Serum für das aktuelle Bikarbonat und das Gesamt-CO_2 weitgehend gleiche Werte gefunden wie im art. Blut und im Kapillarblut.
> - Bei der Blutentnahme mit der Spritze weist eine fehlende Pulsation auf eine irrtümliche Venenpunktion hin.
> - Bei der Abnahme von arterialisiertem Kapillarblut Quetschen unbedingt vermeiden und auf eine luftblasenfreie, vollständige Füllung der Kapillare achten.

Bewertung ▶ Tab. 11.7.

Tab. 11.7 Blutgasanalyse

	pH*	pCO$_2$ (mmHg)	Standardbikarbonat (mmol/l)	BE (mmol/l)
Referenzbereiche	7,35–7,45	♂ 35–45 ♀ 32–43	22–26	–3 bis +3
Metabolische Azidose	↓ oder ↔	↔ oder ↓	↓	neg.

Tab. 11.7 Blutgasanalyse (Forts.)

	pH*	pCO$_2$ (mmHg)	Standardbikarbonat (mmol/l)	BE (mmol/l)
Metabolische Alkalose	↑ oder ↔	↔ oder ↑	↑	pos.
Respiratorische Azidose	↓ oder ↔	↑	↔ oder ↑	pos.
Respiratorische Alkalose	↑ oder ↔	↓	↔ oder ↓	neg.

Faustregel: Metabolisch miteinander: Bei metabolischen Störungen verändern sich pH, Bikarbonat und pCO$_2$ stets gleichsinnig!

* Bei kompensierten Veränderungen ist der pH-Wert durch erhöhte oder erniedrigte Bikarbonatausscheidung bzw. CO$_2$-Abatmung noch im Normbereich; pCO$_2$, BE bzw. Standardbikarbonat sind jedoch pathologisch.

11.3.4 Laktat $

Laktat ist Stoffwechselendprodukt der anaeroben Glykolyse. Es entsteht hauptsächlich in der Muskulatur, daneben in Erys, Gehirn und Nebennierenmark. Der Herzmuskel kann bis zu 60 % seines Energiebedarfs aus Laktat decken. Die Leber und in geringerem Ausmaß die Niere verwerten Laktat für die Glukoneogenese. Bei Sauerstoffmangel deckt auch die Leber ihren Energiebedarf durch die anaerobe Glykolyse. Sowohl die vermehrte Bildung von Laktat als auch die fehlende hepatische Verstoffwechslung bewirken einen starken Laktatanstieg im Blut.

Indikationen
- Erkennen von Gewebshypoxien, z. B. bei septischem Schock
- Prognose und Verlaufskontrolle bei Kreislaufschock und Vergiftungen
- Ursachenabklärung bei metabolischen Azidosen, insb. bei erhöhter Anionenlücke und bei komatösen Pat.
- Erkennung kindlicher Notsituationen bei der Geburt
- V. a. McArdle-Krankheit
- Im Liquor: Diagnostik zerebraler und meningealer Erkr.

Untersuchungsmaterial
- Kapillarblut: Enteiweißung mit Perchlorsäure, 1 Teil Blut in 2 Teile 0,6 M Perchlorsäure geben
- Venöses oder art. Vollblut: Blutabnahmegefäß (5 ml) enthält 12,5 mg Natriumfluorid und 10 mg Kaliumoxalat
- Venöses oder art. Plasma: Vollblut zentrifugieren
- Liquor

Bestimmungsmethode Die Bestimmung erfolgt enzymatisch.

Referenzbereiche ▶ Tab. 11.8.

Tab. 11.8 Referenzbereiche Laktat (in mmol/l)

Venöses Vollblut oder **Plasma** (Ruhewert)	0,5–2,2
Liquor	< 2,2

Bewertung erhöhter Werte
- **Hyperlaktatämie ohne Azidose:** körperliche Aktivität, Kohlenhydratinfusionen, hohe Insulingaben, kompensatorisch bei Hyperventilation, postop.
- **Hyperlaktatämie mit Azidose:** Herz-Kreislauf-Versagen, Schock, Sepsis, Herzinsuff., Biguanidtherapie bei Diab. mell., Kohlenmonoxidvergiftung, akute Alkoholintoxikation, Intoxikation mit Methanol, Ethylenglykol, Salicylaten, diab. Ketoazidose, maligne Tumoren, angeborene Stoffwechselstörungen (Fruktoseintoleranz, Pyruvat-Decarboxylase-Mangel, Fruktose-1,6-diphosphatase-Mangel, Glykogenspeicherkrankheiten)
- **McArdle-Krankheit:** Glykogenspeicherkrankheit (Glykogenose Typ V), kein oder nur geringer Laktatanstieg im Funktionstest: Muskel-Ischämie-Test
- **Erhöhungen im Liquor:** bakt. Meningitis (starker Anstieg), virale Meningitis (teilweise Anstieg, aber geringer), ischämischer Insult, epileptischer Anfall

Störungen und Besonderheiten   Die venöse Blutentnahme sollte aus ungestauter Vene erfolgen, da Stauung zu falsch hohen Werten führt.

12 Knochenstoffwechsel

Bernhard Otto Böhm

- **12.1 Diagnosestrategie** 216
- 12.1.1 Calcium und Phosphat 216
- 12.1.2 Knochenstoffwechsel 217
- 12.1.3 Osteoporose 218
- **12.2 Calcium $** 219
- **12.3 Anorganisches Phosphat $** 221
- **12.4 Parathormon $$$** 223
- 12.4.1 Grundlagen 223
- 12.4.2 PTH-Stufenkatheter 224
- 12.4.3 PTH-Schnelltest 224
- **12.5 PTHrP (Parathormone-related Protein) $$$** 225
- **12.6 Vitamin D** 225
- 12.6.1 Grundlagen 225
- 12.6.2 Vitamin D $$$ 226
- 12.6.3 Vitamin D_3 $$$ 227
- **12.7 Marker des Knochenaufbaus** 228
- 12.7.1 Knochenalkalische Phosphatase $$$ 228
- 12.7.2 Osteocalcin $$$ 229
- 12.7.3 PICP (Prokollagen-I-carboxyterminales Propeptid) $$$ 230
- **12.8 Marker des Knochenabbaus** 230
- 12.8.1 Hydroxypyridinium-Crosslinks $$$ 230
- 12.8.2 β-Crosslaps $$$ 231

12.1 Diagnosestrategie

12.1.1 Calcium und Phosphat

Basisdiagnostik Calcium (▶ 12.2), Phosphat (▶ 12.3), Krea (▶ 9.1.2), alkalische Phosphatase (AP, ▶ 5.6), Gesamtprotein (▶ 6.2.3), CRP (▶ 6.4.3), BSG (▶ 11.2.3), GGT (▶ 5.7), Albumin (▶ 6.3.3), Na^+ (▶ 11.2.2), K^+ (▶ 11.2.3), Cl^- (▶ 11.2.4), Magnesium (▶ 13.2.3), Proteinelektrophorese (▶ 6.2.4), BGA (▶ 11.3.3).

Endokrinologische (Basis-)Parameter PTH (▶ 12.4), Kortisol (▶ 17.3), TSH (▶ 16.3) und fT_4 (▶ 16.4.3), FSH (▶ 19.6), Östradiol (▶ 19.3.1), Testosteron (▶ 19.9.1).

Weiterführende Diagnostik
- Calcium- und Phosphatausscheidung im 24-h-Urin bei: path. Serumcalcium oder -phosphat, Harnsteinen, Niereninsuff., chron. Diarrhö, Glukokortikoidtherapie, Knochenschmerzen
- Je nach Befundkonstellation und Verdacht
- **Hyperkalzämie** (▶ Tab. 12.1):
  - V. a. prim. oder sek. HPT: PTH (▶ 12.5)
  - V. a. Hyperthyreose: TSH (▶ 16.3), T_4 (▶ 16.4.1)
  - V. a. Glukokortikoid-Mangel: Kortisol, ACTH (▶ 17.3, ▶ 17.4)
  - V. a. Sarkoidose: ACE, ggf. 1,25-OH-Vit.-D
  - Malignom: tumorassoziierte Faktoren, z. B. PTHrP (▶ 12.5) und PTH, ggf. Ig quantitativ, IFE
- **Hypokalzämie:**
  - Hypoparathyreoidismus, Pseudohypoparathyreoidismus (▶ 12.4)
  - Störungen des Vit.-D-Stoffwechsels, Vit.-D-Mangel (▶ 12.6)
  - Hypoparathyreoidismus mit PTH-Mangel (postop.)

Tab. 12.1 Befundkonstellationen bei Hyperkalzämie				
	Serum		Urin	
Ursache	Phosphat	Ca^{2+}	Phosphat	PTH
PTHrP-bedingte Tumorhyperkalzämie (▶ 12.5)	n–↓	↑	n–↑	↓
Prim. Hyperparathyreoidismus (pHPT), MEN (▶ 12.4, ▶ 21.1)	n–↓	n–↑	n–↑	(n)–↑
Familiäre hypokalziurische Hyperkalzämie	n	↓	n	n–↑
Thiazidtherapie	n	↓	n	n–↓
Hyperthyreose, Akromegalie, Phäochromozytom	n	n–↑	n	n–↓
Sarkoidose	n–↑	n–↑	n–↑	n–↓
Glukokortikoid-Mangel	n–↑	↓	n	n–↑
Medikamentenbedingt: Lithium, Teriparatid-, Vit.-A- und Theophyllin-Überdosierung	n–↑	↑	n	n–↓
Milch-Alkali-Sy.	n–↑	n–↑	n–↑	n–↓

12.1.2 Knochenstoffwechsel

Knochen ist ein stoffwechselaktives Gewebe, das ständigen Auf- und Abbauprozessen unterliegt. Die Dynamik dieses Geschehens kann durch spez. biochem. Marker der einzelnen Knochenkompartimente i. S. und i. U. erfasst werden (▶ Tab. 12.2).

Tab. 12.2 Marker des Knochenstoffwechsels

Knochenkompartiment	Marker
Calciumreiche Mineralsubstanz	Calcium (▶ 12.2), Phosphat (▶ 12.3)
Organische Matrix aus Typ-I-Kollagen u. a. Proteinen	Produkte, die beim Knochenauf- und -abbau freigesetzt werden, z. B. PICP, Hydroxyprolin, Crosslinks, Telopeptide
Zelluläres Kompartiment mit Osteozyten, Osteoblasten sowie Osteoklasten	Substanzen der Stoffwechselaktivität der Knochenzellen, z. B. knochenspez. AP, Osteocalcin, TRAP

Basisdiagnostik Calcium, anorganisches Phosphat, Vit.-D-Stoffwechsel und (knochenspez.) AP.

Weiterführende Diagnostik Die Interpretation der biochem. Parameter des Knochenan- und -abbaus bedürfen einer kritischen Bewertung. Trotz dieser Schwierigkeiten haben diese Marker inzwischen einen größeren Stellenwert in der Verlaufskontrolle der Osteoporosetherapie erlangt, da sie deutlich schneller (3–6 Mon. nach Therapiebeginn) als bildgebende Verfahren Hinweise zum Therapieansprechen liefern können (▶ Tab. 12.3).

Tab. 12.3 Biochemische Marker des Knochenstoffwechsels

Marker	Knochenanbau	Knochenabbau	Serum*	Urin**	ZR***	Signifikanz
Osteocalcin (s-OC)	X	0	X		X	> 20 %
Knochenspez. AP (s-BAP)	X	0	X		0	> 25 %
Procollagen Typ 1 Carboxy-terminales Propeptid (s-PICP)	X	0	X		X	> 20 %
Tartratresistente saure Phosphatase (s-TRACP)	0	X	X		X	
Serum-carboxyterminales Telopeptid (sCTX)	0	X	X		X	> 30 %
Hydroxypyridinium-Crosslinks (u-DPYRI, u-PYRI)	0	X	0	X	X	> 35 %
Carboxyterminales Telopeptid (u-CTX)	0	X	0	X	X	> 70 %

X = trifft zu; 0 = trifft nicht zu
* Serum: standardisierte Abnahme notwendig, am Morgen nüchtern
** Urin: nüchtern, Morgenurin, 2. Portion des Morgenurins
*** ZR = zirkadianer Rhythmus, höhere Werte am Morgen

Neben Knochendichtemessung (DXA, QCT), Rö-Untersuchungen sowie Knochenhistologie können diese Parameter Informationen bei Diagnostik und Verlaufskontrolle verschiedener Osteopathien liefern. Die Unterteilung in Marker des Knochenauf- und -abbaus (▶ Abb. 12.1) ist klin. sinnvoll, in vivo bildet beides jedoch eine funktionelle Einheit. So sind unter antiresorptiven Therapien eines erhöhten Knochenumsatzes Auf- und Abbauparameter rückläufig. Veränderungen von Knochen-Turnover und biochem. Markern sind i. d. R. nicht krankheitsspezifisch, d. h., sie reflektieren den Knochenstoffwechsel unabhängig von der Grunderkr.

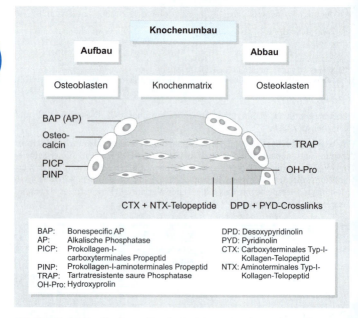

Abb. 12.1 Marker des Knochenstoffwechsels: Links: Marker des Knochenaufbaus. Rechts: Marker des Knochenabbaus [L157]

Spezielle Diagnostik Beurteilung des Knochenstoffwechsels: Osteocalcin (▶ 12.7.2), Prokollagen I (▶ 12.7.3), Typ-I-Kollagen-Telopeptid (▶ 12.8.2), Hydroxypyridinium (▶ 12.8.1).

12.1.3 Osteoporose

Die Diagnosestellung einer Osteoporose und die Einschätzung des Frakturrisikos können nicht allein laborchem. erfolgen. Entscheidend sind die Anamnese mit Erfassung spez. Risikofaktoren, die körperliche Untersuchung sowie Osteodensitometrie, Rö-Befunde und ggf. eine Knochenhistologie.

Basisdiagnostik Nur wenige Laborbestimmungen sind sinnvoll. Sie dienen dem Ausschluss einer sek. Knochenerkr. (pHPT, Cushing-Sy., Osteomalazie bei Vit.-D-Mangel, Niereninsuff.) und fallen bei prim. Osteoporose i. d. R. normal aus:

- Blut: Calcium, anorganisches Phosphat, AP, Krea, BSG, Diff-BB, SPE, Immunelektrophorese
- Urin: Proteinnachweis (▶ 15.1.4)

Weiterführende Diagnostik Bei V. a. auf sek. Osteoporose bzw. wenn Klinik, Anamnese oder Basisdiagnostik auffällig. Entsprechend der vermuteten Ursache:
- **Endokrine Ursachen:**
    - Sexualhormonmangel: z. B. Östradiol, Testosteron, LH, FSH, PRL
    - Hyperkortizismus: Ausschluss Cushing-Sy. durch Urin-Kortisol, Dexamethason-Hemmtest (▶ 17.5.1)
    - Hyperthyreose: TSH, fT_4, fT_3
    - HPT: Calcium, anorganisches Phosphat, intaktes PTH, Calcium- und Phosphatausscheidung
- **Gastrointestinale Ursachen:** Malnutrition, Malassimilation, Malabsorption (z. B. Zöliakie, AK-Diagnostik Gliadin/tTG, ▶ 22.4.30, ▶ 22.4.31). Evtl. Vit. D (25-OH), sonst je nach Klinik, z. B. Duodenalbiopsie, Atemtests, Untersuchung der exokrinen Pankreasfunktion
- **Renale Ursachen:** renale Osteopathien. Krea, Harnstoff, Calcium, anorganisches Phosphat, intaktes PTH, evtl. Vit. D_3 (1,25), Knochenhistologie
- **Andere:** chron.-entzündliche Erkr., maligne Erkr., hereditäre Erkr.

Spezielle Diagnostik Indikationen für die Bestimmung von Knochenstoffwechselmarkern können sein:
- **Therapiewahl:** Abklärung „High-Turnover"- oder „Low-Turnover"-Osteoporose. Der Goldstandard ist jedoch die dir. Knochenhistologie, idealerweise nach Tetrazyklinmarkierung zur osteologischen Beurteilung der Dynamik des Knochenstoffwechsels
- **Therapiekontrolle:** Monitoring des Therapieeffekts 3–6 Mon. nach Therapiebeginn. Dabei ist je ein Parameter für Aufbau (▶ 12.7) und Abbau (▶ 12.8) ausreichend, z. B. OC/BAP und DPD

12.2 Calcium $

Im Skelett sind 99 % des Calcium-Körperbestands (ca. 1 kg) gebunden. Das im EZR befindliche Ca^{2+} wird täglich vollständig mit dem dynamischen Ca^{2+}-Pool des Skeletts ausgetauscht. Calcium liegt im Blutplasma zu etwa 50 % als freies ionisiertes Ca^{2+}, zu etwa 35 % proteingebunden (hauptsächlich Albumin) und zu etwa 15 % komplexgebunden (Bikarbonat, Laktat u. a.) vor.
Der tägliche Calciumbedarf von etwa 6 mmol entspricht dem Verlust über Nieren und Haut. Die eigentliche Stellgröße der Calciumhomöostase ist der biologisch aktive Anteil des freien ionisierten Ca^{2+}. Die Proteinbindung des Ca^{2+} ist abhängig von Eiweißkonz. und pH-Wert. Protonen verdrängen Ca^{2+} aus der Proteinbindung, sodass Azidose einen Anstieg, Alkalose einen Abfall des freien ionisierten Ca^{2+} zur Folge hat.
Die Regulation erfolgt durch die gemeinsame Wirkung von PTH und Vit. D (▶ 12.4, ▶ 12.6).
Neben der spez. Mineralisation der Knochen sind auch extraossäre Kalkablagerungen von klin. Bedeutung, wobei die vaskuläre Kalzifizierung die größte Rolle spielt. Das Plasmaprotein Fetuin A, das eine Vielzahl von Stoffwechselvorgängen moduliert, wirkt als systemischer Inhibitor der unspez. Gewebekalzifizierung, indem es das Wachstum von Calciumphosphatkristallen durch Umhüllung der Kristallisationskeime hemmt.

Indikationen

- **Gesamt-Calcium:** Serum, 24-h-Urin
  - Symptome einer Calciumstoffwechselstörung: z. B. Polyurie, Polydipsie, Tetanie, Muskelkrämpfe, Parästhesien, spez. EKG-Veränderungen
  - Neoplastische Erkr.: maligne Tumoren, Plasmozytom, Skelettmetastasen
  - Endokrine Erkr.: V. a. Hyper-/Hypoparathyreoidismus, Z. n. Strumektomie, Hyperthyreose, Akromegalie, Phäochromozytom, Glukokortikoidmangel oder -exzess
  - Nierenerkr.: Nierensteine, Nephrokalzinose, chron. Niereninsuff., renal tubuläre Azidose
  - Gastrointestinale Erkr.: akute Pankreatitis, Malabsorptionssy. (Vit.-D-Mangel?), Milch-Alkali-Sy.
  - Knochenerkr.: z. B. Spontanfrakturen, Osteoporose, Immobilisation, Rachitis
  - Überwachung medikamentöser Therapie mit Vit. A oder Teriparatid, Diuretika (Thiazide, Schleifendiuretika), Antiepileptika, parenterale Ernährung
  - Granulomatöse Erkr.: Sarkoidose, Tuberkulose
- **Ionisiertes Calcium:** theoretisch empfindlichere Messgröße als Gesamt-Calcium (2- bis 3-mal höhere Sensitivität für Hyperkalzämie), jedoch nicht allg. verfügbar. Spezielle Indikationen: Azidose, Alkalose, Dysproteinämie, Massentransfusion

Untersuchungsmaterial

- **Gesamt-Calcium:**
  - Serum, Heparin-Plasma
  - 24-h-Urin
- **Ionisiertes Ca^{2+}:** Serum in Spezialspritzen oder -kapillaren (Ca-titriertes Heparin); Luftkontakt vermeiden (vollständig füllen), innerhalb von 30 Min. messen!

Bestimmungsmethode

- **Gesamt-Calcium:** fotometrisch als Farbkomplex (verschiedene Varianten).
- **Ionisiertes Ca^{2+}:** ionenselektive Elektroden. Rechnerische Korrektur bezogen auf pH 7,4 in Grenzen möglich; alternativ durch geeignetes Messgerät CO_2-Verlust korrigieren lassen und bei pH 7,4 messen.

Referenzbereiche ▶ Tab. 12.4.

Tab. 12.4 Referenzbereiche Calcium*

Probenmaterial	Gesamt-Ca^{2+} (SI-Einheit)	Gesamt-Ca^{2+} (konventionelle Einheit)	Ionisiertes Ca^{2+} (korrigiert auf pH 7,4)
Serum, Plasma (Erw., Kinder)	2,1–2,6 mmol/l	8,4–10,4 mg/dl	1,15–1,32 mmol/l
Urin, normale Kost (Frauen)	< 6,5 (8) mmol/24-h-Sammelurin	< 260 (320) mg/d	–
Urin, normale Kost (Männer)	< 7,5 (10) mmol/24-h-Sammelurin	< 300 (400) mg/d	–
Urin, calciumarme Kost	< 4,0 (5) mmol/24-h-Sammelurin	< 160 (200) mg/d	–

* Der Referenzbereich für ionisiertes Calcium ist geräteabhängig. Die Angaben für Urin-Calciumausscheidung variieren (Angaben in Klammern).
Umrechnung: mg/dl × 0,25 = mmol/l

Bewertung (Serum) Die Interpretation ist nur unter Kenntnis weiterer klin. sowie laborchem. Befunde sinnvoll (▶ 12.1.1, ▶ 11.2.1).

Erhöhte Werte:
- Maligne Tumoren (ca. 50 %): Osteolyse bei Knochentumoren oder Metastasen extraossärer Malignome, Plasmozytom, paraneoplastisch (PTHrP-, PTH-Freisetzung)
- Endokrine Ursachen: pHPT (ca. 30 %), Hyperthyreose, NNR-Insuff.
- Immobilisation: Knochenabbau
- Medikamente: Diuretika (Thiazide), Vit.-D-/Vit.-A-Überdosierung, calciumhaltige Kationenaustauscher
- Sarkoidose, Milch-Alkali-Sy. u. a.
- Familiäre hypokalziurische Hyperkalzämie: wichtige DD (▶ 12.1.1) zur Vermeidung ungerechtfertigter Parathyreoidektomien!

Erniedrigte Werte (Serum):
- Hypalbuminämie: Leberzirrhose, nephrotisches Sy.
- Vit.-D-Mangel, Rachitis: Malabsorptionssy. (z. B. Zöliakie/Sprue), Mangelernährung, verschiedene Rachitisformen
- PTH-Mangel: Hypoparathyreoidismus
- Nierenkrankheiten: Niereninsuff. (sek. HPT), renal tubuläre Azidose (Calciumverlust)
- Pseudohypoparathyreoidismus (Endorganresistenz), osteoblastische Metastasen, akute Pankreatitis, Glukokortikoidexzess (endogen, exogen), Medikamente (Schleifendiuretika, Antiepileptika, Laxanzien)

Störungen und Besonderheiten
- **Gesamt-Calcium (Serum):**
  - Falsch hohe Werte: Glasgefäße und Korkstopfen (Kontamination)
  - Falsch niedrige Werte: calciumbindende Antikoagulanzien (EDTA, Citrat, Oxalat, Gadolinium als Kontrastmittel bei NMR/MRT)
- **Gesamt-Calcium (Urin):** Verluste durch Präzipitation, wenn ohne zu mischen aliquotiert wird
- **Ionisiertes Calcium (Serum):** falsch niedrige Werte durch Luftkontakt der Probe (pH-Verschiebung). Ionisiertes Ca nur in anaeroben Proben messen

12.3 Anorganisches Phosphat $

Phosphat ist zu 85 % in Knochen und Zähnen, zu 14 % in Körperzellen, und zu 1 % im EZR enthalten. Energiereiche Phosphate (z. B. ATP) liefern Energie für Stoffwechselreaktionen. Daneben dient Phosphat als Puffersubstanz in Blut und Urin. Parathormon erhöht die renale Phosphatausscheidung durch Hemmung der Rückresorption. Wachstumshormon, Thyroxin, Insulin und Kortisol vermindern die Ausscheidung durch Stimulation der renalen Rückresorption. Aufgrund der hormonellen Steuerung der Phosphatausscheidung besteht eine zirkadiane Rhythmik der Phosphatkonz. i. S. Wegen der engen Kopplung zwischen Phosphat- und Calciumstoffwechsel beide Parameter in der gleichen Serumprobe simultan bestimmen.

Indikationen Wie Calcium (▶ 12.2). Zusätzlich: Alkoholismus, entgleister Diab. mell., Hyperemesis, Akromegalie, Fanconi-Sy., unklare Muskelschwäche.

Untersuchungsmaterial
- Serum, Heparinplasma. Beim nüchternen Pat. abnehmen. Serum/Plasma innerhalb von 1 h von den Zellen abtrennen (Phosphatfreisetzung aus Erys bei Hämolyse)

- 24-h-Urin: möglichst rasche Messung, um Verluste durch Präzipitation zu vermeiden

> **Phosphat-Clearance: Durchführung**
> - Pat. trinkt nüchtern morgens 500 ml ungesüßten Tee.
> - Nach 1 h: Blase entleeren, Urin verwerfen, nochmals 250 ml Tee trinken.
> - Nach einer weiteren Stunde:
>   - Blase entleeren, Urin sammeln (Probe 1).
>   - Serum zur Phosphatbestimmung abnehmen.
> - Nach einer weiteren Stunde: Blase entleeren, Urin sammeln (Probe 2).
>
> **Berechnung der Phosphat-Clearance (Phosphat-CL):** getrennt für Probe 1 und Probe 2 und Bildung des Mittelwerts.

$$\text{Phosphat-CL (ml / Min.)} = \frac{\text{Urinvolumen (ml)} \times \text{Urin} - \text{Phosphat (mg / dl)}}{\text{Sammelperiode (Min.)} \times \text{Serum} - \text{Phosphat (mg / dl)}}$$

Bestimmungsmethoden Fotometrisch als Farbkomplex mit Molybdänsäure.

Referenzbereiche ▶ Tab. 12.4

Tab. 12.5 Referenzbereiche Phosphat (Serum) und Phosphat-Clearance

	Phosphat (Serum)	
	mmol/l*	mg/dl*
Erwachsene	0,84–1,45	2,6–4,5
Kinder < 12 Mon.	1,56–2,8	4,8–8,5
Kinder > 12 Mon.	1,10–2,0	3,4–6
	Phosphat-Clearance	
	5,4–16,2 ml/Min.	

* Umrechnung: mg/dl × 0,323 = mmol/l

Bewertung Sinnvolle Interpretation nur in Kenntnis weiterer klin. sowie laborchem. Befunde möglich. Zusammenfassende Bewertung ▶ 12.1.1.
- **Erhöhte Werte (Serum):** chron. Niereninsuff., Hypoparathyreoidismus, Pseudohypoparathyreoidismus, Akromegalie
- **Erniedrigte Werte (Serum):**
  - Prim. HPT, phosphatbindende Antazidatherapie
  - Sek. HPT: Hypokalzämie, Vit.-D-Mangel, Malabsorptionssy. (Vit. D, Calcium), Rachitis
  - Renaler Phosphatverlust (Phosphatdiabetes), Fanconi-Sy.
  - Tumorassoziiert
  - Mangelernährung, Phosphatverlust bei Intensivtherapie
- **Phosphatausscheidung im 24-h-Urin, Phosphat-Clearance:**
  - **Erniedrigte Werte:** akute und chron. Niereninsuff., Hypoparathyreoidismus, Akromegalie

– **Erhöhte Werte:** pHPT, Hypokalzämie, Rachitis, Fanconi-Sy., renal tubuläre Azidose, renaler Phosphatverlust (Phosphatdiabetes)

Störungen und Besonderheiten
- **Falsch hohe Werte:** Hämolyse (Phosphatfreisetzung aus Erys)
- **Falsch niedrige Werte:**
  – Serum/Plasma: Phenothiazine; Citrat oder Oxalat als Antikoagulans
  – Urin: Verluste durch Präzipitation, wenn ohne zu mischen aliquotiert wird
  – Urin-Phosphat/Phosphat-Clearance: eingeschränkte Nierenfunktion

12.4 Parathormon $$$

12.4.1 Grundlagen

Einkettiges Peptidhormon aus 84 Aminosäuren. Die Synthese erfolgt über höhermolekulare Vorstufen (präproPTH → proPTH → intaktes PTH) in den Epithelkörperchen. Die Sekretion von PTH wird primär durch die Konz. von ionisiertem Calcium reguliert. Hypokalzämie stimuliert, Hyperkalzämie und 1,25(OH)2-Vit. D_3 hemmt die PTH-Sekretion. Im Blut wird PTH rasch abgebaut (HWZ ≤ 2 Min.).

Indikationen
- Störungen des Calcium- und Phosphatstoffwechsels. DD von Hypo- und Hyperkalzämie
- Nephrolithiasis, Nephrokalzinose, Niereninsuff., Malabsorption, Malassimilation

Untersuchungsmaterial 0,5 ml Serum od. EDTA-Plasma. **Cave:** rascher Probentransport, da schnelle Degradation durch Proteasen → schneller Abfall der PTH-Aktivität. Blutprobe spätestens nach 30 Min. abzentrifugieren, Serum < –20 °C einfrieren (max. 2 Mon.).

Bestimmungsmethode Moderne Assays erfassen intaktes, biologisch aktives PTH. Technik: ECLIA, andere.

Referenzbereich Intaktes PTH: 14,9–56,9 pg/ml (1,5–5,9 pmol/l).

Bewertung Sinnvolle Interpretation nur in Kenntnis weiterer klin. sowie laborchem. Parameter möglich. **Cave:** „Normales" PTH schließt keinen pHPT aus. Immer die Relation zum Serumcalcium beachten. Bei erhöhtem Calcium ist ein PTH im oberen Normbereich nicht normal!

Erniedrigte Werte:
- PTH von < 2–22 pg/ml und Ca^{2+} < 2,1 mmol/l: Hypoparathyreoidismus
- PTH von < 2–22 pg/ml und Ca^{2+} > 2,6 mmol/l: PTH-Suppression durch tumorbedingte Hyperkalzämie

Erhöhte Werte:
- Prim./sek. HPT (▶ Tab. 12.6)
- Pseudohypoparathyreoidismus: PTH-Rezeptordefekt (d. h. Endorganresistenz) mit Hypokalzämie und Hyperphosphatämie
- Vit.-D-Mangel, Rachitis, Osteomalazie
- Höheres Alter: bei alten Pat. etwas höhere Werte als bei jüngeren. Evtl. Ursachen: geringere intestinale Calciumabsorption (Vit.-D-Mangel, Ernährung?) oder Verringerung der intakten Nierenmasse

Tab. 12.6 Differenzialdiagnose des Hyperparathyreoidismus

Hyperparathyreoidismus	PTH	Calcium i. S.	Calcium i. U.	Phosphat i. S.
Primärer HPT	o. N./↑	↑/o. N.	↑/o. N.	u. N./↓
Sekundärer HPT renal	↑↑	o. N./↓	n/↓	↑
Sekundärer HPT intestinal	↑↑	u. N./↓	↓	u. N./↓
Tertiärer HPT	↑↑↑	n/↑	*	*
Benigne familiäre hypokalziurische Hyperkalzämie	↑/o. N.	↑/o. N.	↓	?

o. N. = oberer Normbereich; u. N. = unterer Normbereich
* i. d. R. chron. terminale Niereninsuffizienz

Störungen und Besonderheiten
- **Falsch niedrige Werte:** Transport-, Lagerungsfehler → schneller Abfall der PTH-Aktivität.
- **Falsch hohe Werte:** Unspez. Assays (heute obsolet) führen insb. bei eingeschränkter Nierenfunktion zu falsch hohen Werten. Bei Hypoparathyreoidismus werden die erniedrigten PTH-Spiegel nicht korrekt erfasst.

Ausgeprägte Hyperlipidämie oder Hyperbilirubinämie beeinflussen Assays in unterschiedlichem Maß. Messfehler möglich.

12.4.2 PTH-Stufenkatheter

Indikationen Zur erweiterten präop. Lokalisationsdiagnostik bei pHPT im Fall einer Rezidiv-OP oder nach erfolglosem Ersteingriff. Komb. Einsatz mit Szintigrafie sinnvoll (z. B. Methionin-PET-CT).

Durchführung Fraktionierte PTH-Bestimmung durch stufenweise Katheterisierung der entspr. Gefäßgebiete. Dabei Abnahmelokalisationen exakt dokumentieren, Proben genau beschriften. Die höchsten PTH-Konz. bzw. Konzentrationssprünge unterhalb der Einmündung von Gefäßen geben Hinweise auf die Lokalisation des Nebenschilddrüsenadenoms.

Tipp
Aufgrund episodischer Hormonfreisetzung und kurzer PTH-HWZ wird die Spezifität der Untersuchung durch pro Abnahmelokalisation parallele PTH-Bestimmung im peripheren Blut gesteigert. Für die Interpretation wird dann der jeweilige Quotient $PTH_{zentral}/PTH_{peripher}$ eingesetzt.

12.4.3 PTH-Schnelltest

PTH-Bestimmung intraop. als biochem. Schnellschnitt, um den Erfolg anhand eines signifikanten PTH-Abfalls intraop. zu dokumentieren.

12.5 PTHrP (Parathormone-related Protein) $$$

Durch Sekretion eines PTH-ähnlichen Proteins *(Parathormone-related Protein, PTHrP)* können Tumoren (v. a. Mamma-, Bronchial-, Nierenzell-Ca) Hyperkalzämien verursachen. PTHrP bindet dabei an den PTH-Rezeptor. Bei ansonsten völlig unterschiedlicher Sequenz sind 8 der ersten 13 Aminosäuren (N-terminales Ende) mit PTH identisch. PTHrP wird physiologisch während der Schwangerschaft in Uterus und Plazenta und während der Laktation in den Mammae exprimiert.

Neben PTHrP können weitere humorale Faktoren direkt von den Tumorzellen oder vom Immunsystem des Tumorpat. ausgehen und eine tumorassoziierte Hyperkalzämie auslösen: TNF-α/β, Transforming Growth Factor (TGF-)α, IL-1a, IL-1b, IL-6, 1,25(OH)2-Vit. D_3 (▶ 12.6.2) oder Prostaglandine. Diese Faktoren beeinflussen z. B. die biol. Effekte von PTHrP an den rezeptortragenden Zielorganen und spielen eine wichtige Rolle in der Regulation der Osteoklastenaktivität (Knochenmetastasen, Osteolysen).

Indikationen Bestimmung nur in seltenen Fällen mit unklarem klin. Bild, z. B.:
- Frage nach Zweittumor bei hämatol. Systemerkr.
- Bei älteren Pat. möglicherweise gleichzeitiges Vorliegen von pHPT und Malignom
- Ausschluss eines Vit.-D-vermittelten Mechanismus

Untersuchungsmaterial 0,5 ml Serum oder EDTA-Plasma. Blutprobe spätestens nach 30 Min. abzentrifugieren, Serum < –20 °C einfrieren (max. 2 Mon.).

Bestimmungsmethode RIA bzw. heute meist IRMA/ILMA.

Referenzbereich Assayabhängig bzw. laborintern.

Bewertung Bei Tumorhyperkalzämie ist PTH ↓ oder im untersten Normbereich. Der Nachweis tumorassoziierter Faktoren bei bekanntem Tumorleiden hat i. d. R. keine klin. Konsequenz. Die Bedeutung von PTHrP als Tumormarker im Follow-up unter Therapie ist noch ungeklärt.

Störungen und Besonderheiten Akkumulation von Fragmenten bei gestörter Nierenfunktion wie bei älteren unspez. PTH-Assays (s. o.).

12.6 Vitamin D

12.6.1 Grundlagen

Vit. D ist an der Homöostase des Calciumhaushalts und der Mineralisation des Knochens beteiligt. Bei Absinken des ionisierten Calciums wird über PTH die renale 1α-Hydroxylierung von Vit. D zum stoffwechselaktiven 1,25-Vit. D_3 stimuliert (Abb. 12.2). 1,25-$(OH)_2$-Vit. D_3 fördert zusammen mit PTH die Freisetzung von Calcium (und Phosphat) aus dem Knochen und dessen intestinale Absorption. 1,25-$(OH)_2$-Vit. D_3 hemmt die Sekretion von PTH über einen dir. neg. Feedbackmechanismus. Bei erhöhten Konz. von ionisiertem Calcium in der Extrazellularflüssigkeit kommen spiegelbildliche Mechanismen zum Tragen. Vit. D ist ein calcitropes (Steroid-)Hormon.

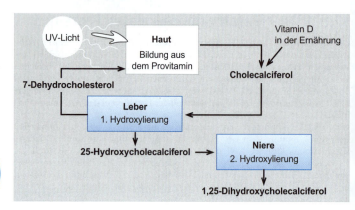

Abb. 12.2 Biosynthese von biologisch aktivem Vitamin D₃ [L157]

12.6.2 Vitamin D $$$

Vit. D (25-OH Vit. D, 25-Hydroxycholecalciferol, Calcidiol).

Indikationen V. a. Vit.-D-Mangel; 25-OH-Vit. D spiegelt den Vit.-D-Status am besten wider (Speichervitamin D).

Untersuchungsmaterial Pat. nüchtern. 1 ml Serum lichtgeschützt und gekühlt aufbewahren. Bei Analyse innerhalb von 2 d ist kein Einfrieren erforderlich.

Bestimmungsmethode ECLIA, LC-MS/MS, andere.

Referenzbereich ▶ Tab. 12.7.

Tab. 12.7 Referenzbereich Vitamin D**	
Erwachsene:	20–60 ng/ml*
Kinder:	ca. 20 % höher

* Umrechnung: ng/ml × 2,5 = nmol/l
** Referenzangaben des Bestimmungslabors beachten. Da Bildung von Sonnenexposition abhängig, ergeben sich zusätzlich jahreszeitliche Schwankungen.

Bewertung
Erniedrigte Werte:
- Vit.-D-Mangel durch:
  - Mangelnde Sonnenexposition (jahreszeitabhängig), verminderte intestinale Aufnahme, „Büromenschen", ältere Menschen und Heimbewohner, großflächiges Bedecken der Haut durch Textilien (z. B. Ordenstracht, Tschador)
  - Sonnenschutzmittel mit UVB-Filter
  - Mangelernährung, Malabsorption, z. B. Zöliakie/Sprue, entzündl. Darmerkr.
- Diab. mell., metab. Sy.
- Erhöhter Vit.-D-Bedarf: Kinder, Wachstum (v. a. in Komb. mit UV-Mangel), Schwangerschaft und Laktation

- Erhöhter Metabolismus: Antiepileptika (Diphenylhydantoin und Barbiturate), bei pHPT möglich
- Renale Verluste, Peritonealdialyse, nephrotisches Sy.

Erhöhte Werte:
- Vit.-D-Hypervitaminose; Übertherapie mit Vit. D
- ! Keine Erfassung einer Überdosierung mit Dihydrotachysterol (AT 10®) oder Calcitriol
- Blutabnahme unter hochdosierter Heparintherapie.
- Exzessive UV-Lichtexposition

Störungen und Besonderheiten Durch hohe Blutfette sind Störungen möglich. Lithium-Heparin-Plasma für Bestimmung nicht geeignet. Ggf. Rücksprache mit Bestimmungslabor.

12.6.3 Vitamin D_3 $$$

Vit. D_3 (1,25-OH Vit. D_3, 1,25-Di-OH Cholecalciferol, Calcitriol). Der Vit.-D_3-Spiegel ist physiologisch eine Funktion der renalen Aktivität der 1α-Hydroxylase. Eine entsprechende Metabolisierungsstörung kann somit erfasst werden.

Indikationen
- V. a. Störung des Vit.-D-Metabolismus
- DD unklarer Hyperkalzämien

Untersuchungsmaterial Pat. nüchtern. 1 ml Serum, Plasma. Blutprobe spätestens nach 30 Min. abzentrifugieren, Serum < –20 °C einfrieren. Dialysepat.: morgens nüchtern vor der Dialysebehandlung. Proben müssen lichtgeschützt werden.

Bestimmungsmethode RIA, CLIA, LC-MS.

Referenzbereiche ▶ Tab. 12.8.

Tab. 12.8 Referenzbereiche Vitamin D_3*	
Erwachsene:	18–67 pg/ml
Kinder:	ca. 20 % höhere Normbereichsgrenzen

* Die Normbereiche können je nach Labor und Assay etwas differieren. Sensitivität bis 2 pg/ml.

Bewertung
Erniedrige Werte:
- Niereninsuff., nephrotisches Sy.
- Schwerer Vit.-D-Mangel
- Vit.-D-abhängige Rachitis (VDDR) Typ I = 1α-Hydroxylasemangel
- Hypoparathyreoidismus, Pseudohypoparathreoidismus
- Hypophosphatämie (▶ 12.3): autosomal-dominante Hypophosphatämie, X-chromosomale Hypophosphatämie (= Vit.-D-resistente Rachitis)
- Hyperthyreose
- Hyperkalzämie durch Dihydrotachysterol
- Cadmiumintoxikation

Erhöhte Werte:
- Mäßiger Vit.-D-Mangel (kompensatorisch)
- Nach Beginn der Substitution eines Vit.-D-Mangels, exogene Zufuhr (Rocaltrol®)
- Granulomatöse Erkr., v. a. Sarkoidose (M. Boeck), Tbc

- Erhöhter Bedarf: Schwangerschaft, Wachstum, aktive Akromegalie
- pHPT
- Hypothyreose
- Z. n. Nierentransplantation
- Vit.-D-Rezeptordefekt, Vit.-D-abhängige Rachitis Typ II
- Evtl. bei Lymphomen

Störungen und Besonderheiten D_3-Bestimmung zur Beurteilung des Vit.-D-Status ungeeignet. Durch hohe Blutfette sind Störungen möglich. Ggf. Rücksprache mit Bestimmungslabor.

12.7 Marker des Knochenaufbaus

12.7.1 Knochenalkalische Phosphatase $$$

Die gesamtalkalische Phosphatase (AP, ▶ 5.6) setzt sich aus der Aktivität verschiedener Isoenzyme zusammen. Das knochenspezifische Isoenzym (*bone-specific AP*, BAP, Ostase oder Knochen-AP) weist als reines Osteoblastenprodukt eine hohe Knochenspezifität auf. Die anderen Isoenzyme haben ihren Ursprung in Leber, Intestinum und Plazentagewebe. Die Aktivität der Gesamt-AP beim gesunden Erw. stammt zu etwa gleichen Teilen aus Knochen und Leber.

Indikationen
- Bei begründetem V. a. eine Osteopathie und wenn die path. erhöhte Gesamt-AP aufgrund einer begleitenden hepatobiliären Erkr. nicht sicher zugeordnet werden kann.
- ! Für die meisten metabolischen Knochenerkr. – insb. die Verlaufskontrolle eines M. Paget – ist aus klin. Sicht die Sensitivität der Gesamt-AP als absolut gleichwertig einzustufen. Die Bestimmung der Gesamt-AP ist billiger und einfach verfügbar.
- Monitoring einer osteoanabolen Therapie z. B. mit PTH, RANK-Liganden-AK, Cathepsin-K-Inhibitoren, Strontiumranelat, Fluoriden.

Untersuchungsmaterial 1 ml Serum, Plasma, ohne Kühlung stabil.

Bestimmungsmethode Elektrophorese, EIA, LIA, IRMA.

Referenzbereich ▶ Tab. 12.9.

Tab. 12.9 Referenzbereich knochenspezifische AP (in U/l)

Frauen	prämenopausal	11,6–29,6
	postmenopausal	14,2–42,7
Männer		15–41,3

Normbereiche des Bestimmungslabors beachten. Nachweisgrenze meist 2 µg/l. Je nach Assay starke Unterschiede

Bewertung Erhöhte Werte ggü. einem altersentsprechenden Vergleichskollektiv zeigen eine erhöhte Osteoblastenaktivität an. Erhöhte BAP-Werte bei einer High-Turnover-Osteoporose sind unter einer effektiven antiresorptiven Therapie rückläufig.
- **Erhöhte Werte:** z. B. M. Paget, Knochenmetastasen, Osteomalazie, Vit.-D-Mangel, HPT, Körperwachstum, Knochenfrakturen

- **Erniedrigte Werte:** z. B. Hypoparathyreoidismus, hoch dosierte Glukokortikoidmedikation

Störungen und Besonderheiten
Falsch hohe Werte: Kreuzreaktivität mit AP-Isoenzymen bei starker Erhöhung insb. der Leber-AP (abhängig von Qualität des Assays).

12.7.2 Osteocalcin $$$

Osteocalcin (OC) ist ein Marker von hoher Spezifität zur Beurteilung des Knochenumsatzes (▶ Tab. 12.3). OC wird nur durch aktive Osteoblasten synthetisiert. Die Osteocalcinsynthese wird regulativ von 1,25 $(OH)_2$-Vit. D_3 beeinflusst.

Indikationen
- Therapiekontrolle einer Osteoporose (klin. Effektivität noch nicht gesichert)
- Beurteilung der Osteoblastenhemmung unter Glukokortikoidtherapie

Untersuchungsmaterial Pat. nüchtern. Immer morgens abnehmen. 1 ml Serum oder Plasma (EDTA/Heparin), Blutprobe spätestens nach 30 Min. abzentrifugieren, Serum < –20 °C einfrieren.

Bestimmungsmethode ECLIA, andere.

Referenzbereiche ▶ Tab. 12.10.

Tab. 12.10 Referenzbereich Osteocalcin (in µg/l)

Kinder (2–17 J.)	2,8–41
Frauen, prämenopausal	11–70
Frauen, postmenopausal	15–46
Männer 30–50 Jahre	14–52
Männer 50–70 Jahre	14–46

Normbereiche des Bestimmungslabors beachten. Starke Unterschiede je nach Assay, Labor und Alter (Wachstumsphase, prä-/postmenopausal). Maximum bei Kindern während des größten Körperwachstums

Bewertung Die OC-Spiegel steigen zwar häufig nach der Menopause mit progredientem Östrogenmangel an, der OC-Absolutwert erlaubt aber keine Differenzierung zwischen Gesunden und Kranken. Bei Vorliegen von Osteoporose weisen stark erhöhte OC-Werte auf einen High-Turnover hin → vorwiegend antiresorptive Therapie.
- **Erhöhte Werte:** ↑ Knochenumbau mit ↑ Osteoblastenaktivität, z. B. Fraktur, HPT, Knochenmetastasen, prim. Osteoporosen (< ⅓ d. F.), Osteomalazie
- **Erniedrigte Werte:** ↓ Osteoblastenaktivität z. B. bei Glukokortikoid-Osteopathie

Störungen und Besonderheiten
- Tageszeitliche Schwankungen, physiol. OC-Peak am frühen Morgen.
- OC-Messwerte unterschiedlicher Assays sind nicht sicher vergleichbar. Dies ergibt sich daraus, dass i. S. entstehende OC-Fragmente von den Assays in unterschiedlicher Weise erfasst werden.
- **Falsch hohe Werte:** Niereninsuff. (Akkumulation von OC-Fragmenten).
- **Falsch niedrige Werte:** Verlust an Immunreaktivität bei Latenzzeiten in der Probenverarbeitung oder unzureichender Kühlung.

12.7.3 PICP (Prokollagen-I-carboxyterminales Propeptid) $$$

Etwa 90 % der Matrixproteine des Knochens bestehen aus Typ-I-Kollagen. Die Osteoblasten synthetisieren als Präkursor Prokollagen, das an beiden Seiten des Moleküls noch durch sog. Extensionspeptide charakterisiert ist. Diese werden nach Sekretion des Prokollagens vom aminoterminalen Ende (NP) und vom carboxyterminalen Ende (CP) abgespalten und in die Zirkulation freigesetzt. Das Prokollagen-I-carboxyterminale Propeptid (PICP) entsteht somit äquimolar bei der Typ-I-Kollagensynthese. Es ist also ein indirekter Marker der Osteoblastentätigkeit. Das Prokollagen-I-aminoterminales Propeptid (PINP) wird seltener als Marker eingesetzt (▶ Tab. 12.3).

Indikationen
- Osteoporose oder Therapiekontrolle 3– 6 Mon. nach Therapiebeginn
- Marker der Osteoblastentätigkeit/Knochenneubildung: klin. Einsatz noch nicht klar definiert

Untersuchungsmaterial 1 ml Serum oder Plasma (EDTA/Heparin).

Bestimmungsmethode ELISA.

Referenzbereich Erw.: 50–200 ng/ml.

Bewertung
- Abnahmezeitpunkt (zirkadianer Rhythmus), Normbereiche des Bestimmungslabors beachten. Unterschiede nach Assay, Labor, Alter (Wachstumsphase), Geschlecht.
- PICP-Spiegel korrelieren mit der Knochenneubildungsrate.

Sehr hohe Stabilität ggü. Wärme und Degradation (Vorteil ggü. anderen Markern)!

Störungen und Besonderheiten
Falsch hohe Werte: möglicherweise bei Wundheilungsvorgängen (Fibroblastenaktivität). Typ-I-Kollagen wird auch in Haut und Bindegewebe synthetisiert, somit eingeschränkte Spezifität als Marker der Knochenneubildung.

12.8 Marker des Knochenabbaus

12.8.1 Hydroxypyridinium-Crosslinks $$$

Kollagenfibrillen bilden durch Kondensation von Lysin- oder Hydroxylysinresten Quervernetzungsprodukte (Crosslinks) zur strukturellen Stabilisierung. Zwei Hydroxypyridinium-Crosslinks werden unterschieden: **Desoxypyridinolin (DPYRI)** und **Pyridinolin (PYRI)**. Bei der Aufspaltung der Kollagene i. R. des osteoklastären Knochenabbaus gelangen die Crosslinks in die Zirkulation und werden renal eliminiert.

Indikationen
- Reserveparameter, abgelöst durch Bestimmung der β-Crosslaps
- Marker einer erhöhten Knochenresorption (z. B. M. Paget, Knochenfiliae, Osteoporose mit hohem Turnover; ▶ Tab. 12.3)

Untersuchungsmaterial 10 ml Urin. Tagesrhythmik beachten → für den Absolutwert 24-h-Sammelurin oder Morgenurin verwenden. Bei Verlaufskontrollen vergleichbare Sammelperioden beachten bzw. Gewinnung eines Spontanurins zu vergleichbaren Zeiten.

Bestimmungsmethode HPLC, ELISA.

Referenzbereiche ▶ Tab. 12.11.

Tab. 12.11 Referenzbereich Hydroxypyridinium-Crosslinks* (in µg/g Krea)

Beispiele	
DPYRI	25–65
PYRI	160–280

* Referenzwerte des jeweiligen Assays/Labors beachten. Teilweise Angaben in Relation zur Krea-Ausscheidung

Bewertung erhöhter Werte Anzeichen für eine gesteigerte Knochenresorptionsrate. Unter effektiver antiresorptiver Osteoporosetherapie Abfall der Ausscheidung.

Störungen und Besonderheiten Tagesrhythmik beachten! Bei Knorpelabbau (Arthritiden) können v. a. PYRI-Erhöhungen resultieren.

12.8.2 β-Crosslaps $$$

Typ-I-Kollagen-Telopeptide sind Abbauprodukte des Typ-I-Kollagens und werden beim Knochenabbau infolge der Osteoklastenaktivität freigesetzt. β-Crosslaps reflektieren den Kollagenabbau aus reifem Knochen (▶ Tab. 12.3).

Indikationen
- Nachweis einer erhöhten Knochenresorption
- Therapie- und Verlaufskontrolle einer antiresorptiven Therapie

Untersuchungsmaterial Morgens nüchtern, Serum, EDTA-Plasma, Heparin-Plasma.

Bestimmungsmethode ECLIA, ELISA, andere.

Referenzbereich ▶ Tab. 12.12.

Tab. 12.12 Referenzbereich β-Crosslaps (β-CTx; in µg/l)

Erwachsene	< 0,59
Frauen, prämenopausal	< 0,573
Frauen, postmenopausal	< 1,008
Männer 30–50 J.	< 0,584
Männer 50–70 J.	< 0,704
Männer > 70 J.	< 0,854

Angaben des Bestimmungslabors beachten. Referenzwerte abhängig von Assay, Alter, Geschlecht

Bewertung
- Erhöhte β-Crosslaps: Anzeichen für gesteigerte Knochenresorptionsrate
- Erniedrigte Werte: Osteoklastenhemmertherapie

Störungen und Besonderheiten Starke Nahrungsabhängigkeit.

13 Vitamine und Spurenelemente

Birgid Neumeister

13.1 Vitamine 234
13.1.1 Grundlagen 234
13.1.2 Vitamin A (Retinol, Axerophthol) $$$ 234
13.1.3 Vitamin B_1 (Thiamin, Aneurin) $$$ 235
13.1.4 Cobalamin (Vitamin B_{12}, Corrinoide) $$$ 236
13.1.5 Vitamin-B_{12}-Resorptionstest (Schilling-Test) $$$ 238
13.1.6 Folsäure (Pteroylglutaminsäure, Vit. M) $$ 239

13.2 Spurenelemente 241
13.2.1 Grundlagen 241
13.2.2 Diagnosestrategie 241
13.2.3 Magnesium $ 241
13.2.4 Kupfer $$ 242
13.2.5 Zink $$ 243
13.2.6 Selen $$ 244
13.2.7 Chrom $$ 245
13.2.8 Mangan $$ 246
13.3 Toxische Metalle 247

13.1 Vitamine

13.1.1 Grundlagen

Vitamine oder ihre Vorstufen sind essenzielle Nahrungsbestandteile. Ausnahme ist Vit. D (▶ 12.6.2), das nur bei unzureichender Sonnenexposition aufgenommen werden muss. Vit. D erfüllt aber auch in anderer Hinsicht nicht die Definitionskriterien eines Vitamins, sondern die eines Hormons.

Neben der alimentären Zufuhr hat für einige Vitamine die Synthese durch die physiol. Darmflora Bedeutung.

Die Vollbilder des Vitaminmangels (z. B. Rachitis, Skorbut, Beriberi, Pellagra) kommen in Mitteleuropa praktisch nicht mehr vor. Häufigste Ursache von **Hypovitaminosen:** Malassimilationssyndrome sowie schwere Lebererkr., oft kombiniert mit einseitiger Ernährung (Alkoholiker).

Hypervitaminosen mit Krankheitswert werden lediglich bei Vit. A und D beobachtet.

Üblicherweise werden die Vit. nach ihrer Löslichkeit eingeteilt:
- **Wasserlösliche Vit.:** Thiamin (Vit. B_1), Riboflavin (Vit. B_2), Pyridoxin (Vit. B_6), Cobalamin (Vit. B_{12}), Ascorbinsäure (Vit. C), Biotin (Vit. H), Folsäure (Vit. M), Nicotinamid, Pantothensäure
- **Fettlösliche Vit.:** Retinol (Vit. A), Calciferol (Vit. D), Tocopherol (Vit. E), Phyllochinon (Vit. K)

Gesicherte diagn. Relevanz hat hauptsächlich die Bestimmung von Folsäure, Vit. B_{12} und Vit. D. Bei den übrigen Vitaminen sind Spiegelbestimmungen von fragwürdigem Nutzen, da die Beurteilbarkeit der gemessenen Konz. wegen schlecht definierbarer Referenzbereiche stark eingeschränkt ist.

Vit.-K-Bestimmung: keine Indikation i. R. einer rationellen Diagnostik. Ein klin. relevanter Vit.-K-Mangel oder orale Antikoagulanzientherapie können am Quick-Wert beurteilt werden (▶ 24.7.2).

13.1.2 Vitamin A (Retinol, Axerophthol) $$$

Vit. A und sein Provitamin Carotin werden im Duodenum und oberen Jejunum resorbiert. Als fettlösliches Vit. ist die Resorption abhängig von der Mizellenbildung durch Gallensäuren. Biologisch aktive Metaboliten sind Retinol, Retinal und Retinsäure. Die Speicherung erfolgt in der Leber. Im Blut erfolgt der Transport als Komplex mit retinolbindenden Protein (RBP) und Präalbumin. Die RBP-Konz. i. S. korreliert mit dem Vit.-A-Spiegel. Funktionell spielt Vit. A eine spez. Rolle in der Funktion der retinalen Stäbchenzellen beim Dämmerungs- und Nachtsehen (Opsin, Rhodopsin). Ferner ist es ein Schutzstoff für das gesamte Ektoderm und für die Regulation des Knochenwachstums von Bedeutung.

Indikationen
- Malabsorptionssyndrome
- Nachtblindheit: gestörtes Dämmerungssehen, erhöhte Blendempfindlichkeit
- Parenterale Substitutionstherapie (V. a. Überdosierung)

Untersuchungsmaterial Serum, EDTA-Plasma, lichtgeschützt. Blutabnahme nach 12 h Nahrungskarenz.

Bestimmungsmethode Chromatografie (HPLC).

Referenzbereich ▶ Tab. 13.1.

Tab. 13.1 Referenzbereich Vitamin A	
Befund	**Extremgrenzen**
Vit.-A-Mangel	< 100 µg/l (WHO-Empfehlung)
Überdosierung	> 1.000(–2.000) µg/l
Umrechnung: µg/l × 0,0035 µmol/l	

Bewertung Die Vit.-A-Bestimmung dient der Feststellung eines Vit.-A-Mangels. Für die Malabsorptionsdiagnostik sind sowohl die Vit.-A- als auch die Carotin-Bestimmung weniger sensitiv als andere Untersuchungen. Da die Retinolspiegel im Blut erst absinken, wenn die Leberspeicher fast entleert sind, erlaubt der Serumspiegel keinen Rückschluss auf die Vit.-A-Reserve. Das ist neben methodischen Unterschieden **ein** Grund für die unterschiedlichen Referenzbereichsangaben. Nur die Extremgrenzen sind in etwa konsensfähig.

- **Erniedrigte Konz.:**
  - Malabsorptionssy.: Sprue, Zöliakie, Kurzdarm-Sy., Enteritis Crohn, Lambliasis
  - Maldigestionssy.: chron. cholestatische Leber- und Gallenwegserkr. (Gallensäuremangel), exokrine Pankreasinsuff., Lipasemangel
  - Verminderte Vit.-A-Speicherung/Transport/Verlust: Leberzirrhose, Frühgeborene, RBP-(und Präalbumin-)Mangel, nephrotisches Sy.
- **Erhöhte Konz.:** übermäßige Zufuhr durch Selbstmedikation, Vit.-A-Therapie (Akne, Psoriasis)

Störungen und Besonderheiten Keine hämolytischen Proben verwenden. Erniedrigte Werte bei starker Lichteinwirkung.

> **Merke**
> - Versand in Trockeneis, lichtgeschützt.
> - Ein isolierter Vit.-A-Mangel ist selten. Weitere Parameter zur Malabsorption bzw. zur Lebersyntheseleistung beachten!

13.1.3 Vitamin B$_1$ (Thiamin, Aneurin) $$$

Lebensmittel wie Fleisch, Innereien, Getreide, Hülsenfrüchte und Kartoffeln sind bes. reich an Thiamin. Thiaminpyrophosphat (TPP) dient als Coenzym bei der oxidativen Decarboxylierung von Ketosäuren und trägt damit wesentlich zur Energiegewinnung im Organismus bei. Daneben hat Thiamin bei der Erregung von Nervenzellen Bedeutung. Mangelerscheinungen äußern sich überwiegend durch neurol. Störungen (Schlafstörungen, Neuritis, Areflexie, Paresen).

Indikationen Neurol. Störungen, V. a. Wernicke-Enzephalopathie, Korsakow-Sy. (Alkoholabusus), Landry-Paralyse.

Untersuchungsmaterial EDTA-Vollblut.

Bestimmungsmethode Chromatografie (HPLC).

Referenzbereich ▶ Tab. 13.2.

Tab. 13.2 Referenzbereich Thiamin (Vit. B$_1$)	
Substrat	Referenzbereich (µg/l)
Thiamin im Vollblut	Untergrenze: 15–45
	Obergrenze: 50–90
Umrechnung: µg/l × 3,75 = nmol/l	

Bewertung Die Referenzangaben schwanken in weiten Grenzen (▶ Tab. 13.2). Zur Beurteilung der Thiaminversorgung wird auch die Aktivierbarkeit der erythrozytären Transketolase empfohlen. Allerdings hat die Untersuchung keine weite Verbreitung gefunden.

- **Erniedrigte Konz.:**
  - Alimentär: einseitige Ernährung (Alkoholiker). Kaffee, Tee und einige Fischarten (roh) enthalten Thiaminasen (Abbau vor Resorption)
  - Malabsorption: Sprue, Zöliakie, Kurzdarm-Sy., CED
  - Maldigestion: exokrine Pankreasinsuff., cholestatische Gallenwegs- und Lebererkr.
  - Erhöhter Bedarf: Schwangerschaft, Laktation, schwere Muskelarbeit
- **Erhöhte Konz.:** Leukämien, M. Hodgkin, Polycythaemia vera

> **Merke**
> - Probenversand auf Trockeneis (ausnahmsweise Vollblut einfrieren).
> - Bei kohlenhydratreicher Kost oder parenteraler Ernährung steigt der Thiaminbedarf. Bei Pat., bei denen ein alimentärer Mangel wahrscheinlich ist (z. B. Alkoholiker), frühzeitig Substitutionstherapie einleiten (z. B. mit Betabion®).

13.1.4 Cobalamin (Vitamin B$_{12}$, Corrinoide) $$$

Der Vit.-B$_{12}$-Bedarf wird durch tierische Nahrungsmittel gedeckt. Die Resorption im terminalen Ileum ist abhängig von einem in den Parietalzellen der Magenschleimhaut gebildeten Intrinsic Factor (IF). Das Transportprotein im Blut ist Transcobalamin. Vit. B$_{12}$ wird in der Leber gespeichert. Wegen des geringen Verbrauchs decken die Speicher normalerweise den Bedarf für mehrere Jahre. Die bioaktiven Formen von Vit. B$_{12}$ (Methylcobalamin und Adenosylcobalamin) katalysieren als Coenzyme Reaktionen im Protein- und Nukleinsäurestoffwechsel. Darüber hinaus ist Vit. B$_{12}$ auch am Aufbau der Rückenmarksneurone beteiligt. Typische Krankheitsbilder eines Vit.-B$_{12}$-Mangels sind die megaloblastäre Anämie sowie die funikuläre Myelose. Der Stoffwechsel von Vit. B$_{12}$ ist eng mit dem Folsäurestoffwechsel verbunden (▶ 13.1.6). Vit. B$_{12}$ steuert die Aufnahme von Folsäure in die Erys.

Als Cofaktor der mitochondrialen Methylmalonyl-CoA-Mutase ist **Adenosylcobalamin** bei der Umwandlung von Methylmalonyl-CoA zu Succinyl-CoA beteiligt. Ein Anstieg der Methylmalonsäure (MMA) kann deshalb als diagn. Kriterium eines funktionellen intrazellulären Vit.-B$_{12}$-Mangels genutzt werden.

Indikationen Megaloblastäre Anämie, funikuläre Myelose, Malabsorptionssy. (z. B. Enteritis Crohn, Sprue, Autoimmungastritis), Metformin-Therapie.

Untersuchungsmaterial Vit. B_{12}: Serum, EDTA-Plasma. MMA: Serum oder 0,5 ml eines zweiten Morgenurins. Alle Materialien lichtgeschützt! Wenn nicht taggleich im Labor – tiefgefroren.

Bestimmungsmethode Immunoassay (Vit. B_{12}), LC-MS (MMA).

Referenzbereiche ▶ Tab. 13.3.

Tab. 13.3 Referenzbereiche* Vitamin B_{12} (in pg/ml)

Vit.-B_{12}-Mangel	< 150
Nicht beurteilbar	150–250
Ausreichender Vit.-B_{12}-Bestand	> 250

* Der Referenzbereich ist methodenabhängig.

Tab. 13.4 Referenzbereiche für MMA

Im Serum	73–271 nmol/l
Im Urin	< 3,6 mmol/mol Krea

Weiterführende Untersuchungen Holo-Transcobalamin (HoloTC): Von den verschiedenen Bindungsformen des Cobalamins im Blut ist nur das an Transcobalamin gebundene Cobalamin als HoloTC über spez. zelluläre Rezeptoren biologisch aktiv. Daher wird diskutiert, ob **HoloTC** sich zur Erkennung des Frühstadiums eines Vit.-B_{12}-Mangels eignet, wenn das Gesamt-Vit.-B_{12} noch normal sein kann. Bei aufgefüllten Vit.-B_{12}-Speichern stehen andererseits die Bindungsformen im Austausch und sichern eine langfristige Versorgung.

Bewertung
- **Erniedrigte Vit.-B_{12}-Konz.:**
    - Alimentär: streng vegetarische Ernährung
    - IF-Mangel: chron. atrophische Gastritis (Autoimmungastritis, IF-Mangel, Auto-AK gegen IF und/oder Parietalzellen), Magen(teil)resektion
    - Erkr. des terminalen Ileums (Malabsorption): CED (Enteritis Crohn, Backwash-Ileitis bei Colitis ulcerosa), Resektion des terminalen Ileums, Lymphombefall, Sprue, Zöliakie (evtl. auch Eisenmangel, ▶ 23.5.4)
    - Erhöhter Verbrauch oder Verlust: bakt. Fehlbesiedlung des Dünndarms, Fischbandwurm-Befall, schwere chron. Leber- oder Nierenerkr.
    - Medikamentöse Therapie z. B. mit Metformin, Omeprazol
- **Erhöhte Vit.-B_{12}-Konz. (> 1.000 pg/ml):**
    - Iatrogen: Vit.-B_{12}-Gabe
    - Hepatisch: Lebermetastasen, akute und chron. Hepatitis
    - Hämatologisch: Leukämien, Myelosklerose, Polycythaemia vera
- **Methylmalonsäure:** Referenzbereiche ▶ Tab. 13.4
    - ↑ bei Vit.-B_{12}-Mangel
    - ↓ HoloTC-Plasmaspiegel und normale MMA-Konz.: Vit. B_{12} nur im Plasma ↓
    - ↓ HoloTC-Plasmaspiegel und hohe MMA-Konz.: Vit. B_{12} auch intrazellulär ↓

Die MMA-Konz. sinkt etwa 1–2 Wo. nach Beginn einer Vit.-B_{12}-Suplementierung.

Störungen und Besonderheiten
- Kein NaF-Plasma verwenden.
- Falsch niedrige Werte bei starker Lichteinwirkung.
- Der MMA-Spiegel kann bei Patienten mit Niereninsuff., bakt. Fehlbesiedlung des Darms, Methylmalonazidurie sowie bei Rauchern unspezifisch erhöht sein.

> **Merke**
> - Probenmaterial lichtgeschützt (Alufolie) transportieren! Bei Fernversand in Trockeneis.
> - Vit.-B_{12}-Bestimmung zur Dokumentation eines Mangels immer **vor** Schilling-Test (▶ 13.1.5); danach (wie auch nach probatorischer B_{12}-Gabe) ist der Vit.-B_{12}-Spiegel für Monate diagn. nicht mehr verwertbar.
> - Wegen der Interaktion zwischen Folsäure und Vit. B_{12} immer beide Vitamine gemeinsam bestimmen.
> - Bei Anämie durch Folsäure- oder Vit.-B_{12}-Mangel an Überlagerung durch gleichzeitigen Eisenmangel denken.
> - Bei Vit.-B_{12}-Mangel Untersuchung auf IF-Auto-AK i. S.

13.1.5 Vitamin-B_{12}-Resorptionstest (Schilling-Test) $$$

Durch geeignete Variation des Schilling-Tests können drei Ursachen einer mangelhaften intestinalen Aufnahme von Vit. B_{12} unterschieden werden: IF-Mangel, Schädigung des distalen Ileums und Vit.-B_{12}-Abbau durch bakt. Überwucherung. Bei Malabsorptionssy. ist der Schilling-Test zusammen mit anderen Untersuchungen auch zur Lokalisierung der Resorptionsstörung einsetzbar (▶ Tab. 13.5).

Tab. 13.5 Tests zur Lokalisation bei Malabsorptionssyndromen	
Untersuchung	**Lokalisation, Ursache**
Schilling-Test	Distales Ileum
D-Xylose-Test (▶ 10.2.4)	Jejunum
Stuhlfettausscheidung (▶ 15.2.3)	Ileum und Jejunum
Laktose-Toleranztest (▶ 10.2.3)	Laktasemangel (Jejunum)

Testprinzip Radioaktiv markiertes Vit. B_{12} wird oral verabreicht. Der resorbierte Anteil wird im Körper gebunden. Durch i. m. Injektion von 1 mg nicht markiertem Vit. B_{12} wird das radioaktive Vit. B_{12} aus seinem Speicher verdrängt und renal ausgeschieden. Die Ausscheidung der Radioaktivität im 24-h-Urin wird gemessen. Bei Testbeginn und während der ersten 3 h muss der Pat. nüchtern sein.
Je nach Testergebnis und klin. Fragestellung kann der Test in drei Stufen durchgeführt werden:
- Ohne IF-Zugabe
- Mit IF-Zugabe
- Nach antibiotischer Therapie: Metronidazol für 5 d bei V. a. bakt. Überwucherung

Indikationen Ursachenklärung bei nachgewiesenem Vit.-B_{12}-Mangel (Vit.-B_{12}-Bestimmung immer **vor** Schilling-Test). **Cave:** KI beachten: z. B. Schwangerschaft.

Referenzbereich Radioaktivität im 24-h-Urin: > 10 % der verabreichten Radioaktivität.

Bewertung ▶ Tab. 13.6. Eine Urinausscheidung von < 5 % der verabreichten Radioaktivität spricht für eine Resorptionsstörung. Eine Ausscheidung zwischen 5 und 10 % ist nicht interpretierbar → Test frühestens nach 4 d wiederholen, Störungen ausschließen.

Tab. 13.6 Schilling-Test: Bewertung

Ausscheidung	Interpretation
Ohne IF-Zugabe > 10 %	kein Anhalt für Resorptionsstörung
Ohne IF-Zugabe < 5 %	Testwiederholung (frühestens nach 4 d) **mit** IF-Zugabe
Mit IF-Zugabe > 8 %	IF-Mangel
Mit IF-Zugabe < 5 %	Resorptionsstörung durch Darmschädigung oder bakt. Überwucherung (klin. Befunde, Anamnese!). Evtl. Testwiederholung nach antibiotischer Therapie

Störungen und Besonderheiten Falsche Urinsammlung führt zu falschen Ergebnissen.
- Falsch niedrige Ausscheidung: Nahrungsaufnahme vor oder während der ersten 3 h nach Testbeginn; Niereninsuff.
- Nuklearmed. Untersuchungen innerhalb von 3 d vor dem Schilling-Test können stören → Labor **vor** dem Test über das verwendete Nuklid informieren.

> **Merke**
> Auf ausreichende Flüssigkeitszufuhr während der Sammelperiode achten (1,5–2 l/d).

13.1.6 Folsäure (Pteroylglutaminsäure, Vit. M) $$

Folsäure ist als Folat in pflanzlichen und tierischen Geweben weit verbreitet und wird auch von Bakterien (Darmflora!) synthetisiert. Die Resorption erfolgt im Duodenum und Jejunum. Folsäure ist der Grundstoff für das Coenzym Tetrahydrofolsäure (THF) und katalysiert wie Vit. B_{12} Reaktionen im Protein- und Nukleinsäurestoffwechsel. Die Folsäureaufnahme in die Erythrozyten wird durch Vit. B_{12} gesteuert. Häufige Ursache für Folsäuremangelerscheinungen ist neben Malabsorption eine Langzeittherapie mit Antiepileptika oder Folsäure-Antagonisten (Zytostatika, Antibiotika).

Indikationen
- Megaloblastäre Anämie
- Langzeittherapie mit Antiepileptika oder Folsäureantagonisten
- V. a. Folsäuremangel: Mehrlingsschwangerschaften, Langzeithämodialyse, unterernährte Alkoholiker, gesteigerte Erythropoese, Hämoblastosen, Psoriasis, Dermatitis, Stomatitis, Glossitis
- Intraerythrozytäre Folsäuremessung: Diagnosesicherung bei schwankenden Serumspiegeln, Beurteilung des Schweregrads eines Folsäuremangels

Untersuchungsmaterial
- Folsäure im Serum/Plasma: Serum, EDTA-Plasma. Nüchternabnahme, 12 h Nahrungskarenz
- Folsäure in Erys: EDTA-, Heparin-Vollblut

Bestimmungsmethode Kompetitiver Immunoassay.

Referenzbereiche ▶ Tab. 13.7.

Tab. 13.7 Referenzbereiche Folsäure

Folsäure	µg/l	Beurteilung
Im Serum/Plasma	< 2	Mangel
	2–4	nicht beurteilbar
	> 4	ausreichend
Intraerythrozytär	120–800	

Bewertung Normalerweise ist Folsäure überwiegend in den Erys lokalisiert, etwa 5 % finden sich i. S. Die Aufnahme von Folsäure aus dem Plasma in die Erys ist Vit.-B$_{12}$-abhängig. Die Ery-Folsäure erlaubt die Beurteilung des Schweregrads eines Folsäuremangels und ist unabhängig von kurzfristigen Nahrungseinflüssen (▶ Tab. 13.8).

Tab. 13.8 Befundkonstellationen

Folsäure	Folsäuremangel		Vit.-B$_{12}$-Mangel
	latent	manifest	
Im Serum/Plasma	↓	↓	n
Intraerythrozytär	n	↓	↓

Ursachen erniedrigter Werte:
- **Vermindertes Angebot:** einseitige Ernährung (z. B. Alkoholiker, Drogenabhängige); Synthesestörung (Darmflora) durch Langzeittherapie mit Folsäure-Antagonisten (Sulfasalazin, Sulfonamide, Trimethoprim, Tetroxoprim)
- **Gestörte Resorption:** CED, Dünndarmresektion, Sprue, Zöliakie, Antiepileptika, Östrogene (Kontrazeptiva), Salazosulfapyridin
- **Vermehrter Bedarf oder Verlust:** Schwangerschaft, Wachstumsperiode, chron. hämolytische Anämie, chron. Blutungsanämie, Tumoren, Leukämien, Psoriasis, exfoliative Dermatitis

Störungen und Besonderheiten
- **Gestörte Folsäurewirkung (ohne eigentlichen Mangel):** Folsäure-Antagonisten (z. B. Methotrexat, Pentamidin, Triamteren, Pyrimethamin, Daraprim) hemmen die Synthese der biologisch aktiven THF aus inaktiven Vorstufen. Sie führen zu einem verminderten intrazellulären THF-Pool und können eine megaloblastäre Anämie verursachen. Über die Folsäurekonz. unter solchen Bedingungen ist wenig bekannt. Die mit Immunoassays gemessenen Folsäurekonz. können im Referenzbereich liegen, da meist auch inaktive Folsäureformen erfasst werden.

- **Falsch hohe Werte:**
  - Nahrungsaufnahme < 12 h vor Blutentnahme verursacht nicht beurteilbare Ergebnisse (Folsäuregehalt der Nahrung). Ery-Folsäure ist von Nahrungseinflüssen weitgehend unabhängig.
  - Methotrexat: konkurriert mit Bindungsprotein in Immunoassays.

> **Merke**
> - Probenmaterial lichtgeschützt (Alufolie) transportieren! Zum Postversand Probe in Trockeneis.
> - Methotrexattherapie mind. 8 d vor Folsäurebestimmung absetzen.
> - Wegen der Interaktion zwischen Folsäure und Vit. B_{12} immer beide Vit. gemeinsam bestimmen.
> - Bei Anämie durch Folsäure- oder Vit.-B_{12}-Mangel an Überlagerung durch gleichzeitigen Eisenmangel denken.

13.2 Spurenelemente

13.2.1 Grundlagen

Zu den essenziellen Spurenelementen rechnet man Chrom, Eisen, Jod, Kobalt, Kupfer, Mangan, Molybdän, Nickel, Selen, Zink. Trotz seines größeren Vorkommens im Körper wird meist auch Magnesium zu den Spurenelementen gezählt. Die physiol. Bedeutung der essenziellen Spurenelemente liegt in ihrer Funktion als Bausteine von Metalloenzymen und Metalloproteinen. Außerdem aktivieren sie als Cofaktoren Enzyme.

13.2.2 Diagnosestrategie

Die Bestimmung von Spurenelementen hat klin. Bedeutung bei Mangelsituationen (verminderte Absorption, vermehrter Verlust), teilweise auch bei verstärkter Zufuhr (Intoxikation). Mangelsituationen lassen sich am besten durch Messung von Spurenelementen im Gewebe erkennen, aus praktischen Gründen wird die Bestimmung üblicherweise im Blut, Serum und Urin durchgeführt (schlechte Korrelation).

13.2.3 Magnesium $

Höchste Serumkonz. aller Spurenelemente. Die Resorption erfolgt im Dünndarm, die Ausscheidung und Regulation der Homöostase hauptsächlich renal. Magnesium wird glomerulär filtriert und vorwiegend im aufsteigenden Teil der Henle-Schleife rückresorbiert. Es verteilt sich zu 2 % auf den EZR, zu 98 % auf den IZR (Parallelität zu Kalium). 60 % des Magnesiums kommen im Knochen, 35 % in der Skelettmuskulatur, nur 1 % im Plasma vor. Das im Plasma vorkommende Magnesium liegt zu 65–84 % ionisiert, der Rest hauptsächlich albumingebunden sowie zum kleineren Teil komplexgebunden vor. Funktionell aktiviert Magnesium zahlreiche Enzyme (v. a. Na-K-ATPase, darüber hinaus z. B. Aminopeptidasen, Dipeptidasen, Phosphatasen, Glukokinase). In der Muskelzelle wirkt Magnesium als Antagonist von Calcium.

Bei **Hypomagnesiämie** nimmt die Permeabilität der Zellmembranen für Na-, K- und Ca-Ionen zu und es kommt zu einem intrazellulären Calciumanstieg. Eine Hypomagnesiämie kann Ursache einer Hypokalzämie sein (ferner häufig assoziiert mit einer Hypokaliämie). Da die klin. Symptome einer Hypokalzämie und Hypomagnesiämie ähnlich sind, ist die parallele Bestimmung beider Parameter sinnvoll. Hypomagnesiämie führt häufig zu Hypertonie, Hypermagnesiämie zu Hypotonie.

Indikationen
- Herzrhythmusstörungen
- Neuromuskuläre Übererregbarkeit: Tremor, gesteigerte Sehnenreflexe, Muskelzuckungen, Tetanie, Krämpfe
- Diuretikatherapie, parenterale Ernährung, Niereninsuff., Hypokalzämie, Malabsorptionssy.

Untersuchungsmaterial Serum, Plasma, 24-h-Urin.

Bestimmungsmethode
- Atomabsorptionsspektrometrie (AAS)
- Fotometrisch mithilfe der Komplexbildner Xylidylblau oder Calmagit

Referenzbereiche ▶ Tab. 13.9.

Tab. 13.9 Referenzbereiche Magnesium	
Erwachsene	0,7–1,0 mmol/l
Kinder 6–14 J.	0,6–1,0 mmol/l
Neugeborene	0,4–1,0 mmol/l
Erwachsene (Urin)	3–5 mmol/d

Bewertung
Erniedrigte Werte:
- **Verminderte Resorption:** alimentär (verminderte Zufuhr, Fasten, Alkoholismus, parenterale Ernährung), Colitis ulcerosa, Enteritis Crohn, Zöliakie, exokrine Pankreasinsuff., Laxanzienabusus, Z. n. Dünndarmteilresektion, hereditärer Magnesiumabsorptionsdefekt
- **Vermehrter renaler Verlust:** Diuretikatherapie (Schleifendiuretika, Thiazide), Tubulusschädigung durch Therapie mit Aminoglykosiden, Cisplatin, Ciclosporin A, nephrotisches Sy., prim. und sek. HPT, Hyperaldosteronismus, angeborene tubuläre Rückresorptionsstörung, osmotische Diurese (Diab. mell.)

Erhöhte Werte: akutes und chron. Nierenversagen

Störungen und Besonderheiten
- **Falsch hohe Werte:** Hämolyse
- **Aussagewert von Magnesium i. S.:** beschränkt, da schlechte Korrelation mit intrazellulärem Magnesium. Mögliche Verbesserung: Messung in Blutzellen (auch schlechte Korrelation mit Muskelzellen). Hilfreich ist ergänzende Bestimmung i. U.

13.2.4 Kupfer $$

Kupfer wird im Dünndarm resorbiert. Es gelangt an Albumin gebunden zur Leber und wird dort an Metallothionein gebunden. Der größte Teil des Kupfers verlässt die Leber als Coeruloplasmin (▶ 6.3.4). Die Kupferausscheidung erfolgt überwiegend biliär, zu 1–3 % renal. Im Plasma liegen 90–95 % in Form von Coeruloplasmin vor. Der Rest ist an Albumin und Aminosäuren gebunden.

Kupfermangel führt durch Aktivitätsminderungen der Metalloenzyme zu einer Reihe hierdurch bedingter Störungen (z. B. Neutropenie, hypochrome Anämie, Knochen- und Bindegewebsveränderungen, neurol. Störungen). Eigenständige prim. Erkr. des Kupferstoffwechsels:

- **Wilson-Krankheit:** Kupferspeicherkrankheit durch verminderten Einbau von Kupfer in Apocoeruloplasmin und Anreicherung von Kupfer zunächst in der Leber, später in Gehirn und Nieren. Die verminderte Bildung von Coeruloplasmin führt zur verminderten biliären Kupferausscheidung sowie einer Erniedrigung der Serumkonz. von Coeruloplasmin und Kupfer. Kompensatorische Erhöhung der renalen Ausscheidung von albumin- und aminosäuregebundenem Kupfer. Diagnostik ▶ 6.3.4
- **Menkes-Sy.:** genet. bedingte Kupfertransportstörung, die sich klin. als Kupfermangelkrankheit äußert. Diagnostik ▶ 6.3.4

Indikationen
- V. a. Wilson-Krankheit, Menkes-Sy.
- Längere parenterale Ernährung

Untersuchungsmaterial Serum, 24-h-Urin.

Bestimmungsmethode
- AAS
- Fotometrisch mit Bathocuproindisulfonat als Komplexbildner

Referenzbereiche ▶ Tab. 13.10.

Tab. 13.10 Referenzbereiche Kupfer		
Erwachsene	Serum	80–120 µg/dl
	Urin	10–50 µg/d
Neugeborene	Serum	9–46 µg/dl

Bewertung
Erhöhte Werte:
- **Urin:** M. Wilson
- **Serum:** akute Entzündungen (durch Erhöhung von Coeruloplasmin als Akute-Phase-Protein). Lebererkr., akute Leukämie, aplastische Anämie, Bronchial-, Mamma-, Prostata- und Leberzell-Ca, Thyreotoxikose, 3. Schwangerschaftstrimenon (2- bis 3-fach), Östrogentherapie, orale Kontrazeptiva

Erniedrigte Werte (Serum): M. Wilson, Menkes-Sy. Nutritiver Kupfermangel bei Neugeborenen und Säuglingen, nephrotisches Sy.

Störungen und Besonderheiten
- **Falsch hohe Werte:** Kontamination der Probengefäße und Reagenzien
- **Falsch niedrige Werte:** übermäßiges Eisen- oder Zinkangebot (konkurrierende Absorption)

13.2.5 Zink $$

Zink wird im oberen Dünndarm resorbiert. Im Plasma zeigt es eine hohe Plasmaproteinbindung (α_2-Makroglobulin, Albumin, Transferrin, Aminosäuren). Die Konz. freier Zinkionen sowie der intrazelluläre Gehalt sind gering. Die Zinkausscheidung erfolgt überwiegend biliär, zu einem geringen Anteil renal. Zink wirkt als Aktivator für diverse Enzyme, ist Bestandteil von Metalloenzymen und Metallothionein sowie Cofaktor des Hormons Thymulin (T-Zelldifferenzierung). Daneben ist es an den zellulären Schutzfunktionen vor reaktiven Sauerstoffspezies beteiligt. Zinkmangel bedingt eine Reihe unterschiedlicher Störungen (Haarausfall, Parakeratose, Akrodermatitis, Wundheilungsstörungen, Hypogonadismus etc.). Besonders ausgeprägt können immunol. Veränderungen sein, die bis zur lebensbedrohlichen Immundefizienz führen können.

Indikationen
- Fragliche Unterversorgung des Körpers mit Zink oder allg. mit Spurenelementen
- Akrodermatitis enteropathica
- Wundheilungsstörungen
- Lange dauernde parenterale Ernährung
- Kontrolle bei Erkr., bei denen sek. Zinkmangel zu erwarten ist: Enteritis Crohn, Colitis ulcerosa, Leberzirrhose, nephrotisches Sy., Penicillamintherapie

Untersuchungsmaterial Serum, Plasma, 24-h-Urin.

Bestimmungsmethode AAS.

Referenzbereiche ▶ Tab. 13.11.

Tab. 13.11 Referenzbereiche Zink		
Erwachsene	Serum	60–120 µg/dl
	Urin	250–850 µg/l
Kinder	Serum	75–100 µg/dl

Bewertung Beurteilung immer im Zusammenhang mit Gesamtprotein im Serum. **Cave:** hohe Serumproteinbindung von Zink!
Erhöhte Werte: iatrogen, Selbstmedikation
Erniedrigte Werte:
- Alimentär: parenterale Ernährung, Alkoholabusus
- Verminderte Resorption: Akrodermatitis enteropathica (hereditäre Malabsorption von Zink), Enteritis Crohn, Colitis ulcerosa, Zöliakie (Sprue), bei Fruktosemalabsorption
- Vermehrte Zinkausscheidung: nephrotisches Sy. Vermehrte Ausscheidung und verminderte Resorption: Diab. mell.
- Veränderte Zinkverteilung: Myokardinfarkt, OPs, Stress, Infektionen, Leberzirrhose, Leberzell-Ca
- Gestörte Speicherung: Sichelzellenanämie

Störungen und Besonderheiten
- **Falsch hohe Werte:** Hämolyse, Kontamination der Probengefäße, Therapie mit zinkhaltigem Heparin
- **Serum/Gewebe:** Die Zinkkonz. i. S. gibt die Verhältnisse im Gewebe nur sehr eingeschränkt an (wie bei anderen Spurenelementen, ▶ 13.2.3)

13.2.6 Selen $$

Selen wird mit der Nahrung in Form von Selenat und Selenit sowie Organoselenverbindungen wie Selenocystein und Selenomethionin aufgenommen. Renale Ausscheidung. Im Plasma ist Selen zu ⅔ an das Selenoprotein P gebunden. Selen liegt als Selenocystein vor und ist Bestandteil des Enzyms Glutathionperoxidase. Hieraus erklärt sich die Funktion als Antioxidans und Radikalfänger. 5'-Jodthyronin-Dejodase ist als weiteres selenhaltiges Enzym bekannt. Es bewirkt die Dejodierung von Thyroxin. Die Folgen eines Selenmangels werden v. a. auf eine verminderte Aktivität der selenabhängigen Glutathionperoxidase und damit vermehrte Zellschädigung durch Sauerstoffradikale zurückgeführt. Vit.-E-Mangel verstärkt die Mangelerscheinungen.

Indikationen
- Lange dauernde parenterale Ernährung
- Muskeldystrophie, Kardiomyopathie
- V. a. Selenintoxikation. Akut: Reizung der Augen und Atemwege. Chron.: anhaltender Knoblauchgeruch, GIT-Beschwerden u. a.

Untersuchungsmaterial Serum, Urin.

Bestimmungsmethode AAS.

Referenzbereiche ▶ Tab. 13.12.

Tab. 13.12 Referenzbereiche Selen

Alter	Serum (µg/dl)	Urin (µg/d)
Erwachsene	7–14	5–30
Säuglinge		
• < 1. Mon.	2–8	–
• 1.–4. Mon.	1–5	–
• 5.–12. Mon.	2–8	–
Kinder > 1 J.	7–14	–

Bewertung
Erniedrigte Werte:
- Alimentärer Mangel, parenterale Ernährung
- Muskeldystrophien, kongestive Kardiomyopathie, Leberzirrhose, Leberzell-Ca, Sichelzellanämie, chron. Niereninsuff. (eher Folge als Ursache der Erkr.)
- M. Keshan: myofibrilläre Dystrophie der Skelett- und Herzmuskulatur, vermehrte Hämolyserate und Methämoglobinbildung (Vorkommen nur in extrem selenarmen Gebieten Chinas). Auch verminderte Glutathionperoxidase-Aktivität

Erhöhte Werte:
- Berufsbedingte Intoxikationen: Glas-, Porzellan-, Elektroindustrie
- Unkontrollierte Selbstmedikation, nutritive Überversorgung

13.2.7 Chrom $$

Chrom wird im oberen Dünndarm resorbiert. Die Resorptionsrate ist gering. Die Chromausscheidung erfolgt über die Niere. Chrom ist hauptsächlich an Transferrin gebunden, und es steht mit dem Glukosestoffwechsel in Zusammenhang. Chrommangel führt zu einer gestörten Glukosetoleranz und verursacht eine Insulinresistenz. Nach Chromsubstitution ist dieser Zustand reversibel (geringe klin. Bedeutung wegen der Seltenheit des Chrommangels).

Indikationen
- Parenterale Ernährung
- V. a. Chrommangel
- V. a. Chromintoxikation (berufsbedingter Umgang mit chromhaltigem Staub und Dämpfen in Stahl-, Farbstoff-, Glas- und Gummiindustrie)

Untersuchungsmaterial Serum, Urin.

Bestimmungsmethode AAS.

Referenzbereiche ▶ Tab. 13.13.

Tab. 13.13 Referenzbereiche Chrom (in µg/l)	
Serum	< 0,5
Urin	5–20

Bewertung
- **Erhöhte Werte:** terminale Niereninsuff., ambulante Peritonealdialyse, insulinpflichtiger Diab., Chromintoxikation
- **Erniedrigte Werte:** parenterale Ernährung, Infektionen, Stress, Schwangerschaft

13.2.8 Mangan $$

Mangan wird im Dünndarm resorbiert. Die Ausscheidung erfolgt biliär. Im Plasma ist Mangan an Transferrin gebunden. Intrazellulär kommt es in Leber, Knochen, Pankreas, Niere und im Blut vorwiegend in mononukleären Zellen vor. Es ist Cofaktor einer Reihe von manganabhängigen Enzymen und Bestandteil des Metalloenzyms Superoxiddismutase. Trotz der Verbreitung von Mangan in Metalloenzymen und als Enzym-Cofaktor gibt es wenige Mangelerscheinungen.

Indikationen
- V. a. Manganintoxikation: berufsbedingter Umgang mit manganhaltigen Dämpfen und Mangandioxidstaub in Stahl- und Farbstoffindustrie
- Lange dauernde parenterale Ernährung

Untersuchungsmaterial Vollblut, Serum, Urin.

Bestimmungsmethode AAS, ICP-Technik.

Referenzbereiche ▶ Tab. 13.14.

Tab. 13.14 Referenzbereiche Mangan (in µg/l)	
Vollblut	7,0–10,5
Serum	0,4–1,2
Urin	0,2–1,0

Bewertung
Erniedrigte Werte: längere parenterale Ernährung, z. T. bei Epilepsie und postmenopausaler Osteoporose

Erhöhte Werte:
- Manganintoxikation, teilweise bei akuter und chron. aggressiver Hepatitis, schwerer ischämischer Herzkrankheit, dialysepflichtiger Niereninsuff. (Bedeutung ungeklärt)
- Eisenresorptionsstörungen (vermehrte Manganresorption)

Störungen und Besonderheiten Kontamination der Probengefäße und Reagenzien.

13.3 Toxische Metalle

Mit dem Begriff „akzidentelle Spurenelemente" werden häufig einige Metalle sowie auch Nichtmetalle bezeichnet, die in Spuren im menschlichen Körper vorkommen, aus der Nahrung, aus Wasser, Luft u. a. Umweltquellen stammen und im menschlichen Organismus toxische Wirkungen unterschiedlichster Art ausüben. Oft besteht die Wirkung in einer Inhibition von Enzymen. Typische Vertreter: Aluminium, Blei, Cadmium, Quecksilber und Thallium. Für die Zurückführung einer Erkr. auf Intoxikationen mit diesen Metallen ist ihre Bestimmung im Blut und Urin von großer Bedeutung.

Indikationen
- Überwachung exponierter Personen: Arbeiter in aluminium-, blei- oder cadmiumverarbeitenden Betrieben; Personen, die mit thalliumhaltigen Schädlingsvernichtungsmitteln (z. B. Rattengift) umgehen
- Dialysepatienten mit Aluminiummedikation
- Pat. mit typischen Zeichen einer akuten oder chron. Metallvergiftung, insb. bei bekannter oder vermuteter Exposition

Untersuchungsmaterial Vollblut (Aluminium, Blei, Cadmium, Quecksilber, Thallium), Serum, Plasma (Aluminium), Erys (Blei), Urin (Aluminium, Blei, Cadmium, Quecksilber, Thallium).

Bestimmungsmethode AAS.

Referenzbereiche ▶ Tab. 13.15.

Tab. 13.15 Referenzbereiche für toxische Metalle

Metall	Untersuchungsmaterial	µg/l
Aluminium	Vollblut	2,0–7,0
	Serum	2,1–4,3
	Plasma	3,5–4,8
	Urin	18,0–21,0
Blei	Vollblut	50–270
	Urin	3–18
	Erythrozyten	120–450
Cadmium	Vollblut	0,3–2,7
	Urin	0,1–2,6
Quecksilber	Vollblut	< 7,2
	Urin	< 26,4

Tab. 13.15 Referenzbereiche für toxische Metalle *(Forts.)*

Metall	Untersuchungsmaterial	µg/l
Thallium	Vollblut	< 5,0
	Urin	0,05–20,0

Bewertung
Aluminium:
- Bei normaler Nierenfunktion auch bei erhöhter Aufnahme üblicherweise keine Anreicherung, nur bei Zufuhr sehr hoher Dosen. Bei eingeschränkter Nierenfunktion Anreicherung in Knochen und Geweben. Serumspiegel korreliert schlecht mit Ausmaß der Ablagerung.
- Hochtoxische Wirkungen auf das ZNS (z. B. M. Alzheimer, ursächlicher Zusammenhang unklar).
- Knochenschmerzen in Hüften und Oberschenkeln, progressive Lungenfibrose, Pneumothorax, Herzschädigungen.

Blei:
- Zu etwa 90 % Ablagerung in Erys. Schädigung der Erys, Hemmung der δ-Aminolävulinsäure-Dehydratase mit vermehrter Ausscheidung von δ-Aminolävulinsäure und Koproporphyrinen i. U.
- Schädigende Wirkung in glatter Muskulatur und motorischem Nervensystem.
- Bei akuten Bleivergiftungen Koliken, Hämolyse, Leberversagen, Atemstörungen und Lähmungen.

Cadmium:
- Aufnahme v. a. über Nahrung und Zigarettenrauchen. Ablagerung in Leber, Niere, Lunge, Testes, Ovarien, Muskel.
- Schädigungen hauptsächlich in der Niere.
- Hemmt Eisenresorption und kann zu Eisenmangelanämie führen.

Quecksilber:
- Aufnahme über die Lunge als Dämpfe, Resorption über Schleimhäute und GIT.
- Akute Quecksilbervergiftung: Übelkeit, Metallgeschmack, Erbrechen, Nierenschädigung mit Anurie und Urämie.
- Chron. Quecksilbervergiftung: durch Saatgutbeizen, Holzbeizen, Quecksilberdämpfe am Arbeitsplatz, lokale Antimykotika, Amalgam (unklar). Schleichende Symptome: Tremor, physische Schwäche, Kopfschmerz, Hautveränderungen, Haarausfall.

Thallium: bei akuter Vergiftung Erbrechen, starke Bauchschmerzen, retrosternale Schmerzen, Haarausfall, Muskellähmungen, Tachykardie, kardiogener Schock.

Störungen und Besonderheiten
Bei der Bestimmung der toxischen Metalle ist streng auf Kontaminationsvermeidung zu achten. Gefahr der Verunreinigung der verwendeten Gefäße und Messgeräte, insb. bei Aluminium und Blei.

14 Porphyrinstoffwechsel

Birgid Neumeister

14.1 **Krankheitsbilder** 250
14.1.1 Grundlagen 250
14.1.2 Hereditäre Porphyrien 250
14.1.3 Sekundäre Porphyrinopathien 252
14.2 **Diagnosestrategie** 252
14.2.1 Grundlagen 252
14.2.2 Hoesch-Test $ 253
14.2.3 δ-Aminolävulinsäure, Porphobilinogen, Gesamt-Porphyrine im Urin $$–$$$ 253
14.2.4 Porphyrindifferenzierung im Urin $$$ 255
14.2.5 Porphyrinbestimmung in Stuhl und Erythrozyten $$$ 256

14.1 Krankheitsbilder

14.1.1 Grundlagen

Die Biosynthese des Häms ist ein komplexer, enzymatisch gesteuerter Stoffwechselablauf (▶ Abb. 14.1). Ausgehend von Succinyl-CoA und Glycin entsteht über δ-Aminolävulinsäure (DALS, ALS, ALA) und Porphobilinogen (PBG) Octacarboxy-Porphyrinogen (= Uroporphyrinogen). Nach Oxidation zu Protoporphyrin und Einbau eines Eisenmoleküls wird es als Häm bezeichnet. Je nach Proteinkomponente stellt Häm die funktionelle Gruppe in Hämoglobin, Myoglobin, Zytochromen, Peroxidasen u. a. Hämoproteiden dar.

14.1.2 Hereditäre Porphyrien

Seltene Krankheiten, die auf genet. bedingten Enzymdefekten der Hämbiosynthese beruhen. Nach der vorwiegenden Lokalisation der Störung unterscheidet man hepatische und erythropoetische Porphyrien. Beide Gruppen umfassen mehrere Formen (▶ Tab. 14.1).
- **Erythropoetische Porphyrien:** Manifestation im Kindesalter. Porphyrinablagerungen in der Haut bewirken eine Fotosensibilität, die bei Lichtexposition zu Hautschäden führt (Fotodermatose). Die kongenitale erythropoetische Porphyrie ist sehr selten, eine ausgeprägte Fotosensibilität obligatorisch, im Krankheitsverlauf entwickelt sich eine hämolytische Anämie. Eine Fotosensibilität ist fakultativ und oft nur gering ausgeprägt („Sonnenurtikaria"). Ein Leberschaden durch Ablagerung von Protoporphyrin kennzeichnet die erythrohepatische Form, erkennbar an der Ausscheidung von Koproporphyrin i. U.
- **Akute hepatische Porphyrien:** In der Latenzphase sind Pat. beschwerdefrei, die Porphyrinausscheidung i. U. ist in weiten Grenzen variabel. Das akute klin. Porphyrie-Sy. beruht auf der massiven Induktion der DALS-Synthase durch eine zusätzliche Noxe (zahlreiche Medikamente, Alkohol, Sexualhormone, prämenstruell, Nahrungskarenz und Infektionen). Listen über verträgliche und unverträgliche Medikamente s. Lehrbücher der Inneren Medizin und Anhang der Roten Liste.

Tab. 14.1 Formen der hereditären Porphyrien*	
Erythropoetische Porphyrien	• Kongenitale erythropoetische Porphyrie (M. Günther) • Erythropoetische (erythrohepatische) Protoporphyrie (dritthäufigste Porphyrie)
Akute hepatische Porphyrien*	• **Typ 1:** PBG-Synthase-(= DALS-Dehydratase-)Defekt • **Typ 2:** Uroporphyrinogen-Synthase-Defekt = akute intermittierende Porphyrie (AIP); zweithäufigste Porphyrie und häufigste **akute** Porphyrie • **Typ 3:** Koproporphyrinogen-Oxidase-Defekt = hereditäre Koproporphyrie • **Typ 4:** Protoporphyrinogen-Oxidase-Defekt = Porphyria variegata
Chron. hepatische Porphyrien	• Chron. hepatische Porphyrie (Porphyria cutanea tarda, PCT); häufigste Porphyrie

* www.porphyria-europe.org

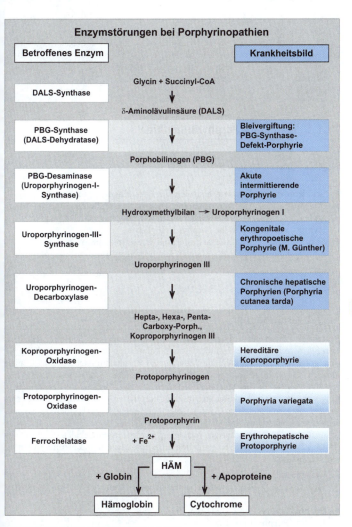

Abb. 14.1 Störungen der Hämsynthese [L157]

- **Chron. hepatische Porphyrien:** Ursache ist eine genet. oder toxische Enzymstörung (evtl. mit genet. Komponente). Entwicklung über mehrere latente Stadien (A–C) in Mon. bis J. zur klin. manifesten PCT (D). Die Entwicklung wird durch Alkohol und Östrogene (Ovulationshemmer) beschleunigt.

> **Bleivergiftung**
> Blei hemmt mehrere Enzyme der Hämbiosynthese. Die **akute** Bleivergiftung entspricht dem klin. Bild einer akuten Porphyrie. Bei **chron.** Bleivergiftung entwickelt sich eine Anämie. Eine genet. Komponente ist möglich. Diagn. Hinweise sind eine vermehrte DALS-Ausscheidung i. U. und erhöhte Bleispiegel.

14.1.3 Sekundäre Porphyrinopathien

! Klinisch asymptomatisch!

- **Sek. Koproporphyrinurie:** assoziiert mit Leberschäden, Tumoren, Blutbildungsstörungen, Medikamenten, Inf., Diab. mell., hereditären Hyperbilirubinämien, Intoxikationen, Schwangerschaft, Nahrungskarenz. Übergang in (sympt.) chron. hepatische Porphyrie möglich
- **Sek. Protoporphyrinämie:** assoziiert mit Schwermetallintoxikationen, Blutbildungsstörungen, Vit.-B_6-Mangel, Alkoholabusus, Isoniazidtherapie

14.2 Diagnosestrategie

14.2.1 Grundlagen

Prinzipiell führen genet. oder toxische Enzymstörungen zu Schwachstellen im Porphyrinstoffwechsel. Es resultiert eine Akkumulation der vor dem Block liegenden Stoffwechselmetaboliten. Die Messung der Porphyrinmetaboliten i. U. spielt klinisch eine wichtige Rolle. Porphyrinbestimmungen im Stuhl und im Blut (Plasma, Erys) sowie die dir. Messung der Enzymaktivität können von diagn. Bedeutung sein, da zwischen akuten hepatischen Porphyrien im Porphyrinmuster fließende Übergänge bestehen. In Frühstadien und Latenzphasen können Basisuntersuchungen weitgehend unauffällig sein, sodass Verlaufsbeobachtungen und/oder weiterführende Untersuchungen notwendig werden. Im Einzelfall kann die Diagnostik schwierig sein. Die Konsultation eines spezialisierten Zentrums ist häufig empfehlenswert.

Basisdiagnostik
- **Hoesch-Test** (▶ 14.2.2): weniger störanfällige Variante des Watson-Schwartz-Tests
- **Porphyrinvorstufen i. U.:** DALS, PBG
- **Gesamt-Porphyrine i. U.:**
  - Wenn vermehrt: Porphyrindifferenzierung i. U. Uroporphyrin (Octacarboxy-Porphyrin), Hepta-, Hexa-, Pentacarboxy-Porphyrin, Koproporphyrin (Tetracarboxy-Porphyrin), ggf. Isomere I und III
  - Wenn Latenzphase möglich: Verlaufskontrolle, spezielle Untersuchungen → spezialisiertes Zentrum

Weiterführende Diagnostik (in spezialisierten Zentren) Enzymaktivitätsdiagnostik: Porphyrine im Stuhl, in Erys und im Plasma, molekularbiol. Mutationsnachweis.

14.2.2 Hoesch-Test $

Indikationen Schnelltest zum Ausschluss/Bestätigung einer akuten intermittierenden Porphyrie (z. B. DD akutes Abdomen) in Notfallsituationen (nachts, Wochenende).

Untersuchungsmaterial Frischer Spontanurin, lichtgeschützt.

Bestimmungsmethode Farbreaktion mit Dimethylaminobenzaldehyd (Ehrlichs Reagenz).

Referenzbereich **Nachweisgrenze:** 5–15 mg/l.

Bewertung Qualitativer Schnelltest zur Feststellung einer vermehrten PBG-Ausscheidung i. U. Bei akuter klin. Symptomatik:
- **Positive Reaktion:** dringender V. a. akute hepatische Porphyrie
- **Negative Reaktion:** akute hepatische Porphyrie unwahrscheinlich

Störungen und Besonderheiten
- **Falsch pos. Reaktion:** Pirprofen.
- **Cave:** Urobilinogen, die häufigste Störung des Watson-Schwartz-Tests, reagiert im Hoesch-Test nicht.

> **Merke**
> - Test nur durchführen, um notfallmäßig den V. a. ein akutes Porphyrie-Sy. zu erhärten oder zu widerlegen. Die häufigste Form ist die akute intermittierende Porphyrie (AIP). Das akute Porphyrie-Sy. geht häufig mit den Symptomen eines akuten Abdomens einher. Die meisten Pat. mit akuter hepatischer Porphyrie werden ein oder mehrmals operiert, bevor die Diagnose gestellt wird.
> - Der sehr seltene Typ 1 (PBG-Synthase-Defekt) und eine akute Bleivergiftung werden nicht sicher erfasst, da PBG meist nicht stark erhöht ist.
> - Test kann keinesfalls Porphyriediagnostik ersetzen (wenig sensitiv). Quantitative Urin-Porphyrindiagnostik vorziehen bzw. ggf. nachholen.

14.2.3 δ-Aminolävulinsäure, Porphobilinogen, Gesamt-Porphyrine im Urin $$–$$$

Indikationen
- Akute und chron. hepatische Porphyrien, erythropoetische Porphyrien
- Porphyrinopathien bei: Bleivergiftung u. a. Schwermetallintoxikationen, chron. Leberschädigung (z. B. durch Alkohol), hämatol. Krankheiten, Medikamenten-NW, Intoxikationen mit chlorierten Aromaten (Hexachlorbenzol, chlorierte Biphenyle, Vinylchlorid, TCDD)

Untersuchungsmaterial 24-h-Urin. Lagerung und Transport: gekühlt, lichtgeschützt.

Bestimmungsmethode
- DALS, PBG ($$$):
  - Trennung über Ionenaustauschersäulen und fotometrische Quantifizierung als Farbkomplexe mit Ehrlichs Reagenz
  - HPLC

- **Gesamt-Porphyrine ($$):** fotometrisch nach Aufarbeitung mittels Anionenaustauscher

Referenzbereich ▶ Tab. 14.2.

Tab. 14.2 Referenzbereiche DALS, PBG, Gesamt-Porphyrine (Urin)

	Konventionelle Einheiten*	SI-Einheiten*
DALS	< 6,5 mg/d	< 50 µmol/d
PBG	< 1,7 mg/d	< 7,5 µmol/d
Gesamt-Porphyrine	< 100 µg/d	< 120 nmol/d

* Umrechnungsfaktoren: DALS: mg × 7,626 = µmol, PBG: mg × 4,42 = µmol, Gesamt-Porphyrine: Umrechnung hängt vom MG der einzelnen Porphyrine ab

Bewertung
Normale Werte (DALS, PBG und Gesamt-Porphyrine i. U.):
- Akutes Stadium einer hepatischen Porphyrie ausgeschlossen.
- Latenzphase (insb. bei chron. Formen) aber möglich. Bei entspr. Verdacht daher weiterführende Untersuchungen durchführen (wiederholte Bestimmungen, Bestimmung bei klin. Symptomatik, spezielle Untersuchungen).
- Erythropoetische Protoporphyrie: Protoporphyrin ist lipophil und wird daher nicht mit dem Urin, sondern mit der Galle ausgeschieden. Nachweis im Stuhl, in Erys und im Plasma. Porphyrinausscheidung i. U. (Koproporphyrinurie) nur bei hepatischer Komponente (erythrohepatische Protoporphyrie).

Erhöhte Werte:
- Hereditäre Porphyrien:
  - Erythropoetische Porphyrien: kongenitale erythropoetische Porphyrie (M. Günther), erythrohepatische Protoporphyrie
  - Akute hepatische Porphyrien: akute intermittierende Porphyrie, hereditäre Koproporphyrie, Porphyria variegata, PBG-Synthase-(DALS-Dehydratase-)Defekt
  - Chron. hepatische Porphyrien: PCT und Latenzstadien
- Bleivergiftung
- Sek. (asympt.) Porphyrinopathie: sek. Koproporphyrinurie: Leberschädigungen (Alkohol, Zirrhose, Medikamente, Fettleber, Hepatitis, Cholestase), Bili-Transportstörung (Dubin-Johnson-Sy., Rotor-Sy., M. Meulengracht), Medikamente (Sedativa wie Barbiturate; Antibiotika wie Sulfonamide; Sulfonylharnstoffe; Östrogene); hämatol. Krankheiten (Anämien: Eisenmangelanämie, hämolytische Anämie, Thalassämie, Vit.-B$_{12}$-Mangelanämie; Hämochromatose; Hämosiderose; Leukämien; Hämoblastosen); Neoplasien, Infektionskrankheiten, Intoxikationen (Alkohol; Schwermetalle; halogenierte Aromaten), Hungerzustände, Schwangerschaft, Herzinfarkt

Störungen und Besonderheiten
- **Falsch niedrige Werte:** Lichtexposition des Sammelurins (bes. gravierend bei niedrigen Konz.)
- **Falsch hohe Werte (PBG):** Phenothiazine

> **Merke**
> - Porphyrinausscheidung i. U. zeigt tageszeitliche Schwankungen. Zum Ausschluss einer Porphyrie immer 24-h-Sammelurin untersuchen.

- Im akuten Stadium mit hoher Porphyrinausscheidung ist auch frischer Spontanurin ausreichend.

14.2.4 Porphyrindifferenzierung im Urin $$$

Indikationen Differenzierung einer vermehrten Urin-Porphyrinausscheidung (mit oder ohne DALS und PBG).

Untersuchungsmaterial 24-h-Urin. Lagerung und Transport: gekühlt, lichtgeschützt.

Bestimmungsmethode
- HPLC nach Extraktion
- Dünnschichtchromatografie nach Extraktion (HPTLC)

Referenzbereich ▶ Tab. 14.3.

Tab. 14.3 Referenzbereiche Porphyrindifferenzierung

	Konventionelle Einheit (µg/d)	SI-Einheit (nmol/d)
Uroporphyrin	< 50	< 60
Heptacarboxyporphyrin	< 15	< 20
Hexacarboxyporphyrin	< 15	< 20
Pentacarboxyporphyrin	< 15	< 20
Koproporphyrin	< 100	< 150
Tricarboxyporphyrin	< 15	< 20
Protoporphyrin	nicht nachweisbar	nicht nachweisbar

Bewertung ▶ Tab. 14.4.

Tab. 14.4 Befundkonstellation Urin-Porphyrine

	Stadium	DALS	PBG	Ges.-P	Uro-P	Kopro-P
Akut intermittierende Porphyrie	akut	↑↑	↑↑	↑↑	↑↑	↑↑
	latent	n–↑	n–↑	n–↑	n–↑	n–↑
Porphyria variegata	akut	↑(↑)	↑(↑)	↑↑	↑(↑)	↑(↑)
	latent	n	n	n	n	n–↑
Hereditäre Koproporphyrie	akut	↑(↑)	↑(↑)	↑↑	↑	↑↑
	latent	n–↑	n–↑	↑↑	n–↑	↑↑
Chron. hepatische Porphyrien		n–↑	n	↑↑	↑(↑)	↑
Sek. Koproporphyrinurie		n–↑	n	↑(↑)	n–↑	↑(↑)
Bleivergiftung	akut	↑↑	n–↑	↑↑	n–↑	↑↑
	chronisch	↑	n	↑	n–↑	↑

Tab. 14.4 Befundkonstellation Urin-Porphyrine *(Forts.)*

	Urinausscheidung					
	Stadium	DALS	PBG	Ges.-P	Uro-P	Kopro-P
Kongenitale erythropoetische Porphyrie		n	n	↑↑	↑↑	↑↑
Erythrohepatische Protoporphyrie		n	n	n–↑	n–↑	n–↑

Abkürzungen: n = normal, ↑ = vermehrt, ↑↑ = stark vermehrt, Ges.-P = Gesamt-Porphyrine, Uro-P = Uroporphyrin, Kopro-P = Koproporphyrin

14.2.5 Porphyrinbestimmung in Stuhl und Erythrozyten $$$

Indikationen
- **Porphyrine im Stuhl:** DD Porphyria variegata, akute intermittierende Porphyrie und hereditäre Koproporphyrie, wenn die Urinporphyrin-Differenzierung keine eindeutige Zuordnung erlaubt
- **Porphyrine in Erys:** Diagnose der erythropoetischen und erythrohepatischen Porphyrien
- **Porphyrine im Plasma:** erythropoetische Protoporphyrie; eingeschränkte Nierenfunktion

Untersuchungsmaterial   Heparin-/EDTA-Blut, Stuhl (lichtgeschützt).

Bestimmungsmethode   ▶ 14.2.4.

Referenzbereiche   ▶ Tab. 14.5.

Tab. 14.5 Referenzbereiche für Porphyrine

	Konventionelle Einheit	SI-Einheit
Porphyrine im Stuhl	µg/g*	nmol/g*
Protoporphyrin	< 85	< 150
Koproporphyrin	< 25	< 40
Porphyrine in Erythrozyten	µg/l Ery	nmol/l Ery
Protoporphyrin	< 360	< 640
Koproporphyrin	< 20	< 30
Porphyrine im Plasma	µg/dl	nmol/l
Protoporphyrin	< 0,8	< 15
Koproporphyrin	< 0,2	< 3

* Bezogen auf Stuhltrockengewicht

Bewertung ▶ Tab. 14.6.

Tab. 14.6 Befundkonstellation der Stuhl- und Erythrozytenporphyrine

		Stuhl		Erythrozyten	
		Kopro-P	Proto-P	Kopro-P	Proto-P
Akute intermittierende Porphyrie	akut	n–↑	n–↑	n	n–↑
	latent	n	n		
Porphyria variegata	akut	↑	↑↑	n	n–↑
	latent	↑	↑		
Hereditäre Koproporphyrie	akut	↑↑	n–↑	n	n–↑
	latent	↑	n–↑		
Chron. hepatische Porphyrie		n–↑	N–↑	n	n
Kongenitale erythropoetische Porphyrie		↑	↑	↑↑	↑
Erythrohepatische Protoporphyrie		n–↑	↑	n–↑	↑↑

Abkürzungen: n = normal, ↑ = vermehrt, ↑↑ = stark vermehrt, Kopro-P = Koproporphyrin, Proto-P = Protoporphyrin

> Protoporphyrin in Erys kann außer bei erythropoetischen Porphyrien auch erhöht sein bei sek. Protoporphyrinämie: Bleivergiftung, Anämien (Eisenmangel, hämolytisch, sideroblastisch), Thalassämie, Polyzythämie, Alkoholismus, Isoniazidtherapie.

15 Kompartimente

Birgid Neumeister

- **15.1 Urin** 260
  - 15.1.1 Diagnosestrategie 260
  - 15.1.2 Urin-Teststreifen $ 261
  - 15.1.3 Urinsediment $ 263
  - 15.1.4 Gesamt-Protein im 24-h-Urin $ 264
  - 15.1.5 Urinprotein-Differenzierung $$–$$$ 265
  - 15.1.6 Lithogene und antilithogene Substanzen im Urin $–$$$ 268
- **15.2 Stuhl** 269
  - 15.2.1 Grundlagen 269
  - 15.2.2 Blut im Stuhl $ 269
  - 15.2.3 Pankreatische Elastase im Stuhl $$ 270
  - 15.2.4 α_1-Antitrypsin (AAT) im Stuhl $$ 270
  - 15.2.5 Laktoferrin im Stuhl $$ 271
  - 15.2.6 Calprotectin im Stuhl $$ 271
- **15.3 Pleuraerguss** 272
  - 15.3.1 Diagnosestrategie 272
  - 15.3.2 Makroskopische Untersuchung $ 273
  - 15.3.3 Klinisch-chemische Analytik $–$$$ 273
  - 15.3.4 Zytologische Untersuchung $$$ 275
- **15.4 Aszites** 275
  - 15.4.1 Diagnosestrategie 275
  - 15.4.2 Klinisch-chemische Analytik $–$$$ 276
  - 15.4.3 Zytologische Untersuchung $$$ 277
- **15.5 Liquor** 278
  - 15.5.1 Diagnosestrategie 278
  - 15.5.2 Zellzahl im Liquor und Differenzierung $–$$ 281
  - 15.5.3 Laktat im Liquor $ 283
  - 15.5.4 Gesamt-Protein im Liquor $ 284
  - 15.5.5 Blut-Liquor-Schrankenfunktion, lokale Immunglobulinsynthese $$$ 284
  - 15.5.6 Oligoklonale IgG-Muster $$$ 287
  - 15.5.7 Erregerspezifische Antikörper-Indizes $$$ 288
  - 15.5.8 CEA, β_2-Mikroglobulin im Liquor $$ 288
  - 15.5.9 Aktivierte B-Lymphozyten $$ 289
  - 15.5.10 Tau-Protein und Amyloid Aβ 1–42 $$$ 289

15.1 Urin

15.1.1 Diagnosestrategie

Urinuntersuchungen sind insb. bei Erkr. des Urogenitaltrakts oder Nierenbeteiligung bei systemischen Erkr. eine wertvolle Ergänzung zu Blutuntersuchungen (▶ 9.1). Themen dieses Kapitels sind einfache Screeninguntersuchungen (Urinteststreifen, Urinsediment), Lokalisationsdiagnostik des Ursprungs einer Proteinurie und lithogener/antilithogener Substanzen i. U. Urinuntersuchungen bei extrarenalen Krankheiten (Katecholamine, ▶ 21.1.2), Porphyrine (▶ 14.2.3), 5-HIES (▶ 21.2.3), Steroidhormone (▶ 17).

Basisdiagnostik
- **Vorsorgeuntersuchung:**
  - Inspektion des Urins (**Färbung:** Konzentrationsvermögen, Hämaturie; **Trübung:** Leukos, Kristalle)
  - Urinteststreifen, ggf. Urinsediment (▶ 15.1.3)
- **Ausschluss eines Nierenschadens:** zusätzlich quantitative Bestimmung von Urin-Gesamt-Protein, -Albumin, -α_1Mikroglobulin. Sind alle diese Untersuchungen unauffällig, ist ein Nierenschaden unwahrscheinlich

Weiterführende Urindiagnostik
- **Proteinurie** (Urinproteindifferenzierung): Zur Lokalisierung eines Nierenschadens eignen sich die quantitative Messung definierter Einzelproteine i. U. (Leitproteine, ▶ 15.1.5) oder die qualitative Auftrennung mittels SDS-PAGE. Extrarenale Ursachen einer Proteinurie müssen durch Zusatzuntersuchungen im Labor erfasst werden. Auf der Anforderung klin. und anamnestische Hinweise geben!
- **(Mikro-)Albuminurie:** Eine gewisse Sonderstellung nimmt das Urin-Albumin ein. Seine **selektiv** vermehrte Ausscheidung (ohne andere Leitproteine) ist ein Marker zur **Früherkennung** einer beginnenden Nephropathie bei Diab. mell. oder Hypertonie. Als Schnelltests mit einer Nachweisgrenze von 10–20 mg/l sind z. B. geeignet: Micraltest® II (Fa. Roche), Rapitex Albumin® (Fa. Dade-Behring).
- **Leukozyturie:** mikrobiol. Urinkultur (▶ 26.3.11).
- **(Mikro-)Hämaturie:**
  - Urinsediment (▶ 15.1.3)
  - Lithogene/antilithogene Substanzen (▶ 15.1.6), Urin-pH, quantitative 24-h-Ausscheidung von Ca, Phosphat, Harnsäure, ggf. Steinanalyse, bakteriol. Urinkultur
- ! Rotfärbung des Urins ohne Hb-Nachweis: DD Porphyrinurie (▶ 14.1), Rote Bete, Medikamente

> **Unterscheidung Urin – Fruchtwasser**
> In der Schwangerschaft ergibt sich gelegentlich die Schwierigkeit, Fruchtwasser von Urin zu unterscheiden. Bei normaler Urinzusammensetzung eignen sich zur Unterscheidung die Analyte in ▶ Tab. 15.1.

Tab. 15.1 Unterschiede Urin und Fruchtwasser

Parameter	Nachweis durch	Fruchtwasser	Urin
Glukose	Urinteststreifen	positiv	negativ
Protein	Urinteststreifen	positiv	negativ
Harnstoff	quantitativ	10–120 mg/dl	900–2.000 mg/dl
Kalium	quantitativ	3–6 mmol/l	20–80 mmol/l
AFP*	quantitativ	> 10 IU/ml	< 10 IU/ml

* AFP-Bestimmung ist wesentlich teurer als die anderen Untersuchungen, in Zweifelsfällen (Nierenschaden, Diab. mell.) aber überlegen.

15.1.2 Urin-Teststreifen $

Der Nutzen von Urin-Teststreifen ist weitgehend auf die Erkennung von Infektionen und Blutungen im Urogenitalbereich sowie auf die Überwachung von Diabetikern beschränkt. Zur Erkennung und Differenzierung von Proteinurien ist die quantitative Messung von Gesamt-Protein und Leitproteinen i. U. (▶ 15.1.5) spezifischer und empfindlicher.

Indikationen
- Vorsorgeuntersuchung
- Nieren- und Harnwegsinf. (Granulozytennachweis)
- (Mikro-)Hämaturie, Hämoglobinurie, Myoglobinurie
- Therapiekontrolle bei Diab. mell.: Glukosenachweis, evtl. Ketonnachweis
- Azidosen, Alkalosen, Harnsteindiagnostik und -prophylaxe (pH-Messung)

Untersuchungsmaterial Frischer Urin (2. Morgenurin). Urin innerhalb von 2 h untersuchen. Anleitung des Teststreifenherstellers beachten (ausführliche Informationen auf jeder Packung).

Leukozyten
- **Bestimmungsmethode, Referenzbereich:** Nachweis der Granulozyten-Esterase-Aktivität → Nachweis von Granulozyten, den weitaus häufigsten Leukozyten i. U. **Normaler Befund:** nicht reaktiv.
- **Bewertung:** pos. Reaktion: V. a. bakt. Inf. **Cave:** Lymphozyten werden nicht angezeigt.
- **Störungen und Besonderheiten:**
  - *Falsch pos. Reaktion:* durch Formaldehyd (Konservierungsmittel, Desinfektionsmittelreste)
  - *Falsch neg. Reaktion:* durch Cephalexin (Antibiotikum)

Bei V. a. Nieren-Tbc, allergische und Autoimmunnephropathien gefärbtes Urinsediment anfertigen (▶ 15.1.3), um Lymphozyten und eosinophile Granulozyten identifizieren zu können.

Blut
- **Bestimmungsmethode, Referenzbereich:** Peroxidasenachweis. Erfasst werden Erys, freies Hb und Myoglobin. **Normaler Befund:** nicht reaktiv

- **Bewertung:**
  - Pos. Reaktion bei (Mikro-)Hämaturie, Hämoglobinurie, Myoglobinurie.
  - Zur Unterscheidung von Hämoglobinurie und Myoglobinurie Hämolyseparameter (Hp, freies Hb im Plasma, LDH) und CK (Myolyse, ▶ 5.2) im Blut bestimmen. Die Myoglobinmessung i. U. ist entbehrlich, da sie keine zusätzliche Information liefert!
- **Störungen und Besonderheiten:**
  - **Falsch pos. Reaktion:** durch Reinigungsmittel (Hypochlorit, Peroxide, Perborat)
  - **Falsch neg. Reaktion:** durch Sauerstoffempfänger wie Ascorbinsäure, Harnsäure, Gentisinsäure (Rheumamittel)

> **Merke**
> - Häufigste Störung ist die Menstruationsblutung! → Keine Urinuntersuchungen während der Menstruationsperiode!
> - Ascorbinsäure wird häufig in großen Mengen, z. B. durch Vitaminpräparate oder Fruchtsäfte, eingenommen und ist als Stabilisator in Medikamenten (z. B. i. v. Antibiotika) enthalten!

Protein (Albumin)
- **Bestimmungsmethode, Referenzbereich:** Farbumschlag eines pH-Indikators durch Albumin („Proteinfehler des Indikators"). **Normaler Befund:** negativ.
- **Bewertung:** pos. Reaktion bei glomerulären Proteinurien, wenn Albuminkonz. > 150–300 mg/l. Nicht erfasst werden niedermolekulare Proteine (tubuläre Proteinurien) und Ig-Leichtketten (Bence-Jones-Proteinurie, prärenal).
- **Störungen und Besonderheiten:**
  - **Falsch pos. Reaktionen:** durch Blutersatzstoffe (Polyvinylpyrrolidon). Bei Urin-pH > 9 z. B. durch Medikamente (z. B. Azetazolamid) und quarternäre Ammoniumbasen (Desinfektionsmittelreste).
  - **Falsch neg. Reaktionen:** bei Urin-pH < 4.

> Wegen der relativ hohen Nachweisgrenze von 150–300 mg/l werden Frühstadien glomerulärer Schäden nicht erkannt → bei gezielter Fragestellung (z. B. Diab. mell., Hypertonie) Urin-Albumin (▶ 15.1.5) quantitativ oder halbquantitativ mittels immunchem. Schnelltests bestimmen!

Glukose
- **Bestimmungsmethode, Referenzbereich:** enzymatischer Nachweis mittels Glukoseoxidase (GOD) und nachfolgender Farbreaktion. **Normaler Befund:** nicht reaktiv.
- **Bewertung:** pos. Reaktion bei Glukoseausscheidung > 500 mg/l. Die Glukoseausscheidung i. U. ist ↑, wenn der Blutglukosespiegel die tubuläre Rückresorptionskapazität überschreitet (Nierenschwelle) oder wenn ein tubulärer Defekt vorliegt.
- **Störungen und Besonderheiten:**
  - **Falsch pos. Reaktion:** durch Reinigungsmittel (Hypochlorit, Peroxide, Perborat)
  - **Falsch neg. Reaktion:** durch reduzierende Substanzen wie Ascorbinsäure, Gentisinsäure (Rheumamittel) sowie Urin-pH < 5

Ascorbinsäure wird häufig in großen Mengen durch Vitaminpräparate/
Fruchtsäfte eingenommen und ist als Stabilisator in Medikamenten (z. B. in
i. v. Antibiotika) enthalten. Die Anwesenheit wird auf manchen Teststreifen
durch ein spezielles Testfeld angezeigt (z. B. Rapignost®, Fa. Behring) → bei
Nachweis von Ascorbinsäure Glukosebestimmung quantitativ durchführen
(nicht mit GOD-Methode) oder Wiederholung mit Teststreifen 1 d nach
Absetzen der Ascorbinsäurezufuhr.

Ketone
- **Bestimmungsmethode, Referenzbereich:** Nachweis von Methylketonen (Acetacetat, Aceton) mittels Nitroprussid-Natrium (Legal-Probe). **Normaler Befund:** nicht reaktiv
- **Bewertung:** pos. Reaktion bei Anwesenheit von Ketonen. Bei dekompensiertem Diab. mell. ist bei Ketonurie gleichzeitig die Glukoseausscheidung ↑. Nach längerer Nahrungskarenz ist eine Ketonurie (ohne Glukosenachweis) physiologisch. Aceton entsteht auch bei Methanol- und Isopropanol-Intoxikation
- **Störungen und Besonderheiten:** störende Farbreaktionen durch Anthrachinone (Abführmittel), Phenylbrenztraubensäure (Phenylketonurie), Phthaleine (z. B. Fluorescein)

pH-Wert
- **Bestimmungsmethode, Referenzbereich:** pH-Indikator. **Referenzbereich:** pH 5–7
- **Bewertung:** Der Urin-pH ist wichtig zur Beurteilung eines Harnsteinrisikos und zur Abschätzung des Einflusses der Nierenfunktion auf den Säure-Basen-Haushalt bei Azidosen und Alkalosen:
  - Alkalischer pH (≥ 7): HWI mit ureasepos. Bakterien, vegetarische Ernährung, Medikamente (z. B. Acetazolamid), Alkalosen; Kaliummangel, tubuläre Azidosen (verminderte Säureausscheidung)
  - Saurer pH (≤ 5): metabolische und respiratorische Azidosen; Gicht
- **Störungen und Besonderheiten: falsch hohe Werte** durch quarternäre Ammoniumbasen (Desinfektionsmittelreste)

15.1.3 Urinsediment $

Der mikroskopische Nachweis von Kristallen und Proteinzylindern ist von untergeordneter Bedeutung. Zur Abklärung der Ursache von Nierensteinen oder Proteinurien ist die quantitative Messung lithogener und antilithogener Substanzen (▶ 15.1.6) bzw. die Urin-Proteindifferenzierung (▶ 15.1.5) geeignet.

Vor dem Abfüllen von Teilmengen aus einem Sammelurin gut durchmischen, damit sedimentierte Kristalle der Analyse nicht entgehen!

Indikationen Die klin. Bedeutung mikroskopischer Untersuchungen des Urins liegt hauptsächlich bei speziellen Indikationen:
- Differenzierung renaler und postrenaler Hämaturien: Ery-Zylinder, Erythrozytenmorphologie (Phasenkontrast- oder Interferenzkontrastmikroskopie)
- Identifizierung von Lymphozyten und eosinophilen Granulozyten (gefärbtes Urinsediment)

- Spezielle Erreger, Parasiten, z. B. Trichomonaden, Schistosoma-Eier, Spirochäten (Dunkelfeldmikroskopie); Urogenital-Tbc (Ziehl-Neelsen-Färbung)
- Spezielle Fragestellungen, z. B. in der Urologie, Onkologie

Untersuchungsmaterial   Frischer Urin, innerhalb von 2 h untersuchen.

Bestimmungsmethode
- Phasenkontrast- oder Interferenzkontrastmikroskopie
- Hellfeldmikroskopie (evtl. mit Färbungen)
- Dunkelfeldmikroskopie

Störungen und Besonderheiten   Ery-Zylinder sind instabil und entgehen deshalb leicht dem Nachweis → frischen Urin **sofort** untersuchen. Bei gesteigerter Diurese können dysmorphe Erys dem Nachweis entgehen.

Bei Urinversand zur Beurteilung der Erythrozytenmorphologie Stabilisierung der Erys für etwa 3 d mit Thiomersal (5 mg auf 10–20 ml Urin).

15.1.4 Gesamt-Protein im 24-h-Urin $

Die Proteinurie ist das wichtigste laborchem. erfassbare Leitsymptom bei Nierenkrankheiten. Die physiol. Proteinausscheidung ist gering.

Indikationen
- V. a. Nierenschaden, z. B. Diab. mell., Hypertonie, parainfektiöse Nierenkrankheiten, autoimmune und vaskuläre Systemerkr. mit Nierenbeteiligung, Intoxikationen
- Verlaufskontrolle bei Proteinurie

Untersuchungsmaterial   24-h-Sammelurin (▶ 1.2.2).

Bestimmungsmethoden
- Streulichtmessung nach Präzipitation, z. B. TCA, Benzethoniumchlorid
- Farbstoff-Bindungsmethoden, z. B. Pyrogallol-Rot
- Cu-Protein-Komplexbildung, z. B. Biuret-Reaktion

Referenzbereich   ▶ Tab. 15.2.

Tab. 15.2 Referenzbereich Gesamt-Protein im Urin (Benzethoniumchlorid-Methode)	
Ausscheidungsmenge	< 0,15 g/d
Kreatininbezogen	< 0,1 g/g Krea

Bewertung   Die quantitative Messung von Gesamt-Protein i. U. ist ein Basistest bei der Erkennung und Verlaufskontrolle von Proteinurien. Bei Erstdiagnose den Ursprung der Proteinurie durch Proteindifferenzierung (▶ 15.1.5) lokalisieren. Zur Verlaufskontrolle ist dann die Gesamt-Proteinmessung i. U. ausreichend. Bei normaler Nierenfunktion wird die Krea-Ausscheidung durch Sammelfehler oder unterschiedliche Diurese im gleichen Ausmaß beeinflusst wie Urinanalyte. Daher erlaubt der Bezug der Analytkonz. (z. B. Protein, Albumin, IgG) auf die Krea-Konz. i. U. eine weitgehende Korrektur von Sammelfehlern bzw. die Beurteilung im Spontanurin (2. Morgenurin).
Ursachen und Formen der Proteinurie ▶ 15.1.5.

> **Merke**
> - Benigne Proteinurie: vermehrte Proteinausscheidung ohne Krankheitswert, z. T. passager, etwa bei körperlicher Belastung, Fieber, unilateraler Niere oder als orthostatische Proteinurie. Von path. Proteinurien klin. und durch Wiederholung der Urinuntersuchung abgrenzen, wenn möglich nach Ausschaltung der vermuteten Ursache.
> - Verlaufskontrollen von Urinproteinuntersuchungen immer im gleichen Labor durchführen lassen. Die meisten Messverfahren erfassen verschiedene Proteinarten in unterschiedlichem Ausmaß.

Störungen und Besonderheiten Urinsammelfehler (zu wenig oder zu viel) sind die häufigste Ursache für die Verfälschung von Urinbefunden!
- **Falsch hohes Urinprotein:** Blutersatzstoffe auf Gelatine- oder Polypeptidbasis („Plasmaexpander"); ausgefällte Kristalle oder Kontrastmittel (bei quantitativen Präzipitationsmethoden)
- **Falsch niedriges Urinprotein:** in angesäuertem Urin (HCl-, Borsäurezusatz zur Konservierung)

15.1.5 Urinprotein-Differenzierung $$–$$$

Indikationen
- Urinprotein-Differenzierung: Lokalisation des Ursprungs einer Proteinurie (mit oder ohne Hämaturie) bei Erstdiagnose. Zur Verlaufskontrolle einer Proteinurie ist meist Urin-Gesamt-Protein ausreichend.
- Urin-Albumin (selektiv): Screening auf **Frühstadium** einer Nephropathie bei Diab. mell. oder Hypertonie (Mikroalbuminurie).

Untersuchungsmaterial 24-h-Urin oder 2. Morgenurin.

Bestimmungsmethoden
- **Differenzierung:**
  - Quantitativ (Leitproteine, $$$): Immunoassays
  - Qualitativ ($$$): SDS-PAGE
- **Urinalbumin ($):** Immunoassays (quantitativ), immunchem. Schnelltests (halbquantitativ)

Referenzbereiche ▶ Tab. 15.3.

Tab. 15.3 Referenzbereiche für Urin-Leitproteine

Substanz	mg/g Krea	mg/d
Albumin	< 20	< 30
IgG	< 10	< 15
α_1-Mikroglobulin	< 14	< 20

> **Diabetische Nephropathie**
> Wegen der Häufigkeit des Diab. mell. und weil die diabetische Nephropathie im Frühstadium reversibel ist (Diab.- und Blutdruckeinstellung), kommt der Früherkennung der diab. Nephropathie in Form einer Mikroalbuminurie besondere Bedeutung zu (▶ Abb. 15.1).

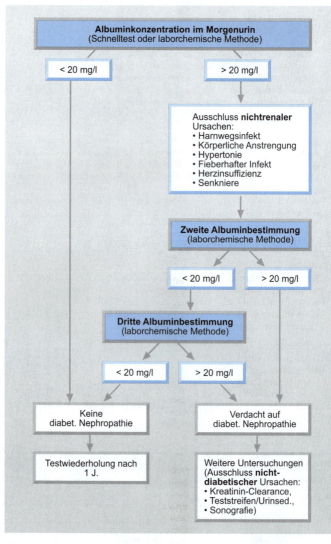

Abb. 15.1 Diagnostik der diabetischen Nephropathie (DDG-Empfehlung) [L157]

Bewertung Die Proteindifferenzierung i. U. erlaubt die Erkennung des Ursprungs einer Proteinurie. Bei extrarenalem Ursprung können Zusatzuntersuchungen notwendig sein. Je nach Entstehungsmechanismus unterscheidet man folgende Proteinurieformen (▶ Tab. 15.4):

- **Präreal:** Erschöpfung der Rückresorptionskapazität der intakten Tubuli durch starke Vermehrung eines tubulär filtrierbaren (kleinen) Proteins im Blut
- **Renal** (evtl. mit Hämaturie): Proteinverlust durch Schädigung der Glomeruli (glomeruläre Proteinurie) und/oder der Tubuli (tubuläre Proteinurie)
- **Postrenal:** meist Blutung der ableitenden Harnwege

Tab. 15.4 Bewertung der Urin-Proteindifferenzierung

Schädigung	Urinproteine	Ursachen
Prärenale Proteinurie		
	Hämoglobin	Intravasale Hämolyse
	Myoglobin	Rhabdomyolyse
	Ig-Leichtketten	Plasmozytom
Renale Proteinurie		
Glomerulär, selektiv	Albumin	Frühstadium der Nephropathie bei Diab. mell. und Hypertonie; Minimal-Change-GN
Glomerulär, unselektiv	IgG + Albumin	Diab. mell., Hypertonie, Glomerulonephritiden (parainfektiös, systemische Kollagenosen, Vaskulitiden, Amyloidose); körperliche Belastung, Fieber, orthostatische Proteinurie
Tubulär	α_1-Mikroglob.	Bakt. Pyelonephritis, interstitielle Nephritis, toxische Nephropathie, Fanconi-Sy., körperliche Belastung
Postrenale Proteinurie		
	α_2-MG/Albumin IgG/Albumin (Erys)	Postrenale Hämaturie, z. B. hämorrhagische Zystitis, Nierensteine, Tumoren

Eine Unterscheidung von renaler und postrenaler Proteinurie ist durch Quotientenbildung möglich, wenn die Albuminkonz. i. U. > 100 mg/dl ist (▶ Tab. 15.5).

Monitoring chronischer Nierenerkrankungen   ▶ Abb. 15.2.

Tab. 15.5 Unterscheidung durch Quotientenbildung

Quotient	Renale Proteinurie	Postrenale Proteinurie
IgG/Albumin (Urin)	$< 20 \times 10^{-2}$	$> 20 \times 10^{-2}$
α_2-Makroglobulin/Albumin (Urin)	$< 2 \times 10^{-2}$	$> 2 \times 10^{-2}$

Störungen und Besonderheiten α_1-Mikroglobulin ist als niedermolekulares Leitprotein bes. gut geeignet, da es i. U. relativ stabil ist und die Urinkonz. nicht von extrarenalen Einflüssen (z. B. schwankendem Serumspiegel) beeinflusst wird. Dagegen haben β_2-Mikroglobulin und retinolbindendes Protein (RBP) bei Erkennung tubulärer Nierenschädigungen verschiedene Nachteile:
- β_2-Mikroglobulin ist im sauren Urin (pH < 6) instabil, auch in der Blase!
- Serumkonz. der Proteine beeinflusst ihre Ausscheidung.
- Entzündungen und lymphatische Erkr. bewirken erhöhte Urinausscheidung.
! Bei Albumin- oder IgG-Synthesestörung ist die Beurteilbarkeit der Urin-Proteindifferenzierung eingeschränkt.

Albuminausscheidung im Urin (mg Albumin/g_mg_mmol Kreatinin)

			A1	A2	A3
			normal bis leicht erhöht	mäßig erhöht	deutlich erhöht
			< 30 mg/g < 0,03 mg/mg < 3 mg/mmol	30–300 mg/g 0,03–0,3 mg/mg 3–30 mg/mmol	> 300 mg/g > 0,3 mg/mg > 30 mg/mmol
Glomeruläre Filtrationsrate (GFR) (ml/min/1,73m²)	G1	normal oder hoch	≥ 90	1	1	2
	G2	leicht erniedrigt	60–89	1	1	2
	G3a	leicht bis mäßig erniedrigt	45–59	1	2	3
	G3b	mäßig bis deutlich erniedrigt	30–44	2	3	3
	G4	deutlich erniedrigt	15–29	3	3	4+
	G5	Nierenversagen	< 15	4+	4+	4+

nach: Kidney International Supplements (2013) 3, 5–14

Abb. 15.2 Empfehlung zum Monitoring einer chronischen Nierenerkrankung anhand der Bestimmung von GFR und Albuminausscheidung im Urin (Zahl in den Kästchen = Anzahl der empfohlenen Analysen pro Jahr, Farbe und Farbintensität der Kästchen = ☐ = geringes; ☐ = mäßiges; ■ = hohes; ■ = sehr hohes Risiko einer Krankheitsprogression bei gegebener GFR und Albuminurie) [F779-005, L231]

15.1.6 Lithogene und antilithogene Substanzen im Urin $–$$$

Nierensteine entstehen bei Störungen des Gleichgewichts zwischen fördernden und hemmenden Faktoren. Das Steinrisiko und mögliche Ursachen sind beurteilbar durch Messung von lithogenen und antilithogenen Substanzen (Calcium ▶ 12.2, Phosphat ▶ 12.3, Harnsäure ▶ 9.1.5). Ein erhöhtes Risiko besteht z. B. bei HPT, chron. HWI und chron. Dünndarmerkr. (Oxalatsteine).

Indikationen Abklärung von Risiko bzw. Ursache einer Nephrolithiasis.

Untersuchungsmaterial 24-h-Urin.

Bestimmungsmethoden
- Oxalsäure ($$): enzymatisch (Oxalsäure-Oxidase); HPLC; Ionenchromatografie; Kapillar-Isotachophorese; kolorimetrisch nach Reduktion mit Zink
- Zystin ($$): HPLC
- Magnesium ($–$$): AAS; fotometrisch als Farbkomplex; Kapillar-Isotachophorese
- Citrat ($$): enzymatisch (Citratlyase)
- Steinanalyse ($$–$$$): IR-Spektroskopie; Rö-Diffraktion

Referenzbereiche ▶ Tab. 15.6.

Bewertung Es ist nicht möglich, mittels Laboruntersuchungen Steinträger von Nichtsteinträgern zu unterscheiden (→ Klinik, Anamnese!).
- Eine hohe Ausscheidung lithogener Substanzen (Oxalsäure, Zystin, Calcium, Phosphat, Harnsäure i. U.) weist auf die Ursache einer nachgewiesenen Nephrolithiasis bzw. auf ein erhöhtes Steinrisiko hin.

Tab. 15.6 Referenzbereiche Lithogene/Antilithogene im Urin

Substanz	mmol/d	mg/d
Oxalsäure	< 0,5	< 45
Zystin	< 0,8	< 200
Magnesium	> 3	> 70
Citrat	> 2	> 400

- Eine niedrige Citrat- und Magnesiumkonz. i. U. erhöht das Risiko der Steinbildung.

Störungen und Besonderheiten
Falsch hohe Oxalsäurekonz. durch hohe Ascorbinsäure-Ausscheidung i. U. → große Mengen an Vit. C (Vit.-Tabletten, Obst) und Oxalsäure (Spinat, Rhabarber, Schokolade) 1 d vor und während der Urinsammlung vermeiden.

15.2 Stuhl

15.2.1 Grundlagen

Mikrobiol. Diagnostik. Im Rahmen einer rationellen Labordiagnostik ist die Chymotrypsin-Bestimmung im Stuhl entbehrlich.

15.2.2 Blut im Stuhl $

Die Bestimmung von Hämoglobin im Stuhl dient der Erkennung von Kolonkarzinomen und Präkanzerosen durch den sensitiven Nachweis einer minimalen Blutungsaktivität (Nachweis von okkultem Blut im Stuhl). Studien haben gezeigt, dass nicht sichtbares Blut im Stuhl durch immunologische Tests (iFOBT) mit einer höheren Sensitivität und Spezifität nachgewiesen werden kann als mit dem bislang verwendeten guajakbasierten Test. Der Gemeinsame Bundesausschuss (G-BA) hat daher festgelegt, den bislang verwendeten Guajak-Test zum 1.10.2016 durch den iFOBT abzulösen und die Krebsfrüherkennungs-Richtlinie entsprechend zu ändern.

Indikationen Screeninguntersuchung auf Kolon-Ca oder Kolonpolypen.

Untersuchungsmaterial 2 Proben à ca. 1 g von unterschiedlichen Stellen einer Stuhlprobe im Stuhlröhrchen.

Bestimmungsmethode ELISA, Schnelltests zur Eigenanwendung verfügbar.

Referenzbereich < 2,0 µg/g Stuhl.

Bewertung Die Untersuchung dient primär der Früherkennung von Kolon-Ca und Polypen, die als Präkanzerose gelten.
Aufgrund des bakt. Abbaus von Hb im Stuhl können falsch neg. Werte bei älteren Stuhlproben auftreten, die länger als 24 h gelagert bzw. nicht eingefroren wurden.

Störungen und Besonderheiten Der immunol. Test wird nicht durch die Ernährung des Pat. oder die Einnahme von Medikamenten und Vit. C beeinflusst.

15.2.3 Pankreatische Elastase im Stuhl $$

Die pankreatische Elastase ist ein Verdauungsenzym, das vom Pankreas in den Darm abgegeben wird. Ihre immunchem. Bestimmung im Stuhl ist zur Beurteilung der exokrinen Pankreasfunktion geeignet. Eine Substitutionstherapie mit Pankreasenzymen beeinflusst das Messergebnis nicht, d. h. aber gleichzeitig, dass keine Kontrolle der Effektivität einer Substitutionstherapie möglich ist.

Indikationen V. a. exokrine Pankreasinsuff.

Untersuchungsmaterial Stuhleinzelprobe (geformter Stuhl).

Bestimmungsmethode Immunoassay.

Referenzbereich > 200 µg/g Stuhl.

Bewertung Wegen höherer Sensitivität und Spezifität ist die Bestimmung der Pankreaselastase im Stuhl zur Diagnose einer Pankreasinsuff. der Stuhlfettbestimmung überlegen (▶ Tab. 15.7).

Tab. 15.7 Beurteilung des Schweregrades einer Pankreasinsuffizienz	
µg/g Stuhl	Schweregrad
100–200	leichte bis mäßige Pankreasinsuffizienz
< 100	schwere Pankreasinsuffizienz

Störungen und Besonderheiten Bei wässrigen oder dünnbreiigen Stühlen sind falsch niedrige Ergebnisse möglich.

15.2.4 α_1-Antitrypsin (AAT) im Stuhl $$

AAT eignet sich als Leitprotein für intestinale Proteinverluste, da es gegen den Abbau durch Proteasen während der Darmpassage stabil ist. Die Beurteilung der AAT-Konz. in einer Stuhlprobe wird durch Erkr. erschwert, die mit path. Serumkonz. von AAT einhergehen. Hierbei sind der angeborene AAT-Mangel mit verminderter Konz. sowie systemische Entzündungen zu berücksichtigen, bei denen die AAT-Konz. im Sinne einer Akute-Phase-Reaktion erhöht ist. Unter diesen Umständen ist die Berechnung der intestinalen AAT-Clearance vorteilhaft.

Indikationen
- V. a. exsudative Enteropathie (enterales Proteinverlustsy.)
- Entzündliche Darmerkr.

Untersuchungsmaterial
- AAT-Clearance: 24-h-Stuhlmenge und Serum
- AAT-Konz.: Stuhleinzelproben (an 3 d)

Bestimmungsmethode Immunoassay.

Berechnung der AAT-Clearance: Stuhlgewicht und AAT-Proben aus Stuhl und Serum werden über 3 d bestimmt und dann gemittelt.

Referenzbereiche ▶ Tab. 15.8.

Tab. 15.8 Referenzbereich α_1-Antitrypsin (AAT)	
AAT-Konzentration:	< 0,4 mg/g Stuhl
AAT-Clearance:	< 35 ml/d

Bewertung Erhöhte AAT-Konz. im Stuhl oder eine erhöhte AAT- Clearance zeigen vermehrten intestinalen Proteinverlust an. Mögliche Ursachen:
- Entzündliche Darmerkr.: Enteritis Crohn, Colitis ulcerosa; parasitäre (z B. Lambliasis), bakt., virale, autoimmune, allergische Enteritis; Blind-Loop-Sy., Darmtuberkulose; M. Whipple
- Permeabilitätsstörungen: intestinale Graft-vs.-Host-Reaktion, chron. mesenteriale Ischämie
- Proliferative Darmerkr.: Sprue/Zöliakie
- Abflussstörungen: Lymphabflussstörung, intestinaler Lymphombefall, Pericarditis constrictiva

Störungen und Besonderheiten
- NSAID können den enteralen Proteinverlust verstärken.
- Bei gastralen Proteinverlusten (M. Ménétrier/hypertrophe hypersekretorische Gastritis) ist die Untersuchung ungeeignet, da AAT bei saurem pH instabil ist.

15.2.5 Laktoferrin im Stuhl $$

Laktoferrin ist ein eisenbindendes Glykoprotein, das von aktivierten neutrophilen Granulozyten freigesetzt wird. Im Stuhl zeigt es eine Entzündungsreaktion des Darms an. Sowohl bei M. Crohn als auch bei Colitis ulcerosa finden sich erhöhte Laktoferrin-Werte im Stuhl.

Indikationen
- Diagnostik und Verlaufskontrolle von CED
- Abgrenzung vom Reizdarmsy.

Untersuchungsmaterial Etwa. 1 g Stuhl.

Bestimmungsmethode EIA.

Referenzbereich < 7,24 µg/ml Stuhl.

Bewertung Die Sensitivität eines erhöhten Laktoferrin-Nachweises im Stuhl zur Erkennung florider Entzündungen liegt bei 87 %. Gute Abgrenzbarkeit einer CED vom Reizdarmsy.

15.2.6 Calprotectin im Stuhl $$

Calprotectin ist ein calcium- und zinkbindendes Protein, das v. a. in neutrophilen Granulozyten vorkommt. Seine Funktion besteht vermutlich im Schutz der Granulozyten vor eigenen lytischen Enzymen. Die Zinkbindung vermittelt darüber hinaus eine antibakt. Wirkung durch Inaktivierung mikrobieller Erreger. Calprotectin im Stuhl korreliert mit dem Ausmaß der Entzündung und kann daher auch als Verlaufsparameter eingesetzt werden.

Indikationen
- Diagnostik und Verlaufskontrolle von CED
- Abgrenzung vom Reizdarmsy.

Untersuchungsmaterial 2–3 g Stuhl.

Bestimmungsmethode EIA.

Bewertung ▶ Tab. 15.9. Erhöhte Calprotectin-Werte weisen auf eine entzündliche Darmerkr. oder eine Neoplasie hin. Ein Calprotectin-Wert > 200 µg/g Stuhl hat eine Sensitivität von 82 % für CED. Calprotectin scheint besser mit der Krankheitsaktivität bei Colitis ulcerosa zu korrelieren als bei M. Crohn. Bei unklaren abdom. Beschwerden ist die komb. Bestimmung mit Alpha-1-Antitrypsin (▶ 15.2.4) sinnvoll.

Tab. 15.9 Hinweise auf das Vorliegen einer entzündlichen Darmerkrankung	
µg/g	Beurteilung
< 50	Kein Hinweis auf entzündliche Darmerkrankung
50–100	Schwacher Hinweis auf entzündliche Darmerkrankung
100–200	Hinweis auf entzündliche Darmerkrankung
> 200	Starker Hinweis auf entzündliche Darmerkrankung

15.3 Pleuraerguss

15.3.1 Diagnosestrategie

Die häufigsten Ursachen für Pleuraergüsse sind Herzinsuff. (Transsudat) sowie parapneumonische und malignombedingte Ergüsse. Daher versucht man zur Grobeinteilung eine Abgrenzung von Transsudaten und entzündlich/tumorösen Ergüssen. Ein Pleuraerguss kann auch durch Perforation benachbarter Strukturen (Blutgefäße, Abszesse, Ösophagus) entstehen.

- **Transsudate** (Protein < 25 g/l): entstehen entweder durch einen Anstieg des pulmonalen Kapillardrucks (z. B. Linksherzinsuff.) oder durch einen Abfall des kolloidosmotischen Drucks (z. B. nephrotisches Sy.). Transsudate können laborchem. nicht weiter differenziert werden → weitere DD durch andere Untersuchungen.
- **Exsudate** (Protein > 30 g/l): entstehen durch Erhöhung der Permeabilität der Pleura (z. B. entzündlich, tumorös) oder durch Obstruktion pleuraler Lymphabflusswege (z. B. hiläre, lymphogene Metastasen).

Die früher gebräuchliche Einteilung in Transsudat und Exsudat erlaubt jedoch keine zufriedenstellende Zuordnung zu Ergussursachen; insb. maligne Pleuraergüsse treten häufig nicht als Exsudate auf. Sie können nur durch Erweiterung des Transsudat-/Exsudat-Konzepts in Komb. mit der LDH-Messung ausreichend sicher abgegrenzt werden.

Teilweise gibt schon der makroskopische Aspekt (blutig, eitrig, milchig usw.) einen groben Anhalt für die Ursache. Spezielle Untersuchungen geben Hinweise zur weiteren Differenzierung. Die Indikationen ergeben sich aus den klin. DD und umfassen auch Blut- und Urinuntersuchungen.

Da die Gewinnung eines Pleurapunktats nicht beliebig häufig wiederholt werden kann, ist es zweckmäßig, ausreichend Material (klin. Chemie 5–10 ml, Bakteriologie evtl. mehr, Zytologie etwa 3 ml) für weiterführende Untersuchungen zu asservieren.

Basisdiagnostik
- Makroskopische Betrachtung
- Unterscheidung von Transsudat und entzündlichem/tumorösem Erguss (▶ 15.3.3)

Weiterführende Diagnostik
- **Transsudat:** im Punktat keine weitere laborchem. Differenzierung möglich
- **Entzündlicher/tumoröser Erguss** (in Abhängigkeit von der klin. Verdachtsdiagnose):
  - Infektionen: mikrobiol. Untersuchungen im Punktat
  - Maligne Genese: Tumormarker, Tumorzytologie; evtl. Biopsie
  - Andere Ursachen: Triglyzeride, Chol, ANF, Lipase, Amylase im Punktat

15.3.2 Makroskopische Untersuchung $

Indikationen Pleuraerguss unklarer Genese.

Untersuchungsmaterial Gesamtes Punktat.

Bewertung Bei jedem Pleurapunktat Farbe, Trübung, Viskosität, evtl. Geruch dokumentieren.

> Chylöse Ergüsse imponieren häufig nicht milchig.

15.3.3 Klinisch-chemische Analytik $–$$$

Indikationen Pleuraerguss unklarer Ätiologie.

Untersuchungsmaterial
- Klin.-chem. Untersuchung: 5–10 ml nativer Pleuraerguss, evtl. zusätzlich Serum für Tumormarker
- Zellzählung: EDTA-Röhrchen

Bestimmungsmethode Protein (▶6.2.3), LDH (▶5.3), Chol (▶8.2), Triglyzeride (▶8.6), Tumormarker (▶4.1), Lipase (▶5.10), Pankreasamylase (▶5.9), Speichelamylase (▶5.9), ANA (▶22.5.2), Rheumafaktoren (▶22.5.7).

Bewertung ▶Tab. 15.10.

Tab. 15.10 Bewertung Pleuraerguss

Beschaffenheit	Ergussart	Bewertung	Bemerkung
Gelblich, klar	serös	Ätiol. Aussage hierdurch allein nicht möglich	Abklärung je nach klin. und anamnestischen Befunden (z. B. Rö-Thorax)
Leicht bis stark getrübt	infiziert	Infektion, Karzinose	
Bräunlich trüb, dickflüssig, evtl. übel riechend	Pleuraempyem	Infektion	
Blutig tingiert	hämorrhagisch, Blutung	Trauma, Pleurakarzinose, tuberkulöse Pleuritis	Bei großer Blutmenge (z. B. Thoraxtrauma) evtl. Quantifizierung des Hb-Gehalts
Milchig trüb	chylös oder pseudochylös	Chylothorax oder Pseudochylothorax (ältere chronische Ergüsse)	Triglyzeride und Chol in Erguss und Blut

Die komb. Untersuchung von Protein und LDH im Erguss, am besten als Quotient Erguss/Serum, erlaubt mit ausreichender Wahrscheinlichkeit die Unterscheidung eines Transsudats ggü. einer entzündlichen/tumorösen Ursache (▶ Tab. 15.11; ▶ Tab. 15.12). Liegen beide Quotienten unter dem Grenzwert, liegt ein Transsudat vor, ist einer der beiden Quotienten erhöht, ist eine entzündliche, tumoröse oder andere Ursache wahrscheinlich. Die Chol-Bestimmung im Erguss sowie die Serum-Erguss-Differenz der Albuminkonz. können die Zuordnung weiter verbessern.

- **Ursachen für Transsudat:** Linksherzinsuff., nephrotisches Sy., Leberzirrhose, Lungenembolie, Sarkoidose, Pankreatitis, Chylothorax, Pseudochylothorax, Myxödem, Meigs-Sy. (benigner Ovarialtumor)
- **Ursachen für entzündlich/tumoröse Ergüsse:**
    - Infektionen: Bakterien, Mykoplasmen, Tbc, Viren; selten Pilze, Parasiten
    - Neoplastisch: Bronchial-Ca, Metastasen, Pleurakarzinose, Lymphome, Leukämien, Pleuratumoren
    - Kollagenosen, Vaskulitiden: SLE, rheumatoide Polyarthritis (PCP), Mischkollagenose, Sjögren-Sy., Wegener-Granulomatose, Churg-Strauss-Sy.
    - Medikamente: Amiodaron, Bromocriptin, Nitrofurantoin, Methysergid, Procarbazin, Dantrolen
    - Sonstiges: Lungenembolie, Strahlentherapie, Leberzirrhose, Sarkoidose, Asbestose, Urämie, Chylothorax/Pseudochylothorax, subphrenischer Abszess, Meigs-Sy.

Tab. 15.11 Differenzierung entzündlicher tumoröser Erguss oder Transsudat

	Entzündlich/tumorös	Transsudat
Protein (Erguss)	> 30 g/l	< 25 g/l
Protein (Erguss)/Protein (Serum)	> 0,5	< 0,5
LDH (Erguss)	> 200 U/l	< 200 U/l
LDH (Erguss)/LDH (Serum)	> 0,6	< 0,6
Cholesterin (Erguss)	> 60 mg/dl	< 60 mg/dl
Albumindifferenz (Serum minus Erguss)	< 12 g/l	> 12 g/l

Tab. 15.12 Laborchemische Differenzierung

Analyt im Pleuraerguss	Befund	Wahrscheinliche Ursache
CEA	> 4,5 µg/l	Malignom
Tumorzellen	Nachweis	
Cyfra 21–1	> 21 µg/µl	Bronchial-Ca, Metastasen
Bakterien	Nachweis	Infektion
ANF	Positiv	Kollagenose
Triglyzeride	> 110 mg/dl	Chylothorax
Cholesterinkonz., Cholesterinkristalle	> Serum-Chol	Pseudochylöser Erguss

Tab. 15.12 Laborchemische Differenzierung *(Forts.)*		
Analyt im Pleuraerguss	**Befund**	**Wahrscheinliche Ursache**
Lipase, Pankreasamylase	> Referenzbereich für Serum	Akute Pankreatitis
Speichelamylase	> Referenzbereich für Serum	Ösophagusruptur
Erythrozyten	> 100.000/µl	Malignome, Lungenembolie, Thoraxtrauma
Leukozytenzahl	> 10.000/µl • überwiegend neutrophile Granulozyten • überwiegend Lymphozyten	• Bakt. Pneumonie, unspez. Empyem, subphrenischer Abszess, Ösophagusruptur • Virus-, Mykoplasmen-, Chlamydienpneumonie, Tbc, Malignome, Kollagenosen

> **Merke**
> - Ergüsse bei Herzinsuff., Lungenembolie, Leberzirrhose, Pankreatitis, Sarkoidose, Chylothorax/Pseudochylothorax, Meigs-Sy. und Malignomen können sowohl als Transsudat wie auch als Exsudat in Erscheinung treten.
> - CEA kann auch bei Lungenfibrose, Tbc, benignen Lungenadenomen und nach Strahlentherapie erhöht sein.

15.3.4 Zytologische Untersuchung $$$

Indikationen V. a. Malignom.

Untersuchungsmaterial Etwa 3 ml nativer Pleuraerguss.

Bestimmungsmethode Mikroskopie.

Bewertung
Tumorzytologie: Die Beurteilung von Tumorzellen sollte nur durch zytol. ausgebildete Personen erfolgen. Mit konventionellen Färbetechniken ist ihr Stellenwert eingeschränkt (Sensitivität 40–65 %). Bessere Ergebnisse erhält man mit immunzytochem. Verfahren oder durch Biopsien.

15.4 Aszites

15.4.1 Diagnosestrategie

In der Aszitesdiagnostik wurde das Transsudat-/Exsudat-Konzept verlassen, da es noch weniger als bei Pleuraergüssen geeignet ist, Rückschlüsse auf die Aszitesursache zu erlauben. Leberzirrhose einerseits sowie Peritonealkarzinose und bakt. Peritonitis andererseits sind die häufigsten Ursachen für Aszites. Daher versucht man heute, als Basisdiagnostik die Grobeinteilung in portalen und infektiösen/tumorösen Aszites zu erreichen.
Das kann durch Komb. verschiedener Laboruntersuchungen mit ausreichender Wahrscheinlichkeit erreicht werden. Eine makroskopische Betrachtung des Aszi-

tes gibt nur bei Blutbeimengung einen diagn. Hinweis. Die ätiol. Klärung eines Aszites umfasst je nach Ursache auch anderweitige Untersuchungen (Blutuntersuchungen, bildgebende Verfahren).

Basisdiagnostik Unterscheidung von portalem und infektiösem/tumorösem Aszites (▶ 15.4.2).

Weiterführende Diagnostik
- **Portaler Aszites:** im Punktat keine weitere laborchem. Differenzierung möglich
- **Infektiöser/tumoröser Aszites** (Untersuchungen in Abhängigkeit von der klin. Verdachtsdiagnose):
  – Infektionen: Laktat, Fibronektin, Lipase, Amylase, Leukozyten-, Granulozytenzahl, Chol, mikrobiol. Untersuchungen
  – Maligne Genese: Fibronektin, CA 19-9, Laktat, Chol, Leukozyten-, Granulozytenzahl; Tumorzytologie

15.4.2 Klinisch-chemische Analytik $–$$$

Indikationen Aszites unklarer Ätiologie.

Untersuchungsmaterial 5–10 ml nativer Aszites, evtl. zusätzlich Serum für Albumin, LDH, Chol, CA 19-9, Lipase, Amylase.
- NaF-Röhrchen: Laktat
- EDTA-Röhrchen: Fibronektin, Leukozytenzahl/-Differenzierung (Fibronektin kann auch im Citrat-Röhrchen gemessen werden → andere Ergebnisse)

Bestimmungsmethode Albumin (▶ 6.3.3), LDH (▶ 5.3), Laktat (▶ 11.3.4), Fibronektin, Chol (▶ 8.2), CA 19–9 (▶ 4.2.3), Lipase (▶ 5.10), Amylase (▶ 5.9).

Bewertung Die laborchem. Differenzierung eines Aszites ist problematisch. Die Abgrenzung eines portalen Aszites von infektiösem/tumorösem Aszites ist am ehesten möglich durch die Serum-Aszites-Differenz der Albuminkonz., den Aszites/Serum-Quotienten der LDH-Aktivität und die Zahl der neutrophilen Granulozyten im Aszites (▶ Tab. 15.13).

Tab. 15.13 Laborchemische Differenzierung von Aszites

Analyt im Aszites	Befund	Wahrscheinliche Ursache
Laktat	> 4,5 mmol/l	Infektion
Granulozyten	> 250/µl	Infektion
Leukozyten	> 1.000/µl	Infektion
Bakterien	Nachweis	Infektion
Fibronektin	> 100 mg/dl	Malignom
Cholesterin	> 45 mg/dl	Malignom
CEA	> 2,2 µg/l	Malignom
CA 19–9	> 30 U/ml	Malignom
Tumorzellen	Nachweis	Malignom
Lipase, Amylase	Aszites/Serum-Quotient > 1	Pankreatitis

15.4 Aszites

- **Aszites-Ursachen:**
  - Portaler Aszites: Leberzirrhose, Budd-Chiari-Sy., Lebervenenthrombose
  - Kardialer Aszites: Rechtsherzinsuff., Pericarditis constrictiva
  - Infektionen: bakt. Peritonitis, Peritoneal-Tbc
  - Maligner Aszites: Peritonealkarzinose, Metastasenleber, intraabdom. Tumoren, hepatozelluläres Ca, Lymphome, Mesotheliom, Pseudomyxom
  - Hämorrhagischer Aszites (makroskopisch): Trauma, Peritoneal-Ca, tuberkulöse Peritonitis, Pfortaderthrombose, Pankreatitis. Bei großer Blutmenge (z. B. Trauma) kann die Quantifizierung des Hb-Gehalts (▶ 23.3) sinnvoll sein
- **Laborchem. Differenzierung:** ▶ Tab. 15.14. Laktat soll am besten zur Unterscheidung von infiziertem und sterilem Aszites geeignet sein, Fibronektin und Chol zur Erkennung maligner Aszitesursachen. Die übrigen Untersuchungen haben wegen geringer Spezifität und Sensitivität nur Aussagekraft in Komb. mit anderen Befunden.

Tab. 15.14 Differenzierung zwischen portalem und infektiösem/tumorösem Aszites

	Portaler Aszites	Infektiöser/tumoröser Aszites
Albumin-Differenz Serum-Aszites	< 11 g/l	> 11 g/l
LDH-Quotient Serum/Aszites	< 0,6	> 0,6
LDH (Aszites)	< 160 U/l	> 160 U/l
Neutrophile Granulozyten (Aszites)	< 250/µl	> 250/µl

Kardial bedingter Aszites bei Rechtsherzinsuff. kann sowohl proteinarm (Transsudat) als auch proteinreich (Exsudat) sein. Bei Leberzirrhose, wahrscheinlich in Komb. mit Immunschwäche (insb. alkoholbedingt), kann infizierter Aszites proteinarm (Transsudat) sein, meist fehlt dann auch eine entsprechende klin. Symptomatik (bes. hohe Letalität!).

15.4.3 Zytologische Untersuchung $$$

Indikation Aszites unklarer Ätiologie.

Bestimmungsmethode Mikroskopie.

Bewertung

Tumorzytologie: Die Beurteilung von Tumorzellen sollte nur durch zytol. ausgebildete Personen erfolgen. Mit konventionellen Färbetechniken beträgt die Sensitivität etwa 60 %. Bessere Ergebnisse erhält man mit immunzytochem. Verfahren oder durch Biopsien.

15.5 Liquor

15.5.1 Diagnosestrategie

Die Liquoruntersuchung ist Bestandteil jeder Diagnostik von ZNS-Erkr. Anders als bei der Untersuchung von Blut, Urin und Stuhl kann die Gewinnung von Liquor nicht beliebig häufig wiederholt werden. Deshalb ist es bes. notwendig, die differenzialdiagnostisch indizierten Untersuchungen auf der Grundlage von Klinik und Anamnese sorgfältig zu planen.

Liquorgewinnung
Durch Lumbalpunktion (ggf. BZ-Bestimmung kurz vor Lumbalpunktion!). Punktionsstelle gründlich desinfizieren, Punktion mit sterilen Handschuhen durchführen. Die ersten 2–3 Tr. verwerfen, dann Liquor in 2–3 sterilen Schraubröhrchen auffangen, sofort verschließen und möglichst umgehend ins Labor bringen. Transportbedingungen für mikrobiol. Untersuchungen (▶ 26.3).

Die häufigste Fragestellung bei der Liquordiagnostik ist der Nachweis einer Infektion. Ein entzündlicher ZNS-Prozess ist gesichert, wenn mind. einer der folgenden Befunde vorliegt: Leukozytenzahl > 30/μl, Nachweis einer intrathekalen Ig-Synthese oder Nachweis aktivierter B-Lymphozyten.

Basisdiagnostik
- Leukozytenzahl, -Differenzierung; Ery-Nachweis
- Liquor-Gesamt-Protein
- Liquor-Laktat

Weiterführende Diagnostik ▶ Tab. 15.15.

Tab. 15.15 Verdachtsdiagnose und empfehlenswerte Untersuchungen		
Verdachtsdiagnose	**Liquoruntersuchungen (weitere Untersuchungen ▶ 15.5.5, ▶ 15.5.6, ▶ 15.5.7, ▶ 15.5.8)**	**Erwarteter Befund**
Akute virale Meningitis	Aussehen	transparent
	Zellzahl	bis mehrere Hundert/μl
	Zelldifferenzierung	überwiegend Mononukleäre mit aktivierten B-Lymphozyten
	Albumin-Quotient	bis 20×0^{-3}
	Laktat	< 2,1 mmol/l
Eitrige Meningitis	Aussehen	trübe
	Zellzahl	mehrere Tausend/μl
	Zelldifferenzierung	fast ausschließlich Neutrophile
	Methylenblau- und Gramfärbung	Bakteriennachweis

Tab. 15.15 Verdachtsdiagnose und empfehlenswerte Untersuchungen (Forts.)

Verdachtsdiagnose	Liquoruntersuchungen (weitere Untersuchungen ▶15.5.5, ▶15.5.6, ▶15.5.7, ▶15.5.8)	Erwarteter Befund
Eitrige Meningitis	Albumin-Quotient	$> 20 \times 10^{-3}$
	Laktat	$> 2,5$ mmol/l
Tuberkulöse Meningitis	Zellzahl	bis mehrere Hundert/µl
	Albumin-Quotient	$> 20 \times 10^{-3}$
	Zelldifferenzierung	"buntes", überwiegend mononukleäres Zellbild
	Glukose	< 50 % der Serumglukose
	Immunglobuline	IgG, IgA vermehrt
	Gaschromatografie	Tuberkulostearinsäure-Nachweis
	Kultur	Bakteriennachweis
Pilzmeningitis	Zellzahl	bis mehrere Hundert/µl
	Zelldifferenzierung	überwiegend Mononukleäre
	Immunglobuline	lokale Produktion
	Kultur (Filterrückstand)	Pilznachweis
	Spezialfärbung	Pilznachweis
Guillain-Barré-Sy.	Albumin-Quotient	bis 50×10^{-3}
	Zellzahl	gelegentlich leichte mononukleäre Pleozytose
Akute Neuroborreliose (M. Bannwarth)	Zellzahl	einige Hundert/µl
	Zelldifferenzierung	überwiegend Mononukleäre, bis 25 % aktivierte B-Lymphozyten
	Albumin-Quotient	bis 50×10^{-3}
	Immunglobuline	IgG, IgM und IgA
	Serologie	Borrelien-AK
Zoster-Ganglionitis	Zellzahl	bis 150/µl
	Zelldifferenzierung	überwiegend Mononukleäre
	Albumin-Quotient	bis 10×10^{-3}
	Serologie	lokale Varicella-Zoster-AK
Hirnabszess	Zellzahl	bis einige Hundert/µl
	Zelldifferenzierung	Mononukleäre und/oder Neutrophile

Tab. 15.15 Verdachtsdiagnose und empfehlenswerte Untersuchungen (Forts.)

Verdachtsdiagnose	Liquoruntersuchungen (weitere Untersuchungen ▶ 15.5.5, ▶ 15.5.6, ▶ 15.5.7, ▶ 15.5.8)	Erwarteter Befund
Hirnabszess	Immunglobuline	IgG und IgA (ab 2. Wo.)
	(Computertomografie)	zunächst entzündliches Infiltrat (Phlegmone), dann Nekrose mit Kapseln
Multiple Sklerose	Immunglobuline	IgG
	Isoelektrische Fokussierung	oligoklonale g-Region
	Zellzahl	bis 40 Mononukleäre/µl
	Albumin-Quotient	bis 10×10^{-3}
	Serologie	Masern-, Röteln-, Varicella-Zoster-AK
	(MRT)	Entmarkungsherde
Chron. HIV-Enzephalitis (Frühstadium)	Zellzahl	bis 35 Mononukleäre/µl
	Immunglobuline	lokale IgG-Synthese
	Serologie	lokale HIV-Antikörper
	Albumin-Quotient	bis 10×10^{-3}
Opportunistische Meningoenzephalitiden	Zellen	mononukleäre Pleozytose
	Immunglobuline	IgG, IgA, IgM, vermehrt
	Albumin-Quotient	$> 10 \times 10^{-3}$
	Serologie	Lokalsynthese von spez. AK
Neurosyphilis	Zellen	mononukleäre Pleozytose
	Immunglobuline	IgG
	IgG-bezogene AK-Aktivität (TPHA)	CSF/Serum > 2
Hirntumor	(CT)	Raumforderung
	Albumin-Quotient	↑
	Zelldifferenzierung	Tumorzellen
	Tumormarker	lokales CEA bei Karzinom, lokales Ig bei Lymphom und Dysgerminom

Modifiziert nach: Thomas L. Labor & Diagnose. Marburg/Lahn: Medizinische Verlagsgesellschaft; 1994.

- IL-6 im Liquor ▶ 22.9.3 (bakt. Meningitis)
- Protein S-100 i. S. (SHT, Blutungen, Hirninfarkte)
- Blut-Liquor-Schrankenfunktion: Liquor-/Serum-Albumin-Quotient (Q_{alb}, ▶ 15.5.5)

- Intrathekale Ig-Synthese:
  - Lokale Ig-Fraktionen (▶ 15.5.5): Quotienten-Diagramm, Berechnung
  - Oligoklonale Ig-Muster im Liquor und Serum (▶ 15.5.6)
  - Erregerspez. AK-Indizes (▶ 15.5.7)
- Aktivierte B-Lymphozyten (▶ 15.5.9)
- Tumormarker: CEA-Quotient, β_2-Mikroglobulin
- NSE im Liquor (Creutzfeldt-Jakob-Krankheit)
- β-Amyloid Aβ 1–42 im Liquor ▶ 15.5.10 (Demenzerkr., M. Alzheimer, M. Parkinson)
- Tau-Protein im Liquor ▶ 15.5.10 (neurodegenerative, entzündliche, vaskuläre und tumoröse Erkr.)
- Erregerisolierung:
  - Erregerantigen-Nachweis: Schnelltests, z. B. Slidex Meningite-Kit®, Fa. Bio Merieux; Wellcogen Bakterien Antigen Kit®, Fa. Murex; Directigen® Meningitis Combo Test, Fa. Becton Dickinson; Durchführung nach Herstellervorschrift
  - Gramfärbung: hohe Fehlerquote bei Unerfahrenen

> **Unterscheidung Liquor – Nasensekret**
> Bei Rhinorrhö in der HNO-Medizin und nach SHT ist differenzialdiagnostisch die Unterscheidung von Liquor oder Nasensekret notwendig (▶ Tab. 15.16). Die bisher verbreiteten Unterscheidungskriterien für Liquor (Glukose > 50 mg/dl und Protein < 40 mg/dl) haben sich als unzuverlässig erwiesen und gelten als obsolet. Als bestes Kriterium gilt derzeit β-Trace-Protein, dessen Konz. im Liquor normalerweise etwa 30-mal höher ist als im Serum.

Störungen und Besonderheiten β-Trace-Proteinkonz. von 1–6 mg/l: z. B. Mischung Liquor/Nasensekret, erhöhte Serumkonz. bei Niereninsuff., verminderte Liquorkonz. bei Meningitis.

Tab. 15.16 Unterscheidung von Liquor und Nasensekret

Analyt	Liquor	Nasensekret
β-Trace-Protein	> 6 mg/l	< 1 mg/l
β_2-Transferrin	nachweisbar	nicht nachweisbar

15.5.2 Zellzahl im Liquor und Differenzierung $–$$

Indikation Jede Liquorpunktion.

Untersuchungsmaterial Frischer Liquor.

Bestimmungsmethode
- **Leukozytenzahl $:**
  - Mechanisierte Zellzählung
  - Fuchs-Rosenthal-Kammer (s. Kasten)
- **Erythrozyten, halbquantitativ $:** Teststreifen; mikroskopisch; evtl. makroskopisch

- **Leukozytendifferenzierung:**
  - Ausstrichpräparat mit farbstoffbeschichtetem Objektträger (Schnellfärbung, z. B. Testimplets®, Fa. Boehringer) $: Je nach Zellzahl nativen Liquor oder Sediment nach Zentrifugation verwenden. Nach vorsichtiger Mischung 3 ml Liquor in die Mitte des Objektträgers auftragen und sofort mit einem Deckglas bedecken. Nach 15 Min. bei 800- bis 1.000-facher Vergrößerung im Mikroskop differenzieren.
  - Zytozentrifugenpräparat $$.

Referenzbereich ▶ Tab. 15.17.

Tab. 15.17 Referenzbereich Zellen in Liquor

Leukozyten:	< 4/µl
Erythrozyten:	nicht nachweisbar

Fuchs-Rosenthal-Kammer
- **Prinzip:** Lysierung der Erys durch Verdünnung des Liquors mit Eisessig und Zählung der fixierten Leukos.
- **Durchführung (Infektionsgefahr!):** Durchführung innerhalb von 60 Min., da Leukos instabil sind. Vorbereitung der Fuchs-Rosenthal-Kammer: Plangeschliffenes Deckglas so über die Kammer schieben, dass es adhärent ist (Newton-Ringe sichtbar) und nicht vom Liquor angehoben wird (konstantes Volumen). Dann etwas Eisessig (96 %) in ein Blockschälchen gießen. Liquor mischen und etwa 2 ml davon in ein zweites Blockschälchen geben. Mit einer Leukozytenpipette bis zur Marke 1 Eisessig aufziehen und anschließend bis zur Marke 11 mit Liquor auffüllen. Die Pipette mit Gummikappe verschließen und vorsichtig mischen. Die ersten 2–3 Tr. verwerfen und dann die vorbereitete Fuchs-Rosenthal-Kammer beschicken. Einige Min. sedimentieren lassen. Am abgeblendeten Mikroskop (Objektiv 40 ×) die ganze Zählkammer auszählen (16 × 16 = 256 kleinste Quadrate).
- **Berechnung:**
  - Ist die Zahl der ausgezählten Leukos gleich n, dann ist: Leuko/µl = n/2,88 oder etwa n/3 Leuko/µl.
  - Bei sehr hoher Leuko-Zahl kann auch ein Teil der (kleinsten) Quadrate ausgezählt werden.

Bewertung Liquorbefunde bei entzündlichen ZNS-Erkr. ändern sich im Verlauf der Erkr., notwendige Bedingung zu ihrer adäquaten Interpretation ist daher die Berücksichtigung des Krankheitsstadiums. Die Initialphase ist meist durch eine leukozytäre Invasion gekennzeichnet, die bei der Virusmeningitis manchmal nur Stunden anhält.

Bei path. Leukozytenzahl Differenzierung durchführen (▶ Tab. 15.18).

Die Leukozytenzahl ist zusammen mit Liquor-Laktat zur Differenzierung zwischen bakt. Meningitis und ZNS-Erkr. anderer Ursache geeignet (▶ Tab. 15.19). Bakt. Meningitiden verlaufen meist mit einer ausgeprägten Leukozytose. Eine Li-

15.5 Liquor

Tab. 15.18 Leukozytenzahl im Liquor

Leukozytenzahl/µl	Wahrscheinliche Ursachen
> 300	Eitrige Meningitis (selten Tumoren, Blutungen)
30–300	Hirnabszess, Meningitis durch Viren, Pilze, Mykobakterien (Tbc), Neurosyphilis
4–30	• Entzündlich: VTV-Inf., Guillain-Barré-Sy., HIV-Enzephalitis, MS, Neuroborreliose, Neurosyphilis, Parasitosen • Nichtentzündlich: Hirninfarkt, Meningealkarzinose, leukämische Infiltrate, Hirntumoren
< 4	Neurosyphilis, M. Alzheimer, amyotrophe Lateralsklerose (AML), subakute sklerosierende Panenzephalitis (SSPE)

Tab. 15.19 Leukozytendifferenzierung

Vorherrschender Zelltyp	Wahrscheinliche Ursachen
Neutrophile Granulozyten	Bakt. Meningitis, Frühphase viraler Meningitis, Hirnabszess, maligne Ursache
Lymphozyten	Virale Meningitis, Spätphase einer bakt. Meningitis, Pilzmeningitis, tuberkulöse Meningitis, Hirnabszess, Toxoplasmose, Leptospirose, Neurosyphilis, Polyradikulitis, chron. Meningoenzephalitis, Lupus erythematodes, MS, subakute sklerosierende Panenzephalitis (SSPE)
Eosinophile (> 5 %)	Parasitosen (Zystizerkose, Toxocara canis, Bilharziose), tuberkulöse Meningitis, Fremdkörpermeningitis (Drainagen)

quorleukozytose > 800/ml bei gleichzeitiger Liquor-Laktatkonz. > 3,5 mmol/l ist nahezu beweisend für eine bakt. Meningitis (Spezifität etwa 99 %, Sensitivität aber nur etwa 70 %).

Störungen und Besonderheiten Bei artifiziellen Blutbeimengungen durch die Liquorpunktion kann die Beurteilbarkeit der Liquorzellen eingeschränkt sein.

> **Niedrige Leukozytenzahl im Liquor trotz akuter Infektion (cave: Fehldiagnose!)**
> - Apurulente bakt. Meningitis (bes. schwere Inf.)
> - Aids (insb. bei Kryptokokkenmeningitis)
> - Kinder und alte Pat. mit V. a. bakt. Meningitis
> ! Auch bei anscheinend unauffälligem Liquor immer Erregersuche durchführen. Schnelle Orientierung mit:
>   – Antigen-Schnellnachweis
>   – Gramfärbung (hohe Fehlquote bei Unerfahrenen)
>   – Zusätzlich immer auch mikrobiol. Kultur

15.5.3 Laktat im Liquor $

Indikationen Unterscheidung von bakt. und viraler Meningitis.

Untersuchungsmaterial Liquor.

Bestimmungsmethode Enzymatische Bestimmung (LDH-Methode).

Referenzbereich Liquor-Laktat: 2,5 mmol/l.

Bewertung Eine Liquor-Laktatkonz. > 3,5 mmol/l bei gleichzeitiger Liquorleukozytose > 800/ml ist nahezu beweisend für eine bakt. Meningitis (Spezifität ca. 99 %, Sensitivität aber nur ca. 70 %).

- **Erhöhter Laktatspiegel** (> 2,5 mmol/l): bakt. Meningitis (auch nach antibiotischer Anbehandlung noch längere Zeit erhöht), Pilzmeningitis, tuberkulöse Meningitis, hypoxischer Hirnschaden, Subarachnoidalblutung, intrazerebrale Massenblutung, Hirntumoren, Meningeosis carcinomatosa, Hirnödem, Z. n. Kraniotomie
- **Normaler Laktatspiegel:** virale Meningoenzephalitis, transiente ischämische Attacke (TIA), Blutbeimengung durch Punktion
- **Liquor-/Blut-Glukose-Quotient:** weitgehend durch Laktatbestimmung abgelöst (Ausnahme: tuberkulöse Meningitis)

Störungen und Besonderheiten
- Nach Kraniotomie ist die Laktatkonz. erhöht und daher zur Erkennung einer postop. ZNS-Inf. nicht geeignet.
- Bei bakt. Enzephalitiden, Pilzinf., Hirnabszessen und infizierten Hämatomen ist Laktatkonz. variabel. In diesen Fällen ist bei deutlicher Entzündungsreaktion Liquor-Laktat meist vermehrt, bei geringer Reaktion (v. a. bei Aids) kann es normal sein.

15.5.4 Gesamt-Protein im Liquor $

Indikation Jede Liquorpunktion.

Untersuchungsmaterial Frischer Liquor.

Bestimmungsmethode Streulichtmessung nach Präzipitation.

Referenzbereich Gesamt-Protein (Liquor): < 45 mg/dl.

Bewertung Ein vermehrter Liquor-Proteingehalt kann Folge einer Permeabilitätsstörung der Blut-Liquor-Schranke und/oder einer intrathekalen Ig-Produktion sein. Die Gesamt-Proteinkonz. ist daher nur ein allg. Krankheitszeichen und kann ohne weitere Differenzierung nicht genauer interpretiert werden.
Liegen Proteingehalt und Zellzahl im Liquor im Referenzbereich, so gilt i. d. R. eine ZNS-Erkr. als ausgeschlossen. Ausnahmen: Kinder und alte Pat., Aids-Pat., MS, Abszesse, Hirntumoren.

15.5.5 Blut-Liquor-Schrankenfunktion, lokale Immunglobulinsynthese $$$

Der Liquorraum ist vom Blutkompartment durch die Blut-Liquor-Schranke getrennt. Die Durchlässigkeit für Blutbestandteile ist umso geringer, je größer die Moleküle sind (Molekularsiebeffekt). Höhermolekulare Stoffe wie Albumin und Immunglobuline (Ig) treten bei gestörter Schrankenfunktion (erhöhte Permeabilität, z. B. bei Entzündungen, Tumoren) vermehrt in den Liquorraum über. Andererseits können Ig, z. B. als Reaktion auf eine zerebrale Infektion, auch lokal im Liquorraum gebildet werden. Bei vermehrtem Gesamt-Proteingehalt im Liquor ist es also differenzialdiagnostisch von Bedeutung, ob eine reine Schrankenstörung oder auch eine intrathekale Ig-Produktion (und damit meist eine lokale ZNS-Inf.) vorliegt.

Nach dem Konzept von Reiber und Felgenhauer werden zur Beurteilung der Schrankenfunktion die Konz. von Albumin und den Ig-Klassen (IgG, IgM, IgA) im Liquor im Verhältnis zu den entsprechenden Serumkonz. betrachtet: **Albumin-Quotient** Q_{Alb}, und **Ig-Quotient** Q_{IgX}. Bei intrathekaler Ig-Synthese ist der Quotient einer (oder mehrerer) Ig-Klassen ggü. dem Albumin-Quotienten überproportional erhöht.

Der Anteil der lokal synthetisierten Ig-Fraktionen an der Liquor-Gesamtkonz. der jeweiligen Ig-Klasse kann abgeschätzt werden, indem man die aktuellen Quotienten der Ig-Klassen und des Albumins in Diagramme einträgt, in denen eine empirische Trennlinie die Grenze zwischen reiner Schrankenstörung und Schrankenstörung mit lokaler Ig-Synthese kennzeichnet (Reiber-Diagramm ▶ Abb. 15.3).

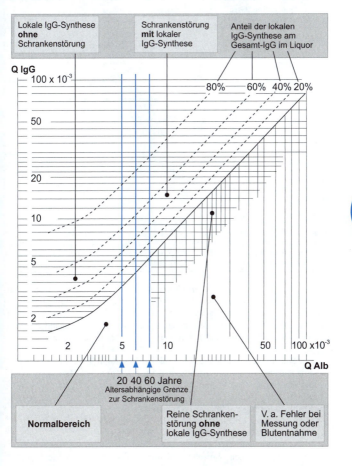

Abb. 15.3 Reiber-Diagramm zur Beurteilung einer Schrankenstörung [L157]

Alternativ können die intrathekal gebildeten Fraktionen auch berechnet werden. Analog zu den Ig kann mithilfe eines Liquor-/Serum-CEA-Quotienten eine lokale CEA-Produktion bei Meningealkarzinose, Hirnmetastasen oder prim. Hirntumoren erkannt werden.

Indikationen Proteinvermehrung im Liquor.

Untersuchungsmaterial 5 ml frischer Liquor, zusätzlich Serum.

Bestimmungsmethode Immunoassay (Albumin, quantitative Ig).

Referenzbereiche ▶ Tab. 15.20.

Tab. 15.20 Referenzbereiche Albumin-Quotienten Liquor/Serum	
Albumin-Quotienten (Q_{Alb}) Liquor/Serum	Referenzbereiche* ($\times 10^{-3}$)
Erwachsene	
> 40 J.	< 8
< 40 J.	< 6,5
Kinder	
6–15 J.	< 5
0,3–6 J.	< 3,5
Säuglinge	
3 Mon.	< 5
2 Mon.	< 10
1 Mon.	< 15
Neugeborene	< 28

* Die oberen Referenzbereichsgrenzen der Liquor/Serum-Quotienten für die Immunglobuline (Q_{IgG}, Q_{IgM}, Q_{IgA}) hängen von der Schrankenfunktion ab. Sie sind im Quotientendiagramm nach Reiber als empirische Grenzlinie zwischen reiner Schrankenstörung und Schrankenstörung mit lokaler Ig-Synthese dargestellt (▶ Abb. 15.3).

Bewertung ▶ 15.5.7. Eine vermehrte Proteinkonz. im Liquor ist ein unspez. Zeichen für einen path. Prozess im ZNS. Die Identifizierung und Quantifizierung intrathekal gebildeter Ig (Diagramm oder Berechnung) erlaubt die Unterscheidung von ZNS-Prozessen mit reiner Schrankenstörung (überwiegend nichtentzündlich) und solchen mit lokaler Immunantwort (überwiegend entzündlich).

Ursachen:
- **Reine Schrankenstörung:** Frühphase akuter Meningitiden, Frühstadium des Guillain-Barré-Sy., Polyneuropathien, prim. Hirntumoren, Metastasen, Meningealkarzinomatose, Hirninfarkte, Hirntraumen (außer Subarachnoidalblutung), Hirnatrophie
- **Schrankenstörung mit lokaler Ig-Synthese:**
  - Viral (ab etwa 2. Krankheitswo.): HSV, FSME, HIV, Masern, Röteln, VZV, CMV, Coxsackie-V., Mumps, EBV, Poliomyelitis
  - Bakt. und mykotisch (bei verspätetem Therapiebeginn oder subakutem Verlauf): insb. Neuroborreliose, Neurosyphilis, tuberkulöse Meningitis, Hirnabszess

- Chron.-entzündlich: MS, SSPE
- Protozoen: Toxoplasmose (meist opportunistisch bei Aids)
- Tumoren: Lymphom, Dysgerminom, Meningealkarzinose, Hirnmetastasen
- **Typische Konstellationen intrathekal synthetisierter Ig-Klassen:**
  - Ein-Klassen-Reaktion:
    – Überwiegende IgG-Synthese: MS, HSV-Enzephalitis, Neurosyphilis, chron. HIV-Enzephalitis
    – Selektive IgM-Synthese: NHL
  - Zwei-Klassen-Reaktion:
    – IgG + IgA: eitrige Meningitis, tuberkulöse Meningitis
    – IgG + IgM: FSME
  - Drei-Klassen-Reaktion (IgG, IgA, IgM): Neuroborreliose, Mumps-Meningoenzephalitis, opportunistische Inf. (z. B. bei Aids)

Störungen und Besonderheiten

- Bei artifizieller **Blutbeimengung** durch Punktion, **Albumin-Infusionen** oder größerem **Blutverlust** ist das Liquor-Proteinprofil für mehrere Tage nicht beurteilbar.
- Nie zentrifugierten Liquor einsenden, da dann Blutbeimengung nicht erkannt werden kann.
- Eine lokale IgG-Fraktion von < 10–20 % der Gesamt-IgG-Konz. im Liquor ist mit dem Quotientendiagramm nicht mehr sicher nachweisbar. Ein neg. Befund im Quotientendiagramm schließt daher eine lokale Ig-Produktion nicht aus. In diesem Bereich ist der Nachweis einer oligoklonalen IgG-Synthese mittels isoelektrischer Fokussierung (▶ 15.5.6) noch möglich (größere Empfindlichkeit).
- Vermehrtes Liquor-Protein ohne Schrankenstörung und ohne lokale Ig-Synthese bei Stopp-Liquor (Zirkulationsstörung) oder Liquorproduktionsstörung.

15.5.6 Oligoklonale IgG-Muster $$$

Kleine lokale IgG-Fraktionen sind mit Diagrammen und Formeln nicht sicher erfassbar, da die als Bezugspunkt dienende Obergrenze des Referenzbereichs nicht exakt definiert werden kann. Die isoelektrische Fokussierung erlaubt eine qualitative Auftrennung der IgG-Moleküle in Fraktionen entsprechend ihrer Antigenspezifität (oligoklonales Muster). Bei reiner Schrankenstörung findet sich im Liquor und im Serum das gleiche oligoklonale Muster. Klonale IgG-Fraktionen, die nur im Liquor nachweisbar sind und nicht im Serum, entsprechen einer lokaler IgG-Synthese. Diese Methode ist sehr empfindlich und erlaubt die Erkennung lokaler IgG-Fraktionen von < 10–20 % des Liquor-Gesamt-IgG.

Indikation Bevorzugter Einsatz bei V. a. MS.

Untersuchungsmaterial 1 ml frischer Liquor, zusätzlich Serum.

Bestimmungsmethode Isoelektrische Fokussierung von Liquor und Serum.

Bewertung

- **Normaler Befund:** kein Nachweis von liquorspez. oligoklonalen Banden.
- Bei MS sind liquorspez. oligoklonale IgG-Banden in über 95 % nachweisbar, häufig aber auch bei Meningealkarzinose/-metastasen.

15.5.7 Erregerspezifische Antikörper-Indizes $$$

Für Infektionserreger, die eine humorale Immunreaktion auslösen, können erregerspez. AK-Indizes auf der Basis der erregerspez. AK in Liquor und Serum berechnet werden (Hagedorn-Index) → empfindlichste und spezifischste Methode zum Nachweis einer lokalen AK-Synthese. Aus klin. Befund und Anamnese können sich differenzialdiagn. Hinweise ergeben, nach welchen AK gesucht werden soll.

Indikationen Ätiol. Abklärung infektiöser ZNS-Prozesse, wenn Diagnosesicherung durch Blutuntersuchung nicht möglich. **Cave:** Nicht zur Frühdiagnostik geeignet, da die spez. AK-Bildung meist **nicht vor** der 2. Krankheitswo. nachweisbar ist.

Untersuchungsmaterial Frischer Liquor, zusätzlich Serum.

Bestimmungsmethode Berechnung der Hagedorn-Indizes nach immunchem. Messung von erregerspez. AK im Liquor und Serum.

Referenzbereiche ▶ Tab. 15.21.

Tab. 15.21 Referenzbereich Erregerspezifische Antikörper-Indizes	
Keine intrathekale spez. AK-Synthese	< 1,5
Sichere intrathekale spez. AK-Synthese	> 2

Bewertung
Erhöhte Hagedorn-Indizes:
- ZNS-Befall durch neurotrope Viren, Neuroborreliose, Neurosyphilis, zerebrale Toxoplasmose.
- HIV-Enzephalitis: Im Frühstadium kann der erregerspez. AK-Index der einzige labordiagn. Beweis sein.
- Multiple Sklerose: Typisch ist der gleichzeitige Nachweis erhöhter Indizes für Masern, Röteln und VZV (MRZ-Reaktion).
- SSPE: Typisch ist der Nachweis eines erhöhten Masern-Index.

> Wegen der verzögert einsetzenden Immunantwort bei zerebralen Virusinfekten bei V. a. HSV-Enzephalitis nicht die serol. Bestätigung abwarten. Antivirale Therapie bei klin. Verdacht sofort beginnen!

15.5.8 CEA, β_2-Mikroglobulin im Liquor $$

Indikation
- CEA-Quotient Liquor/Serum: V. a. Meningealkarzinose, Hirnmetastasen, prim. Hirntumor
- β_2-Mikroglobulin: V. a. leukämische Infiltrate

Untersuchungsmaterial 0,5 ml frischer Liquor, für CEA zusätzlich Serum.

Bestimmungsmethode Immunoassay.

Bewertung ▶ Tab. 15.22.
- CEA-Quotient Q_{CEA}: ↑ bei Meningealkarzinomatose, Hirnmetastasen, prim. Hirntumoren
- β_2-Mikroglobulin im Liquor: ↑ bei leukämischen ZNS-Infiltraten

Tab. 15.22 Referenzbereiche CEA, β₂-Mikroglobulin im Liquor	
CEA-Quotient Liquor/Serum (Q_CEA)	< 0,7 × Q_Alb
β₂-Mikroglobulin (Liquor)	< 1,8 mg/l

15.5.9 Aktivierte B-Lymphozyten $$

Als aktivierte B-Lymphozyten werden reife, intrazytoplasmatisch mit IgG gefüllte Plasmazellen bezeichnet, die für entzündliche ZNS-Prozesse typisch sind. Bei viralen Inf. sind sie relativ früh nachweisbar. Bei nichtentzündlichen ZNS-Erkr. und beim Guillain-Barré-Sy. finden sich meist keine aktivierten B-Lymphozyten.

Indikation V. a. entzündlichen ZNS-Prozess.

Untersuchungsmaterial Frischer Liquor.

Bestimmungsmethode Immunzytochem. Färbung.

Referenzbereich < 0,1 % der Lymphozyten im Liquorpräparat.

Bewertung Aktivierte B-Lymphozyten kommen im normalen Liquor nicht vor; ihr Nachweis ist ein sehr empfindlicher, aber unspez. Beweis für einen entzündlichen ZNS-Prozess. Der Nachweis ist auch bei geringer Leukozytenzahl im Liquor (< 30/μl) möglich.

15.5.10 Tau-Protein und Amyloid Aβ 1–42 $$$

Die neurodegenerativen demenziellen Prozesse sind noch nicht vollständig verstanden. Als Marker sind in der Praxis bisher hauptsächlich die Tau-Proteine und Amyloid Aβ 1–42 etabliert.

- **Tau-Proteine:** Unter physiol. Bedingungen scheinen Tau-Proteine die neuronalen Mikrotubuli zu stabilisieren, deren über das altersbedingte Ausmaß hinausgehende Untergang ein typisches Merkmal bei neurodegenerativen Prozessen ist, aber auch die Schädigung der Neuronen bei entzündlichen, vaskulären und tumorösen Prozessen kennzeichnet. Unter diesen Bedingungen werden im Liquor erhöhte Konz. der Tau-Proteine gemessen. Möglicherweise weist die Messung phosphorylierter Tau-Proteine eine höhere Spezifität für die Alzheimer-Demenz auf.
- **Amyloid Aβ 1–42:** Die bei Alzheimer-Demenz nachweisbare verstärkte Ablagerung von Amyloidplaque im Gehirn geht typischerweise mit erniedrigten Konz. des Amyloid Aβ 1–42 im Liquor einher.

Indikation V. a. demenzielle ZNS-Erkr. (insb. Alzheimer-Demenz).

Untersuchungsmaterial Liquor.

Bestimmungsmethode Immunoassay.

Referenzbereich ▶ Tab. 15.23.

Tab. 15.23 Referenzbereiche Tau-Protein und Amyloid Aβ 1–42 (Richtwerte)	
Analyt	Referenzbereich (pg/ml)
Tau-Proteine	< 300
Amyloid Aβ 1–42	> 600

Beurteilung
- **Tau-Proteine im Liquor ↑:**
  - Alzheimer-Demenz
  - Hirninfarkte
  - Creutzfeldt-Jakob-Krankheit
  - Entzündliche, vaskuläre und tumoröse Prozesse
- **Amyloid Aβ 1–42 im Liquor ↓:**
  - Alzheimer-Demenz
  - M. Parkinson
  - Amyotrophe Lateralsklerose
  - Zerebrale Amyloidangiopathie
  - Lewy-Körper-Demenz

16 Schilddrüsenhormone

Bernhard Otto Böhm

16.1 Grundlagen 292
16.2 Diagnosestrategie 292
16.2.1 Stufendiagnostik der Schilddrüsenfunktion 293
16.2.2 Weiterführende (Art-)Diagnostik 294
16.3 **TSH (thyreoideastimulierendes Hormon) $$** 294
16.4 Schilddrüsenhormone 296
16.4.1 Thyroxin (T_4) $$ 296
16.4.2 Trijodthyronin (T_3) $$ 297
16.4.3 Freie Hormone (fT_4, fT_3) $$ 298
16.5 **Thyroxinbindendes Globulin (TBG) $$** 299

16.6 TRH-Test $$$ 299
16.7 Schilddrüsenantikörper 300
16.7.1 AK gegen TSH-Rezeptor (TSH-R-AK) $$$ 300
16.7.2 Antikörper gegen Thyreoperoxidase (TPO) $$$ 301
16.7.3 AK gegen Thyreoglobulin (TAK) $$$ 302
16.8 Marker 303
16.8.1 Thyreoglobulin (TG) 303
16.8.2 Calcitonin 303
16.8.3 CEA (carcinoembryonales Antigen) 303

16 Schilddrüsenhormone

16.1 Grundlagen

Der Serumspiegel der Schilddrüsenhormone wird über neg. Rückkopplung durch das hypophysäre Hormon TSH (thyreoideastimulierendes Hormon, Thyreotropin) reguliert. Die TSH-Sekretion unterliegt über das Thyreotropin-Releasing-Hormon (TRH) hypothalamischen Einflüssen (▶ Abb. 16.1). Die Schilddrüse (SD) sezerniert Thyroxin (T_4) als Prohormon und T_3; T_4 wird peripher durch Monodejodination (Außenringdejodination) in das biol. aktive Trijodthyronin (T_3) umgewandelt. Durch Dejodination des Innenrings entsteht das inaktive reverse T_3 (rT_3).

Schwere nicht SD-bezogene Erkr. (Euthyroid-Sick-Syndrom, *non-thyroid illness*, NTI) lenken die Monodejodination vom biol. aktiven T_3 zum inaktiven rT_3. T_3 sinkt → es kommt zum typischen Low-T_3-Sy. Auch Medikamente (z. B. Glukokortikoide, Betablocker, Thyreostatika, Amiodaron) können die T_4- zu T_3-Konversion beeinflussen. Neben dem erniedrigten T_3 ist bei NTI oder Medikamenten oft auch TSH supprimiert, da die intrahypophysäre T_4- zu T_3-Monodejodination verstärkt ist. Das hypophysär produzierte T_3 supprimiert dann TSH (▶ 16.3).

In der Blutbahn werden die SD-Hormone an Bindeproteine (TBG [75 %], Präalbumin [15 %], Albumin [10 %]) gebunden transportiert. 0,03 % des T_4 und 0,4 % des T_3 liegen in freier Form vor. Medikamente und Hormone können die Konz. der Transportproteine und die Bindung verändern.

T_3 bindet an einen nukleären Rezeptor und beeinflusst darüber die Genexpression.

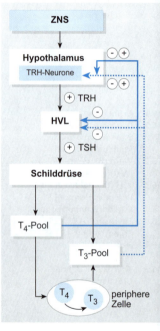

Abb. 16.1 Regelkreis Schilddrüsenhormone [L157]

16.2 Diagnosestrategie

Die SD-Funktion ist komplex reguliert und kann durch viele Faktoren wie extrathyreoidale Erkr. oder Medikamente beeinflusst werden. **Screeninguntersuchung Hypo- und Hyperthyreose:** Kombination aus Serum-TSH-Bestimmung und freiem Thyroxin (fT_4); fT_4 und fT_3 spiegeln die klin. Ausprägung der Hyperthyreose (subklin. vs. manifest) wider.

Eine umfassendere Diagnostik ist als Ausgangsbasis bei nachgewiesener Funktionsstörung angebracht. Zur Verlaufskontrolle unter Therapie können gezielt ausgewählte SD-Parameter erfasst werden.

Mit einer erweiterten Diagnostik unter Einbeziehung der immunol. Parameter (TRAK, TPO-, Tg-AK) wird eine Diagnostik der zugrunde liegenden SD-Erkr.

16.2.1 Stufendiagnostik der Schilddrüsenfunktion

Basisdiagnostik
- **Screeningtest zum Ausschluss einer Hyper- oder Hypothyreose:** Bestehen klin. keine Hinweise auf eine Funktionsstörung → TSH bestimmen. Ein normales TSH schließt eine SD-Funktionsstörung weitgehend aus. Da TSH auch interferierenden Faktoren unterliegt, in Zweifelsfällen zusätzlich fT$_4$ bestimmen.
- **V. a. Hyperthyreose:** TSH, fT$_4$, fT$_3$.
- **V. a. Hypothyreose:** TSH, fT$_4$.

Stufendiagnostik ▶ Abb. 16.2. Medikamente und/oder schwere Allgemeinerkr. führen zu typischen Veränderungen der SD-Parameter. Die Kenntnis ihrer Konstellation erleichtert die DD der SD-Funktionsstörung (▶ Tab. 16.1).

Tab. 16.1 Differenzialdiagnose von Schilddrüsenfunktionsstörungen

Diagnose	TSH	T$_4$	fT$_4$	T$_3$	fT$_3$
Prim. Hyperthyreose	↓	↑	↑	↑	↑
Sek. Hyperthyreose	↑	↑	↑	↑	↑
Prim. Hypothyreose	↑	↓	↓	↓	↓
Sek. Hypothyreose, HLV-Insuff.	↓	↓	↓	↓	↓
TBG-Erhöhung (Schwangerschaft, Sexualhormone, Lebererkr.)		↑	↔	↑	↔
TBG-Erniedrigung, Hypoproteinämie	↔	↓	↔	↓	↔
Low-T$_3$-Sy. (NTI)	↓	↔	↔	↓	↓
Hyperthyreose und TBG ↑	↓	↑↑	↑	↑↑	↑
Hyperthyreose und TBG ↓	↓	↓↔	↑	↓↔	↑
Hypothyreose und TBG ↓	↑	↓↓	↓	↓↓	↓
Hypothyreose und TBG ↑	↑	↔	↓	↔	↓
Jodinduzierte Hyperthyreose	↓	↑↑	↑↑	↑ ↔	↑ ↔
T$_3$-Hyperthyreose	↓	↔	↔	↑	↑
Hyperthyreose bei Konversionshemmung	↓	↑↑	↑↑	↑	↑
Schilddrüsenhormonresistenz	↔ ↑	↑	↑	↑	↑

Die DD zwischen sek. Hypothyreose und Low-T$_3$-Sy. kann schwierig sein, da bei Schwerkranken auch TSH oft niedrig normal oder erniedrigt ist (▶ 16.3) und der klin. Befund nicht weiterhilft → nicht vorschnell Hypothyreose diagnostizieren, evtl. fachärztlichen Rat einholen.

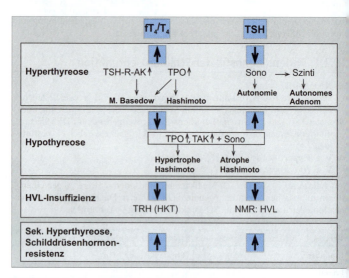

Abb. 16.2 Stufendiagnostik bei Schilddrüsenerkrankungen [L157]

16.2.2 Weiterführende (Art-)Diagnostik

- V. a. M. Basedow: TSH-R-AK und bildgebende Diagnostik (▶ 16.7.1)
- V. a. Hashimoto-Thyreoiditis: TPO-AK, TG-AK, bildgebende Diagnostik
- ! Nachweis einer Hashimoto-Thyreoiditis durch Punktionszytologie
- V. a. De-Quervain-Thyreoiditis: Akute-Phase-Parameter wie BSG ↑, CRP ↑, Leukos ↑, Schmerzen im Bereich der SD, bildgebende Diagnostik und Punktionszytologie

> Die SD-Sonografie ist für die Art- und Verlaufsdiagnostik häufig notwendig, die Szintigrafie seltener.

16.3 TSH (thyreoideastimulierendes Hormon) $$

TSH reguliert die Jodaufnahme und Hormonbildung der SD, die Hormonsekretion und das SD-Wachstum. Durch Rückkopplung zwischen SD und Hypophyse wird unter physiol. Bedingungen eine Euthyreose erhalten. Bei prim. Hyperthyreose wird TSH supprimiert, bei prim. Hypothyreose vermehrt gebildet. Die Regulation der TSH-Sekretion ist schon bei grenzwertigen Hypo- bzw. Hyperthyreosen sehr sensitiv und spezifisch.

Indikationen Nachweis einer Euthyreose (z. B. bei Struma), V. a. Hyperthyreose, Hypothyreose, Verlaufskontrolle unter T_4-Medikation.

Untersuchungsmaterial Plasma.

Bestimmungsmethode Immunoassay (ECLIA, andere).

16.3 TSH (thyreoideastimulierendes Hormon)

Referenzbereich ▶ Tab. 16.2.

Tab. 16.2 Referenzbereich TSH* (in mU/l)

Gesunde Erwachsene	0,4–4,5
Gesunde Erwachsene: 20–29 J.	Obergrenze** 3,5
Gesunde Erwachsene: 50–59 J.	Obergrenze** 4,5
Erwachsene > 80 J.	Obergrenze** 7,5
Schwangerschaft – 1. Drittel	0,4–2,5
Schwangerschaft – 2. Drittel	0,4–3,0
Schwangerschaft – 3. Drittel	0,4–3,5
Referenzbereich	0,27–2,50
Graubereich	2,52–4,20

* Gilt für hochsensitive TSH-Tests
** Obergrenze definiert als 97,5-Perzentile

Störungen und Besonderheiten Beeinträchtigung durch hohe Titer von analytspez. AK; Biotintherapie (> 5 mg/d) kann Ergebnis verändern.

Merke
- Methodenabhängige Unterschiede → Referenzbereich des eigenen Labors beachten.
- Gesunde Erw. zeigen stabile und individuell wenig variable TSH-Werte, ein quasi linear-logarithmisches Verhältnis zwischen TSH und fT$_4$.
- Kinder haben höhere Referenzwerte, alte Menschen niedrige.
- „Schiefe" Normalverteilung mit Verschiebung des Maximums in den unteren Bereich.

Bewertung

Merke
! Ein normales TSH schließt eine manifeste Hyper- und Hypothyreose aus.
- Zur **Therapiekontrolle unter T$_4$-Medikation** wichtigster Verlaufsparameter → bei Substitutionstherapie (z. B. bei Hypothyreose) TSH im Normalbereich, bei Suppressionstherapie (z. B. Struma) niedrig normal einstellen.
! TSH nicht supprimieren, sonst wird die Jodaufnahme nicht stimuliert (Jodverarmung → Proliferationsreiz).
! TSH unterliegt **Tagesrhythmik:** höchste Konz. um Mitternacht, niedrigste Konz. am Nachmittag, daher Abnahmezeitpunkte beachten.

Erhöhte Werte:
- Prim. Hypothyreose: T$_4$, T$_3$ ↓.; fT$_4$, fT$_3$ ↓
- Sek. Hyperthyreose (sehr selten): T$_4$/fT$_4$ gleichzeitig ↑. Ursachen: TSH-produzierender Tumor, SD-Hormonresistenz (beide selten)

Erniedrigte Werte:
- Prim. Hyperthyreose: T_4, T_3; fT_4, fT_3 grenzwertig hoch oder ↑. Falls T_4, T_3; fT_4, fT_3 normal, an Autonomie oder latente Hyperthyreose bei M. Basedow oder hypertropher Hashimoto-Thyreoiditis (Frühstadium) denken
- Sek. Hypothyreose: falls T_4, T_3; fT_4, fT_3 ↓. Meist globale HVL-Insuff.
- Konversionssteigerung intrahypophysär (NTI): gleichzeitig niedriges T_3; fT_3 (DD ▶ 16.2.1) = Konversionshemmung peripher
- Medikamentöse Suppression: Glukokortikoide, Diphenylhydantoin, Dopamin, Somatostatin und Somatostatin-Analoga, Bromocriptin, Amiodaron, Lithium, IFN-α, Opiate
- Hyperemesis gravidarum, hohe HCG-Spiegel
- Jodkontamination durch Kontrastmittel

> **Merke**
> - TSH-Suppression hinkt bei Therapie der Hyperthyreose lange nach (evtl. mehrere Wo.), während periphere SD-Hormone schon eine Euthyreose aufzeigen → TSH zur Therapiekontrolle bei Hyperthyreose nicht geeignet, aber: Normales TSH zeigt Remission an, wenn Thyreostatikum abgesetzt wird.
> - TSH-Erhöhung bleibt bei Substitution einer Hypothyreose durchaus über Wochen bestehen, wenn eine Euthyreose schon erreicht ist (T_4, fT_4 relativ hoch; T_3, fT_3 im mittleren Normbereich) → T_3 zur Therapiekontrolle.
> - Guthrie-Test: Hypothyreose-Screening bei Neugeborenen (Pflichtuntersuchung; Termingeburt zwischen 3. und 5. Lebenstag; Frühgeburten am 10. Tag). Blutstropfen auf Filterpapier, geeignet zur Erkennung einer prim. kongenitalen Hypothyreose (Prävalenz 1 : 3.500). Nur path. Screeningbefunde werden mitgeteilt. Wenn TSH ↑, zur Bestätigung T_3 und T_4 bestimmen. Substitution sofort beginnen, sonst geistige Schäden wahrscheinlich.

16.4 Schilddrüsenhormone

16.4.1 Thyroxin (T_4) $$

T_4 wird von der SD sezerniert und dient als Prohormon für T_3 und rT_3. Pro Tag werden 100–150 µg T_4 produziert. Im Blut wird T_4 an Transportproteine gebunden (TBG [75 %], Präalbumin [15 %], Albumin [10 %]).

Indikationen Diagnostik der path. SD-Funktion. fT_4 besser geeignet, da weniger Störfaktoren.

Untersuchungsmaterial Serum, Plasma.

Bestimmungsmethode Immunoassay (ECLIA, andere).

Referenzbereiche (methodenabhängig)
- Gesunde Erw.: 77–142 nmol/l.
- Kinder haben höhere, ältere Menschen niedrigere Referenzbereiche → schiefe Normalverteilung mit Max. an der unteren Drittelgrenze.

Bewertung
Erhöhte Werte:
- Hyperthyreose: T_4 steigt bei jodinduzierter Hyperthyreose vor T_3 an. T_4 ↑ auch im Frühstadium einer Hashimoto-Thyreoiditis möglich

- Hochdosierte Thyroxinmedikation
- Thyroxinmedikation am Abnahmetag bereits eingenommen

Erniedrigte Werte:
- Hypothyreose: z. B. Thyreoiditis, Z. n. Strumektomie, Z. n. Radiojodtherapie, kongenital, sek. Hypothyreose (selten)
- Thyreostatische Therapie: Euthyreose, wenn T_3 (fT_3) normal

Störungen und Besonderheiten

Falsch hohe Werte:
- TBG-Erhöhung: prim., durch Östrogene (z. B. Gravidität, Kontrazeptiva, Östrogenmedikation, Lebererkr.).
- ! fT_4 wird durch TBG nicht beeinflusst (▶ 16.5).
- Medikamentös: z. B. Amiodaron, Jodkontrastmittel, Fluorouracil, Heroin, Methadon, Prostaglandine.

Falsch niedrige Werte:
- TBG-Erniedrigung (▶ 16.5)
- Displacement durch Medikamente: Androgene, Carbamazepin, Salicylate, Heparin, Diazepam, Sulfonylharnstoffe, Phenylbutazon, Diphenylhydantoin
- Konversionshemmung: Glukokortikoide, Propranolol, Carbamazepin, Phenobarbital, Propycil, Amiodaron
- T_4-Auto-AK (extrem selten)

> T_4 im Serum nicht messbar, TSH normal. Nachweis durch T_4-Uptake-Test → erhöhte Bindungskapazität des Serums für radioaktives T_4. Interferenzen durch eine hohe Dosis an Biotin (> 5 mg/d).

16.4.2 Trijodthyronin (T_3) $$

Trijodthyronin (T_3) entsteht zu 95 % aus der peripheren Monodejodination von T_4. 5 % stammen aus der SD selbst. T_3 wird i. S. an Bindungsproteine gebunden. 1 % liegt in freier, nicht gebundener Form vor. HWZ i. S.: 12–18 h. Aufgrund der kurzen HWZ treten T_3-Schwankungen auf. Die Serumkonz. zeigt tageszeitliche Rhythmik mit einem Abfall der Konz. im Tagesverlauf und einem Anstieg zur Nacht. Die Wirkung von T_3 entfaltet sich über die Bindung an spez. nukleäre Rezeptoren mit Hochregulation der Katecholaminrezeptoren. Der Mechanismus ist i. R. hämodynamischer Komplikationen bei thyreotoxischer Krise relevant. Betablocker stellen daher einen spez. ther. Ansatz dar.

Indikationen
- Diagnostik der path. und normalen SD-Funktion
- T_3-Hyperthyreose
- Nicht jodinduzierte Hyperthyreose (initialer Anstieg von T_3)
- ! fT_3 besser geeignet

Untersuchungsmaterial Serum, Plasma.

Bestimmungsmethode Immunoassays (ECLIA, andere).

Referenzbereiche (methodenabhängig)
- Gesunde Erw.: 1,4–2,8 nmol/l.
- Kinder haben höhere, ältere Menschen niedrigere Werte → schiefe Normalverteilung mit Max. an der unteren Drittelgrenze.

Bewertung
- **Erhöhte Werte:** Hyperthyreose (▶ 16.2.1), T$_3$-Medikation, T$_3$-Hyperthyreose
- **Erniedrigte Werte:** Hypothyreose (▶ 16.2.1)

Störungen und Besonderheiten
Falsch hohe Werte:
- Präalbumin-Erhöhung (selten genet.), Hyperproteinämie
- TBG-Erhöhung (▶ 16.5): Einfluss von TBG auf T$_4$ wesentlich ausgeprägter als auf T$_3$. Unter Östrogentherapie oft T$_4$ ↑, T$_3$ normal oder leicht ↑
- Methadon, Fluorouracil

Falsch niedrige Werte:
- Konversionshemmung: bei schweren nichtthyreoidalen Erkr. (NTI) mit kataboler Stoffwechselsituation (z. B. Schock, Herzinfarkt, Inf., Kalorienentzug, entgleister Diab. mell.). Medikamente (Glukokortikoide, Betablocker, Propycil)
- Erniedrigung der Bindungsproteine: Hypoproteinämie (Nephrose)
- Displacement: Diphenylhydantoin, Carbamazepin
- T$_3$-Auto-AK: extrem selten

> Trotz kurzer HWZ langsamer Abfall von T$_3$ unter thyreostatischer Therapie, da T$_3$ überwiegend aus T$_4$ entsteht.

16.4.3 Freie Hormone (fT$_4$, fT$_3$) $$

SD-Hormone sind nur in freier Form biologisch verfügbar und folglich wirksam. Der größte Teil der SD-Hormone liegt proteingebunden vor. Der Vorteil in der Bestimmung freier Hormone besteht in der Unabhängigkeit von Bindeproteinkonz. und Bindeeigenschaften der Bindungsproteine.

Indikationen   V. a. Hyper- oder Hypothyreose. Freie Hormone ersetzen meist die T$_4$- und T$_3$-Bestimmung.

Untersuchungsmaterial   Serum, Plasma.

Bestimmungsmethode
Freie Hormone: hochsensitive Immunoassays (ECLIA, andere).

Referenzbereiche   ▶ Tab. 16.3.

Tab. 16.3 Referenzbereiche freie Hormone (in pmol/l)		
fT$_4$	Neugeborene 3. Tag	25,7–51,5
	Kinder 1–12 Mon.	11,6–33,5
	Kinder präpubertär	10,3–28,3
	Kinder pubertär	10,3–29,6
	Gesunde Erwachsene	10–23
fT$_3$	Gesunde Erwachsene	3,5–9

Bewertung
- **Erhöhte Werte:** manifeste Hyperthyreose (▶ 16.2.1)
- **Erniedrigte Werte:** manifeste Hypothyreose (▶ 16.2.1)

Störungen und Besonderheiten
- **Falsch hohe Werte:** Displacement lediglich bei exzessiv hohen Dosen von Medikamenten (ASS, Heparin, Halofentan), SD-Hormonresistenz (▶ 16.6)
- **Falsch niedrige Werte:** schwere Erkr. (Low-T_3-Sy., ▶ 16.2.1)
- **Interferenzen bei Hochdosis-Biotintherapie (> 5 mg/d);** Blutentnahme deshalb 8 h nach letzter Biotingabe

16.5 Thyroxinbindendes Globulin (TBG) $$

T_3-Uptake ▶ 16.4.2.

T_4 und T_3 werden an spez. Bindungsproteine gebunden transportiert. TBG stellt dabei 75 % der verfügbaren Bindungskapazität dar. Die Synthese von TBG erfolgt in der Leber. Sehr häufig sind Beeinflussungen der Synthese oder des Metabolismus von TBG. Östrogene führen zu einem verminderten Abbau und somit zu einem Anstieg des TBG. Bei Proteinsynthesestörungen und Proteinverlustsy. kommt es auch zu einem Abfall von TBG. Bei allen TBG-Veränderungen ist der bioverfügbare SD-Hormonanteil unverändert.

Mutationen im TBG-Gen (selten) können zu einer erhöhten oder verminderten Synthese oder Bindung führen.

Indikationen V. a. kongenitale Erhöhung oder Erniedrigung von TBG. **Cave:** Eine TBG-Bestimmung bei erworbenen TBG-Veränderungen (z. B. durch Östrogene, Leberschädigung) ist nicht indiziert → freie Hormone sind zur Beurteilung ausreichend.

Untersuchungsmaterial Serum.

Bestimmungsmethode EIA, RIA.

Referenzbereich 14–36 µg/ml.

Bewertung
Erhöhte Werte:
- Genet. determinierte TBG-Mehrproduktion
- Endogene oder exogene Östrogenerhöhung (Gravidität, orale Kontrazeptiva)
- Lebererkr. (z. B. virale Hepatitis, Fettleberhepatitis)
- Akute intermittierende Porphyrie

Erniedrigte Werte:
- Genet. determinierte TBG-Synthesestörung
- Proteinverlustsy. (z. B. nephrotisches Sy.)
- Proteinsynthesestörung (z. B. bei Leberzirrhose)

16.6 TRH-Test $$$

Unter physiol. Bedingungen wird TRH (Thyreotropin-Releasing-Hormon) aus dem Hypothalamus in den hypothalamohypophysären Kreislauf freigesetzt. Es ist ein Regulator für die Biosynthese und Sekretion von TSH und stimuliert zudem Synthese und Ausschüttung von PRL. Auch i. v. injiziertes synthetisches TRH gelangt in die Hypophyse und stimuliert Sekretion und Biosynthese des TSH. Durch die qualitativ guten TSH-Assays ist der TRH-Test meist überflüssig geworden.

Indikationen
- Überprüfung der TSH-Sekretionsreserve bei grenzwertiger SD-Funktionsstörung wie präklin. Hypo- und Hyperthyreose

- Nachweis einer Sekretionsstarre bei TSH-produzierenden Tumoren
- Nachweis einer SD-Hormonresistenz (überhöhte Stimulierbarkeit)

Testdurchführung
- **Kontraindikation:** bekannte Überempfindlichkeitsreaktion auf TRH, Krampfleiden, schwere obstruktive Bronchialerkr.
- Pat. über **NW** informieren: Harndrang nach TRH-Gabe. Übelkeit, Schwindel, Kopfschmerzen häufig, aber harmlos (vergehen nach 2–5 Min.), Krampfanfall
- Blutentnahme zur Bestimmung der basalen TSH-Konz.
- TRH-Test Kinder: 7 µg/kg KG i. v.; Erw.: 200 µg TRH i. v., nasale oder orale Gabe ist ebenfalls möglich. Bei „TSH-Nonrespondern" ggf. 400 µg TRH i. v. oder 40 mg oral
- 30 Min. nach Injektion erneute Blutentnahme zur TSH-Bestimmung

Referenzbereich ▶ Tab. 16.4.

Tab. 16.4 Referenzbereich TRH-Test

TSH-Anstieg:	> 2,5-fach ggü. Basalwert
TSH-Maximum:	25 mU/l

Bewertung
- **Fehlender oder verminderter Anstieg:** Hyperthyreose, Autonomie, sek. (hypophysäre) Hypothyreose, Suppressionstherapie durch SD-Hormonmedikation, NTI
- **Überhöhter Anstieg:** subklin. und prim. Hypothyreose, SD-Hormonresistenz

Störungen und Besonderheiten Suppression durch Medikamente (Glukokortikoide, Dopaminantagonisten).

16.7 Schilddrüsenantikörper

16.7.1 AK gegen TSH-Rezeptor (TSH-R-AK) $$$

Der TSH-Rezeptor (TSH-R), ein Zellmembranprotein der Follikelzelle, stellt das Autoantigen bei der Autoimmunhyperthyreose M. Basedow dar. IgG-AK gegen den TSH-Rezeptor können sowohl stimulierende als auch blockierende Effekte haben. TSH-R-AK können die Plazenta passieren und neonatale SD-Erkr. auslösen.

Indikationen
- V. a. Basedow-Krankheit, DD: Hyperthyreose, diffuse Autonomie vs. Autoimmunthyreopathie
- DD endokrine Orbitopathie ohne Hyperthyreose
- Myxödem durch blockierende TSH-R-AK

Untersuchungsmaterial Serum, Plasma.

Bestimmungsmethode ECLIA, andere. Bindung an solubilisierten TSH-R. Eine neue Generation von Tests kann zudem spez. die stimulierenden AK gegen den humanen TSH-Rezeptor nachweisen (thyreoideastimulierendes Ig): < 1,75 IU/ml.

Bewertung
! Bei der Bewertung sind die unterschiedlichen Qualitäten der verwendeten Tests zu beachten, es können gleichzeitig stimulierende wie blockierende AK oder nur spezifisch die stimulierenden IgG-Autoantikörper erfasst werden.

- ! Die Höhe der TSH-R-Auto-AK dient zur Diagnose einer Autoimmunhyperthyreose.
- ! Höhe der AK-Titer hat eine gewisse prognostische Wertigkeit zur individuellen Beurteilung der Krankheitsaktivität und zur Wahrscheinlichkeit eines Hyperthyreoeserezidivs.
- DD zwischen M. Basedow und Hashimoto-Thyreoiditis sowie zwischen Autoimmunthyreopathie und diffuser multifokaler Autonomie: Beim M. Basedow ist TSH-R-AK fast immer ↑, bei Hashimoto-Thyreoiditis meist normal (▶ Tab. 16.5).

Tab. 16.5 Nachweishäufigkeit von TSH-R-AK

Erkrankung	TSH-R-AK (%)
Morbus Basedow	80–100
Postpartale Thyreoiditis	10–30
Hashimoto-Thyreoiditis	10
Prim. Myxödem	0–5
Autonomie der Schilddrüse	ca. 5
Normalpersonen	negativ

16.7.2 Antikörper gegen Thyreoperoxidase (TPO) $$$

TPO ist Hauptbestandteil des mikrosomalen SD-Antigens, das ein integrales Membranprotein der apikalen Plasmamembran darstellt, und ein Schlüsselenzym in der Biosynthese der SD-Hormone. Es ist verantwortlich für die Jodination von Thyreoglobulin und die Kopplung zweier Dityrosine.

Indikationen
- V. a. Thyreoiditis: Hashimoto-Thyreoiditis, postpartale Thyreoiditis, zytokininduzierte Thyreoiditis
- V. a. M. Basedow
- V. a. polyglanduläres Autoimmunsy. bei Vorliegen weiterer Autoimmunerkr. (z. B. Typ-A-Gastritis, Typ-1-Diab., Zöliakie)
- Prim. Myxödem
- ! TPO-AK lediglich zum Nachweis einer Autoimmunthyreopathie geeignet

Untersuchungsmaterial Serum, Plasma.

Bestimmungsmethode ECLIA, ELISA. **Cave:** Assay sollte mit WHO-Referenzserum standardisiert sein.

Referenzbereiche Erw.: < 40 IU/ml (testabhängig).

Bewertung Pos. Befund ist nicht mit dem Vorliegen einer Autoimmunerkr. gleichzusetzen. TPO-AK sind in der „Normalbevölkerung" oder bei Strumaträgern bereits bei 5 % nachweisbar (▶ Tab. 16.6). → AK-Nachweis nur im Zusammenhang mit SD-Hormonparametern, SD-Sonografie und ggf. SD-Szintigrafie bewerten.

Störungen und Besonderheiten Hohe Biotindosen (> 5 mg/d); hohe Streptavidin- und Ruthenium-AK.

Tab. 16.6 Nachweishäufigkeit von MAK/TPO	
Erkrankung	TPO-positiv (%)
Hashimoto-Thyreoiditis	60–90
Prim. Myxödem	40–70
Morbus Basedow	60–70
Postpartale Thyreoiditis	50–70
Zytokininduzierte Thyreoiditis	30–40
Subakute Thyreoiditis de Quervain	< 5
Autonomie der Schilddrüse	ca. 5
Normalpersonen, euthyreote Struma	ca. 5

16.7.3 AK gegen Thyreoglobulin (TAK) $$$

Thyreoglobulin ist ein Glykoprotein, das bei der Biosynthese der SD-Hormone wesentlich beteiligt ist. AK gegen Thyreoglobulin können auch bei destruierenden SD-Prozessen auftreten (Z. n. Trauma, Schilddrüsen-OP).

Indikationen V. a. Autoimmunerkr. der SD: Hashimoto-Thyreoiditis.

Untersuchungsmaterial Serum, Plasma.

Bestimmungsmethode ECLIA, ELISA mit rekombinantem Antigen.

Referenzbereiche ▶ Tab. 16.7.

Tab. 16.7 Referenzbereich TAK (in IU/ml)	
Frauen:	< 100
Männer:	< 60

Bewertung TAK haben bei den Autoimmunthyreopathien einen geringeren Stellenwert als TSH-R-AK und TPO. Die Bestimmung des Tumormarkers Thyreoglobulin (TG, ▶ 16.8.1) in der Nachsorge des operierten SD-Karzinoms kann neg. ausfallen, wenn TAK hoch positiv sind. Nachweishäufigkeit ▶ Tab. 16.8.

Tab. 16.8 Nachweishäufigkeit von Antikörpern gegen Thyreoglobulin (TAK)	
Erkrankung	TAK positiv (%)
Hashimoto-Thyreoiditis	30–40
Prim. Myxödem	20–30
M. Basedow	10–20
Postpartale Thyreoiditis	20–40
Zytokininduzierte Thyreoiditis	10–20
Subakute Thyreoiditis de Quervain	0–20
Schilddrüsenautonomie	ca. 5
Normalpersonen	ca. 5

Störungen und Besonderheiten Hohe Biotindosen (> 5 mg/d); hohe Streptavidin- und Ruthenium-AK.

16.8 Marker

16.8.1 Thyreoglobulin (TG)

Indikationen
- Tumormarker bei differenziertem/metastasiertem SD-Karzinom
- Verlaufskontrolle nach ablativer Therapie eines differenzierten SD-Karzinoms
- Marker für Hyperthyreosis factitia (TG supprimiert)

Bestimmung/Bewertung ▶ 4.3.8.

16.8.2 Calcitonin

Indikationen
- Abklärung Struma nodosa, DD: C-Zell-Karzinom, C-Zell-Hyperplasie
- Verlaufskontrolle nach ablativer Therapie eines C-Zell-Karzinoms
- Funktionstest: Pentagastrin-Test, Calcium-Stimulationstest

Bestimmung/Bewertung ▶ 4.3.6.

16.8.3 CEA (carcinoembryonales Antigen)

Indikationen
- Abklärung Struma nodosa, SD-Tumor
- Verlaufskontrolle nach ablativer Therapie eines C-Zell-Karzinoms (Reservetest)

Bestimmung/Bewertung ▶ 4.2.1.

17 Nebennierenrindenhormone

Bernhard Otto Böhm

- **17.1 Grundlagen** 306
- **17.2 Diagnosestrategie** 307
  - 17.2.1 Hyperkortisolismus 307
  - 17.2.2 Hypokortisolismus 309
  - 17.2.3 Adrenogenitales Syndrom (AGS) 309
- **17.3 Kortisol** 310
  - 17.3.1 Kortisol im Serum $$ 310
  - 17.3.2 Freies Kortisol im Urin $$$ 311
  - 17.3.3 Kortisol im Speichel 312
  - 17.3.4 Kortisol-Tagesprofil $$$ 312
- **17.4 ACTH $$$** 313
- **17.5 Funktionstests** 314
  - 17.5.1 Dexamethason-Hemmtest (Niedrigdosis) $$ 314
  - 17.5.2 Dexamethason-Hemmtest (Dexamethason-Langtest; Hochdosis) $$$ 314
  - 17.5.3 CRH-Test (Corticotropin-Releasing-Hormon-Test) $$$ 315
  - 17.5.4 ACTH-Kurztest (Synacthen®-Test) $$$ 316
- **17.6 Nebennierenrindenandrogene** 316
  - 17.6.1 Dehydroepiandrosteron (DHEA) $$$ 316
  - 17.6.2 Dehydroepiandrosteron-Sulfat (DHEAS) $$$ 318
  - 17.6.3 Androstendion $$$ 319
- **17.7 17α-Hydroxyprogesteron $$$** 320
- **17.8 11-Desoxykortisol $$$** 322

17.1 Grundlagen

Die NNR-Hormone sind Steroide, die als Glukokortikoide (Kortisol), als Mineralokortikoide (Aldosteron) sowie als C19-Steroide (androgenwirksame Steroide) wie Dehydroepiandrosteron (DHEA, DHEA-Sulfat) und Androstendion in der Nebennierenrinde (NNR) produziert werden.

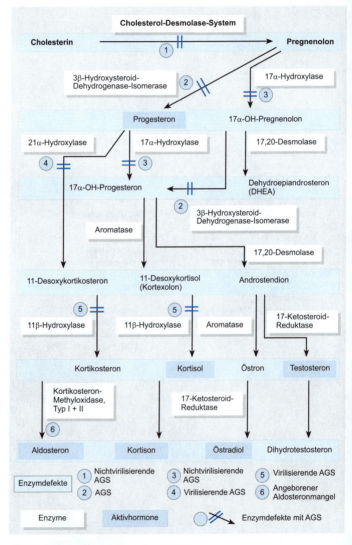

Abb. 17.1 Wege der Steroidbiosynthese [L157]

Die Steroidbiosynthese (▶ Abb. 17.1) unterliegt innerhalb der NNR einer zonalen Zuordnung. Aldosteron wird nur in der Zona glomerulosa gebildet, Kortisol und Androgene vornehmlich in der Zona fasciculata sowie der Zona reticularis.

Die Produktion der NNR-Steroide unterliegt der übergeordneten Regulation (▶ Abb. 17.2) durch Hypophyse (ACTH) und Hypothalamus (CRH). Die Aldosteronsynthese ist unter physiol. Bedingungen nur teilweise ACTH-abhängig.

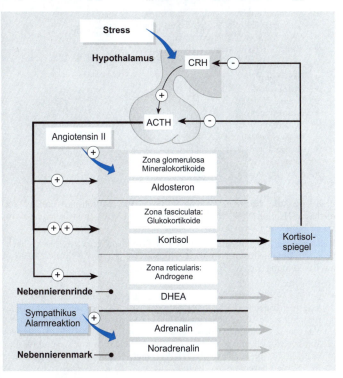

Abb. 17.2 Regelkreis Nebennierenhormone [L157]

17.2 Diagnosestrategie

17.2.1 Hyperkortisolismus

Formen des Hyperkortisolismus
ACTH-abhängiges Cushing-Syndrom
- ACTH-produzierendes Hypophysenadenom („echtes" Cushing-Sy.): häufig Mikroadenome (< 10 mm), selten Makroadenome oder maligne Tumoren.

- Ektope ACTH-produzierende Tumoren (nichtendokrine Tumoren, ▶ 17.4): z. B. kleinzelliges Bronchial-Ca, Thymome, Pankreasinselzelltumoren, C-Zell-Karzinom der SD, Ovarialtumoren. Klin. fehlt häufig der typische „Cushing-Aspekt", im Vordergrund stehen hypokaliämische Alkalose mit Muskelschwäche und Adynamie, Glukoseintoleranz, auffällige Hyperpigmentierung der Haut, Tumorkachexie.

ACTH-unabhängiges Cushing-Syndrom
- Iatrogenes Cushing-Sy. (Glukokortikoidmedikation)
- NNR-Adenom, NNR-Karzinom
- Idiopathische bilaterale NNR-Hyperplasie

Pseudo-Cushing
- Depression
- Übergewicht
- Malnutrition
- Essstörungen
- PCOS
- Nicht eingestellter Diab. mell.
- Obstruktive Schlafapnoe (OSA)
- Alkoholismus
- Schwangerschaft

Basisdiagnostik Nachweis/Ausschluss eines Hyperkortisolismus durch Dexamethason-Hemmtest (Niedrigdosis 1 oder 2 mg, ▶ 17.5.1). Zusätzlich freies Kortisol im 24-h-Sammelurin (▶ 17.3.2).

Weiterführende Diagnostik Zuordnung ACTH-abhängiges vs. ACTH-unabhängiges Sy., Dexamethason-Hemmtest (Hochdosis 8 mg, ▶ 17.5.2) und CRH-Test mit Bestimmung von ACTH und Kortisol (▶ Tab. 17.1).

Spezielle Diagnostik
- Bei V. a. NNR-Ca: häufig zusätzlich eine ausgeprägte Androgensynthese.
- Sinus-petrosus-inferior-Katheterisierung (spezif. Zentren vorbehalten): Differenzierung des ACTH-abhängigen Cushing-Sy. in hypophysäre oder ektope/paraneoplastische ACTH-Bildung; ACTH, Kortisol und PRL gleichzeitig aus Sinus petrosus li. und re. und aus peripherer Vene vor sowie 2, 5 und 10 Min. nach CRH-Gabe; ein diagn. ACTH-Wert sollte 3-fach über dem peripheren ACTH Wert liegen.

Tab. 17.1 Differenzialdiagnose des Cushing-Syndroms

Parameter	ACTH-abhängig		ACTH-unabhängig	
	zentral	ektop	Adenom	Karzinom
Kortisol (24-h-Urin)	↑	↑↑↑	↑	↑↑
ACTH-Spiegel	N, ↑	↑↑	n, ↓	n, ↓
Dexamethason-Hemmtest 8 mg	t s–s	ns	ns	ns
CRH-Test (Kortisol)	↑	↑	– (↑)	– (↑)
CRH-Test (ACTH)	↑	s	s	–

Tab. 17.1 Differenzialdiagnose des Cushing-Syndroms (Forts.)

Parameter	ACTH-abhängig		ACTH-unabhängig	
	zentral	ektop	Adenom	Karzinom
17-Ketosteroide (24-h-Urin)	–	–	–	↑↑

n = normal; n, ↑ = normal oder erhöht; n, ↓ = normal oder supprimiert; ↑ = erhöht; ↑↑ = deutlich erhöht; ↑↑↑ = exzessiv erhöht; s = supprimiert; ns = nicht supprimiert; ts = teilsupprimiert; – = gleich bleibend, keine Dynamik; (↑) = z. T. stimulierbar

17.2.2 Hypokortisolismus

Basisdiagnostik Nachweis von Hypokortisolismus, NNR-Insuff.
- ACTH-Stimulationstest
- Niedrige Plasma-Kortisolspiegel. Hyponatriämie, Hypochloridämie, Hyperkaliämie, metabolische Azidose (häufig bei Krankheitsbeginn nicht ausgeprägt). Hypoglykämie nur beim Vollbild (keine diagn. Relevanz)

Weiterführende Diagnostik Differenzierung prim. oder sek. NNR-Insuff.: ACTH i. S., Aldosteron i. S.

Spezielle Diagnostik Ätiol. Zuordnung eines Hypokortisolismus:
- **Prim. NNR-Insuff.:**
  - M. Addison (autoimmun): zusätzlich Auto-AK-Nachweis (▶ 22.5), bei Nachweis weiterer endokriner Autoimmunerkr. (SD, Typ-1-Diab., andere) → V. a. pluriglanduläre Insuffizienzsy.
  - Weitere Ursachen: Inf. der NNR (z. B. Tbc, CMV-Adrenalitis bei Aids), Einblutungen (Waterhouse-Friderichsen-Sy.), Metastasen (Bronchial-, Mamma-Ca)
- **Sek. NNR-Insuff.:** exogene Steroidmedikation, hypothalamisch-hypophysäre Erkr.

17.2.3 Adrenogenitales Syndrom (AGS)

Das AGS fasst eine Gruppe autosomal-rezessiv vererbter Störungen (Enzymdefekte) der Steroidbiosynthese zusammen. Häufigkeit 1 : 7.000 (homozygot), 1 : 40 (heterozygote Merkmalsträger). 21-Hydroxylasemangel (klassische Form und nichtklassische Formen des AGS) und 11β-Hydroxylase-Defekt machen die überwiegende Zahl der Veränderungen aus (▶ Abb. 17.1) → Gendiagnostik.
- **21-Hydroxylase-Defekte:** AGS mit Androgenüberproduktion, Kortisolmangel, fakultativ Aldosteronmangel mit Salzverlust, ACTH ↑ (95 % aller Fälle), bei Salzverlust Renin ↑
- **11β-Hydroxylase-Defekte:** AGS mit Androgenüberproduktion. Kortisol und Aldosteron ↓, hypokaliämische Hypertonie, Renin ↓
- **AGS ohne Androgenüberproduktion:** Cholesterin-Desmolase-Defekte, 17-Hydroxylase-/17–20-Lyase-Defekte, 3β-Hydroxysteroiddehydrogenase- (3β-HSD-)Defekt
- **Nichtklassische (Late-Onset-)AGS-Formen:** Androgenüberschuss präsentiert sich vor der Pubertät, häufiger nach der Pubertät mit Hyperandrogenämie, Virilisierung

17.3 Kortisol

17.3.1 Kortisol im Serum $$

Das Plasma-Kortisol liegt zu etwa 90 % gebunden an einem kortikosteroidbindenden Globulin (= Transkortin) vor.

Physiologischerweise unterliegt Kortisol einer Tagesrhythmik mit Maximum am Morgen und Minimum am Abend. Kortisol ist ein klassisches Stresshormon, fördert bei Exzess den Eiweißkatabolismus (Muskelatrophie), stimuliert die Glukoneogenese (= path. Glukosetoleranz), kann im deutlichen Exzess eine mineralokortikoide Wirkung mit Elektrolytverschiebung (hypokaliämische Alkalose) entfalten, reduziert die intestinale Calciumresorption, hemmt die Hydroxylierung von Vit. D_3 und führt über seinen Proteinkatabolismus zu Osteoporose (▶ 12.1.3).

Indikationen
- Hyperkortisolismus, Hypokortisolismus
- Funktionsparameter bei endokrinen Funktionstests, z. B. Dexamethason-Hemmtest, CRH-Test

Untersuchungsmaterial Serum, Heparin- oder EDTA-Plasma. Proben innerhalb von 3 h nach Blutentnahme separieren. Abnahmezeitpunkt: morgens 8:00 Uhr; Pat. sollte nicht gestresst sein; Abnahme in Ruhe.

Bestimmungsmethode RIA, EIA. Nachweisgrenze 0,5 µg/dl (13 µmol). LC-MS/MS basierte Bestimmungen bilden die Referenzmethode.

Referenzbereiche ▶ Tab. 17.2.

Tab. 17.2 Referenzbereiche Kortisol im Serum*		
Zeitpunkt	Referenzbereich (Erw.)	
	Mittelwert	1-SD-Bereich
Vormittag	16 µg/dl (0,44 µmol/l*)	9–32 µg/dl
Nachmittag (intraindividuell ca. 50 % des Morgenwerts)	10 µg/dl (0,27 µmol/l*)	7–13 µg/dl
Mitternacht	< 5 µg/dl	0–5 µg/dl

* Heparin und EDTA-Plasmen ergeben im Vergleich zu Serum um ca. 5 % niedrigere Werte
** Umrechnungsfaktor: µg/dl × 27,6 = nmol/l

Bewertung Isolierter Serum-Kortisolwert ist wenig aussagekräftig, da die Konz. tageszeitlichen Schwankungen unterliegt und durch Stressfaktoren beeinflusst wird. Bestimmung nur i. R. standardisierter Bedingungen.

Erhöhte Werte:
- Hyperkortisolismus: wenig hilfreich, keine ätiol. Zuordnung möglich
- Pseudo-Cushing: Depression, Übergewicht, C2-Abusus, Schwangerschaft, andere
- Kortisolbindendes Globulin ↑: bei Östrogentherapie, „Pille", Schwangerschaft

Erniedrigte Werte:
- Hinweis auf NNR-Insuff.

- Kortisolbindendes Globulin ↓: Leberzirrhose, Hyperthyreose, Androgentherapie, renaler oder intestinaler Proteinverlust

Störungen und Besonderheiten
Falsch hohe Werte:
- Stress, akute Erkr., Inf., Verbrennungen, Medikamente (Amphetamine, Minirin), Depression, Übergewicht, Schwangerschaft, C2-Abusus, Erhöhung des kortisolbindenden Globulins (östrogenabhängige Synthese), Pille
- Kreuzreaktivitäten mit exogenem Hydrokortison, Kortison, Prednisolon, Prednison, Methylprednisolon und Aldosteron (jeweils > 10 %)

Falsch niedrige Werte:
- Therapie mit Glukokortikoiden (Dexamethason), Lithiumtherapie
- Hämolyse, Lipidämie
- Stabilität der Probe: bei 2–8 °C 24 h, bei –20 °C bis zu 3 Mon.

Bei nicht plausiblen Laborwerten muss an den Einsatz einer Referenzmethode gedacht werden (LC-MS/MS-basierte Bestimmungen).

17.3.2 Freies Kortisol im Urin $$$

Es wird das nicht proteingebundene Kortisol im 24-h-Urin bestimmt. Die 24-h-Urinbestimmung stellt ein Integral der Kortisolproduktion über 24 h dar.

Indikationen V. a. Hyperkortisolismus insb. bei Adipositas und/oder Östrogeneinnahme.

Untersuchungsmaterial 24-h-Sammelurin. Zur Vermeidung von bakt. Überwucherung nach Abschluss der Sammelperiode 1 g Borsäure/100 ml Urin zugeben.

Bestimmungsmethode Extraktion mit Dichlormethan, kompetitive RIA oder ECLIA; andere. Referenzmethode LC-MS/MS.

Referenzbereich 10–89 µg/d.

Bewertung Bei Suppression des Serum-Kortisols im Dexamethason-Hemmtest (Niedrigdosis) und physiol. Ausscheidung von freiem Kortisol im 24-h-Urin ist ein Hyperkortisolismus zu mehr als 99 % ausgeschlossen.
- **Erhöhte Werte:** Cushing-Sy. unabhängig von Ätiologie sehr wahrscheinlich, Bestätigung immer durch Dexamethason-Hemmtests indiziert
- **Erniedrigte Werte:** ohne klin. Bedeutung. Ausschluss eines Hypokortisolismus nicht sicher möglich

Störungen und Besonderheiten Prinzipiell sind verlässliche Werte nur bei exakter 24-h-Sammelperiode zu erwarten.
- **Falsch hohe Werte:** Stress, akute Erkr., Inf., Verbrennungen, Medikamente (östrogenhaltige Pharmaka, Amphetamine, Minirin), Schwangerschaft, Adipositas, C2-Abusus. Bei Polyurie erhöht sich auch die Kortisolausscheidung. Kreuzreaktivität mit synthetischen Glukokortikoiden, hier ergibt nur die Massenspektrometrie verlässliche Werte.
- **Falsch niedrige Werte:** Suppression der endogenen Steroidbiosynthese mit Dexamethason, Lithiumgabe.

Bestimmung der 17-Ketosteroide und 17-Hydroxysteroide im Urin ist obsolet.

17.3.3 Kortisol im Speichel

Auch die Kortisolbestimmung in Speichelproben kann zur Diagnostik eingesetzt werden, insb. bei Personengruppen, die sich für eine Blutentnahme wenig eignen (z. B. Säuglinge, Kleinkinder, Pat. in psychiatrischer Behandlung).

Untersuchungsmaterial Speichelgewinnung frühestens 30 Min. nach der Aufnahme von fester oder flüssiger Nahrung bzw. vor dem Zähneputzen mittels standardisierter Watterolle. Die hohe Stabilität von Kortisol im Speichel ermöglicht einen Postverstand bei Raumtemperatur in entsprechenden Behältnissen.

Bestimmungsmethode ELISA, ECLIA, andere; Referenz LC-MS/MS.

Referenzbereiche ▶ Tab. 17.3.

Tab. 17.3 Referenzbereiche Kortisol im Speichel (in µg/l)	
8:00–10:00 Uhr:	< 9,8
14:30–15:30 Uhr:	< 5,4
Gegen Mitternacht:	< 2,0
Dexamethason-Hemmtest (Morgenspeichel):	< 1,5

Bewertung Wie Serum-Kortisol nicht geeignet, um einen Hypokortisolismus zu belegen.

17.3.4 Kortisol-Tagesprofil $$$

Testprinzip Reservetest. Kortisolbestimmungen erfolgen zum Nachweis einer erhaltenen Tagesrhythmik mit Maxima am Morgen und Minima in der Nacht.

Indikationen V. a. Hyperkortisolismus bei nicht eindeutigem Suppressionsverhalten im niedrig dosierten Dexamethason-Kurztest.

Testdurchführung Blutentnahme zur Kortisolbestimmung um 8:00, 20:00 und 24:00 Uhr. **Cave:** Idealerweise Test nur unter stationären und stressfreien Bedingungen oder mittels Speichelkortisolbestimmung als Real-Life-Test durchführen.

Referenzbereiche ▶ Tab. 17.4.

Tab. 17.4 Referenzbereiche Kortisol-Tagesprofil (in µg/dl)		
Maximum	morgens	5–25
Minimum	abends	< 5

Referenzbereiche für Speichelkortisol ▶ 17.3.3.

Bewertung
Unphysiol. Sekretionsverhalten: Aufhebung der zirkadianen Rhythmik, insb. fehlende Absenkung des Serum-Kortisolspiegels am Abend spricht für Hyperkortisolismus. Eine weitergehende ätiol. Klassifizierung des Hyperkortisolismus gelingt nicht. Gestörte Rhythmik bei Depression, Anorexia nervosa, C2-Abusus.

Störungen und Besonderheiten Parallel zum Kortisol kann ACTH bestimmt werden (▶ 17.4), das sich kongruent zum Kortisol verhalten sollte: höchstes Niveau am Morgen, niedrigstes Niveau in der Nacht.

17.4 ACTH $$$

Peptidhormon, das physiologischerweise durch die kortikotropen Zellen des Hypophysenvorderlappens (HVL) sezerniert wird. Es wird durch die hypothalamische CRH-Sekretion gesteuert und unterliegt einem neg. Feedback durch Kortisol. Die ACTH-Sekretion weist eine zirkadiane Rhythmik mit hohem morgendlichem und niedrigem abendlichem ACTH-Niveau auf.

Indikationen
- Hypokortisolismus (NNR-Insuff.)
- Hyperkortisolismus: DD ACTH-abhängig, ACTH-unabhängig

Untersuchungsmaterial EDTA-Plasma. Probe innerhalb von 1 h separieren. Blutentnahme unter stressfreien Bedingungen; meist Blutentnahme morgens.

Bestimmungsmethode ECLIA, RIA, andere Nachweisgrenze 1 pmol/l.

Referenzbereiche ▶ Tab. 17.5.

Tab. 17.5 Referenzbereiche ACTH		
Uhrzeit	Erwachsene (pg/ml)	Kinder (pg/ml)
7:00–10:00 Uhr	9–63	9–63
20:00–22:00 Uhr	< 30	< 30

Bewertung Die isolierte Bewertung eines ACTH-Werts ist ohne wesentlichen klin. Nutzen. Die ACTH-Bestimmung hat insb. i. R. von Funktionstests und zusammen mit den Kortisolwerten Bedeutung (▶ 17.5). Die Interpretation von ACTH-Werten sollte immer im Zusammenhang mit der Kortisolkonz. i. S. erfolgen.

NNR-Insuffizienz:
- Erhöhte Werte (ACTH > 100 pg/ml): Kortisol niedrig → M. Addison (= prim. Hypokortisolismus)
- Normale oder erniedrigte Werte: zusätzlich Kortisol niedrig → NNR-Insuff. (= sek. Hypokortisolismus)

Hyperkortisolismus:
- Erhöhte Werte (ACTH > 15 pg/ml): ACTH-abhängige Form, hypophysäre oder ektope ACTH-Synthese (neuroendokrine Tumoren). Kortisol > 15 μg/dl, keine Suppression im Dexamethason-Hemmtest
- Erniedrigte Werte (ACTH < 5 pg/ml): ACTH-unabhängig, z. B. bei NNR-Adenom, NNR-Ca, idiopathisch bilateraler NNR-Hyperplasie. Kortisol > 15 μg/dl

Störungen und Besonderheiten
- **Falsch niedrige Werte:** verzögerte Probenverarbeitung (Instabilität des Moleküls)
- **Falsch hohe Werte:** Kreuzreaktivitäten
- **Stabilität der Probe:** bei 2–8 °C 24 h, bei –20 °C bis zu 3 Mon.
- **Hämolyse, Lipidämie:** je nach Testbesteck unveränderte oder falsch niedrige Werte
- **Interferenzen durch hohe Biotindosen, Anti-Maus-AK, Ruthenium- und/oder Streptavidin-AK**

17.5 Funktionstests

17.5.1 Dexamethason-Hemmtest (Niedrigdosis) $$

Screeningtest zum Nachweis bzw. Ausschluss eines Hyperkortisolismus. Wichtigster initialer Test bei V. a. Hyperkortisolismus. Dexamethason greift wie Kortisol in den endokrinen Rückkopplungsmechanismen ein.

Indikation V. a. Hyperkortisolismus.

Testdurchführung 1 mg oder 2 mg Dexamethason (2 mg bei adipösen Pat.) um 23:00 Uhr p. o. (z. B. Fortecortin®). Blutentnahme unter stressfreien Bedingungen am nächsten Morgen um 8:00 Uhr zur Bestimmung der Kortisolkonz.

Referenzbereich Kortisol < 2 µg/dl.

Bewertung
Physiol. Suppressionsverhalten: gleichbedeutend mit 99-proz. Ausschluss eines Cushing-Sy. (eigentlicher Nutzen des Dexamethason-Hemmtests).

Störungen und Besonderheiten
Keine ausreichende Suppression bei massiver Adipositas, Einnahme östrogenhaltiger Präparate („Pille"), Pat. mit endogener Depression. **Cave:** beschleunigter Metabolismus von Dexamethason bzw. Interferenzen durch z. B. Barbiturate, Phenytoin, Spironolacton, Tetrazykline, C2-Abusus. Bei Zweifel Durchführung einer ergänzenden Kortisolbestimmung im 24-h-Urin (▶ 17.3.2).

17.5.2 Dexamethason-Hemmtest (Dexamethason-Langtest; Hochdosis) $$$

Indikationen DD zwischen hypophysärer und adrenaler Genese bei nachgewiesenem Hyperkortisolismus im Niedrigdosistest.

Testdurchführung Durchführung als gestufter Hochdosis-Dexamethason-Hemmtest:
- **Dexamethason-Gabe:** nach Blutentnahme zur Bestimmung der basalen Plasma-Kortisolkonz. 0,5 mg Dexamethason p. o. über 2 d alle 6 h. Im Anschluss für weitere 2 d alle 6 h 2 mg Dexamethason p. o.
- **Blutentnahmen:** täglich um 8:00 Uhr Konz. des Plasma-Kortisols bestimmen. Erste Bestimmung vor Beginn der Dexamethason-Einnahme, letzte am Morgen nach letzter Dexamethason-Einnahme (insg. 5 Blutentnahmen).
- **Urinsammelperioden:** ergänzend tägliche Bestimmung des freien Kortisols im 24-h-Sammelurin. Erste Sammelperiode vor Beginn der Gabe von Dexamethason; letzte Sammelperiode an Tag 5.
- **Modifikationen:** Es existieren mehrere Varianten des Testsystems, z. B. einmalige Gabe von 8 mg Dexamethason statt verteilter Applikation.
- ! Test nur unter stationären Bedingungen durchführbar, Blutentnahmen unter stressfreien Bedingungen.

Referenzbereich Kortisol (Morgenwert) < 2 µg/dl.

Bewertung
- **Physiol. Suppression:** Kortisolkonz. nach 2 mg (4 × 0,5 mg) Dexamethason < 3 µg/dl → Hyperkortisolismus mit 99-proz. Wahrscheinlichkeit ausgeschlos-

sen. **Cave:** Das Suppressionsverhalten der Kortisolkonz. nach 8 mg (4 × 2 mg) Dexamethason erbringt keine weitere Aussage → Test vorzeitig beenden.
- **Suppression nach 2 mg Dexamethason:** Ausbleibende Suppression beweist das Vorliegen eines Hyperkortisolismus, ohne eine ätiol. Zuordnung zu ermöglichen. Zusätzliche Befunde: Urin-Kortisol > 30 µg/d, Plasma-Kortisol > 5 µg/dl.
- **Suppression nach 8 mg Dexamethason:**
  - Hypophysärer Hyperkortisolismus: in mehr als 90 % d. F. Suppression des Ausgangswerts um mind. 50 %
  - Adrenaler Hyperkortisolismus: keine Suppression
  - Ektoper Hyperkortisolismus: keine Suppression

Störungen und Besonderheiten
Keine ausreichende Suppression bei: massiver Adipositas, Einnahme östrogenhaltiger Präparate, Pat. mit endogener Depression. **Cave:** beschleunigter Metabolismus von Dexamethason bzw. Interferenzen durch z. B. Barbiturate, Phenytoin, Spironolacton, Tetrazykline, C2-Abusus. Bei Zweifel ergänzende Kortisolbestimmung im 24-h-Urin durchführen (▶ 17.3.2).

17.5.3 CRH-Test (Corticotropin-Releasing-Hormon-Test) $$$

Funktionstest zur Überprüfung der ACTH-Sekretionsantwort der Adenohypophyse auf den physiol. Stimulus CRH (Überprüfung der hypophysären Funktionsreserve) sowie die Kortisolantwort auf das ausgeschüttete ACTH.

Indikationen
- DD Cushing-Sy.: ACTH-abhängige vs. ACTH-unabhängige Form
- DD HVL-Insuff.: sek. vs. tertiäre NNR-Insuff.

Testdurchführung
- Pat. über NW aufklären: Wärmegefühl, leichte Geruchs- und Geschmackssensationen, allergische Reaktionen (selten)
- Test mittags oder nachmittags durchführen (▶ 17.4)
- Blut zur Bestimmung der basalen Kortisol- (Serum) und ACTH-(EDTA-Plasma) Serumkonz. abnehmen
- 100 µg CRH i. v. als Bolus bei Erw.; bei Kindern 1 µg CRH/kg KG
- Blutentnahme zur Bestimmung von Kortisol (Serum) und ACTH (EDTA-Plasma) 15, 30, 60 und 90 Min. nach Injektion

Referenzbereiche ▶ Tab. 17.6.

Tab. 17.6 Referenzbereiche CRH-Test	
ACTH	Anstieg um mind. 50 % des Basalwerts*
Kortisol (Plasma)	> 7,5 µg/dl

* Typisch ist ein ACTH-Anstieg um das 2- bis 3-Fache des Ausgangswerts.

Bewertung
- **HVL-Insuff.:** kein Anstieg von ACTH und Kortisol
- **DD Hyperkortisolismus:**
  - Zentrales Cushing-Sy.: ACTH ↑ ↑, Kortisol ↑ ↑
  - Adrenales Cushing-Sy.: kein oder sehr geringer Kortisolanstieg

Störungen und Besonderheiten
- **Falsch hohe Werte:** wie bei Kortisol-, ACTH-Bestimmung (▶ 17.4)
- **Falsch niedrige Werte:** wie bei Kortisol-, ACTH-Bestimmung
- **Stabilität der Probe:** wie bei Kortisol-, ACTH-Bestimmung

17.5.4 ACTH-Kurztest (Synacthen®-Test) $$$

ACTH 1-24 als i. v. Bolus-Test führt zur dir. und maximalen Steigerung der adrenalen Steroidbiosynthese durch Bindung an seine spez. Rezeptoren in der NNR.

Indikationen
- V. a. NNR-Insuff. oder verminderte Ansprechbarkeit auf ACTH
- AGS-Diagnostik
- DD Hyperandrogenämie

Testdurchführung
- i. v. Bolus von 250 µg ACTH 1-24 (1 Amp. Synacthen®).
- **NW und KI beachten:** GIT-Symptome wie Übelkeit, Erbrechen (bei Kindern); eine bereits vorbestehende NNR-Insuff. kann sich nach dem Test manifestieren.
! Bei V. a. NNR-Insuff. nach Beendigung des Tests am selben Tag ggf. Glukokortikoide geben.
- Blut zur Kortisolbestimmung basal, 30 und 60 Min. nach Injektion abnehmen.
! Exakte Beschriftung der Probenröhrchen nicht vergessen.
! Test kann zu jeder Tageszeit durchgeführt werden (suprahysiol. Stimulation).

Referenzbereich Kortisol (Plasma) > 20 µg/dl.

Bewertung
- Physiol. Stimulation, mehr als das Doppelte eines physiologischen Ausgangswerts schließt NNR-Insuff. aus.
- Bei unzureichendem Anstieg Diagnostik zur Sicherung der Diagnose NNR-Insuff. erforderlich, z. B. latente NNR-Insuff. bei NNR-AK-Positivität als Zeichen einer Autoimmunadrenalitis, sek., tertiäre NNR-Insuff.
- Bei zentralem Hypokortisolismus kann der Kortisolanstieg gering oder zeitlich verzögert ausfallen, sodass ggf. ein zweiter ACTH-Test durchgeführt werden sollte, alternativ CRH-Test mit Überprüfung der ACTH-Antwort.
- AGS-Diagnostik 17-OH-Progesteron (21-OH-Mangel) zusammen mit Kortisol (bei AGS Kortisol-Anstieg ↓), Androstendion und DHEA (3β-HSD-Defekt, basal und nach Stimulation ↑).

Störungen und Besonderheiten
Falsch hohe Werte: kortisolbindendes Globulin unter Östrogenwirkung ↑.

17.6 Nebennierenrindenandrogene

17.6.1 Dehydroepiandrosteron (DHEA) $$$

Das schwache Androgen DHEA wird zum einen in der Zona reticularis der NNR und zum anderen in den Gonaden gebildet (bei Frauen: 60–70 % Ursprung aus den Nebennieren; 20–30 % aus dem Ovar, Rest durch periphere Konversion). Es unterliegt einer hohen Abbaurate, sodass der Gesamtblutspiegel ggü. DHEAS etwa 300-fach niedriger liegt.

Indikationen
- Marker für die NNR-Masse
- Adrenaler Hirsutismus
- NNR-Tumoren
- Nachweis der Hormonaktivität eines Inzidentaloms
- Adrenogenitales Sy.
- DD adrenale und ovarielle Testosteronerhöhungen
- Virilismus
- Polyzystisches Ovar
- Sekundärmarker für Pubertätsentwicklung

Untersuchungsmaterial Serum, Heparin- oder EDTA-Plasma. Proben innerhalb von 3 h nach Blutentnahme separieren.

Bestimmungsmethode ECLIA, RIA, andere.

Referenzbereiche ▶ Tab. 17.7.

Tab. 17.7 Referenzbereiche Dehydroepiandrosteron (DHEA)		
	ng/ml	nmol/l
Männer 20–50 J.	1,5–9	5,0–31
Frauen 20–50 J.	1,0–8	3,5–28
Kinder		
• 6 bis < 8 J.	14–158	0,4–5,4
• 8 bis < 10 J.	8–220	0,2–7,6
• 10 bis < 12 J.	22–254	0,7–8,8
• 12 bis < 4 J.	46–544	1,5–18,8
• 14 bis < 16 J.	42–931	1,4–32,2

Bewertung Typischer Marker der adrenalen Androgensynthese.

Erhöhte Werte:
- Erkr. mit adrenaler Androgenproduktion: NNR-Adenome, Inzidentalome, NNR-Karzinome. Erhöhte Basalwerte, überschießender Anstieg nach ACTH-Stimulation (Synacthen®-Stimulationstest, ▶ 17.5.4)
- 3β-Hydroxysteroid-Oxidoreduktase-Defekt: 17-Hydroxy-Pregnenolon und DHEA ↑ (selten)
- Adipositas

Störungen und Besonderheiten Zirkadiane Rhythmik beachten. Höchste Werte finden sich am Morgen. Parallelität zur Dynamik von Kortisol. Keine relevante Beeinflussung durch weiblichen Zyklus oder erhöhte Bindungsproteinkonz.
- **Falsch hohe Werte:** Cushing-Sy., Kreuzreaktivität mit DHEAS, DHEA-Glukuronid, Epiandrosteron, Zufuhr von DHEA-haltigen Nahrungsergänzungen
- **Falsch niedrige Werte:** NNR-Insuff.
- **Stabilität der Probe:** Probenlagerung bei 2–8 °C 24 h, bei –20 °C bis zu 3 Mon.
- **Hämolyse, Lipidämie:** je nach Bestimmungsmethode gleich bleibendes oder erniedrigtes Niveau

17.6.2 Dehydroepiandrosteron-Sulfat (DHEAS) $$$

17-Ketosteroid aus der Zona reticularis der Nebenniere. Nichtvirilisierendes Androgen, das im Wesentlichen über den Syntheseweg sulfatierter Steroide aus dem Cholesterinsulfat hervorgeht (▶ Abb. 17.1). Es besteht keine Tagesrhythmik. Albuminbindung, kein spez. Bindungsprotein. Bei Frauen zu 90 % aus der Nebenniere, bei Männern nur aus der Nebenniere.

Indikationen
- Marker für die funktionelle NNR-Masse
- Adrenaler Hirsutismus
- Nebennierenrindentumoren
- Inzidentalom, Frage der Hormonaktivität
- Adrenogenitales Sy.
- DD adrenale und ovarielle Testosteronerhöhungen
- Virilismus
- DD Zyklusstörungen

Untersuchungsmaterial Serum, Heparin- oder EDTA-Plasma. Proben innerhalb von 3 h nach Blutentnahme separieren.

Bestimmungsmethode RIA, EIA.

Referenzbereiche ▶ Tab. 17.8.

Tab. 17.8 Referenzbereiche Dehydroepiandrosteron-Sulfat (DHEAS)

	Alter	Minimum (µg/dl*)	Maximum (µg/dl*)
Männer	19–59 J.	50	560
Frauen	geschlechtsreif	30	430
	postmenopausal	32	204
Kinder	< 14 d	8,8	205
	14 d bis < 3 Mon.	6	47
	> 3–12 Mon.	0,6	23
	6 bis < 8 J.	3	25
	8 bis < 10 J.	4	87
	10 bis < 12 J.	8	238
	12 bis < 14 J.	8	274
	14 bis < 16 J.	35	241
	16 bis < 18 J.	48	286

* Umrechnungsfaktor: 1 µg/dl = 3,47 nmol/dl

Bewertung DHEAS erlaubt eine gewisse Differenzierung zwischen adrenaler und ovarieller Hyperandrogenämie. DHEAS stammt größtenteils aus der NNR.
- **Erhöhte Werte:**
  - Androgenproduzierende Tumoren der NNR: NNR-Ca
  - NNR-Hyperplasie, funktioneller Hyperkortisolismus mit Aktivierung der Androgenbildung
  - Hirsutismus, Virilisierung: Differenzierung zwischen adrenaler und ovarieller Androgensynthese

- Störungen der adrenalen Steroidbiosynthese: selten. 3β-Hydroxysteroid-Dehydrogenase-Mangel
- AGS
- **Erniedrigte Werte:** ohne dir. klin. Relevanz, jedoch Kortisolmessungen und/oder Funktionstests (Synacthen-Test) angezeigt, um eine NNR-Insuff. auszuschließen

Störungen und Besonderheiten Die Bestimmung von DHEAS i. R. von Stimulationstests ist aufgrund der langen HWZ nicht sinnvoll. Eine Suppression von DHEAS kann ggf. im langen Dexamethason-Hemmtest über 6 d erreicht werden. Ermöglicht keine sichere Differenzierung zwischen adrenaler oder ovarieller Synthese, da die Steroidbiosynthese in beiden Zielorganen supprimiert werden kann.

- Falsch hohe Werte: Kreuzreaktivität mit DHEA, DHEA-Glukuronid, Epiandrosteron
- Stabilität der Probe: Bei 2–8 °C 24 h, bei –20 °C bis zu 3 Mon.
- Hämolyse, Lipidämie: je nach Testbesteck unveränderte oder erniedrigte Werte

17.6.3 Androstendion $$$

Androgenes 17-Ketosteroid, Vorläufer für Östron und Testosteron. Es kann bei der Frau sowohl in der NNR als auch im Stroma ovarii in der Thekazellschicht unter Kontrolle von LH gebildet werden (▶ 19.5). Physiologischerweise erfolgt in der Granulosazellschicht eine Umwandlung von Androstendion und auch Testosteron in Östradiol bzw. Östron. Androstendion besitzt eine zirkadiane Rhythmik (höchster Wert am Morgen) und Zyklusabhängigkeit (höchste Werte in der Follikelphase).

Indikationen Wie DHEA (▶ 17.6.1). Außerdem DD der Hyperandrogenämie, z. B. bei Ovulationsstörungen, Hypo- oder Oligomenorrhöen mit Hyperandrogenämie, Hirsutismus, Akne.

Untersuchungsmaterial Serum. Proben innerhalb von 3 h nach Blutentnahme separieren.

Bestimmungsmethode ECLIA, RIA, andere.

Referenzbereiche ▶ Tab. 17.9 (Frauen) und ▶ Tab. 17.10 (Männer).

Tab. 17.9 Referenzbereiche Androstendion (Frauen)	
Alter	ng/ml*
< 2 Mon.	0,15–1,50
2–12 Mon.	> 0,75
2–5 J.	0,04–0,47
6–9 J.	0,07–0,68
10–11 J.	0,4–0,6
12–16 J.	0,1–1,6
> 16 J.	0,18–2,68
Geschlechtsreife	0,2–3,1
Postmenopause	0,2–0,8

* Umrechnungsfaktor: ng/ml × 3,492 = µmol/l

Tab. 17.10 Referenzbereiche Androstendion (Männer)

Alter	ng/ml*
< 2 Mon.	0,15–1,50
2–12 Mon.	> 0,75
2–7 J.	0,03–0,44
8–9 J.	0,05–1,00
10–11 J.	0,19–1,78
12–13 J.	0,16–1,22
14–15 J.	0,21–1,43
15–17 J.	0,31–1,71
> 17 J.	0,44–2,64
19–40 J.	0,3–3,1

* Umrechnungsfaktor: ng/ml × 3,492 = µmol/l

Bewertung Für die Bewertung ist die Kenntnis des Zyklustages wichtig (idealerweise Bestimmung während der Follikelphase).
- **Erhöhte Werte:** Hirsutismus, polyzystische Ovarien (LH/FSH-Quotient > 2), androgenproduzierende Tumoren, Schwangerschaft, adrenale Hyperplasie, Cushing-Sy., Adipositas
- **Erniedrigte Werte:** exogene Glukokortikoidmedikation, Clomifen-Medikation (z. B. bei Sterilitätsbehandlung), NNR-Insuff., Ovarialinsuff., Sichelzellenanämie, Postmenopause (< 1 ng/ml)

Störung und Besonderheiten Zirkadianen Rhythmus beachten. Höchste Werte am Morgen.
- Falsch hohe Werte: Schwangerschaft (physiol.), Adipositas, Kreuzreaktivität ggü. 11-Desoxykortisol < 2 %
- Falsch niedrige Werte: Heparin-, EDTA-Plasma
- Stabilität der Probe: Bei 2–8 °C 24 h, bei –20 °C bis zu 3 Mon.
- Hämolyse, Lipidämie: je nach Testbesteck gleich bleibende Werte oder erniedrigtes Niveau des Analyten

17.7 17α-Hydroxyprogesteron $$$

Vorläufersteroid der 21-hydroxylierten adrenalen Steroide. Synthese und Metabolismus ▶ Abb. 17.1. Die Produktion erfolgt sowohl in Nebennieren als auch Ovarien (im präovulatorischen Follikel, Corpus luteum und Corpus luteum graviditatis).

Indikationen
- Störungen der Steroidbiosynthese, insb. V. a. 21-Hydroxylase-Mangel (früh manifeste klassische oder spät manifeste nichtklassische Formen)
- Pubertas praecox
- Virilisierungserscheinungen bei Mädchen
- Hirsutismus
- Androgenproduzierende Tumoren
- Wachstumsstörungen

17.7 17α-Hydroxyprogesteron

Untersuchungsmaterial Serum, Heparin- oder EDTA-Plasma. Proben innerhalb von 3 h nach Blutentnahme separieren.

Bestimmungsmethode ECLIA, RIA, andere.

Referenzbereiche ▶ Tab. 17.11 (Frauen) und ▶ Tab. 17.12 (Männer).

Tab. 17.11 Referenzbereiche 17α-Hydroxyprogesteron (Frauen)	
Alter	ng/ml*
< 14 d	0,62–7,57
1–2 Wo.	0,45–2,30
3–4 Wo.	0,56–1,83
2 Mon.	0,37–1,81
3 Mon.–3 J.	0,10–1,25
4–7 J.	0,13–0,96
8–11 J.	0,10–1,45
12–17 J.	0,11–1,14
> 17 J.	0,27–2,17
Zyklusphase: • Follikelphase • Lutealphase	 • 0,10–0,80 • 0,27–2,90
Nach ACTH-Stimulation	< 3,20
Schwangerschaft, 3. Trimenon	2,00–12,00
* Umrechnungsfaktor: 1 ng/ml = 3,0 pmol/ml; 1 pmol/ml = 0,33 ng/ml	

Bewertung
Erhöhte Werte (Basalwerte): 21-Hydroxylasemangel (klassische, nichtklassische Formen), NNR-Hyperplasie i. R. eines Hyperkortisolismus. Vermehrte (nichtklassisches AGS) oder überschießende (klassisches AGS) Stimulierbarkeit im ACTH-Test (Synacthen®-Test, ▶ 17.5.4).

Tab. 17.12 Referenzbereiche 17α-Hydroxyprogesteron (Männer)	
Alter	ng/ml*
1–2 Wo.	0,60–2,48
3–4 Wo.	0,25–2,65
2 Mon.	0,65–1,90
3 Mon.	0,34–1,71
4 Mon.–11 J.	0,08–1,11
12–15 J.	0,12–1,39
16–17 J.	0,18–1,67
> 17 J.	0,36–1,79
* Umrechnungsfaktor: 1 ng/ml = 3,0 pmol/ml; 1 pmol/ml = 0,33 ng/ml	

Störungen und Besonderheiten Zirkadiane Rhythmik beachten, Blutentnahme i. d. R. morgens zwischen 8:00 und 10:00 Uhr, bei Frauen in der frühen Follikelreifungsphase, d. h. Tag 1–6 p. m.
- Falsch hohe Werte: Kreuzreaktivitäten mit 17α-Hydroxypregnenolon, 11-Desoxykortisol (1–2 %)
- Stabilität der Probe: bei 2–8 °C 24 h, bei –20 °C bis zu 3 Mon.
- Hämolyse, Lipidämie: je nach Testbesteck gleich bleibende oder erniedrigte Werte des Analyten

17.8 11-Desoxykortisol $$$

Synthese und Metabolismus ▶ Abb. 17.1. Letzte Vorstufe des Kortisols. Die Konversion erfolgt durch die 11β-Hydroxylase und kann durch Metyrapon (Metopiron®) gehemmt werden.

Indikationen
- Test der HVL-NNR-Achse bei V. a. sek. oder tertiäre NNR-Insuff. i. R. des Metopiron®-Tests
- DD adrenogenitales Sy.

Untersuchungsmaterial Serum, Heparin- oder EDTA-Plasma. Proben innerhalb von 3 h nach Blutentnahme separieren.

Bestimmungsmethode RIA.

Referenzbereiche ▶ Tab. 17.13.

Tab. 17.13 Referenzbereiche 11-Desoxykortisol (in ng/ml*)	
Basalwert	< 8
Nach Metyrapon (Metopiron®-Kps.)	80–250
* Umrechnungsfaktor nach mmol/l: × 2,886	

Bewertung
- **Erhöhte Werte:** 11-Hydroxylasemangel, Cushing-Sy.
- **Erniedrigte Werte:** NNR-Insuff.

Störungen und Besonderheiten
- Falsch hohe Werte: Kreuzreaktivitäten mit 17α-Hydroxypregnenolon.
- Stabilität der Probe: bei 2–8 °C 24 h, bei –20 °C bis zu 3 Mon.
- Hämolyse, Lipidämie: gleich bleibende oder erniedrigte Werte des Analyten in Abhängigkeit vom Testbesteck.
- **Cave** Metyrapon-Test: Medikamente, die zur Enzyminduktion in der Leber führen (Barbiturate, Phenytoin, Carbamazepin, Rifampicin, andere), können falsch neg. Resultate bewirken.

18 Renin-Angiotensin-Aldosteron-System (RAAS) und ADH

Bernhard Otto Böhm

18.1 Renin-Angiotensin-Aldosteron-System 324
18.1.1 Grundlagen 324
18.1.2 Diagnosestrategie 324
18.1.3 Renin- und Plasma-Reninaktivität $$$ 325
18.1.4 Aldosteron im Serum $$$ 326
18.1.5 Aldosteron und Aldosteronmetaboliten im Urin $$$ 327
18.1.6 Angiotensin-Konversionsenzym (ACE) $$ 328
18.1.7 Renin-Aldosteron-Orthostase-Test $$$ 328
18.1.8 Captopril-Test $$$ 329
18.2 Antidiuretisches Hormon (ADH) $$$ 329
18.2.1 Grundlagen 329
18.2.2 Diagnosestrategie 330
18.2.3 ADH im Serum $$$ 331
18.2.4 CT-pro AVP (Copeptin) im Serum $$$ 332
18.2.5 Durstversuch $$$ 332
18.2.6 DDAVP- bzw. Desmopressin-Test (Minirin®) $$$ 334

18.1 Renin-Angiotensin-Aldosteron-System

18.1.1 Grundlagen

Das Renin-Angiotensin-Aldosteron-System (RAAS) ist ein Schlüsselsystem der Blutdruckregulation. Renin ist ein proteolytisches Enzym (▶ Abb. 18.1), das von den juxtaglomerulären Zellen der Nieren freigesetzt wird. Substrat des Enzyms ist das in der Leber synthetisierte Angiotensinogen, von dem Angiotensin I (AT I) abgespalten wird. ACE wandelt AT I in AT II um. AT II ist stark vasokonstriktorisch und stimuliert die Produktion von Aldosteron in der Zona glomerulosa der NNR. Folgen sind eine vermehrte Natriumretention, verstärkte Kaliumausscheidung und konsekutiv ein Blutdruckanstieg. HWZ von Renin: 10–20 Min., HWZ von AT II: ca. 1 Min.

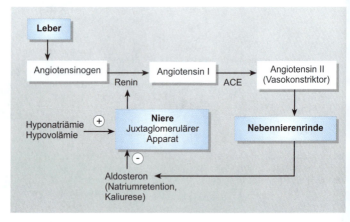

Abb. 18.1 Renin-Angiotensin-Aldosteron-System [L157]

18.1.2 Diagnosestrategie

Primärer/sekundärer Hyperaldosteronismus
- **Prim. Hyperaldosteronismus (Aldosteron ↑, Renin ↓**; sinnvollster Screeningparameter ist der **Aldosteron/Renin-Quotient** (ARQ), da Abnahmemodalitäten (liegend/stehend) oder orale Kochsalzzufuhr den Quotienten nicht wesentlich beeinflussen.
ARQ > 300 bei absolutem Serum-Aldosteron > 150 pg/ml: NNR-Adenom 70 % (Conn-Sy.), idiopathische bilaterale NNR-Hyperplasie 20–30 %, NNR-Ca (selten), dexamethasonempfindlicher Hyperaldosteronismus (extrem selten, familiär).
- **Sek. Hyperaldosteronismus (Aldosteron ↑, Renin ↑):** renaler Hypertonus bei Nierenarterienstenose, prim. Hyperreninismus (Tumoren der juxtaglomerulären Zellen, selten extrarenal am Ovar), Krankheiten mit Ödemneigung und Hypovolämie (Leberzirrhose, nephrotisches Sy., Herzinsuff., Diuretikatherapie), Bartter-Sy.

Basisdiagnostik Typischer Befund → **hypokaliämischer art. Hypertonus:** Kalium < 3,7 mmol/l; Kaliumausscheidung im 24-h-Sammelurin > 30 mmol/d, Na$^+$ ↑, metabolische Alkalose, Mg^{2+} ↓, Proteinurie, Hyposthenurie. Jedoch sind 90 % der Pat. mit prim. Hyperaldosteronismus normokaliämisch; Screeningtest für solche Pat. ARQ-Bestimmung. ARQ wird wenig durch Blutdruckmedikation wie Betablocker und ACE-Hemmer beeinflusst, deutliche Verschiebung durch Aldosteronantagonisten (Spironolacton, Eplerenon und drospirenonhaltige Kontrazeptiva).

Weiterführende Diagnostik
Prim. Hyperaldosteronismus:
- Nachweis supprimierter Plasma-Reninaktivität: Reninbestimmung i. S., Funktionstests
- Nachweis erhöhter Aldosteronsekretion:
  - Serum: Aldosteron
  - Sammelurin: Tetrahydroaldosteron (Sensitivität 98 %), Aldosteron-18-Glucuronid (Sensitivität 76 %), Aldosteron (Sensitivität 90 %)
- Funktionstests:
  - Bestimmung **Aldosteron/Renin-Quotient**
  - Renin-Aldosteron-Orthostase-Test: Aldosteron 8:00 Uhr (liegend), Aldosteron 12:00 Uhr (stehend)
  - ACTH-Stimulationstest
  - Captopril-Test
  - Dexamethason-Hemmtest
  - Kochsalzinfusionstest: 2 l NaCl 0,9 % über 4 h i. v. → Suppression von Aldosteron. Test sollte nur von erfahrenen Diagnostikteams durchgeführt werden!

Spezielle Diagnostik Seitengetrennte Aldosteronbestimmung nach Katheterisierung der Nebennierenvenen. Unterschiede um einen Faktor 1,5 gelten als signifikant. Parallele Kortisolbestimmung zur Beurteilung der korrekten Katheterlage erforderlich.

18.1.3 Renin- und Plasma-Reninaktivität $$$

Hauptproduktionsort ist der juxtaglomeruläre Apparat der Nieren, extrarenale Quellen sind nicht bekannt. Renin, eine Protease, entsteht aus einer inaktiven Vorstufe (Prorenin). Substrat ist das Angiotensinogen, ein α$_2$-Globulin der Leber.

Indikationen
- DD prim., sek. Hyperaldosteronismus
- V. a. renovaskuläre Hypertonie
- DD Hypokaliämien

Untersuchungsmaterial EDTA-Plasma (vorgekühlte EDTA-Röhrchen), sofort nach Abnahme zentrifugieren, stabil bei RT für 24 h, oder ein Aliquot von 0,5 ml bei –20 °C bis zur Bestimmung einfrieren.

Bestimmungsmethode IRMA, RIA, LIA. Die dir. Messung erfasst die Proteinkonz. von aktivem Renin. Die Plasma-Reninaktivität wiederum erfasst die Abspaltung von AT I, die durch Renin katalysiert wird.

Referenzbereiche ▶ Tab. 18.1.

Bewertung Die Bewertung erfolgt im Zusammenhang mit Klinik, Aldosteron- und E'lyt-Konz. i. S.

Tab. 18.1 Referenzbereiche Renin, Plasma-Reninaktivität		
Körperlage	Renin (pg/ml)	Reninaktivität (ng/ml/h)
Aufrecht	4,1–44,7	< 5,6
Liegend	2,9–27,6	0,2–2,7

- **Erhöhte Werte:**
  - Sek. Hyperaldosteronismus ▶ 18.1.2
  - Prim. Hypoaldosteronismus, M. Addison, 21-OH-Mangel
  - Glukokortikoide
  - Reninsezernierende Tumoren: Nierenzell-, Bronchial-Ca
- **Erniedrigte Werte:** Prim. Hyperaldosteronismus (Conn-Sy.): supprimiertes Renin oder niedrig normale Reninaktivität, fehlender Anstieg nach Orthostase

Störungen und Besonderheiten
- **Falsch hohe Werte:**
  - Geringe Natriumzufuhr, Hypotonie, Hypovolämie
  - Medikamente: z. B. Laxanzien, Diuretika, orale Kontrazeptiva
  - Bartter-Sy.
  - Schwere Hypertonieformen, renovaskuläre Hypertonie
  - Medikamente: Clonidin, Betablocker, Methyldopa, Guanethidin, Aldosteronantagonisten, Hydralazin, Diazoxid, ACE-Hemmer, AT-I-Blocker
- **Falsch niedrige Werte:** verzögerte Probenbearbeitung, hohe Natriumzufuhr, art. Hypertonus in Komb. mit Diab. mell.

18.1.4 Aldosteron im Serum $$$

Die Biosynthese von Aldosteron unterliegt komplexen Regulationsmechanismen (▶ Abb. 18.1). Neben dir. Einflüssen des RAAS-Systems haben die Kochsalz- und Kaliumzufuhr, verschiedene Neurotransmitter wie Dopamin, Serotonin und ACTH sowie antagonistische Faktoren (hANP, Adrenomedullin) Einfluss auf die Aldosteronsynthese. Aldosteron führt zur renalen Kaliumausscheidung, fördert die tubuläre Natriumrückresorption und wird physiologischerweise durch das RAAS reguliert. Es trägt somit entscheidend zur Regulation des effektiven Blutvolumens bei. Physiologischerweise führt eine Steigerung des effektiven renalen Perfusionsdrucks wiederum zur Abnahme der Reninsekretion mit konsekutiver Aldosteronverminderung.

Indikationen
- DD art. Hypertonus, renovaskulärer Hypertonus
- Prim. oder sek. Hyperaldosteronismus
- Störungen des Natrium-, Kaliumhaushalts, Bartter-Sy.

Untersuchungsmaterial
Serum, Heparinplasma.
Entnahmezeit zwischen 8:00 und 9:00 Uhr morgens. Bei prämenopausalen Frauen Abnahme in der ersten Zyklushälfte. Patientenvorbereitung mit ausgewogener E'lyt-Diät für mind. 2 d (100–200 mmol Natrium, 60–80 mmol Kalium). ACE-Hemmer und Diuretika rechtzeitig absetzen (Aldosteronantagonisten 2 Wo. vor Abnahme).

Bestimmungsmethode
RIA.

Referenzbereiche
▶ Tab. 18.2.

Tab. 18.2 Referenzbereiche Aldosteron

Normale Natriumaufnahme, Erwachsene	pg/ml
Stehend	40–310
Liegend	10–160
Säuglinge und Kinder	pg/ml
11 d –1 J.	320–1.278
1–15 J.	73–425

Bewertung Klin. Fragestellung, Medikamentenanamnese, Blutdruck, Volumensituation, aktuelle E'lytwerte sowie Blutabnahmebedingungen (Natriumzufuhr, Orthostase) beachten! Die Aussagekraft eines Aldosteronwerts ohne gleichzeitige Bestimmung eines Reninwerts ist beschränkt.

Erhöhte Werte:
- Prim. Hyperaldosteronismus
- Sek. Hyperaldosteronismus

Erniedrigte Werte:
- Hypoaldosteronismus: M. Addison
  - Immunologie, NNR-AK
  - Kortisol und Aldosteron ↓ im Synacthen®-Test
- Suppression durch synthetische Glukokortikoide

Störungen und Besonderheiten
- ! Sinnvolle Diagnostik nur nach Absetzen von ACE-/AT-I-Hemmern und Diuretika durchführbar. Aldosteronantagonisten (Spironolacton, Eplerenon) mind. 2 Wo. vor den Untersuchungen absetzen. Kaliumdefizit ausgleichen, auf normale Natriumzufuhr achten. Kreuzreaktivitäten mit anderen Steroiden sind gering
- **Falsch niedrige Werte:** Hemmung des RAAS durch Betablocker, zentrale Alpha-Rezeptorantagonisten, Antazida, Kortikosteroide
- **Falsch hohe Werte:**
  - Medikamente: Stimulation des RAAS durch Sympathikotonika, Saluretika, Laxanzien, Ovulationshemmer
  - EDTA-Plasma: in 10–20 % unspez. erhöhte Werte
- **Stabilität der Proben:** bei 2–8 °C 7 d im Kühlschrank, bei –20 °C bis zu 3 Mon.

18.1.5 Aldosteron und Aldosteronmetaboliten im Urin $$$

Indikationen Wie Aldosteron i. S. ▶ 18.1.4.

Untersuchungsmaterial 24-h-Sammelurin.

Bestimmungsmethode RIA.

Referenzbereiche ▶ Tab. 18.3.

Tab. 18.3 Referenzbereiche Aldosteron (Urin; in µg/d**)

Normale Ernährung mit normaler Salzzufuhr*	6–25

* Normaler Salzbedarf 2 und 6 g/d
** Umrechnungsfaktor: pg/ml × 2,775 = pmol/l

Bewertung ▶ 18.1.4.

Störungen und Besonderheiten ▶ 18.1.4.

18.1.6 Angiotensin-Konversionsenzym (ACE) $$

Das *Angiotensin-Converting Enzyme* (ACE) hat einen starken Einfluss auf die Blutdruckregulation. Es katalysiert die Bildung des vasokonstriktorisch wirkenden AT II (▶ Abb. 18.1) und hemmt die Synthese von Bradykinin (vasodilatatorisch, natriuretisch). ACE stellt einen Angriffspunkt für Antihypertensiva (ACE-Hemmer) dar. ACE tritt vorwiegend in den Endothelzellen der Lunge auf. Erhöhte ACE-Plasmaspiegel finden sich daher bei Granulombildung, aber auch bei anderen Lungenerkr. (z. B. Pneumonie). **Cave:** Die ACE-Bestimmung spielt bei der Hypertoniediagnostik keine Rolle.

Indikationen Verlaufsparameter bei granulomatösen Lungenerkr. (Sarkoidose).

Untersuchungsmaterial Serum.

Bestimmungsmethode Photometrische Bestimmung, Chemilumineszenz-Assay.

Referenzbereich 8–28 mU/ml; bei Kindern höhere Werte.

Bewertung erhöhter Werte Wenig spez. Aktivitätsmarker für granulomatöse Erkr. der Lunge, weniger der Leber.

Störungen und Besonderheiten ACE-Hemmer erhöhen ACE-Spiegel → ACE-Hemmer möglichst absetzen.

18.1.7 Renin-Aldosteron-Orthostase-Test $$$

Testprinzip Überprüft Empfindlichkeit der Zona glomerulosa auf AT-II-Wirkung.

Indikationen DD prim. Hyperaldosteronismus (Lokalisationsdiagnostik).

Durchführung
- Vor erster Blutabnahme mind. 8-stündige Bettruhe
- Blutabnahme im Liegen zur Bestimmung der basalen Renin- und Aldosteronkonz. i. S.
- Pat. nach Blutentnahme für 4 h ohne Unterbrechung herumlaufen lassen
- Danach erneute Blutentnahme im Sitzen zur Bestimmung der stimulierten Renin- und Aldosteronkonz. i. S.

Referenzbereiche ▶ Tab. 18.4.

Tab. 18.4 Physiologische Reaktion Renin-Aldosteron-Orthostase-Test	
Renin (Serum):	Anstieg um 50–200 % der Norm
Aldosteron (Serum):	Anstieg um 50–200 % der Norm

Bewertung
Prim. Hyperaldosteronismus:
- Idiopathische bilaterale NNR-Hyperplasie: basaler Aldosteronwert hoch normal bis ↑. Basaler Reninwert niedrig bis niedrig normal. Nach Orthostase kommt es durch die erhaltene AT-II-Abhängigkeit der Aldosteronsekretion zum Anstieg des Aldosterons.

- NNR-Adenom (Conn-Sy.): basaler Aldosteronwert ↑. Basaler Reninwert niedrig bis niedrig normal. Anhaltende Suppression von Renin, fehlende Stimulation von Aldosteron unter Orthostasereaktion, teilweise auch Abfall der Werte.
- **Wichtig:** Interpretation sinnvollerweise immer im Zusammenhang mit bildgebender Diagnostik sehen.

Störungen und Besonderheiten ▶ 18.1.2, ▶ 18.1.3.

18.1.8 Captopril-Test $$$

Testprinzip Misst die Abhängigkeit des Plasma-Aldosteronspiegels vom Plasma-AT-II-Spiegel. ACE-Hemmer erniedrigen AT II.

Indikationen
- DD Hyperaldosteronismus: primär vs. sekundär
- V. a. renovaskulären Hypertonus (Nierenarterienstenose), Perfusion ist bei der Stenose abhängig von einem hohen Reninspiegel

Durchführung
- Blutentnahme zur Bestimmung der basalen Aldosteron- und Reninkonz. zu Testbeginn. Pat. soll dabei sitzende Position einnehmen und für die Dauer des Tests beibehalten. 2 Wo. zuvor keine ACE-Hemmer
- 25 mg Captopril p. o.
- NW: RR-Abfall und KI beachten
- Nach 2 h erneute Blutentnahme zur Bestimmung der stimulierten Aldosteron- und Reninkonz. i. S.

Referenzbereich Physiol. Reaktion, sek. Hyperaldosteronismus: Anstieg der Plasma-Reninaktivität, Abfall des Plasma-Aldosterons (< 150 ng/l).

Bewertung
- Prim. Hyperaldosteronismus:
  - Aldosteronkonz. nach 120 Min.: 100 ± 20 % des 0-Min.-Werts
  - Plasma-Reninaktivität nach 120 Min.: < 50 % des 0-Min.-Werts
- Renovaskulärer Hypertonus:
  - Aldosteronkonz. nach 120 Min.: < 150 ng/l
  - Plasma-Reninaktivität nach 120 Min.: > 200 % des 0-Min.-Werts

18.2 Antidiuretisches Hormon (ADH) $$$

18.2.1 Grundlagen

Syn.: ADH, Vasopressin, Arginin-Vasopressin (AVP).

ADH wird als Prohormon zusammen mit Neurophysinen im Hypothalamus synthetisiert. Der Transport zum Hypophysenhinterlappen (HHL) erfolgt axonal in sekretorischen Granula, die Freisetzung via Exozytose. Die ADH-Sekretion wird über einen Anstieg der Plasmaosmolalität und eine Verminderung des Plasmavolumens reguliert.

In physiol. Konzentrationsbereichen spielt die vasokonstriktorische Wirkung von ADH („Vasopressin") bzgl. des systemischen Blutdrucks keine relevante Rolle. Die wesentliche Funktion von ADH erfolgt am Nephron durch die Steigerung der Wasserpermeabilität der Sammelrohre. Die ADH-Wirkung ermöglicht die Retention von Wasser und die Produktion eines konzentrierten Urins. Physiologisch wird die

Plasmaosmolalität zwischen 280 und 295 mosmol/kg in einem sehr engen Bereich konstant gehalten. Bei Erreichen der Obergrenze der Plasmaosmolalität wird die ADH-Konz. auf ihre physiol. Höchstwerte (ca. 5 pmol/l) gesteigert und erzeugt eine max. Antidiurese. Umgekehrt fallen die ADH-Konz. bei einem Absinken der Plasmaosmolalität in den Bereich um 280 mosmol/kg unter die Nachweisgrenze ab.

18.2.2 Diagnosestrategie

Differenzialdiagnosen
Diabetes insipidus (ADH-Mangel)
! Leitsymptom: hypotone Polyurie
- **Zentraler Diab. insipidus** (neurogener Diab. insipidus): Pathophysiol. liegt eine unzureichende hypophysäre ADH Freisetzung auf physiol. Stimuli zugrunde:
  - Neoplastisch, infiltrativ (Hypophyse, Hypothalamus): HVL-Adenome, Kraniopharyngeome, Germinome, Pinealome, Metastasen, Histiozytose X, Leukämie, Sarkoidose, lymphozytäre Hypophysitis
  - Traumatisch: SHT, iatrogen nach OP an Hypophyse und/oder Hypothalamus
  - Idiopathisch: Ausschlussdiagnose, selten als Wolfram-Sy. (DIDMOAD = Diab. insipidus, Diab. mell., Optikusatrophie, Taubheit)
  - Enzephalomalazie unterschiedlicher Genese, Sheehan-Sy.
- **Renaler Diab. insipidus:** Pathophysiol. besteht eine fehlende Reaktion der Niere auf ADH:
  - **Hereditär:** X-chromosomal-rezessiv oder autosomal-rezessiv
  - Sek. renaler Diab. insipidus: medikamentös-toxisch (Lithium, Cisplatin, Amphotericin B)

Syndrom der inadäquaten ADH-Sekretion (SIADH)
- **ZNS-Erkr.:** SHT, Hirntumoren, Enzephalitis, Meningitis, Guillain-Barré-Sy.
- **Medikamentös induzierte ADH-Sekretion:** Nikotin, Morphin, Vincristin, Vinblastin, Cyclophosphamid, Clofibrat, Chlorpropamid, trizyklische Antidepressiva
- **Ektope ADH-Sekretion:**
  - Paraneoplastisch: kleinzelliges Bronchial-Ca, Pankreas-Ca, Lymphosarkom, Retikulumzell-Ca, Hodgkin-Lymphom, Duodenal-Ca, Thymom
  - Entzündliche Lungenerkr.: Pneumonie, Tbc, Lungenabszess, Pleuraempyem, chron.-obstruktive Atemwegserkr.
- **Sonstige:** Hypothyreose, Überdruckbeatmung, Lupus erythematodes

Basisdiagnostik In der klin. Praxis ist eine korrekte diagn. Einordnung eines Diab. insipidus bzw. des SIADH, zumindest um eine korrekte Therapie durchführen zu können, auch ohne ADH-Bestimmung möglich. Neben der Klinik ist meist ausreichend:
- Na⁺, Plasmaosmolalität (▶ 11.2.5), Urinosmolalität (▶ 11.2.5), Flüssigkeitsbilanz → ANP-Bestimmung (▶ 6.5.10), kann die Bewertung des Hydratationszustands erleichtern
- Evtl. Funktionstests: Durstversuch und DDAVP-Test

Weiterführende Diagnostik ADH-Bestimmung. Indikationen:
- Wenn sich der V. a. SIADH nicht anderweitig sichern lässt und ther. Konsequenzen bestehen.
- Wenn keine ausreichende Abgrenzung zwischen inkompletten Formen eines Diab. insipidus und einer psychogenen Polydipsie möglich.

! Die Abklärung dieser Krankheitsbilder und die DD unterschiedlicher Formen eines Diab. insipidus centralis (z. B. Defekte im Bereich der osmosensitiven Neurone) spezialisierten endokrinol. Zentren überlassen.

18.2.3 ADH im Serum $$$

Indikationen Indikationen zur ADH-Bestimmung können sich ergeben bei:
- Polyurie-Polydipsie-Sy.
- V. a. Diab. insipidus (hypotone Polyurie)
- V. a. Schwartz-Bartter-Sy. (= SIADH) und ther. Konsequenzen dieser Diagnose
- Bestimmung i. R. von Funktionstests

Untersuchungsmaterial
- 2 ml EDTA-Plasma
- Venösen Zugang 30 Min. vor Abnahme legen. Blutabnahme im Liegen. Gekühlte Probenröhrchen verwenden. Probentransport auf Eis. Probe innerhalb von 15 Min. zentrifugieren. Bis zur Bestimmung bei –20 °C lagern

! Abnahmebedingungen strikt einhalten

Bestimmungsmethode RIA, Direktassay ohne zusätzliche Extraktionsverfahren.

Referenzbereiche ▶ Tab. 18.5.

Tab. 18.5 Referenzbereiche ADH i. S.		
	Konventionelle Einheit (pg/ml)	SI-Einheit (pmol/l)
Erwachsene*	0–6,7	0–6,2
Nachweisgrenze	0,8	0,7

* Höhere Referenzwerte bei Kindern < 1 J.

Bewertung ADH-Messung Goldstandard in der DD des Polyurie-Polydipsie-Sy. Die ADH-Bestimmung ist nicht unproblematisch; strikte präanalytische Vorgaben zur Probenbehandlung beachten. Kritisch bewerten, Fehlerquellen beachten. Bewertung möglichst immer im Zusammenhang mit Serum-Natrium, Plasma- und Urinosmolalität. Ein isolierter ADH-Messwert ohne diese Zusatzinformation ist wertlos.

Störungen und Besonderheiten
Erhöhte Werte:
- Medikamente, die die ADH-Freisetzung stimulieren: Nikotin, Morphin, Vincristin, Vinblastin, Cyclophosphamid, Clofibrat, Chlorpropamid, trizyklische Antidepressiva
- Leberzirrhose

Erniedrigte Werte:
- Medikamente, die die ADH-Freisetzung hemmen: Alkohol, Phenytoin, Chlorpromazin

- Schwangerschaft (gesteigerter Abbau durch plazentare Proteasen)
- Unsachgerechte Handhabung des Probenmaterials (Abnahme, Transport, Lagerung etc.) bzw. der Testsysteme. Gefahr der raschen Degradation durch Vasopressinasen und verwandte Proteasen; bei Probenversand Lagerung bei −20 °C beachten

! ADH-Messung spezialisierten endokrinol. Zentren überlassen

18.2.4 CT-pro AVP (Copeptin) im Serum $$$

Indikationen Indikationen zur Copeptin-Bestimmung:
- Polyurie-Polydipsie-Sy.
- V. a. Diab. insipidus (hypotone Polyurie)
- V. a. Schwartz-Bartter-Sy. (= SIADH) und ther. Konsequenzen dieser Diagnose
- Bestimmung i. R. von Funktionstests

Untersuchungsmaterial 2 ml EDTA-Plasma.

Bestimmungsmethode Direktassay ohne zusätzliche Extraktionsverfahren.

Referenzbereiche ▶ Tab. 18.6.

Tab. 18.6 Referenzbereiche Copeptin (in pmol/l)	
Zentraler Diab. insipidus totalis	< 2,6
Renaler Diab. insipidus	> 20

Bewertung Copeptin ist über mehrere Tage in Serum und EDTA-Plasma stabil.

Störungen und Besonderheiten
Erhöhte Werte: bei schweren Erkr. wie Schock, Sepsis, kardiovaskulären Erkr. (Myokardinfarkt, Schlaganfall).

18.2.5 Durstversuch $$$

Testprinzip ADH-Stimulation durch Wasserentzug, osmotische und hypovolämische Stimulation.

Indikationen
- Bestätigungstest bei V. a. Diab. insipidus
- DD Diab. insipidus vs. Polydipsie (z. B. psychogen)

Durchführung
- **Patientenvorbereitung:** Pat. über Testverlauf aufklären. Normaler Hydratationszustand bei Testbeginn. Leichtes Frühstück vor Testbeginn zulässig, jedoch kein Kaffee, kein Tee. Alkohol-, Nikotinkarenz vor und während Testdurchführung. Absolutes Trinkverbot während Testperiode, bei längerem Testverlauf leichte Mahlzeit möglich. Testdauer bis Abbruchkriterien erreicht, d. h. in der Regel mind. 6, max. 24 h. Überwachung der Vitalzeichen während Testperiode
- **Abbruchkriterien:** Abnahme des KG > 3–5 % beim Erw., Anstieg des Serumnatriums > 150 mmol/l, Plasma-Osmolalität > 300 mosmol/kg oder Urin-Osmolalität > 800 mosmol/kg bei gleichzeitiger Plasma-Osmolalität < 300 mosmol/kg (Diab. insipidus ausgeschlossen)

18.2 Antidiuretisches Hormon (ADH)

- **Durchführung:** Testbeginn am Morgen um 8:00 Uhr. Venösen Zugang legen, Harnblase entleeren lassen, Ausgangskörpergewicht bestimmen
- **Basalwerte bestimmen:**
  - Urin: Osmolalität, spez. Gewicht
  - Serum: Osmolalität, Natrium
  - Fakultativ i. S.: Harnstoff, Chlorid, Glukose, Hkt, ADH, Copeptin
- **Im Testverlauf in stündlichen Abständen protokollieren:**
  - Allg.: Miktionsmenge (ggf. Dauerkatheter), KG
  - Urin: Osmolalität, spez. Gewicht
  - Serum: Osmolalität, Natrium; fakultativ Harnstoff, Glukose, Chlorid, Hkt, ADH

> **Merke**
> - Ab 12 h Testdauer können die Messintervalle verdoppelt werden.
> ! DDAVP-(Desmopressin-)Test anschließen, wenn der Testverlauf den V. a. einen Diab. insipidus bestätigt (DD zentral vs. peripher).

Referenzbereiche Physiol. Konzentrationsfähigkeit ▶ Tab. 18.7.
- Plasmaosmolalität 280 = max. Wasserdiurese.
- Plasmaosmolalität 295 = max. Antidiurese.
! Bei Ansteigen der Urinosmolalität > 800 mosmol/kg ist ein Diab. insipidus ausgeschlossen.

Tab. 18.7 Durstversuch: physiologische Konzentrationsfähigkeit

Urinvolumina:	deutliche Abnahme im Testverlauf
Urinosmolalität:	deutliche Zunahme auf > 750 mosmol/kg
Spez. Gewicht:	deutliche Zunahme

Bewertung Path. bzw. Diab. insipidus wahrscheinlich bei:
- Geringer Abnahme oder Konstanz der Urinvolumina im Testverlauf.
- Konstanz der Urinosmolalität (< 300 mosmol/kg) sowie des spez. Gewichts (< 1.008).
! Bei sehr ausgeprägter Polyurie ist zusätzliche ADH- oder Copeptin-Messung für die Interpretation hilfreich.
! Bei einer Urinosmolalität > 300, aber < 750 mosmol/kg zum Ende des Durstversuchs wurde entweder zu früh abgebrochen, oder es besteht ein inkompletter Diab. insipidus oder eine psychogene Polydipsie (s. u.).

Störungen und Besonderheiten

Falsch path. Test: Ein path. Testverlauf mit Erreichen des Abbruchkriteriums Gewichtsverlust ist bei psychogener Polydipsie möglich. Trotz intakter Regelmechanismen kann durch Ausschwemmung des Nierenmarks bei länger dauernder Wasserdiurese ein verringertes Konzentrationsvermögen der Niere bestehen. Bei V. a. psychogene Polydipsie sollte der Durstversuch daher durch eine länger andauernde Einschränkung der Flüssigkeitszufuhr („Andursten") vorbereitet bzw. unter diesen Bedingungen wiederholt werden.

18.2.6 DDAVP- bzw. Desmopressin-Test (Minirin®) $$$

Testprinzip Test der physiol. Wirkung von (exogenem) ADH.

Indikationen DD eines zentralen vs. renalen Diab. insipidus (ADH-Mangel vs. mangelnde ADH-Wirkung).

Durchführung
- Durchführung im unmittelbaren Anschluss an Durstversuch (▶ 18.2.5).
- I. v. Injektion von 4 μg DDAVP (Minirin®), alternativ intranasale Applikation von 20 μg DDAVP (0,2 ml = 2 Sprühstöße Minirin®. **Cave:** Resorptionsraten sind variabel.
! I. v. Gabe wegen exakter Dosierung vorziehen.
- Fortführung des Protokolls des Durstversuchs (▶ 18.2.5) für weitere 2 h. Pat. darf dabei wieder frei trinken und essen.

Referenzbereiche Urinosmolalität (Test-Ende): > 750 mosmol/kg.

Bewertung
- Physiol.: Diab. insipidus durch Durstversuch ausgeschlossen. DDAVP- bzw. Desmopressin-Test überflüssig
- Diab. insipidus centralis: sofortiger Rückgang der Diurese. Anstieg der Urinosmolalität von < 300 auf > 750 mosmol/kg
- Diab. insipidus renalis: Diurese geht kaum zurück. Fehlender Anstieg der Urinosmolalität

19 Sexualhormone

Simone Claudi-Böhm und Bernhard Otto Böhm

19.1 **Endokrine Ovarialfunktion**
Bernhard Otto Böhm und Simone Claudi-Böhm 336
19.1.1 Grundlagen 336
19.1.2 Diagnosestrategie 337
19.2 **Endokrine Hodenfunktion**
Bernhard Otto Böhm 337
19.2.1 Grundlagen 337
19.2.2 Diagnosestrategie 338
19.3 **Östrogene**
Bernhard Otto Böhm und Simone Claudi-Böhm 339
19.3.1 17-β-Östradiol (E2) $$$ 339
19.3.2 Östron (E1) $$$ 340
19.3.3 Östriol $$ 341
19.4 **Progesteron $$$**
Simone Claudi-Böhm 342
19.5 **Luteinisierendes Hormon (LH) $$**
Bernhard Otto Böhm und Simone Claudi-Böhm 342
19.6 **Follikelstimulierendes Hormon (FSH) $$**
Bernhard Otto Böhm und Simone Claudi-Böhm 344
19.7 **LHRH- bzw. GnRH-(Gonadotropin-Releasing-Hormon-)Test $$$**
Bernhard Otto Böhm und Simone Claudi-Böhm 345

19.8 **Intaktes HCG und β-Untereinheit (HCG+β) $$**
Bernhard Otto Böhm und Simone Claudi-Böhm 347
19.9 **Androgene**
Bernhard Otto Böhm und Simone Claudi-Böhm 348
19.9.1 Testosteron $$$ 348
19.9.2 Dihydrotestosteron (DHT) 351
19.9.3 Androstandiol-Glucuronid (3-alpha-diol G) $$$ 352
19.10 **SHBG $$$**
Bernhard Otto Böhm und Simone Claudi-Böhm 352
19.11 **HCG-Test $$$**
Bernhard Otto Böhm 353
19.12 **Spermiogramm $$$**
Bernhard Otto Böhm 353
19.13 **Fertilitätsdiagnostik**
Bernhard Otto Böhm 356
19.14 **Anti-Müller-Hormon (AMH)**
Bernhard Otto Böhm und Simone Claudi-Böhm 356

19.1 Endokrine Ovarialfunktion
Bernhard Otto Böhm

19.1.1 Grundlagen

Zeitgerechte endokrine Funktion des Ovars durch den geschlossenen Regelkreis aus Hypothalamus, Hypophysenvorderlappen (HVL) und Ovarien: Die regelrechte Ovarialfunktion ist an die pulsatile Sekretion des Gonadotropin-Releasing-Hormons (GnRH) aus dem mediobasalen Hypothalamus gebunden. GnRH stimuliert gonadotrope Zellen des HVL, die das luteinisierende Hormon (LH) und das follikelstimulierende Hormon (FSH) intermittierend freisetzen.

Die Bildung der Östrogene als wesentliche ovarielle Sexualsteroide (Serumkonz. ▶ Abb. 19.1) erfolgt in Granulosazellen des reifenden Follikels. Progesteron wird nach der Ovulation aus dem Corpus luteum freigesetzt und schafft durch Transformation des Endometriums die Voraussetzungen für die Nidation. Androgene (Androstendion, Testosteron) werden unter dem Einfluss von LH in der Thekazellschicht des reifenden Follikels gebildet. Östradiol und Progesteron wirken nach Abgabe in das Serum auf Hypothalamus und Hypophyse zurück und unterbinden die weitere Gonadotropinsekretion (neg. Rückkopplung). Nach Überschreiten einer kritischen Östradiol-(E2-)Konz. steigen jedoch die Gonadotropine LH und FSH mittzyklisch steil an. Dadurch schlägt die neg. in eine sekretionsverstärkende Wirkung auf Hypothalamus und Hypophyse um (pos. Rückkopplung).

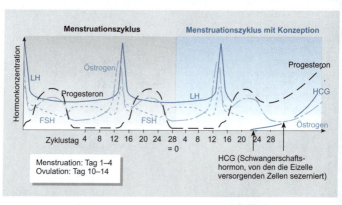

Abb. 19.1 Serumkonzentrationen der Gonadotropine (LH, FSH) und der Sexualsteroide (Östradiol, Progesteron) im Verlauf des Menstruationszyklus [L190]

Abweichungen vom regelrechten Gonadotropin-Sekretionsmuster führen zu fortschreitender Einschränkung des Menstruationszyklus und klin. zu Störungen wie Corpus-luteum-Insuff., Oligo- und Amenorrhö. Zentrale oder periphere Einwirkungen auf die Reproduktivachse wie Stress, dauerhafte stärkere körperliche Belastung (z. B. Ausdauersport), Über- oder Unterernährung (Leptin ▶ 7.10.3), endokrine Begleiterkr. (Hypothyreose ▶ 16.3) oder gesteigerte Androgensynthese und -freisetzung aus NNR oder Ovarien führen zur Anovulation als Ausdruck einer Ovarialinsuff.

19.1.2 Diagnosestrategie

Basisdiagnostik LH, FSH, 17β-Östradiol (E2), basale Serumwerte der Androgene (Testosteron, DHEAS), PRL, TSH, fT$_4$.

Weiterführende Diagnostik
- **DD der Ovarialinsuff.** (▶ Tab. 19.1): Bestimmung von LH, FSH und E2, Androgenen, PRL, TSH, Anti-Müller-Hormon (AMH) bei Climacterium praecox und PCOS, Auto-AK (weitere endokrine Autoimmunopathien ▶ 22), Schilddrüsenfunktion (▶ 16), Chromosomenanalyse
- **DD der Sterilität:**. E2 und Progesteron zwischen 20. und 22. ZT, ggf. Inhibin B (3.–5. ZT) und AMH (Marker für Follikelreserve); LH, FSH, Androgene
- **DD des Hypogonadismus:** LH, FSH, E2, ggf. LHRH-Test (▶ 19.7)
- **DD der Regeltempostörungen/Zyklusstörungen** (Oligoamenorrhö, Polymenorrhö): Bestimmung E2, Androgene, LH, FSH, PRL, SD-Funktion
- **DD des Hirsutismus, Hyperandrogenämie, polyzystisches Ovarsy. (PCOS):** Testosteron, FAI, DHEAS, DHT, 17α-OH-Progesteron, PRL, Androstendion, SHBG, ggf. Dexamethason-Test, Synacthen®-ACTH-Test mit Kortisol, DHEA (▶ 17.6.1), AMH, oGTT, HOMA-Index
- **DD der Alopezie/Effluvium:** Androgene, E2, TSH, Ferritin, Zink, Biotin
- **DD Adipositas:** TSH, fT$_4$, Androgene, SHBG, Kortisol i. S. und 24-h-Urin, Dexamethason-Hemmtest (▶ 17.5), Leptin
- **DD Pubertätsstörungen:** LH, FSH, E2, Androgene, PRL, TSH, ggf. IGF-I (▶ 20.2.8), LHRH-Test (▶ 19.7)

Tab. 19.1 Differenzialdiagnostisches Spektrum

Diagnose	LH	FSH	E2	Bemerkung	AMH
Hypogonadotroper Hypogonadismus	↓	↓	↓	Anorexia, Pubertas tarda, Sheehan-Sy.	↔
Normogonadotroper Hypogonadismus	n	n	↓	Corpus-luteum-Insuff., prim. Amenorrhö	↔
Hypergonadotroper Hypogonadismus	↑	↑	↓	Gonadendysgenesie, Climacterium praecox	↓
Hyperandrogenämische Ovarialinsuff.	n–↑	n	n–↓	PCOS, Testosteron ↑	↑
Hyperprolaktinämische Ovarialinsuff.	n–↓	n–↓	n–↓	PRL ↑, Hypophysentumor, Medikamente, Hypothyreose	↔

19.2 Endokrine Hodenfunktion

Bernhard Otto Böhm

19.2.1 Grundlagen

Die Hoden erfüllen eine Doppelfunktion mit Spermiogenese und Bildung männlicher Sexualhormone. Die Keimzellbildung erfolgt in den Tubuli seminiferi, die Synthese von Testosteron in den Leydig-Zellen. Physiologischerweise ist die Funktion dieser beiden Kompartimente eng miteinander verknüpft.

Die Hodenfunktion unterliegt einer übergeordneten Regulation durch Hypothalamus und HVL. Durch den Beginn bzw. eine Erhöhung der Amplitude der pulsatilen Freisetzung von GnRH (= LHRH) aus dem mediobasalen Hypothalamus werden Pubertät und die weitere männliche Sexualentwicklung induziert. Unter der Stimulation von GnRH erfolgen die Sekretion und die Aufrechterhaltung der Produktion der Gonadotropine LH und FSH. Der pulsatile Charakter der GnRH-Freisetzung ist entscheidend für die Aufrechterhaltung einer adäquaten Gonadotropinsekretion. Bei permanenter Stimulation z. B. durch lang wirksame GnRH-Analoga (ther. u. a. beim Prostata-Ca) erfolgen eine Downregulation der Rezeptoren und eine anhaltende Suppression der Gonadotropin-Freisetzung.

Hypothalamus-Hypophysen-Leydig-Zell-Achse
Entsprechend der Stimulation durch GnRH erfolgt eine pulsatile Freisetzung von LH, dem wichtigsten Stimulator der Testosteronsynthese durch die Leydig-Zellen. Ohne LH-Stimulation atrophieren die Leydig-Zellen, und die Testosteronspiegel sinken rasch ab. Über einen neg. Feedbackmechanismus hemmt Testosteron, z. T. über seinen Metaboliten Östradiol, die Sekretion von LH und GnRH.

Hypothalamus-Hypophysen-Sertoli-Zell-Achse
Analog zu LH wird FSH unter GnRH-Stimulation von der Adenohypophyse freigesetzt. FSH stimuliert die ersten Schritte der Spermiogenese sowie die Bildung androgenbindender Proteine. Die FSH-Sekretion unterliegt einem neg. Feedback über Testosteron, Dihydrotestosteron (DHT), Östradiol und Inhibin.

19.2.2 Diagnosestrategie

Männlicher Hypogonadismus
Störung der Hodenfunktion, die zu Androgenmangel und Fertilitätseinschränkung führt.

Basisdiagnostik Testosteron i. S. Interpretation beim erw. Mann, adäquate Bestimmung (Poolserum, ▶ 19.9) vorausgesetzt (▶ Tab. 19.2).

Tab. 19.2 Testosteronbestimmung bei Hypogonadismus	
Bewertung	Testosteron (ng/ml)
Normwerte für nichtadipöse Männer (19–39 J.)*	2,64–9,16
Hypogonadismus ausgeschlossen	3,5–9,0
Grauzone, erneute Bestimmung	2,64–3,5
Pathologisch	< 2,64
* Centers for Disease Control and Prevention's (CDC) Clinical Standardization Program 2017	

Weiterführende Diagnostik Bei erniedrigtem Testosteron Einordnung der Ebene der Störung: Gonadotropine (LH, FSH) basal, LHRH-Test (▶ 19.7). DD ▶ Tab. 19.3.

Untersuchungsmaterial Serum, Plasma.

Bestimmungsmethode ECLIA, LIA, ID-GC/MS, andere.

Besonderheiten Tagesrhythmik beachten, morgens höhere Werte, bis zum Abend abfallendes Niveau; Hypogonadismus beim Mann, klin. Androgenmangel und niedriger Testosteronspiegel.

Tab. 19.3 Differenzialdiagnosen des Hypogonadismus		
Diagnose	LH, FSH basal	LH, FSH im LHRH-Test
DD hypophysäre/hypothalamische Erkr.	–	–
DD primär testikuläre Störungen	++	++
DD anlagebedingte oder erworbene Störungen der LHRH-Sekretion	–	+

19.3 Östrogene

Bernhard Otto Böhm und Simone Claudi-Böhm

19.3.1 17-β-Östradiol (E2) $$$

Wesentliches Östrogen der geschlechtsreifen Frau, aus den Granulosazellen des heranreifenden und dann dominanten Follikels. E2 entsteht durch Aromatisierung von Testosteron, aber auch aus Östron (E1). Obwohl E2 auch in der Plazenta gebildet wird, stellt es keinen Marker für die intakte fetoplazentare Einheit dar.

Indikationen
- Regeltempostörungen: Oligo- und Amenorrhö, Polymenorrhö
- Beurteilung der Ovarfunktion
- Bestimmung des Substitutionsbedarfs in der Postmenopause
- Bestimmung des Substitutionsbedarfs bei Transgender (Mann zu Frau)
- Kontrolle der Sterilitätstherapie
- Störungen in der Pubertätsentwicklung
- Tumordiagnostik östrogenbildender Ovarialtumoren (z. B. Granulosazelltumor)

Untersuchungsmaterial Serum, Plasma.

Bestimmungsmethode ECLIA, LIA, ID-GC/MS, andere.

Referenzbereich ▶ Tab. 19.4.

Tab. 19.4 Referenzbereich 17-β-Östradiol (E2; in pg/ml)	
Follikelphase	30–200
Ovulationsphase	200–400
Lutealphase	100–200
Postmenopause	< 20
Präpubertäre Phase	< 20
Männer	< 40

Bewertung
Erhöhte Werte: periovulatorische Phase, Follikelpersistenz, hormonelle Stimulation des Ovars, Übersubstitution, östrogenproduzierende Tumoren (Granulosazelltumor, Thekazelltumor)

Erniedrigte Werte:
- Prim. Ovarialinsuff.: Verlust der endokrinen Ovarialfunktion durch funktionelle oder morphol. Veränderung des Ovars, z. B. Postmenopause, Autoimmunerkr., Ovarialdysgenesie, Chemotherapie, Radiatio
- Sek. Ovarialinsuff.: Verlust der zeitkoordinierten Stimulation des Ovars, z. B. bei Hypophyseninsuff. oder unter Medikamenten wie Ovulationshemmern, GnRH-Analoga
- ! Klin. Kennzeichen beider Insuffizienzformen: Anovulation, Corpus-luteum-Insuff. Laborchem. Differenzierung durch zusätzliche Bestimmung von Serum-Gonadotropinen und AMH

Störungen und Besonderheiten
- Falsch hohe Bestimmung bei Vorliegen von kreuzreagierenden Substanzen (z. B. Östron).
- Da E2 ein Produkt des reifenden Follikels ist → bei der Interpretation der Serumwerte stets Zyklusphase berücksichtigen und zur Beurteilung einer stattgefundenen Ovulation zusätzlich Progesteron bestimmen (optimal zwischen dem 20. und 22. ZT oder 8 d vor der zu erwartenden Menstruation).
- Bei postmenopausalen Frauen sollte unter oraler E2-Substitution 7–10 h nach Einnahme der E2-Serumspiegel über 40 pg/ml liegen.
- Unter Einnahme eines KOK niedrige frühfollikuläre E2-Spiegel.
- Leber- und Nierenfunktionsstörungen verlangsamen den Östradiolmetabolismus. Es entstehen daher hohe Serumkonz. für E2.
- Die Höhe des E2-Spiegels ist ein Maß für die Aromatisierungsfähigkeit bei Männern.
- Bei Männern und Frauen mit massiver Adipositas oder Leberzirrhose sind die Serumspiegel von E2 erhöht.

19.3.2 Östron (E1) $$$

Östron ist ein weiteres wesentliches Östrogen des Ovars. In der Prämenopause entstehen überwiegende Anteile im Ovar, ein geringerer Teil auch im Fettgewebe durch Konversion von Androstendion und DHEA. Östron ist das wesentliche Östrogen der postmenopausalen Frau; die Synthese erfolgt hauptsächlich durch Konversion in peripheren Geweben (Fettgewebe). Durch Sulfotransferase wird aus Östron Östronsulfat gebildet, die Speicherform für Östrogene.

Indikationen
- Ausschluss eines Östrogenmangels in der Postmenopause
- Beurteilung einer oralen Östrogensubstitution

Untersuchungsmaterial Serum, Plasma.

Bestimmungsmethode LC-MS/MS, andere.

Referenzbereich ▶ Tab. 19.5.

Bewertung
- **Erhöhte Werte:**
  - Massive Adipositas in der Postmenopause
  - Nach oraler Gabe von Östradiol

Tab. 19.5 Referenzbereich Östron (E1; in pg/ml)

Frauen	
• Prämenopause • Postmenopause	17–200 7–40
Männer	10–60

- **Erniedrigte Werte:** fortgeschrittene Postmenopause, kein eigener Krankheitswert. **Cave:** Korrelation mit Osteopenie

Störungen und Besonderheiten
- Höhere Östron-Serumwerte in der Postmenopause korrelieren mit einem erniedrigten Risiko für die Entwicklung einer Osteoporose.
- Oral gegebenes Östradiol wird nach Resorption in hohen Anteilen zu Östron konvertiert. Dieses kann dann aus seinen Depots für eine erneute Konversion zu Östradiol zur Verfügung gestellt werden.

19.3.3 Östriol $$

Östriol (E3) stellt ein Östrogen mit geringer biol. Wirksamkeit dar, da es im Gegensatz zu Östradiol schnell vom Rezeptor dissoziiert. Seine Bestimmung hat deshalb klinisch keine Bedeutung für die Steuerung einer Substitutionstherapie oder die Notwendigkeit eines Hormonersatzes. E3 ist eines der Hauptprodukte der fetoplazentaren Einheit, plazentare Synthese einer Vorstufe aus der fetalen Nebenniere.

Indikationen
- **2. Trimenon:** pränatale Risikoermittlung für Trisomie 21 durch Triple-Test: E3, AFP und HCG aus mütterlichem Serum; Quadruple-Test, zusätzlich zum Triple-Test Bestimmung von Inhibin A (SSW 14+0 bis SSW 19+6).
- **3. Trimenon:** E3 zur Beurteilung der Intaktheit der fetoplazentaren Einheit. Der klin. Einsatz dieser Bestimmung ist zugunsten des biophysikalischen Profils (CTG, Doppler-Sono und Fetometrie) rückläufig.

Untersuchungsmaterial Serum, Plasma.

Bestimmungsmethode RIA, EIA.

Referenzbereich ▶ Tab. 19.5.

Bewertung
Erniedrigte Werte:
- Plazentainsuff.: Nur eine mehrmalige engmaschige Bestimmung des Östriols ist aussagekräftig. Dabei muss der Serumwert des E3 um mehr als 30 % abfallen ohne Wiederanstieg in den folgenden 2 d.
- Fetale oder mütterliche Erkr.: z. B. Neuralrohrdefekte, Glukokortikoidtherapie der Mutter, Antibiotikagabe, Leber-/Nierenerkr. der Mutter.
- Pränataldiagnostik: zusammen mit der Bestimmung von HCG und AFP Hinweis auf ein erhöhtes Risiko für Trisomie 21.

Erhöhte Werte:
- Mehrlingsschwangerschaft
- Falsch hohe Werte bei Diab. mell. der Mutter

19.4 Progesteron $$$

Simone Claudi-Böhm

Progesteron wird fast ausschließlich im Corpus luteum gebildet. Höchste Serumspiegel werden in der mittleren Lutealphase (Tag 5–8 nach Ovulation) gefunden. In der Schwangerschaft wird Progesteron vom Corpus luteum und von der Plazenta gebildet, am Ende der SS bis zu 10-mal höhere Serumspiegel von Progesteron.

Indikationen Ovulationsnachweis, Überprüfung der Lutealaktivität, Ausschluss Corpus-luteum-Insuff., PMS-Diagnostik, Tumornachweis (Thekazelltumoren, Chorionepitheliom, Blasenmole).

Untersuchungsmaterial Serum, Plasma.

Bestimmungsmethode ECLIA, LIA, andere.

Referenzbereiche ▶ Tab. 19.6.

Tab. 19.6 Referenzbereiche Progesteron

Zyklusphase	Referenzbereich (ng/ml)
Follikelphase	0,2–1,5
Frühe Lutealphase	> 5
Mittlere Lutealphase	> 12
Postmenopause	0,1–0,8
Männer	0,2–1,4

Bewertung
- **Erhöhte Werte:** Ovarialtumoren (Thekazelltumor, Chorionepitheliom), Blasenmole, induzierte Hyperstimulation, Substitutionstherapie, angeborene oder erworbene Formen des AGS, Schwangerschaft
- **Erniedrigte Werte:** Ovulationsstörungen (Corpus-luteum-Insuff., anovulatorischer Zyklus), prim. und sek. Hypogonadismus (chron. Anovulation), unmittelbar postpartal

Störungen und Besonderheiten
- Zur Überprüfung einer regelrechten Lutealfunktion nach Ovulation ggf. wiederholte Bestimmung des Progesterons in der 2. Zyklusphase, optimal 5–8 d nach Ovulation, in Komb. mit E2 sinnvoll.
- Progesteron wird in Abhängigkeit von der episodischen LH-Sekretion intermittierend aus dem Corpus luteum freigesetzt, daher beträchtliche Serumschwankungen für Progesteron bes. in der mittleren Lutealphase.
- Interferenzen durch hohe Biotindosen.

19.5 Luteinisierendes Hormon (LH) $$

Bernhard Otto Böhm und Simone Claudi-Böhm

LH ist ein Glykoprotein aus gonadotropen Zellen des HVL. Es besteht aus einer α-Untereinheit, die es mit TSH, FSH und HCG gemeinsam hat, und einer spez. β-Kette.

Indikationen

Frauen:
- DD der Ovarialinsuff.: hypogonadotrop oder hypergonadotrop?
- Bestimmung des Menopausenstatus
- Störungen der Pubertätsentwicklung: Pubertas tarda, Pubertas praecox
- Bestimmung des LH-Peaks bei Stimulationsbehandlung
- LH/FSH-Quotient zur Beurteilung der Hyperandrogenämie

Männer:
- DD Hypogonadismus: hyper-, hypogonadotrop
- Infertilität-, Störungen der Spermiogenese
- Reifungs- und Entwicklungsstörungen
- Störungen der Pubertätsentwicklung: Pubertas tarda, Pubertas praecox

Untersuchungsmaterial Serum.

Bestimmungsmethode ECLIA, EIA, LIA.

Referenzbereiche ▶ Tab. 19.7.

Tab. 19.7 Referenzbereich luteinisierendes Hormon (LH; in IU/l)

Frauen	
Follikelphase	2–6
Ovulationsphase	6–20
Lutealphase	3–8
Postmenopause	> 30
Männer	
Präpubertär	0,2–0,8
Postpubertär	0,8–8,3

Bewertung

Erhöhte Werte:
- Frauen: prim. Ovarialinsuff. (klimakterisches Sy., prämature Ovarialinsuff.), präovulatorischer Gonadotropin-Anstieg, polyzystische Ovarien (LH/FSH-Quotient > 2)
- Männer:
  - Testosteron ↓: prim. Hodeninsuff., hypergonadotroper Hypogonadismus
  - Testosteron ↑: Androgenresistenz-Sy.

Erniedrigte Werte:
- Frauen: sek. Ovarialinsuff. durch hypothalamisch hypophysäre Dysfunktion (Kallmann-Sy., Anorexie), Ovulationshemmer, Sexualsteroidsubstitution
- Männer:
  - Testosteron ↓: sek. Hodeninsuff., hypogonadotroper Hypogonadismus (Hypophyse, Hypothalamus) → Abklärung der anderen hypophysären Funktionsachsen erforderlich
  - Testosteron n–↑: exogene Testosteronzufuhr
- Funktioneller Mangel: Hochleistungssport, schwere Erkr., Malnutrition, Anorexia nervosa

Störungen und Besonderheiten
- Zur Erfassung des Regelkreises Gonadotropine (LH, FSH) und E2 bzw. beim Mann Testosteron bestimmen
- Gonadotropine und insb. LH werden physiologischerweise pulsatil freigesetzt, d. h., die basalen LH-Werte sind ab der Pubertät und bei der Frau bis zur Menopause im Tagesverlauf stark schwankend → bei der Interpretation eines einzelnen basalen LH-Messwerts beachten. Ggf. exaktere Basalwerte durch 3 Abnahmen in 30-Min.-Intervallen und Bestimmung im Poolserum
- Bei Frauen Interpretation immer im Zusammenhang mit Zyklusanamnese/-tag
- Bei noch vorhandener Menses LH-Bestimmung zw. dem 3.–5. ZT
- Zur Erfassung des Ovulationszeitpunkts LH in Zyklusmitte bestimmen
- Falsch hohe LH-Werte durch Kreuzreaktivität bis zu 4 Wo. nach exogener HCG-Gabe möglich

19.6 Follikelstimulierendes Hormon (FSH) $$

Bernhard Otto Böhm und Simone Claudi-Böhm

Indikationen
Frauen:
- DD Ovarialinsuff.
- Bestimmung des Menopausenstatus
- Störungen der Pubertätsentwicklung: Pubertas tarda, Pubertas praecox

Männer:
- DD Hypogonadismus: hyper-, hypogonadotrop
- Infertilität, Störungen der Spermiogenese
- DD Azoospermie: Germinalzellaplasie, Verschlussazoospermie
- Reifungs- und Entwicklungsstörungen
- Störungen der Pubertätsentwicklung: Pubertas tarda, Pubertas praecox

Untersuchungsmaterial   Serum, Plasma.

Bestimmungsmethode   ECLIA, LIA, andere.

Referenzbereiche   ▶ Tab. 19.8.

Tab. 19.8 Referenzbereiche follikelstimulierendes Hormon (in IU/l)	
Frauen	
Follikelphase	2–10
Ovulationsphase	8–20
Lutealphase	2–8
Postmenopause	> 20
Männer	
Präpubertär	< 0,5
Postpubertär	1,2–10,1

Bewertung

Erhöhte Werte:
- Frauen: prim. Ovarialinsuff. (Postmenopause, prämature Ovarialinsuff., Gonadendysgenesie, präovulatorischer Gonadotropin-Anstieg, polyzystische Ovarien)
- Männer:
  - Prim. hypogonadotroper Hypogonadismus (z. B. Klinefelter-Sy.)
  - Tubulusschaden, Dysfunktion der Spermatogenese: Verminderung der Germinalzellen, Reifungsstopp der Spermatogenese

Erniedrigte Werte:
- Frauen: sek. Ovarialinsuff. durch Hypophysenunterfunktion, hypothalamische Dysfunktion, z. B. Kallmann-Sy., Hypophysentumoren, Medikamente (wie Ovulationshemmer und Sexualsteroide)
- Männer: sek. hypogonadotroper Hypogonadismus, sek. Hodeninsuff. Störung auf hypothalamisch hypophysärer Ebene → Abklärung der anderen hypophysären Funktionsachsen erforderlich
- Funktioneller Mangel: Hochleistungssport, schwere Erkr., Malnutrition, Anorexia nervosa

Störungen und Besonderheiten
- Aufgrund des pulsatilen Sekretionsmodus werden durch 3 Abnahmen in 30-Min.-Intervallen im Poolserum exaktere Basalwerte ermittelt. Aber: geringere Schwankungen der FSH-Spiegel im Tagesverlauf im Vergleich zu LH, somit höhere Aussagekraft des einzelnen FSH-Basalwerts
- Bei Frauen Interpretation immer im Zusammenhang mit der Zyklusanamnese/-tag
- Bestimmung des LH/FSH-Quotienten
- Beim Mann reflektiert FSH v. a. die Spermiogenese → Spermiogramm (▶ 19.12)

> **Merke**
> - Zur Erfassung des Menopausenstatus ist die Bestimmung von FSH und E2 sinnvoll. Zur Beurteilung einer noch notwendigen Kontrazeption ggf. erneute Kontrolle der Parameter in 4–6 Wo.
> - Die sinnvolle Interpretation von Gonadotropin-Spiegeln setzt neben Kenntnis von Anamnese und Klinik i. d. R. bei Männern die zusätzliche Bestimmung der peripheren Geschlechtshormone (Testosteron) und bei entsprechender Fragestellung die Bestimmung von Ejakulatparametern (▶ 19.12) voraus.

19.7 LHRH- bzw. GnRH-(Gonadotropin-Releasing-Hormon-)Test $$$

Bernhard Otto Böhm und Simone Claudi-Böhm

Testprinzip Der Test überprüft die Ansprechbarkeit bzw. die funktionelle Kapazität der Gonadotropinsekretion auf externe LHRH-Gabe. Der Test ist prinzipiell nur bei niedrigen Gonadotropin-Spiegeln sinnvoll und ohne Einnahme von Sexualhormonen.

Indikationen
- DD des Hypogonadismus bei Frauen und Männern: hypothalamische ggü. hypophysärer Ursache (ther. Konsequenz)
- DD von Hypophysentumoren (endokrin aktiv, endokrin inaktiv), als Kombinationstest mit anderen Releasing-Faktoren durchführbar
- DD niedrig normaler und path. niedriger Gonadotropine → funktionelle Reserve der Gonadotropinsekretion
- DD der Pubertas tarda
- DD der Pubertas praecox

Durchführung
- Testdurchführung am Morgen zwischen 8:00 und 10:00 Uhr
- Blutentnahme zur Bestimmung basaler Gonadotropinkonz. (LH, FSH)
- GnRH i. v.:
  - Erwachsene: 100 µg GnRH i. v.
  - Kinder: i. d. R. 60 µg/m² KOF
- Blutentnahme zur Bestimmung der stimulierten LH-Konz. 25 Min. nach Injektion (p. i.)
- Blutentnahme zur Bestimmung der stimulierten FSH-Konz. 45 Min. p. i.
- ! Für die Routine ist die Blutabnahme nach 30 Min. zur gemeinsamen Bestimmung von FSH und LH üblich
- **KI:** keine
- **NW:** Überempfindlichkeitsreaktionen, Kopfschmerzen, vegetative Symptome, Bauchschmerzen, verstärkte Mensesblutungen

Referenzbereiche ▶ Tab. 19.9.

Tab. 19.9 Referenzbereiche GnRH-Test (in IU/l)

Frauen	
LH, 25 Min. p. i.	
• Follikelphase	< 20 (2- bis 4-facher Ausgangswert)
• Ovulationsphase	< 40 (4- bis 10-facher Ausgangswert)
• Lutealphase	< 30 (3- bis 8-facher Ausgangswert)
FSH, 45 Min. p. i.	10
Männer	
LH	2- bis 4-facher Ausgangswert
FSH	1,5- bis 3-facher Ausgangswert

Bewertung
- **Erniedrigte Stimulierbarkeit:** Hypophysenunterfunktion, lang bestehende hypothalamische Störung, konstitutionelle Pubertas tarda, Einnahme von Östrogenen, Androgenen, Anabolika (Sexualsteroide).
- **Erhöhte Stimulierbarkeit:** PCOS (überschießende Stimulierbarkeit des LH ggü. FSH), Klimakterium, prim. Gonadeninsuff. (Funktionsversagen von Ovar oder Testes).
- **Differenzierung hypophysäre/hypothalamische Störung:** Eine deutliche Stimulierbarkeit von LH/FSH bei basal niedrigen Gonadotropinen und peripher erniedrigten Sexualsteroiden deutet auf eine intakte Funktionsreserve der

Gonadotropine und das Vorliegen einer hypothalamischen Störung hin. Eine lange fehlende Stimulation durch LHRH kann eine Atrophie der gonadotropen Zellen des HVL zur Folge haben. Bei niedrigen LH-/FSH-Spiegeln und verringertem Anstieg ist eine sichere Unterscheidung also nicht möglich. Eine Differenzierung kann hier durch pulsatile LHRH-Vorbehandlung erreicht werden (s. u.).

Störungen und Besonderheiten
- Bei basal schon erhöhten LH- und FSH-Werten ist ein GnRH-Test nicht indiziert.
- Unter Medikation von Ovulationshemmern, Substitutionspräparaten und GnRH-Analoga ist ein GnRH-Test nicht indiziert.
- Besonderheiten im Kindes-/Jugendalter zur Beurteilung des Tests stimulierter LH/FSH-Quotient: Bei einer Pubertas praecox > 1, LH-Anstieg mind. 4-fach, FSH-Anstieg mind. 2,5-fach.

> **Merke**
> - Bei Frauen in der Postmenopause sehr starke Freisetzung von LH und FSH auf Gabe von GnRH. Bei alten Männern und Frauen sind geringere Anstiege der Gonadotropine auf GnRH physiologisch.
> - Pulsatile GnRH-Pumpe: pulsatile LHRH-Stimulation über eine LHRH-Pumpe in 90- bzw. 120-Min.-Intervallen mit Messung der hypophysären Gonadotropinsekretion über 36–48 h. Bei Anstieg der Gonadotropine im Verlauf bzw. bei verbesserter Stimulierbarkeit von LH/FSH im abschließenden LHRH-Test im Vergleich zum Ausgangsbefund kann von einer potenziellen Funktionsfähigkeit der gonadotropen HVL-Zellen ausgegangen werden.

> Test bei Einnahme hormoneller Kontrazeptiva nicht sinnvoll.

19.8 Intaktes HCG und β-Untereinheit (HCG+β) $$

Bernhard Otto Böhm und Simone Claudi-Böhm

HCG als Tumormarker ▶ 4.3.5.

Indikationen
- Schwangerschaftsnachweis
- Nachweis von Trophoblasttumoren: Blasenmole, Chorionkarzinom
- Keimzelltumoren (Hoden, Ovar)

Untersuchungsmaterial Serum, Plasma, Urin.

Bestimmungsmethode ECLIA, LIA, andere.
HCG i. U.: < 20 U/l außerhalb der Schwangerschaft.

Referenzbereiche ▶ Tab. 19.10.

Bewertung
- **Schwangerschaftsnachweis:** Nachweis von HCG i. S. bereits 10 d nach Konzeption möglich. Nachweis i. U. etwa ab 14. Gestationstag, wenn Serum-HCG > 50 U/l

Tab. 19.10 Referenzbereiche HCG i. S. (in IU/l)	
Schwangere Frauen	
• SSW 4	35–1.500
• SSW 6	4.000–56.000
• SSW 8	40.000–200.000
• SSW 10	60.000–200.000
• SSW 12	46.000–150.000
• SSW 14	32.000–100.000l
• SSW > 16	19.000–80.000
Nichtschwangere Frauen	< 5
Männer	< 5

- **Kontrolle der Intaktheit der Schwangerschaft:** durch zeitgerechten Anstieg der HCG-Werte i. S. (Verdopplungszeit der HCG-Werte anfänglich alle 2 d bis max. SSW 8–10)
- **Erhöhte Werte:**
  - Geminigravidität
  - Fetale Auffälligkeiten: zusammen mit der Bestimmung von freiem Östriol und AFP als Hinweis für Trisomie 21 (Triple-Test, Quadruple-Test.)
  - Trophoblasterkr: Blasenmole, Chorion-Ca
  - Keimzelltumoren bei Mann und Frau
- **Erniedrigte Werte:** gestörte Frühschwangerschaft, Extrauteringravidität: unzureichender oder fehlender zeitgerechter Anstieg des HCG i. S.

Störungen und Besonderheiten

- Bei Bestimmung immer Gestationsalter angeben. Für Hinweise in der Pränataldiagnostik gleichzeitige Bestimmung von AFP und HCG sowie freiem Östriol notwendig
- Hohe Konz, von HCG assoziiert mit Hyperemesis in graviditate sowie über die TSH-ähnliche Wirkung → vermehrt Hyperthyreosen (▶ 16)
- Ersttrimenon-Screening (Früherkennung fetaler Entwicklungsstörungen: Risiko für Trisomie 21, 13, 18) zwischen SSW 11+1 bis SSW 13+6: Bestimmung von *Pregnancy-associated Plasmaprotein A* (PAAP-A), freiem β-HCG und sonografisch **fetaler** Nackentransparenz
- **Falsch hohe Werte:**
  - Postmenopause
  - Niereninsuff. (bis 10-fach erhöhte Werte ohne Tumornachweis)

19.9 Androgene

Bernhard Otto Böhm und Simone Claudi-Böhm

19.9.1 Testosteron $$$

Über 95 % des Testosterons wird beim Mann unter Gonadotropinstimulation von den Hoden in den Leydig-Zellen produziert, der Rest ist adrenalen Ursprungs. Im

Blut ist Testosteron größtenteils an sexualhormonbindendes Globulin (SHBG) und in geringerem Ausmaß an Albumin gebunden. Lediglich 1,5–2,5 % liegen ungebunden als freies Testosteron vor. Aus Testosteron wird durch Aromatisierung im Gewebe (v. a. im Fettgewebe) Östradiol. In den meisten Androgen-Zielgeweben erfolgt über das mikrosomale Enzym 5α-Reduktase (höchste Aktivität in Hoden, Haut und Prostata) die Umwandlung in das potentere Androgen Dihydrotestosteron (DHT).

Während der fetalen Entwicklung spielen die Androgene eine entscheidende Rolle für die Differenzierung und Entwicklung des Genitalsystems. Bereits in der 9. Gestationswo. beginnt in den Leydig-Zellen des männlichen Embryos die Testosteron-Biosynthese. Unter dem Einfluss der ansteigenden Androgene vollzieht sich i. R. der Pubertät die weitere virile Ausprägung: Wachstum, Entwicklung und funktionelle Reifung von innerem und äußerem Genitale, Muskulatur, Skelettsystem, Kehlkopf (Stimmbruch), Körperbehaarung und Talgdrüsen.

Testosteron beeinflusst die psychische Entwicklung und fördert die Erythropoese. Im Erwachsenenalter sind virile Testosteronspiegel erforderlich, um diese Funktionen aufrechtzuerhalten. So führt z. B. ein unbehandelter Hypogonadismus zu Osteoporose sowie normozytärer Anämie und begünstigt das Auftreten eines metabolischen Sy.

Bei der Frau stammt Testosteron zu 25 % aus der NNR und zu 25 % aus dem Ovar, die übrigen 50 % sind Konversionen aus anderen Androgenvorstufen.

Indikationen
- DD Hypogonadismus
- NNR-Tumoren, Karzinome
- Störungen des Steroidsynthese: kongenitale Nebennierenhyperplasie, adrenogenitales Syndrom (AGS)
- Störungen der Pubertätsentwicklung
- DD Hodentumoren
- DD erektile Dysfunktion, Impotentia coeundi (Ausschluss endokriner Ursachen)
- Verlaufskontrolle einer antiandrogenen Therapie (z. B. Prostata-Ca)
- Störungen der sexuellen Differenzierung, Intersexualität
- Kryptorchismus, klin. nicht palpable Testes
- Virilisierungserscheinungen, Hirsutismus, Akne, Alopezie
- PCOS
- Androgenisierende Ovarialtumoren
- Persistierende Anovulation

Untersuchungsmaterial   Serum, Probenmenge 50 µl. Alternativ: Plasma, Speichel, Urin.

Zirkadiane Rhythmik: standardisierte Blutentnahme morgens zwischen 8:00 und 10:00 Uhr. Zum Ausgleich pulsatorischer Schwankungen 3 Blutabnahmen in 20- bis 30-Min.-Abständen durchführen, Bestimmung aus gepoolten Serum

Bestimmungsmethode   ECLIA, LIA, ID-LC/MS, andere.

Referenzbereiche   Gesamt-Testosteron ▶ Tab. 19.11; freies Testosteron ▶ Tab. 19.12.

Bewertung
Erhöhte Werte:
- Männer: exogene Testosteronzufuhr, endokrin aktive Hodentumoren, Androgenresistenz, Androgenrezeptor-Defekte, androgenproduzierendes Nebennieren-Ca.

Tab. 19.11 Referenzbereiche Gesamt-Testosteron

	ng/ml*	nmol/l*
Frauen		
• Geschlechtsreife	0,06–0,86	0,2–3,0
• Postmenopause	< 0,05	< 0,17
Männer, adult	2,6–10	9,0–34,7
Knaben		
• 7–12 Mon.	< 0,1	< 0,35
• präpubertär	0,08–0,14	0,28–0,49
• pubertär	0,8–1,8	2,8–6,3

* Umrechnungsfaktoren: ng/ml × 3,467 = nmol/l; nmol × 0,288 = ng/ml

Tab. 19.12 Referenzbereiche freies Testosteron

	pg/ml	pmol/l
Männer, adult	80–280	277–971
Frauen, adult	3–13	10,5–45

- Frauen: Hyperandrogenämie adrenalen oder ovariellen Ursprungs (z. B. Nebennierenhyperplasie, AGS, Cushing, PCOS, Ovarialtumoren), androgenproduzierendes Nebennieren-Ca, Pubertas praecox.
- ! Testosteron-Werte > 1,5–2 ng/ml bei Frauen sind hochverdächtig auf testosteronproduzierenden Tumor (DD NNR, Ovar). Differenzialdiagnostisch ist ein AGS durch 21-Hydroxylase-Defekt möglich.

Erniedrigte Werte Männer:
- Prim. (hypergonadotroper) Hypogonadismus: z. B. Klinefelter-Sy. (47, XXY oder andere Varianten)
- ! Testosteron-Spiegel kann über viele Jahre noch im mittleren bis unteren Normbereich liegen. Abfall erst mit nachlassender testikulärer Sekretionskapazität bzw. zunehmender Fibrosierung. Gonadotropine i. S. ↑
- Sek. (hypogonadotroper) Hypogonadismus: Gonadotropine ↓
- Sonstiges: präpubertär, Anabolikaeinnahme, Zufuhr synthetischer Androgene, Leberzirrhose, Drogenabusus, schwere Unterernährung, Anorexie

Erniedrigte Werte Frauen:
- Prim. und sek. Ovarialinsuff.: postmenopausal, präpubertär
- Antiandrogene Medikation, Ovulationshemmer, Östrogenmedikation
- M. Addison, Z. n. bilateraler Adrenalektomie
- Leberzirrhose, Drogenabusus (Anabolika), schwere Unterernährung, Anorexie

Störungen und Besonderheiten
- Zyklusabhängigkeit: Blutentnahme möglichst zwischen 3. und 7. ZT durchführen. In der 2. Zyklushälfte höhere Werte.
- Plasmaeiweißbindung: Gesamt-Testosteronkonz. abhängig von Proteinbindung. Bei verminderter SHBG-Synthese (z. B. bei Adipositas) resultiert er-

niedrigter Serumspiegel von Testosteron. Ggf. parallele Messung von SHBG zur Berechnung des freien Androgenindexes (FAI) oder Bestimmung des freien Testosterons:

$$\mathrm{FAI} = \frac{\text{Testosteron (nmol/l)} \times 3{,}5}{\text{SHBG (nmol/l)}}$$

- Kreuzreaktivität: bei Einnahme von synthetischen Androgenen, Testosteronderivaten.
- Therapiekontrolle bei Substitutionsbehandlung: Testosteronpräparate enthalten 17-β-Hydroxylester des Testosterons (T-Propionat bzw. -Enantat). Nach Hydrolyse im Gewebe wird dem endogenen Hormon identisches Testosteron frei.
- Spiegelbestimmungen am Ende eines Injektionsintervalls durchführen, d. h. 2–4 Wo. p. i.
- Stabilität der Probe: bei 4 °C bis zu 7 d, bei –20 °C einfrieren.

> Bei vermuteter Hyperandrogenämie bei Frauen Testosteronbestimmung mit der Bestimmung von Androstendion und DHEAS kombinieren. Dadurch lässt sich bei erhöhtem Testosteron die Hyperandrogenämie in eine adrenale (zusätzliche DHEAS-Erhöhung) und ovarielle Quelle (zusätzliche Androstendion-Erhöhung) teilweise differenzieren.
> Bei V. a. klassisches bzw. nichtklassisches AGS (21-Hydroxylase-Mangel) → 17-OH-Progesteron bestimmen und ACTH-Test durchführen (Synacthen®-Test, ▶ 17.5.4).

19.9.2 Dihydrotestosteron (DHT)

DHT wird aus Testosteron durch das Enzym 5α-Reduktase gebildet und vermittelt in zahlreichen Geweben (z. B. Prostata, Haut) den Testosteroneffekt.

Indikationen
- Hypogonadismus
- Störungen im Steroidhormonmetabolismus (5α-Reduktase-Defizienz)
- Infertilität
- Verlaufskontrolle unter pharmakol. 5α-Reduktase-Hemmung (antiandrogene Therapie beim Prostata-Ca, Prostatahyperplasie, androgenetische Alopezie)
- Verlaufskontrolle unter Androgensubstitution
- Hirsutismus, Hyperandrogenierungserscheinungen bei der Frau

Untersuchungsmaterial Serum, Plasma.

Bestimmungsmethode RIA, LC-MS/MS, andere.

Referenzbereich
- Frauen: 60–200 ng/l
- Männer: 160–1100 ng/l

Bewertung
- **Erhöhte Werte:**
  - Bei Männern: exogene Testosteronzufuhr, endokrin aktive Hodentumoren, Androgenresistenz
  - Bei Frauen: Hyperandrogenämie

- **Erniedrigte Werte:** prim. und sek. Hypogonadismus, Leberzirrhose, gestörte Konversion von Testosteron durch 5α-Reduktase-Defizienz

Besonderheiten Im Gegensatz zum Testosteron findet sich keine zirkadiane Rhythmik, DHT-Menge entspricht etwa 10 % des Gesamt-Testosteronspiegels. 5 % des Testosterons werden durch die 5α-Reduktase in DHT metabolisiert. DHT wird nicht zu Östradiol aromatisiert.

19.9.3 Androstandiol-Glucuronid (3-alpha-diol G) $$$

Androstandiol-Glucuronid (3-alpha-diol G; AAAG) ist der Hauptmetabolit von Testosteron und Dihydrotestosteron und wird vorwiegend in der Haut und den Haarfollikeln gebildet. Die Bestimmung von AAAG ist eine indir. Methode zur Bestimmung der 5α-Reduktase-Aktivität; es ist ein Marker der peripheren Androgenkonversion.

Indikationen Abklärung Hirsutismus, Therapiekontrolle Hyperandrogenämie.

Bestimmungsmethode ELISA, andere.

Bewertung
- **Erhöhte Werte:** PCOS, Hirsutismus, idiopathischer Hirsutismus
- **Erniedrigte Werte:** erhöhtes Risiko für Prostata-Ca

Besonderheiten Bestimmung von AAAG bes. dann ratsam, wenn die anderen Androgene bei klin. Zeichen der Hyperandrogenämie keine Auffälligkeiten zeigen.

19.10 SHBG $$$

Bernhard Otto Böhm und Simone Claudi-Böhm

Sexualhormonbindendes Globulin (SHBG) wird in der Leber gebildet. Es ist das wichtigste Transportprotein für Testosteron, bindet jedoch alle 17-β-hydroxylierenden Steroide (einschließl. der Östrogene).

Indikationen
- Zusatzuntersuchung bei V. a. Verschiebung des Gleichgewichts zwischen Gesamt-Testosteron und (biologisch wirksamem) freiem Testosteron, zur Bestimmung des FAI (▶ 19.9.1)
- Funktionsstörung der männlichen Gonaden, V. a. Androgenmangel
- Überwachung einer Testosteronsubstitution
- Verminderte SHBG-Konz. bei Frauen, Risikomarker für Insulinresistenz und metabolische Dysfunktion
- Funktionsstörungen der männlichen Gonaden, V. a. Androgenmangel
- Überwachung einer Testosteronsubstitution
! Verminderte SHBG-Konz. bei Frauen → Risikomarker für Insulinresistenz, metabolische Dysfunktion

Untersuchungsmaterial Serum, Plasma.

Bestimmungsmethode ECLIA, andere.

Referenzbereiche Gesamt-Testosteron ▶ Tab. 19.11; SHBG ▶ Tab. 19.13.

Bewertung
- **Erhöhte Werte:** Hoden- und Ovarialtumoren, Schwangerschaft, Ovulationshemmer, Östrogene, Virilismus, Leberzirrhose, Hyperthyreose, Antiepileptika

Tab. 19.13 Referenzbereiche Sexualhormonbindendes Globulin (in nmol/l)	
Männer*	10–48
Frauen	30–120

* SHBG steigt mit zunehmendem Alter bei Männern an, fällt bei Frauen postmenopausal ab.

- **Erniedrigte Werte:** Hypothyreose, Cushing-Sy., Hyperandrogenismus, Hyperprolaktinämie, Glukokortikoide, Adipositas, metabolisches Sy., einige Medikamente (z. B. Ketoconazol)

19.11 HCG-Test $$$

Bernhard Otto Böhm

Testprinzip HCG (Choriongonadotropin) stimuliert mit seiner LH-Aktivität die Leydig-Zellen und damit die Testosteronsynthese.

Indikationen
- V. a. Leydig-Zell-Insuff., Einschätzung der testikulären Sekretionsreserve
- Bei nicht palpablen Hoden DD Retentio testis – Anorchie
- Erfolgsbeurteilung einer Maldeszensus-Behandlung mit HCG
- Intersexualität: Suche nach okkultem Hodengewebe

Durchführung
- Bestimmung der basalen Testosteronkonz. i. S., 2 Blutentnahmen im Abstand von 30 Min.
- 5.000 IE HCG i. m. zwischen 8:00 und 10:00 Uhr (z. B. Pregnesin®, Primogonyl®)
- Bestimmung der stimulierten Testosteronkonz. 48 h und/oder 72 h nach HCG-Injektion. 2 Blutentnahmen im Abstand von 30 Min.

Physiologische Stimulation Anstieg des **Testosterons** auf das 2-Fache des Basalwerts. Bei älteren Männern sind geringere Anstiege noch physiologisch.

Bewertung
- Sehr niedriger Basalwert, fehlende Stimulation: Anorchie, Defekt der Testosteron-Biosynthese
- Subnormaler Anstieg: eingeschränkte funktionelle Kapazität der Leydig-Zellen

Störungen und Besonderheiten Interferenz mit LH-Bestimmung innerhalb der folgenden 4 Wo. beachten.

19.12 Spermiogramm $$$

Bernhard Otto Böhm

Indikationen
- DD Infertilität, Subfertilität (Ursacheneingrenzung, Therapiekontrolle)
- DD Hypogonadismus

Untersuchungsmaterial Frisches Ejakulat.

Die Ejakulatgewinnung erfolgt durch Masturbation nach einer Karenzzeit von 2–6 d. Sie sollte nach Möglichkeit am Untersuchungsort erfolgen, andernfalls muss eine kurze Transportzeit (1–2 h) gewährleistet sein. Handelsübliche Kondome sind zum Auffangen des Ejakulats ungeeignet, i. Allg. wird ein weithalsiges Glasgefäß verwandt. Ein steriles Gefäß ist nur bei bakteriol. Fragestellungen erforderlich.

Bestimmungsmethoden
- **Physikalisch-makroskopische Untersuchung:** Nach WHO-Anleitung Bewertung von mindestens 2 × 200 Spermatozoen auf zwei Objektträgern. Beurteilung von Ejakulatvolumen, Farbe (Verfärbung, Blut, Infektion), Geruch, Verflüssigungszeit, Viskosität (orientierend, bei Bedarf mit einem Viskosimeter), pH-Wert
- **Mikroskopische Untersuchung:** Phasenkontrastmikroskopie bei 400-facher Vergrößerung. Beurteilung von Spermiendichte und -konz. (Zählkammer nach Bürker-Türk, modifizierte Neubauer-Haemocytometer-Kammer), Agglutinationszeichen, Spermienmotilität, Spermienmorphologie, andere zelluläre Elemente (Leukos, Epithelzellen)
- **Biochemische Untersuchung:** ATP-Gehalt
- Marker für Funktionszustand der Prostata: Zink, Citrat, PSA
- Marker für Funktionszustand der Nebenhoden: Glukosidase
- Marker für Funktionszustand der Samenbläschen: Fruktose
- **Agglutinationstest:** Durchführung bei mikroskopischem V. a. Agglutination von Spermien im Nativpräparat als *Mixed Antiglobulin Reaction Test* (**MAR**) oder Immunobead-Test
- **Bakteriol. Untersuchung:** V. a. Inf., hohe Leuko-Zahlen im Ejakulat. Spezielle Anforderungen (Sterilität) bei der Ejakulatgewinnung beachten.
- **Penetrationstest:** Im Rahmen der Fertilitätsdiagnostik wird die Invasions- bzw. Penetrationsfähigkeit der Spermien überprüft.
- Hamsterei-Penetrationstest: Inkubation der Spermien mit Hamsterovarien, deren Zona pellucida mit Trypsin entfernt wurde. Beurteilung der Penetrationsrate.
- Penetrak-Test: Beurteilung der Spermienpenetrationsfähigkeit in standardisiertem Rinderzervikalmukus.

Referenzbereiche ▶ Tab. 19.14.

Tab. 19.14 Referenzbereiche Spermiogramm	
Ejakulatvolumen	≥ 1,5 ml
Farbe	milchig-weiß, gräulich, durchscheinend („opaleszent")
Geruch	kastanienblütenartig
Verflüssigung	20–60 Min.
Viskosität	nach Verflüssigung 0, höchstens kurze Fäden ziehend
pH	7,2–8,0
Spermienzahl gesamt	≥ 40 Mio.
Spermienkonzentration	≥ 20 × 10^6/ml

19.12 Spermiogramm

Tab. 19.14 Referenzbereiche Spermiogramm *(Forts.)*

Motilität	≥ 50 % Spermatozoen mit Vorwärtsbewegung oder ≥ 25 % mit schneller progressiver Motilität
Morphologie	≥ 50 % normal
Vitale Spermien	≥ 50 %
Leukozyten	< 1 Mio./ml
Zink	≥ 2,4 µmol/Ejakulat
Glukosidase	≥ 12 mU/Ejakulat
Citrat	1,0–14 g/l bzw. ≥ 52 µmol/Ejakulat
Fruktose	120–450 mg/dl bzw. ≥ 13 µmol/Ejakulat
Agglutination	MAR ≤ 10 %
Immunobead-Test	≤ 10 % Spermien mit Anhaftung

Bewertung Die Beurteilung der Ejakulatparameter erfolgt nach einer speziellen Nomenklatur (▶ Tab. 19.15). Komb. sind möglich, z. B. Oligoasthenoteratozoospermie. Aufgrund der ausgeprägten Befundvariabilität sind nach WHO-Kriterien für die Diagnosestellung (zumindest für die Erstuntersuchung) 2 Ejakulatproben im Abstand von 1 Wo. bis 3 Mon. erforderlich.

Tab. 19.15 Nomenklatur pathologischer Spermiogramme nach WHO

Bezeichnung	Bedeutung
Normozoospermie	Normalbefund
Parvisemie	Ejakulatvolumen < 2 ml
Aspermie	Kein Ejakulat
Azoospermie	Keine Spermien im Ejakulat
Oligozoospermie	< 20 Mio. Spermien/ml
Asthenozoospermie	Spermien erfüllen die o. g. Motilitätskriterien nicht
Akinozoospermie	Alle Spermien unbeweglich
Teratozoospermie	< 50 % der Spermien mit normaler Morphologie

Störungen und Besonderheiten Die Beurteilung der Spermienmorphologie ist subjektiv und erfordert große Erfahrung. Zu kurze Karenzzeit kann zu geringerer Spermiendichte führen, bei zu langer Karenzzeit kann der Spermienanteil mit abnormaler Morphologie und verringerter Motilität zunehmen.

Azoospermie: Finden sich nach Ejakulation Spermien i. U., liegt eine retrograde Ejakulation vor.

19.13 Fertilitätsdiagnostik

Bernhard Otto Böhm

- **Primäre Sterilität** liegt vor, wenn es trotz Kinderwunsch und regelmäßiger Kohabitation innerhalb von 1 J. nicht zum Eintritt einer Schwangerschaft kommt
- **Sek. Sterilität** liegt vor, wenn es nach vorangegangener/n Schwangerschaft(en) trotz Kinderwunsch und regelmäßiger Kohabitation nicht zu einer weiteren Schwangerschaft kommt
- **Infertilität** ist das Unvermögen, nach Empfängnis die Frucht auszutragen (z. B. habituelles Abortsy.)

Laboruntersuchungen sind Bestandteil eines diagn. Stufenschemas, das primär eine gyn. Anamnese, Zyklusanamnese, allg. Anamnese verbunden mit einer Partneranamnese einschließt. Zur weiteren Klärung sind gyn. sowie urol./endokrinol. Untersuchungen ebenso notwendig wie Laboruntersuchungen und Funktionstests.

Diagnosestrategie
Weibliche Sterilität/Fertilitätsstörung:
- Anamnese
- Ausschluss metabolische Dysfunktion (oGTT mit Insulinbest., BMI, RR, Lipide)
- **Zervixindex nach Insler** (Beurteilung der Zervixschleimqualität)
- E2, FSH, LH, Testosteron, SHBG, DHEAS, 17α-Hydroxyprogesteron, TSH basal, PRL (Bestimmung zwischen 3. und 5. ZT), AMH
- Funktionstests: ggf. GnRH-Test, Hypophysen-Kombinationstest (HKT)
- Ultraschall zum Zyklusmonitoring bzw. zur Kontrolle des Spontanzyklus
- Ggf. bakteriol. und virol. Abklärung: Chlamydien, Herpes, HPV
- Tubendiagnostik
- AK gegen Spermien
- Gendiagnostik: Karyotyp (Turner-Sy., Turner-Mosaik)

Männliche Sterilität/Fertilitätsstörung:
- Anamnese
- Spermiogramm
- Testosteron, E2, DHT, LH, FSH
- TSH basal, PRL
- Funktionstests: HKT, HCG-Test
- Ggf. bakteriol. und virol. Abklärung: Chlamydien, Herpes, HPV
- Gendiagnostik: gehäuft Azoospermie bei zystischer Fibrose
- Gendiagnostik: Karotyp (Klinefelter-Sy.)

19.14 Anti-Müller-Hormon (AMH)

Bernhard Otto Böhm und Simone Claudi-Böhm

Das Anti-Müller-Hormon (AMH) ist ein Glykoprotein, das eine Rolle in der sexuellen Differenzierung während der Embryonalentwicklung spielt. Es wird in den Sertoli-Zellen des embryonalen Hodens gebildet und bewirkt die Rückbildung der Müller-Gänge. Beim weiblichen Feten fehlt das AMH, somit können sich die Müller-Gänge zu Uterus, Tuben und Vagina entwickeln. Bei der geschlechtsreifen Frau wird AMH in den Primordialfollikeln produziert. Es besteht ein dir. Zusammenhang zwischen dem AMH-Spiegel und der Anzahl der reifungsfähigen Follikel (AMH, Marker der weiblichen Fertilität).

Indikation
- Beurteilung der Follikelreserve im Ovar und damit der Fertilität
- In-vitro-Fertilisation (Ansprechbarkeit auf ovarielle Stimulation)
- PCOS
- Gonadendysgenesie
- Intersexualität (Beurteilung von Störung der Geschlechtsdifferenzierung)

Untersuchungsmaterial   Serum, Plasma.

Bestimmungsmethode   ECLIA, ELISA.

Referenzbereich   ▶ Tab. 19.16.

Tab. 19.16 Referenzbereiche Anti-Müller-Hormon (in µg/l)	
Frauen	
• In der fertilen Phase	1,0–7,5
• Menopause	< 2,0
Männer	2,15–10,1

Bewertung
- **Erniedrigte Werte Frauen:** eingeschränkte Follikelreserve
- **Erhöhte Werte Frauen:** Hinweis auf PCOS

Störungen und Besonderheiten   AMH kann zu jedem Zeitpunkt des Zyklus bestimmt werden, wird nicht beeinträchtigt durch die Einnahme hormonaler Kontrazeptiva. Ein AMH-Abfall ist schon vor einem eindeutigen Anstieg von FSH erkennbar. Mit dem AMH-Wert ist jedoch keine Aussage über die Notwendigkeit einer Konzeption in der Perimenopause möglich!

20 Prolaktin, Wachstumshormone

Bernhard Otto Böhm und Simone Claudi-Böhm

20.1 Prolaktin 360
20.1.1 Grundlagen 360
20.1.2 Prolaktin im Serum $ 360
20.1.3 Metoclopramid-Test $ 362
20.1.4 TRH-Test zur
Prolaktinstimulation $ 362
20.2 Wachstumshormon 363
20.2.1 Grundlagen 363
20.2.2 Diagnosestrategie 364

20.2.3 HGH $$$ 365
20.2.4 GHRH-Test zur
HGH-Bestimmung $$$ 366
20.2.5 Argininbelastung $$$ 367
20.2.6 Insulin-Hypoglykämie-
Test (IHT) $$$ 367
20.2.7 oGTT zur
HGH-Suppression $$$ 368
20.2.8 Somatomedine/IGF-I $$$ 369

20.1 Prolaktin

20.1.1 Grundlagen

Prolaktin (PRL) ist ein Glykoprotein mit 193 Aminosäuren. Synthese und Speicherung in den laktotrophen Zellen des HVL. Die PRL-Sekretion unterliegt einer tonischen Hemmung durch einen hypothalamischen Prolaktin-Inhibitor (Dopamin). Dopamin-Rezeptorblocker (z. B. Metoclopramid, Psychopharmaka) bewirken eine Sekretionssteigerung des PRL. PRL wird in Episoden (Pulsen) sezerniert, die sich auf den zirkadianen Rhythmus mit nächtlichen Spitzenkonzentrationen des PRL aufaddieren. Die Wirkung von PRL besteht hauptsächlich in der Aufrechterhaltung der Laktogenese während der Postpartalperiode.

Einflussfaktoren Endogene Stimulanzien des PRL sind Östrogene und hypothalamische Releasing-Faktoren (GnRH, TRH). PRL wird durch Einflüsse wie Stress, Tag-Nacht-Rhythmus oder Mamillenstimulation freigesetzt. Physiologischerweise finden sich Erhöhungen des Serum-PRL im Schlaf, während stärkerer körperlicher oder seelischer Belastung, in Schwangerschaft und Postpartalperiode. Path. ↑ ist PRL bei Hypophysenadenomen mit PRL-Bildung, Durchtrennung des Hypophysenstiels (Wegfall der hypothalamischen Inhibition) oder bei funktioneller Hyperprolaktinämie ohne Tumornachweis. Wegen Erhöhung der hypothalamischen TRH-Freisetzung finden sich begleitende Hyperprolaktinämien auch bei prim. Hypothyreose.

Klinik Klin. äußert sich eine PRL-Erhöhung bei Frauen durch das Auftreten einer ein- oder beidseitigen Galaktorrhö. Zusätzlich Zyklusstörungen wie Oligomenorrhö, Amenorrhö, Corpus-luteum-Insuff. und Anovulation. Gelegentlich werden Mastodynie, Libidostörungen sowie Hirsutismus und Akne beobachtet.
Bei Männern fällt eine Hyperprolaktinämie klinisch i. d. R. erst recht spät auf und ist dann an Hypogonadismus, gelegentlich an Gynäkomastie, Galaktorrhö, Libido- und Potenzstörungen zu erkennen.

20.1.2 Prolaktin im Serum $

Indikationen
- DD von Zyklusstörungen: laborchem. Abgrenzung ggü. hyperandrogenämischen, hyper- oder hypogonadotropen Formen der Ovarialinsuff. bei Vorliegen von Oligoamenorrhö, anovulatorischen Zyklen oder Corpus-luteum-Insuff.
- DD des Hirsutismus
- DD Hypogonadismus bei Männern: Abgrenzung ggü. hypo- oder hypergonadotropen Formen der Gonadeninsuff.
- DD der Galaktorrhö: bei ein- oder beidseitigem Auftreten von Mamillensekretion

Untersuchungsmaterial Serum oder Plasma. Blutentnahme zwischen 8:00 und 18:00 Uhr (zirkadiane Schwankungen).

Bestimmungsmethode ECLIA, EIA, andere.

Referenzbereiche ▶ Tab. 20.1.

Bewertung Bei Interpretation physiol. Stimulatoren der PRL-Sekretion wie zirkadiane Rhythmik, Östrogenmilieu, Schwangerschaft und Laktation beachten.

20.1 Prolaktin

Tab. 20.1 Referenzbereiche Prolaktin (PRL)

	ng/ml*	µU/ml*
Frauen, Follikelphase	< 15	480
Frauen, Lutealphase	< 20	650
Frauen, Postmenopause	< 15	480
Männer	< 15	480

* Umrechnungsfaktor: ng/ml × 32,5 = µU/ml

Erhöhte Werte:
- Prolaktinom: autonome PRL-Sekretion, PRL-Spiegel meist > 40 ng/ml. Bei PRL > 200 ng/ml (basal) ist ein Prolaktinom weitgehend gesichert → MRT, Tests der anderen Hypophysenachsen
- Mangel an prolaktininhibitorischem Faktor bei Hypophysentumoren oder Hypophysenstieldurchtrennung
- Medikamente: v. a. Dopaminantagonisten (etwa Metoclopramid) und östrogenhaltige Präparate (Ovulationshemmer, Substitutionsöstrogene), Antidepressiva, Neuroleptika, Antihypertensiva, Antazida
- Funktionelle Hyperprolaktinämie (PRL-Spiegel meist < 40 ng/ml, kein Nachweis eines Hypophysentumors): körperlicher Stress, seelische Belastung, Schwangerschaft, Stillperiode
- Begleithyperprolaktinämie bei prim. Hypothyreose: hier PRL-Spiegel selten > 40 ng/ml
- Schwere Niereninsuff.: PRL wird vermindert renal ausgeschieden und akkumuliert

Erniedrigte Werte:
- Hypophyseninsuff., Dopaminagonisten (Prolaktinsenker)
- Übertherapie mit Prolaktinsenkern: Hypoprolaktinämie kann zu Störungen der Corpus-luteum-Funktion führen

Störungen und Besonderheiten
- Stress und möglicherweise Palpation der Mammae können zur Erhöhung des Serum-Prolaktins führen. Daher PRL-Bestimmung vor Befundung der Brust durchführen. Abnahme möglichst belastungsfrei.
- Bei ↑ Serum-PRL immer an die Einnahme von Medikamenten mit prolaktinstimulierender Wirkung denken.
- Makroprolaktin: Komplexe aus PRL und IgG – selten, Non-IgG-Makroprolaktin ohne Beteiligung von IgG, hohes Serum-PRL ohne biol. Aktivität, daher Fehlinterpretationen möglich. Um Fehlinterpretationen bei der PRL-Bestimmung zu vermeiden, können Proben mit erhöhten PRL-Spiegeln durch eine Fällungsreaktion (mit Polyethylenglykol [PEG]) auf Vorliegen eines Makroprolaktin-Anteils überprüft werden.
- Die PROL-Bestimmung ist Teil der Basisdiagnostik jeder Zyklusstörung, da bei etwa der Hälfte aller Pat. mit Oligoamenorrhö die Ursache eine Hyperprolaktinämie ist.
- PRL-Werte > 200 ng/ml sind adenomverdächtig: MRT-Diagnostik der Hypophyse.

20.1.3 Metoclopramid-Test $

Testprinzip PRL lässt sich durch Rezeptorblockade des Dopamins stimulieren, weil dann die tonische Hemmung von PRL entfällt.

Indikationen
- Latente Hyperprolaktinämie
- Bei leicht erhöhten PRL-Werten als Hinweis für eine überschießende Freisetzung von PRL unter physiol. Bedingungen, z. B. im Schlaf. Zur zusätzlichen Bestätigung einer überschießenden PRL-Freisetzung

Durchführung
- 15 Min. vor Testbeginn i. v. Zugang legen
- Blutentnahme zur Bestimmung der basalen PRL-Konz. i. S. bei –10 und 0 Min.
- Injektion von Metoclopramid 10 mg i. v.
- Blutentnahme zur Bestimmung der stimulierten PRL-Konz. 15 und 30 Min. p. i.
- **NW:** Gefühl von Schwindel, vorübergehender Blutdruckabfall, ataktische Störungen
- **KI:** schwere Niereninsuff., Methämoglobinämie

Physiologische Stimulation ▶ Tab. 20.2.

Tab. 20.2 Physiologische Stimulation Metoclopramid-Test	
Frauen vor der Menopause	PRL ≤ 10-facher Basalwert
Frauen in der Postmenopause; Männer	Geringerer Anstieg

Bewertung
Überschießende Prolaktinstimulation: Bei Stimulationsverhalten des PRL über das 10-Fache des Ausgangswerts ist an eine gesteigerte Freisetzung unter physiol. Umständen zu denken. Dadurch lässt sich eine vorübergehende Hyperprolaktinämie vermuten, jedoch nicht beweisen. Anstieg auf das < 10-Fache der Norm physiol., darüber path.; d. h. unter physiol. Reizen ist path. Freisetzung zu vermuten.

Störungen und Besonderheiten
- Wegen der zirkadianen Rhythmik des PRL sollte der Metoclopramid-Test zwischen 8:00 und 18:00 Uhr erfolgen. Bester Zykluszeitpunkt ist die Lutealphase.
- Die Aussagekraft des Tests ist auch bei path. Ausfall eingeschränkt und keineswegs beweisend für eine klin. bedeutsame latente Hyperprolaktinämie.

20.1.4 TRH-Test zur Prolaktinstimulation $

TRH-Test zur TSH-Stimulation ▶ 16.6.

Testprinzip Einer der physiol. Stimulatoren des PRL ist das hypothalamische Thyreotropin-Releasing-Hormon (TRH).

Indikationen Bei grenzwertig erhöhten PRL-Werten als Hinweis für überschießende Freisetzung von PRL → Ausschluss latenter Hyperprolaktinämie.

Durchführung
- 15 Min. vor Testbeginn i. v. Zugang legen
- Blutentnahme zur Bestimmung basaler PRL-Konz. i. S. bei –10 und 0 Min.

- Injektion von TRH 200 μg i. v.
- Blutentnahme zur Bestimmung der stimulierten PRL-Konz. 30 Min. p. i.
- **NW:** Wärmegefühl im Unterbauch, Blasendruck, Übelkeit, Schwindel
- **KI:** Überempfindlichkeit auf TRH, Krampfleiden

Referenzbereich ▶ Tab. 20.3.

Tab. 20.3 Referenzbereich TRH-Test zur Prolaktinstimulation	
Frauen vor der Menopause	PRL ≤ 3-facher Basalwert
Frauen in der Postmenopause; **Männer**	Geringerer Anstieg

Bewertung
- Überschießende PRL-Stimulation: Bei Stimulationsverhalten des PRL über das 3-Fache des Ausgangswerts ist eine latente Hyperprolaktinämie möglich.
- Fehlender PRL-Anstieg auf TRH: Hyperthyreose, Suppressionstherapie durch SD-Hormone, Suppression durch Glukokortikoide und Dopaminagonisten.
- PRL starr: hohes basales Niveau, keine Stimulation, Adenomverdacht.

Störungen und Besonderheiten Der TRH-Test soll nicht gleichzeitig mit dem Metoclopramid-Test durchgeführt werden. Denn die Anwendung von Metoclopramid allein führt zur Hyperprolaktinämie; dies kann eine latente Hyperprolaktinämie vortäuschen.

20.2 Wachstumshormon

20.2.1 Grundlagen

Syn.: *human growth hormone* (HGH), *growth hormone* (GH), somatotropes Hormon (STH), Somatotropin.

Wie die anderen Hormone des Hypophysenvorderlappens (HVL) unterliegt auch das Wachstumshormon (HGH) einer übergeordneten Regulation (▶ Abb. 20.1). G(H)RH (*growth hormone releasing hormone*) stimuliert und Somatostatin (*growth hormone inhibiting hormone*) hemmt die Sekretion von HGH. Die HGH-Freiset-

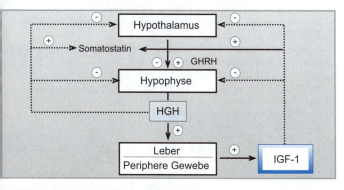

Abb. 20.1 Regulation der HGH-Sekretion [L157]

zung verläuft in Pulsen, die v. a. mit dem Schlaf assoziiert sind. Einflussfaktoren der Sekretion sind: Stress, körperliche Aktivität, Nahrung, Glykämie (Diab. mell.), Alter, Steroidhormone, Neurotransmitter und weitere zentralnervöse Stimuli.

Eine der wesentlichsten Funktionen von HGH ist die Förderung von Wachstum und Reifung. Die Stimulation des Längenwachstums ist nur möglich, solange die Epiphysenfugen offen sind. Die Effekte werden z. T. über die Somatomedine *(insulin-like growth factors,* IGF) vermittelt. Zudem hat HGH metabolische Wirkungen. Es steigert die Proteinbiosynthese und den Fettumsatz (proteinsparender Effekt), daneben fördert es die Knochenmineralisation. Im Kohlenhydrat- und Fettstoffwechsel kann HGH insulinartig wirken, aber auch antiinsulinär (diabetogen, lipolytisch). Ein HGH-Überschuss (Akromegalie) führt zur Hemmung der peripheren Glukoseutilisation durch Insulinresistenz mit Störung der Glukosetoleranz. HGH-Rezeptoren wurden v. a. auf Leberzellen, aber auch in vielen anderen Geweben nachgewiesen.

20.2.2 Diagnosestrategie

HGH-Überschuss

Klinik
- Kinder: Gigantismus, hypophysärer Riesenwuchs
- Erw.: Akromegalie

Basisdiagnostik Biochemische Diagnosesicherung:
- Screening: Insulin-like Growth Factor I (IGF-I) = Somatomedin C (SM-C) ▶ 20.2.8
- Definitive Diagnose: oGTT mit Bestimmung von HGH (physiol. glukosesupprimierte HGH-Konz.)

Weiterführende Diagnostik
- Nachweis eines HVL-Adenoms durch NMR
- Funktionsdiagnostik anderer HVL-Achsen

HGH-Mangel

Klinik
- Kinder: Wachstumsretardierung, hypophysärer Kleinwuchs (früher: Minderwuchs), extremer Kleinwuchs (früher: Zwergwuchs)
- Erw.: metabolische Störungen unterschiedlicher Ausprägung und Relevanz, HVL-Insuff.

Basisdiagnostik HGH, IGF-1, Beurteilung der Geschlechtsentwicklung und Bestimmung des Knochenalters bei Kindern.

Weiterführende Diagnostik
- HGH-Mangel gilt als bewiesen, wenn 2 der 3 als spez. geltenden Stimulationstests path. ausfallen:
  – GHRH-Stimulationstest
  – Arginin-Belastungstest
  – Insulin-Hypoglykämie-Test
- Bei ≥ 3 Ausfällen anderer hypophysärer Achsen ist ein HGH-Mangel fast immer, bei Ausfall von 1–2 Achsen in etwa 80 % vorhanden.
- Selten notwendige Funktionstests: Exercise-Test, Stimulationstest mit Dopa, Clonidin, Glukagon. Gelten als weniger spezifisch und weniger gut standardisiert.

- Bei allen Funktionstests schließt ein HGH-Anstieg auf ≥ 10 ng/ml einen HGH-Mangel aus, ein subnormaler oder fehlender Anstieg kann aber auch bei Gesunden vorkommen.

Spezielle Diagnostik
- Komplette Abklärung der HVL-Funktion
- Bildgebung (NMR) im Bereich der Sella (Tumor, Z. n. OP)
- Stoffwechseldiagnostik bei länger bestehendem HGH-Mangel (Hypertonie, Diab. mell., Blutfette) und Bestimmung der Knochendichte (Osteoporose)

20.2.3 HGH $$$

Synthese im HVL; HGH ist ein einkettiges Polypeptid mit 191 Aminosäuren, enthält 2 Disulfidbrücken und hat ein Molekulargewicht von 22 kD. HGH zirkuliert ungebunden und teilweise als Komplex mit einem Bindungsprotein (HGH-BP) im Plasma mit einer HWZ von 20–50 Min. Zu geringerem Anteil zirkulieren auch eine 20-k-Form und dimere bzw. polymere Formen des HGH-Moleküls, die als Big-GH bzw. Big-Big-GH bezeichnet werden.

Indikationen
- Störungen der Wachstumshormonsekretion
- DD Hypophysentumoren
- DD HVL-Insuff.
- DD Kleinwuchs
- DD Hochwuchs, Gigantismus, Akromegalie
- V. a. ektope HGH- oder GHRH-Produktion (extrem selten)
- DD Hypoglykämien, fehlende Hypoglykämiewahrnehmung
- Z. n. Schädel-Hirn-Trauma

Untersuchungsmaterial Serum, Plasma. **Cave:** 30 Min. vor Blutentnahme venösen Zugang legen.

Bestimmungsmethode RIA, IRMA, CLIA. Sensitivität 0,04 ng/ml bzw. 1,9 pmol/l. Assays mit polyklonalen AK erbringen etwas höhere Messwerte und sollten insb. bei Suppressionstests nicht mehr zur Anwendung kommen.

Referenzbereich ▶ Tab. 20.4.

Tab. 20.4 Referenzbereich Wachstumshormon (HGH, STH)

Alter	Referenzbereich (8:00 Uhr, nüchtern)	
	ng/ml*	pmol/l*
Postpubertär	0–8	< 372
Präpubertär	1–10	47–465
Neugeborene	15–40	700–1.860
Nabelschnurblut	10–50	465–2.325

* Umrechnungsfaktor: ng/ml × 46,5 = pmol/l

Bewertung Die Aussagekraft eines HGH-Basalwerts ist gering. Normalwerte schließen eine Erkr. nicht aus. Je nach Problemstellung sind standardisierte Stimulations- oder Suppressionstests mit Messung der HGH-Konz. erforderlich (▶ 20.2.4, ▶ 20.2.5, ▶ 20.2.6, ▶ 20.2.7).

- **Erniedrigte Werte:** Eine HVL-insuff. ist nur durch den path. Ausfall von Stimulationstests zu diagnostizieren. Bei hochnormalen HGH-Werten der altersentsprechenden Norm ist ein relevanter HGH-Mangel jedoch kaum anzunehmen.
- **Erhöhte Werte:** Akromegalie, hypophysärer Hochwuchs: nur durch path. Ausfall von Suppressionstests zu diagnostizieren. Bei HGH-Basalwert < 1 ng/ml ist ein HGH-Exzess allerdings sehr unwahrscheinlich.

Störungen und Besonderheiten
- **Falsch hohe Werte:** Hypoglykämie, Stress
- **Falsch niedrige Werte:** schlecht eingestellter Diab. mell.
- Stabilität der Probe: Bei 4 °C 24 h, sonst bei –20 °C einfrieren

> Nächtliche HGH-Messungen: Physiologischerweise werden nach Erreichen tieferer Schlafstadien etwa 2 h nach dem Einschlafen HGH-Anstiege gemessen. Durch Erfassung des pulsatilen Sekretionsmusters (Anzahl und Amplitude der Pulse) können funktionelle Störungen der HGH-Sekretion erfasst werden → endokrinol. Spezialabteilungen, Schlaflabor.

20.2.4 GHRH-Test zur HGH-Bestimmung $$$

Stimulationstest. HGH-Reaktion auf das hypothalamische Releasing-Hormon.

Indikationen V. a. HGH-Mangel bzw. HVL-Insuff.; i. d. R. in Komb. mit anderen Releasing-Faktoren (Hypophysen-Kombinationstest, HKT).

Durchführung
- 30 Min. vor Testbeginn i. v. Zugang legen
- Blutentnahme zur Bestimmung basaler HGH-Konz. i. S. bei –30 Min. und 0 Min.
- Injektion von GHRH 1 µg/kg KG i. v.
- Blutentnahme zur Bestimmung stimulierter HGH-Konz. 15, 30, 45, 60 Min. p. i.
- **NW:** Hitzegefühl, Flush

Physiologische Stimulation ▶ Tab. 20.5.

Tab. 20.5 Physiologische Stimulation GHRH-Test zur HGH-Bestimmung	
Max. Stimulation (Zeit)	HGH-Anstieg
15–30 Min. nach Injektion	> 10 ng/ml

Bewertung
- Physiol. Stimulationsverhalten: Anstieg auf Werte > 10 ng/ml ist gleichbedeutend mit dem Ausschluss eines HGH-Mangels. Bei alten Menschen können subnormale Anstiege noch physiol. sein. Bei jungen Menschen können Anstiege bis zu 100 ng/ml auftreten.
- HGH-Mangel: subnormaler HGH-Anstieg, diagn. allein nicht beweisend → weitere Funktionstests notwendig.
- BMI-abhängig; verminderte Anstiege bei BMI > 25.

20.2.5 Argininbelastung $$$

Stimulationstest.

Indikationen V. a. HGH-Mangel.

Durchführung
- 30 Min. vor Testbeginn i. v. Zugang legen
- Blutentnahme zur Bestimmung basaler HGH-Konz. i. S. bei –30 Min. und 0 Min.
- Infusion von 0,5 g/kg KG L-Arginin/HCl über 30 Min.
- Blutentnahme zur Bestimmung stimulierter HGH-Konz. 30, 45, 60, 90, 120 Min. nach Infusion

Referenzbereich ▶ Tab. 20.6.

Tab. 20.6 Referenzbereich Argininbelastung	
Max. Stimulation (Zeit)	**HGH-Anstieg**
30–60 Min. nach Injektion	> 10 ng/ml oder mind. 3- bis 4-facher Ausgangswert

Bewertung Physiol. Stimulationsverhalten schließt einen HGH-Mangel aus. Bei hypothalamischem HGH-Mangel Anstieg verzögert.

Besonderheiten GHRH und Arginintest können auch kombiniert werden.

20.2.6 Insulin-Hypoglykämie-Test (IHT) $$$

Der IHT sollte nur in erfahrenen endokrinol. Zentren unter optimierten Überwachungsbedingungen (s. u.) durchgeführt werden. Er gilt als zuverlässiger Test für den Nachweis einer HGH-Mindersekretion.

Testprinzip Stimulationstest unter Einbeziehung anderer Stimulationsmechanismen neben der klassischen Releasing-Hormon-Achse.

Indikationen V. a. HGH-Mangel.

Durchführung
- Testdurchführung unter ärztlicher Überwachung. Glukose 40 % zur i. v. Injektion bereithalten
- **KI** beachten: schwere Grunderkr., bekannte zerebrovaskuläre, kardiovaskuläre Insuff., Krampfleiden
- I. v. Zugang legen und mit einer NaCl-Infusion offen halten
- Blutabnahme zur Bestimmung der HGH-Konz. bei –15 Min. und 0 Min.
- Gabe von Altinsulin i. v. als Bolus:
  - 0,1 IE/kg KG Altinsulin bei Normalpersonen mit normalem basalem BZ-Spiegel
  - 0,05 IE/kg KG Altinsulin bei NNR-Insuff. wegen defekter Gegenregulation
  - 0,2 IE/kg KG Altinsulin bei Adipositas oder Insulinresistenz, um ausreichende BZ-Senkung zu erreichen. Höhere Insulindosis jedoch erst bei Testwiederholung
  - Bei Kindern niedrigere Insulindosierungen
- Blutabnahmen zur Bestimmung von BZ und HGH zu den Zeitpunkten 15, 30, 45, 60, 90 und 120 Min.
- Registrierung von Hypoglykämiesymptomen

Physiologische Stimulation ▶ Tab. 20.7.

Tab. 20.7 Physiologische Stimulation Insulin-Hypoglykämie-Test

HGH-Konzentration	> 10 ng/ml
HGH-Maximum	30–90 Min.
Blutzucker-Minimum	15–30 Min.

Bewertung Bewertung nur bei passagerer Hypoglykämie zulässig: Glukose < 40 mg/dl oder Blutzuckerabfall > 50 %.
- Physiol. Stimulation: HGH-Peak > 10 ng/ml schließt HGH-Mangel aus
- HGH-Mangel:
  – HGH-Peak 5–10 ng/ml (Graubereich): partieller HGH-Mangel, Senium, schwere oder chron. Grunderkr.
  – HGH-Peak < 5 ng/ml: HGH-Mangel

Störungen und Besonderheiten Falsch niedrige HGH-Stimulation durch ungenügende Hypoglykämie (s. o.).

20.2.7 oGTT zur HGH-Suppression $$$

Suppressionstest. Die HGH-Sekretion wird beim Gesunden durch Glukosezufuhr unterdrückt.

Indikationen
- V. a. HGH-Überproduktion: Akromegalie, hypophysärer Hochwuchs
- Akromegalie: Therapie-, Verlaufskontrolle

Durchführung
- I. v. Zugang 30 Min. vor Testbeginn legen
- Blutentnahme zur Bestimmung basaler HGH-Konz. i. S. bei –30 Min. und 0 Min.
- Orale Applikation einer standardisierten Lsg. von 100 g Glukose nüchtern innerhalb von 5 Min. Bei Kindern 1,75 g Glukose/kg KG
- Blutentnahme zur Bestimmung stimulierter HGH-Konz. 30, 60, 90, 120, 180, 240 Min. nach Glukoseapplikation
- Zur Erkennung einer gestörten Glukosetoleranz parallel Glukose bestimmen (fakultativ auch Insulin und C-Peptid)
! Test bei manifestem Diab. mell. nicht sinnvoll

Physiologische Suppression ▶ Tab. 20.8.

Tab. 20.8 Physiologische Suppression oraler Glukosetoleranztest (HGH; in ng/ml)

HGH	Polyklonaler Assay:	< 2
	Monoklonaler Assay:	< 1

Bewertung
- Physiol. Suppression: autonome HGH-Produktion unwahrscheinlich bzw. Akromegalie adäquat behandelt
- Akromegalie: fehlende Suppression der HGH-Spiegel bzw. paradoxer Anstieg

20.2.8 Somatomedine/IGF-I $$$

Die *insulin-like growth factors* (IGF) bzw. Somatomedine stellen eine Familie von Polypeptiden dar. IGF-I (Somatomedin C, SM-C) vermittelt die Effekte von HGH auf Wachstum und Reifung. Die Synthese von IGF-II (Somatomedin A, SM-A) ist von HGH weitgehend unabhängig. Die physiol. Bedeutung von IGF-II ist noch nicht ausreichend geklärt. IGF-I und IGF-II haben zu Proinsulin homologe Strukturen. Der Rezeptor von IGF-I entspricht strukturell weitgehend dem Insulinrezeptor. Dies erklärt die insulinartige Aktivität der Somatomedine und macht andererseits die anabol-proliferative Wirkung von Insulin verständlich. Die Wirkung der Wachstumsfaktoren erfolgt über die Aktivierung der membranständigen IGF-Rezeptoren, die in fast allen Geweben bzw. auf den meisten Zelltypen nachweisbar sind.

IGF-I ist eine Polypeptidkette von 70 Aminosäuren mit 3 Disulfidbrücken und einem Molekulargewicht von 7,6 kD. Die Synthese erfolgt im Wesentlichen in der Leber, aber auch lokal in verschiedenen Geweben. Im Plasma ist IGF-I an Transportproteine (*insulin-like growth factor binding proteins*, IGFBP), insb. IGF-BP-3 gebunden. Die Synthese von IGF-I und von IGF-BP-3 wird v. a. durch HGH reguliert. Aufgrund der langen HWZ ist bei einem HGH-Stimulus erst nach 5–6 h mit einem Anstieg von IGF-I zu rechnen. Die neg. Feedbackregulation von HGH erfolgt über GHRH bzw. Somatostatin. Andere Stimulationsfaktoren für die Synthese von IGF-I sind Nahrungsaufnahme, SD-Hormone sowie adrenale und ovarielle Steroide.

Indikationen
- Akromegalie, hypophysärer Gigantismus: Diagnostik, Verlaufskontrolle
- Kleinwuchs, Wachstumsstörungen
- Beurteilung der Effektivität von exogenem HGH
- Bester Screeningparameter bei V. a. Wachstumshormonmangel
- Verlaufskontrolle bei Therapie mit Wachstumshormon
- Beurteilung des Ernährungsstatus

Untersuchungsmaterial Serum, EDTA-Plasma. Probenmaterial bis zur Bestimmung bei ≤ –20 °C lagern.

Referenzbereich Die Referenzwerte sind methoden- und laborabhängig. Sie können erheblich differieren (Faktor 2–5). Generell sind die Normbereiche recht weit → altersabhängige Referenzwerte im Labor erfragen (Umrechnungsfaktoren: ng/ml × 0,131 = nmol/l; nmol/l × 7,649 = ng/ml).

Bewertung Physiol. Maximum von IGF-I während des pubertären Wachstumsschubs. Im Erw.-Alter konstantes Niveau, im höheren Alter Abfall der IGF-I-Konz. Frauen haben tendenziell höhere Konz.

Erhöhte Werte:
- Akromegalie, hypophysärer Gigantismus: Autonome HGH-Überproduktion geht fast regelmäßig mit erhöhten Werten einher. Wertvolle diagn. Ergänzung in Diagnostik und Verlaufskontrolle. HGH-Bestimmung unter Glukosesuppression bleibt Goldstandard
- Adipositas
- Schwangerschaft: v. a. im letzten Trimenon
- Paraneoplastisches endokrines Sy. mit ektoper Produktion von GHRH

Erniedrigte Werte:
- HGH-Mangel: Niedrige IGF-I-Spiegel bei Kleinwuchs sprechen für HGH-Mangel, beweisen ihn aber nicht.

- Laron-Sy.: genet. determinierter HGH-Rezeptor-Defekt; extremer Kleinwuchs mit niedrigem IGF-I, erhöhten HGH-Werten und fehlendem Anstieg von IGF-I nach exogener HGH-Gabe. Betroffene Kinder profitieren i. d. R. nicht von einer HGH-Therapie.
    - Ineffektives HGH-Molekül: bei Kleinwuchs mit normalem bis erhöhtem HGH und niedrigem IGF-I, das aber nach Gabe von Wachstumshormon ansteigt. Wahrscheinlich Mutation, die zur Bildung eines veränderten HGH-Moleküls führt.
    - Ernährungsstörungen, Malabsorption, schlecht eingestellter Diab. mell., chron.-entzündliche Erkr. (insb. Hepatitiden), Z. n. Trauma, Malignome, Hypothyreose.
- Anstiege i. R. von Funktionstests: IGF-I vor und nach Gabe von HGH. Durchführung und Interpretation sollte erfahrenen Endokrinologen bzw. pädiatrischen Endokrinologen überlassen bleiben.

Störungen und Besonderheiten
- Wahrscheinlich werden über die Bindungsproteine unter physiol. Bedingungen die adäquaten Wirkkonzentrationen der Somatomedine auf der Gewebeebene feinreguliert.
- Trotz HGH-Mangels wurden normale IGF-I-Spiegel bei Hyperprolaktinämie sowie Kraniopharyngeomen beschrieben.
- Altersabhängigkeit bzw. Pubertätsstadien beachten.
- Einflüsse von Pharmaka bisher nicht ausreichend untersucht.

21 Mediatoren

Bernhard Otto Böhm und Burkhard Manfras

21.1 Katecholamine und Metaboliten 372
21.1.1 Grundlagen 372
21.1.2 Diagnosestrategie 373
21.1.3 Katecholamine im Plasma $$$ 374
21.1.4 Metanephrine im Plasma 375
21.1.5 Katecholamine im 24-h-Urin $$$ 376
21.1.6 Katecholamin-Metaboliten im 24-h-Urin $$$ 377
21.1.7 Clonidin-Test $$$ 378

21.2 Serotonin und Metaboliten 379
21.2.1 Grundlagen 379
21.2.2 Diagnosestrategie 379
21.2.3 5-Hydroxy-Indolessigsäure (5-HIES) $$$ 380
21.2.4 Serotonin (5-Hydroxytryptamin) $$$ 380
21.2.5 5-Hydroxy-Tryptophan (5-HTP) $$$ 381

21.3 Weitere neuroendokrine Tumoren (NET) 381

21.1 Katecholamine und Metaboliten

21.1.1 Grundlagen

Katecholamine werden bei der Diagnostik der Tumoren des sympathikoadrenalen Systems bestimmt. Tumoren wie Neuroblastom, Ganglioneurom und Melanoblastom können Katecholamine produzieren.

Die klin. Symptomatik der katecholaminproduzierenden Tumoren variiert beträchtlich („Chamäleon", „the great mimic"); sie ist abhängig von vorliegendem Katecholaminmuster, Dynamik und Menge der Hormonsekretion. Leitsymptom hormonaktiver Phäochromozytome (adrenal und extraadrenal): art. Hypertonie. Die Mehrzahl der Phäochromozytome sezerniert vorwiegend Noradrenalin, in 10–20 % ist Adrenalin das überwiegende Sekretionsprodukt.

Die Synthese der Katecholamine (Dopamin, Noradrenalin, Adrenalin, ▶ Abb. 21.1) erfolgt in den chromaffinen Zellen des Nebennierenmarks (NNM) und des sympathischen Nervensystems:

- **Dopamin:** im Körper weit verbreitet, wesentliche Bedeutung als Neurotransmitter, neuronales Belohnungssystem
- **Adrenalin:** weitgehend im NNM synthetisiert, steigert RR und Herzfrequenz
- **Noradrenalin:** im NNM und als Neurotransmitter der sympathischen postganglionären Neurone sezerniert, steigert insb. RR

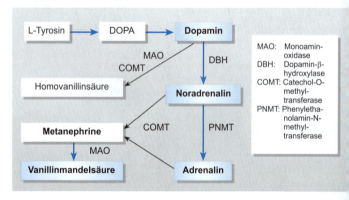

Abb. 21.1 Synthese und Stoffwechselwege der Katecholamine [L157]

Katecholamine werden im NNM und den verschiedenen sympathisch innervierten Organen in Granula (Chromogranine) gespeichert und durch eine Vielzahl von Stimuli freigesetzt. Die biol. Wirkung wird über spez. membranständige Rezeptoren an den Zielzellen vermittelt. Die Effekte an den Zielgeweben sind abhängig vom jeweils typischen Rezeptorbesatz ($\alpha_{1,2}$, $\beta_{1,2}$). Die Wirkung der Katecholamine wird über verschiedene Mechanismen rasch terminiert (Wiederaufnahme in präsynaptische Nervenendigung, Abdiffusion, enzymatische Inaktivierung intra- und extrazellulär, Konjugation und dir. Ausscheidung). Abbauprodukte im Urin sind:

- **Homovanillinsäure** (HVS): Abbauprodukt von Dopamin
- **Vanillinmandelsäure** (VMS): Abbauprodukt von Adrenalin und Noradrenalin

- **Metanephrine** sind Zwischenprodukte mit bes. diagn. Bedeutung (NNM-Tumoren)

21.1.2 Diagnosestrategie

Indikationen Ein **Phäochromozytom** sollte in folgenden Situationen ausgeschlossen werden:
- Art. Hypertonie, insb. bei jungen Menschen und paroxysmalen Blutdruckanstiegen oder anderen häufigen Symptomen (▶ Tab. 21.1)
- „Refraktäre Hypertonie" (> 2 Antihypertonika ohne RR-Absenkung unter 140/90 mmHg bei Compliance) – mit moderner antihypertensiver Medikation seltener werdendes klinisches Phänomen
- Hypotonie unter Therapie mit Alphablockern
- Ansteigende Blutdruckwerte unter Betablockern (durch β-Blockade ungehemmte α-adrenerge Noradrenalinwirkung)
- Hypertensive Reaktion auf trizyklische Antidepressiva, bei Kontrastmitteluntersuchungen, OPs, Geburten
- DD eines Tumors der Nebennierenregion
- Erkr. mit erhöhter Phäochromozytom-Inzidenz (bei Indexfall, ggf. auch als Familienscreening):
  - Multiple endokrine Neoplasien (MEN), z. B. MEN Typ 2A/2B
  - Erkr., die Teil eines MEN sein können (präoperativ!), z. B. medulläres SD-Karzinom, prim. HPT
  - Phakomatosen, z. B. Neurofibromatose von Recklinghausen Typ 1, Hippel-Lindau-Sy., tuberöse Sklerose, Sturge-Weber-Sy., Carney-Komplex
  - Phäochromozytom bei Verwandten 1. Grades (autosomal-dominant erbliche Form)
- Selektives Screening bei Familienangehörigen bei Nachweis der Genträgerschaft:
  - MEN 2A/2B: RET (Protoonkogen)
  - Hippel-Lindau-Sy.: VHL

Tab. 21.1 Häufigkeit klinischer Symptome beim Phäochromozytom

Symptome	%	Symptome	%
Hypertonie	> 98	**Blässe**	40–50
• permanent	50–60	**Angina pectoris**	20–50
• intermittierend	40–50	**Übelkeit**	20–45
Kopfschmerzen	70–90	**Schwäche**	15–40
Fieber	60–70	**Sehstörungen**	5–20
Schwitzen	60–75	**Obstipation**	5–15
Tachykardien	50–70	**Flush**	10–20
Tremor	40–50	**Gallensteine**	5–15
Nervosität, Angstzustände	35–40	**Schwindel**	5–10
Gewichtsverlust	20–40	**Akrozyanose**	< 5
Erhöhter Blutzucker	20–40		

- Neurofibromatose Typ 1: NF-1
- Familiäre Paragangliomatose: SDHD, SDHAF2, SDHC, SDHB, SDHA
- Ganglioneurom, Melanoblastom, Neuroblastom, frühes Kindesalter

Spezielle Indikationen
- Sportmedizin und Stressforschung, Neuro- und Kardiophysiologie
- Diagnostik von Störungen des vegetativen Nervensystems, z. B. Hypotonie

Basisdiagnostik Nachweis/Ausschluss eines katecholaminproduzierenden Tumors:
- 2-mal freie Katecholamine im 24-h-Urin (▶ 21.1.5) zusammen mit Metanephrinen im 24-h-Urin: Routinescreening
- Metaboliten (HVA, VMS) im 24-h-Urin (▶ 21.1.6) weniger geeignet
- Normetanephrin und Metanephrin im Plasma (▶ 21.1.4), Screeningmethode insb. bei Pat. mit familiärer Prädisposition (▶ 21.1.2)

Bei entsprechender Klinik und stark erhöhten Werten kann direkt zu Lokalisationsdiagnostik und OP-Vorbereitung übergegangen werden.

Erweiterte Diagnostik Wenn die Basisdiagnostik keinen eindeutigen Ausschluss eines katecholaminproduzierenden Tumors erbringt bzw. zur Diagnosesicherung:
- Plasma-Katecholamine (▶ 21.1.3)
- Hemmtests: Clonidin-Test (▶ 21.1.7)
- Tumormarker: Neuroendokrine Tumore führen zu einer Erhöhung der Plasmaspiegel von Chromogranin A und neuronenspezifischer Enolase (NSE); ▶ Tab. 4.1

Lokalisationsdiagnostik Präop. bei diagn. gesichertem katecholaminproduzierendem Tumor: Sonografie, MRT, ggf. CT, MIBG-Szintigrafie, Dopa-PET.

21.1.3 Katecholamine im Plasma $$$

Indikationen
- Bei dynamischen Testverfahren (▶ 21.1.7)
- Screening bei V. a. Phäochromozytom, aber basale Plasma-Katecholamine weniger sensitiv und spezifisch als die Katecholaminbestimmung im 24-h-Urin

Untersuchungsmaterial Plasma. Spezielle Abnahmesysteme mit Stabilisierungslsg. und Antikoagulans (EGTA/Glutathion) verwenden („Katecholamin-Röhrchen"), alternativ EDTA. **Cave:** Material gekühlt transportieren. Verarbeitung innerhalb von 2 h.

Patientenvorbereitung:
- Venösen Zugang 30 Min. vor Materialentnahme legen.
- Pat. mind. 30 Min. in liegender Position ruhen lassen. Bereits kurzes Stehen erhöht Plasma-Katecholamine um 50–100 %.
- ! Unbedingt auf adäquate Ruhebedingungen achten.

Bestimmungsmethode HPLC, elektrochem. Detektion.

Referenzbereiche ▶ Tab. 21.2.

Bewertung Grundsätzlich klin. Situationen mitbeachten, die zur Erhöhung der endogenen Katecholaminsekretion führen können.
- **Erhöhte Werte:** durch hohen Sympathikotonus, Stress, Hypoglykämie, Niereninsuff., mäßige Erhöhung bei Hypertonie anderer Genese
  - Noradrenalin-Spiegel > 2.000 ng/l unter Ruhebedingungen: eindeutiger Hinweis für ein Phäochromozytom. Ausnahme: Niereninsuff., hier falsch hohe Werte

21.1 Katecholamine und Metaboliten

Tab. 21.2 Referenzbereiche Katecholamine im Plasma unter Ruhebedingungen

	ng/l	nmol/l
Adrenalin	10–80	0,055–4,4
Noradrenalin	100–600	0,59–3,55
Dopamin	10–150	0,059–0,885
Bei Kindern liegen die Normwerte etwa 50 % niedriger		

- ↑ Katecholaminspiegel, Abnahme nicht unter Ruhebedingungen ist nicht verwertbar
- Vorwiegend Erhöhung von Dopamin: Hinweis für Neuroblastom oder malignes Phäochromozytom
- **Erniedrigte Werte:** ohne Relevanz

Störungen und Besonderheiten Nahrungsmittel, die gemieden werden sollten: Kaffee, Tee, koffeinhaltige Getränke, Schokolade, Nüsse, Zitrusfrüchte, vanillehaltige Produkte. Eine Vielzahl von Medikamenten beeinflusst den Plasmaspiegel von Katecholaminen: α-Methyldopa, L-Dopa, katecholaminhaltige Medikamente (Nasen- und Hustentropfen, Bronchodilatatoren, Appetitzügler), ACE-Inhibitoren, Calciumantagonisten, Beta-2-Sympathomimetika, MAO-Hemmer, Phenothiazine, trizyklische Antidepressiva, Alpha-1- und Betaantagonisten, Labetalol, Alpha-1-Sympathomimetika, Nitroglycerin, Theophyllin, Natriumnitroprussid. Idealerweise wäre ein 1- bis 2-wöchiges Absetzen zu fordern. Dies ist in der Praxis selten möglich. Betablocker möglichst absetzen. Relativ unproblematisch sind Calciumantagonisten, Diuretika und Vasodilatatoren (Hydralazin), sie können jedoch durch Aufnahmehemmung eine MIBG-Szintigrafie (Lokalisationsdiagnostik) neg. beeinflussen.

- **Falsch hohe Werte:** Reserpin (bei kurzfristiger Gabe), L-Dopa, α-Methyldopa (VMS eher ↓), Alkohol, Tetrazykline, Theophyllin, MAO-Hemmer, nach Absetzen von Clonidin
- **Falsch niedrige Werte:** Reserpin (bei langfristiger Gabe), α-Methylparatyrosin, Guanethidin, Clonidin
- **Störfaktoren** in der HPLC: Erythromycin, Tetrazykline, Triamteren
- ! Bei elektiver Messung möglichst kein Kaffeekonsum, da HPLC-Analytik gestört werden kann

21.1.4 Metanephrine im Plasma

Indikationen Screening bei V. a. Phäochromozytom; Screening von Pat. mit erhöhtem Risiko für ein Phäochromozytom; MEN, Hippel-Lindau-Sy. (MEN-2, ▶ 21.1.2).

Untersuchungsmaterial Plasma (▶ 21.1.3).

Patientenvorbereitung 30 Min. vor Probenabnahme venösen Zugang legen und Pat. so lange liegen lassen.

Bestimmungsmethode HPLC.

Bewertung Klin. Situationen, die zu einer Erhöhung der endogenen Katecholaminsekretion führen, stets beachten.

Erhöhte Werte:
- Hinweis auf Phäochromozytom
- Abnahme ohne Ruhebedingungen, bei Stress, Hypoglykämie, Niereninsuff.

Erniedrigte Werte: keine Relevanz

21.1.5 Katecholamine im 24-h-Urin $$$

Indikationen Screening bei V. a. katecholaminproduzierenden Tumor. Zur Diagnosesicherung spezifischere Untersuchungen anschließen.

Untersuchungsmaterial 24-h-Sammelurin. 10 ml einer 25 % HCl-Lsg. vorlegen. Urin-pH wird damit auf pH 1,5–4,0 eingestellt. Sammelgefäß bei 4–8 °C max. 48 h lagern.

Bestimmungsmethode HPLC.

Referenzbereiche ▶ Tab. 21.3 und ▶ Tab. 21.4.

Tab. 21.3 Referenzbereiche Metanephrine im Plasma

	pg/ml	pmol/l	Umrechnung in pmol/l
Normetanephrin	18–112	98–612	pg/ml × 5,46
Metanephrin	12–61	61–310	pg/ml × 5,08

Tab. 21.4 Referenzbereiche Katecholamine im 24-h-Urin

Katecholamine	Alter (J.)	µg/d	nmol/d
Gesamt-Katecholamine		≤ 115	< 580
Adrenalin	> 10	< 20	< 110
	4–10	< 10	< 55
	2–3	< 6	< 33
	< 2	< 3,5	< 19
Noradrenalin	> 10	23–105	135–620
	4–10	8–65	47–384
	2–3	4–29	24–171
	< 2	1–17	6–100
Dopamin	> 4	190–450	1.230–2.930
	2–4	40–260	260–1.690
	< 2	< 140	< 910

Bewertung Hohe Sensitivität mit 90–95 %. Niedrigere Spezifität mit 60–80 % (Anteil falsch pos. Befunde), insb. durch grenzwertig erhöhte Messwerte (diagn. Grauzone). Die Konstellation weist auf vorwiegendes Sekretionsprodukt hin.

Erhöhte Werte:
- Katecholaminproduzierende Tumoren (z. B. Phäochromozytom, Neuroblastom): hochgradig wahrscheinlich bei deutlich erhöhten freien Katecholaminen oder Metanephrinen auf das > 3-Fache der Norm.
! Stark erhöhte Dopaminkonz. können auf Malignität hinweisen, da in malignen Phäochromozytomen und Neuroblastomen die Aktivität der Dopamin-β-Hydroxylase und damit die Metabolisierung von Dopamin zu Noradrenalin verringert sein kann.
- Essenzielle Hypertonie: Werte bis zum 2- bis 3-Fachen der Norm möglich.
- Stress, körperliche Belastung, Hypoglykämien.

Erniedrigte Werte: ohne klin. Bedeutung

Störungen und Besonderheiten ▶ 21.1.3.

> Die Bestimmung der Gesamt-Katecholamine Adrenalin und Noradrenalin sowie von VMA hat an Bedeutung verloren, da die Katecholamine sowie die spez. Abbauprodukte (Metanephrine) heute selektiv bestimmt werden.

21.1.6 Katecholamin-Metaboliten im 24-h-Urin $$$

Indikationen
- Homovanillinsäure (HVS): Diagnostik vorwiegend dopaminsezernierender Tumoren, z. B. Neuroblastome (v. a. in der Pädiatrie)
- Metanephrine: Screening bei V. a. Phäochromozytom, insb. auch der hereditären Formen, sehr sensitiv und spezifisch
- Vanillinmandelsäure (VMS): Screening bei V. a. katecholaminproduzierenden Tumor, Phäochromozytom (▶ 21.1.2). Sehr geringe diagn. Bedeutung, wegen mangelnder Spezifität kein Suchtest der 1. Wahl

Untersuchungsmaterial 24-h-Urin.

Bestimmungsmethode HPLC.

Referenzbereiche ▶ Tab. 21.5.

Tab. 21.5 Referenzbereiche Katecholamin-Metaboliten im 24-h-Urin

Katecholamin-Metaboliten	Alter (J.)	mg/d	µmol/d
Vanillinmandelsäure (VMS)	> 10	3,3–6,5	16–33
	4–10	1–5,0	5–25
	2–3	< 2,5	< 12,5
	< 2	< 1,5	< 7,6
Homovanillinsäure		2,0–7,4	11–41
Metanephrine		< 1,2	< 6,3

Bewertung Die VMS hat eine deutlich schlechtere Sensitivität und Spezifität als die Bestimmung des Plasma-Katecholamins (▶ 21.1.3) und die Bestimmung von Metanephrin bzw. Normetanephrin.

- **Erhöhte Werte:**
  - Dopaminsezernierende Tumoren (z. B. Neuroblastom): HVA ↑
  - Adrenalin- und/oder noradrenalinsezernierende Tumoren (z. B. Phäochromozytom): VMS ↑
  - Essenzielle Hypertonie: VMS-Werte bis zu 10,5 mg/d möglich
- **Erniedrigte Werte:** ohne klin. Bedeutung

Störungen und Besonderheiten ▶ 21.1.3.

> **VMS-Diät**
> Verzicht auf Kakao, Nüsse, Bananen, Zitrusfrüchte, Schwarztee, Kaffee, Vanille. Nur notwendig bei Analytik mit Fluorometrie. Bei HPLC entbehrlich.

21.1.7 Clonidin-Test $$$

Suppressionstest. Clonidin wirkt als α-adrenerger Agonist, der zentral durch Stimulation der präsynaptischen $α_2$-Rezeptoren den Sympathikus hemmt. Eine durch einen erhöhten Sympathikotonus bedingte Katecholaminfreisetzung wird daher nach Gabe von Clonidin unterdrückt. Eine autonome Katecholaminfreisetzung bei Phäochromozytom wird durch Clonidin hingegen nicht beeinflusst.

Indikationen
- Diagnosesicherung bei V. a. Phäochromozytom (höhere Spezifität als Katecholamine im 24-h-Urin)
- Ggf. Ausschlussdiagnostik bei mäßig erhöhten Noradrenalinwerten
- ! KI: Hypotonie

Testdurchführung
- Bettruhe
- Venösen Zugang etwa 30 Min. vor Materialentnahme legen
- Basalwert bestimmen: 2-malige Blutentnahme im Abstand von 10 Min.
- 300 µg Clonidin p. o. (z. B. Catapresan®, 1 Tbl. à 300 µg)
- Plasma-Katecholamine und Metanephrine nach 3 h bestimmen, fakultativ auch nach 1 h und 2 h
- **Cave:** Gefahr einer schweren Hypotonie

Referenzbereich Plasma-Katecholamine: mind. 50 % niedriger als Basalwerte.

Bewertung
- **Physiologisch:** Bei Abfall der Noradrenalinspiegel in den Referenzbereich ist ein Phäochromozytom äußerst unwahrscheinlich.
- **Phäochromozytom:** in etwa 90 % d. F. fehlendes Absinken der Katecholaminkonz. im Plasma. Bei vorwiegend adrenalin- oder dopaminsezernierenden Tumoren ist der Test weniger geeignet.
- Wenn Phäochromozytom bewiesen → bildgebende Diagnostik und Abklärung MEN u. a. Phakomatosen (Hippel-Lindau-Sy. ▶ 2.1; MEN-1 ▶ 7.8).

Störungen und Besonderheiten ▶ 21.1.3.

21.2 Serotonin und Metaboliten

21.2.1 Grundlagen

Karzinoide sind die häufigsten endokrin aktiven Tumoren des GIT. Sie gehen aus den enterochromaffinen Zellen des APUD-Systems (**A**mine **P**recursor **U**ptake and **D**ecarboxylation) hervor. Sie treten sporadisch oder assoziiert mit anderen Erkr. auf (chron.-atrophische Gastritis, Zollinger-Ellison-Sy., MEN Typ I). Karzinoide sezernieren meist Metaboliten des Serotoninstoffwechsels (▶ Abb. 21.2).

Liegt der Tumor im Einzugsbereich der Pfortader, wird Serotonin in der Leber abgebaut (→ klin. kein Karzinoidsy.). Deshalb führen serotoninhaltige Nahrungsmittel auch nicht zu erhöhten Serotoninspiegeln, aber zur vermehrten Ausscheidung von 5-Hydroxy-Indolessigsäure (5-HIES). Liegt der Tumor außerhalb des Einzugsbereichs der Pfortader, gelangt Serotonin ins Plasma (→ klin. Karzinoidsy.)

Serotonin wird größtenteils in Thrombozyten gespeichert. Der Rest wird im Plasma und in den Nieren rasch zu 5-HIES abgebaut, sodass im Urin hauptsächlich 5-HIES ausgeschieden wird. Viele neuroendokrine Tumoren des Intestinaltrakts (Karzinoidtumoren) sind endokrin nicht aktiv.

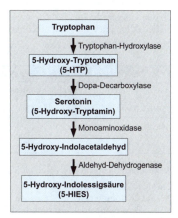

Abb. 21.2 Serotoninstoffwechsel [L157]

Bzgl. Lokalisation, Häufigkeit und Art des bevorzugt synthetisierten biogenen Amins lassen sich **verschiedene Gruppen von Karzinoiden** unterscheiden:
- **Vorderdarmkarzinoid** *(foregut):* Bronchialsystem (10 %), Magen (2 %), Pankreas (selten). Bevorzugte Lokalisation von **atypischen** Karzinoidtumoren mit Mangel an Dopa-Decarboxylase (▶ 21.2.6). Daneben Bildung ektoper Peptidhormone (Gastrin, ACTH, Insulin, Glukagon, Somatostatin, VIP, CRH, GHRH).
- **Mitteldarmkarzinoid** *(midgut):* Ileum (15 %), Appendix (45 %). Produzieren am häufigsten Serotonin. Symptomatisches Karzinoidsy. aber erst bei Metastasierung, insb. bei Lebermetastasen. Ileumkarzinoide metastasieren häufig, Appendixkarzinoide selten.
- **Hinterdarmkarzinoid** *(hindgut):* Kolon (5 %), Rektum (15 %). Meist kein Karzinoidsy.

21.2.2 Diagnosestrategie

Basisdiagnostik 5-HIES im 24-h-Urin: evtl. mehrmalige Wiederholung, möglichst im sympt. Stadium.

Weiterführende Diagnostik Wenn 5-HIES-Ausscheidung i. U. normal oder grenzwertig:
- Serotonin i. S. und i. U.
- 5-Hydroxy-Tryptophan (5-HTP) i. U.

21.2.3 5-Hydroxy-Indolessigsäure (5-HIES) $$$

Indikationen
- V. a. Karzinoid
- Karzinoidsy.: Flush, Diarrhö, Endokardfibrose, Asthma bronchiale, Ödeme
- Therapiekontrolle

Untersuchungsmaterial 24-h-Urin, lichtgeschützt. Vorlage von 10 ml 25 % HCl.

Bestimmungsmethode HPLC. Ionenaustauschchromatografie. Fotometrisch: Farbreaktion mit Nitrosonaphthol nach Extraktion.

Referenzbereiche ▶ Tab. 21.6.

Tab. 21.6 Referenzbereiche 5-Hydroxy-Indolessigsäure (5-HIES)		
	Konventionelle Einheit* (mg/d)	SI-Einheit (µmol/d)
5-HIES (Urin)	< 8	< 40
Als beweisend gelten	> 25	> 130

* Umrechnung: mg/l × 5,23 = µmol/l

Bewertung erhöhter Werte Karzinoidsy., Epilepsie, einheimische Sprue.

Störungen und Besonderheiten
- **Falsch hohe Werte:**
  - Serotoninhaltige Nahrungsmittel: Bananen, Tomaten, Walnüsse, Pflaumen, Kakao, Ananas, Kiwi, Avocado, Pekannuss, Nikotin, Koffein
  - Medikamente: Reserpin, Methamphetamin. Bei fotometrischer Bestimmung: Cumarine, Acetaminophen, Paracetamol, Phenobarbital, Phenacetin, Ephedrin, Methokarbamol, Acetanilid, Mephenesin
- **Falsch niedrige Werte:** Niereninsuff., Alkohol, starke Lichteinwirkung. Bei fotometrischer Bestimmung: Medikamente (Acetylsalicylsäure, Levodopa, Methyldopa, MAO-Hemmer, Phenothiazine, Imipramin, Isoniazid), Formaldehyd (Urotropin), Methenamin

Urinsammlung mehrfach wiederholen (möglichst während eines Anfalls), 5-HIES-Ausscheidung ist oft intermittierend.

21.2.4 Serotonin (5-Hydroxytryptamin) $$$

Indikationen Klin. V. a. Karzinoidsy., 5-HIES-Ausscheidung normal oder grenzwertig.

Untersuchungsmaterial
- Serum, gekühlt, Versand im Trockeneis
- 24-h-Urin. Vorlage von 10 ml 25 % HCl

Bestimmungsmethode HPLC, andere.

Referenzbereiche ▶ Tab. 21.7.

Bewertung Serotonin tritt bei der Gerinnung aus Thrombozyten in das Serum über, sodass die Serumkonz. auch ein Maß für das in Thrombozyten gespeicherte Serotonin ist.

Tab. 21.7 Referenzbereiche Serotonin	
Serum	117,5–193,3 µg/l
Urin	50–250 µg/24 h

* Umrechnung: mg/l × 5,23 = µmol/l

Erhöhte Werte: Karzinoidsy., Epilepsie, einheimische Sprue

Störungen und Besonderheiten
- Beeinflussung durch Nahrungsmittel wie Ananas, Avocados, Auberginen, Bananen, Kiwis, Melonen, Mirabellen, Johannisbeeren, Tomaten, Walnüsse, Stachelbeeren, Zwetschgen
- Beeinflussung durch Medikamente wie Methocarbamol, Mephenesin, Guaifenesin, Paracetamol, Salicylsäure führt zu erhöhten Serotoninkonz.
- **Falsch niedrige Werte:** Alkohol, Levodopa, Methyldopa

Probenröhrchen mit Kunststoffperlen als Gerinnungshilfe verwenden → rasche und vollständige Gerinnung. Zentrifugation muss ausreichend sein, um thrombozytenfreies Serum zu gewährleisten.

21.2.5 5-Hydroxy-Tryptophan (5-HTP) $$$

Indikationen Klin. V. a. Karzinoidsy. und 5-HIES-Ausscheidung normal oder grenzwertig.

Untersuchungsmaterial 24-h-Urin. Vorlage von 10 ml 25 % HCl.

Bestimmungsmethode HPLC, Immunoassay.

Referenzbereich 5-HTP (Urin): < 0,7 µmol/d (Umrechnung: mg/l × 5,23 = µmol/l).

Bewertung
Atypisches Karzinoid: Vorkommen insb. bei Vorderdarmkarzinoiden. Mangel an Dopa-Decarboxylase mit Unfähigkeit, 5-HTP in Serotonin umzuwandeln. Ein Teil des 5-HTP wird in den Thrombozyten und Nieren in Serotonin umgewandelt. Daher 5-HTP- und Serotoninspiegel im Blut und Urin ↑, 5-HIES normal oder grenzwertig. Gelegentlich nur 5-HTP vermehrt.

21.3 Weitere Neuroendokrine Tumoren (NET)

Über die Karzinoide hinaus ist eine Vielzahl von NET beschrieben, die **häufig im gastroenteropankreatischen (GEP-) Bereich** lokalisiert sind, aber grundsätzlich überall auftreten können, wo neuroendokrine Zellen vorhanden sind (z. B. Calcitoninsekretion beim medullären [C-Zell-]Karzinom der Schilddrüse).
Die klin. Symptome und Krankheitsbilder können äußerst vielfältig sein, da diese pluripotenten Zellen **komplexe Eigenschaften** aufweisen:
- Sekretion der unterschiedlichsten Hormone oder wirksamer oder unwirksamer Vorstufen
- Mediatoren: Serotonin, Substanz P/K/A, Bradykinin, Histamin, Prostaglandine, Gastrin

- Charakteristische Eigenschaft: verstärkte Hydroxylierung und Decarboxylierung von Tryptophan und Serotonin (Folge: Niacin-[Vit. B3-]mangel)
- Sekretion mehrerer Hormone oder Wechsel der Hormonsekretion im Verlauf
- Keine Hormonsekretion (hormoninaktiv)
- Histologie: große Bandbreite von gutartigen, langsam wachsenden bis hin zu aggressiven, undifferenzierten und schnellwachsenden Tumoren
- Lokalisation entop (im typischen Organ, z. B. Insulinom des Pankreas) oder ektop (außerhalb des typischen Organs)

Bisher **beschriebene GEP-NET** (außer Karzinoid) – z. T. sehr selten: Insulinom, Glukagonom, ektopes Somatostatinom, PPom (pankreatisches Polypeptid), Gastrinom, VIPom, ektopes Calcitoninom, Bombesinom, Cholezystokininom, ektopes Parathyrinom, GIPom, ektopes ACTHom, ektopes CRFom, ektopes GRFom, Amylinom/IAPPom *(amylin/islet cell amyloid peptide)*, Glicentinom/Enteroglukagonom.

22　Immundiagnostik

Bernhard Otto Böhm, Burkhard Manfras und Birgid Neumeister

22.1 Einleitung 385
22.2 **Immunglobuline**
 Burkhard Manfras 385
22.2.1 Grundlagen 385
22.2.2 Immunglobuline im Serum, quantitativ $$$ 386
22.2.3 Immunglobulin-G-Subklassen $$$ 388
22.2.4 Immunelektrophorese 389
22.3 **Komplementsystem $$$**
 Burkhard Manfras 390
22.4 **Immunkomplexe $$$**
 Burkhard Manfras 392
22.5 **Autoantikörperdiagnostik** 393
22.5.1 Diagnosestrategie
 Burkhard Manfras und Bernhard Otto Böhm 393
22.5.2 Antinukleäre Antikörper (ANA) $$$
 Burkhard Manfras 402
22.5.3 Extrahierbare nukleäre Antigene (ENA) $$$
 Burkhard Manfras 408
22.5.4 Einzelstrang-DNA-Antikörper (ssDNA) $$$
 Burkhard Manfras 410
22.5.5 Doppelstrang-DNA-Antikörper (dsDNA) $$$
 Burkhard Manfras 410
22.5.6 Antizytoplasmatische Antikörper $$$
 Burkhard Manfras 411
22.5.7 Rheumafaktoren (RF) $$$
 Bernhard Otto Böhm 412
22.5.8 Antikörper gegen citrullinierte Peptide (Anti-CPA, ACPA)
 Bernhard Otto Böhm 413
22.5.9 Antiphospholipid-Antikörper (APA, ACA) $$$
 Burkhard Manfras 414
22.5.10 Anti-Neutrophilen-Zytoplasma-Antikörper (ANCA) $$$
 Burkhard Manfras 415
22.5.11 Antikörper gegen TPO
 Burkhard Manfras und Bernhard Otto Böhm 416
22.5.12 Antikörper gegen TSH-Rezeptor (TRAK)
 Burkhard Manfras und Bernhard Otto Böhm 416
22.5.13 Antikörper gegen Thyreoglobulin (TG-AK)
 Burkhard Manfras und Bernhard Otto Böhm 417
22.5.14 Antikörper gegen Nebennierenrindengewebe $$$
 Bernhard Otto Böhm 417
22.5.15 Antikörper gegen Spermatozoen $$$
 Bernhard Otto Böhm 418
22.5.16 Antikörper gegen Inselzellen (ICA) $$$
 Bernhard Otto Böhm 418

- 22.5.17 Anti-Glutamat-Decarboxylase-AK (GADA) $$$
  Bernhard Otto Böhm 419
- 22.5.18 IA2-AK (Tyrosin-Phosphatase-Antikörper) $$$
  Bernhard Otto Böhm 420
- 22.5.19 Antikörper gegen Insulin (IAA) $$$
  Bernhard Otto Böhm 420
- 22.5.20 AK gegen glomeruläre Basalmembran (Anti-GBM) $$$
  Bernhard Otto Böhm 421
- 22.5.21 Autoantikörper bei Lebererkrankungen
  Bernhard Otto Böhm 422
- 22.5.22 ANA mit hoher Spezifität für Lebererkrankungen
  Bernhard Otto Böhm 423
- 22.5.23 Antikörper gegen Mitochondrien (AMA) $$$
  Bernhard Otto Böhm 423
- 22.5.24 Antikörper gegen glatte Muskulatur (SMA) $$$
  Bernhard Otto Böhm 424
- 22.5.25 Antikörper gegen Liver-Kidney-Mikrosomen-Antigen (LKM) $$$
  Bernhard Otto Böhm 424
- 22.5.26 Antikörper gegen Soluble-Liver-Antigen/Leber-Pankreas-Antigen (SLA/LP) $$$
  Bernhard Otto Böhm 425
- 22.5.27 Antikörper gegen LC-1 (LC-1)
  Bernhard Otto Böhm 425
- 22.5.28 Antikörper gegen PLA2-Rezeptor und THSD7A $$$
  Burkhard Manfras und Bernhard Otto Böhm 426
- 22.5.29 Antikörper gegen Parietalzellen des Magens (PCA) $$$
  Bernhard Otto Böhm 426
- 22.5.30 Antikörper gegen Intrinsic-Factor
  Bernhard Otto Böhm 427
- 22.5.31 Antikörper gegen Transglutaminase (tTG) $$$
  Bernhard Otto Böhm 427
- 22.5.32 Antikörper gegen Gliadin $$$
  Bernhard Otto Böhm 428
- 22.5.33 Antikörper gegen quergestreifte Muskulatur $$$
  Bernhard Otto Böhm 429
- 22.5.34 Acetylcholinrezeptor-Antikörper (AchR-AK)
  Bernhard Otto Böhm 429
- 22.5.35 Anti-myelinassoziiertes Glykoprotein-AK (Anti-MAG-AK)
  Burkhard Manfras und Bernhard Otto Böhm 430
- 22.5.36 Anti-Gangliosid-IgG-Antikörper
  Burkhard Manfras und Bernhard Otto Böhm 430
- 22.5.37 Neuronale-Antigene-Profil
  Bernhard Otto Böhm 431
- 22.5.38 Antikörper gegen Desmosomen (Desmoglein 1 und 3-AK) sowie gegen BP 230 und BP 180
  Burkhard Manfras und Bernhard Otto Böhm 431
- **22.6 Allergiediagnostik**
  Bernhard Otto Böhm 431
- 22.6.1 Gesamt-IgE $$$ 431
- 22.6.2 Allergenspezifisches IgE $$$ 432
- 22.6.3 Allergenspezifisches IgG $$$ 434
- 22.6.4 Basophilendegranulation $$$ 434
- **22.7 Lymphozytentypisierung $$$**
  Burkhard Manfras, Bernhard Otto Böhm und Birgid Neumeister 434
- 22.7.1 Grundlagen 434
- 22.7.2 Immunologische Leukozytendifferenzierung $$
  Birgid Neumeister 436
- **22.8 Hauttests $$$**
  Burkhard Manfras und Bernhard Otto Böhm 437
- **22.9 Zytokine und Zytokinrezeptoren**
  Bernhard Otto Böhm 437
- 22.9.1 Grundlagen 437
- 22.9.2 Löslicher Interleukin-2-Rezeptor (sIL-2Rα) 438
- 22.9.3 Interleukin 6 (IL-6) 438
- 22.9.4 Interleukin 8 (IL-8) 439
- 22.9.5 Tumornekrosefaktor alpha (TNF-α) 440

22.1 Einleitung

Die Diagnostik zum Nachweis oder Ausschluss von angeborenen oder erworbenen Funktionsstörungen des Immunsystems beinhaltet die phänotypische und funktionelle Analyse des sog. angeborenen (innaten) Immunsystems und der erworbenen (adaptiven) Immunantworten (humoral und zellulär) gegen Pathogene und körpereigene Strukturen (Autoimmunität).

22.2 Immunglobuline
Burkhard Manfras

22.2.1 Grundlagen

Immunglobuline (Ig) werden von B-Lymphozyten insb. nach Differenzierung zu Plasmazellen produziert und sind Hauptfaktoren der humoralen Immunantwort. Sie wandern in der Gammaglobulinfraktion der Serumelektrophorese (▶ 6.2.4). Die gemeinsame Grundstruktur der Ig besteht aus zwei schweren (H-) und zwei leichten (L-)Ketten, die durch Disulfidbrücken miteinander verbunden sind. Unterschieden werden der variable antigenbindende Teil (Fab-Fragment) und der konstante Teil (Fc-Fragment) der H-Kette. Die L-Ketten werden in κ- oder λ-L-Ketten unterschieden, wobei jede B-Zelle nur einen dieser beiden L-Ketten-Typen bilden kann. Es werden etwa doppelt so viele κ-L-Ketten wie λ-L-Ketten gebildet. Die Struktur des Fc-Fragments kennzeichnet die Ig-Klasse (IgG, IgA, IgM, IgD, IgE). Innerhalb der Ig-Klassen werden Subklassen unterschieden.
IgE ▶ 22.6.1, Ig im Liquor ▶ 15.5.5.

Hypogammaglobulinämie Mangel an Immunglobulinen durch verminderte Synthese, Verlust oder gesteigerten Abbau, mit potenzieller Störung der humoralen Abwehr. Klin. Neigung zu rezid. Infekten der oberen Atemwege und des Darmtrakts. Neigung zu rezid. Infekten (Inf.) besteht auch bei IgG-Subklassendefekten, meist sek. erworbene AK-Mangel-Sy., seltener prim. Immundefekte.

Hypergammaglobulinämie
- **Polyklonale Gammopathie:** Im Rahmen einer regelhaften Immunantwort erfolgt die Stimulation und Proliferation mehrerer B-Zellen, die antigenspez. Ig bilden. Dies resultiert in der Vermehrung meist mehrerer Ig-Klassen und beider Ig-Typen und somit in einer breitbasigen Verstärkung der γ-Globulin-Fraktion der Serumelektrophore.
- **Oligoklonale Gammopathie:** durch mangelnde Reaktivität des Immunsystems oder beschränkten Antigenkontakt.
- **Monoklonale Gammopathie:** Ursache ist die massive Expansion eines einzelnen B-Zell-Klons mit Produktion eines Ig einer Klasse und Typs. In der Serumelektrophorese imponiert dies als schmaler Gradient in der γ-Globulin-Fraktion. Die Monoklonalität ist mittels Immunfixation oder -elektrophorese nachweisbar. Dieser Befund liefert den V. a. eine maligne Grunderkr. (Plasmozytom, M. Waldenström u. a.) und muss weiter abgeklärt werden.

22.2.2 Immunglobuline im Serum, quantitativ $$$

Indikationen
- **Quantitative Bestimmung von IgG, IgA, IgM:**
  - Hypergammaglobulinämie, Hypogammaglobulinämie (Serum-Eiweißelektrophorese)
  - AK-Mangel-Sy., erhöhte Infektanfälligkeit (prim., sek.)
  - Chron.-entzündliche Erkr: Autoimmunerkr., chron. Inf.
  - Monoklonale Gammopathien: Dysproteinämie, M-Gradient, Plasmozytom, M. Waldenström, MGUS, Schwerkettenkrankheit
  - Chron. Lebererkr.: Leberzirrhose, chron. Hepatitis
  - Z. n. KM-Transplantation, immunsuppressive Therapie
- **Sekretorisches IgA (sIgA):** Serum-IgA-Mangel (i. R. einer serol. Zöliakiediagnostik sollte immer ein IgA-Mangel ausgeschlossen werden, da bei IgA-Mangel falsch neg. Befunde resultieren) und rezid. Schleimhautinf.
- **IgM und IgA im Nabelschnurblut:** V. a. intrauterine Inf.

Untersuchungsmaterial
- Serum
- Für spezielle Fragestellungen (▶ Tab. 22.3):
  - IgM-Schnelltest (V. a. intrauterine Inf.): Nabelschnurblut
  - sIgA: Speichel, Tränenflüssigkeit, BAL
- Liquor (▶ 15.5.5)

Bestimmungsmethode
- Immunnephelometrie: automatisiertes Verfahren, hohe Sensitivität
- Latex-Agglutinationstest: IgM-Schnelltest (V. a. intrauterine Inf.)
- Radiale Immundiffusion: sIgA

Referenzwerte ▶ Tab. 22.1, ▶ Tab. 22.2, ▶ Tab. 22.3.

Tab. 22.1 Spezielle Anwendungen

Parameter	Referenzbereich
IgM-Schnelltest (Nabelschnurblut)	10 % des mittleren Serumspiegels
IgD (quantitativ)	30–140 mg/l
sIgA (Speichel)	80–200 mg/l

Tab. 22.2 Quantitative Immunglobuline im Serum

Alter	IgG (g/l)	IgM (g/l)	IgA (g/l)
Neugeborene	6,38–13,60	0,05–0,13	< 0,08
1–3 Mon.	2,47–6,80	0,13–1,07	< 0,50
4–6 Mon.	1,19–7,90	0,13–0,80	< 0,66
7–12 Mon.	3,49–9,18	0,34–1,54	0,08–0,66
Bis 2 J.	2,97–9,69	0,27–1,54	0,08–0,83
Bis 3 J.	4,08–10,20	–	0,17–1,00
Bis 6 J.	4,68–11,05	0,40–1,54	0,08–1,49

Tab. 22.2 Quantitative Immunglobuline im Serum *(Forts.)*

Alter	IgG (g/l)	IgM (g/l)	IgA (g/l)
Bis 9 J.	5,53–12,32	–	0,25–1,83
Bis 16 J.	5,18–12,84	–	0,50–2,16
Bis 18 J.	6,80–15,30	0,40–1,47	0,66–2,99
Erwachsene	6,80–14,45	0,34–2,48	0,75–4,07

Tab. 22.3 Quantitative Immunglobuline im Liquor

	IgG	IgM	IgA
Liquor	9–26 mg/l	0,9–2,5 mg/l	< 6 mg/l

Referenzwerte für Liquor im strengeren Sinne gibt es nur für den Liquor/Serum-Quotienten (▶ 15.5.5).

Bewertung
Erhöhte Werte:
- Polyklonale (reaktive) Hypergammaglobulinämie:
  - Differenzierung der Ig-Klassen: begrenzter diagn. Wert. Es gibt keine krankheitsspez. Muster. Im Einzelfall hilfreicher Baustein zur Diagnosesicherung
  - Einzelne Ig-Klassen: IgM bei akuten Inf., IgG bei chron. Inf., u. a. mit HIV (Aktivitätsparameter)
  - IgM im Nabelschnurblut: unspez. Entzündungsmarker für intrauterine Inf. Oft Übertritt mütterlicher IgA-Moleküle in den fetalen Kreislauf bei „Plazentaleck"
  - Ig und chron. Lebererkr.: IgA als Hinweis auf toxische Komponente (GGT ▶ 5.7, MCV ▶ 23.2.4), IgM bei prim. biliärer Zirrhose (AMA ▶ 22.5.23), IgG bei chron. aktiver Hepatitis, Autoimmunhepatitis (▶ 22.5.21, ▶ 22.5.2), Anstieg aller Ig-Klassen bei Leberzirrhose
  - Autoimmunerkr.
- Monoklonale Hypergammaglobulinämie: Nachweis und Typisierung der Monoklonalität nur durch Immunfixation möglich. Interpretation ▶ 22.2.3

Erniedrigte Werte:
- Sek. AK-Mangel-Sy. (häufig):
  - Verminderte Bildung: M. Waldenström, Plasmozytom (Bildung von Non-Sense-AK, Suppression der nicht betroffenen Ig-Klasse), niedrigmaligne Non-Hodgkin-Lymphome, Cushing-Sy., Diab. mell., Hypothyreose, maligne Tumoren, bakt. Inf., Sepsis, Strahlentherapie, immunsuppressive oder zytostatische Therapie
  - Erhöhter Verlust: nephrotisches Sy., Verbrennungen, exsudative Enteropathie, Hyperthyreose
- Prim. AK-Mangel-Sy. (selten):
  - Isolierte AK-Mangel-Sy.: selektiver IgA-Mangel, häufigste Form. Ig-Substitution kann zu gefährlichen anaphylaktischen Reaktionen führen! Nicht selten Komb. mit IgG-Subklassen-Mangel (etwa in 20 % d. F., ▶ 22.2.2). Viele Pat. mit IgA-Mangel sind klin. beschwerdefrei
  - Komb. AK-Mangel-Sy.: Verminderung mehrerer Ig-Klassen u. a. Defekte des T-Zell-Systems

Störungen und Besonderheiten
- **Falsch hohe, auch falsch niedrige Werte:** lichtstreuende Verunreinigungen (Mikrogerinnsel, Zellen aus unzureichend zentrifugierten Proben, mikrobielle Stoffe), tiefgefrorene Proben, Hyperlipoproteinämie
- **Stabilität der Proben:** stabil bei 4 °C, normaler Postversand möglich

22.2.3 Immunglobulin-G-Subklassen $$$

Immunglobuline der Klasse IgG werden aufgrund unterschiedlicher biochem. Eigenschaften in 4 Subklassen eingeteilt. Daneben unterscheiden sich die Subklassen funktionell. IgG1 und IgG3 richten sich v. a. gegen Proteinantigene von Bakterien und Viren, IgG2 gegen Polysaccharide der Bakterienzellwand, und IgG4 charakterisiert allergische Erkr. und Parasitosen.

Indikationen
- Rezid. oder chron. Atemwegsinf.
- Diarrhö und bronchopulmonale Erkr.
- Bekanntes AK-Mangel-Sy., z. B. selektiver IgA-Mangel, Atopie
- Intrinsisches Asthma bronchiale
- Bestimmung des humoralen Immunstatus nach KM-Transplantation, Splenektomie, immunsuppressiver Behandlung oder unter i. v. Ig-Therapie

Untersuchungsmaterial Serum.

Bestimmungsmethode Laser-Nephelometrie, ELISA.

Referenzwerte ▶ Tab. 22.4.

Tab. 22.4 Referenzwerte Immunglobulin-G-Subklassen

Alter	IgG1 (g/l)	IgG2 (g/l)	IgG3 (g/l)	IgG4 (g/l)
0–1 Mon.	2,40–10,60	0,87–4,10	0,14–0,55	0,04–0,56
1–4 Mon.	1,80–6,70	0,38–2,10	0,14–0,70	0,03–0,36
4–6 Mon.	1,80–7,00	0,34–2,10	0,15–0,80	< 0,03–0,23
6–12 Mon.	2,00–7,70	0,34–2,30	0,15–0,97	< 0,03–4,30
1–1,5 J.	2,50–8,20	0,38–2,40	0,15–1,07	< 0,03–0,62
1,5–2 J.	2,90–8,50	0,45–2,60	0,15–1,13	< 0,03–0,79
2–3 J.	3,20–9,00	0,52–2,80	0,14–1,20	< 0,03–1,06
3–4 J.	3,50–9,40	0,63–3,00	0,13–1,26	< 0,03–1,27
4–6 J.	3,70–10,00	0,72–3,40	0,13–1,33	< 0,03–1,58
6–9 J.	4,00–10,80	0,85–4,10	0,13–1,42	< 0,03–1,89
9–12 J.	4,00–11,50	0,98–4,80	0,15–1,49	< 0,03–2,10
12–18 J.	3,70–12,80	1,06–6,10	0,18–1,63	< 0,04–2,30
> 18 J.	4,90–11,40	1,50–6,40	0,20–1,10	< 0,08–1,40

Bewertung
IgG1:
- Erhöhte Werte: Autoimmunerkr., Immunkomplexerkr.

- Erniedrigte Werte: nephrotisches Sy., Purpura Schoenlein-Henoch, prim. AK-Mangel, CVID

IgG2:
- Erhöhte Werte: i. d. R. keine Bedeutung, exogen allergische Alveolitis
- Erniedrigte Werte: häufigster angeborener Subklassenmangel bei bakt. Inf.; IgG2-Mangel oft komb. mit IgG4-Mangel

IgG3:
- Erhöhte Werte: keine Bedeutung
- Erniedrigte Werte: häufigster Subklassenmangel bei Erw., rezid. Inf. der Luftwege

IgG4:
- Erhöhte Werte: allergische Erkr., chron. oder parasitäre Inf. IgG4-assoziierte Autoimmunerkr., systemisch verlaufende Multiorganerkr. (insb. Pankreas, Gallengänge, Speicheldrüsen, Nieren, Lk, Schilddrüse, Gefäße)
- Erniedrigte Werte: bronchopulmonale Erkr.

Störungen und Besonderheiten
- Mehrfachbestimmung durchführen, da starke Fluktuationen der Spiegel möglich, ggf. Bestätigung durch alternatives Testverfahren.
- Ig-Subklassen-Mangel kann auch bei im Referenzbereich liegenden quantitativen IgG vorliegen.
- IgG-Subklassen-Mangel kann ohne klin. Relevanz sein.

22.2.4 Immunelektrophorese

Die Proliferation eines oder einzelner Plasmazellklone bedingt die exzessive Vermehrung eines oder einzelner Ig. Das Produkt kann ein vollständiges AK-Molekül (schwere und leichte) Kette oder ein unvollständiges AK-Molekül (schwere Ketten bzw. Fc-Stück bei „Schwerkettenerkrankung", leichte Ketten „Leichtkettenerkrankung", Bence-Jones-Proteine) sowie Komb. von vollständigen AK-Molekülen und Leichtketten oder oligoklonalen Gammopathien sein. Als Screeninguntersuchung dient die Eiweißelektrophorese des Serums und des Urins (z. B. schmalbasiger Peak in γ-Globulinfraktion, M-Gradient). Die Monoklonalität wird mittels Immunfixation bewiesen.

Serumprotein-Elektrophorese (SPE)

Indikationen Screeninguntersuchung bei V. a. monoklonale Gammopathie, Bence-Jones-Proteinurie:
- DD Dysproteinämie, Hyperproteinämie
- DD stark beschleunigter BSG
- DD osteolytischer Herdbefunde im Rö

Untersuchungsmaterial Serum.

Bestimmungsmethode Auftrennung auf Zelluloseacetatfolie oder Agarosegel.

Immunfixationselektrophorese (IFE) $$$

Indikationen
- Bestätigung eines M-Gradienten in der SPE
- Klassifizierung des M-Gradienten
- Differenzierung zwischen monoklonalen und oligoklonalen Gammopathien
- Bence-Jones-Proteinurie

Untersuchungsmaterial Serum, Urin.

Bestimmungsmethode Elektrophoretische Auftrennung der Serumproteine mit anschließender Immunpräzipitation mittels Antiseren gegen humane Ig oder Teile davon (schwere und leichte Ketten).

Referenzwerte ▶ Tab. 22.5.

Tab. 22.5 Referenzbereiche Immunfixation

Serum	monoklonale Bande
Urin	nicht nachweisbar

Bewertung Nachweis monoklonaler Gammopathie mit Klassifikation und Typisierung, jedoch ohne Einschätzung der Dignität.
- **Plasmozytom:**
  - Häufigste Formen: Typ IgG (ca. 60 %), Typ IgA (ca. 20 %), Leichtkettenmyelom (Syn.: Bence Jones-Myelom (κ, λ, ca. 15 %)
  - Seltene Formen, Sonderformen: Typ IgD, IgE (jeweils < 0,5 %), prim. solitäres Plasmozytom, prim. extraossäres Plasmozytom, nicht sekretorisches Plasmozytom (< 1 %), prim. Plasmazell-Leukämie (häufig IgD, IgE)
  - Ergänzende Befunde, Malignitätskriterien: häufig Hyperkalzämie, AP meist normal (geringe Aktivität der Osteoblasten), diffuse Hypogammaglobulinämie (Suppression der nicht betroffenen Klasse), Bence-Jones-Proteinurie, KM-Plasmozytose > 10 %
- **M. Waldenström:** monoklonale IgM-Erhöhung ohne osteolytische Knochenherde. Häufig ausgeprägtes Hyperviskositätssy. (wie auch beim IgM-Plasmozytom).
- **Monoklonale Gammopathie unspezifischer Signifikanz** (MGUS): wichtigstes differenzialdiagn. Problem. MGUS häufiger als Plasmozytom. Kriterien für Benignität: M-Komponente < 20 g/l, keine Bence-Jones-Proteinurie, KM-Plasmozytose < 5 %, $β_2$-Mikroglobulin (Prognoseparameter bei Plasmozytom). 11 % der Pat. mit MGUS entwickeln im Verlauf ein Plasmozytom (→ Verlaufsbeobachtung).
- **Sonstiges:** lymphoproliferative Erkr., Schwerkettenkrankheit, Kryoglobulinämie, Amyloidose, transiente monoklonale Gammopathie bei Inf.

Störungen und Besonderheiten
- Immunelektrophorese des Liquors nur bei monoklonalen Gammopathien bei ZNS-nahen lymphoretikulären Tumoren, kein Nachweis von oligoklonalen Ig-Banden durch diese Technik (▶ 15.5.6)
- Stabilität der Proben: bei 4 °C für 3–4 d. Probenversand möglich

22.3 Komplementsystem $$$

Burkhard Manfras

Das Komplementsystem besteht aus ca. 30 Komplementproteinen mit z. T. induzierbarer enzymatischer Aktivität sowie Rezeptorproteinen und regulatorischen Proteinen. Seine Einzelkomponenten finden sich als inaktive Vorläufer im Blut und können im Verlauf einer Abwehrreaktion aktiviert werden. Die stufenweise Aktivierung kann auf drei Arten erfolgen:

- **Klassischer Weg:** Die AG-/AK-Komplexe binden die Komplementkomponenten C1q, C4 und C2 und setzen so die Enzymkaskade in Gang.
- **Lektin-Weg:** Das im Plasma vorkommende mannosebindende Protein (MBP) wird nach Bindung an mannosehaltige Kohlenhydrate auf Mikroorganismen aktiviert und initiiert die Kaskade über C4 und C2. MBP-assoziierte Serumproteasen können C3 dir. spalten und die Kaskade in Gang setzen.
- **Alternativer Weg:** dir. Erkennung von Oberflächenstrukturen. Lipopolysaccharide etc. können als Auslöser über die Faktoren B, D und P fungieren.

In allen Fällen wird die Kaskade mit den Komponenten C3, C5, C6, C7, C8 und C9 beendet (**terminaler Weg**). Die Bestimmung der Faktoren bildet einen Indikator von Immunkomplexkrankheiten mit Komplementverbrauch.

Indikationen
- **Komplementfaktoren C3, C4:**
  - V. a. Immunkomplexkrankheiten (Diagnostik, Verlaufsbeurteilung), DD Glomerulonephritis, DD Vaskulitis, DD systemischer Lupus erythematodes (SLE), DD Kryoglobulinämie
  - V. a. hereditären Komplementdefekt bei rezid. Inf.
- **Komplementfaktor C1-INH:**
  - V. a. hereditäres angioneurotisches Ödem (C1-Esterase-Inhibitormangel)

Untersuchungsmaterial EDTA-Plasma; Serum (C3c).

Bestimmungsmethode
- **Laser-Nephelometrie:** Proteinkonz. der Einzelkomponenten.
- **Gesamthämolytische Aktivität:** funktioneller Globaltest. CH_{50} klassischer Weg, AP_{50} alternativer Weg. Mit AK beladene Schafs- bzw. Kaninchen-Erys werden durch Komplementfaktoren des Pat.-Serums lysiert. Die kommerzielle Herstellung der Testbestecke wurde eingestellt.
- **Hämolytische Aktivität von Einzelkomponenten:** funktionelle Untersuchungen. Inkubation des Serums mit spez. Mangelplasmen (Testprinzip wie gesamthämolytische Aktivität). Nur in hierfür spezialisierten Laboratorien möglich.

Referenzwerte ▶ Tab. 22.6.

Tab. 22.6 Referenzbereiche Komplementsystem (Proteinkonzentration)	
Parameter	Referenzbereiche (IFCC-Standard)
C3c	0,80–1,80 g/l
C3	0,75–1,35 g/l
C4	0,09–0,36 g/l
C1q	0,05–0,25 g/l
C1-Esterase-Inhibitor	15–35 mg%

Bewertung Die Komplementfaktoren C3, C4 sind besser zur Verlaufsbeurteilung geeignet.
- **Erhöhte Werte:** Akute-Phase-Reaktion ohne diagn. Relevanz. Mögliche Ursache falsch normaler Werte
- **Erniedrigte Werte:**
  - Immunkomplexerkr.: eigentlicher diagn. Nutzen. Korrelation mit Krankheitsaktivität. SLE, Glomerulonephritiden, postinfektiöser Vaskulitis, Kryoglobulinämie

- Hereditärer Mangel an Komplementfaktoren: Feindifferenzierung der Einzelfaktoren Spezialllaboratorien vorbehalten
- Nicht immunkomplexbedingte Erkr.: chron. Entzündungen, Neoplasien

Störungen und Besonderheiten Die Bestimmung der Proteinkonz. von C3 und C4 ist ein sehr unempfindlicher Parameter zur Erkennung einer Komplementaktivierung.
Falsch niedrige Werte: verzögerte Probenbearbeitung durch proteolytischen Abbau der Komplementfaktoren.

22.4 Immunkomplexe $$$

Burkhard Manfras

Immunkomplexe bestehen aus dem AG und dem gegen dieses gebildeten AK. Diese Proteinaggregate sind fähig, Komplement zu binden. Übersteigt die Menge der gebildeten Immunkomplexe die Aufnahmefähigkeit der Phagozyten, können zirkulierende Immunkomplexe i. S. nachgewiesen werden. Ablagerungen von Immunkomplexen können durch Komplementaktivierung Organschäden verursachen.

Indikationen Immunkomplexkrankheiten (Therapiekontrolle): SLE, Vaskulitiden, post-, parainfektiöse Immunkomplexkrankheit, IgA-Nephropathie.

Untersuchungsmaterial Serum.

Bestimmungsmethode
- **Präzipitation mit Polyethylenglykol** (PEG) und Nachweis der beteiligten Ig mittels radialer Immundiffusion
- **C1q-Bindungstest (Nephelometrie):** Bei Mischung mit Proben, die zirkulierende Immunkomplexe enthalten, werden mit humanem Komplementfaktor C1q beschichtete Polystyrolpartikel agglutiniert. Testbesteck nicht mehr kommerziell angeboten
- **C1q-Festphasen-ELISA:** höhere Spezifität und Sensitivität. Nachweis zirkulierender IgG-Immunkomplexe

Referenzwerte ▶ Tab. 22.7.

Tab. 22.7 Referenzbereiche Immunkomplexe*

Immunkomplex	µg/ml
IgG	bis 110
IgA	bis 25
IgM	2–115
C1q	20–90
C3c	5–30
IgG (ELISA)	≤ 55
CIC	5

* Methodenabhängig. Werte für PEG-Präzipitation und ELISA

Bewertung Der Nutzen liegt in erster Linie in Verlaufsbeurteilung und Therapiekontrolle von Immunkomplexkrankheiten. Der diagn. Wert ist gering. Einzelbestimmung ohne Aussagekraft. Persistierende Erhöhung weist auf chron. aktive Grunderkr. hin. Normalisierung gilt als Hinweis für Therapieerfolg.

Erhöhte Werte:
- Autoimmunerkr., Glomerulonephritiden, bakt. und virale Infektionskrankheiten, maligne Erkr., CED, chron. Hepatopathien, zystische Fibrose
- IgA-Immunkomplexe: IgA-Nephropathie, Purpura Schoenlein-Henoch
- Bei Gesunden in geringer Konz. nachweisbar

Störungen und Besonderheiten
- Nachweismethoden derzeit nicht standardisiert. Ergebnisse unterschiedlicher Laboratorien nicht miteinander vergleichbar
- Untersuchung von spez. Immunkomplexen bei bekanntem AG sind nicht etabliert
- Stabilität der Probe: wegen Instabilität der Immunkomplexe sofortiges Abseren erforderlich. Stabilität bei −70 °C max. 2 Mon.

22.5 Autoantikörperdiagnostik

22.5.1 Diagnosestrategie

Burkhard Manfras und Bernhard Otto Böhm

Autoimmunerkr. sind häufig (Prävalenz ca. 3–5 %) und treten in Assoziation zu Geschlecht, Alter, genet. prädisponierenden Faktoren und wahrscheinlich Umwelteinflüssen auf. Fast alle Organsysteme können mit stark unterschiedlicher Prävalenz betroffen sein. Die Diagnose einer Autoimmunkrankheit kann nicht allein auf der Basis von Laborbefunden gestellt werden, entscheidend sind klin. Befunde.

Laborparameter können dabei zur Diagnosesicherung und zur Beurteilung der Krankheitsaktivität herangezogen werden. Bei Manifestation einiger Autoimmunkrankheiten müssen typische Autoimmunmarker noch nicht nachweisbar sein. Andererseits sind Auto-AK häufig bereits vor klin. Manifestation einer Autoimmunkrankheit nachweisbar. Ein klassisches Beispiel hierfür ist die polyglanduläre Autoimmunität (Komb. aus Typ-1-Diab., M. Addison, Schilddrüsenautoimmunität). Organspez. Auto-AK sind Marker für Autoreaktivität. Ihr Vorhandensein ist nicht in jedem Fall mit dem Vorliegen einer Autoimmunkrankheit gleichzusetzen. Sie werden v. a. bei Älteren in einem gewissen Prozentsatz ohne Krankheitswert gefunden (z. B. RF, ANA, Schilddrüsen-AK).

Derzeit basiert die Autoimmundiagnostik fast ausschließlich auf dem Nachweis von spez. Auto-AK (▶ Tab. 22.8, ▶ Tab. 22.9). Der Nachweis einer zellulären Autoimmunität ist bisher nicht in die Routinediagnostik eingegangen.

Indikation zum Nachweis von Autoantikörpern
- V. a. systemische Autoimmunkrankheit
- V. a. organspez. Autoimmunkrankheit
- DD systemische Autoimmunkrankheit
- Abgrenzung zu paraneoplastischer Erkr.
- Abgrenzung zu medikamentös-allergischer Erkr.
- Prognose der Autoimmunkrankheit

Tab. 22.8 Autoantikörper bei systemischen Immunkrankheiten

Krankheit	Spezifische AK	Antigen	Diagn. Relevanz	Prävalenz (%)	Bemerkung
Rheumatoide Arthritis (RA)	ACPA • anti-CCP • anti-MCV	Antikörper gegen citrullinierte Proteine/Peptide (ACPA, ▶ 22.5.8)	hoch (ACR-Kriterium)	60–80	Hoher prädiktiver Wert für erosiven Verlauf, auch in der Frühphase einer RA zu finden
	Rheumafaktor	Fc-Fragment des IgG		60–80	Zur Verlaufskontrolle unter Therapie geeignet
Systemischer Lupus erythematodes (SLE)	ANA	Zellkernbestandteile		> 95	
	ds-DNA	Doppelstrang-DNA	hoch	40–90	
	Sm-AK		hoch, spezifisch	10	
• kutan	SS-A/Ro-AK				Assoziiert mit kongenitalem Herzblock
• medikamenten-induziert	Histon-AK	Histone	hoch, diagn.	60–100	DD RA, SLE
Mischkollagenose (mixed connective tissue disease)	ANA			> 95	
	U1-nRNP-AK		diagn.	100	Im Rahmen des ENA-Profils als RNP/Sm-ELISA. Sind RNP/Sm- und Sm-Auto-AK nachweisbar, ist der serol. Befund eher hinweisend auf einen SLE
Systemische Sklerodermie	ANA	Zellkernbestandteile		> 95	
	RNA-Polymerase-AK	RNA-Polymerase		5–22	
	Scl-70-AK	nukleolär lokalisierte DNA-Topoisomerase I		20–40	
	PMScl-AK	ribosomale Proteine		5	Bei Sklerodermie in 1–16 %

Tab. 22.8 Autoantikörper bei systemischen Immunkrankheiten *(Forts.)*

Krankheit	Spezifische AK	Antigen	Diagn. Relevanz	Prävalenz (%)	Bemerkung
• mit Raynaud-Sy.	Ku	nukleäres heterodimeres Non-Histon-Protein		30–80	Mit Raynaud-Sy. assoziiert
Felty-Sy.	Histon-AK	Histone	hoch	80	
CREST-Sy.	Zentromer-AK		hoch	> 80	Abgrenzung zum prim. Raynaud-Sy.
Polymyositis/ Dermatomyositis	ANA			< 80	
	Jo-1-AK	Histidyl-tRNA-Synthetase-AK		50	
	Anti-SRP	*Signal Recognition Particle*	hohe Spezifität	5	
	PMScl-AK			8–12	Marker eines progn. günstigeren Krankheitsverlaufs
Sjögren-Sy. (SjS)	ANA	Zellkernbestandteile		80	
	SS-A/Ro-AK			> 80	
	SS-B/La-AK			40–80	
Antiphospholipid-Sy.	Cardiolipin		krankheitsdefinierend, jedoch auch häufig unspez.	> 95	β-2-Glykoprotein-1-abhängige Cardiolipin-Auto-AK vom IgG- und IgM-Typ
	β₂-Mikroglobulin 1			> 95	β-2-Glykoprotein 1 ist ein Cofaktor, der an Cardiolipin u. a. Phospholipide bindet

Tab. 22.8 Autoantikörper bei systemischen Immunkrankheiten (Forts.)

Krankheit	Spezifische AK	Antigen	Diagn. Relevanz	Prävalenz (%)	Bemerkung
Wegener-Granulomatose	MPO-AK	Myeloperoxidase	krankheitsdefinierend	80–95	
	PR3-ANCA			> 85	
Churg-Strauss-Sy.	p-ANCA			45	p-ANCA
	MPO-AK	Myeloperoxidase		45	
Goodpasture-Sy.	alveoläre Basalmembran	alveoläre Basalmembran	krankheitsdefinierend	10–30	Passager bei viralen und bakt. Inf.

Tab. 22.9 Autoantikörper bei organspezifischen Autoimmunkrankheiten

Organ	Krankheit	Auto-AK	Antigen	Diagn. Relevanz	Prävalenz (%)	Bemerkung
ZNS, peripheres NS	Guillain-Barré-Sy.	GM-1-AK	Glykolipide (Ganglioside)		60	
	Miller-Fisher-Sy.	GQ1b-AK	Glykolipide (Ganglioside)			
	IgM-paraproteinämische Neuropathie	MAG-AK	myelinassoziiertes Polypeptid			
	Stiff-Person-Sy.	GADA (GAD-65)	Glutamatdecarboxylase			
	Antiphospholipid-Sy.	Cardiolipin-AK	Phospholipide, Glykoproteine			

Tab. 22.9 Autoantikörper bei organspezifischen Autoimmunkrankheiten (Forts.)

Organ	Krankheit	Auto-AK	Antigen	Diagn. Relevanz	Prävalenz (%)	Bemerkung
ZNS, peripheres NS	Neuromyelitis optica	AQP-4	Aquaporin 4	hochspez.	80	Titeranstiege weisen oft auf einen bevorstehenden Schub hin
	paraneoplastische Neuropathie	Anti-Hu Anti-Yo Anti-Ri				
Endokrine Organe						
Schilddrüse	Thyreoiditis	TPO-AK	Peroxidase	hoch	hoch	
		TG-AK	Thyreoglobulin	unspez.		
	M. Basedow	TRAK	TSH-Rezeptor	diagn.		
Pankreas	Typ-1-Diabetes	ICA	Inselzell-Antigen			
		GADA (GAD-65)	Glutamatdecarboxylase	hoch	60–90	Können schon Mon. bis Jahre vor Manifestation des Diab. nachweisbar sein
		IA-2 AK	Tyrosinphosphatase-like Antigen Inselzellprotein IA-2		50–80	
		ZnT8A	Zinktransporter-8		60	
		ICA	Inselzell-Antigen		70–90	
		IAA	Insulin		60	
Nebenniere		NNR-AK (21-OHase-AK)	21-Hydroxylase		60	Im Rahmen des APS: T1D, Hashimoto-T.

Tab. 22.9 Autoantikörper bei organspezifischen Autoimmunkrankheiten (Forts.)

Organ	Krankheit	Auto-AK	Antigen	Diagn. Relevanz	Prävalenz (%)	Bemerkung
Hypophyse	Hypophysitis	HVL-AK, HHL-AK				
Haut	subakuter kutaner LE	SSA/Ro60-AK	Ribonukleoproteine			
		SS-B/Ro-AK				
	Pemphigus vulgaris	Desmoglein-AK	Desmoglein 1 und 3		95	
		ICS-AK	interzelluläre Substanz			
	Pemphigus foliaceus		Desmoglein 3			
	bullöses Pemphigoid	BMZ-AK BP180 BP230	Basalmembranzone	hoch		Verlaufskontrolle der Krankheitsaktivität bei bullösem Pemphigoid und Pemphigoid gestationis
	Dermatitis herpetiformis	Gliadin-AK	Gliadin			
	Dermatomyositis	Mi-2-AK	Protein der Helikase/ATPase-Domäne		10–30	DD Polymyositis
GIT						
Darm	Colitis ulcerosa	a-ANCA	polymorphkernige Granulozyten			
		BAK	Becherzellen		28–50	
	M. Crohn	PAK	endokrines Pankreas			
		ASCA	*Saccharomyces cervisiæ*			

Tab. 22.9 Autoantikörper bei organspezifischen Autoimmunkrankheiten (Forts.)

Organ	Krankheit	Auto-AK	Antigen	Diagn. Relevanz	Prävalenz (%)	Bemerkung
Darm	Zöliakie, Sprue	Gliadin-AK	desaminiertes Gliadin		90 (bei Kindern bis 3 J. geringer)	Insb. bei Kindern < 3 J.
		EMA (IgA, IgG)	Gewebstransglutaminase	hoch		Ausschluss eines IgA-Mangels, bei IgA-Mangel Bestimmung von IgG-AK
		hTG-AK	humane Gewebstransglutaminase		70–90	
Leber	autoimmune Hepatitis I	Aktin-AK, SMA	glatte Muskulatur	diagn.	80–90	
	autoimmune Hepatitis II	LKM-1-AK	Cytochrom P450 2D6	definierend	100	Gelegentlich sind LKM-1-Auto-AK auch bei chron. Hepatitis C nachweisbar
	autoimmune Hepatitis I früher: autoimmune Hepatitis III	SLA-AK	*Soluble Liver Antigen*	definierend	100	Hochspez. für Autoimmunhepatitis I
		LC-1-A	*Liver Cytosol Antigen*	hochspez.	5	
		ANA	Nucleus von Leberzellen			
	prim. biliäre Zirrhose (PBC)	AMA-M2	u. a. Pyruvatdehydrogenase der Mitochondrien	hoch	95	Auch bei SLE, Overlap-Sy., Autoimmunhepatitis

Tab. 22.9 Autoantikörper bei organspezifischen Autoimmunkrankheiten *(Forts.)*

Organ	Krankheit	Auto-AK	Antigen	Diagn. Relevanz	Prävalenz (%)	Bemerkung
		Gp210-AK	*Nuclear Pore Complex* Glykoprotein gp210	hochspez., Assoziation mit schwerer Verlaufsform	10–40	Insb. sinnvoll, wenn AMA neg.; im ANA-IFT fallen gp210-Auto-AK durch eine Fluoreszenz der Zellkernmembran auf
	prim. sklerosierende Cholangitis	aANCA	Granulozyten, atypisch			
Magen	chron. atrophische Gastritis, Autoimmungastritis	Parietalzell-AK	Parietalzellen		45–70	
		Intrinsic-Factor-AK	Intrinsic Factor			
Lunge	Goodpasture-Sy.	GBM-AK	glomeruläre/alveoläre Basalmembran			
	mit ANCA-Assoziation	MPO (p-ANCA)	Myeloperoxidase der Granulozyten			
	Wegener-Granulomatose	PR3 (c-ANCA)	Serinprotease 3 (PR3) der Granulozyten		85	
Herz	dilatative Kardiomyopathie	β-Adrenorezeptor-AK	β-Adrenorezeptor			

22.5 Autoantikörperdiagnostik

Tab. 22.9 Autoantikörper bei organspezifischen Autoimmunkrankheiten (Forts.)

Organ	Krankheit	Auto-AK	Antigen	Diagn. Relevanz	Prävalenz (%)	Bemerkung
Niere	Goodpasture-Sy.	GBM-AK	glomeruläre Basalmembran		80–90	
	RPGN	pANCA	Granulozyten			
	membranproliferative Glomerulonephritis	C3NF-AK		hohe Sensitivität, aber niedrige Spezifität	80–100	
Muskel	Myasthenie	AchR-AK	Acetylcholinrezeptoren	Titerhöhe korreliert mit klin. Symptomen	80–90	
	Myasthenia gravis + Thymom	Titin-(MGT-30) AK	Myasthenia gravis thymoma 30 kDa; Protein des Skelett- und Herzmuskels		95	Erfolgskontrolle nach Thymektomie
	Lambert-Eaton-Myasthenie-Sy.	VGCC-AK	*Voltage-Gated Calcium Channels* (VGCC)		90	DD myasthener Erkr., paraneoplastische Sy. bei Bronchial-Ca

22.5.2 Antinukleäre Antikörper (ANA) $$$

Burkhard Manfras

ANA sind die für die Diagnostik wichtigsten Auto-AK; sie umfassen alle Auto-AK gegen nukleäre Antigene im Zellkern und im Zytoplasma. Der Begriff „ANA" umfasst im Gegensatz zu der ursprünglichen Begrifflichkeit auch AK gegen zytoplasmatische und mitochondriale Zielantigene.
Die molekulare Charakterisierung der Zielstrukturen der Auto-AK ist weit fortgeschritten. Die ANA-Spezifitäten werden unter dem Oberbegriff ENA (extrahierbare nukleäre oder zytoplasmatische Antigene) näher eingegrenzt (▶ 22.5.3). Diagn. relevante Auto-AK sind meist hochaffine Immunglobuline vom IgG-Isotyp, während ANA mit niedriger Affinität auch bei Gesunden fast immer nachweisbar sind.

Indikationen (V. a.) Autoimmunkrankheiten, Erkr. aus dem rheumatischen Formenkreis, insb. Kollagenosen; Serositis, z. B. Perikarditis, Pleuritis; rezid. Thrombophlebitiden; habituelle Aborte; Fieber unklarer Genese.

Untersuchungsmaterial Serum, Plasma.

Bestimmungsmethode
- **Indir. Immunfluoreszenztest (iIFT) (gilt als Goldstandard):** Auf Gewebekulturzellen (HEp-2-Zellen) wird Pat.-Serum in verschiedenen Verdünnungsstufen inkubiert. AK gegen Zellkernstrukturen (ANA) werden dann mit einem fluoreszierenden Anti-Ig-Antiserum sichtbar gemacht. Das Fluoreszenzmuster gibt Hinweise auf die Spezifität des AK. Es werden nukleäre, zytoplasmatische und mitotische Muster unterschieden (▶ Tab. 22.10). Die Befundung erfolgt anhand des internationalen Standards ICAP (International Consensus on Antinuclear Antibody Pattern), der 28 diskrete Fluoreszenzmuster (ICAP-Code) unterscheidet und benennt. Da häufig Mischformen auftreten, ist eine derartige differenzierte Zuordnung nicht immer möglich. Die Befundung beschränkt sich dann auf die Beschreibung des übergeordneten Musters.
- **ELISA:** Als Antigene (AG) dienen unterschiedlich definierte Zellkernpräparationen. Als Suchtest oft nur geringe Korrelation mit Immunfluoreszenzverfahren.

22.5 Autoantikörperdiagnostik

Tab. 22.10 ANA-Muster

	Übergeordnete Muster	Spezifische Muster nach ICAP	ICAP-Code	Mögliche Zielantigene	Weiterführende Analysen	Mögliche Krankheitsassoziationen
Nukleäre Muster	nukleär homogen	nukleär homogen	AC-1	dsDNA, Nukleosomen, weitere chromatinassoziierte AG	ds-DNA-AK (CLIFT), ds-DNA-AK (ELISA), ds-DNA-AK (Farr RIA), Nukleosomen-AK, Histon-AK	SLE medikamentös induzierter LE juvenile idiopathische Arthritis
	nuklear dicht fein gesprenkelt	nukleär dicht fein gesprenkelt	AC-2	DFS70/LEDGF	DFS70-AK	Exklusionsmarker für systemische autoimmune rheumatische Erkr. (SARD)
	Zentromer	Zentromer	AC-3	CENP-A/-B(/-C)	CENP-B-AK	Progressive systemische Sklerose (PSS; vorwiegend limitiert-kutane Formen, CREST), prim. biliäre Cholangitis
	nukleär fein gesprenkelt	nukleär fein gesprenkelt	AC-4	SS-A/Ro, SS-B/La, Mi-2, TIF1γ, TIF1β, Ku, Scl-70	SS-A-AK (Ro-52, Ro-60), SS-B-AK (La), Mi-2-AK, TIF1-gamma-AK, Ku80-AK, Scl-70-A	SjS, SLE, Dermatomyositis, PSS
	nukleär grob gesprenkelt	nukleär grob gesprenkelt	AC-5	hnRNP, U1RNP, Sm, RNA-Polymerase III	U1-nRNP-AK, Sm-AK, RA-33-AK	Mischkollagenose, SLE, PSS
	nukleäre Punkte	mehrere nukleäre Punkte	AC-6	sp100, PML-Proteine, MJ/NXP-2	Sp-100-AK, NXP2-AK	Prim. biliäre Cholangitis, entzündliche systemische Autoimmunerkr., Dermatomyositis
		wenige nukleäre Punkte	AC-7	p80-Coilin, SMN	Coilin-AK	Selten bei SjS, SLE, PSS und asympt. Personen

Tab. 22.10 ANA-Muster *(Forts.)*

	Übergeordnete Muster	Spezifische Muster nach ICAP	ICAP-Code	Mögliche Zielantigene	Weiterführende Analysen	Mögliche Krankheitsassoziationen
nukleolär	homogen nukleolär	AC-8	PM/Scl-100, PM/Scl-75, Th/To, B23/Nucleophosmin, Nucleolin, No55/SC65	PM/Scl-AK, Th/To-AK	PSS, PSS-Polymyositis-Überlappungssy.	
	schollig nukleolär	AC-9	U3-snoRNP/Fibrillarin	Fibrillarin-AK	PSS	
	punktiert nukleolär	AC-10	RNA Polymerase I, hUBF/NOR-90	NOR-90-AK	PSS, SjS	
nukleär membranös	glatt nukleär randständig	AC-11	Lamin A, Lamin B, Lamin C oder laminassoziierte Proteine	Lamin-AK, Lamin-B-Rezeptor-AK	Selten bei SLE, SjS, seroneg. Arthritis	
	punktiert nukleär randständig AC	AC-12	Kernporenkomplex-Proteine (z. B. gp210)	gp210-AK	Prim. biliäre Cholangitis	

22.5 Autoantikörperdiagnostik

Tab. 22.10 ANA-Muster (Forts.)

	Übergeordnete Muster	Spezifische Muster nach ICAP	ICAP-Code	Mögliche Zielantigene	Weiterführende Analysen	Mögliche Krankheitsassoziationen
	nukleär pleomorph passend zu PCNA	AC-13	PCNA	PCNA-AK	Selten bei SLE u. a. Erkr.	
nukleär pleomorph	nukleär pleomorph passend zu CENP-F	AC-14	CENP-F (Zentromer-Protein p330d)	keine spez. Analysen verfügbar	Selten bei Tumor- u. a. hyperproliferativen Erkr.	
Zytoplasmatisches Muster	zytoplasmatisch fibrillär	zytoplasmatisch linear fibrillär	AC-15	Aktin, nichtmuskuläres Myosin	Aktin-AK	Autoimmunhepatitis
		zytoplasmatisch filamentös fibrillär	AC-16	Vimentin, Zytokeratine	keine spez. Analysen verfügbar	Keine spez. Krankheitsassoziationen
		zytoplasmatisch kurzfaserig	AC-17	Alpha-Aktinin, Vinkulin, Tropomyosin		
	zytoplasmatisch gesprenkelt	zytoplasmatisch diskrete Punkte passend zu GW-Körperchen	AC-18	GWB-Proteine (z. B. GW182, Su/Ago2)	keine spez. Analysen verfügbar	Keine spez. Krankheitsassoziationen
		zytoplasmatisch dicht fein gesprenkelt	AC-19	PL-7, PL-12, EJ, OJ, KS, ribosomale Proteine	PL7-AK, PL12-AK, EJ-AK, OJ-AK, KS-AK, Ribosomales-P-Protein-AK	Anti-Synthetase-Sy. (ASS), Polymyositis/Dermatomyositis (PM/DM), SLE, juveniler SLE, neuropsychiatrischer SLE
		zytoplasmatisch fein gesprenkelt	AC-20	Jo-1 (Histidyl-tRNA Synthetase)	Jo-1-AK	ASS, PM/DM, limitierte PSS, idiopathischer Pleuraerguss

Tab. 22.10 ANA-Muster (Forts.)

	Übergeordnete Muster	Spezifische Muster nach ICAP	ICAP-Code	Mögliche Zielantigene	Weiterführende Analysen	Mögliche Krankheitsassoziationen
Zytoplasmatisches Muster	zytoplasmatisch retikulär	zytoplasmatisch retikulär passend zu AMA	AC-21	AMA-M2 (PDC-E2/M2, BCOADC-E2, OGDC-E2, E1α-Untereinheit, E3BP/Protein X)	AMA-Subtyp M2	Häufig bei prim. biliärer Cholangitis, selten bei PSS u. a. entzündlichen systemischen Autoimmunerkr.
	polar zytoplasmatisch	polar zytoplasmatisch passend zu Golgi	AC-22	Giantin/Makrogolgin, Golgin-95/GM130, Golgin-160, Golgin-97, Golgin-245	keine spez. Analysen verfügbar	Keine spez. Krankheitsassoziationen
	zytoplasmatisch Stäbchen und Ringe	zytoplasmatisch Stäbchen und Ringe	AC-23	IMPDH2	keine spez. Analysen verfügbar	Keine spez. Krankheitsassoziationen; nachweisbar bei HCV-Pat. nach IFN-/Ribavarin-Therapie
Mitotisches Muster	mitotisch	Zentrosomen	AC-24	Pericentrin, Ninein, Cep250, Cep110	keine spez. Analysen verfügbar	Selten bei PSS, Raynaud-Sy. Inf. (Mykoplasmen, Viren)
		Spindelfasern	AC-25	HsEg5		Selten bei SjS, SLE o. a. Kollagenosen
		passend zu NuMA	AC-26	NuMa (nukleärer mitotischer Apparat)		Selten bei SjS, SLE o. a. Erkr.
		interzelluläre Brücken	AC-27	bisher unbekannt	keine spez. Analysen verfügbar	Selten bei PSS, Raynaud-Sy., Malignomen
		mitotische Chromosomenhülle	AC-28	modifiziertes Histon H3, MCA-1		Selten bei diskoidem Lupus erythematodes, CLL, SjS, Polymyalgia rheumatica

22.5 Autoantikörperdiagnostik

Referenzwerte ▶ Tab. 22.11.

Tab. 22.11 Referenzbereiche antinukleäre Antikörper (ANA)	
iIFT	Titer ≤ 1 : 100
ELISA	herstellerspezifisch

Bewertung erhöhter Werte
- Ein pos. ANA-Befund mit bestimmtem Fluoreszenzmuster weist auf eine Autoimmunkrankheit hin (▶ Tab. 22.12). Die Spezifität des AK muss mit weiteren Assays gesichert werden (z. B. ENA). Hohe Titer (> 1 : 320) machen die Diagnose einer Autoimmunkrankheit wahrscheinlicher.
- V. a. SLE: Ein neg. Titer schließt Erkr. mit hoher Wahrscheinlichkeit aus. Die extrem hohen Titer schwanken oft. Sie können nur schlecht für die Beurteilung der Krankheitsaktivität genutzt werden. **Cave:** Bei neg. ANA-Titer und anhaltendem V. a. SLE Untersuchung auf dsDNA-AK anschließen.

Tab. 22.12 Nachweis antinukleärer Antikörper (ANA)	
Erkrankung	Häufigkeit (%)
SLE	95–100
Kutane LE-Formen	20–60
Medikamenteninduzierter LE	95–100
Sharp-Sy.	95–100
CREST-Sy.	95–100
Sjögren-Sy.	50–95
Panarteriitis nodosa	20
Hämolytische Anämie (AIHA)	50
Felty-Sy.	60–95
Rheumatoide Arthritis	20–50
Autoimmunhepatitis	60–100
Primär biliäre Zirrhose (▶ 22.5.9)	40
Virushepatitis (▶ 27.5)	30
Alkoholtoxische Leberzirrhose	30
Alveolitis/Lungenfibrose	20–60
Thyreoiditis	20–40
Leukämien	30–70
Malaria	30
Schwangerschaft	< 10
Bei Schwangerschaftskomplikationen	0–50
Paraneoplastisch	k. A.

Tab. 22.12 Nachweis antinukleärer Antikörper (ANA) *(Forts.)*

Erkrankung		Häufigkeit (%)
Normalpersonen	> 60 J.	bis zu 30
	< 60 J.	bis zu 8

Störungen und Besonderheiten
- Ergebnis von Materialgüte und Untersucher abhängig → eingeschränkte Vergleichbarkeit unterschiedlicher Laboratorien
- Falsch neg. Werte: unter immunsuppressiver Therapie
- Stabilität der Probe: bei 4 °C mehrere Wo., normaler Postversand möglich

22.5.3 Extrahierbare nukleäre Antigene (ENA) $$$

Burkhard Manfras

ENA ist als Oberbegriff für ANA-Spezifitäten noch im Gebrauch (▶ Tab. 22.13) und erklärt sich historisch durch die Extraktion nukleärer, nukleolärer bzw. subzellulärer AG aus dem Zellkern bzw. aus dem Zytoplasma. Heute sind viele der „extrahierbaren" nukleären AG molekular definiert. Es gibt jedoch bisher noch keine einheitliche Nomenklatur. Die Benennung erfolgte entweder nach den Anfangsbuchstaben des Pat., bei dem der entsprechende AK zuerst nachgewiesen wurde (z. B. Sm nach „Smith", Ro, La, Mi, Jo, Ku), nach der biochem. Struktur des AG, gegen das der Auto-AK gerichtet ist (RNP = Ribonukleoprotein) oder nach dem Krankheitsbild, bei dem diese AK zuerst nachgewiesen wurden (SS-A, SS-B: Sjögren-Sy.; Scl-70: Sklerodermie). Seren gesunder Blutspender und von Pat. mit anderen Erkr. sind nur in Einzelfällen positiv.

Tab. 22.13 Nomenklatur der ANA-Spezifitäten (ENA)

Bezeichnung	Charakterisierung	Krankheitsassoziation
U1-RNP	Proteinkomponenten der uridinreichen Ribonukleoproteinkomplexe, 68-kDa-Protein aus dem U1-sn-RNP-Komplex	SLE, SjS, Sklerodermie, Polymyositis, MCTD
Sm	Smith-Antigen (Patientenname), antigene Determinante komplexiert zu snRNA (sn = *small nuclear*)	SLE
SS-A (Ro)	Robert-Antigen (Patientenname) oder *soluble substance A nuclear antigen*, 61-kDa- und 52-kDa-Proteine	SLE, neonataler SLE mit Herzblock, SjS
SS-B (La)	Lane-Antigen (Patientenname) oder *soluble substance B nuclear antigen*, 43-kDa-Protein	SLE, SjS
Scl-70	Scleroderma-Antigen 70 kDa, Topoisomerase I	Sklerodermie, PSS
CENP-B	Zentromer-Protein B	Sklerodermie, CREST-Sy.
Histone	Histonproteine (basische Proteine) und Histonkomplexe	SLE, medikamenteninduzierter LE

Tab. 22.13 Nomenklatur der ANA-Spezifitäten (ENA) *(Forts.)*

Bezeichnung	Charakterisierung	Krankheitsassoziation
PM-Scl	Polymyositis-Sklerodermie-Antigen 100 kDa	Polymyositis-Sklerodermie-Überlappungssy.
PCNA	PCNA-*(proliferating cell nuclear antigen-)*antigene Determinante reagiert mit einem 35-kDa-Protein (Cyclin)	SLE bei 3 % der Pat.
Fibrillarin	Protein des U3-RNP	Sklerodermie, CREST-Sy.

Indikationen Spezifität der erhöhten ANA-Titer, Differenzierung von Kollagenosen und Vaskulitiden.

Untersuchungsmaterial Serum.

Bestimmungsmethode

- **ELISA:** Testqualität abhängig von AG-Fixation auf der Platte. In kommerziellen Assays häufig definierte Komb. Qualitativer Nachweis
- **Immunoblot:** hochempfindlicher, sensitiver Test. Semiquantitativer Nachweis
- **Doppelgeldiffusionstest nach Ouchterlony:** klassische Nachweismethode. Lösliches AG und spez. AK diffundieren und reagieren im Gelmilieu. AG-AK-Reaktion wird als Präzipitationslinie sichtbar. Mit monospez. Referenzseren kann die immunol. Identität und damit die ENA-Spezifität ermittelt werden. Semiquantitativer Nachweis
  - **Vorteile:** paralleler Nachweis mehrerer AG, relativ kostengünstig, hohe diagn. Spezifität für Kollagenosen (niedrigaffine AK werden oft nicht erkannt)
  - **Nachteile:** Ergebnis abhängig von AG-Präparation, schlecht standardisierbar; geringere Empfindlichkeit als ELISA, Immunoblot

Referenzbereiche ELISA, Immunoblot, Doppelgeldiffusion: negativ.

Bewertung erhöhter Werte ▶ Tab. 22.14.

Tab. 22.14 Häufigkeit der wichtigsten kollagenoseassoziierten Autoantikörper

Krankheiten	Autoantikörper	Häufigkeit (%)
SLE	Anti-dsDNA Anti-Histone Anti-Sm Anti-RNP Anti-SS-A/Ro Anti-SS-B/La Anti-PCNA	40–90 70 30 32 35 10–40 3
Medikamenteninduzierter LE	Anti-Histone	95
Subakut-kutaner LE	Anti-SS-A/Ro	65
MCTD	Anti-RNP	95
Sjögren-Syndrom	Anti-SS-A/Ro Anti-SS-B/La	60 40–80

Tab. 22.14 Häufigkeit der wichtigsten kollagenoseassoziierten Autoantikörper *(Forts.)*

Krankheiten	Autoantikörper	Häufigkeit (%)
Sklerodermie	Anti-Scl-70 Anti-PM-Scl	70 3
CREST-Syndrom	Anti-Zentromer	70–80
Myositiden	Anti-Jo-1 Anti-PM-Scl 100	25–30 8

Störungen und Besonderheiten Ergebnis ist von der Qualität der Serumprobe und dem benutzten Testsystem abhängig (eingeschränkte Vergleichbarkeit unterschiedlicher Laboratorien).

22.5.4 Einzelstrang-DNA-Antikörper (ssDNA) $$$

Burkhard Manfras

Indikationen DD der Kollagenosen (s. u.), medikamenteninduzierter Lupus, juvenile RA.

Untersuchungsmaterial Serum.

Bestimmungsmethode ELISA.

Referenzbereich ELISA: < 10 U/ml.

Bewertung erhöhter Werte Die diagn. Relevanz des Parameters ist gering. Bedeutung bei ANA-neg. Kollagenosen. Anti-ssDNA dann in 10–20 % pos.
- **Lupus erythematodes:** pos. bei > 80 % der Pat. mit aktiver Erkr. Auch nachweisbar bei medikamenteninduziertem LE (im Gegensatz zu Anti-dsDNA)
- **Sonstige Erkr.:** (juvenile) RA (35–50 %), fast alle Kollagenosen, Autoimmunhepatitiden

Störungen und Besonderheiten Falsch pos. Werte bei entzündlichen Prozessen, Malignomen. **Cave:** geringe Spezifität für autoimmunol. Erkr.

22.5.5 Doppelstrang-DNA-Antikörper (dsDNA) $$$

Burkhard Manfras

Die Zielantigene dieser Auto-AK-Gruppe sind DNA, DNA-Protein-Komplexe und chromatinassoziierte Proteine.

Indikationen
- SLE: Diagnosesicherung bei pos. Screening auf ANA; V. a. SLE und neg. Screening auf ANA
- Andere Kollagenosen und Autoimmunopathien

Untersuchungsmaterial Serum.

Bestimmungsmethode
- **Radioimmunoassay („Farr-Assay"):** Radioaktiv markierte DNA wird durch AK des Serums gebunden und ausgefällt. Nachweis hochaffiner Auto-AK.

22.5 Autoantikörperdiagnostik

- **ELISA:** hohe Sensitivität, geringe Spezifität (Kreuzreaktion von Auto-AK gegen Einzelstrang-DNA). Als Suchtest vor der aufwendigeren radioaktiven Bestimmung. Im ELISA werden auch niedrigavide dsDNA-AK erfasst.
- **Immunfluoreszenz mit Crithidien:** Kinetoblast der Flagellaten dient als antigenes Target. IFT wie ANA-Bestimmung. Titerangabe möglich. Methode 2. Wahl.

Referenzwerte ▶ Tab. 22.15.

Tab. 22.15 Referenzbereiche Doppelstrang-DNA-Antikörper (dsDNA)

RIA	< 10 U/ml
ELISA	herstellerspezifisch
Crithidia-luciliae-IFT	Titer < 1 : 10

Bewertung erhöhter Werte
- **SLE:** im aktiven Stadium bei 70–95 % nachweisbar (Farr-Assay). Beim medikamenteninduzierten LE kein Nachweis von Anti-dsDNA
- **Andere Autoimmunopathien:** Nachweis zwischen 10 und 30 %. Titerverlauf korreliert in unterschiedlicher Ausprägung mit Krankheitsaktivität. Häufige Assoziation mit Immunkomplexnephritis
- **Gesunde Normalpersonen:** Anti-dsDNA nicht nachweisbar

Störungen und Besonderheiten
- RIA sensitiver als IFT, jedoch weniger spezifisch
- Bei Krankheitsbeginn Nachweis niedrigaffiner AK möglich

22.5.6 Antizytoplasmatische Antikörper $$$

Burkhard Manfras

Auto-AK gegen Translations- und Translokationsproteine, ribosomale und mitochondriale Proteine sowie Proteine des Golgi-Apparats (▶ Tab. 22.16).

Tab. 22.16 Nomenklatur antizytoplasmatischer Antikörper

Bezeichnung	Autoantikörper gegen	Krankheitsassoziation
Jo-1	Histidyl-tRNA-Synthetase	Polymyositis, Dermatomyositis
Non-Jo-1	Aminoacyl-tRNA-Synthetase, z. B. PL-7, PL-12	Polymyositis, Dermatomyositis, Pneumonitis, Myositis, Raynaud-Sy., interstitielle Lungenerkr., Arthritis
SRP	zytoplasmatischer RNP-Komplex und tRNA-ähnliches Molekül *(Signal Recognition Particle)*	Polymyositis

Indikationen
- **Polymyositis, Dermatomyositis:** DD Mischkollagenosen mit assoziierter Polymyositis oder Dermatomyositis; DD Myositiden
- **Antisynthetase-Sy.:** klin. Unterform der Polymyositis

Untersuchungsmaterial Serum.

Bestimmungsmethode
- **ELISA:** Nachweis von AK gegen rekombinante Histidyl-tRNA-Synthetase (Jo-1)
- **Immunfluoreszenz:** HEp-2-Zellen als Substrat. Nicht alle kommerziell angebotenen HEp-2-Zellen sind gleichermaßen zum Screening auf AK gegen tRNA-Synthetasen geeignet. Im Zytoplasma granuläres Fluoreszenzmuster

Referenzbereich ELISA, IFT: neg.

Bewertung erhöhter Werte
- **Jo-1-AK:** Nachweis bei Polymyositis häufiger als bei Dermatomyositis (54 % Polymyositis, 40 % Dermatomyositis, 6 % Myositis bei anderen Kollagenosen). Zusammenhang der Auto-AK-Titer mit der Aktivität der Myositis wird diskutiert. > 50 % der Anti-Jo-1-pos. Pat. haben oder entwickeln eine interstitielle Lungenfibrose.
- **Non-Jo-1-AK:** häufiger bei Dermatomyositis.

Störungen und Besonderheiten Eine granuläre zytoplasmatische Fluoreszenz auf HEp-2-Zellen ist ein Hinweis auf das Vorhandensein von Jo-1-AK. Bei einem Jo-1-typischen Muster in der Immunfluoreszenz an HEp-2-Zellen und fehlendem Nachweis von Anti-Jo-1 im ELISA an AK gegen andere tRNA-Synthetasen denken!

22.5.7 Rheumafaktoren (RF) $$$

Bernhard Otto Böhm

Der klassische RF ist ein Auto-AK der Immunglobulinklasse IgM, der gegen Determinanten des Fc-Teils am IgG-Molekül gerichtet ist. Überwiegend erfolgt die Bestimmung der IgM-Isotypen.

Indikationen Rheumatoide Arthritis (RA; ▶ Tab. 22.17).

Tab. 22.17 Häufigkeit von RF bei Erkrankungen des rheumatischen Formenkreises

Erkrankungen	Häufigkeit (%)
Rheumatoide Arthritis	50–90
Lupus erythematodes	15–35
Sjögren-Syndrom	75–95
Sklerodermie	20–30
Polymyositis/Dermatomyositis	5–10
Kryoglobulinämie	40–100
Mixed Connective Tissue Disease (MCTD)	50–60

Untersuchungsmaterial Serum, Synovialflüssigkeit.

Bestimmungsmethode
- **Rheumafaktor-Globaltest** (IgM):
  - Nephelometrie
  - Waaler-Rose-Test: Agglutinationstest mit Kaninchen-IgG beladenen Schaf-Erys, qualitativer Test
- **Rheumafaktor nach Ig-Klassen:** A, G, D, E: ELISA

Referenzwerte ▶ Tab. 22.18.

Tab. 22.18 Referenzbereiche Rheumafaktor (RF)	
Nephelometrie (IgM)	< 40 U/ml
RF-Klassen (IgA, IgG, IgD, IgE)	vom Testverfahren abhängig

Bewertung RF sind nur in Zusammenhang mit entsprechender klin. Symptomatik verwertbar.

Erhöhte Werte:
- RA: Bei 70–80 % aller Pat. nachweisbar. Bei Pat. mit Rheumaknoten Vaskulitis immer nachweisbar. Progn. Bedeutung: Hohe Titer sind mit schwerem, schnellem Verlauf assoziiert.
- Sonstige Erkr.: chron. Lebererkr., Sarkoidose, interstitielle Lungenerkr., infektiöse Mononukleose (EBV), Hepatitis B, Tbc, Lues, subakut bakt. Endokarditis, Malaria, gesunde Personen nach Impfung oder Transfusion.

Störungen und Besonderheiten
- Dickflüssige Sekrete (Gelenkpunktate etc.) stören Bestimmung.
- Nephelometrie, Waaler-Rose-Test spezifischer, Latexagglutinationstest sensitiver. Diskrepante Befunde aufgrund unterschiedlicher Bestimmungsmethoden möglich.
- RF (meist IgG-Isotyp) in Gelenkpunktaten eher nachweisbar als i. S.
- Stabilität der Probe: stabil bei 4 °C, normaler Postversand möglich.

22.5.8 Antikörper gegen citrullinierte Peptide (Anti-CPA, ACPA)

Bernhard Otto Böhm

Auto-AK gegen citrullinierte Proteine/Peptide haben eine höhere Sensitivität bei der Diagnostik der RA als der Rheumafaktor (RF). Inzwischen wurden die ACPA neben dem RF als diagn. Kriterium in die ACR-Kriterien aufgenommen.

Citrullin ist eine modifizierte Aminosäure, die durch enzymatische Desaminierung (durch Peptidylarginin-Desaminasen) aus Arginin entsteht.

Die gebräuchlichsten ACPA sind anti-CCP (**C**yclische **C**itrullinierte **P**eptide) und anti-MCV (**M**utiertes **C**itrulliniertes **V**imentin).

Indikationen V. a. RA, RF-neg. RA, als Prognoseparameter bei der juvenilen Arthritis.

Untersuchungsmaterial Serum.

Bestimmungsmethode ELISA.

Referenzwerte ▶ Tab. 22.19.

Tab. 22.19 Referenzbereiche Anti-CCP (in U/ml)	
Normbereich	< 7
Grenzbereich	7–10
Positiv	> 10

Bewertung erhöhter Werte Sensitivität der Anti-CCP zum Nachweis einer RA beträgt 60–88 %, die Spezifität 96–99 %. Auch progn. hilfreich, da Positivität v. a. bei erosiver Erkr.

Die komb. Bestimmung mehrerer ACPA (z. B. anti-CCP + anti-MCV) erhöht die Sensitivität für die Diagnosestellung der RA bei gering verminderter Spezifität.

Im Gegensatz zu Anti-CCP-Auto-AK korreliert der Anti-MCV-Auto-AK-Titer mit der Krankheitsaktivität einer RA. Die Höhe des Anti-MCV-Titers ist ein progn. Parameter für das Risiko einer radiol. Progression der RA. Ebenso wie Anti-CCP-Auto-AK sind Anti-MCV-Auto-AK zur Frühdiagnostik der RA geeignet.

22.5.9 Antiphospholipid-Antikörper (APA, ACA) $$$

Burkhard Manfras

Hinsichtlich Spezifität, Isotyp und Affinität sehr heterogene Gruppe von Auto-AK. Sie lassen sich mit drei Testverfahren erfassen: mit Anti-Cardiolipin-AK (ACA), im Lupus-Antikoagulans-Test und mit $β_2$-Glykoprotein I. Ein höhertitriger Nachweis von ACA ist mit einem erhöhten Risiko für rezid. Thrombosen, rezid. Aborte und Thrombopenien verbunden.

Die resultierenden Sy. werden als „prim." oder als „sek." Antiphospholipid-Syndrom (APS) bei Kollagenosen beschrieben. Die Diagnosestellung eines APS beruht immer auf der Durchführung und Bewertung mehrerer Tests, jedoch gibt es bisher keine einheitlichen Vorgaben für die Verwendung der Testsysteme.

Indikationen
- **Prim. APS:** DD rezid. venöse und/oder art. Thrombosen bei Personen < 50 J.; DD ungeklärte habituelle Aborte, insb. Spätaborte; DD Thrombopenie, hämolytische Anämien
- **Sek. APS** (mit gleicher Klinik) bei SLE und Kollagenosen

Untersuchungsmaterial Serum.

Bestimmungsmethode
- ELISA: Cardiolipin-AK für jede Ig-Klasse getrennt bestimmbar
- Lupus-Antikoagulans (▶ 24.13.2)

Referenzwerte ▶ Tab. 22.20.

Tab. 22.20 Referenzbereich Cardiolipin-Antikörper ELISA

Bewertung	IgG (U/ml)	IgM (U/ml)	IgA (U/ml)
Negativ	< 12	< 6	< 10
Grenzwertig	12–18	6–10	10–13
Positiv	> 18	> 10	> 13

Bewertung
Erhöhte Werte:
- **Prim. APS:**
  - Reproduzierbarer Nachweis von APA und/oder Lupus-Antikoagulans
  - Gehäuftes Auftreten von Thrombosen, habituellen Aborten (Plazentainfarkte)
- Sek. APS: ca. 40 % der Pat. mit SLE haben ACA

- Sonstige Erkr.: fast alle Kollagenosen, temporär nach viralen und bakt. Inf., malignen Erkr., hämatopoetischen Systemkrankheiten, Myasthenia gravis, MS, medikamentenassoziierte Lupusphänomene
- **Isotypisierung der ACA:** Auftreten aller drei Ig-Klassen ist beschrieben:
  - **IgG-AK:** korrelieren eher mit venösen Thrombosen.
  - **IgM-AK:** vielfach bei habituellen Aborten oder art. Thrombosen, häufiger bei Kindern.
  - **IgA-AK:** bei Sjögren-Sy. oder Purpura Schoenlein-Henoch.
  - Der Nachweis von Lupus-Antikoagulans ist am stärksten mit einem erhöhten Thromboserisiko assoziiert.
  - Vor einer definitiven Diagnosestellung sollte der Nachweis von Antiphospholipid-AK nach mind. 12 Wo. wiederholt werden. Zu beachten ist die Möglichkeit eines APA-neg. (seroneg.) APS oder eines transient seroneg. APS.

22.5.10 Anti-Neutrophilen-Zytoplasma-Antikörper (ANCA) $$$

Burkhard Manfras

Als ANCA bezeichnet man gegen verschiedene in den Granula neutrophiler Granulozyten und Monozyten lokalisierte Enzyme gerichtete Auto-AK. Sie sind spez. Marker einer Granulomatose mit Polyangiitis (Wegener-Granulomatose). Es besteht auch eine Assoziation mit der mikroskopischen Polyangiitis (MPA), der rasch progredienten Glomerulonephritis und dem Churg-Strauss-Sy.

Es werden zytoplasmatische ANCA (cANCA) und perinukleäre ANCA (pANCA) unterschieden. Atypische cANCA-Befunde werden auch als aANCA bezeichnet, da sie nicht mit Vaskulitiden assoziiert sind.

Indikationen (V. a.) ANCA-assoziierte (prim.) Vaskulitis: Wegener-Granulomatose, nekrotisierende Vaskulitis, MPA, Churg-Strauss-Sy., pulmorenales Sy., RPGN, sklerosierende Glomerulonephritis, CED (überwiegend bei Colitis ulcerosa).

Untersuchungsmaterial Serum.

Bestimmungsmethode
- Indir. IFT: an ethanolfixierten Granulozyten.
- ELISA mit gereinigtem Antigen: cANCA → neutrale Proteinase 3 (PR3-ANCA). pANCA → Myeloperoxidase.
- Als Screeningverfahren sollte der sensitivere IFT verwendet werden; Komb. beider Verfahren erhöht die Sensitivität.

Referenzwerte ▶ Tab. 22.21.

Tab. 22.21 Referenzbereiche Anti-Neutrophilen-Zytoplasma-Antikörper (ANCA)		
Bestimmungsmethode	**cANCA**	**pANCA**
IFT	negativ, ab 1 : 10 positiv	negativ, ab 1 : 10 positiv
ELISA (U/ml)		
• positiv	≥ 15	≥ 15
• grenzwertig	10–15	10–15
• negativ	< 10	< 10

Bewertung
Erhöhte Werte:
- ANCA-assoziierte Vaskulitis (▶ Tab. 22.22)
- Außerdem erhöhte Werte bei Colitis ulcerosa (75 %), prim. sklerosierender Cholangitis (75 %), prim. biliärer Zirrhose (30 %), Enteritis Crohn (20 %), evtl. AIH Typ I

Tab. 22.22 Sensitivität der Anti-Neutrophilen-Zytoplasma-Antikörper (ANCA)

	cANCA (%)	pANCA (%)
Wegener-Granulomatose	60–80	10–20
Mikroskopische Polyarteriitis	20–40	45–60
Churg-Strauss-Syndrom	10–35	30–40

22.5.11 Antikörper gegen TPO

Burkhard Manfras und Bernhard Otto Böhm

Indikationen
- Hypothyreose
- V. a. polyglanduläre Autoimmunerkr.
- Familiäre Prädisposition für SD-Erkr.
- SD-Funktionsstörung in der Schwangerschaft, Risikobeurteilung einer postpartalen Thyreoiditis
- Screening auf SD-Erkr. vor reproduktionsmed. Maßnahmen

Untersuchungsmaterial Serum.

Bestimmungsmethode Immunoassay (EIA, IMA).

Referenzbereich Immunoassay (EIA, IMA): > 60–100 kIU/l (herstellerabhängig).

Bewertung erhöhter Werte Erhöhtes Risiko für subklin. oder manifeste Hypothyreose. Sensitivität > 90 % für Hashimoto-Thyreoiditis und postpartale Thyreoiditis.

Störungen und Besonderheiten Stabilität der Probe: bei 4 °C, normaler Postversand möglich.

22.5.12 Antikörper gegen TSH-Rezeptor (TRAK)

Burkhard Manfras und Bernhard Otto Böhm

Indikationen
- Hyperthyreose mit V. a. Basedow-Krankheit
- V. a. endokrine Orbitopathie
- Abgrenzung zur multifokalen SD-Autonomie (multinoduläre toxische Struma)

Untersuchungsmaterial Serum.

Bestimmungsmethode TSH-Rezeptor-basierter Immunoassay unter Verwendung von porcinem oder humanem TSH.

Referenzwerte Immunoassay, abhängig vom Testbesteck.

Bewertung erhöhter Werte Hohe Sensitivität und extrem hohe Spezifität für M. Basedow.

Störungen und Besonderheiten Stabilität der Probe: bei 4 °C, normaler Postversand möglich.

22.5.13 Antikörper gegen Thyreoglobulin (TG-AK)

Burkhard Manfras und Bernhard Otto Böhm

Indikationen Bei Bestimmung von Thyreoglobulin (TG) mit erniedrigter Wiederfindungsrate bei V. a. Autoimmunthyreoiditis, wenn TPO-AK neg.

Untersuchungsmaterial Serum.

Bestimmungsmethode ELISA.

Referenzwerte EIA, IMA (herstellerabhängig).

Bewertung erhöhter Werte
- Bewertung der Messung von Thyreoglobulin in der Verlaufsbeurteilung differenzierter Schilddrüsen-Ca
- Zeichen residuellen oder metastastischen TG-bildenden SD-Gewebes nach Therapie

Störungen und Besonderheiten Stabilität der Probe: bei 4 °C, normaler Postversand möglich.

22.5.14 Antikörper gegen Nebennierenrindengewebe $$$

Bernhard Otto Böhm

Indikationen DD des Hypokortisolismus mit ACTH-Erhöhung, V. a. autoimmune Polyendokrinopathie, DD Hypogonadismus bei polyglandulärem Autoimmunsy., vermehrtes Hautpigment (POMC-Effekt).

Untersuchungsmaterial Serum.

Bestimmungsmethode
- **IFT:** an normalem Affen- oder humanem NNR-Gewebe der Blutgruppe 0
- **ELISA:** mit Mikrosomenfraktionen der AG aus steroidproduzierenden Zellen. Ziel-AG der Auto-AK sind: 21-Hydroxylase als Schlüsselenzym der Steroidbiosynthese (M. Addison ohne polyglanduläre Komponente), 17α-Hydroxylase des P450-Systems oder Cholesterin-Desmolase *(side-chain cleaving enzyme,* SCC), das den ersten Schritt der Steroidbiosynthese von Chol zu Pregnenolon katalysiert (Auto-AG bei polyglandulärer Autoimmunität Typ I = APS I)

ELISA mit gereinigter 21-Hydroxylase ist spezifischer und sensitiver als IFT-Test. Quantitativer Nachweis.

Referenzwerte ▶ Tab. 22.23.

Tab. 22.23 Referenzbereich Antikörper gegen Nebennierenrindengewebe und gegen 21-Hydroxylase

	AK gegen NNR-Gewebe	AK gegen 21-Hydroxylase
IFT	negativ	
ELISA		negativ

Bewertung erhöhter Werte
- **Hypokortisolismus mit AK-Nachweis:** autoimmune Form des M. Addison, polyglanduläre Autoimmunität (APS Typ 15, Typ 2)
- **Hypokortisolismus ohne AK-Nachweis:** Hypokortisolismus nach Tbc, NNR-Metastasen (Bronchial-, Mamma-Ca, malignes Melanom), NNR-Einblutung (Waterhouse-Friderichsen-Sy., Antikoagulanzientherapie)

Störungen und Besonderheiten   Stabilität der Probe: bei 4 °C stabil, normaler Postversand möglich.

22.5.15 Antikörper gegen Spermatozoen $$$

Bernhard Otto Böhm

Indikationen   Infertilität und Fertilitätsstörungen; bei Männern Auto-AK; bei Frauen AK vom IgA-Typ.

Untersuchungsmaterial   Serum, Zervixsekret, Ejakulat.

Bestimmungsmethode   ELISA.

Referenzbereich   Abhängig vom Assay, sehr variable Ergebnisse.

Bewertung erhöhter Werte   Bei 10–12 % d. F. ungeklärter Sterilität lassen sich AK der Klasse IgG oder IgA gegen Spermatozoen nachweisen. Die für die Infertilität relevanten Ziel-AG sind noch nicht ausreichend definiert. **Cave:** Autoagglutination bei der mikroskopischen Untersuchung des Ejakulats ergibt einen Hinweis auf AG-AK-Reaktionen ggü. Eiweißbestandteilen der Spermatozoen.

Störungen und Besonderheiten   Stabilität der Probe: bei 4 °C stabil, normaler Postversand möglich.

22.5.16 Antikörper gegen Inselzellen (ICA) $$$

Bernhard Otto Böhm

Die Bestimmung der Inselzell-AK mittels IFT ist ein Globaltest, der eine heterogene Gruppe von Auto-AK darstellt, die gegen unterschiedliche Inselzell-AG (Glutamat-Decarboxylase [GAD], IA-2 u. a.) gerichtet sind. GADA- und IA2-AK decken mehr als 90 % aller Inselzell-AK-Populationen ab. Die Sensitivität des IFT ist abhängig von der Güte des eingesetzten Pankreasgewebes. Die Reproduzierbarkeit des ICA-Tests ist bei niedrigen und mittleren AK-Titern beschränkt. Testsysteme, die auf den gereinigten Inselzellantigenen beruhen, können aussagekräftiger sein.

Bei jüngeren Pat. (bis zur Pubertät) und Probanden in der prädiabetischen Phase findet sich häufig folgende AK-Konstellation: ICA pos., mittelhohe Titer von GADA, Insulin-AK pos. (bestimmt im RIA-Test). Im mittleren und höheren Alter dagegen sind ICA pos., und es fallen erhöhte Titer gegen GAD und IA-2 auf, während Insulin-AK eher neg. sind.

Indikationen
- Diab. mell. Typ 1: ätiopathogenet. Abklärung, Risikoabschätzung bei Erstgradverwandten von Typ-1-Diabetikern (Risikobeurteilung), ätiol. Zuordnung eines GDM
- DD Typ-1-/Typ-2-Diab.
- V. a. autoimmune Polyendokrinopathie

Bestimmungsmethode IFT an humanem Pankreasgewebe der Blutgruppe 0.

Referenzbereich IFT: < 2 JDF-Einheiten (JDF = *Juvenile Diabetes Foundation*).

Bewertung
Erhöhte Werte:
- Nachweis bei 80 % der Typ-1-Diabetiker zum Zeitpunkt der Manifestation (Klasse IgG)
- Nachweis bei 5 % der Erstgradverwandten von Typ-1-Diabetikern ohne klin. Manifestation
- ICA-Positivität bei GDM: Marker für einen Typ-1-Diab., der sich in der Schwangerschaft manifestiert hat
- Hochtitrige ICA: Marker für einen sich zukünftig entwickelnden Typ-1-Diab. (bei Erstgradverwandten eines Typ-1-Diabetikers: Erkrankungseintritt nach 5 J. bis zu 20–50 %)

Störung und Besonderheiten
- Bei Vorliegen von ANA ist der IFT nicht auswertbar.
- Stabilität der Probe: bei 4 °C stabil, normaler Postversand möglich.

22.5.17 Anti-Glutamat-Decarboxylase-AK (GADA) $$$

Bernhard Otto Böhm

Test weist AK gegen das Inselzellantigen (GAD65) nach. Ergebnisse besser reproduzierbar als beim Globaltest (ICA-Test, ▶ 22.5.16).

Indikationen
- Typ-1-Diab.: ätiopathogenet. Abklärung, Risikoabschätzung bei Erstgradverwandten von Typ-1-Diabetikern, ätiol. Zuordnung eines GDM, DD Diab. mell. Typ 1 bzw. LADA-Typ oder Diab. mell. Typ 2
- Abklärung einer autoimmunen Polyendokrinopathie

Untersuchungsmaterial Serum, Plasma.

Bestimmungsmethode
- **Immunpräzipitationstest** mit radioaktiv markierter GAD (spez., hochsensitiv)
- **ELISA-Test** (spez., wenig sensitiv)

Ergebnisse werden häufig in arbiträren, testabhängigen Units angegeben.

Referenzbereich ▶ Tab. 22.24.

Tab. 22.24 Referenzbereich Anti-Glutamat-Decarboxylase-Autoantikörper (GADA)

ELISA	< 1.500 IU/ml
Immunpräzipitation	Abhängig vom Testsystem (< 10 % Bindung der Radioaktivität)

Bewertung erhöhter Werte
- Nachweis bei 90 % der Typ-1-Diabetiker bei Manifestation der Erkr.; bei Manifestation > 20. Lj. häufig hohe AK-Titer
- Nachweis bei 5–7 % der Erstgradverwandten von Typ-1-Diabetikern ohne klin. Manifestation
- Nachweis bei 0,5 % der Normalbevölkerung im Altersbereich bis 20 J.

Störungen und Besonderheiten Stabilität der Probe: bei 4 °C stabil, normaler Postversand möglich.

22.5.18 IA2-AK (Tyrosin-Phosphatase-Antikörper) $$$

Bernhard Otto Böhm

Test weist AK gegen das Inselzellantigen Tyrosin-Phosphatase nach. Ursprüngliche namensgebende Bezeichnung: Insulinoma-2-assoziierte Auto-AK. Auto-AK gegen den immunogenen C-terminalen Teil werden auch als ICA512-AK bezeichnet.

Indikationen
- Diab. mell. Typ 1: ätiopathogenet. Abklärung, Risikoabschätzung bei Erstgradverwandten von Typ-1-Diabetikern, ätiol. Zuordnung eines GDM, DD Diab. mell. Typ 1/Typ 2
- Abklärung einer autoimmunen Polyendokrinopathie

Untersuchungsmaterial Serum, Plasma.

Bestimmungsmethode Immunpräzipitationstest gegen radioaktiv markiertes Inselzellantigen IA2.

Referenzbereich Je nach Bestimmungsmethode; ▶ 22.5.17.

Bewertung erhöhter Werte Die Titerhöhe steht in einer engen Beziehung zum Manifestationszeitpunkt des Diab., d. h., der Titer ist beim Auftreten der Hyperglykämie i. d. R. am höchsten.
- Nachweis bei 70 % der Typ-1-Diabetiker in Abhängigkeit von der Erkrankungsdauer.
- Nachweis bei 5 % der Erstgradverwandten von Typ-1-Diabetikern ohne klin. Manifestation.
- Nachweis bei 0,5–1 % gesunder Kontrollpersonen.
- Erhöhte Titer gehen mit erhöhtem Erkrankungsrisiko für einen Typ-1-Diab. einher. Komb. mit Anti-GAD erhöht den prädiktiven Wert.

Störungen und Besonderheiten Stabilität der Probe: Bei 4 °C stabil; normaler Postversand möglich.

22.5.19 Antikörper gegen Insulin (IAA) $$$

Bernhard Otto Böhm

AK gegen Rinder-, Schweine- oder (selten) Humaninsulin. Unter der Insulintherapie eines Diab. mell. können zunehmend höhere Insulindosen notwendig werden. AK entstehen auch bei der Behandlung mit Analoginsulinen.
IAA spielen v. a. in der Diagnostik bei Kindern eine Rolle, da die Sensitivität mit zunehmendem Alter abnimmt.

Indikationen V. a. Insulinresistenz bei insulinpflichtigem Diab. mell. (Insulinbedarf pro d > 1,4 IE Insulin/kg KG).

Untersuchungsmaterial Serum.

Bestimmungsmethode ELISA.

Bewertung erhöhter Werte
- Hochtitrige AK: häufiger bei einer subkutanen Insulintherapie mit Rinderinsulin

- Niedrige AK-Titer: bei Langzeitanwendung von hochgereinigtem Schweineinsulin oder Humaninsulinen
- Niedrige, aber auch hochtitrige AK: bei Langzeitanwendung von Analoginsulinen
- ELISA-Test: ermöglicht keine Differenzierung der Speziesspezifität der Auto-AK

Störungen und Besonderheiten
Falsch niedrige Werte: Geringe Insulin-Auto-AK-Titer bei prädiab. Insulitis entgehen i. d. R. dem ELISA-Nachweis (geringe Sensitivität). RAI sind sensitiver als die kommerziell verfügbaren ELISA-Systeme, stehen Routinelaboratorien jedoch nicht zur Verfügung.

22.5.20 AK gegen glomeruläre Basalmembran (Anti-GBM) $$$

Bernhard Otto Böhm

Die AK werden auch häufig als Goodpasture-AK bezeichnet. Sie richten sich gegen Typ-IV-Kollagen. Daneben gibt es AK, die andere Epitope erfassen, oder AK gegen Entactin, Laminin und weitere Intermediärfilamente.

Indikationen Goodpasture-Sy.: DD RPGN, Hämoptoe, Hämoptysen (▶ Tab. 22.25).

Tab. 22.25 Differenzialdiagnose Autoantikörperspektrum bei pulmorenalen Syndromen

Antikörper	Grundkrankheit
Anti-GBM-AK	Goodpasture-Sy., Anti-GBM-Glomerulonephritis
cANCA (IFT, ELISA)	Wegener-Granulomatose, idiopathische RPGN
pANCA (IFT, ELISA)	Mikroskopische Polyarteriitis, Churg-Strauss-Sy., idiopathische RPGN
Anti-dsDNA	Lupus erythematodes
Kryoglobuline	Kryoglobulinämie
Ohne Auto-AK	Purpura Schoenlein-Henoch, postinfektiöse Glomerulonephritis

Untersuchungsmaterial Serum.

Bestimmungsmethode Immunoassay mit gereinigtem AG, indir. IFT.

Referenzbereich Testabhängige Referenzwerte beachten. Titer < 1 : 10.

Bewertung erhöhter Werte
- **AK-Nachweis im Serum:** Pos. Test im ELISA stellt Diagnosekriterium dar. Bestätigung durch IFT und Immunhistologie. Fehlender AK-Nachweis schließt die Diagnose eines Goodpasture-Sy. nahezu aus.
- **Immunhistol. Nachweis:** typische lineare IgG-Ablagerungen an der Basalmembran. Ziel-AG ist der C-Terminus der α3(IV)-Kette des Typ-IV-Kollagens in alveolären und glomerulären Basalmembranen.

Störungen und Besonderheiten
- Falsch pos. Reaktionen: SLE u. a. Erkr. mit polyklonaler Ig-Vermehrung; immer Bestätigungstest durchführen
- Stabilität der Probe: bei 4 °C, normaler Postversand möglich

22.5.21 Autoantikörper bei Lebererkrankungen

Bernhard Otto Böhm

Bei V. a. eine autoimmune Lebererkr. hat der Nachweis von Auto-AK eine hohe diagn. Wertigkeit. 10–20 % der chron. Hepatitiden sind autoimmuner Ätiologie.

Merke

Ein fehlender Auto-AK-Nachweis schließt eine autoimmune Lebererkr. nicht aus, während auch bei prim. nicht autoimmunen Lebererkr. Auto-AK auftreten können.

Auto-AK, die eine diagn. Rolle spielen, sind ▶ Tab. 22.26 und ▶ Tab. 22.27 zu entnehmen.

Tab. 22.26 In der Diagnostik von Lebererkrankungen relevante Autoantikörper

Autoantikörper	Autoimmunhepatitis (AIH)	Primär biliäre Zirrhose (PBC)	Primär sklerosierende Cholangitis (PSC)
ANA	50	50	25
AMA	10	95	–
ASMA	50	10	15
ANCA	50	5	80
SLA/LP	25	–	–
LKM	10	–	–

Tab. 22.27 Autoantikörperprofile bei Lebererkrankungen

Erkrankung	AK	Ig	M : F	Begleiterkrankungen
AIH Typ Ia	ANA SMA	IgG ↑	5 : 1	M. Basedow, autoimmune Thyreopathie, RA
AIH Typ Ib	ANA	IgG ↑	2 : 1	M. Basedow, autoimmune Thyreopathie, RA
AIH Typ IIa	LKM-1 LC-1	IgG ↑	2 : 1	Vitiligo, autoimmune Thyreopathie, Diab. mell. Typ 1
LKM1-pos. Hepatitis C	LKM-1 HCV	IgG ↑	2 : 1	
Ehemals AIH Typ III, jetzt zu Typ I gehörig	SLA LP	keine	5 : 1	

22.5 Autoantikörperdiagnostik

Tab. 22.27 Autoantikörperprofile bei Lebererkrankungen *(Forts.)*

Erkrankung	AK	Ig	M : F	Begleiterkrankungen
PBC (▶22.5.22)	AMA (M2) Sp-100 Gp210	IgM ↑	7 : 1	ATD
PSC	pANCA AK gegen *E. coli*		1 : 1	Colitis ulcerosa

AK gegen lösliche Leberantigene (Zytokeratine); AK: Antikörperprofil; Ig: quantitative Veränderung der Immunglobuline; ATD = *autoimmune thyroid disease*

22.5.22 ANA mit hoher Spezifität für Lebererkrankungen

Bernhard Otto Böhm

Das **Antigen der SP-100-AK** ist ein lösliches Kernprotein von 100 kD. Die AK werden in der Immunfluoreszenz als multiple Punkte im Kern sichtbar *(multiple nuclear dots)*.
Das **Antigen Gp210** ist ein integrales Membranglykoprotein der Zellkernhülle und Bestandteil der Kernpore.
„Leberblot" = Immunoblot zur Differenzierung autoimmuner Lebererkr. mit Nachweis der typischen Auto-AK

Indikationen   V. a. PBC, Autoimmunhepatitis (AIH).

Untersuchungsmaterial   Serum.

Bewertung erhöhter Werte   Der Nachweis von gp210-AK ist hochspez. für die PBC (99 %) bei niedriger Sensitivität (10–40 %) und gilt als Hinweis auf eine schlechte Prognose.
Der Nachweis von SP-100-AK ist ebenfalls spez. für eine PBC (Spezifität ca. 95 %, Sensitivität 10–30 %), kann aber auch selten bei progressiver Sklerodermie und bei SLE gefunden werden.

Störungen und Besonderheiten   Stabilität der Proben: stabil bei 4 °C, normaler Postversand möglich.

22.5.23 Antikörper gegen Mitochondrien (AMA) $$$

Bernhard Otto Böhm

Es existieren insg. 9 Subtypen antimitochondrialer AK (M1–M9). Von bes. Bedeutung sind AK gegen das M2-Antigen, das von der 2-Oxosäure-Dehydrogenase/Pyruvat-Dehydrogenase repräsentiert wird und v. a. Ziel-AG von Auto-AK bei prim. biliärer Zirrhose (PBC) ist.
Ein pos. Nachweis von AMA im IFT wird ergänzt durch die AMA-Spezifizierung in einem ELISA- oder Immunoblot-Testsystem (AMA-IFT = grobgranuläre zytoplasmatische Fluoreszenz). Da die Sensitivität des AMA-IFT relativ gering ist, sollte bei klin. V. a. eine PBC auch bei neg. AMA-IFT die Bestimmung von AMA M2 im Immunoassay erfolgen.

Indikationen   V. a. PBC, AIH.

Untersuchungsmaterial   Serum.

Bestimmungsmethode
- Indir. IFT: HEp-2-Zellen oder proximale Nierentubuli als Substrat. Erfassung aller Subtypen. Qualitativer Nachweis
- ELISA: quantitativer Nachweis
- Immunoblot: Differenzierung der Untereinheiten M1–M9

Bewertung erhöhter Werte
- **PBC:** AMA-Nachweis in 95 % d. F., AK gegen M2 bei 90–95 % der Pat. Die Bedeutung der übrigen Subtypen antimitochondrialer Auto-AK wird zurzeit kontrovers diskutiert. M4, M8, M9 sind evtl. als Prognoseparameter geeignet. Titerreduktion bzw. neg. AK-Befunde unter Behandlung sind möglich. Häufige Zusatzbefunde bei PBC: AP ↑, IgM ↑ in 80–90 %, Chol ↑, Kryoglobuline
- Sonstige Erkr.: AIH, Lues (IFT)

Störungen und Besonderheiten Stabilität der Proben: stabil bei 4 °C, normaler Postversand möglich.

22.5.24 Antikörper gegen glatte Muskulatur (SMA) $$$

Bernhard Otto Böhm

Es wird eine heterogene Gruppe von AK gegen Intermediärfilamente der glatten Muskulatur nachgewiesen. Antigene sind Mikrofilamente, Mikrotubuli und Intermediärfilamente verschiedener Substrate. Hauptsächlich wird polymerisiertes Aktin als AG erkannt.

Indikationen Chron. aktive Hepatitis, Polymyositis, Postkardiotomie-Sy., Postmyokardinfarkt-Sy. (Dressler-Sy.).

Untersuchungsmaterial Serum.

Bestimmungsmethode Immunfluoreszenz (IFL) an Rattennierengewebe, Fibroblastenkulturen.

Referenzwerte IFL: neg.

Bewertung erhöhter Werte
- **Chron. aktive Hepatitis:** DD zwischen AIH Typ Ia (SMA-pos.) und Virushepatitis
- **Polymyositis:** in 30 % SMA nachweisbar, wichtiger ist die Bestimmung von CK, Aldolase und LDH
- **Virusinf.:** zeitlich begrenztes Auftreten der AK (IgM >> IgG-AK), Begleitphänomen

Störungen und Besonderheiten Stabilität der Probe: bei 4 °C stabil; normaler Postversand möglich.

22.5.25 Antikörper gegen Liver-Kidney-Mikrosomen-Antigen (LKM) $$$

Bernhard Otto Böhm

LKM-AK erkennen Antigene des Cytchrom-P450-Systems aus Leber und Niere. Im Immunoblot stellt sich eine Bande bei einem Molekulargewicht von 50 kDa, gelegentlich eine zweite Bande bei 52 kDa dar. Es lassen sich drei unterschiedliche Antigene definieren: LKM-1 (Cytochrom P450 IID6), LKM-2 (Cytochrom P450 IIC9) und LKM-3 (UDP-Glukuronyltransferase).

Indikationen V. a. Autoimmunhepatitis.

Untersuchungsmaterial Serum.

Bestimmungsmethode
- IFT: an Nieren- und Lebergewebe (Screeningtest)
- Immunoblot: mit mitochondrialen oder mikrosomalen zytosolischen AG

Referenzwerte ▶ Tab. 22.28.

Tab. 22.28 Referenzbereiche Antikörper gegen Liver-Kidney-Mikrosomen-Antigen (LKM-AK)

IFT	negativ
Immunoblot	negativ

Bewertung erhöhter Werte
- AIH Typ II: Anti-LKM (Subklasse LKM-1) pathognomonisch für die Erkr.
- DD: bei Hepatitis C in 2–10 % d. F. Anti-LKM (Subklasse LKM-1), bei Hepatitis D in 20–30 % d. F. Anti-LKM (Subklasse LKM-3)
- Immunol. vermittelte Arzneimittel-Hepatitis (Tycrinafen): Anti-LKM (Subklasse LKM-2) sind spezifisch

Störungen und Besonderheiten Stabilität der Probe: bei 4 °C stabil, normaler Postversand möglich.

22.5.26 Antikörper gegen Soluble-Liver-Antigen/Leber-Pankreas-Antigen (SLA/LP) $$$

Bernhard Otto Böhm

SLA/LP-Antikörper sind gegen das Enzym O-phosphoseryl-tRNA:selenocysteinyl-tRNA-synthase (SepSecS) gerichtet. Sie weisen im Immunoblot eine Bande des Molekulargewichts von 51 kDa auf. SLA/LP-Antikörper sind hochspezifisch für eine AIH Typ I, haben aber eine geringe Sensitivität.

Indikationen Autoimmunhepatitis.

Untersuchungsmaterial Serum.

Bestimmungsmethode Immunoblot.

Referenzwerte Immunoblot: neg.

Bewertung Erhöhte Werte sind bei AIH Typ I pathognomonisch.

Störungen und Besonderheiten Stabilität der Probe: bei 4 °C stabil, normaler Postversand möglich.

22.5.27 Antikörper gegen LC-1 (LC-1)

Bernhard Otto Böhm

Das Zielantigen von Anti-LC-1-Antikörpern das Enzym Formiminotransferase-Cyclodeaminase (FTCD). Die AK kommen meist in Assoziation mit anti-LKM-1-AK vor, insb. bei AIH-Typ II. Im Immunfluoreszenztest fallen sie durch eine charakteristische intensive zytoplasmatische Markierung auf.

Indikationen Autoimmunhepatitis.

Untersuchungsmaterial Serum.

Bestimmungsmethode ELISA, Immunoblot.

Referenzwerte Immunoblot: neg.

Bewertung Der Nachweis von anti-LC-1-AK ist insb. bei gleichzeitigem Nachweis von anti-LKM-AK diagn. für eine AIH Typ II. Insb. bei Kindern mit dieser Form der Autoimmunhepatitis kann der Nachweis von anti-LKM-AK aber fehlen.

Störungen und Besonderheiten Stabilität der Probe: bei 4 °C stabil, normaler Postversand möglich.

22.5.28 Antikörper gegen PLA2-Rezeptor und THSD7A $$$

Burkhard Manfras und Bernhard Otto Böhm

Phospholipase-A2-Rezeptor-Antikörper (PLA2-R-AK) finden sich i. S. von ungefähr 75 % der Pat. mit prim. membranöser Glomerulonephritis (MGN), THSD7A-AK bei 2,5–5 %; Doppelspezifitäten < 2 %.
Beide AK werden auf der Podozytenmembran exprimiert. PLA2-R-AK weisen eine hohe Sensitivität (78 %) und Spezifität (99 %) bzgl. MGN auf.

Indikationen
- DD des nephrotischen Sy.: prim. membranöse Glomerulonephritis (MGN)
- DD der prim. und sek. MGN
- Verlaufsparameter zur Einschätzung der Erkrankungsaktivität
- Therapiekontrolle bei MGN mit Anti-B-Zell-Agenzien, z. B. Rituximab
- Verlaufskontrolle der MGN nach Nierentransplantation zur Früherkennung eines Rezidivs im Transplantat

Untersuchungsmaterial Serum.

Bestimmungsmethode Immunoassay (iIFT, EIA).

Referenzbereich Immunoassay (iIFT, EIA): negativ.

Bewertung erhöhter Werte Diagnose der prim. MGN.

Störungen und Besonderheiten Stabilität der Probe: bei 4 °C, normaler Postversand möglich.

22.5.29 Antikörper gegen Parietalzellen des Magens (PCA) $$$

Bernhard Otto Böhm

Auto-AK gegen die Protonenpumpe zeigen Untergang der Parietalzellen des Magens an. Folgen sind verminderte Säuresekretion (Achlorhydrie) und Intrinsic-Factor-Mangel durch verminderte Synthese mit Vit.-B$_{12}$-Malabsorption (Vit. B$_{12}$, Schilling-Test ▶ 13.1.5; Homocysteinspiegel – biochem. Vit.-B$_{12}$-Mangel ▶ 6.8), funikulärer Myelose (▶ 13.1.4) und perniziöser Anämie (▶ 23.1.2).

Indikationen Perniziöse Anämie, chron. atrophische Typ-A-Gastritis, SD-Autoimmunität, V. a. immune Polyendokrinopathie.

Untersuchungsmaterial Serum.

Bestimmungsmethode ELISA mit gereinigtem Zielantigen der Parietalzellen (H$^+$-K-Adenosin-Triphosphatase). Quantitativer Nachweis (▶ Tab. 22.29).

Tab. 22.29 Nachweis von Partietalzellantikörpern

Erkrankung	Häufigkeit (%)
Perniziöse Anämie	80–90
Chron. atrophische Gastritis Typ A	20–30
Polyendokrinopathie	70–80
Postpartale Thyreoiditis	0–70
Normalpersonen	
Männer: Frauen:	bis 10 bis 20

Referenzbereich ELISA: < 10 U/ml (Referenzwerte des eingesetzten Testsystems beachten).

Bewertung erhöhter Werte ▶ Tab. 22.29.

Störungen und Besonderheiten Stabilität der Probe: bei 4 °C stabil, normaler Postversand möglich.

22.5.30 Antikörper gegen Intrinsic-Factor

Bernhard Otto Böhm

Indikationen Perniziöse Anämie, chron. atrophische Typ-A-Gastritis, Schilddrüsenautoimmunität, V. a. immune Polyendokrinopathie.

Untersuchungsmaterial Serum.

Bestimmungsmethode ELISA mit gereinigtem Intrinsic-Faktor. Quantitativer Nachweis (▶ Tab. 22.30).

Referenzbereich ELISA: Referenzwerte des eingesetzten Testsystems beachten. Test besitzt hohe Spezifität, aber geringere Sensitivität ggü. PCA-Test.

Bewertung erhöhter Werte

Tab. 22.30 Nachweis von Intrinsic-Factor-Antikörper

Erkrankung	Häufigkeit (%)
Perniziöse Anämie	50–60
Normalpersonen	0–8

22.5.31 Antikörper gegen Transglutaminase (tTG) $$$

Bernhard Otto Böhm

Auto-AK der Klasse IgA gegen Gewebstransglutaminase Typ 2. Auto-AK der Klasse IgA und IgG gegen Gewebstransglutaminase (früher als Endomysium-AK bezeichnet).

Indikationen
- Zöliakie, glutensensitive Enteropathie einheimische Sprue (Screening und Verlaufsbeurteilung)
- Dermatitis herpetiformis
- Unklare Anämie (Eisen- und/oder Zinkmangel)
- Gedeih- und Wachstumsstörungen bei Kindern
- Zeichen der Malassimilation
- Vorliegen weiterer organspez. Autoimmunerkr. (Typ-1-Diab., Autoimmunthyreoiditis)
- Unklare Erhöhung der Transaminasen
- Unklare Neuropathie

Untersuchungsmaterial Serum.

Bestimmungsmethode ELISA mit humaner Transglutaminase (tTG) als AG.

Referenzwerte ELISA: herstellerabhängig.

22.5.32 Antikörper gegen Gliadin $$$

Bernhard Otto Böhm

AK gegen Gliadin treten zusammen mit AK gegen Endomysium bei der Zöliakie auf. Es sind keine Auto-AK, nur Hinweis auf eine Immunreaktion/Allergisierung gegen das Fremdprotein Gliadin.

Indikationen
- Zöliakie, glutensensitive Enteropathie, einheimische Sprue (Screening und Verlaufsbeurteilung)
- Dermatitis herpetiformis
- Unklare Anämie (Eisen- oder/oder Zinkmangel)
- Gedeih- und Wachstumsstörungen bei Kindern
- Zeichen der Malassimilation
- Vorliegen weiterer organspez. Autoimmunerkr. (Typ-1-Diab., Autoimmunthyreoiditis)
- Unklare neurol. Symptomatik, Neuropathie

Untersuchungsmaterial Serum.

Bestimmungsmethode ELISA mit gereinigtem Gliadin als AG.

Referenzwerte ELISA: abhängig vom Testbesteck, altersabhängig.

Bewertung erhöhter Werte
- **Zöliakie, einheimische Sprue:** Spezifität und Sensitivität > 90 % (IgA-AK). Die Titerhöhe ist assoziiert mit Zottenatrophie, unter glutenfreier Kost Normalisierung der AK-Titer (s. u.). Die Komb. aus Gliadin-AK und Transglutaminase-AK (▶ 22.5.31) erreicht bzgl. des Vorliegens einer Zöliakie die höchste Sensitivität und Spezifität. Bei pos. AK-Befund besteht eine Indikation zur Dünndarmbiopsie.
- **Dermatitis herpetiformis:** Bis zu 90 % der Pat. haben gleichzeitig eine milde Verlaufsform einer Zöliakie.

Störungen und Besonderheiten
- Bei IgA-Mangel ist ein IgG-AK-Test notwendig.
- Unter glutenfreier Diät können die AK-Titer abfallen und eignen sich daher auch als „Compliance-Marker".

- Falsch pos. Befunde: möglich bei mikrobiell verunreinigten Proben, hämolytischen und lipämischen Proben.
- Stabilität der Probe: bei 4 °C, normaler Postversand möglich.

22.5.33 Antikörper gegen quergestreifte Muskulatur $$$

Bernhard Otto Böhm

> **Autoantikörper bei neuronalen Erkrankungen**
> Der Auto-AK-Diagnostik kommt Relevanz zu bei:
> - Neuronalen Erkr. des ZNS
> - Immunvermittelten Neuropathien
> - Paraneoplastischen neuronalen Sy.

AK sind gegen verschiedene Antigene gerichtet (z. B. Aktin, Myosin, Connectin, α-Aktinin u. a.).

Indikationen V. a. Myasthenia gravis.

Untersuchungsmaterial Serum.

Bestimmungsmethode Indir. IFT an quergestreifter Skelettmuskulatur.

Referenzwerte Indir. IFT: neg. bei Titer < 1 : 100.

Bewertung erhöhter Werte
- **Myasthenia gravis:** AK-pos. sind 95 % der Pat. mit Thymom und 30 % ohne Thymom. Pat. mit okulärer Myasthenie weisen niedrige AK-Spiegel auf. Alternative: Bestimmung von spez. AK gegen Acetylcholinrezeptoren in Speziallaboratorien (pathognomonisch)
- Hepatitis, Polymyositis

Störungen und Besonderheiten Stabilität der Probe: bei 4 °C stabil, normaler Postversand möglich.

22.5.34 Acetylcholinrezeptor-Antikörper (AchR-AK)

Bernhard Otto Böhm

Indikationen Myasthenia gravis, belastungsabhängige Muskelschwäche, die sich in Ruhe wieder bessert.

Untersuchungsmaterial Serum.

Bestimmungsmethode RIA.

Referenzbereich **RIA:** < 0,4 nmol/l.

Bewertung erhöhter Werte
! Radioimmunol. Messung der AchR-AK ist der empfindlichere und spezifischere diagn. Test für Myasthenia gravis
- Generalisierte Erkr.: > 0,4 nmol/l erhöhter AchR-AK-Titer → die Erkr. beweisend
- Okuläre Manifestation: falsch neg. Testergebnisse möglich, ca. 50 % AchR-AK-Positivität

Störungen und Besonderheiten Stabilität der Probe: bei 4 °C stabil, normaler Postversand möglich.

22.5.35 Anti-myelinassoziiertes Glykoprotein-AK (Anti-MAG-AK)

Burkhard Manfras und Bernhard Otto Böhm

> **Immunvermittelte Polyneuropathie**
> Einige Formen der immunvermittelten Polyneuropathien können durch den Nachweis von spez. Auto-AK im Serum diagnostiziert und differenziert werden. Die AK-Bildung richtet sich in einigen Fällen gegen ein Glykoprotein in der Zellmembran von Myelinscheiden (myelinassoziiertes Glykoprotein, MAG), in anderen Fällen gegen saure Glykosphingolipide, Ganglioside, als Bestandteil der Zellmembranen von Neuronen.

Die AK-Bildung richtet sich gegen das myelinassoziiertes Glykoprotein (MAG), ein Glykoprotein in der Zellmembran von Myelinscheiden.
Polyneuropathien in Assoziation mit Paraproteinämien: meist symmetrische, distal betonte und im Verlauf oft chron. progrediente Symptomatik.
Anti-MAG-AK sind in ca. 50 % d. F. bei monoklonalen IgM-Gammopathien ursächlich an der Demyelinisierung der betroffenen Nervenbahnen beteiligt. Vorwiegen von IgM-AK.

Indikationen
- Polyneuropathie: V. a. immunvermittelte Polyneuropathie
- Polyneuropathie bei monoklonaler Gammopathie

Untersuchungsmaterial   Serum.

Bestimmungsmethode   Immunblot-Technik, EIA, IFT.

Bewertung   Anti-MAG-AK kommen am häufigsten bei IgM-monoklonaler Gammopathie (IgM-MGUS) vor, jedoch auch beim M. Waldenström u. a. B-Zell-Lymphomen.

Störungen und Besonderheiten   Stabilität der Probe: bei 4 °C stabil; normaler Postversand möglich.

22.5.36 Anti-Gangliosid-IgG-Antikörper

Burkhard Manfras und Bernhard Otto Böhm

Die Ganglioside stellen eine Strukturfamilie der Glykosphingolipide dar. AK gegen Ganglioside sind bei ca. 60 % der Pat. mit einem Guillain-Barré-Sy. (GBS) nachweisbar, insb. in der akuten Phase, und somit als Krankheitsmarker einsetzbar.
Es erfolgt eine Unterteilung der Spezifitäten in drei Gruppen anhand der epitopgebenden Ganglioside. Anti-GQ1b-AK sind spez. für das Miller-Fisher-Sy., eine Variante des GBS.

Indikationen
- Polyneuropathie: V. a. immunvermittelte Polyneuropathie
- V. a. GBS

Untersuchungsmaterial   Serum.

Bestimmungsmethode   EIA; Immunoblot-Technik.

Störungen und Besonderheiten   Stabilität der Probe: bei 4 °C stabil; normaler Postversand möglich.

22.5.37 Neuronale-Antigene-Profil

Bernhard Otto Böhm

Indikationen
- Paraneoplastische neurol. Sy. (PNS)
- Paraneoplastisches Kleinhirn-Sy.

Untersuchungsmaterial Serum.

Bestimmungsmethode Immunoblot-Technik.

Bewertung
Pos. Immunoblot-Befund: Immunoblot ist Suchtest auf eine Vielzahl neuronaler Antigene wie Amphiphysin, CV2/CRMP5, PNMA2 (Ma2/Ta), Ri, Yo. Bei Positivität dringender V. a. ein paraneoplastisches Immunphänomen.

Störungen und Besonderheiten Stabilität der Probe: bei 4 °C stabil; normaler Postversand möglich.

22.5.38 Antikörper gegen Desmosomen (Desmoglein 1 und 3-AK) sowie gegen BP 230 und BP 180

Burkhard Manfras und Bernhard Otto Böhm

AK-Bestimmungen gegen Desmoglein 3 und 1 (zum Nachweis von Pemphigus vulgaris und Pemphigus foliaceus) sowie gegen BP 230 und BP 180 (zum Nachweis des bullösen Pemphigoids) erfolgen mittels spez. ELISA. Die übrigen autoimmunen bullösen Dermatosen werden i. Allg. mittels dir. Immunfluoreszenz einer Hautbiopsie diagnostiziert.

Indikationen Bullöse Hauterkr., V. a. Pemphigus vulgaris, V. a. bullöses Pemphigoid.

Untersuchungsmaterial Serum.

Bestimmungsmethode ELISA.

Bewertung Der AK-Nachweis gegen Desmoglein 3 und 1 ergibt eine zuverlässige Diagnose des Pemphigus vulgaris. Die Titer sind mit der Krankheitsaktivität korreliert. In 25 % d. F. mit bullösem Pemphigoid fällt der AK-Nachweis im Serum neg. aus.

Störungen und Besonderheiten Stabilität der Probe: bei 4 °C stabil; normaler Postversand möglich.

22.6 Allergiediagnostik

Bernhard Otto Böhm

22.6.1 Gesamt-IgE $$$

Indikationen
- Allergische Erkr., atopischer Formenkreis: extrinsisches Asthma bronchiale, Neurodermitis atopica, Rhinitis allergica, Conjunctivitis allergica, Urtikaria, Quincke-Ödem, allergisches Ekzem, Verlaufs- und Therapiekontrolle bei Hyposensibilisierung

- Parasitäre Erkr. durch Helminthen, Therapiekontrolle
- DD Eosinophilie
- Hyper-IgE-Sy., T-Zell-Defekte

Untersuchungsmaterial Serum.

Bestimmungsmethode Immunoassay.

Referenzbereiche ▶ Tab. 22.31.

Tab. 22.31 Referenzbereiche Immunglobulin E (IgE)

Alter (J.)	Referenzbereich (U/ml)
0–1	< 7
1–2	< 9
Bis 3	< 6
Bis 4	< 24
Bis 7	< 46
Bis 10	< 63
Bis 14	< 116
Ab 14	< 120

Bewertung
- **Erhöhte Werte:**
  - Atopien: IgE < 25 U/ml → Atopie unwahrscheinlich (DD beachten); IgE = 25–100 U/ml → Graubereich; IgE > 100 U/ml → Atopie sehr wahrscheinlich. Die Höhe ist abhängig vom Zeitpunkt der Bestimmung (saisonale Schwankungen bei Pollen), Anzahl auslösender Allergene und Erkr. (extrinsisches Asthma > Rhinitis allergica). **Cave:** Normales IgE schließt Atopie nicht aus.
  - Sonstige Erkr.: Parasitosen, Dermatosen, T-Zell-Defekte, Verbrennungen, akute GvHD, IgE-Plasmozytom (▶ 22.2.3), Hyper-IgE-Sy.
- **Erniedrigte Werte:** Immundefekte, Ataxia teleangiectatica.

Störungen und Besonderheiten
- Normalbereiche abhängig von der verwendeten Methodik. Hämolytische Seren beeinträchtigen die Messung.
- Stabilität der Proben: stabil bei 4 °C; normaler Postversand möglich.

22.6.2 Allergenspezifisches IgE $$$

Indikationen Spezieller V. a. Atopie, Ekzem, Typ-I-Allergie, Monitoring bei Hyposensibilisierung.

Untersuchungsmaterial Serum.

Bestimmungsmethode
- **Radio-Allergo-Sorbent-Test (RAST), Enzymimmunoassay (CAP-RAST, ImmunoCAP):** Spez. Allergene werden an eine Matrix gekoppelt und mit Pat.-Serum inkubiert. Sind spez. IgE-AK i. S. vorhanden, binden sie das AG und können mit einem Antiserum radioaktiv oder enzymchem. nachgewie-

sen werden. Zusammenstellung individueller Allergene nach Anamnese und Vorbefund.
- **Multiallergen-Test:** geeignete Allergenkombinationen auf Streifen, Plättchen oder Stiften gebunden, die mit Serum inkubiert werden. Auswahl der Antiallergenkomb. nach Rücksprache mit dem durchführenden Labor.
- **UniCAP®-System:** Die Allergene sind an ImmunoCAP gekoppelt. Die Testdurchführung erfolgt vollautomatisch. Das Referenzsystem ist am WHO-Standard kalibriert. Die Ergebnisse werden quantitativ in kU/l angegeben. Der Hersteller bietet entsprechende Allergenmischungen an, bei pos. Befund können Einzelallergene eingesetzt werden.

Referenzbereiche ▶ Tab. 22.32.

Tab. 22.32 Referenzbereiche allergenspezifisches IgE

RAST-Klasse	Titerhöhe (semiquantitativ)
0	nicht messbar
1	niedrig
2	mäßig hoch
3	hoch
4	sehr hoch
UniCAP®	quantitative Angabe < 0,35 kU/l

Bewertung Kein RAST als Screeninguntersuchung. Bewertung immer im Zusammenhang mit Anamnese, Hauttests und evtl. Provokationstests. RAST ermöglicht den Nachweis spez. IgE-AK bei den Soforttyp-Allergien. Sensitivität und Spezifität bei einzelnen Allergenen sind sehr unterschiedlich. Gute Korrelationen zwischen RAST und klin. Bild bestehen bei Inhalations- und Kontaktallergenen, unsichere Korrelation bei Nahrungsmittelallergenen. Die Ergebnisse mit dem UniCAP®-System werden quantitativ in kU/l angegeben. Der Messbereich beträgt 0,35–100 kU/l und wird in 6 Klassen unterteilt.

> Bei widersprüchlichen Ergebnissen von Anamnese, Haut- und Provokationstests sind die klin. Verlaufsuntersuchung und eine neue Gewichtung der vorliegenden Allergietests entscheidend.

Störungen und Besonderheiten
- UniCAP® nicht indiziert bei IgE-Spiegeln < 50 IU/ml beim Erw. bzw. < 10 IU/ml bei Kindern. Pos. Ergebnis sehr unwahrscheinlich.
- Hohe Fehlerrate (falsch pos. und falsch neg. Ergebnisse). Häufig sind AK auch bei Gesunden nachweisbar.
- Mögliche Interferenz mit allergenspez. IgG-AK und somit falsch neg. Resultate.
- Ein zellulärer Antigenstimulationstest (CAST) wurde neu entwickelt, der allergische Reaktionen indir. über die Messung von Sulfidoleukotrienen erfassen kann.

22.6.3 Allergenspezifisches IgG $$$

Indikationen Typ-II-Erkr. wie exogen allergische Alveolitis, bronchopulmonale Aspergillose.

Untersuchungsmaterial Serum.

Bestimmungsmethode Immunelektrophorese, Doppelimmundiffusion gegen Rohextrakte. Alle Verfahren sind aufwendig und nur in einzelnen Laboratorien verfügbar.

Referenzbereich Methodenabhängig.

Bewertung Der Nachweis präzipitierender IgG-AK ist zur Definition des auslösenden Antigens bei exogen allergischer Alveolitis geeignet. Präzipitine sind bei 80–90 % aller Erkrankten nachweisbar.

Störungen und Besonderheiten
Bronchoalveoläre Lavage (BAL): bei exogen-allergischer Alveolitis starke Vermehrung von CD8-Lymphozyten, bestimmten Zytokinen und Chemokinen, IgA und IgE.

22.6.4 Basophilendegranulation $$$

Indikationen V. a. allergische Soforttyp-Reaktion in Ergänzung zu anderen diagn. Verfahren, v. a. bei unklaren und widersprüchlichen Resultaten.

Untersuchungsmaterial Heparinblut.

Bestimmungsmethode Inkubation basophiler Granulozyten nach Anreicherung aus Heparinblut mit geeignetem AG. Bestimmung des Histamingehalts im Überstand als Ausdruck allergiebedingter Degranulation. Messung mittels Fluorometrie oder RIA.

Referenzbereich Referenzwerte für allergeninduzierte Histaminfreisetzung (als Konz. oder Prozent der max. Histaminfreisetzung) laborabhängig.

Bewertung eines positiven Basophilendegranulationstests Hoher Aussagewert für das Vorliegen einer klin. relevanten Sensibilisierung. Der Vorteil der Methode liegt darin, dass individuelle AG getestet werden können, für die keine kommerzielle RAST-Bestimmung erhältlich oder eine Hauttestung nur schwer standardisierbar ist.

Störungen und Besonderheiten Die Durchführung des Basophilendegranulationstests erfordert einen hohen personellen, technischen und zeitlichen Aufwand. Der Probenversand wird nicht empfohlen.

22.7 Lymphozytentypisierung $$$

Burkhard Manfras, Bernhard Otto Böhm und Birgid Neumeister

22.7.1 Grundlagen

Die Zellen des peripheren Blutes können aufgrund der unterschiedlichen Expression von Differenzierungsantigenen unterschieden werden. Insb. Lymphozyten können so entsprechend ihrem AG-Muster klassifiziert werden. Zum Nachweis der Differenzierungsantigene stehen mit verschiedenen Fluoreszenzfarbstoffen markierte monoklonale AK zur Verfügung, die sog. „Differenzierungsclustern" zugeordnet sind (CD = *Cluster of Differentiation*). Die Differenzierungsantigene werden durch korrespondierende monoklonale fluoreszenzmarkierte AK gebunden und emittieren nach Anregung durch geeignetes Laserlicht. Durch Mehrfachmarkierung mit unterschiedlichen monoklonalen AK können so AG-Muster zur Darstellung gebracht werden, die eine Klassifizierung der dieses Muster tragenden Zellen sowie ihre Quantifizierung erlaubt (Durchflusszytometrie). Die quantitative Analyse von Lymphozytensubpopulationen hat diagn. Bedeutung, insb. für die Abklärung von Immundefektkrankheiten.

Indikationen
- V. a. zelluläre Immundefekterkr. (HIV-Inf., Aids)
- Analytik bei Leukämien, Lymphomen, myelodysplastischen Erkr. (▶ 22.7.1)
- Diagnostik von Lungenerkr.

Untersuchungsmaterial EDTA-Blut, BAL.

Bestimmungsmethode
Durchflusszytometrie: EDTA-Blut wird mit geeigneten AK-Mischungen inkubiert. Die kernhaltigen Zellen werden nach Streulichtmuster aufgetrennt und entsprechend ihrem Markierungsprofil identifiziert. Eine gleichzeitige Zellzählung und Differenzierung erlauben die quantitative Angabe gefärbter Zellen pro Volumeneinheit Blut (i. d. R. pro µl). Eine weitere valide Aussage gestattet die Angabe der Relativwerte (in %) bezogen auf die zu untersuchende Zellpopulation, z. B. Lymphozyten.

Referenzbereiche ▶ Tab. 22.33.

Tab. 22.33 Referenzbereiche Lymphozytensubpopulation				
Subpopulation	**0–2 J.**	**2–6 J.**	**7–17 J.**	**18–70 J.**
Gesamtlymphozyten				
Absolut	4.000–6.100	2.200–3.500	1.900–2.900	1.300–1.900
Relativ	43–63	38–52	35–45	27–34
B-Lymphozyten				
Absolut	1.000–1.600	440–770	260–510	160–270
Relativ	22–29	16–24	13–19	11–16
Natürliche Killerzellen				
Absolut	270–1.100	190–360	180–340	130–250
Relativ	7,0–21	7,0–14	7,0–15	8,0–15
T-Lymphozyten				
Absolut	2.400–3.300	1.500–2.500	1.400–2.200	1.000–1.500
Relativ	58–64	66–72	68–74	71–79
CD4-T-Lymphozyten				
Absolut	1.600–2.200	900–1.500	640–1.200	600–980
Relativ	36–50	33–43	33–45	43–54

Tab. 22.33 Referenzbereiche Lymphozytensubpopulation (Forts.)				
Subpopulation	0–2 J.	2–6 J.	7–17 J.	18–70 J.
CD8-T-Lymphozyten				
Absolut	820–1.600	700–1.200	640–900	420–660
Relativ	20–30	29–36	30–36	28–37
CD4/CD8-Ratio	1,3–2,6	0,9–1,4	1,0–1,5	1,2–1,9

Bewertung
- **HIV-Inf./Aids:** Eine Verminderung der CD4-Lymphozyten (relativ, absolut) ist ein regelmäßiger Befund im Verlauf der HIV-Inf. Die Lymphozytendifferenzierung ist ein Klassifikationskriterium der HIV-Inf. nach CDC (Centers of Disease Control, ▶ Tab. 22.34). Lymphozytendifferenzierung bei Erstdiagnostik sowie zur monatl. Verlaufskontrolle bei schweren Immundefekten einsetzen (Referenzbereiche ▶ Tab. 22.33)
- **BAL:** wichtiger Baustein bei der Abklärung interstitieller Lungenerkr. Verteilung der Lymphozytensubpopulationen im zirkulierenden Blut beachten:
  – Sarkoidose: „CD4-Alveolitis". CD4/CD8-Quotienten ≥ 5 diagn. hilfreich
  – Exogen allergische Alveolitis, „CD8-Alveolitis": CD4/CD8-Quotienten < 1,0

Tab. 22.34 CDC-Klassifikation der HIV-Infektion (CDC 1993)				
	CD4$^+$ Zellen	A	B	C
1	> 500/µl	A1	B1	C1
2	200–500/µl	A2	B2	C2
3	< 200/µl	A3	B3	C3

A: asympt., akute HIV-Inf., persistierende Lymphadenopathie; **B:** sympt., weder A noch C; **C:** Aids-definierende Erkr. (z. B. PcP, CMV-Inf., Toxoplasmose-Enzephalitis)

Störungen und Besonderheiten Lymphozytensubpopulationen im zirkulierenden Blut unterliegen situationsabhängigen Schwankungen, die insb. bei Verlaufsbeobachtungen in die Beurteilung der Ergebnisse einbezogen werden sollten.

22.7.2 Immunologische Leukozytendifferenzierung $$

Birgid Neumeister

Zur Differenzierung path. Blutbilder werden zunehmend immunol. Differenzierungsverfahren mittels monoklonaler AK gegen Differenzierungsantigene angewendet.

Indikationen
- Differenzierung von Leukämien, malignen Lymphomen, myeloproliferativen Erkr. und Immundefekterkr.
- ! Hauptdomäne der immunol. Lymphozytendifferenzierung außerhalb der Leukämie-Klassifizierung ist die Bestimmung der CD4$^+$ Lymphozyten zum Monitoring von HIV-Pat.

Untersuchungsmaterial
- 10–20 ml Heparin- oder EDTA-Blut oder 2 ml KM-Blut.
- Lufttrocknete Blut- und KM-Ausstriche oder -Ausschnitte.
- Die Blutprobe sollte nicht älter als 24 h sein, da für die Untersuchung intakte Zellen benötigt werden.

Bestimmungsmethode Nachweis von Differenzierungsantigenen mittels monoklonaler AK, die mit Fluoreszenzfarbstoffen (dir. IFT, Durchflusszytometrie) oder mit Enzymen (Immunzytochemie) markiert sind. Die Differenzierungsantigene werden in einer sog. CD-Nomenklatur geordnet und mit laufenden Nummern bezeichnet. Dieser Katalog erweitert sich ständig (▶ Tab. 22.35).

Tab. 22.35 Immunologische Leukozytendifferenzierung

Zelllinienzugehörigkeit	Typische Oberflächenmarker
B-Lymphozyten	HLA-DR, Oberflächenimmunglobuline, CD19, CD20, CD22, CD24, CD79
T-Lymphozyten	CD1, CD2, CD3, CD4, CD5, CD7, CD8
Myeloische Zellen	CD11b, CD13, CD14, CD15, CD16, CD24, CD33, CD38, CD65

CD4-Lymphozyten < 400/µl weisen auf das Erreichen des CDC-Stadiums IVa *(Aids-related complex)* oder des Stadiums IVb (Aids-Vollbild, zusätzlich schwere opportunistische Infektionen) hin.

Bei der Charakterisierung von Leukämien kommen zunehmend auch molekularbiol. Methoden zum Einsatz. So werden in Leukämiezellen Chromosomen-Rearrangements, Onkogene, Mutationen, Deletionen von Tumorsuppressorgenen sowie klonale Ig- und T-Zell-Rezeptor-Gen-Rearrangements nachgewiesen.
Kosten: je nach Antiserum $$.

Bewertung Da der Katalog der Differenzierungsantigene und die immunphänotypische Klassifikation der akuten Leukämien einer ständigen Weiterentwicklung unterworfen ist, werden hier nur im Überblick bereits etablierte Assoziationen zwischen Oberflächenmarker und Klassifizierung von akuten Leukämien wiedergegeben.

22.8 Hauttests $$$

Burkhard Manfras und Bernhard Otto Böhm

Zahlreiche Verfahren stehen zur Verfügung, die allesamt experimentellen Charakter haben. Die früher in der Routine verwendete In-vivo-Funktionsprüfung von Immunzellen durch eine Batterie von Hauttests (z. B. Multitest-Merieux) ist nicht mehr verfügbar.

22.9 Zytokine und Zytokinrezeptoren

Bernhard Otto Böhm

22.9.1 Grundlagen

Zytokine sind Botenstoffe, die zu den wichtigsten Kommunikationssignalen zwischen humanen Zellen zählen. Jede lebende kernhaltige Zelle produziert Zytokine.

Die Liste der wichtigsten Zytokine ist umfangreich und kann in zahlreiche Familien untergliedert werden.

Viele Botenstoffe haben derzeit ausschließlich experimentelle Bedeutung. Einige Zytokine und Zytokinrezeptoren sowie Chemokine sind von klin.-praktischen Nutzen.

Die Zytokinrezeptoren vermitteln das Zytokinsignal in das Zellinnere und sind damit für die Auslösung der biol. Wirkung verantwortlich. Neben membrangebundenen Rezeptoren gibt es eine Vielzahl von löslichen Rezeptoren, die bei der Zellaktivierung freigesetzt werden und mit der Aktivität von immunvermittelter Erkr. korrelieren; i. d. R. blockieren lösliche Rezeptoren die Aktivität des spez. Zytokins. Einzelne Zytokinrezeptoren können jedoch auch eine eigenständige biol. Wirkung entfalten.

22.9.2 Löslicher Interleukin-2-Rezeptor (sIL-2Rα)

Marker der T-Zell-Aktivierung. T-Zellen exprimieren erst nach ihrer Aktivierung den IL-2-Rezeptor (IL2-R). Der sIL-2Rα entsteht durch proteolytische Spaltung der α-Kette des membrangebundenen IL-2-Rezeptors. Da die Freisetzung proportional zur Expression ist, ist der Nachweis des sIL-2Rα ein dir. Maß für die T-Zell-Aktivierung bei zellvermittelten Immunprozessen.

Indikationen
- Verlauf bei Organtransplantation: Früherkennung von Komplikationen wie Abstoßungsreaktionen und Inf.
- Aktivitätsbeurteilung der Sarkoidose und lymphoproliferativer Erkr.

Untersuchungsmaterial Serum, Plasma.

Bestimmungsmethode ELISA. Es stehen Kits verschiedener kommerzieller Anbieter zur Verfügung.

Referenzbereich Normaler Befund: < 1.000 IU/ml (abhängig vom Testsystem).

Bewertung Nur die Verlaufsuntersuchung lässt eine Aussage über eine mögliche zelluläre Aktivierung bei beginnenden Komplikationen i. R. der Organtransplantation zu. Eine Aussage über die Art der zu erwartenden Komplikationen ist nicht möglich. Erhöhte Werte finden sich auch bei organspez. Autoimmunität.

Störungen und Besonderheiten Bei ther. AK-Behandlung, die i. R. von Transplantationen verabreicht wird, kann es zum temporären Anstieg der Serumkonz. kommen. Die Proben sollten umgehend bearbeitet werden. Bei längerer Aufbewahrung ist eine Lagerung bei −20 °C bzw. −70 °C empfehlenswert.

22.9.3 Interleukin 6 (IL-6)

IL-6 ist das wichtigste Zytokin für die Synthese der Akute-Phase-Proteine in der Leber. Es zählt zu den proinflammatorischen Zytokinen und wird mit der Entzündungsreaktion verstärkt durch zahlreiche Immunzellen (hauptsächlich Makrophagen, dendritische Zellen, Lymphozyten), u. a. aber auch von Endothelzellen und Fibroblasten, ausgeschüttet. Die Bestimmung von IL-6 in Plasma oder Serum ist als Prognoseparameter bei verschiedenen entzündlichen Prozessen gut untersucht. Ihr kommt eine bes. Bedeutung in der Früherkennung schwerer neonatol. Inf. zu.

Indikationen Früherkennung einer neonatalen Sepsis und Trauma, Sepsis/SIRS. Verlaufsbeurteilung bei ARDS.

Untersuchungsmaterial Serum und Plasma.

Untersuchungsmethode ELISA.

Referenzbereich Normaler Befund (Plasma): < 10 pg/ml (abhängig vom Testsystem).

Bewertung Eine erhöhte IL-6-Konz. ist ein Hinweis für einen ablaufenden Entzündungsprozess, der unterschiedliche Ursachen haben kann. Beim SIRS findet sich eine starke Aktivierung des Monozyten-Makrophagen-Systems mit stark erhöhten Konz. von IL-6 und TNF-α. Hohe Konz. von > 1.000 pg/ml sind mit einer ungünstigen Prognose assoziiert.

Störungen und Besonderheiten Die Proben sollten umgehend bearbeitet werden. Bei längerer Aufbewahrung ist die Lagerung bei –20 °C bzw. –70 °C empfehlenswert.

22.9.4 Interleukin 8 (IL-8)

IL-8 zählt zu den Chemokinen, einer Superfamilie induzierbarer proinflammatorischer Mediatoren, die an verschiedenen Arten der Immunantwort beteiligt sind. Sie wirken prim. chemotaktisch und können unterschiedliche Leukozyten spez. aktivieren.
IL-8 zählt aufgrund der Struktur der aminoterminalen Cysteine zur Klasse der CXC-Chemokine. Es wird von Immunzellen (wie Monozyten und Makrophagen) sowie von Nicht-Immunzellen (wie Endothel- oder Epithelzellen) produziert. Krankheitszustände, bei denen gramneg. Erreger beteiligt sind, führen zu einem sehr frühen und starken Anstieg von IL-8.

Indikationen IL-8 ist als früher Prognoseparameter von bakt. Inf., insb. gramneg. Bakterien geeignet. Darüber hinaus eignet es sich zur Früherfassung von Sepsis und Traumakomplikationen sowie bei der neonatalen Sepsis. Der IL-8-Spiegel in der bronchoalveolären Lavage (BAL) kann zur Früherfassung eines ARDS, z. B. nach Trauma oder Verbrennung, herangezogen werden.

Untersuchungsmaterial Plasma, BAL.

Bestimmungsmethode ELISA.

Referenzbereich Normaler Befund: < 10 pg/ml (in BAL-Flüssigkeit nicht ausreichend standardisiert).

Bewertung Es besteht eine Korrelation zwischen Schwere und Prognose der Inf. und der Höhe des IL-8-Spiegels. Eine Sepsis durch gramneg. Bakterien führt sehr früh zu einem starken Anstieg der IL-8-Konz. Hierauf gründet sich eine Therapieentscheidung hinsichtlich der Wahl der erforderlichen Antiinfektiva. Dieser Zusammenhang ist für fieberhafte Erkr. bei neutropenischen Pat. gut untersucht.
Ansonsten ist eine erhöhte IL-8-Konz. als Marker für einen ablaufenden Entzündungsprozess unterschiedlicher Genese anzusehen. Hohe Plasmakonz. > 2.000 pg/ml deuten auf eine gramneg. Sepsis hin. Werte < 2.000 pg/ml schließen eine Bakteriämie, insb. durch grampos. Erreger, nicht aus und erfordern daher ein ebenso überlegtes Management der vorliegenden Akutsituation.

Störungen und Besonderheiten Es wird empfohlen, die Probe sofort zu bearbeiten; bei längerer Aufbewahrung ist die Lagerung bei –20 °C bzw. –70 °C erforderlich.

22.9.5 Tumornekrosefaktor alpha (TNF-α)

TNF-α ist der Prototyp eines proinflammatorischen Zytokins, das bei einer akuten Inf. oder bei SIRS hohe Plasmakonz. erreichen kann u. a. Entzündungsmarkern vorgeschaltet ist. Bei chron. Infektionsprozessen wird TNF-α ebenfalls in mäßig erhöhten Konz. nachweisbar und vermittelt einen Globaleindruck von der Aktivität der zugrunde liegenden Entzündungsprozesse.

Indikationen
Im Plasma:
- Nachweis und Verlaufsbeurteilung systemischer Inf. (Sepsis) und einer überschießenden Entzündungsreaktion (SIRS)
- Aktivitätsbeurteilung chron. Entzündungsreaktionen

Im Liquor:
- Differenzierung der bakt. Meningitis von anderen Meningitiden
- Aktivitätsbeurteilung der MS

Untersuchungsmaterial
Serum, Plasma, Liquor.

Bestimmungsmethode
ELISA. Es stehen Kits verschiedener Anbieter zur Verfügung, die z. T. an eigene Geräte gebunden sind. Die Ergebnisse sind leider nicht vergleichbar.

Referenzbereich
Normaler Befund: < 20 pg/ml, abhängig vom Testsystem.

Bewertung
TNF-α eignet sich lediglich als proinflammatorischer Marker eines ablaufenden Entzündungsprozesses, der unterschiedlichste Ursachen haben kann. Differenzialdiagn. Schlussfolgerungen sind nicht möglich. Leider führen die verfügbaren Testsysteme zu stark abweichenden Ergebnissen. Es kommt hinzu, dass die tatsächliche Konz. von TNF-α durch lösliche TNF-Rezeptoren kaschiert sein kann, sodass die TNF-α-Bestimmung derzeit wissenschaftlichen Fragestellungen vorbehalten bleiben muss.

Störungen und Besonderheiten
- Die Proben müssen unmittelbar verarbeitet werden. Lagerung bei –70 °C ist auf alle Fälle empfehlenswert.
- Parallel zur Freisetzung von TNF-α werden auch die TNF-Rezeptoren gebildet, um die potenziell schädliche Wirkung des Zytokins zu neutralisieren.
- Mit den kommerziellen Testsystemen werden unterschiedliche Ergebnisse erzielt, je nachdem, welcher TNF-Anteil im Assay (freies TNF-α, gebundenes TNF-α etc.) erfasst wird.
- Bei der ther. Anwendung von TNF-α-AK oder löslichen TNF-Rezeptoren kann die TNF-α-Konz. nicht sachgerecht erfasst werden.

23 Hämatologie

Birgid Neumeister

23.1 Diagnosestrategie 442
23.1.1 Grundlagen 442
23.1.2 Anämie 442
23.1.3 Polyglobulien 447
23.1.4 Leukozytopenie 447
23.1.5 Leukozytose 447
23.2 Erythrozytenparameter 448
23.2.1 Erythrozyten $ 448
23.2.2 Hämatokrit $ 449
23.2.3 Hämoglobin $ 450
23.2.4 MCV $ 450
23.2.5 MCH $ 452
23.2.6 MCHC $ 452
23.2.7 Retikulozyten $ 453
23.2.8 Erythrozytenenzyme $$ 454
23.3 Hämoglobinparameter 455
23.3.1 Freies Hämoglobin $ 455
23.3.2 Nachweis pathologischer Hämoglobinvarianten $$–$$$ 455

23.4 Erythropoetin $$$ 457
23.5 Analyte des Eisenstoffwechsels 457
23.5.1 Grundlagen 457
23.5.2 Ferritin $$ 458
23.5.3 Transferrin, Transferrinsättigung, löslicher Transferrin-Rezeptor $ 459
23.5.4 Eisen $ 461
23.5.5 Desferrioxamin-Test $$ 462
23.5.6 Hepcidin $$$ 463
23.5.7 Zink-Protoporphyrin (ZnPP) $$$ 463
23.6 Leukozyten-Parameter 464
23.6.1 Leukozyten $ 464
23.6.2 Differenzialblutbild $ 465
23.7 Blutkörperchensenkungsgeschwindigkeit (BSG) $ 468

23.1 Diagnosestrategie

23.1.1 Grundlagen

Die Bestimmung von Hämoglobin (Hb), Erythrozytenzahl, Leukozytenzahl, Hämatokrit (Hkt) und Erythrozytenindizes wird als **kleines Blutbild** bezeichnet. Es ist als Screeninguntersuchung bei V. a. Störungen der Hämatopoese und als präventivmed. Untersuchung ausreichend.
Zusätzliche Differenzierung der Leukozyten und Bestimmung der Thrombozytenzahl → **großes Blutbild**. Indikationen: Leukozytose, Leukopenie, Infektionen, Intoxikationen, Tumor- und Systemkr. sowie Störungen der Hämostase.

Normwerte ▶ Tab. 23.1.

Tab. 23.1 Normwerte	
Erythrozyten	♀ 3,5–5 × 10^{12}/l; ♂ 4,3–5,9 × 10^{12}/l
Hkt	♀ 33–43 %; ♂ 39–49 %
Hb	♀ 12,0–15,0 g/dl; ♂ 13,6–17,2 g/dl
MCV	Erw.: 81–100 fl
MCH	Erw.: 27–34 pg
MCHC	Erw.: 32–36 g/dl
Leukozyten	Erw.: 4–10 × 10^9/l
Thrombozyten	Erw.: 150–400 × 10^9/l

23.1.2 Anämie

Anämie ist definiert als Verminderung der Hb-Konz. unter einen alters- und geschlechtsspez. Normbereich (▶ 23.3).

Basisdiagnostik

Bestimmung von Erys, Hb, Hkt, MCV, MCH, MCHC, Retikulozytenzahl. Entscheidend ist die prim. Differenzierung nach folgenden Kriterien:
- Morphol. Differenzierung mittels Färbeindizes: MCV, MCH, MCHC (mikro-, normo-, makrozytär?)
- Pathophysiol. Differenzierung: Retikulozyten → Unterscheidung in hypo- oder hyperregeneratorisch

Weiterführende Diagnostik

Ätiol. Differenzierung (▶ Abb. 23.1):
- Eisenmangel oder Eisenverwertungsstörungen: Ferritin (▶ 23.5.2), Transferrin (▶ 23.5.3), Serumeisen (▶ 23.5.4)
- Beurteilung der gesamten Hämatopoese: Diff-BB (▶ 23.6.2), KM-Biopsie
- Hämolyseparameter: Bili (▶ 9.2.1), LDH (▶ 5.3), Haptoglobin (Hp) (▶ 6.3.5)
- Ausschluss einer Niereninsuff. (Erythropoetinmangel): Urinstatus (▶ 15.1.2), Krea (▶ 9.1.2), Erythropoetin (▶ 23.4)
- Ausschluss eines Vit.-B_{12}- oder Folsäuremangels: Vit. B_{12} (▶ 13.1.4), Folsäure (▶ 13.1.6)

- Abgrenzung von Hyperhydratation bei Niereninsuff., iatrogen durch zu große Zufuhr von Infusionslsg., Syndrom der inadäquaten ADH-Sekretion (SIADH → vermehrte ADH-Sekretion), Hyperaldosteronismus (primär, sekundär):
  - Gleichsinnige Veränderung von Hkt (▶ 23.2.2), Hb (▶ 23.2.3), Serumeiweiß
  - Zur Differenzierung nach hyper-, iso-, hypotoner Hyperhydratation osmolar wirksame Substanzen (Serumnatrium, Harnstoff, Glukose) sowie Serumosmolarität bestimmen (▶ 11.2.5)
  - Endokrinol. Abklärung (▶ 18.2.2)
- Ausschluss einer Infektion: BSG (▶ 23.7), CRP (▶ 6.4.3), spez. infektiol. Untersuchungen
- Suche nach okkultem Blut im Stuhl (▶ 15.2.2), bei Verdacht Suche nach weiteren Blutungsquellen (Gastroskopie, Koloskopie, gyn. Konsil)
- Malignomausschluss
- Medikamentenanamnese (toxische Arzneimittel?)
- Ausschluss von Hämoglobinopathien (Familienanamnese nicht vergessen!)

Hyporegenerative Anämien
Einteilung ▶ Tab. 23.2.

Tab. 23.2 Einteilung der hyporegenerativen Anämien entsprechend den Färbeindizes

Färbeindex	MCV	MCH	MCHC
Mikrozytär, hypochrom	↓	↓	n–↓
Normozytär, normochrom	n	n	n
Makrozytär, hyperchrom	↑	↑	n

Mikrozytäre hypochrome Anämie
Leitbefund: MCV ↓, MCH ↓, MCHC n–↓

Eisenmangelanämie
- **Ursachen:** chron. Blutungen (Menstruation, GIT-Blutungen), erhöhter Eisenbedarf (Wachstum, Schwangerschaft, Laktation), Diäten und vegetarische Kost, verminderte Eisenresorption (Anazidität, Gastrektomie, Sprue, Lamblienbefall)
- **Befunde:** Wegweisend sind die Parameter des Eisenstoffwechsels:
  - Blutbild: Anisozytose, Poikilozytose, Anulozytose
  - Laborwerte: Serumferritin ↓, Serumeisen ↓, Transferrin ↑, Eisenbindungskapazität ↑, Transferrinsättigung (TfS) ↓
  - KM: gesteigerte Erythropoese

Thalassämie
- **Ursachen:** genet. bedingte Synthesestörung von Hb-α- oder Hb-β-Ketten → Anamnese: ethnische Zugehörigkeit (Mittelmeerraum)
- **Befunde:** Wegweisend ist der Nachweis path. Hb-Varianten:
  - Blutbild: Poikilozytose, Targetzellen
  - Laborwerte: charakteristische Hb-Elektrophorese (z. B. HbF, HbA$_2$), Serumferritin ↑, Serumeisen ↑, Eisenbindungskapazität ↓, TfS ↑, osmotische Resistenz ↑, Hämolysezeichen (LDH ↑, Bili ↑, Hp ↓)
  - KM: gesteigerte ineffektive Erythropoese

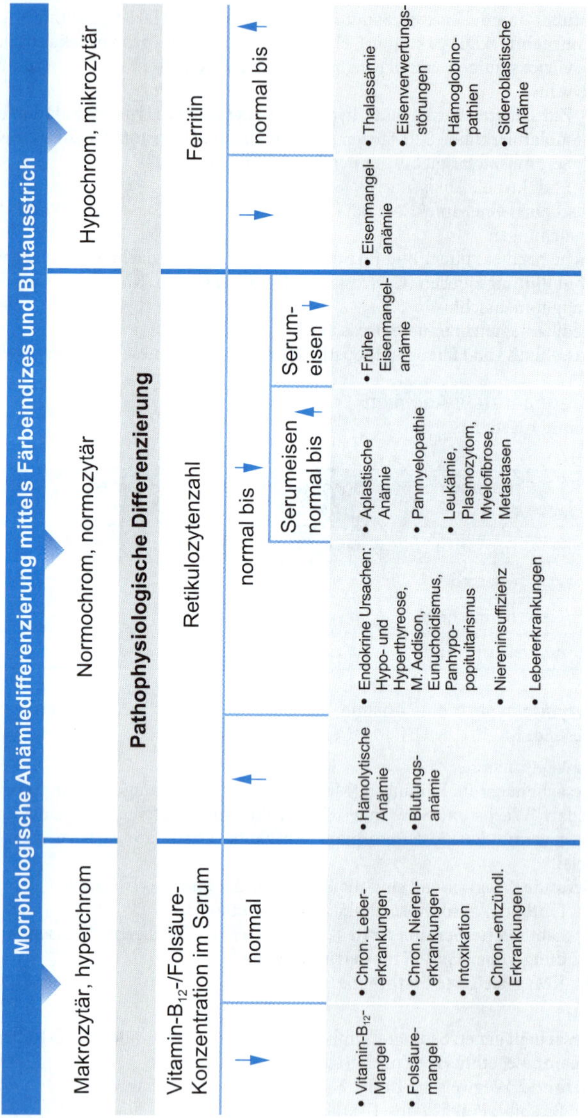

Morphologische Anämiedifferenzierung mittels Färbeindizes und Blutausstrich

Makrozytär, hyperchrom	Normochrom, normozytär	Hypochrom, mikrozytär

Pathophysiologische Differenzierung

Vitamin-B$_{12}$-/Folsäure-Konzentration im Serum (für Makrozytär, hyperchrom)

↓	normal
• Vitamin-B$_{12}$-Mangel • Folsäuremangel	• Chron. Lebererkrankungen • Chron. Nierenerkrankungen • Intoxikation • Chron.-entzündl. Erkrankungen

Retikulozytenzahl (für Normochrom, normozytär)

↑	normal bis ↓
• Hämolytische Anämie • Blutungsanämie	• Endokrine Ursachen: Hypo- und Hyperthyreose, M. Addison, Eunuchoidismus, Panhypopituitarismus • Niereninsuffizienz • Lebererkrankungen

Serumeisen (Unterteilung bei normal bis ↓ Retikulozytenzahl)

Serumeisen normal bis ←	Serumeisen →
• Aplastische Anämie • Panmyelopathie • Leukämie, Plasmozytom, Myelofibrose, Metastasen	• Frühe Eisenmangelanämie

Ferritin (für Hypochrom, mikrozytär)

→	normal bis ←
• Eisenmangelanämie	• Thalassämie • Eisenverwertungsstörungen • Hämoglobinopathien • Sideroblastische Anämie

Abb. 23.1 Differenzialdiagnostik der Anämie [L157]

Hypersiderinämische Anämien
- **Ursachen:** hereditäre sideroblastische Anämien, Hämoglobinopathien, paraneoplastisch bei Leukämien, Plasmozytom und myeloproliferativen Sy., nach Gabe von INH, Cycloserin, Pyrazinamid und Chloramphenicol
- **Befunde:**
  - Laborwerte: TfS ↑, Serumeisen ↑, Serumferritin ↑
  - KM: Ringsideroblasten

Hypochrome Anämien mit normalem Serumeisen
- **Ursachen:** Eiweißmangel (Kwashiorkor), chron. Bleivergiftung
- **Befunde:**
  - BB: basophile Tüpfelung der Erys
  - Laborwerte: Gesamteiweiß ↓ (Kwashiorkor), Koproporphyrin- und Bleiausscheidung im Harn ↑ (chron. Bleivergiftung)

Normozytäre, normochrome Anämie
Leitbefund: MCV n, MCH n, MCHC n

Akute Blutungsanämie
- **Ursachen:** Unfälle (v. a. mit Leber- und Milzrupturen), Extrauteringravidität, akute gastrointestinale Blutungen (Varizen, Ulzera), hämorrhagische Diathesen → Tachykardie, Hypotonie, Schock. **Cave:** laborativer Anämienachweis meist erst nach 1–2 d

Anämie bei chronischen Entzündungen, Infektionen und Tumorleiden
- **Ursachen:** Pneumonie, Polyarthritis, Hodgkin-Lymphom, Bronchial-Ca, Kollagenosen
- **Befunde:** Laborwerte: MCV ↓ bis n, Serumeisen ↓, Transferrin ↓–n, Eisenbindungskapazität ↓, Serumferritin ↑ bis n, allg. Entzündungszeichen (BSG ↑, Leukozytose, Linksverschiebung, CRP ↑)

Anämie bei Knochenmarkinsuffizienz
- **Ursachen:** aplastische Anämien, Panmyelopathien, Leukämien, Lymphome, Metastasierung
- **Befunde:**
  - Labor: meist Störung der Hämatopoese aller drei myeloiden Zellreihen im BB, Retikulozyten ↓
  - KM: path. KM-Zytologie/-histologie → Grundleiden!

Anämie bei Niereninsuffizienz
- **Ursache:** Erythropoetinmangel
- **Laborwerte:** normozytäre, normochrome Anämie, Retikulozyten ↓, Nierenfunktionsstörungen (▶ 9.1)

Makrozytäre, hyperchrome Anämie
Leitbefund: MCV ↑, MCH ↑, MCHC n

Perniziöse Anämie
- **Ursachen:** verminderte Vit.-B_{12}-Resorption im Ileum (Gastrektomie, hereditärer oder autoimmunol. bedingter Intrinsic-Factor-Mangel, Vit.-B_{12}-Verbrauch durch Parasitenbefall des Darms oder bakt. Fehlbesiedlung bei Divertikulose und Darmfisteln, Zöliakie, Sprue, Enteritis Crohn, Pankreasinsuff.) (▶ 14.1)
- **Befunde:**
  - BB: Makrozyten, Anisozytose, häufig Leuko- und Thrombozytopenie, übersegmentierte Granulozyten

- Laborwerte: Vit.-B_{12}-Serumkonz. ↓ path. Schilling-Test, Nachweis von Auto-AK gegen Magen-Parietalzellen, Intrinsic Factor und Schilddrüse, Hämolysezeichen (LDH ↑, indir. Bili ↑, Serumeisen ↑, Hp ↓, freies Hb ↑)

Folsäuremangelanämie
- **Ursachen:** Alkoholismus, Mangelernährung, Malabsorption (Zöliakie, Sprue, Jejunumresektion), vermehrter Bedarf bei Schwangerschaft, chron. Hämolyse und myeloproliferativen Erkr., Gabe von Folsäureantagonisten (Methotrexat, Pyrimethamin, Trimethoprim, Diphenylhydantoin, orale Kontrazeptiva, Sulfasalazin, 5-FU) (▶ 13.1.6)
- **Befunde:**
  - s. perniziöse Anämie
  - Beweisend ist Folsäurekonz. ↓ bei normaler Vit.-B_{12}-Serumkonz.

Hyperregenerative Anämien (hämolytische Anämien)
Leitbefund: Hämolyseparameter → normochrome Anämie, Urobilin i. U. ↑ (dunkler Urin), Bili ↑ (vorwiegend indir.), LDH ↑, Serumeisen ↑, BSG ↑, freies Hb bei intravasaler Hämolyse ↑, Hp ↓, Retikulozytenzahl ↑

Hämolytische Anämien durch korpuskuläre Erythrozytendefekte
Hereditär bedingte Defekte, die bei bestimmten Belastungen manifest werden:

Hämolytische Anämien durch Membrandefekte
- **Sphärozytose:** normochrome Anämie, Kugelzellen, Retikulozytenzahl ↑, osmotische Resistenz der Erys ↓, Bili bei hämolytischer Krise ↑
- **Elliptozytose, Stomatozytose, Akanthozytose, Echinozytose:** selten!

Hämolytische Anämien durch Enzymdefekte
- **Glukose-6-Phosphat-Dehydrogenase-(G6PDH-)Mangel:** Hämolyse nach Einnahme von Medikamenten oder bestimmten Nahrungsmitteln (Primaquin, Vicia-fava-Bohnen) → G6PDH-Aktivität der Erys ↓, Nachweis von Heinz-Innenkörperchen im Blutausstrich, elektrophoretischer Nachweis defekter Enzymvarianten
- **Pyruvatkinase-Mangel:** normochrome, meist makrozytäre Anämie mit Ikterus und Splenomegalie, normale osmotische Resistenz der Erys, Pyruvatkinase-Aktivität der Erys ↓, 2,3-DPG in den Erys ↑

Paroxysmale nächtliche Hämoglobinurie
Ausgehend von einem defekten Stammzellklon Bildung von Ery-Populationen mit Membrandefekten, die eine erhöhte Sensitivität ggü. Komplementlyse besitzen. Häufig, aber nicht immer auftretende Befunde: Hämoglobinurie und freies Hb im Plasma ↑. Zuckerwasser- und Säureresistenztest pos., Acetylcholinesterase-Aktivität in den Erys ↓. Expressionsdefekt GPI-verankerter Proteine (CD14, 55, 59) auf Erys und Granulozyten (Durchflusszytometrie).

Hämoglobinopathien
- Thalassämie: s. o.
- Sichelzellenanämie: Nachweis von Sichelzellen, path. Hb-Elektrophorese

Hämolytische Anämien durch erythrozytäre Antikörper
Autoimmunhämolysen: durch Wärmeauto-AK, Kälteauto-AK oder medikamentös induzierte Auto-AK (▶ 25.6).

Infektiös toxische Hämolyse
Ursachen: Malaria, Inf. durch Salmonellen, *E. coli,* Clostridien, Streptokokken, Staphylokokken, Neisserien, Leishmanien.

Chemisch-toxische Hämolyse
Ursachen:
- **Endogen:** Urämie, Verbrennungen
- **Exogen:** Vielzahl von Giften (Pflanzengifte, Chemikalien), toxischen Farbstoffen, Schwermetallen, Medikamenten und Lösungsmitteln können schwere Hämolysen auslösen → Anamnese ist entscheidend!

23.1.3 Polyglobulien

Basisdiagnostik Anämie (▶ 23.1.2).
Weiterführende Diagnostik:
- **Prim. Polyglobulien** (Polycythaemia vera): Hb-Konz. ↑, Ery-Zahl ↑, Hkt ↑, Retikulozyten ↑, Leukozytose mit Linksverschiebung, Thrombozytose, Eosinophilie, Basophilie, Serumeisen ↓, BSG ↓, Bili i. S. ↑, Harnsäure i. S. ↑, alkalische Leukozytenphosphatase ↑
- **Sek. Polyglobulien** (reflektorisch durch Sauerstoffmangel):
  – Kardial: chron. Linksherzinsuff., Herzvitien mit Rechts-links-Shunt
  – Pulmonal: chron. Lungenerkr. mit Hypoxämie → BGA
  – Renal: Nierentumoren, Zystennieren, Hydronephrosen, Nierenarterienstenose
  – Seltene Ursachen: chron. Kohlenmonoxidvergiftung (starke Raucher), längerer Aufenthalt in großer Höhe (mind. 6 Wo.), (kongenitale) Methämoglobinämie, Hyperkortisolismus (Cushing-Sy.), paraneoplastisches Sy.
- **Pseudopolyglobulie** durch gastrointestinale oder renale Flüssigkeitsverluste oder -verschiebungen → gleichsinnige Veränderung von Hkt, Hb, Serumeiweiß

23.1.4 Leukozytopenie

Leukozytenzahl im Blut ≤ 4.000/µl.

Basisdiagnostik Kleines Blutbild.

Weiterführende Diagnostik Nachweis von Bildungsstörungen (familiäre Granulozytopenien, Vit.-B_{12}-Mangel, Myelodysplasien) oder Autoimmunerkr. (SLE, reaktive Arthritis, Sjögren- oder Felty-Sy.).

Besonders gefürchtet ist die medikamentös induzierte **toxische Neutropenie** (Agranulozytose). Zwei Formen:
- **Typ I:** allergische Reaktion vom Immunkomplextyp ggü. dem Medikament, dosisunabhängig
- **Typ II:** medikamentös-toxische Schädigung der granulopoetischen Vorläuferzellen im KM, dosisabhängig

Medikamente mit gesichertem oder wahrscheinlichem Agranulozytoserisiko: Analgetika, Antibiotika, Antikonvulsiva, Antidepressiva, Antihistaminika, Antimalariamittel, Thyreostatika, blutdrucksenkende Medikamente, Diuretika und Allopurinol.

23.1.5 Leukozytose

Leukozytenzahl im Blut ≥ 10.000/µl.

Basisdiagnostik Kleines BB (▶ 23.1.1).

Weiterführende Diagnostik
- Häufige Ursachen sind:
  - Bakt. Inf. (Ausnahme: Tbc), aber auch Pilzinf. und Parasitosen
  - Chron. Entzündungen
  - Rheumatische Erkr.
  - Coma diabeticum, uraemicum, hepaticum
  - Myeloproliferative Erkr. (CML, Osteomyelofibrose, Osteomyelosklerose, Polycythaemia vera), andere Malignome und Metastasen
  - Glukokortikoidtherapie, Cushing-Sy., Hyperthyreose
  - Überwindungsphase einer Agranulozytose
  - Stress, Trauma, Verbrennung, Schock, Infarkte, akute Blutung, Hämolyse, CO-Intoxikation, Gicht
  - Rauchen
- Isolierte **Eosinophilie** bei:
  - Fast allen allergischen Erkr. → Anamnese, IgE, allergenspez. IgE, Pricktest (▶ 22)
  - Wurminf. → Wurmeier im Stuhl oder Urin, AK-Nachweis (▶ 29)
  - Kollagenosen und Ovarialtumoren
- **Monozytose** bei:
  - EBV-Inf., Syphilis, Brucellosen, Listeriose, Trypanosomen-Inf., Endokarditis, Tbc
  - Entzündungen, Kollagenosen, Sarkoidose, granulomatösen Darmerkr., myeloproliferativen Sy.

Weiterführende Internetadressen
- Deutsche Gesellschaft für Hämatologie und Onkologie: www.dgho.de
- Kompetenznetzwerk Leukämien: http://kompetenznetz-leukaemie.de
- Kompetenznetzwerk Lymphome: http://kompetenznetz-lymphome.de
- Zytologie: www.bloodcells.de

23.2 Erythrozytenparameter

23.2.1 Erythrozyten $

Indikationen Anämien, Polyglobulie.

Untersuchungsmaterial
- 1–2 ml EDTA-Vollblut oder 50 µl Kapillarblut
- Stabilität: 24 h bei 4 °C oder RT

Bestimmungsmethode Automatisiert: Durchflusszytometrie (Impedanzmessung, Lichtstreuung).

Referenzwerte ▶ Tab. 23.3.

Tab. 23.3 Referenzbereiche Erythrozyten	
Alter	Referenzwerte (alte Einheit: × 10^6/ml; SI-Wert: × 10^{12}/l)
Männer	4,3–5,9
Frauen	3,5–5,0

23.2 Erythrozytenparameter

Tab. 23.3 Referenzbereiche Erythrozyten *(Forts.)*

Alter	Referenzwerte (alte Einheit: × 10^6/ml; SI-Wert: × 10^{12}/l)
Kinder	3,9–5,1
Säuglinge	3,8–5,2
Neugeborene	4,5–5,8

Bewertung
- **Erniedrigte Werte** bei Anämie (▶ 23.1.2), Hyperhydratation
- **Erhöhte Werte** bei Polyglobulie (▶ 23.1.3)

Störungen und Besonderheiten Bei Blutungen innerhalb der ersten 12 h kein Abfall der Ery-Zahl (gleichzeitiger Verlust von Plasma und zellulären Blutbestandteilen)!

23.2.2 Hämatokrit $

Prozentualer Volumenanteil der zellulären Bestandteile des Blutes (hauptsächlich Erys).

Indikationen
- Anämien, Polyglobulie
- Störungen des Wasserhaushalts (Dehydratation, Hyperhydratation)

Untersuchungsmaterial
- 1–2 ml EDTA-Vollblut oder 50 µl Kapillarblut
- Stabilität: 24 h bei 4 °C oder RT

Bestimmungsmethode
- **Automatisiert:** Blutzellzählgeräte ermitteln den Hkt rechnerisch aus den Werten Ery-Zahl und MCV.
- **Zentrifugation:** In standardisierten Glaskapillaren wird ungerinnbar gemachtes Blut bei 10.000–20.000 × g 5 Min. zentrifugiert. Mithilfe eines Ablesegeräts wird der prozentuale Anteil der im unteren Teil der Glaskapillare gepackten Erys bestimmt.

Referenzwerte ▶ Tab. 23.4.

Tab. 23.4 Referenzbereiche Hämatokrit

Alter	Referenzwerte (alte Einheit*; in %)
Männer	36–48
Frauen	34–44
Neugeborene	48–69
Säuglinge:	
• 1. und 2. Lw.	47–63
• 3. und 4. Lw.	38–51
• 5.–12. Lw.	30–38
Kinder > 12. Lw.	31–40
* SI-Umrechnungsfaktor: 0,01	

Bewertung ▶ 23.2.1.

Störungen und Besonderheiten
- **Falsch niedrige Werte:** Zentrifugation von Kapillarblut, Mikrozytose, hämolytische Proben
- **Falsch hohe Werte:** lange Stauung bei der Blutentnahme, Leukozytose (bei automatisierter Bestimmung)
- ! Bei Blutungen innerhalb der ersten 12 h kein Abfall des Hkt (gleichzeitiger Verlust von Plasma und zellulären Blutbestandteilen)

23.2.3 Hämoglobin $

Indikationen
- Anämien, Polyglobulie
- Störungen des Wasserhaushalts (Dehydratation, Hyperhydratation)

Untersuchungsmaterial
- 1–2 ml EDTA-Vollblut oder 50 µl Kapillarblut
- Stabilität: 24 h bei 4 °C oder RT

Bestimmungsmethode Durch Kaliumhexacyanoferrat wird Hb zu Hämiglobin (Methämoglobin) oxidiert. Kaliumcyanid wandelt dieses in das braungefärbte Hämiglobincyanid um, das fotometrisch bei 546 nm gemessen wird.

Referenzwerte ▶ Tab. 23.5.

Tab. 23.5 Referenzbereiche Hämoglobin (Vollblut)		
Alter	Alte Einheit* (g/dl)	SI-Einheit (mmol/l)
Männer	13,6–17,2	8,44–10,67
Frauen	12,0–15,0	7,45–9,30
Neugeborene	18,0–21,5	11,17–13,34
Kinder:		
• Bis zum 1. Lj.	10,0–14,0	6,20–8,68
• Bis zum 10. Lj.	11,3–14,9	7,01–9,24
* SI-Umrechnungsfaktor: 0,6206		

Bewertung ▶ 23.2.1.

Störungen und Besonderheiten
- **Falsch hohe Werte:** Makroglobulinämie (IgM), Hyperlipoproteinämie
- **Falsch niedrige Werte:** Kapillarblut (Vermischung mit Gewebeflüssigkeit)

 Bei Blutungen innerhalb der ersten 12 h kein Abfall der Hb-Konz. (gleichzeitiger Verlust von Plasma und zellulären Blutbestandteilen).

23.2.4 MCV $

MCV *(mean cell volume):* mittleres Erythrozytenvolumen.

Indikationen DD und Klassifizierung von Anämien.

23.2 Erythrozytenparameter

Untersuchungsmaterial
- 1–2 ml EDTA-Vollblut oder 50 µl Kapillarblut
- Stabilität: 24 h bei 4 °C oder RT

Bestimmungsmethode Rechnerisch aus Hkt und Ery-Zahl:

$$\text{MCV } (\mu m^3) = \frac{\text{Hämatokrit (\%)}}{\text{Erythrozytenzahl } (10^{12}/l)}$$

Referenzwerte ▶ Tab. 23.6.

Tab. 23.6 Referenzbereiche MCV

Alter	Alte Einheit* (fl)	SI-Einheit (µm³)
Erwachsene	81–96	81–96
Neugeborene	98–122	98–122

* SI-Umrechnungsfaktor: 1

Bewertung (s. auch ▶ Tab. 23.2).
- **Erniedrigte Werte (Mikrozytose):**
  - Eisenmangel: alimentärer Mangel, Resorptionsstörungen (z. B. Zöliakie/Sprue), Verlust durch chron. Blutungen, erhöhter Eisenbedarf (Wachstum, Schwangerschaft, Laktation)
  - Eisenverwertungsstörungen: Inf., Tumoren
  - Hämoglobinopathie: Thalassämie, HbC- und HbE-Krankheit
  - Seltene Ursachen: sideroachrestische Anämie, Vit.-B_6-, Vit.-B_1-Mangel
- **Erhöhte Werte (Makrozytose):**
  - Vit.-B_{12}-Mangel, Folsäuremangel (▶ 13.1.6)
  - Hämatol. Erkr.: akute Leukosen, myeloproliferative Erkr., maligne Lymphome, Plasmozytom, Retikulozytose
  - Nichthämatol. Erkr.: chron. Lebererkr., chron. Alkoholabusus, Neugeborenenphase

Da zwischen MCH und MCV eine lineare Beziehung besteht, liefern beide Werte in etwa identische Informationen. Während MCH und MCV unter path. Bedingungen sehr empfindliche Indikatoren darstellen, sind die Veränderungen der Hb-Konz. in den Erys (MCHC) weniger ausgeprägt. Der MCHC-Wert ändert sich demzufolge erst bei fortgeschrittener mikrozytärer hypochromer Anämie (z. B. bei Eisenmangel).

RDW (Red Cell Distribution Width)
Maß für die Anisozytose, errechnet sich nach der Formel:

$$\text{RDW} = \frac{\text{SW des MCV} \times 100}{\text{MCV}}$$

Es wird die Größenabweichung der Erys von der Norm in Prozent angegeben. Ein Wert > 15 % spricht für eine Anisozytose.

Störungen und Besonderheiten ▶ 23.2.1 und ▶ 23.2.2.

23.2.5 MCH $

MCH *(mean corpuscular haemoglobin)*: mittlerer Hb-Gehalt der Erys.

Indikationen DD und Klassifizierung von Anämien.

Untersuchungsmaterial
- 1–2 ml EDTA-Vollblut oder 50 μl Kapillarblut
- Stabilität: 24 h bei 4 °C oder RT

Bestimmungsmethode Rechnerisch aus Hb-Gehalt und Ery-Zahl.

$$\text{MCH (pg/Zelle)} = \frac{\text{Hämoglobin (g/l)}}{\text{Erythrozytenzahl } (\times 10^{12}/l)}$$

Referenzwerte ▶ Tab. 23.7.

Tab. 23.7 Referenzbereiche MCH		
Alter	Alte Einheit (pg)	SI-Einheit (fmol)
Erwachsene	27–34	1,67–2,11
Neugeborene	33–39	2,04–2,42
SI-Umrechnungsfaktor: 0,06206		

Bewertung ▶ 23.2.4, MCV.

Störungen und Besonderheiten ▶ 23.2.1 und ▶ 23.2.2.

%HYPO und HbR

Der Anteil hypochromer Erys (%HYPO) spiegelt die Eisenversorgung (▶ 23.5) während der letzten Wo. wider. Der Hb-Gehalt der Retikulozyten (HbR) ist ein Indikator der akuten Eisenverfügbarkeit (▶ Tab. 23.8). Beide Werte können nur an bestimmten Hämatologie-Automaten gemessen werden.

Tab. 23.8 Beurteilung der Eisenversorgung anhand von %HYPO und HbR		
%HYPO (%)	HbR (pg)	Eisenversorgung
≤ 5	≥ 28	Eisenhaushalt ausgeglichen
≤ 5	< 28	Aktueller Funktionseisenmangel
> 5	< 28	Länger bestehender Eisenmangel
> 5	≥ 28	Ansprechen auf Eisensubstitution

Normwerte
- %HYPO: 1–5 %
- HbR: 28–35 pg

23.2.6 MCHC $

MCHC *(mean corpuscular haemoglobin concentration)*: mittlere Hb-Konz. des Einzelerythrozyten.

Indikationen DD und Klassifizierung von Anämien.

Untersuchungsmaterial
- 1–2 ml EDTA-Vollblut oder 50 µl Kapillarblut
- Stabilität: 24 h bei 4 °C oder RT

Bestimmungsmethode Rechnerisch aus Hb-Gehalt und Hkt:

$$\text{MCHC (g/l)} = \frac{\text{Hb (g/l)}}{\text{Hämatokrit (\%)}}$$

Referenzwerte ▶ Tab. 23.9.

Tab. 23.9 Referenzbereiche MCHC

Alter	Alte Einheit* (g/dl)	SI-Einheit (mmol/l)
Erwachsene	32–36	19,85–22,34
Neugeborene	30–35	18,60–21,72

* SI-Umrechnungsfaktor: 0,6206

Bewertung ▶ 23.2.4.

Störungen und Besonderheiten ▶ 23.2.1 und ▶ 23.2.2.

23.2.7 Retikulozyten $

Retikulozyten sind junge, kernlose Erys, die in den ersten 2 d nach ihrer Ausschwemmung in das periphere Blut noch über Zellorganellen und residuale RNA verfügen (Substantia reticulogranulofilamentosa). Sie lassen sich mit Vitalfarbstoffen anfärben.

Indikationen
- Überprüfung der Erythropoese bei aplastischen und hämolytischen Anämien
- Therapiekontrolle bei Eisensubstitution zur Behandlung einer Eisenmangelanämie

Untersuchungsmaterial
- 1–2 ml EDTA-Vollblut oder 50 µl Kapillarblut
- Stabilität: 24 h bei 4 °C oder RT

Bestimmungsmethode
- **Konventionell-mikroskopisch:** Vollblut wird mit Vitalfarbstoffen (Brillantkresylblau oder Methylenblau) gemischt und auf einem Objektträger ausgestrichen. Die Substantia reticulogranulofilamentosa erscheint als bläuliches Netzwerk. Die Retikulozytenzahl wird mikroskopisch ausgezählt (Zahl der Retikulozyten pro 100 Erys).
- **Automatisiert:** Fluoreszenzaktivierte Zytometrie (als Vitalfarbstoff dienen Thiazolorange oder Auramin) oder Durchflusszytometrie.

Referenzwerte ▶ Tab. 23.10.

Tab. 23.10 Referenzbereiche Retikulozyten

Erwachsene	0,5–2,0 %
Neugeborene, Säuglinge	0,6 bis > 3,0 %

Bewertung
- **Erhöhte Werte:** gesteigerte Erythropoese (hyperregeneratorische Anämien) bei hämolytischen Anämien, verstärkter Erythropoese nach Blutungen, chron. Hypoxie, Retikulozytenkrise unter Substitutionstherapie einer Eisen-, Vit.-B_{12}- oder Folsäuremangelanämie (Therapiekontrolle)
- **Erniedrigte Werte:** verminderte Erythropoese (hyporegeneratorische Anämien) bei aplastischer Anämie, Panmyelopathie, Zytostatikatherapie, Erythropoetinmangel

Störungen und Besonderheiten
Falsch hohe Werte:
- Einschlüsse wie Howell-Jolly-, Heinz-Innenkörperchen und Malaria-Plasmodien sind oft nicht sicher von der Substantia reticulogranulofilamentosa abgrenzbar.
- Eine Lymphozytose stört bei der automatisierten Retikulozytenzählung, da kleine Lymphozyten im Erythrozytenfenster mitgezählt werden.

Pat., die sich zuvor im Hochgebirge (mind. 6 Wo.) aufhielten, haben oft eine physiol. Retikulozytose.

23.2.8 Erythrozytenenzyme $$

Enzymdefekte der Erythrozyten gehören zum Spektrum differenzialdiagn. Erwägungen bei angeborenen hämolytischen Anämien. Von klin. Bedeutung sind insb. Enzymdefekte des Kohlenhydratstoffwechsels.
- **G6PDH-Mangel:** Vererbung X-chromosomal. Besonders häufig im Mittelmeerraum und in Israel → Hämolysen im Zusammenhang mit Einnahme bestimmter Nahrungsmittel (Pyrimidinderivate) oder Medikamente (z. B. Salicylate, Malariamittel, Chloramphenicol). Darüber hinaus können Infektionen hämolytische Krisen bewirken
- **Pyruvatkinase-Mangel:** Vererbung autosomal-dominant, bevorzugtes Vorkommen in Afrika und Nordeuropa, insgesamt aber selten → spontane Hämolysen

Indikationen Differenzialdiagn. Abklärung hämolytischer Anämien.

Untersuchungsmaterial
- 5 ml venöses EDTA- oder Heparinblut
! Immer zusätzlich Retikulozyten (▶ 23.2.7) zählen lassen!

Bestimmungsmethode Die Enzymaktivität im Hydrolysat wird mittels einer katalytischen Reaktion bei 340 nm gemessen.

Referenzwerte ▶ Tab. 23.11.

Tab. 23.11 Referenzbereiche Enzymaktivitäten (in U/g Hb)	
Glukose-6-Phosphat-Dehydrogenase	5–15
Pyruvatkinase	13–17
Neugeborene zeigen eine um etwa 50 % höhere Enzymaktivität.	

Bewertung Retikulozyten weisen die höchste Enzymaktivität auf. Bei hoher Retikulozytose schließt eine normale Enzymaktivität einen hereditären Enzymdefekt

nicht aus → Enzymaktivitätsbewertung immer im Zusammenhang mit der Retikulozytenbestimmung.
Erniedrigte Werte: Enzymmangel.
Zunehmend Mutationsnachweis mittels PCR (Speziallabor).

Störungen und Besonderheiten
Falsch hohe Werte bei Bluttransfusionen (Ausgleich des hereditären Enzymmangels), Retikulozytose, hypochromer Anämie (Enzymaktivität pro g Hb ergibt zu hohe Werte).

23.3 Hämoglobinparameter

23.3.1 Freies Hämoglobin $

Intravasal freigesetztes Hb bildet mit Haptoglobin (Hp) einen Komplex, der innerhalb weniger Minuten aus der Zirkulation eliminiert wird. Erst die Überschreitung der Hp-Bindungskapazität führt damit zu einem Anstieg der Konz. an freiem Hb im Plasma → Parameter zum Nachweis **schwerer** Hämolysen.

Indikationen Nachweis einer (schweren) intravasalen Hämolyse.

Untersuchungsmaterial
- 1 ml Serum, Heparin- oder Citratplasma
- ! Unterschiedliche Referenzbereiche!

> Wichtigste Voraussetzung für die korrekte Befundinterpretation ist eine hämolysefreie Blutentnahme!

Bestimmungsmethode
- Fotometrische Messung bei verschiedenen Extinktionsmaxima
- HPCL mit anschließender Absorptionsspektrofotometrie
- Immunnephelometrie

Referenzwerte ▶ Tab. 23.12.

Tab. 23.12 Referenzbereich freies Hämoglobin (SI-Einheit)		
Freies Hb	Serum	bis 50 mg/l
	Plasma	bis 20 mg/l

Bewertung Erhöhte Werte durch schwere intravasale Hämolyse: Transfusionszwischenfall, paroxysmale nächtliche Hämoglobinurie, Hämolyse durch Kälte- oder Wärmeauto-AK, Hämoglobinopathien, enzymmangelbedingte Hämolysen.

23.3.2 Nachweis pathologischer Hämoglobinvarianten $$–$$$

Das Hb-Molekül des Erw. besteht aus einem Porphyrin- und einem Proteinanteil (Globin). Der Proteinanteil wird durch vier verschiedene Genpaare (α, β, γ, δ) codiert. Das Hb des Erw. besteht zu 97,5 % aus zwei α- und zwei β-Ketten (HbA$_1$) und zu 2,5 % aus zwei α- und zwei δ-Ketten (HbA$_2$). An jede Polypeptidkette ist ein Häm-Molekül gebunden.

Bis zum 3. Fetalmonat besteht das Hb ungeborener Kinder aus 2 α- und 2 γ-Ketten (HbF). Danach beginnt die Produktion von HbA_1, das zum Zeitpunkt der Geburt 20–40 % erreicht und danach weiter zunimmt.

Durch Mutationen entstehen Hb-Varianten, die sich bei unverändertem Hämanteil in ihrem Globin unterscheiden. So werden abnorme Polypeptidketten gebildet (Sichelzellenanämie = HbS u. a. path. Varianten) oder die Produktion ganzer Polypeptidketten gehemmt (Thalassämie), oder das fetale HbF persistiert.

Indikationen
- Unklare Anämien
- Hämolyse
- Splenomegalie

Untersuchungsmaterial
- 1 ml venöses EDTA-Blut
- ! Blut gekühlt aufbewahren und transportieren, da abnormes Hb oft sehr instabil

Bestimmungsmethode
- **Screeningtests:**
  - Hb-Elektrophorese (Zelluloseacetat, Agar), Dünnschicht-Isoelektrofokussierung in Polyacrylamidgel: charakteristische Banden für die einzelnen Hb-Varianten. Quantifizierung mittels Densitometrie.
  - HPCL zur Trennung normaler und abnormaler Hb-Varianten.
  - Nachweis von Heinz-Innenkörpern: Färbung von denaturiertem (instabilem) Hb.
  - Präzipitattests: Ausflockung instabiler Hb-Varianten nach Inkubation des Hämolysats bei 60 °C oder nach Behandlung mit Isopropanol.
- **Weitere Differenzierung:**
  - Quantitative HbA_2-Bestimmung: DEAE-Zellulose-Chromatografie oder HPLC, insb. bei Thalassaemia minor.
  - Alkaliresistente HbF-Bestimmung: HbF lässt sich nicht durch Vorbehandlung mit NaOH denaturieren und kann nach Auspräzipitierung des übrigen Hb mit Ammoniumsulfat im Überstand gemessen werden.
  - Hb-F-Färbung: zum Nachweis von fetomaternaler Transfusion und erhöhtem HbF bei verschiedenen Hämoglobinopathien.
  - Sichelzellennachweis im sauerstoffarmen Milieu (nur reduziertes HbS bildet sichelförmige Erythrozyten!).
  - Genet. Analysen: Restriktionslängen-Polymorphismus nach Behandlung mit einem spez. Restriktionsenzym, Hybridisierung mit spez. Oligonukleotiden nach DNA-Amplifikation in der Polymerase-Kettenreaktion.
- **Kosten:**
  - Elektrophorese bzw. Chromatografie: $$.
  - HbF mikroskopisch: $$.
  - DNA-Analyse: $$$.

Referenzwerte ▶ Tab. 23.13.

Tab. 23.13 Referenzbereiche für Hämoglobinvarianten (in %)	
HbA_1	96–98
HbA_2	1–3
HbF	0,3–1

Neugeborene haben noch 50–85 % HbF und erreichen nach 1½–2 J. den Hb-Status des Erw.

Bewertung Entsprechend dem elektrophoretischen Bild und der genet. Analyse.

Störungen und Besonderheiten Die Bestimmung path. Hb-Varianten kann durch Bluttransfusionen innerhalb der vorhergehenden 3 Mon. (Ery-Lebensdauer 120 d!) gestört werden.

23.4 Erythropoetin $$$

Das Glykoproteinhormon Erythropoetin (EPO) wird in den Nieren gebildet und stimuliert die Differenzierung und Reifung der Ery-Vorläuferzellen im KM sowie die Hb-Synthese. Auslösender Reiz für die vermehrte Bildung von EPO ist eine Gewebshypoxie.

Indikationen
- DD von Anämien und Polyglobulie
- Tumormarker zur Verlaufsbeurteilung bei Tumoren mit paraneoplastischer Erythropoetinbildung

Untersuchungsmaterial 1 ml Serum oder Heparinplasma.

Bestimmungsmethode ELISA, RIA.

Normwert 6–25 U/l.

Bewertung
Erhöhte Werte:
- Hypoxie: pulmonale, kardiovaskuläre Erkr., CO-Vergiftung, Anämien, Blutungen
- Paraneoplastisch: Nierentumoren, Ovarial-Ca, Leberzell-Ca, Fibromyome des Uterus, zerebelläre Hämangioblastome, NNR-Adenome
- Physiologisch: 2. und 3. Schwangerschaftstrimenon

Erniedrigte Werte:
- Chron. Niereninsuff.
- Polycythaemia vera

Störungen und Besonderheiten Die EPO-Konz. i. S. unterliegt tageszeitlichen Schwankungen. Max. gegen 24:00 Uhr, Min. am Morgen.

23.5 Analyte des Eisenstoffwechsels

23.5.1 Grundlagen

Eisen ist das häufigste Spurenelement. Als zweiwertiges Ion (Fe^{2+}) liegt es an Hb, Myoglobin u. a. Hämoproteide, als dreiwertiges Ion (Fe^{3+}) an Ferritin gebunden als Depoteisen im RHS der Zellen vor. Im Komplex mit einem Porphyrin-Ringsystem (Häm) wirkt es als O_2-bindendes Prinzip im Hb und Myoglobin. Der Eisentransport im Blut erfolgt durch Transferrin. Eisenbeladenes Transferrin wird an der Zelloberfläche durch transmembranöse Transferrin-Rezeptoren (TfR) gebunden und internalisiert. Bruchstücke dieser Rezeptoren sind i. S. als „löslicher Transferrinrezeptor" (sTfR) messbar. Seine Konzentration hängt von der Masse des erythropoetischen Gewebes und vom Eisenbedarf ab, da bei Eisenmangel die Zahl der Rezeptoren erhöht wird.

Hinweise zur Diagnostik Wegen starker intraindividueller Schwankungen des Eisenspiegels und zahlreicher Einflüsse auf den Eisen- und Transferrinspiegel ist der Nutzen von Transferrin, Eisen und Transferrinsättigung stark eingeschränkt. Die wichtigste analytische Messgröße zur Beurteilung des Eisenstatus ist Ferritin. **Ferritin** erlaubt die Erkennung einer Speicherentleerung (latenter Eisenmangel), schon bevor eine mikrozytäre Anämie manifest wird. **Transferrin** dagegen reagiert auf einen Eisenmangel erst, wenn die Eisenreserven des Körpers erschöpft sind. Eine isolierte Transferrin- oder Eisenbestimmung ist diagn. nutzlos. Zur Berechnung der Transferrinsättigung (TfS) ist die Bestimmung des **Eisenspiegels** nötig. Als weiterer Indikator für den Eisenbedarf eigen sich auch der **löslicher Transferrinrezeptor (sTfR)** und der **Quotient sTfR/log Ferritin**. Der Quotient ist mit höheren Kosten belastet, da Ferritin *und* sTfR gemessen werden müssen. Unter einer Akute-Phase-Reaktion ist die diagn. Aussagekraft sowohl beim Ferritin als auch beim sTfR und beim Quotienten sTfR/log Ferritin eingeschränkt.

Bei erhöhtem Serumferritin- und Serumeisenspiegel kann zur Sicherung der Diagnose einer Eisenüberladung der **Desferrioxamin-Test** durchgeführt werden.

Bei Eisenverteilungsstörungen (Infektionen, Tumoren) können die Eisendepots nicht beurteilt werden. Die gleichzeitige Messung des CRP gibt einen Hinweis auf Entzündungsreaktionen.

Differenzialdiagnostik der hypochromen Anämie Befundkonstellationen: ▶ Tab. 23.14.

Tab. 23.14 Befundkonstellationen

Befund	Ferritin	Eisen	MCV	Transferrin	TfS
Eisenmangelanämie: alimentär, chron. Blutverlust, Eisenresorptionsstörung, Schwangerschaft	↓	↓	↓	↑	↓
Eisenverteilungsstörung: Infektions-/Tumoranämie, chron. Dialyse	n–↑	↓	n–↓	n–↓	n–↓
Eisenverwertungsstörung: chron. Bleivergiftung, Vit.-B$_{12}$-/Folsäuremangel, sideroachrestische Anämie	n–↑	n–↑	↑	n–↓	n–↑

23.5.2 Ferritin $$

Ferritin ist ein kugelförmiges Polymer aus bis zu 24 Proteinuntereinheiten, das etwa 4.000 Eisenmoleküle pro Ferritinmolekül speichern kann.

Indikationen
- V. a. Eisenmangel
- Überwachung von Risikogruppen (Blutspender, Schwangere, Dialysepatienten, Vegetarier)
- V. a. Eisenüberladung
- Kontrolle bei Eisensubstitution (▶ 23.2.7), Eisenmobilisationstherapie, EPO-Therapie

Untersuchungsmaterial Serum oder Plasma.

Bestimmungsmethode Immunoassays.

Referenzwerte ▶ Tab. 23.15.

23.5 Analyte des Eisenstoffwechsels

Tab. 23.15 Referenzbereiche* für Ferritin (in µg/l)

Männer	20–500
Frauen	15–250

* Die Referenzbereiche sind methodenabhängig (fehlende Standardisierung); die Angaben in der Tabelle sind nur grob orientierend. Aktuelle Angaben müssen im jeweiligen Labor erfragt werden.

Bewertung Wichtigste analytische Messgröße zur Beurteilung des Eisenstatus! Erlaubt die Erkennung einer Speicherentleerung (latenter Eisenmangel), bevor eine mikrozytäre Anämie manifest wird. Auch bei renalem oder enteralem Eiweißverlust ist Ferritin wegen seiner Molekülgröße (MG 450.000) zur Diagnose eines Eisenmangels besser geeignet als Transferrin.

Befundkonstellationen ▶ Tab. 23.14.

Erniedrigte Werte: Ein Serumferritin ≤ 10–15 µg/l gilt als sicherster Beweis für einen Eisenmangel (mit oder ohne Anämie). Mögliche Ursachen:
- Eisenverlust: GGIT-Blutung, Menstruationsblutung, Blutspender, Hämaturie
- Transferrinmangel: nephrotisches Sy., exsudative Enteropathie, schwere Verbrennung, Atransferrinämie
- Eisenresorptionsstörung: z. B. Sprue
- Alimentärer Eisenmangel: Fehlernährung, Alkoholismus, Vegetarier
- Erhöhter Bedarf: Schwangerschaft, Laktation, Wachstumsphase

Erhöhte Werte:
- Eisenüberladung: prim. (genet.) und sek. Hämochromatose (z. B. gehäufte Bluttransfusionen, Hämoglobinopathien, ineffektive Erythropoese).
- Eisenverteilungsstörungen: Blockierung der Eisenfreisetzung aus den Speichern bei Inf., chron. Entzündungen, Tumoren, Urämie oder Leberparenchymschäden. Der Ferritinspiegel ist höher, als es dem Eisenstatus entspricht; ein gleichzeitiger Eisenmangel kann verdeckt sein.
- Hämolyse, Eisenverwertungsstörung bzw. Hb-Synthesestörung: hämolytische, sideroachrestische/sideroblastische, megaloblastäre (Vit.-B_{12}-/Folsäuremangel) Anämien, Hämoglobinopathien, Porphyrie, Blei-Intoxikation.
- Beim Still-Sy. und Makrophagenaktivierungssy. können extrem hohe Ferritinwerte auftreten.

Störungen und Besonderheiten Sehr hohe Ferritinkonz. werden mit manchen Immunoassays als Folge des hohen AG-Überschusses (Prozonenphänomen) falsch niedrig gemessen → bei V. a. Hämochromatose und unplausibel niedrigen Ferritinwerten Messung in hochverdünnter Probe wiederholen.

23.5.3 Transferrin, Transferrinsättigung, löslicher Transferrin-Rezeptor $

Transferrin ist das Transportprotein für Eisen. Es besitzt zwei Bindungsstellen für dreiwertige Eisenionen. Mit geringerer Affinität bindet es noch Spurenelemente wie Chrom, Kupfer, Mangan und Zink.

Eine isolierte Transferrinbestimmung ist diagn. nutzlos. Das Serumtransferrin reagiert auf einen Eisenmangel erst, wenn die Eisenreserven des Körpers erschöpft sind. Nur zusammen mit dem Eisenspiegel, am ehesten in Form der Transferrinsättigung (TfS; Funktionszustand des Transportproteins) und dem Ferritin ist es diagn. verwertbar.

Indikationen
- V. a. Eisenmangelanämie
- V. a. Eisenüberladung

Untersuchungsmaterial Serum, Plasma.

Bestimmungsmethode Immunoassays.
Berechnung der Transferrinsättigung:

$$\text{TfS (\%)} = \frac{\text{Eisen (µg/dl)} \times 71}{\text{Transferrin (mg/dl)}}$$

$$\text{TfS (\%)} = \frac{\text{Eisen (µmol/l)} \times 400}{\text{Transferrin (mg/dl)}}$$

Referenzwerte ▶ Tab. 23.16.

Tab. 23.16 Referenzbereiche* für Transferrin(sättigung)

	Transferrin (mg/dl)	Transferrinsättigung (%)
Erwachsene	200–360	15–45

* Bezogen auf Standard CRM 470

> Die Angaben für die Faktoren schwanken im Bereich von 69–79 bzw. 385–444 → geringe diagn. Aussagekraft.

Bewertung ▶ 23.5.1, ▶ Tab. 23.15.
Erhöhte TfS-Werte:
- Hämolyse, Eisenverwertungsstörung bzw. Hb-Synthesestörung: hämolytische, sideroachrestische (sideroblastische), megaloblastäre (Vit.-B$_{12}$-/Folsäuremangel) Anämien, medikamenteninduzierte Anämien, Hämoglobinopathien, Porphyrie, Blei-Intoxikation
- V. a. Eisenüberladung: prim. (genet.) und sek. Hämochromatosen (z. B. gehäufte Bluttransfusionen, Hämoglobinopathien, ineffektive Erythropoese). TfS meist > 55 %

Erniedrigte TfS-Werte:
- Eisenmangelanämie
- Eisenverteilungsstörung (ohne Eisenmangel): Inf., chron. Entzündungen, Tumoren, Urämie, Leberparenchymschäden

Störungen und Besonderheiten Bei vermehrter (Östrogene) oder verminderter Transferrinsynthese (Leberschäden, Atransferrinämie) sowie bei Verlust (Proteinurie, Enteropathien, schwere Verbrennung) ist die Diagnose eines Eisenmangels nur durch die Ferritinbestimmung möglich.

Löslicher (soluble) Transferrin-Rezeptor (sTfR)

Das im Ferritin gebundene Speichereisen wird bei Bedarf an Funktionseisen durch Transferrin in das Eisen verwertende Gewebe transportiert und über den TfR in die Vorläuferzellen der Erys (z. B. Retikulozyten) aufgenommen.

Einsatz und Beurteilung des sTfR
- **Eisenmangel mit Entleerung des funktionellen Eisenkompartiments:** Nach Entleerung der Ferritin-Eisenspeicher wird der TfR bei Mangel an Funktionseisen hochreguliert und auch vermehrt in die Zirkulation abgegeben, wo er dann als sTfR in erhöhter Konz. gemessen werden kann, schon bevor eine manifeste Anämie auftritt.
- **Eisenstatus in speziellen Umständen:** Unter bestimmten Umständen erlaubt die Ferritinkonz. keine zuverlässige Beurteilung des Eisenstatus, da sie falsch niedrig oder falsch hoch sein kann – auch in diesen Fällen ist der sTfR besser zur Erkennung eines Eisenmangels geeignet:
    - Anämie durch Eisenverwertungsstörung bei chron. Entzündungsreaktionen und malignen Tumoren
    - Verdünnungsanämie durch vermehrtes Plasmavolumen bei Schwangerschaft
    - Leistungssportler, Neugeborene, Kinder im Wachstumsschub
- **Hyperregenerative Erythropoese:** Auch bei gesteigerter Blutbildung (kompensatorisch bei hämolytischen Anämien und Polyzythämie) vermehrte Bildung des TfR.
- Übersicht über die Ursachen einer Anämie: ▶ Tab. 23.17.

Tab. 23.17 Ursachen einer Anämie

Ursache der Anämie	Ferritin	sTfR	Reti
Eisenmangel	↓	↑	normal
Entzündung/Tumor (hypoproliferativ)	↑	normal	normal
Reifungsstörung (z. B. Vit.-B$_{12}$-Mangel)	↑	↑	normal
Hämolyse (hyperproliferativ)	↑	↑	↑

23.5.4 Eisen $

Indikationen Berechnung der TfS. **Cave:** Eine isolierte Eisenbestimmung ist diagn. nutzlos!

Untersuchungsmaterial Serum oder Heparinplasma. **Cave:** Immer unter gleichen Bedingungen abnehmen (z. B. morgens, nüchtern), da ausgeprägte Tagesrhythmik. Kein EDTA-Plasma verwenden (Chelatbildner!).

Bestimmungsmethode Fotometrisch als Farbkomplex (verschiedene Varianten).

Referenzwerte ▶ Tab. 23.18.

Tab. 23.18 Referenzbereich Eisen

	Konventionelle Einheit* (µg/dl)	SI-Einheit (µmol/l)
Erwachsene	40–160	7–29

* Umrechnung: µg/dl × 0,179 = µmol/l

Bewertung Ein niedriges Serumeisen beweist keinen Eisenmangel. Der Serumeisenspiegel unterliegt ähnlich vielen Einflüssen wie das Transferrin. Im Tagesver-

lauf kann der Gipfelwert 3-mal so hoch sein wie der Minimalspiegel. Die biol. Schwankungsbreite der Serumeisenkonz. ist sehr groß (▶ Tab. 23.14).
- **Erniedrigte Werte:** Eisenmangelanämie, Eisenverteilungsstörungen (ohne Eisenmangel), Inf., chron. Entzündungen, Tumoren, Urämie, Leberparenchymschäden
- **Erhöhte Werte:** Eisenverwertungsstörungen, Hämolyse, Eisenüberladung, akute Hepatitis, Eisentherapie

Störungen und Besonderheiten
- **Falsch hohe Werte:** Hämolyse
- EDTA u. a. Komplexbildner verhindern die Messung mittels Farbreaktion

23.5.5 Desferrioxamin-Test $$

Steigerung der normalerweise geringen renalen Eisenausscheidung durch Gabe des Komplexbildners Desferrioxamin.

Indikationen V. a. Eisenüberladung.
Erhöhte Serumferritin- und Serumeisenspiegel können auch ohne Eisenüberladung auftreten. Zur Sicherung der Diagnose einer Eisenüberladung ist der Desferrioxamin-Test geeignet, der hierbei zu stark erhöhter Eisenausscheidung i. U. führt.

Bestimmungsmethode Messung der Eisenausscheidung i. U. mittels AAS.

Testdurchführung Keine Diät nötig.
- Den Pat. die Blase vollständig entleeren lassen. Urin verwerfen.
- 500 mg Desferrioxamin (Desferal®) i. m. injizieren.
- 6-h-Urin in eisenfreiem Gefäß sammeln (kommerzielle Urinsammelgefäße). Am Ende den Pat. nochmals die Blase entleeren lassen. Nach Mischen Aliquot ins Labor schicken. Wichtig: Kennzeichnung als Desferrioxamin-Test! Angabe der Sammelmenge!

Referenzwerte ▶ Tab. 23.19.

Tab. 23.19 Referenzbereiche für Eisen im Urin beim Desferrioxamin-Test		
Bewertung	Konventionelle Einheit* (mg/6 h)	SI-Einheit (µmol/6 h)
Physiologisch	< 1	< 18
Eisenüberladung	> 3	> 54
* Umrechnung: mg × 17,9 = µmol		

Bewertung Die Angaben für eine physiol. Eisenausscheidung im Desferrioxamin-Test variieren zwischen 0,5 und 2 mg/6 h. Bei prim. Hämochromatose findet man typischerweise > 10 mg/6 h. Weitere diagn. Maßnahmen zur Sicherung der häufig schwierigen Diagnose sind Leberbiopsie und NMR.

Störungen und Besonderheiten
- **Falsch niedrige Werte:** Niereninsuff.
- **Falsch hohe Werte:** Proteinurie, Hämaturie, Leberzirrhose, schwere akute Leberschäden

23.5.6 Hepcidin $$$

Hepcidin *(hepatic bactericidal protein)* wurde ursprünglich als ein zirkulierendes, in der Struktur den β-Defensinen ähnliches antimikrobielles Peptid beschrieben. Es wird in der Leber als Antwort auf eine hohe Eisenkonz. im Organismus synthetisiert. Eisenmangel, ineffektive Erythropoese und Hypoxie reduzieren die Hepcidinsynthese. Hepcidin regelt die intestinale Eisenadsorption herunter und fördert die Eisenretention im RHS. Entzündungen bewirken eine Synthesesteigerung von Hepcidin, was zu einer Hemmung der Eisenadsorption, zu einer Hemmung der Eisenfreisetzung aus dem RHS und schließlich zu einer entzündungsbedingten Anämie führt. Der physiol. Nutzen liegt wahrscheinlich in einer Proliferationshemmung von Infektionserregern, deren Wachstum eisenabhängig ist.

Indikationen
- Unterscheidung der Eisenmangelanämie von der Anämie bei chron. Erkr. (ACD-Anämie) und Inf./Entzündungen
- Diagnose und DD der Hämochromatose

Untersuchungsmaterial
- Serum, Urin (beide Proben am Morgen entnehmen)
- EDTA-Blut zur Analyse des HAMP-Gens

Bestimmungsmethode
- ELISA, Massenspektrometrie
- PCR

Referenzwerte ▶ Tab. 23.20.

Tab. 23.20 Referenzbereiche Hepcidin (methodenabhängig)	
ELISA	13,3–54,4 ng/ml
Massenspektrometrie	0,5–23 nmol/l

Bewertung
- **Prim. Hepcidin-Mangel** aufgrund eines Defekts im codierenden Gen HAMP → Eisenüberladung des Körpers (juvenile Hämochromatose)
- **Sek. Hepcidin-Mangel** bei Störungen der Leberfunktion (z. B. Leberzirrhose)
- **Niedriger Serumspiegel:** Eisenmangelanämie
- **Hoher Serumspiegel:** Entzündung (entzündliche Darmerkr., Zöliakie, chron. Gastritis), Niereninsuff., Herzinsuff., Tumorerkr.

Störungen und Besonderheiten Erniedrigte Hepcidinsynthese auch bei chron. Hepatitis C, übermäßigem Alkoholgenuss und bei Porphyria cutanea tarda.

23.5.7 Zink-Protoporphyrin (ZnPP) $$$

Bei Eisenmangel wird Zink anstelle von Eisen als Zentralatom in der Hämsynthese substituiert, und es entsteht Zink-Protoporphyrin (ZnPP). Eine erhöhte Konz. von ZnPP in der Zirkulation ist daher ein Hinweis auf einen funktionellen Eisenmangel. Es wird nicht nur der absolute Eisenmangel erfasst, sondern auch Eisenverwertungsstörungen bei der Anämie chron. Erkr. oder beim myelodysplastischen Sy. angezeigt.

Indikationen Entzündungsunabhängige Beurteilung des Eisenmangels.

Untersuchungsmaterial
- EDTA-Blut
- ! Probe gekühlt (+4 °C) und lichtgeschützt (Röhrchen in Alufolie eingewickelt) versenden. Nicht einfrieren!

Bestimmungsmethode HPLC, Photometrie (fluorimetrische Messung des ZnPP-Gehalts im Vollblut).

Referenzwerte ▶ Tab. 23.21.

Tab. 23.21 Referenzbereich Zink-Protoporphyrin	
Interpretation	µmol/mol Hb
Normbereich	< 40
Graubereich	40–80
Eisenmangel	> 80

Bewertung Das Verhältnis ZnPP/Häm ist ein von Inf. und Entzündungen unabhängiger, sensitiver und spez. Indikator des Eisenstatus im KM. Der Parameter hat das Potenzial, zum führenden Routinemarker bei der Beurteilung der Eisenversorgung zu werden.

Störungen und Besonderheiten
- ZnPP ist nur bei sehr deutlicher Erhöhung hochspezifisch für einen absoluten Eisenmangel, da auch Eisenverteilungsstörungen mit einer gestörten Mobilisation von Eisen hin zu den Orten der Hämsynthese (Anämie chron. Erkr., gesteigerte Erythropoese) zu einer milden Erhöhung von ZnPP führen können
- ZnPP ist auch bei Intoxikationen mit Blei u. a. Schwermetallen ↑

23.6 Leukozyten-Parameter

23.6.1 Leukozyten $

Indikationen
- Inf. und Entzündungen
- Anämien, Leukämien, myelo- und lymphoproliferative Erkr.
- KM-Depression (Bestrahlungen, immunsuppressive Therapie, Behandlung mit Zytostatika oder Thyreostatika, metastasierende Tumoren)
- Gewebsnekrosen: Infarkte, Verbrennungen
- Vergiftungen
- Aktivitätskontrolle von Kollagenosen u. a. Autoaggressionserkr.

Untersuchungsmaterial
- 1 ml venöses EDTA-Vollblut oder 100 µl Kapillarblut für die Kammerzählung
- Stabilität der Probe: 24 h bei RT, 48 h bei 4 °C

Bestimmungsmethode
- Automatisiert: Durchflusszytometrie (Impedanzmessung, Lichtstreuung, Zytochemie) nach Lyse der Erythrozyten mittels Saponin
- Lichtmikroskopisch konventionell: Kammerzählung (z. B. Neubauerkammer) nach Lyse der Erys in 3-proz. Essigsäurelsg. Sehr ungenau

23.6 Leukozyten-Parameter

Referenzwerte ▶ Tab. 23.22.

Tab. 23.22 Referenzbereiche Leukozyten	
Alter	**Alte Einheit: × 10³/μl (SI-Einheit: × 10⁹/l)**
Erwachsene	4–10
Schulkinder	5–15
Kleinkinder	6–17,5
Säuglinge	5–20
Neugeborene	9–30

Bewertung Mit den genannten Methoden messbare Leukozytosen und Leukozytopenien werden i. d. R. durch Veränderungen in der Zahl der neutrophilen Granulozyten (Diff-BB, ▶ 23.6.2) verursacht.

Störungen und Besonderheiten
Falsch hohe Werte: Pseudoleukozytose durch kernhaltige Vorstufen der Erythrozyten, Kryoglobuline.

23.6.2 Differenzialblutbild $

Lichtmikroskopisch konventionelle oder automatisierte Methode zur Feststellung der prozentualen Anteile der Leukozytenpopulation sowie zur Beurteilung morphol. Veränderungen von Erythrozyten, Granulozyten und Lymphozyten.

Indikationen
- Leukozytosen und Leukopenien
- Infektionen
- Intoxikationen
- Tumorerkr. und Leukosen

Untersuchungsmaterial
- 2 ml venöses EDTA-Blut (für automatisierte Systeme)
- Luftgetrockneter Blutausstrich auf Objektträger (lichtmikroskopisch konventionelle Methode)
- **Stabilität der Probe:** 24 h bei RT, 48 h bei 4 °C

Bestimmungsmethode
- **Lichtmikroskopisch konventionell:** Färbung luftgetrockneter Ausstriche nach Pappenheim. Auswertung durch konventionelle Mikroskopie (Ölimmersion)
- **Automatisiert:** Pattern-Recognition an automatisch angefertigten und gefärbten Ausstrichen, wobei die Morphologie der Zellen optisch erkannt und mit gespeicherten Bildern verglichen wird
- **Durchflusszytometrie:** Analyse anhand von zytochem. (Peroxidase) und/oder morphol. Parametern (Impedanzmessung, Lichtstreuung) nach Lyse der Erys

Referenzwerte ▶ Tab. 23.23.

Säuglinge und Kinder
- Stabkernige Granulozyten bis zu 10 % bei entsprechender Verminderung der segmentkernigen Granulozyten sind physiologisch.

Tab. 23.23 Referenzbereiche Differenzialblutbild (Erwachsene)

Zelltyp	Relativ in % (alte Einheit*)	Absolut in/µl (alte Einheit*)
Stabkernige Granulozyten	3–5	150–400
Segmentkernige Granulozyten	50–70	3.000–5.800
Eosinophile Granulozyten	1–4	50–250
Basophile Granulozyten	0–1	15–50
Lymphozyten	25–45	1.500–3.000
Monozyten	3–7	285–500

* SI-Umrechnungsfaktoren: 0,01 (z. B. 3–5 % = 0,03–0,05) bzw. ×10^6 (= Zellzahl/l)

- Monozyten oft bis zu 20 % physiologisch.
- Lymphozyten bis zu 70 % physiologisch.

Bewertung

Morphologische Veränderungen von Granulozyten

- **„Linksverschiebung":** > 5 % stabkernige Granulozyten bei bakt. Inf., Intoxikationen, metastasierenden Tumoren, Leukämien, Hämolysen.
  - **Auer-Stäbchen:** Einschlüsse von leukämischen Blasten bei AML und Blastenschub i. R. einer CML.
  - **Döhle-Körperchen:** blaue Granulozyteneinschlüsse bei schweren Inf. (Streptokokken), Verbrennungen und nach Gabe von G-CSF/GM-CSF.
  - **Toxische Granulation:** Verstärkung der neutrophilen Granula bei schweren Inf., Vergiftungen und Tumorerkr.
  - **Pelger-Huet-Kernanomalie:** fehlende Segmentierung des Kerns von Granulozyten ohne Krankheitswert.
- **Pseudo-Pelger-Zellen:** verminderte Kernsegmentierung bei Inf. und Leukosen.
- **Alder-Kernanomalie:** azurophile Granula in Granulozyten, z. T. auch in Makrophagen und Lymphozyten. Betroffene leiden oft an Gargoylismus oder Dysostosis.
- **„Buntes Bild", Myeloblasten:** CML.

Morphologische Veränderungen von Lymphozyten

- **Reaktive Reizformen:** Inf. mit EBV (infektiöse Mononukleose), CMV
- **Lymphozytose, Blastenvermehrung:** CLL

Morphologische Veränderungen von Erythrozyten

- **Größenveränderungen:**
  - **Anisozytose:** unterschiedliche Zellgröße bei mittelschweren und schweren Anämien unterschiedlichster Genese
  - **Mikrozyten:** verkleinerter Ery-Ø bei Eisenmangelanämie, Thalassämie, sideroblastische Anämie
  - **Makrozyten:** vergrößerter Ery-Ø bei Lebererkr., Perniziosa, Hämolyse, Plasmozytom
- **Formveränderungen:**
  - **Poikilozytose:** unterschiedliche Gestalt bei schweren Anämien
  - **Anulozyten:** Ringformen bei Eisenmangelanämie

23.6 Leukozyten-Parameter

- **Targetzellen, Schießscheibenzellen:** ringförmige Zellen mit verdichtetem Rand bei Thalassämie, Leberzirrhose
- **Sichelzellen:** sichelförmige Erys bei Sichelzellenanämie
- **Kugelzellen:** Erys mit geringerem Ø und ohne zentrale Eindellung („Kugeln") bei hereditärer Sphärozytose, Hämolyse
- **Fragmentozyten:** Ery-Fragmente bei intravasaler Gerinnung, HUS
- **Änderungen des Färbungsverhaltens:**
  - **Anisochromie:** unterschiedliche Anfärbung bei Anämie
  - **Basophile Tüpfelung:** basophil punktierte Erys als diagn. Kriterium bei Bleivergiftung
  - **Einschlusskörper:** Howell-Jolly-Körperchen (rote Chromatinreste) bei Z. n. Splenektomie, intrazelluläre Plasmodien (Malaria), Heinz-Innenkörper (blaue Einschlüsse) bei erythrozytären Enzymdefekten, Hämoglobinopathien und nach Vergiftung mit oxidierenden Substanzen
  - **Geldrollenphänomen:** rollenförmige Anordnung von Erys bei monoklonalen Gammopathien

Vermehrung der Granulozyten (Granulozytose)
- **Neutrophilie:**
  - Akute und chron. Inf. (Bakterien, Pilze, Protozoen)
  - Stress
  - Akute Erkr.: akute kardiovaskuläre Erkr., Verbrennungen, Intoxikationen (exogen und endogen), Hämorrhagie, Hämolyse
  - Chron. Erkr.: Autoimmunerkr., CML, metastasierende Malignome, Myelofibrose, Polycythaemia vera, Hyperkortisolismus
  - Medikamentöse Therapie mit Glukokortikoiden, Kontrazeptiva, Lithium und Epinephrin
- **Eosinophilie:**
  - Allergische Erkr.
  - Helminthosen
  - **Hauterkr.:** Pemphigus vulgaris, Erythema exsudativum multiforme, Dermatitis herpetiformis, Psoriasis
  - **Malignome:** CML, Hodgkin-Lymphom, metastasierende Tumoren
  - **Autoimmunerkr.:** Dermatomyositis, Panarteriitis nodosa
  - Postinfektiöse Rekonvaleszenz
  - **Medikamentöse Behandlung** mit ASS, Ajmalin, Cefoxitin, Dapson, Penicillin
- **Basophilie:** CML, Polycythaemia vera

Vermehrung der Lymphozyten (Lymphozytose)
- **Infektionen:** Virusinf., bestimmte bakt. Inf. (Keuchhusten, Brucellose, Tbc)
- **Malignome:** ALL, CLL, maligne Lymphome mit leukämischer Verlaufsform, Hodgkin-Lymphom, monoklonale Gammopathien
- Sarkoidose, M. Addison, Hyperthyreose

Vermehrung der Monozyten (Monozytose)
Infektionen:
- **Bakteriell:** Tbc, Endocarditis lenta, Brucellose, Lues
- **Viral:** Mumps, Masern, Windpocken, Mononukleose, Pocken
- **Parasitär:** Malaria, Leishmanien, Trypanosomen
- **Autoimmunerkr.:** Lupus erythematodes, Polyarthritis
- Sarkoidose
- **Malignome:** maligne Lymphome, Hodgkin-Lymphom, CML, metastasierende Tumoren, akute myelomonozytäre Leukämie

Verminderung der Granulozyten (Granulozytopenie)
- **Neutropenie, Agranulozytose:**
  - **Infektionen: bakteriell** (Typhus, Paratyphus, Miliartuberkulose, Brucellose, schwere Sepsis), **viral** (Masern, Mumps, Windpocken, Grippe, Röteln) **parasitär** (Malaria, Leishmaniose)
  - **Malignome:** Leukosen, Plasmozytom, metastasierende Tumoren, Osteomyelofibrose, Panmyelopathie (Verdrängung im KM)
  - Medikamente
  - **Sonstige Erkr.:** Lupus erythematodes, Hypersplenismus, Leberzirrhose, kongenitale Neutropenien, zyklische Neutropenie,, megaloblastäre Anämien
  - **KM-Schädigung:** Intoxikation mit Benzol, Schwermetallen, Strahlenexposition
- **Eosinopenie:**
  - **Schwere akute Infektionen:** Sepsis, Pneumonie, Peritonitis, Typhus
  - Verdrängung im KM bei Leukämien
  - Hyperkortizismus, Behandlung mit Glukokortikoiden
  - Akromegalie, Stress
- **Lymphozytopenie:**
  - Hyperkortisolismus, Behandlung mit Glukokortikoiden oder Ganciclovir
  - **Malignome:** maligne Lymphome, Hodgkin-Lymphom
  - Urämie
  - Schwerer Lupus erythematodes

Störungen und Besonderheiten Bei bekannter Kryoglobulinämie muss das Blut für die automatisierte Messung auf 37 °C erwärmt werden, da sonst durch Bildung von Proteinkristallen in der Größe von Leukozyten eine Pseudoleukozytose verursacht wird.

23.7 Blutkörperchensenkungsgeschwindigkeit (BSG) $

Indikationen Entzündung (Akute-Phase-Reaktionen), Dysproteinämie.

Untersuchungsmaterial 2 ml Citratblut.

Ungenügende Durchmischung des Blutes mit Citrat kann die Bestimmung stören. BSG spätestens 1 h nach Blutentnahme bestimmen.

Bestimmungsmethode Ery-Sedimentation in graduierten Sedimentationssäulen (200 mm) bei RT nach Westergren.

Referenzwerte ▶ Tab. 23.24.

Tab. 23.24 Referenzbereiche Blutkörperchensenkungsgeschwindigkeit 1 h		
Geschlecht	< 50 J.	> 50 J.
Männer	< 15 mm	< 20 mm
Frauen	< 20 mm	< 30 mm

Zeitgerecht ablesen! Nochmalige Durchmischung des Blutes beim Verpassen des 1-h-Werts führt zu Messfehlern.

Bewertung
- **Erniedrigte Werte:** Polycythaemia vera
- **Erhöhte Werte:**
  - Entzündungsreaktion: bakt. Inf., Sepsis, Autoimmunerkr.
  - Dysproteinämien: Plasmozytom, Makroglobulinämie, nephrotisches Sy.
  - Malignome: metastasierende Tumoren

Störungen und Besonderheiten
- **Falsch hohe Werte:** Menstruation, Einnahme von Ovulationshemmern, Schwangerschaft, Hyperlipoproteinämie, Anämie, Raumtemperaturen > 20–24 °C
- **Falsch niedrige Werte:** Antiphlogistika

Eine normale BSG schließt eine Erkr. nicht aus (Virusinf., Malignome)!

24 Hämostaseologie

Birgid Neumeister, Andrea Gerhardt und Heimo Beneke

- 24.1 **Physiologie der Hämostase und Fibrinolyse** 473
- 24.1.1 Hämostase 473
- 24.1.2 Fibrinolyse 476
- 24.2 **Diagnosestrategie** 477
- 24.2.1 Hämorrhagische Diathesen 477
- 24.2.2 Verbrauchskoagulopathie/ Disseminierte intravasale Gerinnung (DIC) 480
- 24.2.3 Hyperfibrinolyse 481
- 24.2.4 Thrombophile Diathesen 482
- 24.2.5 Thrombozytäre Hämostasestörungen 485
- 24.3 **Methoden in der Gerinnungsdiagnostik** 488
- 24.3.1 Globaltests 488
- 24.3.2 Einzelfaktorenbestimmung 489
- 24.3.3 Weiterführende Diagnostik 489
- 24.4 **Prüfmaterial in der Gerinnungsdiagnostik** 489
- 24.5 **Globaltests** 490
- 24.5.1 Blutungszeit in vivo $ 490
- 24.5.2 Blutungszeit in vitro im Plättchenfunktionsanalysator (PFA-Verschlusszeit) $ 491
- 24.5.3 Thrombelastogramm (TEG) $$ 492
- 24.6 **Rumpel-Leede-Test** 493
- 24.7 **Plasmatische Gerinnungstests** 494
- 24.7.1 Hinweis 494
- 24.7.2 Thromboplastinzeit (Prothrombinzeit, Quick-Wert) $ 494
- 24.7.3 Aktivierte partielle Thromboplastinzeit (aPTT) $ 495
- 24.7.4 Thrombinzeit $ 496
- 24.7.5 Fibrinogen $ 497
- 24.8 **Aktivierungsmarker der Gerinnung und Fibrinolyse** 498
- 24.8.1 Grundlagen 498
- 24.8.2 Fibrin(ogen)spaltprodukte $-$$ 499
- 24.8.3 Thrombin-Antithrombin-Komplex $$ 499
- 24.8.4 Prothrombinfragment 500
- 24.9 **Einzelfaktorenbestimmung** 500
- 24.9.1 Faktoren II–XII $$-$$$ 500
- 24.9.2 Faktor XIII $$ 501
- 24.9.3 Von-Willebrand-Faktor (vWF) $$ 502
- 24.10 **Inhibitoren der plasmatischen Gerinnung und prothrombogene molekulare Defekte** 503
- 24.10.1 Antithrombin (AT) $-$$ 503
- 24.10.2 Protein C (PC) $$ 505
- 24.10.3 Protein S (PS) $$ 506

- 24.10.4 Resistenz gegen aktiviertes Protein C (APCR) und Faktor-V-Leiden-Mutation 1691G>A $–$$$ 506
- 24.10.5 Prothrombingenmutation 507
- 24.10.6 Homocystein 508
- 24.10.7 Protein Z 508
- **24.11 Laborüberwachung bei Antikoagulanzientherapie 509**
- 24.11.1 Parenterale Antikoagulanzien $ 509
- 24.11.2 Vitamin-K-Antagonisten (VKA) 510
- 24.11.3 Direkte orale Antikoagulanzien (DOAK) 510
- **24.12 Fibrinolyse und Fibrinolyseinhibitoren 514**
- **24.13 Erworbene Inhibitoren 514**
- 24.13.1 Spezifische Faktoreninhibitoren $$ 514
- 24.13.2 Antiphospholipid-Antikörper $$ 515
- **24.14 Thrombozyten 517**
- 24.14.1 Grundlagen 517
- 24.14.2 Thrombozytenzahl $ 517
- 24.14.3 Thrombozytenfunktionstests $$–$$$ 518
- 24.14.4 Heparininduzierte Thrombozytenaggregation $$$ 520
- 24.14.5 Thrombozytenantikörper $$ 520
- **24.15 Point-of-Care-Testsysteme (POCT) in der Hämostasediagnostik $$$ 521**

24.1 Physiologie der Hämostase und Fibrinolyse

24.1.1 Hämostase

Die Hämostase dient in erster Linie der physiol. und kontinuierlichen Aufrechterhaltung des Blutflusses. Eine Blutstillung wird bei Verletzung durch das Zusammenspiel vielzähliger Einzelkomponenten (z. B. Zusammensetzung und Fließfähigkeit des Blutes, Abdichtung der Gefäße, Drosselung der Blutzufuhr mit anschließender Wiederherstellung der Gefäßstruktur) realisiert. Somit stellt die Hämostase einen übergeordneten Begriff dar, der als einen wesentlichen Teilabschnitt die eigentliche Verfestigung (Gerinnung) des Blutes beinhaltet. Bestandteile des Gerinnungssystems sind das Gefäßsystem mit Endothel, die Thrombozyten und die plasmatischen Gerinnungsfaktoren (Einzelfaktoren, Inhibitoren, Fibrinolyse; ▶ Abb. 24.1).

Nach Aktivierung der Blutstillung laufen, z. T. zeitlich parallel, folgende Prozesse ab:

- **Gefäßsystem mit Endothel:** Kontraktion und Kollaps mit Drosselung der Blutzufuhr, Freisetzung adhäsiver Proteine (z. B. Kollagen, vWF) und Gewebsthrombokinase, Synthese von plättchenaktivierendem Faktor (PAF) und Plasminogen-Aktivator-Inhibitor (PAI 1) aus den verletzten Zellen und dem Endothel.
- **Thrombozyten:** Aktivierung mit Änderung der Form *(shape change),* Adhäsion an subendotheliales Kollagen, Aggregation untereinander mit Bildung eines Plättchenpfropfes (prim. Thrombus), Bereitstellung einer gerinnungsfördernden Oberfläche (Phospholipide) auf der Plättchenmembran.
- **Plasmatische Einzelfaktoren:** Glykoproteine, überwiegend in der Leber synthetisiert, Verfestigung des prim. Thrombus durch thrombin-(Faktor-II-)vermittelte Bildung eines Fibrinnetzes aus inaktivem Fibrinogen, nach proteolytischer Umwandlung der inaktiven Einzelfaktoren im Sinne einer Aktivierungskaskade (▶ Tab. 24.1); Einzelfaktoren historisch mit römischen Ziffern benannt (Ziffern III und IV nicht gebräuchlich, Ziffer VI keinem Faktor zugeordnet), besitzen jedoch auch Eigennamen unterschiedlichster Bedeutung. Aktivierte Faktoren werden mit dem Zusatz „a" versehen. Molekulargewichte, Konz. und HWZ der einzelnen Faktoren unterscheiden sich in hohem Maße. Faktor (F) II, VII, IX und X benötigen ebenso wie die Inhibitoren Protein C, Protein S und Protein Z zur Synthese Vit. K.
- **Plasmatische Inhibitoren:** Vermeidung eines überschießenden lokalen Thrombuswachstums bzw. einer Generalisierung der Gerinnungsaktivierung im Gesamtorganismus. Wichtigste physiol. Inhibitoren: Antithrombin (AT; früher Antithrombin III genannt), Protein C, Protein S und Tissue Factor Pathway Inhibitor (TFPI) (▶ Tab. 24.2).
- **Fibrinolysesystem** (▶ Tab. 24.2): Organisation und ggf. Beseitigung des Fibringerinnsels mit Rekanalisation des Gefäßes oder narbiger Umwandlung nach Abschluss der Gerinnselbildung. Plasmin (aktiviert aus Plasminogen) kann im Thrombus gebundenes Fibrin lysieren. Fibrinolyseinhibitoren verhindern eine überschießende Fibrinolyse entweder durch Hemmung von Plasmin (α_2-Antiplasmin) oder Plasminogen (PAI 1).

! Zwischen diesen Systemen können Überlappungen und Parallelverläufe auftreten!

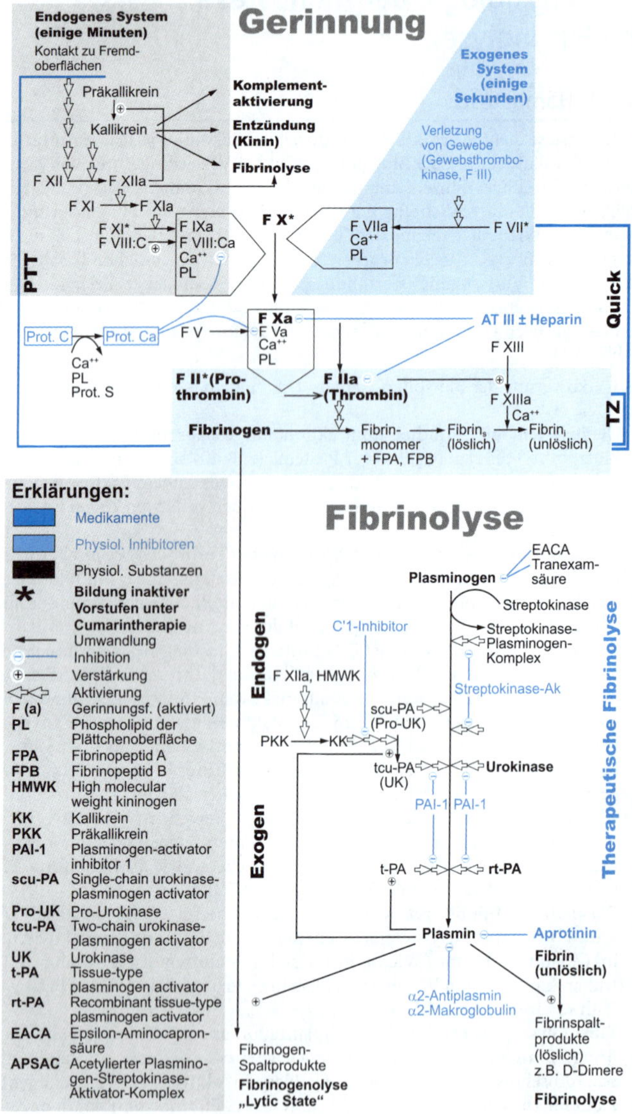

474 24 Hämostaseologie

Gerinnung

Endogenes System (einige Minuten)
Kontakt zu Fremdoberflächen

Präkallikrein → Kallikrein

Kallikrein →
- Komplementaktivierung
- Entzündung (Kinin)
- Fibrinolyse

F XII → F XIIa
F XI → F XIa
F IX* / F VIII:C / Ca++ / PL → F IXa / F VIII:Ca / Ca++ / PL

Exogenes System (einige Sekunden)
Verletzung von Gewebe (Gewebsthrombokinase, F III)

F VII* → F VIIa / Ca++ / PL

F X* → F Xa / F Va / Ca++ / PL

PTT | Quick

Prot. C → Prot. Ca
Ca++ / PL / Prot. S

F V

AT III ± Heparin

F XIII → F XIIIa / Ca++

F II* (Prothrombin) → F IIa (Thrombin)

Fibrinogen → Fibrinmonomer + FPA, FPB → Fibrin_s (löslich) → Fibrin_i (unlöslich)

TZ

Erklärungen:
- ■ Medikamente
- ■ Physiol. Inhibitoren
- ■ Physiol. Substanzen
- * Bildung inaktiver Vorstufen unter Cumarintherapie
- ← Umwandlung
- ⊖ Inhibition
- ⊕ Verstärkung
- ⇇ Aktivierung
- **F (a)** Gerinnungsf. (aktiviert)
- **PL** Phospholipid der Plättchenoberfläche
- **FPA** Fibrinopeptid A
- **FPB** Fibrinopeptid B
- **HMWK** High molecular weight kininogen
- **KK** Kallikrein
- **PKK** Präkallikrein
- **PAI-1** Plasminogen-activator inhibitor 1
- **scu-PA** Single-chain urokinase-plasminogen activator
- **Pro-UK** Pro-Urokinase
- **tcu-PA** Two-chain urokinase-plasminogen activator
- **UK** Urokinase
- **t-PA** Tissue-type plasminogen activator
- **rt-PA** Recombinant tissue-type plasminogen activator
- **EACA** Epsilon-Aminocapronsäure
- **APSAC** Acetylierter Plasminogen-Streptokinase-Aktivator-Komplex

Fibrinolyse

Endogen

Plasminogen ← EACA, Tranexamsäure

Streptokinase → Streptokinase-Plasminogen-Komplex ← Streptokinase-Ak

C'1-Inhibitor

F XIIa, HMWK

PKK → KK

scu-PA (Pro-UK)

tcu-PA (UK) → Urokinase

PAI-1 | PAI-1

Exogen

t-PA ← rt-PA

Plasmin ⊖ Aprotinin

Fibrin (unlöslich)

α2-Antiplasmin
α2-Makroglobulin

Fibrinogen-Spaltprodukte
Fibrinogenolyse
„Lytic State"

Fibrinspaltprodukte (löslich) z.B. D-Dimere

Fibrinolyse

Therapeutische Fibrinolyse

Abb. 24.1 Enzymatische Gerinnungskaskade [L157]

24.1 Physiologie der Hämostase und Fibrinolyse

Tab. 24.1 Blutgerinnungsfaktoren

Faktor	Wirkung	Name	Molekulargewicht (kD)	Plasmakonz. (mg/l)	HWZ (h)
I	Substrat	Fibrinogen	340	1.500–4.000	96–144
II	Enzym	Prothrombin	72	100–150	48–72
V	Coenzym	Proakzelerin	330	7–10	12–24
VII	Enzym	Proconvertin	48	0,4–0,6	3–6
VIII	Coenzym	Antihämophiles Globulin A	280	0,10–0,15	8–12
IX	Enzym	Antihämophiles Globulin B	56	3–5	16–24
X	Enzym	Stuart-Prower-Faktor	59	8–10	20–60
XI	Enzym	Plasmathromboplastin Antecedent, Rosenthal-Faktor	160	3–6	48–72
XII	Enzym	Hageman-Faktor	80	25–35	48–72
XIII	Enzym	Fibrinstabilisierender Faktor	320	20–30	72–120
Präkallikrein	Enzym	Präkallikrein, Fletcher-Faktor	85	30–50	ca. 36
High Molecular Weight Kininogen (HMWK)	Enzym	High Molecular Weight Kininogen, Fitzgerald-Faktor	120	60–80	ca. 144

Tab. 24.2 Inhibitoren der Blutgerinnung und der Fibrinolyse

Faktor	Eigenschaft	Wirkung	Molekulargewicht (kD)	Plasmakonz. (mg/l)	HWZ (h) (soweit bekannt)
Protein C	Inhibitor	hemmt FVa und FVIIIa	60	2–6	6–8
Protein S	Inhibitor	Cofaktor von Protein C	69	17–35	48
Antithrombin	Inhibitor	hemmt FIIa, FXa, FIXa, FXIa, FXIIa	67	140–390	36
Plasmininhibitor (α_2-Antiplasmin)	Inhibitor	hemmt Plasmin, Kallikrein, FIIa, FXa	75	70	72

Tab. 24.2 Inhibitoren der Blutgerinnung und der Fibrinolyse *(Forts.)*

Faktor	Eigenschaft	Wirkung	Molekulargewicht (kD)	Plasmakonz. (mg/l)	HWZ (h) (soweit bekannt)
Plasminogen-Aktivator-Inhibitor (PAI 1–4)	Inhibitor(en)	hemmt t-PA und Urokinase	50–70	10	
Heparin-Cofaktor II	Inhibitor	hemmt FIIa in Gegenwart von Heparin	70	ca. 100	60

Primäre Hämostase Die prim. Hämostase umfasst die Vorgänge des Gefäßsystems mit Endothelzellen sowie die der Thrombozyten. Ziel ist die Generierung eines Plättchenaggregats zur raschen Abdichtung des Gefäßdefekts.

Sekundäre Hämostase Die sek. Hämostase beinhaltet die plasmatischen Gerinnungsvorgänge:

- **Extrinsisches System (Initialphase):** nach Gewebs- oder Gefäßverletzung wird Gewebsthromboplastin (Tissue Factor, TF) aus subendothelialen Zellen freigesetzt. Kontakt mit im Plasma zirkulierendem FVII. Dieser wird aktiviert und bildet einen Komplex mit TF und Ca^{2+}, der wiederum in der Lage ist, FX und FIX (Josso-Schleife = Querverbindung zum endogenen System) zu aktivieren; FXa hemmt andererseits TF, der wiederum den FVIIa/TF/Ca^{2+}-Komplex hemmt und die weitere Bildung von FXa und FIXa reguliert.
- **Intrinsisches System:** Aktivierung von FXII an Fremdoberflächen nach Kontakt mit verletzten Oberflächen (z. B. Kollagenfasern) wird durch Präkallikrein und hochmolekulares Kininogen (HMWK) verstärkt. FXIIa aktiviert FXI → aktiviert wiederum FIX; FIXa bildet mit FVIIIa (Cofaktor), Phospholipiden und Ca^{2+} den sog. Tenasekomplex, der FX aktiviert und somit die zentrale Verbindungsstelle zwischen intrinsischem und extrinsischem System darstellt.
- **Gemeinsame Endstrecke:** FXa bildet einen Komplex mit FVa (Cofaktor), Phospholipiden und Ca^{2+} (Prothrombinasekomplex), der Prothrombin zu Thrombin (IIa) umwandelt; Thrombin, das für den Gerinnungsvorgang zentrale Enzym, greift direkt am Fibrinogen an und bewirkt zusammen mit FXIII die Bildung des unlöslichen Fibringerinnsels.

24.1.2 Fibrinolyse

Zur Vermeidung einer überschießenden Reaktion setzt parallel zur Gerinnselbildung die Fibrinolyse ein, die im Thrombus Fibrin und Fibrinogen auflöst.
- **Exogenes System:** Gewebeständige Faktoren wie Gewebe-Plasminogenaktivator und Urokinase wandeln Plasminogen in Plasmin um, das Fibrin, Fibrinogen und FVa und FVIIIa spaltet.
- **Endogenes System:** Präkallikrein wird durch FXIIa zu Kallikrein aktiviert, Kallikrein wandelt Pro-Urokinase zu Urokinase um, die ihrerseits Plasminogen zu Plasmin aktiviert.

24.2 Diagnosestrategie

24.2.1 Hämorrhagische Diathesen

Hämorrhagische Diathesen entstehen durch Störungen entweder der plasmatischen Gerinnung und/oder bei Thrombozytopenien und/oder Thrombozytopathien und/oder Vaskulopathien. Laboruntersuchungen sind zur Diagnosestellung, Verlaufskontrolle und Therapieüberwachung erforderlich. Verschiedene Komponenten der Hämostase können durch unterschiedliche Labortests untersucht werden.

Klinische Diagnostik
- **Anamnese:** Art und Zeitpunkt der Blutung → spontan? Hämatome?, Muskel-/Gelenkblutung? Epistaxis, Petechien? Zahnfleischbluten? Nachblutung postop., nach Zahnextraktion oder Bagatelltraumata? Hypermenorrhö, Menorrhagien? Postpartal oder während einer Schwangerschaft? Hämaturie? Alter bei Erstmanifestation? Medikamenteneinnahme (NSAID, Steroide, Antiepileptika, SSRI)?
- **Familienanamnese:** Weitere Betroffene? Nur männliche Verwandte (Hämophilie A und B)?
- **Körperlicher Untersuchungsbefund:** Blutungstypen und Zuordnung zur Hämostasestörung

Durch das Muster der Blutungsneigung können Rückschlüsse auf den zugrunde liegenden Defekt gezogen werden (▶ Tab. 24.3):
- Haut- und Schleimhautblutungen, Epistaxis, Menorrhagien und Nachblutungen nach kleineren Eingriffen (z. B. Zahnextraktionen): Von-Willebrand-Syndrom (VWS), Thrombozytopenie und/oder -pathie
- Spontane Gelenk- und Muskelhämatome: schwere Hämophilie A oder B, sehr selten α$_2$-Antiplasmin-Mangel

Tab. 24.3 Differenzialdiagnose primäre/sekundäre Hämostase

	Prim. Hämostase	Sek. Hämostase
Petechien	+	–
Gelenk-/Muskelblutung	–	+
Hautblutungen	+	+
Blutung nach Trauma/OP	+	+

Basisdiagnostik
Globaltests: Thrombozytenzahl, Thromboplastinzeit (Quick, TPZ), aktivierte partielle Thrombinzeit (aPTT), Thrombinzeit (TZ), Fibrinogen

Spezielle Labortests
Je nach Befundkonstellation der Globaltests oder bei unauffälligen Globaltests und manifester hämorrhagischer Diathese:
- Einzelfaktorenanalysen (Aktivität, Konzentration) (▶ 24.3.2)
- Thrombozytenfunktionstests: Blutungszeit, PFA-Verschlusszeit, Aggregation (▶ 24.14.3)
- Path. Faktoren, Inhibitoren (z. B. Faktor-VIII-Inhibitor)

- Selten Fibrinolysemarker (Plasminogen, Gewebsplasminogenaktivator, Fibrin[ogen]spaltprodukte [Monomere, D-Dimere])
- Sehr selten Fibrinolyse-Inhibitoren (α_2-Antiplasmin, PAI)

Hereditärer (angeborener) Faktorenmangel

- **FI-(Fibrinogen-)Mangel:**
  - **Afibrinogenämie:** deutlich gesteigerte, z. T. spontane Blutungsneigung; intrakranielle Blutungen, Nabelschnurblutung, selten Gelenkblutungen
  - **Hypofibrinogenämie:** seltene Blutungsneigung
  - **Dysfibrinogenämie:** Neigung zu Thrombosen (Thrombophilie) und/oder Blutungen möglich
- **FII-, FV-, FX-Mangel:** sehr selten. Faktorenaktivität korreliert nur unzureichend mit dem Ausmaß der Blutungsneigung. Nasenbluten, GI-Blutungen, selten Hämarthros. Globaltests: aPTT ↑ und TPZ ↑
- **FVII-Mangel:** selten. Faktorenaktivität korreliert nur unzureichend mit dem Ausmaß der Blutungsneigung. Blutungen unterschiedlicher Lokalisation, selten Hämarthros. Mukokutane Blutungen stehen im Vordergrund. Globaltests: aPTT normal, TPZ ↑
- **FVIII- und FIX-Mangel:** s. u.
- **FXI-Mangel:** sehr selten. Spontane Blutungen sind selten; Faktorenaktivität korreliert nur unzureichend mit dem Ausmaß der Blutungsneigung. Blutung nach OP oder Trauma möglich. Globaltests: aPTT ↑, TPZ normal
- **FXII-Mangel:** keine Blutungsneigung, historisch als prothrombogener Risikofaktor diskutiert, diesbezüglich aber keine klin. Evidenz, aPTT ↑ ↑, TPZ normal
- **FXIII-Mangel:** verspätete (bis zu 36 h) postop. Blutung und Wundheilungsstörungen. Globaltests der Gerinnung unbeeinflusst

Hämophilie A, Hämophilie B

Hämophilie A (FVIII-Mangel) und Hämophilie B (FIX-Mangel): X-chromosomal rezessiv vererbte plasmatische Gerinnungsstörungen (▶ Tab. 24.4). Typische Blutungsmanifestationen, v. a. bei schwerer Hämophilie, sind Gelenkblutungen, Muskelhämatome, Hauteinblutungen, postop. Nachblutungen. ZNS-Blutungen sind selten. Klin. Ausprägung abhängig von verbliebener FVIII- bzw. FIX-Restaktivität. In betroffenen Familien erkranken jeweils die Männer, Frauen sind Konduktorinnen mit reduzierter FVIII/IX-Aktivität, jedoch meist ohne manifeste Blutungsneigung.

Tab. 24.4 Hämophilie Einteilung	
Schweregrad	Faktor-VIII-Aktivität (%)
Schwere Hämophilie	< 1
Mittelschwere Hämophilie	1–4
Leichte Hämophilie	5–14
Subhämophilie	15–49

Nomenklatur

- **FVIII:Ag** – immunol. gemessene FVIII-Konz.
- **FVIII:C** – koagulometrisch gemessene FVIII-Aktivität

Labordiagnostik
- APTT ↑; TPZ normal
- FVIII: C ↓ bzw. FIX ↓ (je nach Restaktivität)
- Ausschluss VWS (▶ 24.9.3)

Von-Willebrand-Syndrom
Bei Mangel (Typ 1, 3) oder Dysfunktion (Typ 2) des Von-Willebrand-Faktors (vWF) besteht ein Von-Willebrand-Syndrom (VWS). Prävalenz: 1 : 10.000. Häufigste angeborene hämorrhagische Diathese, wird (je nach Subtyp) autosomal-dominant oder autosomal-rezessiv vererbt. Klin. Symptomatik erklärt sich aus der Funktion des vWF in der prim. und sek. Hämostase (▶ 24.1.1).

Klinik Typisch sind Haut- und Schleimhautblutungen, Blutungen nach kleineren Eingriffen, Nasenbluten oder Menorrhagien. Pat. mit VWS Typ 3 oder Typ 2N (Typ Normandie) können das klin. Bild einer schweren Hämophilie A oder B mit Muskel- und Gelenkblutungen zeigen. Viele betroffene Pat. sind im Alltag asympt., können jedoch bei OPs z. T. schwere Nachblutungen aufweisen.

Labordiagnostik APTT (häufig normal oder grenzwertig ↑), Blutungszeit, PFA-Verschlusszeit, vWF:Ag, vWF:Rco, vWF:CB, FVIII, Thrombozytenaggregation (v. a. nach Induktion mit Ristocetin), Multimeranalyse (im Agarosegel).

> Zur Diagnosestellung eines VWS sind häufig mehrfache Wiederholungen der Analysen erforderlich, da der vWF als empfindliches „Akute-Phase-Protein" meist Messschwankungen unterliegt.

Subtypen Befundkonstellationen ▶ Tab. 24.5.
- **Subtyp 1 (quantitative Anomalie):** normale Multimerstruktur, jedoch vWF ↓, häufigste Form, Vererbung autosomal dominant
- **Subtyp 2 (qualitative Anomalie):**
  - *Typ 2A:* Fehlen großer und mittelgroßer Multimere → vWF:Rco-Aktivität ↓ und Beeinträchtigung der prim. Hämostase, zweithäufigste Form, Erbgang autosomal-dominant
  - *Typ 2B:* Fehlen der großen Multimere im Plasma, aber nicht in den Thrombozyten; verstärkte Bindung an Thrombozyten; Thrombozytenabbau und resultierende Thrombozytopenie; dritthäufigste Form, Erbgang autosomal-dominant
  - *Typ 2M:* normale Multimerstruktur, aber defekte Bindung an Thrombozyten; Erbgang autosomal-dominant
  - *Typ 2N (Typ Normandie):* reduzierte Bindung von FVIII an vWF, Konz. und Multimerstruktur normal, Erbgang autosomal-rezessiv. Klin. Bild wie Hämophilie A
  - *Typ 3:* schwerste Form mit (fast) vollständigem Fehlen aller Multimere. FVIII ↓↓, vWF:Ag und vWF:Rco kaum messbar, Erbgang autosomal-rezessiv. Klinik wie schwere Hämophilie A
  - *Plättchentyp-(Platelet-Type-)VWS:* Mutation in der α-Kette des thrombozytären Glykoprotein Ib induziert verstärkte Bindung der großen Multimere und dadurch Verminderung der hochmolekularen Multimere und verstärkte Thrombozytenclearance mit Thrombozytopenie

Tab. 24.5 Befundkonstellationen beim VWS

Typ	vWF:Ag	FVIII:C	vWF:RCo	Kollagen-bindungs-Kapazität	RIPA	Multimer-analyse	BZ	Thrombo-zytenzahl
1	↓	n	↓	↓	n	alle ↓	↑/n	n
2A	↓/n	n	↓↓	↓↓	↓/n	große/mittelgroße ↓	↑	n
2B	↓/n	n	↓↓/↓	↓↓	↑↑	große ↓	↑	n/↓
2M	↓	n	↓/n	n/↓	↓/n	abnorm	↑/n	n
2N	N	↓↓	n/↓	n/↓	n	n	n	n
3	fehlt	↓↓	fehlt	fehlt	fehlt	fehlen	↑↑	n

vWF:Ag = Von-Willebrand-Faktor-Antigen
FVIII:C = koagulometrisch gemessene FVIII-Gerinnungsaktivität
vWF:Rco = Ristocetin-Cofaktor
RIPA = ristocetininduzierte Plättchenaggregation
BZ = Blutungszeit

Erworbener Faktorenmangel

- **Verbrauchskoagulopathie:** ▶ 24.2.2
- **Nutritiver Vit.-K-Mangel und Cumarintherapie:** Bei einseitiger gemüsearmer Ernährung, enteralen Resorptionsstörungen, Suppression der Darmflora durch Antibiotika und Therapie mit Cumarinderivaten resultiert ein Vit.-K-Mangel. Aktivierung von FII, FVII, FIX und FX gestört, Quick-Wert ↓
- **Lebererkr.:** Synthesedefekte von FI, FII, FV, FVII, FIX, FX, FXI, FXII und FXIII bei schweren parenchymalen Lebererkr., zusätzlich Hyperfibrinolyse möglich

24.2.2 Verbrauchskoagulopathie/Disseminierte intravasale Gerinnung (DIC)

Durch unterschiedliche Auslöser induzierte Hämostasestörung mit verstärkter intravasaler Gerinnung, Thrombosierung der Mikrozirkulation, Verbrauch an Gerinnungsfaktoren und Thrombozyten sowie sek. Hyperfibrinolyse mit resultierender hämorrhagischer Diathese. Als Folge des Verschlusses der Mikrozirkulation treten ischämische Organläsionen (Niere, Gehirn, Lunge) bis hin zum Infarkt mit Organausfall auf. Im Rahmen der folgenden Hyperfibrinolyse und des Faktorenverbrauchs können lebensbedrohliche Blutungen auftreten.

Auslöser (Gramneg.) Sepsis (Endotoxine), vorzeitige Plazentalösung, ausgedehnte OPs (v. a. an Uterus, Prostata, Pankreas und Lunge), Tumorerkr., Hämolyse (Transfusionsreaktion), Promyelozytenleukämie, Mikrozirkulationsstörungen (Schock).

Stadieneinteilung Die klin. und laborchem. Einteilung des Ablaufs der DIC in unterschiedliche Phasen gelingt meist nicht, da die Übergänge fließend sein können und Parallelen zu anderen Hämostasestörungen (z. B. Hyperfibrinolyse) bestehen. Unterschieden werden:

- **Stadium I:** Gerinnungsaktivierung mit Hyperkoagulabilität meist ohne gerinnungsanalytische Erfassung

- **Stadium II:** Gerinnungsfaktorenverbrauch mit gerinnungsanalytischer Erfassung des Defizits
- **Stadium III:** starker Verbrauch an Gerinnungsfaktoren und Thrombozyten, beginnende **Hyperfibrinolyse**
- **Stadium IV:** ausgeprägter Faktorenmangel, starker Verlust an Fibrin und Fibrinogen, ausgeprägte hämorrhagische Diathese

Labordiagnostik ▶ Tab. 24.6. Abzugrenzen ist die **Verlustkoagulopathie:** Aufgrund massiver Blutverluste kommt es neben einer ausgeprägten Anämie zu einem Mangel an Gerinnungsfaktoren und -inhibitoren.

Tab. 24.6 Stadieneinteilung der Verbrauchskoagulopathie				
Parameter	Stadium I	Stadium II	Stadium III	Stadium IV
Quick	n	n	↓	↓↓
APTT	↓	n	↑	↑↑
TZ	n	n	↑	↑↑
Fibrinogen	↑	n	↓	↓↓
Thrombozyten	n/↓	↓	↓↓	↓↓
Antithrombin	n/↓	↓	↓↓	↓↓
FDP (Fibrinogen-Spaltprodukte)	n	↑	↑↑	↑↑
D-Dimere	n ↑	↑	↑↑	↑↑

24.2.3 Hyperfibrinolyse

Bei einer Hyperfibrinolyse entsteht vermehrt Plasmin durch ein Überwiegen von Aktivatoren der Fibrinolyse (Gewebsplasminogenaktivator) oder eine Verminderung von α_2-Antiplasmin. Plasmin spaltet thrombusassoziiertes Fibrin, im Plasma zirkulierendes Fibrinogen, FV und FVIII. Es fallen vermehrt Fibrin- und Fibrinogen-Spaltprodukte an; durch Auflösung von Gerinnseln und erhöhtem Faktorenverbrauch, insb. Fibrinogen, resultiert eine Blutungsneigung.

Ursachen
- Spontan: sehr selten
- Körperliche Anstrengung, „Stress"
- Therapie mit Streptokinase, Urokinase oder rekombinanten *tissue*-Plasminogenaktivator (rtPA)
- Leberzirrhose
- Operation an Lunge, Uterus, Prostata
- Tumorerkr. (Prostata, Ovar, Kolon)
- Amyloidose
- Akute Promyelozytenleukämie

Gemeinsamkeiten Verbrauchskoagulopathie/Hyperfibrinolyse
- Auslösung in vergleichbaren klin. Situationen
- Resultierende hämorrhagische Diathese
- Häufig Koexistenz beider Phänomene, die eine genaue Abgrenzung schwierig gestaltet

Unterschiede Verbrauchskoagulopathie/Hyperfibrinolyse
- DIC: v. a. Mikrozirkulation betreffend
- Hyperfibrinolyse: immer systemisch, keine Thrombozytopenie! Antithrombin normal!

Labordiagnostik
- Basisdiagnostik: TZ ↑, Fibrinogen ↓, FDP ↑, D-Dimere ↑, Thrombozytenzahl normal Antithrombin normal
- Weiterführende Diagnostik: Plasminogen ↓, α_2-Antiplasmin ↓

24.2.4 Thrombophile Diathesen

Ätiologie der venösen Thrombose

Die pathogenet. Faktoren einer tiefen Venenthrombose (TVT) wurden erstmals 1856 von Virchow postuliert und sind bis heute gültig (**Virchow-Trias**): Stase (verlangsamter Blutfluss), Schädigung der Gefäßwand und gesteigerte Gerinnbarkeit des Blutes (Hyperkoagulabilität). Diese Risikofaktoren können in *expositionelle* (von außen einwirkende) Risikofaktoren (u. a. OP, Trauma, östrogenhaltige Hormone, Schwangerschaft, Malignom, Katheteranlage) und *dispositionelle Risikofaktoren* (wie hereditäre thrombophile Risikofaktoren) eingeteilt werden. Zu den hereditären Risikofaktoren der Thrombophilie zählen u. a. der Antithrombin-Mangel sowie der Protein-C- und Protein-S-Mangel. Mit der Faktor-V-Leiden-Mutation G1691A und der Prothrombinmutation G20210A wurden weitere genet. Risikofaktoren identifiziert. Ausgehend von der Virchow-Trias tritt nach aktuellem Verständnis die TVT als Folge multikausaler Effekte durch den kombinierten Einfluss expositioneller und dispositioneller Risikofaktoren auf.

Relatives und absolutes Thromboserisiko thrombophiler Risikofaktoren

Venöse Thrombosen tragen bei einer jährlichen Inzidenz von 1 pro 1.000 Einwohner wesentlich zur Morbidität und Mortalität in der Bevölkerung bei. Zur Reduktion thrombembolischer Ereignisse ist eine Einschätzung der individuellen Thrombosegefährdung und, darauf aufbauend, eine statistisch gesicherte Stratifizierung zur risikoadaptierten prim. und sek. Thrombembolieprophylaxe erforderlich. Voraussetzung dafür sind Kenntnisse zum relativen und absoluten Thromboserisiko einzelner und in Komb. vorkommender hereditärer und erworbener Risikodeterminanten einer venösen Thromboseneigung.

Grundlage jeder Risikoberechnung ist das altersabhängige Basisthromboserisiko. Es beträgt pro Jahr bei einem jungen Menschen von 20 J. etwa 1 : 10.000, bei einem 60-Jährigen etwa 1 : 1.000 und bei einem 90-Jährigen etwa 1 : 100. Das relative Risiko eines thrombophilen Risikofaktors steht in dir. Beziehung zum absoluten Thromboserisiko (▶ Tab. 24.7).

Diese Beziehung soll am nachfolgenden Beispiel nochmals erläutert werden: Wenn eine junge Frau mit einem Basisrisiko für ein thrombembolisches Ereignis von 1 : 10.000 eine Risikokonstellation (z. B. heterozygote Faktor-V-Leiden-Mutation und orale Kontrazeption, ca. 7-faches × 4-faches Risiko) mit einem relativen Risiko von ca. 30 aufweist, so ergibt sich aus der Multiplikation des Basisrisikos mit dem erhöhten relativen Risiko ein Absolutrisiko von 30/10.000 pro Jahr. Um bei 3 von 1.000 Frauen in der genannten Risikokonstellation Thrombosen zu vermeiden, wird 997 Frauen die Einnahme oraler Kontrazeptiva versagt, obwohl sie kein thrombembolisches Ereignis erleiden würden. Das absolute Thromboserisiko

Tab. 24.7 Prävalenz, relatives und absolutes Thromboserisiko bei thrombophilen Risikofaktoren

	Prävalenz thrombophiler Risikofaktoren			Absolutes Risiko Basisrisiko/Jahr	
	Gesunde (%)	Patienten (%)	Relatives Risiko	Alter 20 J., 1 : 10.000	Alter 60 J., 1 : 1.000
Faktor V Leiden, heterozygot	4,8	18,8–40	7	0,07	0,7
Faktor V Leiden, homozygot	0,153*	3,8	26	0,26	2,6
Prothrombin-Mutation, heterozygot	2,7	7,1–16	3	0,03	0,3
Prothrombin-Mutation, homozygot	0,008*	0,2	28	0,28	2,8
Faktor V Leiden + Prothrombin-Mutation, heterozygot	0,136*	4,6	36	0,36	3,6
Antithrombin-Mangel Typ 1	0,02	1,9–4,3	50 (10–100)	0,5	5
Protein-C-Mangel	0,3	3,7–4,8	10–20	0,1–0,2	1–2
Protein-S-Mangel	–	2,3–4,3	2–20	0,02–0,2	0,2–2
FVIII:C persistierend > 150 %	19,7	34,7	4,8	0,05	0,5
Hyperhomocysteinämie (> 15 μmol/l)	33	40	1,48	0,015	0,15
Anticardiolipin-AK	11,4	18,2	3,2	0,03	0,3
Lupus-Antikoagulans	0,8	8,2	11,1	0,11	1,1

* Die bisher publizierten Studienergebnisse zu homozygoten Defektvarianten sind fraglich. Deswegen werden hier eigene unveröffentlichte Berechnungen gelistet, die auf der Basis des Hardy-Weinberg-Äquilibriums einen Schätzwert für die Genfrequenz der seltenen Genotypen in der Allgemeinbevölkerung ermittelt haben.

ist die klin. entscheidende Determinante. Es bedarf für diese potenzielle Risikogruppe also einer individuellen Nutzen-Risiko-Abwägung. Eine generelle KI für die Einnahme oraler Kontrazeptiva ist aus dem geringen Absolutrisiko nicht ableitbar. Neben einer ausführlichen Aufklärung ist aus medikolegalen Gründen allerdings eine Kontrazeption mit einem reinen Gestagenpräparat (Minipille) zu favorisieren (KI für östrogenhaltige Kontrazeptiva bei Vorliegen eines relevanten thrombophilen Risikofaktors nach Fachinformation).

Klinische Diagnostik

- **Anamnese:** Alter zum Zeitpunkt der Erstmanifestation? Lokalisation (art., venös, atypisch, z. B. Sinusvenenthrombose)? Art und Schwere der Thrombembolie? Medikation, z. B. orale Kontrazeptiva? Immobilisation? Zusätzliche Erkr. (metastasierender Tumor, OP)?

- **Familienanamnese:** Angehörige mit Thrombembolie in jungen Jahren?
- **Körperliche Untersuchung:** Postthrombotisches Sy.? Varizen? Adipositas? Lokale Gefäßobstruktion?

Labordiagnostik

- **Indikationen (sind weiterhin Gegenstand wissenschaftlicher Diskussion):**
  - Idiopathische Thrombembolien
  - Thrombembolie in jungem Lebensalter (< 40 J.) und pos. Familienanamnese für thrombembolische Ereignisse
  - Rezid. Thrombembolien, Thrombembolie ungewöhnlicher Lokalisation
  - Neonatale Thrombembolie
  - Vaskuläre Schwangerschaftskomplikationen wie habituelle Aborte oder Totgeburt, Präeklampsie, HELLP-Sy., intrauterine Wachstumsretardierung. Asympt. Verwandte von Pat. mit thrombophiler Diathese und nachgewiesenem thrombophilem Defekt, hier insb. asympt. Frauen mit familiärer Thromboseneigung vor Einnahme eines hormonellen Kontrazeptivums oder Beginn einer Hormonersatztherapie und vor einer Schwangerschaft
- **Zeitpunkt der Blutabnahme:**
  - Zu einem akuten thrombotischen Ereignis: Abstand mind. 2–3 Wo., idealerweise 3 Mon.
  - Zum Ende einer Therapie mit Vit.-K-Antagonisten (VKA): nach Normalisierung des Quick-Werts (> 90 %)
  - Unter Therapie mit VKA: Diagnostik ist möglich, VKA führen zu verminderten Plasmaspiegeln von Protein C und Protein S; eine Bewertung dieser Laborparameter erfolgt in Bezug auf den Quick-Wert. Eine dysproportionale Verminderung von Protein C und Protein S in Bezug auf den Quick-Wert weist auf klin. relevanten Mangelzustand hin, ggf. Konsequenz im Hinblick auf Beendigung bzw. Fortführung einer antikoagulatorischen Therapie
  - Zum Ende einer Heparintherapie: 1 Wo. nach Beendigung (für Antithrombin-Messung)
  - Direkte orale Antikoagulanzien (DOAK): Diagnostik ist möglich, Blutentnahme muss im Talspiegel (vor erneuter Einnahme des Medikaments) erfolgen
- **Laboruntersuchungen (Untersuchungsumfang ist weiterhin Gegenstand wissenschaftlicher Diskussion):**
  - **Globaltests:** APTT, TPZ, Fibrinogen, TZ, BB (Thrombozytose?)
  - **Spezielle Labortests:** Antithrombin (Aktivität, ggf. zusätzlich Antigen), Protein C (Aktivität, ggf. Antigen), Protein S (Aktivität und freies Protein-S-Antigen, ggf. Gesamt-Protein-S-Antigen), FVIII, vWF, FIX, FXI, D-Dimer, Lupus-Antikoagulans, Cardiolipin-AK IgM und IgG, β_2-Glykoprotein-I-AK IgM und IgG, ANA, APC-Resistenz, Prothrombin-Mutation G20210A, Faktor-V-Leiden-Mutation. Homocystein, Lp(a), Protein Z

Je nach untersuchtem Kollektiv werden die gegenwärtig bekannten hereditären thrombophilen Risikofaktoren nur bei etwa 70 % der Pat. mit thrombophiler Diathese gefunden. Ein unauffälliges Untersuchungsergebnis schließt daher eine durch bislang unbekannte Mechanismen verursachte hereditäre Thromboseneigung nicht aus.

24.2.5 Thrombozytäre Hämostasestörungen

Diese Störungen resultieren aus Veränderungen der Zahl und/oder Funktion der Thrombozyten.

Thrombozytopenie
Eine Thrombozytopenie liegt formal bei einer Verminderung der Thrombozytenzahl, meist < 150.000/µl, vor, klin. relevant wird dies erst, wenn die Thrombozytenzahl < 100.000/µl liegt.
- > 50.000/µl: i. d. R. keine Beeinträchtigung der Hämostase
- < 20.000/µl: z. T. spontane Blutungsneigung im Alltag

Die Blutungsneigung korreliert nicht direkt mit der gemessenen Thrombozytenzahl.

Differenzialdiagnosen
Bildungsstörung
- Hämatol. Systemerkr.: akute Leukämien, aplastische Anämie, myelodysplastisches Sy., idiopathische Myelofibrose
- Therapiefolge: Zytostatika, Radiatio
- Hereditäre Sy.: Hypoplasie der Megakaryozyten, Fanconi-Sy.

Immunthrombozytopenie (ITP)
- **Ursachen:**
  - Idiopathisch (häufigste Ursache)
  - Entzündlich-rheumatische Erkr.
  - Maligne Lymphome, v. a. B-CLL
  - Medikamentös induziert
  - Heparininduzierte Thrombozytopenie (HIT): s. HIT
- **Diagnose:** Ausschluss anderer Ursachen, KM-Diagnostik nur in Ausnahmefällen erforderlich. Eine Immunthrombozytopenie in Assoziation mit einer autoimmunhämolytischen Anämie wird als **Evans-Sy.** bezeichnet.

Thrombozytopenie bei mikroangiopathischer hämolytischer Anämie
- Thrombotisch thrombozytopenische Purpura (TTP; M. Moschkowitz): Thrombozytopenie, mikroangiopathische hämolytische Anämie, neurol. Symptome
- Hämolytisch urämisches Syndrom (HUS; M. Gasser): Thrombozytopenie, mikroangiopathische hämolytische Anämie, ANV

Thrombozytopenie bei Infektionserkrankungen
- Virale Inf.: Masernvirus, VZV, Rötelnvirus, EBV (Mononukleose), HIV
- Bakt. Inf.: Meningokokken, Sepsis
- Andere Inf.: Malaria, Trypanosomen, Toxoplasmose, Histoplasmose

Weitere Ursachen
- Hypersplenismus: portale Hypertension mit/ohne Splenomegalie
- Chron. Lebererkr. (Virushepatitis, Zirrhose, Alkoholabusus)
- Wiskott-Aldrich-Sy.: Ekzem, Immundefekt, Thrombozytopenie
- Verbrauchskoagulopathie

Heparininduzierte Thrombozytopenie (HIT)
(Schwere Thrombozytopenie Thrombozytenabfall > 50 % des Ausgangswerts bzw. < 100.000/µl) mit thrombembolischen (Plättchenaktivierung), ggf. auch hämorrhagischen Komplikationen. Zugrunde liegt die Bildung von AK gegen den Kom-

plex aus Heparin, Plättchenfaktor 4 und Thrombozyten, die typischerweise 5–20 d nach Beginn einer Heparintherapie, im Fall einer Reexposition binnen Stunden auftritt. Die frühere Unterscheidung in Typ-I- und Typ-II-HIT wurde aufgegeben, da nur die HIT Typ II klin. relevant ist.

Labordiagnostik Thrombozyten ↓, HIPA-Test (▶ 24.14.4), ELISA (▶ 24.14.4). Um die Wahrscheinlichkeit für das Vorliegen einer HIT vor der Testdurchführung zu erhöhen, wurde von der Arbeitsgruppe Greinacher und Warkentin mit dem **4T-Score** (▶ Tab. 24.8) ein Scoresystem entwickelt, in das die typischen klin. Symptome der HIT eingehen (Grad der Thrombozytopenie und zeitlicher Zusammenhang zur Dauer der Heparinexposition, andere Ursachen der Thrombozytopenie und Thrombose etc.).

Tab. 24.8 4T-Score zur Abschätzung der Wahrscheinlichkeit für das Vorliegen einer heparininduzierten Thrombozytopenie

		Punkte
Thrombozytopenie	Abfall der Thrombozytenzahl um > 50 %, aber Minimum > 20.000/μl	2
	Abfall der Thrombozyten um 30–50 %, aber Minimum 10.000–19.000/μl	1
	Abfall der Thrombozytenzahl um < 30 % auf ein Minimum < 10.000/μl	0
Zeit seit Abfall der Thrombozyten	5–10 d oder < 1 d bei früherer Heparingabe (innerhalb der letzten 30 d)	2
	> 10 d oder < 1 d bei Heparintherapie innerhalb der letzten 31–100 d	1
	< 4 d keine Heparingabe	0
Thrombembolische Befunde	Frische Thrombose, Hautnekrose(n), akute systemische Reaktion nach Heparinbolus	2
	Progressive oder rezid. Thrombose, erythematöse Hautläsionen, V. a. Thrombose, aber nicht bestätigt	1
	Keine Thrombose/Komplikationen	0
Andere Ursachen einer Thrombozytopenie	Keine andere Ursache für Thrombozytenabfall erkennbar	2
	Mögliche andere Ursache für Thrombozytopenie nachweisbar	1
	Andere Ursache für Thrombozytopenie nachgewiesen	0
Score		
Punkte 0–3 4–5 6–8	**Wahrscheinlichkeit HIT** gering mittel hoch	
		Punkte

Thrombozytopathie
Hierbei handelt es sich um eine Störung der Plättchenfunktion bei meist normaler bzw. leichtgradig erniedrigter Thrombozytenzahl.

Medikamentös induzierte Thrombozytopathien
- NSAID (ASS, Ibuprofen, Indometacin, Diclofenac) führen zur irreversiblen Hemmung der Cyclooxygenase und damit zu einer verminderten Thrombozytenaggregation durch Thromboxan A_2. Bei irreversibler Hemmung Aufhebung der Wirkung nur durch Produktion neuer Thrombozyten. Wirkungsdauer somit 7–10 d.
- ADP-Rezeptor-(P2Y-)Antagonisten wie Ticlopidin (Tiklyd®), das klin. kaum mehr eingesetzt wird, Clopidogrel (Plavix®) und Prasugrel (Efient®) hemmen den o. g. Rezeptor irreversibel, Ticagrelor (Brilique®) und Cangrelor reversibel.
- Abciximab (ReoPro®), Eptifibatid (Integrelin®) und Tirofiban (Aggrastat®) werden als GPIIa/IIIa-AK verwendet.
- Dipyridamol hemmt die thrombozytären Phosphodiesterasen sowie die Adenosinaufnahme.
- SSRI.

Hereditäre Thrombozytopathien Selten!
- **Thrombasthenie Glanzmann Naegeli:** hereditär verminderte oder fehlende Expression von GPIIb/IIIa mit gestörter ADP-induzierter Thrombozytenaggregation und resultierender schwerer Blutungsneigung, Nachweis der fehlenden Glykoprotein-Expression durchflusszytometrisch nach Inkubation der Pat.-Thrombozyten mit fluoreszenzmarkierten AK (▶ 24.14.3, Durchflusszytometrie)
- **Bernard-Soulier-Sy.:** hereditär verminderte oder fehlende Expression des Plättchen GPIb (vWF-Rezeptor) mit gestörter Thrombozytenadhäsionsfähigkeit, z. T. schwere Blutungsneigung, Riesenplättchen im Ausstrich, oft milde Thrombozytopenie, normale ADP-induzierte Aggregation, fehlende ristocetininduzierte und reduzierte kollageninduzierte Aggregation (▶ 24.14.3, Thrombozytenfunktionsdiagnostik)
- **Speicherdefekte:** Störung von Anlage und Ausreifung der thrombozytären Speichergranula. Unterschieden werden:
  - α-Storage-Pool-Erkrankung *(grey platelet syndrome):* fehlende Freisetzung von in thrombozytären α-Granula gespeichertem Fibrinogen, FV, FVIII und vWF zur Aggregation, meist milde Blutungsneigung, große, graue Thrombozyten im Diff-BB, Thrombozytopenie, verlängerte Blutungszeit, reduzierte Expression von CD62 (P-Selectin) auf stimulierten Thrombozyten in der Durchflusszytometrie
  - δ-Storage-Pool-Erkrankung: fehlende Freisetzung von ADP, ATP und Serotonin aus den thrombozytären δ-Bodies während der Aggregation. Variable klin. Symptomatik. Verlängerte Blutungszeit, variable Thrombozytenzahl und -größe. Kollagen- und epinephrininduzierte Thrombozytenaggregation ↓, ADP-induzierte Thrombozytenaggregation mit niedrigen ADP-Konz. (< 1 µmol/l) ↓. Typische ↓↓ der intrathrombozytären ADP-Konz. bei normaler oder nur leicht ↓ ATP-Konz.
- **Sonstige Thrombozytopathien:** bei Urämie, monoklonaler Gammopathie, May-Hegglin-Anomalie (Reifungsstörung verschiedener Zellreihen mit typischen zytoplasmatischen Einschlusskörpern)

Von-Willebrand-Syndrom ▶ 24.2.1. vWF, FVIII, PFA.

Thrombozytosen

Erhöhung der Thrombozytenzahl, meist > 450.000/μl.
- Primär i. R. myeloproliferativer Erkr.: essenzielle Thrombozythämie (ET), CML, Polycythaemia vera (PV), Frühphase der idiopathischen Myelofibrose (IMF)
- Sekundär bei Eisenmangel, Inf., Tumorerkr., chron.-entzündlichen Erkr. und (häufig nur passager) nach Splenektomie

> Arbeitskreis Hämostaseologie der Deutschen Gesellschaft für Hämatologie und Onkologie: www.gdho.de/dgho/akhaemos1.htm

24.3 Methoden in der Gerinnungsdiagnostik

24.3.1 Globaltests

Globaltests sind gerinnungsanalytische Methoden, die Aussagen über einzelne Abschnitte (nicht Einzelkomponenten) der plasmatischen Hämostase erlauben. Sie können eine Störung, nicht jedoch deren exakte Ursache anzeigen. Globaltests fallen z. T. erst bei ausgeprägten Störungen path. aus.

Erfassung der Thrombozytenzahl und -funktion
- Thrombozytenzählung (▶ 24.14.2)
- Blutungszeit in vivo (▶ 24.5.1), PFA-Verschlusszeit (▶ 24.5.2)

Erfassung der plasmatischen Gerinnung Plasmatische Gerinnungstests weisen die Bildung eines (festen) Fibringerinnsels aus löslichem Fibrinogen nach. Dabei wird die Zeit der Fibringerinnselbildung (Gerinnungszeit) nach Zugabe eines Startreagens im Citratplasma gemessen und in Sek. angegeben. Verkürzungen geben einen Hinweis auf eine erhöhte Gerinnbarkeit (Hyperkoagulabilität), Verlängerungen auf eine verminderte Gerinnbarkeit (Hypokoagulabilität). Globaltests erfassen hierbei keine Einzelkomponenten, sondern die Aktivität mehrerer Faktoren bzw. ganze Hämostaseabläufe. Ziel ist es, primär faktoren- oder medikamentenbedingte (Heparin, VKA) Störungen im Gerinnungsablauf zu erkennen. Auch die Anwesenheit von path. Gerinnungsinhibitoren kann detektiert werden.

In der gerinnungsanalytischen Diagnostik finden drei **Messprinzipien** Anwendung:
1. **Koagulometrische Messverfahren:** Als Nachweisreaktion dient die Umwandlung von Fibrinogen in Fibrin. Erfasst wird dann der Zeitpunkt der
   - Beweglichkeitsänderung eines Häkchens oder einer rotierenden Kugel (mechanisches Prinzip) oder der
   - Zunahme der Lichtstreuung (fotometrisches Prinzip) durch Fibringerinnselbildung.
2. **Chromogene Substrate** funktionieren analog zur Fibrinogenaktivierung, Ein aktivierter Gerinnungsfaktor spaltet einen angekoppelten Farbstoff vom Substrat ab → es entsteht eine Färbung, die fotometrisch quantitativ gemessen werden kann. Die Intensität der Färbung korreliert mit der Aktivität des Gerinnungsfaktors. Vorteil: Nur kurze Abschnitte des Gerinnungs- oder Fibrinolyseablaufs werden einbezogen, somit weniger störanfällig. Nachteil: geringere Sensitivität und Spezifität, höhere Kosten.
- **Immunol. Messverfahren** dienen der Konzentrationsbestimmung von Gerinnungsfaktoren: Normale Konz. mit verminderter Aktivität eines Gerin-

nungsfaktors lassen auf abnorme Molekülstrukturen schließen. Methodisch kommen ELISA, Nephelometrie und Immunelektrophorese-Verfahren zum Einsatz.

Tests:
- **Thromboplastinzeit** (TPZ, ▶ 24.7.2) nach Quick erfasst Störungen im exogenen System. Verlängerung durch Mangel an den Faktoren (I), II, V, X, VII
- **Aktivierte partielle Thromboplastinzeit** (aPTT, ▶ 24.7.3): erfasst die endogene Aktivierung des Gerinnungssystems sowie die gemeinsame Endstrecke. Verlängerung durch Mangel an den Faktoren (I), II, V, VIII, IX, X, XI, XII, Präkallikrein, HMWK
- **Thrombinzeit** (TZ, ▶ 24.7.4): erfasst Bildung von Fibrin aus Fibrinogen durch Thrombin. Verlängerung ggf. bei Heparintherapie, stark erniedrigtem Fibrinogenspiegel, Dysfibrinogenämien, Anwesenheit von Fibrin(ogen)spaltprodukten
- **Fibrinogen** (▶ 24.7.5): zur Beurteilung der Synthese und ggf. des Verbrauchs (Fibrinolyse)

Erfassung primärer und sekundärer Hämostase Thrombelastogramm (TEG, ▶ 24.5.3): Einsatz heute hauptsächlich patientennah als Point-of-Care-Test in der Anästhesiologie und Intensivmedizin.

24.3.2 Einzelfaktorenbestimmung

- **Aktivitätsüberprüfung** von Faktoren des endogenen und exogenen Gerinnungssystems durch Zusatz des zu untersuchenden Plasmas zu einem vorgegebenen Faktor-Mangelplasma nach dem Prinzip der aPTT oder TPZ.
! Die Einzelfaktoren müssen unter 20–25 % der eigentlichen Aktivität reduziert sein, um eine Veränderung der Globaltests zu bewirken.
- **Konzentrationsbestimmung** von Faktoren, Enzymen und Inhibitoren mit immunol. Methoden (Nephelometrie, ELISA).
! Erlaubt keine Aussage zu ihrer tatsächlichen Aktivität!

24.3.3 Weiterführende Diagnostik

In Abhängigkeit von den Ergebnissen der Globaltests:
- **aPTT verlängert, Quick normal:** FVIII, FIX, FXII, FXI, Lupus-Antikoagulans (▶ 24.13.2), Heparin (Anti Xa)
- **aPTT verlängert, Quick vermindert:** FX, FII, FV, Fibrinspaltprodukte
- **Quick vermindert, aPTT normal:** FVII, (FX, FV, FII)
- **TZ verlängert:** Fibrinogen (▶ 24.7.5), Fibrinogen-Abbauprodukte (▶ 24.8.2), Heparin (Anti-Xa)
- **Blutungszeit verlängert:** Thrombozytenzahl, Thrombozytenaggregation, VW:AG und VW:Rco
- **aPTT + Quick + TZ + Fibrinogen + Thrombozytenzahl + Blutungszeit normal:** FXIII, α_2-Antiplasmin

24.4 Prüfmaterial in der Gerinnungsdiagnostik

Blutentnahme, Transport, Aufbewahrung und Aufbereitung des Prüfmaterials sind für die Zuverlässigkeit und Qualität gerinnungsanalytischer Laborbefunde sehr wichtig. Insbesondere die Dauer der venösen Stauung vor der Blutentnahme und die Dauer des Probentransports können das Ergebnis entscheidend beeinflussen.

Material Gerinnungsuntersuchungen werden im Plasma durchgeführt, da Serum kein Fibrinogen und FII, FV, FVIII und FXIII lediglich in verminderter Menge enthält. Abnahme in Monovetten (Aspirationstechnik) oder Vacutainern (Vakuumtechnik), die Natriumcitrat 3,2 % enthalten (Mischverhältnis 1 : 10). Citrat verhindert die Blutgerinnung durch Bindung der Ca^{2+}-Ionen. Aus **Citratblut** wird durch Zentrifugation **Citratplasma** für die weiteren gerinnungsanalytischen Untersuchungen gewonnen.

Menge Durch das Probenröhrchen vorgegeben. Im Fall umfangreicher Untersuchungen erforderliche Menge mit dem zuständigen Labor absprechen.

> Venöse Stauung bei Entnahme aus peripheren Venen möglichst kurz. Die Untersuchung von Katheterblut kann problematisch sein, da durch die Katheterinnenwand eine Aktivierung resultieren kann bzw. Infusionen oder Heparinrückstände die Messergebnisse beeinflussen können. Gerinnungsröhrchen möglichst nicht als erstes Röhrchen füllen! Mischungsverhältnis zwischen Natriumcitrat und Blut möglichst genau einhalten. Abweichungen beeinflussen die Analytik. Inhalt des Röhrchens unmittelbar nach der Entnahme durch sachtes Schwenken gut mischen. Bei ungenügender Mischung kann eine Teilgerinnung des Untersuchungsmaterials resultieren.

Transport Blutprobe so schnell wie möglich (≤ 2 h) ins Labor transportieren. Proben nicht kühlen. Bei längeren Transportzeiten (z. B. Einsendung von Plasma aus dem amb. Bereich in ein regionales Labor) thrombozytenfreies Citratplasma eingefroren verschicken.

- **Thrombozytenarmes Citratplasma:** 10 Min. bei 1.500–2.000 × g zentrifugieren; für die meisten plasmatischen Gerinnungsuntersuchungen einsetzbar
- **Thrombozytenfreies Citratplasma:** thrombozytenarmes Citratplasma 10 Min. bei 2.500 × g zentrifugieren; Verwendung bei Tests, die durch die Anwesenheit von Thrombozyten beeinträchtigt werden: Lupus-Antikoagulans, Fibrinolysekomponenten

24.5 Globaltests

24.5.1 Blutungszeit in vivo $

Als Blutungszeit im eigentlichen Sinne wird der Zeitraum zwischen einer kleinen Inzision (3 mm; Unterarm/Ohrläppchen) und dem Sistieren der Blutung bezeichnet. Das austretende Blut wird mit einem Filterpapier aufgefangen und die Zeit bis zum Ende des Blutflusses in Sek. angegeben. Da inzwischen ein Testsystem (Plättchenfunktionsanalysator PFA®) existiert, das die Wechselwirkung zwischen Gefäßwand und Thrombozyten in vitro simuliert, unterscheiden wir heute eine „In-vivo"- und eine „In-vitro"-Blutungszeit. Die In-vivo-Blutungszeit wird heute nur noch selten eingesetzt, ist allerdings die einzige Methode, die Vasopathien diagn. qualitativ miterfassen kann.

Indikationen V. a. Thrombozytenfunktionsstörung, V. a. VWS, V. a. Vasopathie.

Bestimmungsmethode und Durchführung Als Beispiel der In-vivo-Blutungszeit wird im Folgenden die Methode nach **Ivy** beschrieben:
- Stauung mit Blutdruckmanschette bei 40 mmHg

- Inzision Unterarm: 0,5 cm lang und 1–2 mm tief mit scharfer Klinge
- Abtupfen des Blutes in 15-Sek.-Intervallen mit Filterpapier
- Messung der Zeit, bis Blutung steht

Referenzwerte Ivy: 2–6 Min.

Bewertung
Verlängerung der Blutungszeit:
- Thrombozytenfunktionsstörung
- Thrombozytopenie
- VWS (ein kleiner Pat.-Anteil)
- Erhöhte Gefäßfragilität (Rumpel-Leede-Test ▶ 24.6)
- Bei einer plasmatischen Gerinnungsstörung (z. B. Hämophilie A) ist die Blutungszeit normal!
- Eine Verlängerung der Blutungszeit ist bereits bei einer Thrombozytenzahl < 100.000/µl möglich → Bestimmung der Blutungszeit bei thrombozytopenischen Pat. ist nicht sinnvoll, da keine Aussage über die Thrombozytenfunktion möglich ist!

Störungen und Besonderheiten Die In-vivo-Blutungszeit ist sehr störanfällig und unzureichend standardisierbar. Daher häufig schwankende Werte beim selben Pat. → Testwiederholungen durch denselben Untersucher.

24.5.2 Blutungszeit in vitro im Plättchenfunktionsanalysator (PFA-Verschlusszeit) $

Indikationen ▶ 24.5.1 (außer Vasopathie).

Bestimmungsmethode und Durchführung Der PFA simuliert die Wechselwirkung zwischen Thrombozyten und Gefäßwand und stellt somit ein Testsystem der prim. Hämostase dar. Citratblut (nicht Plasma!) des Pat. wird durch die Poren einer mit Epinephrin (Adrenalin) oder ADP-getränkten Kollagenmembran angesaugt. Die Thrombozyten werden aktiviert, aggregieren und führen letztlich zum Verschluss der Öffnungen. Die Zeit zwischen Eingabe der Blutprobe und Verschluss der Poren der Kollagenmembran wird als **Verschlusszeit** bezeichnet und in Sek. angegeben.

Referenzwerte ▶ Tab. 24.9.

Tab. 24.9 Referenzbereiche Verschlusszeit (s. aktuelle Packungsbeilage)	
Kollagen/Epinephrin	z. B. 80–160 Sek.
Kollagen/Adenosindiphosphat	z. B. 80–120 Sek.

Bewertung Screeningmethode! Diagnosestellung nicht möglich! Wenn das Testergebnis nach Messung der Verschlusszeit mit beiden Membranen im Referenzbereich liegt, sind schwere Defekte der prim. Hämostase unwahrscheinlich. Meist nützliches Monitoring bei Gabe von Desmopressin oder vWF-reichem FVIII-Präparat bei Pat. mit VWS.

Störungen und Besonderheiten Die Thrombozytenzahl im Testblut muss zwischen 100.000 und 500.000/µl liegen, sonst ist keine valide Messung möglich. Störungen können auch bei niedrigem Hkt auftreten. Path. Testergebnisse lassen nicht immer auf klin. relevante Störungen schließen.

Vorteile ggü. In-vivo-Blutungszeit
- Höhere Sensitivität und Spezifität
- Bessere Reproduzierbarkeit
- Schnellere und schonendere Durchführung

24.5.3 Thrombelastogramm (TEG) $$

Indikationen Rasche Orientierung über die globale Funktionsfähigkeit der Hämostase – heute meist als POC-Diagnostik. Beurteilt werden in einem Ansatz sowohl Gerinnungsretraktion als auch Fibrinolyse. Man erhält Informationen über den gesamten Gerinnungsablauf und zusätzlich Hinweise zur Phase, in der eine Störung besteht. Die Methode liefert keine Aussage zu Einzelfaktoren und ist auch nicht beweisend für eine bestimmte Störung. Leichte Veränderungen der Hämostase werden nicht in jedem Fall erfasst.

Untersuchungsmaterial Abhängig vom Gerät, ca. 5 ml Vollblut, Citratblut oder Plasma.

Bestimmungsmethode Bewegung eines Stahlstiftes, der in einer mit Blut gefüllten Küvette hängt, wird auf fortlaufend transportierten Film übertragen. Strichförmiger Verlauf, solange Blut flüssig. Bestimmt werden folgende Parameter:
- **Reaktionszeit r** (Syn.: *clotting time*, CT). Beginn der Gerinnselbildung: Stift schert aus
- **Thrombusbildungszeit k:** Zeit bis zum Erreichen einer Amplitudengröße von 20 mm (Syn.: *clot formation time*, CFT)
- Höhe der **Maximalamplitude m_a** (Syn.: *maximum clot firmness*, MCF) in mm

Nach Erreichen der Maximalamplitude Verschmälerung der Kurve durch Einsetzen der Fibrinolyse, wird i. d. R. 30 Min. nach Maximalamplitude bestimmt (Ly 30, Syn. *maximum lysis*, ML, Angabe in Prozent von MCF).

Manche Geräte messen Retraktion des Blutes über Scherkräfte während Gerinnselbildung in einer rotierenden Küvette; in anderen Geräten ist die Küvette fixiert und der Kolben auf einem sich drehenden Schaft befestigt (Rotations-Thrombelastometrie), dessen Bewegung durch Gerinnselbildung zunehmend eingeschränkt wird.

Referenzwerte ▶ Tab. 24.10.

Tab. 24.10 Orientierende Referenzbereiche Thrombelastogramm (gerätespez. Referenzbereiche beachten!)

Parameter	Referenzbereich
Reaktionszeit r	10–16 Min.
Thrombusbildungszeit k	4–6 Min.
Maximalamplitude m_a	47–60 mm

Bewertung Befundkonstellationen ▶ Abb. 24.2. Ursachen für Veränderungen der TEG-Parameter ▶ Tab. 24.11.

Tab. 24.11 Ursachen für Veränderung der TEG-Parameter

	Reaktionszeit r	Thrombusbildungszeit k	Maximalamplitude m_a
↑	• Gerinnungsfaktormangel (Hämophilie A/B, Fibrinogenmangel, Dysfibrinogenämie) • Heparintherapie • Fibrinogenspaltprodukte	• Gerinnungsfaktormangel (Hämophilie A/B, Fibrinogenmangel, Dysfibrinogenämie) • Heparintherapie • Fibrinogenspaltprodukte • Thrombozytopenie • Thrombozytopathie	• Hyperfibrinogenämie • Thrombozytose
↓	Hyperkoagulabilität	• Thrombozytose • Hyperkoagulabilität	• Thrombozytopenie • Thrombozytopathie • Fibrinogenmangel oder Dysfibrinogenämie • Mangel an FXIII • Fibrinogenspaltprodukte • Paraproteinämie • Heparintherapie

Störungen und Besonderheiten Ein path. TEG sagt wenig über die konkrete Art der Störung aus. Hinweise auf das Vorliegen einer Koagulopathie bei manifester Blutungsneigung können jedoch dann durch das TEG erhalten werden, wenn die übrigen Globaltests noch normal sind. Das TEG reagiert z. B. bereits auf geringe Heparinmengen, wenn die PTT noch nicht verlängert ist.

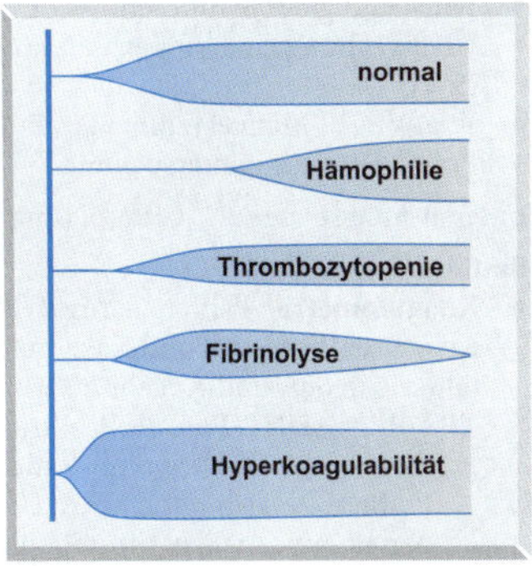

24.6 Rumpel-Leede-Test

Abb. 24.2 Befundkonstellationen im Thrombelastogramm [L157]

Indikationen V. a. auf erhöhte Gefäßfragilität (Ehlers-Danlos-Sy., Vaskulitis).

Testprinzip Vermehrter Blutaustritt aus Gefäßen durch Anlage einer Staumanschette.

Testdurchführung Blutdruckmanschette am Oberarm des Pat. anlegen, über 5 Min. auf einen Druck aufpumpen, der 10 mmHg über dem diastolischen Blutdruck des Pat. liegt. Auf petechiale Hauteinblutung distal der Blutdruckmanschette (Ellenbeuge) achten.

Bewertung
- **Neg. Test** (keine Petechien): erhöhte Gefäßfragilität unwahrscheinlich
- **Pos. Test** (Petechien): bei normaler Thrombozytenzahl V. a. Gefäßfragilität. Keine Unterscheidung zwischen thrombozytopenischer und vaskulitischer Blutung möglich!

24.7 Plasmatische Gerinnungstests

24.7.1 Hinweis

Die in den folgenden Abschnitten angegebenen Referenzbereiche sind nur als Beispiele zur Orientierung gedacht. Der Referenzbereich eines jeden Tests ist vom jeweils verwendeten Reagens abhängig und sollte den aktuellen Angaben des jeweiligen Labors entnommen werden.

24.7.2 Thromboplastinzeit (Prothrombinzeit, Quick-Wert) $

Die Thromboplastinzeit (TPZ) erfasst die Verminderung der Faktoren (I), II, V, VII und X. Die komplette Synthese von FII, FVII und FX ist Vit.-K-abhängig und erfolgt in der Leber.

Indikationen
- Screening bei V. a. Einzelfaktorenmangel (extrinsisches System)
- Beurteilung der Synthesefunktion bei Lebererkr.
- Überwachung einer oralen Antikoagulation (Marcumar [Falithrom®, Warfarin®])
- V. a. Vit.-K-Mangel (alimentär, intestinal, chologen)
- Präop. Screeninguntersuchung

Untersuchungsmaterial Citratplasma (▶ 24.4).

Bestimmungsmethode
- **Koagulometrie:** Plättchenarmes Citratplasma gerinnt durch Zusatz von Gewebsthromboplastin und Kalziumionen, Messung der Zeit bis zur Gerinnselbildung in Sek. und Angabe entweder in Prozent der Norm oder als Quotient TPZ-PP/TPZ-NP-Pool als Prothrombin-Ratio:
  - ! Angabe der Prothrombin-Ratio als International Normalized Ratio (INR) im ther. Bereich unter VKA. Die INR berücksichtigt, dass sich die einzelnen kommerziellen Thromboplastin-Tests im Hinblick auf ihre Sensitivität ggü. Einzelfaktoren unterscheiden; alle kommerziellen Thromboplastine werden an einem WHO-Standard kalibriert (International Sensitivity Index, ISI). Die **INR** errechnet sich folgendermaßen: Prothrombin-Ratio ^{ISI} = INR.
  - ! Vorteil der INR-Bestimmung: genaue Vergleichbarkeit der Messergebnisse unterschiedlicher Labore.
- **Chromogene Methode:** Zeit wird gemessen, bis eine festgelegte Extinktionszunahme bei einer Wellenlänge von 405 nm durch Hydrolyse eines chromogenen Substrats durch das aus Prothrombin gebildete Thrombin erreicht wird.
- **Besonderheit CoaguChek®-System:** trockenchem. Bestimmung der TPZ aus Kapillarblut mittels spezieller Testträger. Vorteil: nach Schulung Selbsttestung durch Pat. möglich.

Referenzwerte ▶ Tab. 24.12.

Bewertung **Erniedrigung der TPZ (Quick-Wert ↓):**
- Vit.-K-Mangel:
  - Einseitige gemüsearme Ernährung

Tab. 24.12 Referenzbereiche Thromboplastinzeit

Parameter	Referenzbereich	Therapeutischer Bereich
Quick	70–130 %	15–30 % (je nach Reagens)
Ziel-INR unter VKA-Therapie		• 2,0–3,0: TVT, Lungenarterienembolie, Vorhofflimmern • 2,5–3,5: mechanische Herzklappe

  – Intestinale Malassimilation: Malabsorptionssy. mit intestinaler Mukosaschädigung (z. B. Sprue), Maldigestion bei cholestatischen Erkr. (intestinaler Gallensäuremangel), Unterdrückung der Darmflora durch Antibiotika
  – Schwere Lebererkr.
  – Therapie mit VKA
- Verbrauchs-, Verlustkoagulopathie, Hyperfibrinolyse
- Hereditäre Mangelzustände: angeborener FII-, FV-, FVII-, FX-Mangel. Die TPZ-Erniedrigung spiegelt annähernd das Ausmaß der Faktorenerniedrigung wider (semiquantitativ)
- Fibrinogenmangel (Fibrinogen < 0,3 g/l), Dysfibrinogenämie
- Erworbene Hemmkörper gegen o. g. Faktoren (sehr selten!)

> **Merke**
> - Normale TPZ bei Hämophilie A, Hämophilie B sowie VWS!
> - Neugeborene weisen in den ersten Lebenstagen eine physiol. Verminderung der Gerinnungsfaktorsynthese des Prothrombinkomplexes auf (u. a. durch Vitamin-K-Mangel)

Störungen und Besonderheiten
- Eine hoch dosierte Heparintherapie beeinflusst auch die Thromboplastinzeit (Erniedrigung)!
- Eine Untersuchung desselben Plasmas mit unterschiedlichen kommerziellen Thromboplastinen kann abweichende Ergebnisse bei der Angabe in Prozent der Norm erbringen, da deren Sensitivität ggü. den Einzelfaktoren schwanken kann.

24.7.3 Aktivierte partielle Thromboplastinzeit (aPTT) $

Indikationen Suchtest für Defekte des endogenen Gerinnungssystems (Präkallikrein, HMWK, FXII, FXI, FIX, FVIII) und der gemeinsamen Endstrecke der Gerinnung (FX, FV, FII, [FI]).
- Screening bei V. a. Einzelfaktorenmangel (intrinsisches System) bzw. pos. Lupus-Inhibitoren
- Überwachung einer Therapie mit unfraktioniertem Heparin (UFH) oder alternativ mit Hirudin
- Überwachung der Substitutionstherapie mit Einzelfaktoren, insb. bei Hämophilie A/B
- Präop. Screeninguntersuchung

Untersuchungsmaterial Citratplasma (▶ 24.4).

Bestimmungsmethode
- **Koagulometrische Methode:** Gemessen wird die Gerinnungszeit von Citratplasma nach Zusatz von partiellem Thromboplastin (Phospholipidgemische

analog Plättchenfaktor 3), oberflächenaktiven Substanzen (meist Kaolin = Aluminiumsilikat) und Ca^{2+}-Ionen. Zugabe der oberflächenaktiven Substanzen → Beschleunigung der Reaktion.
- **Chromogene Methode:** Die Zeit nach Aktivierung des Plasmas mit Sulfatid wird bestimmt, bis festgelegte Extinktionszunahme, bei Wellenlänge von 405 nm, durch Hydrolyse eines chromogenen Substrats durch aus Prothrombin gebildetem Thrombin erreicht wird.

Referenzwerte ▶ Tab. 24.13.

Tab. 24.13 Referenzbereich aPTT (abhängig vom Reagenz)	
Methode	Referenzbereich
Koagulometrie	z. B. 28–40 Sek.

Bewertung
- **Verlängerung der aPTT:** Einzelfaktorenmangel, Verbrauchskoagulopathie, Heparin-/Hirudintherapie, hochdosierte Gabe von VKA, Lupus-Antikoagulans, path. Hemmstoffe, Fibrin(ogen)spaltprodukte
- **Verkürzung der aPTT:** kann Ausdruck einer Hyperkoagulabilität sein

Störungen und Besonderheiten Sensitivität und Referenzbereich der Methode sind stark vom verwendeten partiellen Thromboplastin und der Art des Oberflächenaktivators abhängig → genauen Referenzbereich des entsprechenden Labors beachten!
- Neugeborene haben in den ersten Lebenstagen eine physiol. Verminderung der Gerinnungsfaktorsynthese des Prothrombinkomplexes und damit auch eine verlängerte aPTT.
- aPTT-Verlängerungen bei angeborenem Faktorenmangel korrelieren nicht mit dessen Restaktivität!

Merke
- Bei FXII-Mangel ist die aPTT vergleichbar stärker verlängert als bei FVIII- oder FIX-Mangel, trotzdem besteht keine Blutungsneigung.
- Niedermolekulare Heparine und das Heparinoid Organan® in prophylaktischer Dosierung verlängern aufgrund ihrer im Vordergrund stehenden Anti-Xa-Aktivität die aPTT kaum!

24.7.4 Thrombinzeit $

Die Thrombinzeit (TZ) misst die Umwandlung von Fibrinogen in Fibrin durch Zugabe von Thrombin zu Testplasma und erfasst sowohl Fibrinpolymerisationsstörungen (Anwesenheit von Fibrinspaltprodukten) als auch eine gesteigerte Antithrombin-Wirkung (Heparintherapie).

Indikationen
- V. a. Fibrinpolymerisationsstörungen
- V. a. Fibrinogenmangel oder Dysfibrinogenämie
- Hyperfibrinolyse
- Überwachung der Therapie mit Urokinase, Streptokinase

Untersuchungsmaterial Citratplasma (▶ 24.4).

Bestimmungsmethode **Koagulometrie:** Die Gerinnungszeit von Citratplasma wird nach Zusatz einer geringeren Menge Thrombin bestimmt.

Referenzwerte Abhängig vom Reagenz, z. B. 17–24 Sek.

Bewertung
- Die TZ ist bei Hämophilie A/B sowie dem VWS normal!
- **Verlängerung der TZ:** ggf. bei Heparintherapie, Störung der Fibrinpolymerisation, Fibrinogenmangel, Dysfibrinogenämie

Störungen und Besonderheiten **Verlängerung der TZ:**
- Perinatal: Neugeborene in den ersten Lebenswochen (V. a. hypofunktionelles Fibrinogen)
- Thrombininhibitoren, Inhibitoren der Fibrinpolymerisation: Rarität, bei Pat. mit Plasmozytom, Kollagenosen, Leberzirrhose beschrieben
- Hypalbuminämie (nephrotisches Sy., In-vitro-Phänomen) → Normalisierung der TZ nach Substitution mit Humanalbumin

> **Merke**
> - Die Fibrinstabilisierung durch FXIII wird von der TZ nicht erfasst.
> - Die TZ spricht auf Heparin weniger zuverlässig an als die aPTT und wird daher kaum zur Überwachung einer Heparintherapie eingesetzt!

24.7.5 Fibrinogen $

Indikationen
- V. a. Fibrinogenmangel
- V. a. Dysfibrinogenämie
- V. a. Verbrauchskoagulopathie, Hyperfibrinolyse
- Kontrolle der Fibrinolysetherapie mit Urokinase, Streptokinase
- Verlaufskontrolle der Therapie mit Asparaginase zur Beurteilung der Substitutionsindikation

Untersuchungsmaterial Citratplasma (▶ 24.4).

Bestimmungsmethoden
- **Koagulometrie nach Clauss:** Verdünntes Citratplasma wird mit hoher Thrombin-Konz. versetzt, ermittelte Gerinnungszeit ist umgekehrt proportional zur Fibrinogen-Konz. (Variante der Thrombinzeit).
- **Hitzefibrinogenbestimmung nach Schulz:** Erhitzung des PP auf 56 °C, ausgefälltes Fibrinogen wird nach Zentrifugation in einem graduierten Nissl-Röhrchen beurteilt.
- **Kinetische Analyse:** Messung der Extinktionszunahme bei Wellenlänge von 340 nm nach Zugabe eines thrombinähnlichen Schlangengiftes (Batroxobin) zum unverdünnten PP. Fibrinopeptid A wird von Fibrinogen abgespalten, die entstandenen Fibrinmonomere polymerisieren zu Fibrin. Extinktionszunahme pro Zeiteinheit entspricht einer definierten Fibrinogen-Konz.
- **Immunol. Bestimmung:** Nachweis durch AK-vermittelte Präzipitation in der Immunelektrophorese nach Laurell, Ouchterlony-Präzipitation oder mittels Nephelometrie.

Die am häufigsten verwendete Bestimmungsmethode ist die Koagulometrie nach Clauss. Im Fall eines erniedrigt gemessenen Fibrinogens bei unauffälliger Klinik empfiehlt sich eine immunol. Konzentrationsbestimmung zum Ausschluss einer Dysfibrinogenämie.

Referenzwerte 1,5–4,0 g/l.

Bewertung
Erniedrigte Konzentration:
- *Synthesestörung:*
  - Erworben: Lebersynthesestörungen i. R. einer Leberzirrhose oder Hepatitis, bei Vergiftungen, Asparaginasetherapie, physiol. bei Neugeborenen
  - Angeboren: Dys-, Hypo- oder Afibrinogenämie (sehr selten). Typisch für eine Dysfibrinogenämie ist ein verminderter Aktivitätsnachweis (Koagulometrie) bei normaler Konz. (Messung nach Schulz bzw. immunol.). Eine Dysfibrinogenämie kann zu Thromboseneigung führen; eine Blutungsneigung tritt nur bei sehr stark erniedrigter Fibrinogenaktivität (< 0,4 g/dl) auf
- *Erhöhter Verbrauch:* Verbrauchskoagulopathie mit/ohne Hyperfibrinolyse, fibrinolytische Therapie, schwere Blutverluste, Therapie mit Asparaginase

Erhöhte Konzentration:
- Akute-Phase-Protein, infektiöse/nichtinfektiöse Entzündungen, postop., Tumorerkr., Verbrennungen, Urämie, Hypertonie, diab. Stoffwechselentgleisungen.
- Dauerhaft erhöhte Fibrinogenkonz. gilt als unabhängiger kardiovaskulärer Risikofaktor.

Störungen und Besonderheiten
- Koagulometrie nach Clauss: Störung durch Heparin und Fibrinspaltprodukte (FDP), Zusatz von Heparininhibitoren (Polybrene®) zum Plasma kann den Störeffekt durch Heparinbeimischungen aufheben.
- Fotometrische Fibrinogenbestimmung: Störung durch Heparin.
- ! Die anderen Fibrinogenbestimmungsmethoden werden durch Heparin oder FDP nicht beeinflusst!

24.8 Aktivierungsmarker der Gerinnung und Fibrinolyse

24.8.1 Grundlagen

Der Nachweis erhöhter Konz. von Fibrinopeptid A (FPA), D-Dimeren, Monomeren, Thrombin-Antithrombin-Komplex (TAT) und inaktivem Prothrombinfragment F1 + 2 kann als Hinweis auf eine verstärkte intravasale Gerinnungsaktivierung (z. B. Thrombembolie, DIC) gewertet werden. Die Bestimmung v. a. von D-Dimeren und z. T. von TAT wird aufgrund der hohen Sensitivität (bei allerdings geringerer Spezifität) zum Ausschluss einer tiefen Beinvenenthrombose durchgeführt.
Die verfügbaren Tests sind z. T. störanfällig, die Bewertung ist oft schwierig.

Derzeit existieren, außer im Fall der D-Dimere, keine allgemein gültigen Empfehlungen, in welchen Situationen die einzelnen Marker eingesetzt und welche Konsequenzen aus den Testergebnissen gezogen werden sollten.

24.8.2 Fibrin(ogen)spaltprodukte $–$$

Plasmin spaltet sowohl Fibrinogen als auch Fibrin in deren Spaltprodukte, die mittels monoklonaler AK differenziert nachgewiesen werden können. Man spricht von Fibrinogenspaltprodukten (FSP) = Degradationsprodukten (FDP) oder von Fibrinspaltprodukten (D-Dimere).

Indikationen
- V. a. sek. („reaktive") Hyperfibrinolyse bei DIC
- V. a. prim. Hyperfibrinolyse mit hämorrhagischer Diathese
- V. a. auf tiefe Beinvenenthrombose, V. a. Lungenembolie (D-Dimere)

Untersuchungsmaterial
- Citratplasma (▶ 24.4): monoklonale Antiseren
- 0,5–1 ml defibriniertes Serum (Thrombin-Trasylol-Zusatz): polyklonale Antiseren

Bestimmungsmethode Test mit monoklonalen AK:
- Fibrinogenspaltprodukte: ELISA
- Fibrinspaltprodukte: ELISA, Latex-D-Dimer-Schnelltest
- Fibrinogen- + Fibrinspaltprodukte: ELISA

Referenzwerte D-Dimere (Plasma): < 0,5 mg/l.

Bewertung
- Leicht erhöhte Werte: 0,5–4,0 mg/l
- Stark erhöhte Werte: > 4,0 mg/l

Intravasale Fibrinolyse, intravasale Gerinnung mit anschließender Fibrinolyse, ther. Fibrinolyse (Urokinase, Streptokinase), Thrombembolie, Wundheilung, Leberzirrhose, Tumorleiden.

Störungen und Besonderheiten Aufgrund der besseren Empfindlichkeit und Präzision Tests mit monoklonalen AK verwenden. Nach Blutabnahme evtl. Fibrinolysehemmer (Trasylol®) zugeben, um fortschreitende Fibrinolyse zu verhindern. **Cave:** D-Dimer-Tests können mit Fibrinogenspaltprodukten kreuzreagieren.

24.8.3 Thrombin-Antithrombin-Komplex $$

Der Thrombin-Antithrombin-Komplex (TAT) im Plasma ist ein sehr sensibler Indikator zur Erfassung einer Hyperkoagulabilität, da die Komplexbildung dir. von der lokalen oder systemischen Thrombinbildung abhängt.

Indikationen DIC, Thrombembolie, Hyperfibrinolyse.

Untersuchungsmaterial Citratplasma (▶ 24.4).

Bestimmungsmethode ELISA (festphasengebundene Thrombin-AK, peroxidasekonjugierte Antithrombin-AK).

Referenzwerte 1,0–4,1 µg/l.

Bewertung erhöhter Werte Verbrauchskoagulopathie, Thrombembolien, Hyperfibrinolyse.

Störungen und Besonderheiten Bei schweren Leberparenchymerkr. (Synthesestörung) oder Verlustkoagulopathie trotz DIC unauffällige Werte.

24.8.4 Prothrombinfragment

Bei der Aktivierung von Prothrombin durch FXa entstehen das aktive Thrombin und das koagulatorisch inaktive Fragment 1 + 2 (F1 + 2). Die F1+2-Konzentration ist dir. proportional zur gebildeten Thrombinmenge und somit Indikator für eine intravasale Gerinnungsaktivierung.

Indikationen Thrombembolie, Verbrauchskoagulopathie.

Untersuchungsmaterial Citratplasma (▶ 24.4).

Bestimmungsmethode ELISA.

Referenzwerte F1 + 2: < 259 pmol/l.

Bewertung erhöhter Werte Gerinnungsaktivierung (Thrombembolie oder Verbrauchskoagulopathie).

Störungen und Besonderheiten Erhöhte Konz. von F1 + 2 bei Antithrombin- und Protein-C-Mangel und bei frischen Wundflächen.

24.9 Einzelfaktorenbestimmung

24.9.1 Faktoren II–XII $$–$$$

Indikationen
- Path. verlängerte Globaltests: TPZ, PTT
- V. a. angeborenen oder erworbenen Gerinnungsfaktormangel bei hämorrhagischer Diathese
- Überwachung der Substitutionstherapie bei Einzelfaktorenmangel

Untersuchungsmaterial Citratplasma (▶ 24.4).

Bestimmungsmethode
- **Aktivitätsbestimmung:** Zugabe von Verdünnungen des Patientenplasmas (PP) zu einem Mangelplasma (MP). MP enthält alle Einzelfaktoren mit Ausnahme des im PP zu untersuchenden Faktors, der aus dem PP ersetzt werden soll; durch Verdünnung des PP Einfluss von Störfaktoren (z. B. Heparin) reduziert. Die ermittelte Gerinnungszeit (in Sek.) wird anhand einer Bezugskurve in die prozentuale Faktorenaktivität umgerechnet.
- **Messung von:**
  - Faktoren II, V, VII und X: nach dem Prinzip der TPZ (▶ 24.7.2)
  - Faktoren VIII, IX, XI und XII sowie Präkallikrein und HMWK: nach dem Prinzip der aPTT (▶ 24.7.3)
- **Konzentrationsbestimmung:** Elektroimmunodiffusion nach Laurell, ELISA. Keine Aussage über Funktionsfähigkeit des Faktors möglich.

Referenzwerte ▶ Tab. 24.14.

Tab. 24.14 Referenzbereiche Einzelfaktorenbestimmung	
Aktivität	70–120 %
Konzentration	▶ Tab. 24.1

Bewertung

Verminderte Aktivität von Gerinnungsfaktoren
- *Hereditärer Gerinnungsfaktormangel:*
  - Typ-I-Koagulopathie: angeborener Mangel (Hypo-/Aproteinämie) mit verminderter Aktivität und verminderter Plasmakonz.
  - Typ-II-Koagulopathie: durch Mutation in ihrer Aktivität verminderte Gerinnungsfaktoren (Dysproteinämie) bei normaler Plasmakonz.
- *Erworbener Gerinnungsfaktormangel:*
  - Vit.-K-Mangel, Leberzellschädigung
  - Verbrauchs- oder Verlustkoagulopathie: massive Blutungen, Aszites, Amyloidose, nephrotisches Sy.
  - Erworbene Inhibitoren (Hemmkörperhämophilie)
  - Hyperfibrinolyse

Erhöhte Aktivität von Gerinnungsfaktoren: Eine persistierend erhöhte FVIII-Aktivität (> 150 %) gilt als unabhängiger thrombophiler Risikofaktor.

Störungen und Besonderheiten
- Heparin im Testplasma → falsch niedrige Aktivität der aPTT-abhängigen Faktoren (▶ 24.7.2, VKA bei Quick-abhängigen Faktoren).
- FVII hat mit 2–5 h die kürzeste HWZ → bei Synthesestörungen als erster Faktor erniedrigt (Lebersynthesestörung, Vit.-K-Mangel, DIC).
- Zur Abklärung einer hämorrhagischen Diathese bei reduzierter Einzelfaktorenanalyse stets initial auch die anderen Faktoren des betroffenen Aktivierungsweges (exogen/endogen) mitbestimmen, um das Vorhandensein eines Lupus-Antikoagulans (▶ 24.13.3) oder die gleichzeitige Verminderung voneinander unabhängiger Faktoren auszuschließen.

24.9.2 Faktor XIII $$

Stabilisierung des Fibrinnetzwerks, Fehlen oder Verminderung kann zu gesteigerter Blutungsneigung im Alltag, verzögerter Nachblutung nach OPs und Verletzungen und/oder beeinträchtigter Wundheilung führen. Prävalenz wird unterschätzt. Faktorenaktivität korreliert nicht mit dem klin. Ausmaß der Blutungsneigung. Neuere experimentelle und klin. Befunde sprechen außerdem für eine Bedeutung des FXIII bei der Stabilisierung der endothelialen Schranke und der damit verbundenen Hemmung von Hyperpermeabilität bzw. Ödembildung.

Faktor XIII wird in keinem Globaltest erfasst und muss daher immer gesondert bestimmt werden.

Indikationen
- DD: gesteigerte Blutungsneigung im Alltag
- DD: verzögert auftretende hämorrhagische Diathese, insb. nach Verletzungen, OPs
- DD: Wundheilungsstörungen

Untersuchungsmaterial Citratplasma (▶ 24.4).

Bestimmungsmethode
- Schnelltest: FXIII-freies Fibrinogen wird durch verdünntes PP und Thrombin-Kaolin-Kalzium zur Gerinnung gebracht, unvernetzt gebliebenes Fibrin anschließend durch Monochloressigsäure wieder gelöst, Bestimmung der Plasmaverdünnung, die noch erkennbares Gerinnsel (nicht sedimentiertes

Kaolin) aufweist. Faktorgehalt wird an Tabelle abgelesen und in Prozent der Norm angegeben.
- Kinetischer UV-Test: Nachweis der Ammoniakfreisetzung aus einem Peptidsubstrat durch FXIIIa; gemessen wird die Absorptionsänderung durch Umwandlung von NADH zu NAD.
- Immunelektrophorese nach Laurell: Konzentrationsbestimmung ohne Nachweis der fibrinstabilisierenden Aktivität.
- Chromogener Assay.

Referenzwerte ▶ Tab. 24.15.

Tab. 24.15 Referenzbereiche Faktor XIII

FXIII-Aktivität	70–120 %
FXIII-Konzentration	2 mg/l

Bewertung
Erniedrigte Werte bei:
- Synthesestörungen: angeboren, schwere Lebererkr.
- Erhöhtem Verbrauch: Verbrauchskoagulopathie, nach OPs, Verbrennungen, chron.-entzündliche Darmerkr.
- Hemmung oder Abbau von FXIII: ther. Fibrinolyse (Plasminwirkung), Isoniazidtherapie, Heparintherapie, SLE

Störungen und Besonderheiten Falsch niedrige Werte: Heparin, Fibrinogenspaltprodukte, Fibrinogenmangel, erhöhte Ammoniak-Konz.

24.9.3 Von-Willebrand-Faktor (vWF) $$

FVIII-assoziiertes Antigen, Glykoprotein, unterschiedlich große Multimeren, je nach Anzahl untereinander identer Monomere (Nomenklatur ▶ Tab. 24.16). Molekulargewicht bis zu 20 Mio. Dalton. Wichtige Funktion bei prim. und sek. Hämostase; durch Bindung an Glykoprotein Ib (Gp Ib) erfolgt nach Verletzung Adhäsion der Thrombozyten an das subendotheliale Kollagen; durch Bindung an den Fibrinogenrezeptor Gp IIb/IIIa wird die Thrombozytenaggregation vermittelt. Im Plasma schützt vWF durch Bindung des Gerinnungsfaktors VIII (FVIII/vWF-Komplex) diesen vor frühzeitiger proteolytischer Spaltung und beeinflusst somit maßgeblich dessen Aktivität (sek. Hämostase). Die Synthese und Speicherung von VWF erfolgt überwiegend in Endothelzellen und z. T. auch in Megakaryozyten.

Tab. 24.16 Referenzbereiche vWF

vWF:Ag	50–150 %
vWF:Rco	50–150 %
vWF:CB	50–150 %

Indikationen
- Abklärung hämorrhagische Diathese
- DD: Hämophilie, Thrombozytopathie
- Kontrolle unter Therapie (1-Desamino-8-D-Arginin-Vasopressin = DDAVP, vWF-haltiges FVIII-Konzentrat)

Untersuchungsmaterial Citratplasma (▶ 24.4).

Bestimmungsmethode
- Konz. als vWF:Antigen (vWF:AG): Elektroimmunodiffusion nach Laurell, ELISA.
- Aktivität als vWF:Ristocetin-Cofaktor (vWF:Rico): Zu PP gegebene Testthrombozyten werden durch das Antibiotikum Ristocetin aggregiert. Das Ausmaß der Thrombozytenaggregation korreliert mit der Ristocetin-Cofaktor-Aktivität.
- Kollagenbindungskapazität wird mittels ELISA gemessen und durch Mitbestimmung eines Normalplasmas in Prozent der Norm angegeben.

Referenzwerte ▶ Tab. 24.17.

Tab. 24.17 Nomenklatur	
vWF	Großmolekül aus Multimeren bestehend
Ristocetin-Cofaktor (Ri:Co)	Anteil des vWF, der durch Thrombozytenaggregation nach Ristocetin-Zugabe gemessen wird
vWF:Ag	Anteil des vWF, der durch ELISA oder Laurell-Elektrophorese nachgewiesen wird. Veralteter Begriff: FVIII-assoziiertes Antigen
vWF:CB	vWF-Kollagenbindungskapazität
vWF-Multimere	Verschieden große Moleküle, die zusammen hochmolekulare Multimere und somit den vWF bilden

Bewertung ▶ 24.2.1. VWS.
- **Multimeranalyse:** SDS-Agarosegel-Elektrophorese mit anschließendem Western Blot → Bestimmung des VWS-Subtyps (Speziallabor) (▶ 24.2.1)
- **Molekulargenetik:** PCR zum Nachweis spez. vWF-Gendefekte (Speziallabor)

Störungen und Besonderheiten Der vWF ist ein empfindliches Akute-Phase-Protein und wird deshalb z. T. bei Pat. mit mildem VWS häufig „falsch hoch" gemessen. Bei klin. Verdacht sind daher oft mehrere Verlaufskontrollen erforderlich.

24.10 Inhibitoren der plasmatischen Gerinnung und prothrombogene molekulare Defekte

24.10.1 Antithrombin (AT) $–$$

Antithrombin, früher auch als Antithrombin III (AT III) bezeichnet, ist ein natürlicher Inhibitor der Faktoren IIa, Xa, IXa, XIa und XIIa sowie des Plasmins. Heparin verstärkt die Hemmwirkung von AT um den Faktor 1.000. Ein AT-Mangel prädisponiert zu art. und venösen Thrombosen und Embolien sowie zu vaskulären Schwangerschaftskomplikationen. Bei einer Verbrauchskoagulopathie wird AT durch Komplexbildung mit weiteren Gerinnungsfaktoren verbraucht.

Indikationen
- Thrombophiliescreening ▶ 24.2.4
- Fehlende aPTT-Verlängerung unter hochdosiertem Heparin

- V. a. Verbrauchskoagulopathie
- Leberparenchymerkr. mit eingeschränkter Synthesefunktion
- Nephrotisches Sy. (Beurteilung der Thrombosegefährdung)
- Anpassung einer AT-Substitutionstherapie
- Therapie mit Asparaginase

Untersuchungsmaterial   Citratplasma (▶ 24.4).

Bestimmungsmethode
- **Aktivitätsmessung mit chromogenem Substrat** ($): Man nutzt die Eigenschaft von AT, mit Heparin einen thrombinhemmenden Komplex zu bilden. PP wird mit Überschuss an Heparin und Thrombin versetzt. Die Restaktivität von Thrombin wird mit einem chromogenen Substrat gemessen und ist umgekehrt proportional zur AT-Aktivität.
- **Immunol. Nachweis** ($$): radiale Immundiffusion nach Mancini, Immunelektrophorese nach Laurell (z. T. mit Heparinzusatz im ersten Lauf für den Nachweis von AT-Molekülen mit abnormer Wanderungsgeschwindigkeit), Immunnephelometrie, ELISA.

Referenzwerte ▶ Tab. 24.18.

Tab. 24.18 Referenzbereiche Antithrombin	
AT-Aktivität	70–120 %
AT-Konzentration	0,14–0,39 g/l

Bewertung
Erniedrigte Werte
- Verminderung der AT-Aktivität und -Konz. ist mit signifikant erhöhtem art. und venösem Thrombembolierisiko verbunden!
- *Angeborener AT-Mangel (selten!):* 50 % der Anlageträger erleiden vor dem 40. Lj. thrombembolische Komplikationen:
  - Typ Ia: Verminderung der Synthese
  - Typ Ib: Beschleunigung des Abbaus
  - Typ IIa: Defekt des aktiven Zentrums und der Heparinbindungsstelle (veränderte Reaktivität mit Thrombin und Heparin)
  - Typ IIb: Defekt des aktiven Zentrums
  - Typ IIc: Defekt der Heparinbindungsstelle
- *Erworbener AT-Mangel:*
  - **Erhöhter Verlust:** nephrotisches Sy., Verlust über Aszites oder Darm, Verbrennungen
  - **Erhöhter Umsatz:** Verbrauchskoagulopathie, Heparintherapie
  - **Synthesestörung:** Lebererkr., Therapie mit Asparaginase
- Bewertung: ▶ Tab. 24.7

Erhöhte Werte: ohne klin. Relevanz, Akute-Phase-Protein

Störungen und Besonderheiten
- Immunol. Methoden des AG-Nachweises ohne Aussage über die Aktivität von AT.
- Eine metab. oder respir. Azidose führt trotz ausreichender Konz. zu einer funktionellen Hemmung der Aktivität.
- Zur Diagnosestellung eines hereditären AT-Mangels sind mehrfache Kontrollen erforderlich.

24.10.2 Protein C (PC) $$

Protein C wird Vit.-K-abhängig in der Leber synthetisiert und ist als aktiviertes Protein C (APC) natürlicher Inhibitor der Gerinnungsfaktoren FVa und FVIIIa. Aktivierung erfolgt durch an Thrombomodulin gebundenes Thrombin und Ca^{2+}; diese Reaktion wird durch Protein S beschleunigt. Protein C aktiviert außerdem die Fibrinolyse, u. a. durch Neutralisation von PAI 1.

Indikationen
- Thrombophiliescreening (▶ 24.2.4)
- Verbrauchskoagulopathie
- Vor Beginn einer Therapie mit VKA (**cave:** Hautnekrosen bei Mangel!)
- V. a. Purpura fulminans beim Neugeborenen

Untersuchungsmaterial   Citratplasma (▶ 24.4).

Bestimmungsmethode
- **Aktivitätsbestimmung:**
  - Mittels chromogener Peptidsubstrate.
  - Koagulometrisch als Variante der aPTT: Das PP wird mit Protein-C-Mangelplasma (MP) verdünnt. Protein C wird durch Zugabe des Schlangengiftes Protac und die endogene plasmatische Gerinnung mittels Kaolin aktiviert. Protein C bestimmt die Geschwindigkeit der Reaktion. Je mehr Protein C vorhanden ist, desto länger wird die Gerinnungszeit. Anhand einer Standardkurve wird das Ergebnis in Prozent der Norm angegeben.
- **Konzentrationsbestimmung:** Immunelektrophorese nach Laurell, ELISA.

Referenzwerte   ▶ Tab. 24.19.

Tab. 24.19 Referenzbereiche Protein C	
Protein-C-Aktivität	70–140 %
Protein-C-Konzentration	2–6 mg/l

Bewertung erniedrigter Werte
- **Angeborener Protein-C-Mangel:**
  - Heterozygoter Protein-C-Mangel: Protein-C-Aktivität ca. 20–70 %
  - Homozygoter bzw. doppelt heterozygoter Protein-C-Mangel: Protein-C-Aktivität < 5 %
  - ! Keine strenge Korrelation zwischen Protein-C-Konz. und thrombembolischer Komplikationsrate
  - **Typ I:** verminderte Konz. und Aktivität von Protein C
  - **Typ II:** normale Konz., verminderte Aktivität von Protein C
- **Erworbener Protein-C-Mangel:** Vit.-K-Mangel, Leberparenchymerkr., Verbrauchskoagulopathie, Schwangerschaft
- Bewertung: ▶ Tab. 24.7

Störungen und Besonderheiten   Unterschiedliche Tests einsetzen, um zwischen echtem Mangel und einer reduzierten Aktivität bei normalem Proteinspiegel zu unterscheiden. Die hepatische Protein-C-Synthese ist Vit.-K-abhängig. Zum Ausschluss eines Vit.-K-Mangels gleichzeitige Bestimmung des Quick-Werts.

> **Merke**
> - Lupusinhibitor → im koagulometrischen Assay niedrige Protein-C-Spiegel durch aPTT-Verlängerung
> - Wiederholte Bestimmungen, um einen passageren Mangel auszuschließen

24.10.3 Protein S (PS) $$

Protein S ist ein Vit.-K-abhängiger Cofaktor des aktivierten Protein C; ca. 40 % in aktiver Form frei im Blut nachweisbar, zu etwa 60 % an Komplement-C4b-bindendes Protein gebunden und damit biologisch inaktiv.

<u>Indikationen</u> Thrombophiliescreening (▶ 24.2.4).

<u>Untersuchungsmaterial</u> Citratplasma (▶ 24.4).

<u>Bestimmungsmethode</u>
- Aktivitätsbestimmung: chromogene Peptidsubstrate, koagulometrisch als Variante der aPTT oder der TPZ
- Konzentrationsbestimmung: Immunelektrophorese nach Laurell, ELISA
- Nachweis des freien Protein S: PEG-6000-Fällung des proteingebundenen Anteils, immunol. Messung des freien Protein S im Überstand

<u>Referenzwerte</u> ▶ Tab. 24.20.

Tab. 24.20 Referenzbereiche Protein S	
Protein-S-Aktivität (Gesamtprotein)	70–140 %
Protein-S-Aktivität (freies Protein)	70–150 %
Protein-S-Konzentration	17–35 mg/l

<u>Bewertung erniedrigter Werte</u>
- **Hereditärer Protein-S-Mangel:** Krankheitsbilder sowohl mit verminderter Synthese als auch mit ausreichender Synthese, aber mangelhafter Funktion
- **Erworbener Protein-S-Mangel:** Vit.-K-Mangel, Leberparenchymerkr., Verbrauchskoagulopathie, Schwangerschaft
- Bewertung: ▶ Tab. 24.7

<u>Störungen und Besonderheiten</u>
Falsch hohe Werte: Entzündungsprozesse → C4b-bindendes Protein ist ein Akute-Phase-Protein, Bestimmung von Gesamtprotein S wird somit beeinflusst.
Der Referenzbereich für Frauen liegt um 20 % niedriger als der für Männer, da die Konz. vom Östrogenspiegel abhängig ist!

24.10.4 Resistenz gegen aktiviertes Protein C (APCR) und Faktor-V-Leiden-Mutation 1691G>A $–$$$

Eine Resistenz ggü. aktiviertem Protein C wurde erstmals 1993 als Ursache einer Thromboseneigung beschrieben. In > 90 % d. F. ist die Resistenz durch die Punktmutation G1691A in Exon 10 des Gerinnungsfaktor-V-Gens bedingt, die zum Austausch von Arginin in Position 506 zu Guanin führt. Hierdurch wird eine wichtige Protein-C-Spaltungsstelle im FVa modifiziert, sodass FVa nur verzögert durch aktiviertes Protein C gespalten werden kann. Zudem zeigt der mutierte FV bei der Inaktivierung von FVIIIa durch aktiviertes Protein C eine verringerte Cofaktoraktivität. Träger der Faktor-Leiden-Mutation weisen, auch wenn sie kein thrombembolisches Ereignis in der Vorgeschichte haben, eine vermehrte Thrombingenerierung auf, die mit einem Anstieg der Aktivierungsmarker einhergeht und Ausdruck eines erhöhten thrombotischen Potenzials ist.

Indikationen Thrombophiliescreening (▶ 24.2.4).

Untersuchungsmaterial Citratplasma (▶ 24.4).

Bestimmungsmethode
- Koagulometrisch ($): Die aPTT wird mit und ohne Zugabe einer definierten Protein-C-Menge gemessen und als Verhältnis angegeben: aPTT + APC/aPTT = APC-Ratio
- Modifikation: Verdünnung von PP mit Faktor-V-MP und Bestimmung der APC-Ratio (s. o.)
- APTT (s. o.) unter Verwendung chromogener Substrate
- DNA-Assay ($$$): Nachweis der Faktor-V-Leiden-Mutation mittels PCR (G1691 → A)

Referenzwerte APC-Ratio, abhängig vom Reagens: z. B. > 2,3.

Bewertung
- APC-Ratio < 2,3; > 1,5 → V. a. heterozygote Faktor-V-Leiden-Mutation
- APC-Ratio < 1,5 → V. a. homozygote Faktor-V-Mutation
- Bewertung: ▶ Tab. 24.7

Störungen und Besonderheiten
- Pat., die VKA (z. B. Marcumar) einnehmen, nur nach der modifizierten APC-Ratio untersuchen → durch Verdünnung des Testplasmas mit Faktor-V-MP beeinflussen lediglich Veränderungen des Faktors V die APC-Ratio; die erniedrigte Konz. der übrigen Faktoren spielt keine Rolle.
- Heparin kann die Messung stören und muss ggf. neutralisiert werden.
- Hoher FVIII oder FV < 1 % → falsch niedrig gemessene APC-Ratio.

Die APC-Ratio wird nicht durch einen Mangel an Protein S beeinflusst; umgekehrt kann die koagulometrische Bestimmung der funktionellen Protein-C- und -S-Aktivität durch das gleichzeitige Vorliegen einer aktivierten Protein-C-Resistenz (APCR) beeinflusst werden und zur Fehldiagnose eines funktionellen Protein-C- oder -S-Mangels führen. Zur Diagnose einer APCR wird die Durchführung beider aPTT-Variationen (s. o.) empfohlen, um die genannten Beeinflussungen aufzuheben.

24.10.5 Prothrombingenmutation

Durch einen Austausch von Guanin zu Alanin in Nukleotidposition 20210 des Prothrombin-(Faktor-II-)Gens G20210 → A bedingte venöse Thrombophilie.

Indikationen Thrombophiliescreening (▶ 24.2.4).

Untersuchungsmaterial Citratvollblut.

Bestimmungsmethode PCR.

Bewertung ▶ Tab. 24.7. Eine G20210A-Mutation im Faktor-II-Gen erhöht das relative Risiko für venöse Thrombembolien (▶ 24.2.4).

24.10.6 Homocystein

Hyperhomocysteinämie u. a. durch Defekt der Methylen-Tetrahydrofolat-Reduktase (MTHFR; angeboren) oder erworben durch Mangel an Folsäure, Vit. B_6 oder Vit. B_{12} (Therapie mit Methotrexat, Antikonvulsiva, Theophyllin). Therapie: Folsäure, Vit. B_6, Vit. B_{12}.

Indikationen   Thrombophiliescreening.

Untersuchungsmaterial   Citratplasma (▶ 24.4).

Bestimmungsmethode
- GC-MS, ELISA → 4–8 h nach standardisierter Methionin-Einnahme (0,1 g/kg KG) und nüchtern
- PCR zum Nachweis eines MTHFR-Genpolymorphismus C677T ab einem Plasmahomocystein > 50 mmol/l

Referenzbereiche   ▶ Tab. 24.21.

Tab. 24.21 Referenzbereich Plasmahomocystein	
Hyperhomocysteinämie	Plasmahomocystein > 15 mmol/l
Schwere Hyperhomocysteinämie	Plasmahomocystein > 100 mmol/l

Bewertung   ▶ Tab. 24.7. Eine Hyperhomocysteinämie kann sowohl ein mild erhöhtes venöses Thromboserisiko als auch ein gesteigertes Arterioskleroserisiko bedingen.
Eine Reduktion des Homocysteinspiegels durch Gabe von Vit.-Präparaten (Vit. B_6, B_{12} und Folsäure) führte in kontrollierten Studien nicht zu einer Senkung der vaskulären Ereignisse, sodass die generelle Gabe eines Vit.-Präparats zum jetzigen Zeitpunkt nicht empfohlen werden kann.

24.10.7 Protein Z

Protein Z, Glykoprotein, Cofaktor bei der Inhibition von FXa-Mangel, Vit.-K-abhängig. Angeborener oder persistierender erworbener Mangel an Protein Z scheint nach aktueller Datenlage ein venöser prothrombogener Risikofaktor mit statistisch moderat gesteigertem relativem Risiko für venöse thromboembolische Ereignisse zu sein. Klin. relevant ist dies insb. beim Hinzukommen weiterer prothrombogener Risikofaktoren. Vaskuläre Schwangerschaftskomplikationen scheinen gehäuft aufzutreten.

Indikationen   Thrombophiliescreening.

Untersuchungsmaterial   Citratplasma (▶ 24.4).

Bestimmungsmethode   ELISA.

Referenzbereiche   Die Protein-Z-Konz. liegt bei ca. 2,8 µg/ml; physiol. Schwankungen von etwa 1–4 µg/ml.

Bewertung   Ein Protein-Z-Mangel ist neueren Untersuchungen zufolge mit einem etwa 4-fach höheren Risiko für das Auftreten vaskulärer schwangerschaftsassoziierter Komplikationen wie u. a. Abort und Präklampsie sowie mit einem etwas 2-fach höheren Risiko für das Auftreten venöser und art. Thrombosen assoziiert; zudem wird eine gesteigerte Blutungsneigung diskutiert.

24.11 Laborüberwachung bei Antikoagulanzientherapie

24.11.1 Parenterale Antikoagulanzien $

Heparin Körpereigenes, in Mastzellen und basophilen Granulozyten gebildetes Antikoagulans. Verwendet werden niedermolekulare (NMH-) und unfraktionierte hochmolekulare (UFH-) Präparate. Mittlerweile haben sich in der klin. Anwendung NMH durchgesetzt. Die Herstellung zum ther. Gebrauch erfolgt v. a. aus Schweinemukosa. Hauptwirkung der NMH besteht in der Inhibierung von FXa nach Bindung an Antithrombin. Die aPTT wird kaum verlängert. Die Wirkung wird durch Messung der Anti-Xa-Aktivität bestimmt. Es besteht eine hohe Bioverfügbarkeit mit genauer Vorhersagbarkeit der Wirkung. Routinemäßiges Labormonitoring (beim Nierengesunden) nicht erforderlich. Die Inzidenz der heparininduzierten Thrombopenie (▶ 24.2.5) ist bei Therapie mit NMH deutlich niedriger. UFH wirkt durch Bindung an Antithrombin, dessen hemmenden Einfluss auf Thrombin es um ca. den Faktor 1.000 steigert; in geringerem Umfang auch Inhibition der FIX, XI und XII. Gute Korrelation mit Verlängerung der aPTT bei ther. Dosierung.

Heparinoide Danaparoid (Orgaran®): Glykosaminoglykan, FXa-Inhibitor. Dosierungsüberwachung mit Anti-Xa-Assay.

Hirudin (Refludan®): Bildung eines irreversiblen Komplexes mit Thrombin → dir. AT-unabhängige Thrombininaktivierung, Überwachung der ther. Dosierung mit Ecarin-Zeit *(Ecarin Clotting Time);* koagulometrische Methode unter Verwendung des Schlangengifts Ecarin, alternativ aPTT.

Pentasaccharide Fondaparinux (Arixtra®): AT-abhängiger Xa-Inhibitor ohne relevante Wirkung auf aPTT und TPZ, keine gerinnungsanalytische Überwachung erforderlich, mit Anti-Xa-Assay möglich.

Therapieüberwachung

Untersuchungsmaterial Citratplasma (▶ 24.4). Art des verwendeten Antikoagulans angeben.

Bestimmungsmethode
- APTT (▶ 24.7.3)
- Activated Clotting Time (ACT): Bedside-Test, v. a. zur Überwachung der Heparintherapie bei Einsatz extrakorporaler Kreisläufe (Herz-Lungen-Maschine, Hämodialyse) geeignet. Prinzip: Nativblut wird zu einem Oberflächenaktivator gegeben und die Gerinnungszeit in Sek. automatisch gemessen.
- Anti-Xa-Assay:
  - Aktivitätsmessung mittels chromogener Peptidsubstrate von im Überschuss zugegebenem FII oder Xa (für UFH) oder FXa (für NMH). Die Heparin-Plasmakonz. ist umgekehrt proportional zur Aktivität des jeweiligen Gerinnungsfaktors.
  - Koagulometrie: PP wird mit einer standardisierten FXa-Menge inkubiert und die Gerinnungszeit nach Zugabe von Aktivatoren gemessen. Je länger die Gerinnungszeit, desto höher ist die Heparinkonz.

Referenzwerte ▶ Tab. 24.22.

Tab. 24.22 Referenzbereiche Heparin*

Parameter	Referenzbereich	Zu überprüfende Therapeutika
APTT	28–40 Sek.	UFH, Hirudin
ACT	100–120 Sek.	UFH
Anti-Xa-Assay	0	NMH, Organan®

* Die dir. Heparinkonz. in einer bestimmten Lsg. (Blut, Infusionen) kann mittels Anti-Xa-Assay ebenfalls bestimmt und in IE/ml exakt quantifiziert werden.

Bewertung
- Ther. (Full-Dose-)Heparinisierung (UFH, Hirudin): Angestrebt wird aPTT ↑ auf das 1,5- bis 2,5-Fache der Norm bzw. ACT ↑ auf 180–200 Sek. (extrakorporaler Kreislauf)
- Low-Dose-Prophylaxe (NMH, Organan®): max. Anti-Xa-Aktivität ≤ 0,4 IE/ml
- Full-Dose-Antikoagulation (NMH, Organan®): angestrebte Anti-Xa-Aktivität 0,4–1,0 IE/ml (2 × tgl. Dosierung) bzw. 1,0–2,0 IE/ml (1 × tgl. Dosierung)

Störungen und Besonderheiten Die Kontrolle der Anti-Xa-Wirkung von NMH sollte unter Berücksichtigung der Pharmakokinetik 3–4 h nach subkutaner Gabe erfolgen (Wirkungsmaximum). Sowohl die Effektivität einer Heparintherapie als auch die Analysemethodik sind von einer normalen Antithrombin-Konz. im PP abhängig (mind. 70 %) → AT-Kontrolle!
Um Organan®- oder Fondaparinux-Spiegel mit dem Anti-Xa-Assay zu messen, muss dieser speziell mit Organan® bzw. Fondaparinux kalibriert werden.

24.11.2 Vitamin-K-Antagonisten (VKA)
TPZ (▶ 24.7.2).

24.11.3 Direkte orale Antikoagulanzien (DOAK)
Derzeit (Stand: Feb. 2017) sind in Europa vier DOAK – ein dir. Thrombin-Inhibitor (Dabigatranetexilat [Pradaxa®]) und drei FXa-Inhibitoren (Rivaroxaban [Xarelto®], Apixaban [Eliquis®] und Edoxaban [Lixiana®]) – zur Antikoagulation zugelassen. Die DOAK sind synthetisch hergestellte niedermolekulare kompetitive Inhibitoren von Thrombin bzw. Faktor Xa; sie hemmen Thrombin bzw. FXa, indem sie selektiv mit hoher Affinität reversibel an das aktive Zentrum der Enzyme binden (▶ Tab. 24.23).

Indikationen Eine Zulassung (Stand: Feb. 2017) zum Einsatz der DOAK besteht für:
- Thromboseprophylaxe nach Hüft- und Kniegelenkersatz (Rivaroxaban, Apixaban Edoxaban, Dabigatran)
- Prävention eines Schlaganfalls und einer systemischen Embolie bei nichtvalvulärem Vorhofflimmern (Rivaroxaban, Apixaban, Edoxaban, Dabigatran)
- Therapie der venösen Thrombose und Lungenarterienembolie sowie Fortführung zur Prävention erneut auftretender venöser Thrombosen und Lungenarterienembolien (Sekundärprophylaxe) (Rivaroxaban, Apixaban, Edoxaban, Dabigatran)
- Sekundärprophylaxe nach akutem ACS in Komb. mit Thrombozytenaggregationshemmer (Rivaroxaban)

Tab. 24.23 Übersicht der Charakteristika der DOAK

	Rivaroxaban	Apixaban	Dabigatranetexilat	Edoxaban
Wirkstoff	Rivaroxaban (lipophil, ungeladen)	Apixaban (lipophil, ungeladen)	Dabigatran, doppeltes Prodrug (hydrophil, Zwitterion)	Edoxaban
Wirkprinzip	dir. selektive FXa-Hemmung	dir. selektive FXa-Hemmung	dir. selektive Thrombinhemmung	dir. selektive FXa-Hemmung
Orale Bioverfügbarkeit (BV)	80–100 % PPI*: kein Einfluss	ca. 50 % PPI: kein Einfluss	6,5 % PPI: BV ↓ ca. 30 %	ca. 62 %
HWZ	9 h	12 h	14 h	10–14 h
t_{max}	2 h	3–4 h	1,5 h	1–2 h
Elimination	hepatisch renal 30 %	hepatisch renal 27 %	renal	renal 50 % hepatisch 50 %
Interindividuelle Variabilität (AUC)	mäßig Variationskoeffizient 30–40 %	mäßig Variationskoeffizient 30–40 %	hoch Variationskoeffizient ca. 80 %	
Plasmaproteinbindung	92–95 %	ca. 87 %	ca. 35 %	ca. 55 %
Akkumulation bei KrCl 50–80 ml/min KrCl 30–49 ml/min KrCl 15–29 ml/min	AUC 1,44-fach 1,52-fach 1,64-fach	AUC 1,16-fach 1,29-fach 1,44-fach	AUC n. b. 2,7-fach 6,0-fach	

* PPI: Protonenpumpenhemmer

Monitoring der DOAK Ein Routinemonitoring der Therapie mit den DOAK ist aufgrund des dir. Wirkmechanismus, der Abwesenheit vieler Einflussgrößen und der ther. Breite nicht erforderlich. Klin. Studien belegen, dass diese in fixer Dosierung mind. ebenso wirksam und sicher sind wie Warfarin in INR-adjustierter Dosierung. In der klin. Praxis haben sich jedoch Situationen gezeigt, in denen eine Kontrolle der DOAK-Plasmaspiegel hilfreich sein kann:
- Pat. mit eingeschränkter Nieren- oder Leberfunktion
- Akute Blutung
- Venöse Thrombose unter Antikoagulation
- Dringender invasiver Eingriff (u. a. Not-OP, Thrombolyse nach zerebralem Insult)
- Verdacht auf Überdosierung
- Compliance
- Unsichere Bioverfügbarkeit (Resorptionsstörungen, Emesis)
- Medikamenteninteraktion
- Abgesehen von der Akutsituation sollten die max. Plasmaspiegel oder die Talspiegel gemessen werden
- Bestimmung Plasmaspiegel: Blutentnahme Dabigatran 1–2 h, Rivaroxaban 2 h, Edoxaban 1–2 h und Apixapan 3–4 h nach Einnahme des Medikaments
- Bestimmung des Talspiegels: Blutentnahme unmittelbar vor der nächsten Einnahme des Medikaments

Bislang (Stand: Feb. 2017) gibt es keine Daten zur Korrelation zwischen den Spitzen- und Talspiegeln der DOAK und ihrer Wirksamkeit und Sicherheit. Entsprechend sind in der Literatur angegebene Grenzwerte für ein erhöhtes Blutungsrisiko plausibel, aber klin. nicht validiert (z. B. Dabigatran-Talspiegel > 200 ng/ml zur Schlaganfallprophylaxe).

Bestimmungsmethoden Tests zum Monitoring der DOAK müssen mit dem entsprechenden Antikoagulans kalibriert werden (▶ Tab. 24.24). Das Ergebnis des Tests ist in Form von Plasmakonz. (µg/l oder ng/ml) anzugeben. Derzeit (Stand: Feb. 2017) wird an der Entwicklung von Labortests gearbeitet; bislang ist kein Test in Aussicht, der für die Messung aller DOAK geeignet ist.

Tab. 24.24 Monitoring der DOAK und Testverfahren

Antikoagulans	Monitoring	Primärer Test	Weitere Tests
Rivaroxaban	Nicht erforderlich, aber möglich	• Chromogener Anti-Faktor Xa-Assay • BIOPHEN® DiXa-I (Coachrom), zertifizierter Test	• Modifizierte TPZ • Notfall (orientierende Information): TPZ, Anti-Xa-Messung, NMH
Apixaban	Nicht erforderlich, aber möglich	Chromogener Anti-Faktor-Xa-Assay	
Edoxaban	Nicht erforderlich, aber möglich	Chromogener Anti-Faktor-Xa-Assay	
Dabigatran	Nicht erforderlich, aber möglich	• Modifizierte TZ • Hemoclot® DTI (Coachrom), zertifizierter Test	• Ecarin Clotting Time (ECT) • Ecarin Chromogenic Assay (ECA) • Notfall (orientierende Information): aPTT, TZ

24.11 Laborüberwachung bei Antikoagulanzientherapie

> Tests zum Monitoring der DOAK müssen mit dem entsprechenden Antikoagulans kalibriert werden. Es können die max. Plasmaspiegel oder die Talspiegel bestimmt werden. Bislang (Stand: Feb. 2017) gibt es keine Daten zur Korrelation zwischen den Spitzen- und Talspiegel der DOAK und ihrer Wirksamkeit und Sicherheit. Entsprechend sind die aktuell angegebenen Grenzwerte für ein erhöhtes Blutungsrisiko plausibel, aber klin. nicht validiert.

Untersuchungsmaterial Citratplasma (▶ 24.4).

Störungen und Besonderheiten Die DOAK beeinflussen die Testungen hämostaseol. Parameter, dargestellt für Dabigatranetexilat sowie beispielhaft für einen Faktor Xa-Inhibitor (Rivaroxaban) (▶ Tab. 24.25); u. a. verlängern sie die aPTT und die TPZ. Die Gerinnungszeitverlängerungen durch ein DOAK sind sehr stark vom jeweils verwendeten aPTT- bzw. TPZ-Reagens abhängig.

Die Effekte von Apixaban auf die Gerinnungstests sind schwächer ausgeprägt, zudem uneinheitlich und variabel.

Tab. 24.25 Interferenz von Dabigatranetexilat und Rivaroxaban mit Hämostaseparametern

Parameter	Dabigatranetexilat (Veränderung dosisabhängig)	Rivaroxaban (Veränderung dosisabhängig)
PTZ	↓↓	↓↓
INR	↑↑	↑↑
aPTT	↑↑	↑
Thrombinzeit	↑↑↑	↔
Fibrinogen (Clauss)	↓↓	↔
Faktoren VIII, IX, XI, XII	↓↓	↓↓
Faktoren II, V, VII, X	↓	↓↓
Faktor XIII		
• chromogen	↓↓↓	↔
• immunologisch	↔	↔
APC-Resistenz (Prothrombinaktivierung)	↑↑↑ Gerinnungszeit/Ratio ↓	↔
Protein-C-Aktivität (chromogen)	↔	↔
Protein-S-Aktivität (Clotting)	↑↑	↑↑
D-Dimere	↔	↔
Antithrombin		
• chromogen über IIa	↑	↔
• chromogen über Xa	↔	↑↑

Tab. 24.25 Interferenz von Dabigatranetexilat und Rivaroxaban mit Hämostaseparametern *(Forts.)*

Parameter	Dabigatranetexilat (Veränderung dosisabhängig)	Rivaroxaban (Veränderung dosisabhängig)
Plasminogen-Aktivität (chromogen)	↔	↔
Von-Willebrand-Aktivität/ vWF:Rco	↔	↔
Von-Willebrand-Antigen	↔	↔
Lupus-Antikoagulans (dRVVT)	↑↑↑ Gerinnungszeit/Ratio ↑	↑↑↑↑

24.12 Fibrinolyse und Fibrinolyseinhibitoren

Unter physiol. Bedingungen laufen im Gefäßsystem ständig Gerinnungsvorgänge ab. Die dabei gebildeten Fibrinablagerungen müssen zum Erhalt der Hämostase durch das fibrinolytische System wieder aufgelöst werden. Die Fibrinolyse wird durch körpereigene Aktivatoren (Tissue-Plasminogen-Activator [t-PA], Urokinase), Enzyme (FXIIa, Kallikrein) und ther. durch Streptokinase aktiviert und resultiert in der Umwandlung von Plasminogen zu Plasmin, das die Fähigkeit besitzt, sowohl Fibrin als auch Fibrinogen zu spalten.

> Die Tests zur Messung der Fibrinolyse-Aktivatoren und -Inhibitoren werden nicht routinemäßig zur Kontrolle einer fibrinolytischen Therapie eingesetzt, sondern dienen der Spezialdiagnostik seltener Störungen der Hämostase. Auf eine weitere Ausführung wird deshalb aus praktisch klin. Aspekten verzichtet.

24.13 Erworbene Inhibitoren

24.13.1 Spezifische Faktoreninhibitoren $$

Erworbene Inhibitoren von Gerinnungsfaktoren sind meistens IgG-AK und gegen die prokoagulatorische Aktivität des betroffenen Faktors (meist FVIII) gerichtet. Etwa 20 % aller Pat. mit kongenitaler schwerer Hämophilie entwickeln i. R. der Substitutionstherapie einen spez. allogenen Inhibitor (Hemmkörper). Spontane autologe Inhibitoren sind selten und in ca. 50 % d. F. idiopathisch; bei den weiteren Fällen bestehen Assoziationen zu unterschiedlichen internistischen Erkr. (SLE, RA, CED, Lymphome) und Schwangerschaften. Spontan auftretende Inhibitoren führen oft zu einer schweren spontanen Blutungsneigung (selten Gelenkblutungen!).

Indikationen
- Fehlender bzw. inadäquater Anstieg der Faktorenaktivität unter Substitutionstherapie mit Gerinnungsfaktorkonzentraten bei kongenitaler Hämophilie
- Routinescreening bei Pat. mit Dauersubstitution

- Abklärung einer unklaren hämorrhagischen Diathese mit Einzelfaktorenmangel (Erstdiagnose)

Untersuchungsmaterial Citratplasma (▶ 24.4).

Bestimmungsmethode und Bewertung
- **Bethesda-Assay:** 100 IE FVIII werden mit PP in mehreren Verdünnungen inkubiert und die FVIII-Aktivität nach 2 h gemessen; eine Bethesda-Einheit (BU) entspricht dem Anteil Inhibitor, der eine 50-proz. Reduktion der Faktorenaktivität bewirkt.
- **Plasmaaustauschversuch:** Messung der aPTT nach Mischung von Normalplasma (NP) und PP in verschiedenen Verdünnungen → eine verlängerte aPTT bei einfachem Faktorenmangel wird durch Zusatz von NP verkürzt bis normalisiert → eine inhibitorenbedingte verlängerte aPTT wird auch bei Überschuss von NP nicht normalisiert; andererseits verlängert der Zusatz von PP zu NP in Abhängigkeit von der Inhibitorenkonz. die aPTT des NP; um auch einen schwachen Inhibitor zu erfassen, mind. über 1 h, besser 2 h inkubieren.
- **Verdünnungstest:** Messung der Einzelfaktorenaktivität in unterschiedlichen Verdünnungen des PP:
    - Spez. Inhibitor → Faktorenaktivitäten weitestgehend unverändert
    - Lupus-Antikoagulans → Faktorenaktivität ↑ durch Verdünnung des Phospholipid-AK

Störungen und Besonderheiten Falsch reduzierte Aktivität (ein falsch hoher Inhibitor) bei der koagulometrischen Bestimmung der Einzelfaktorenaktivität: In Anwesenheit eines Inhibitors gegen einen weiteren Faktor kann eine Verlängerung von aPTT/TPZ erfolgen, z. B. FIX-Messung in Anwesenheit eines FVIII-Inhibitors.

24.13.2 Antiphospholipid-Antikörper $$

Antiphospholipid-AK sind Auto-AK gegen phospholipidbindende Proteine. Der Nachweis persistierend erhöhter Antiphospholipid-AK zusammen mit venösen oder art. thrombembolischen Ereignissen oder vaskulären schwangerschaftsassoziierten Komplikationen (u. a. habituelle Aborte, Präeklampsie) definiert das Antiphospholipid-Syndrom (APS) (Miyakis 2006). Bei einem prim. APS liegt keine weitere Autoimmunerkr. vor, bei einem sek. APS ist die Erkr. Ausdruck eines Lupus erythematodes oder eines anderen Autoimmunprozesses.

Diagn. relevante Antiphospholipid-AK sind das Lupus-Antikoagulans und Anticardiolipin- sowie Anti-β2-Glykoprotein-I-AK. Antiphospholipid-AK sind heterogen und können gegen zahlreiche verschiedene Antigene gerichtet sein.

Das Lupus-Antikoagulans richtet sich gegen neg. geladene Phospholipide des Prothrombinaktivator-Komplexes und führt zu einer Verlängerung von phospholipidabhängigen Gerinnungszeiten (z. B. der aPTT). Trotz der verlängerten aPTT zeigen Pat. mit Antiphospholipid-AK ein erhöhtes Thromboserisiko und weisen nur selten eine Blutungsneigung auf.

Der Nachweis von Antiphospholipid-AK ist ein Risikofaktor sowohl für venöse als auch art. Thrombosen sowie für vaskuläre schwangerschaftsassoziierte Komplikationen.

Indikationen
- Thrombophiliescreening (▶ 24.2.4)
- DD: aPTT-Verlängerung
- V. a. APS

Untersuchungsmaterial
- Gerinnungstests: Citratplasma (▶ 24.4)
- ELISA: Serum

Bestimmungsmethode und Bewertung Nachweis der Antiphospholipid-AK erfolgt mittels phospholipidabhängiger Gerinnungstests (Lupus-Antikoagulans, LA) und ELISA-(Cardiolipin- und β2-Glykoprotein-I-AK-)Testverfahren.

1. **Diagnostik Lupus-Antikoagulans:** Aufgrund der heterogenen Natur der Auto-AK sowie der unterschiedlichen Sensitivität und Spezifität der eingesetzten Tests sollen zur LA-Diagnostik entsprechend den Kriterien des *Subcommittee on Lupus Anticoagulant/Antiphospholipid Antibody of the Scientific and Standardisation* (SSC) der International Society of Thrombosis and Haemostasis (ISTH) zwei methodisch voneinander unabhängige Screeningtests eingesetzt werden.
   Empfohlener diagn. Algorithmus zum Nachweis eines Lupus-Antikoagulans:
   - *Screeningtests:* Messung einer phospholipidabhängigen Gerinnungszeit → verlängerte Gerinnungszeit ergibt V. a. das Vorliegen eines LA. Empfohlene Tests:
     – Lupussensitive aPTT (Aktivator: Silica)
     – *Dilute Russell's Viper Venom Test* (dRVVT)
   - *Plasmatauschversuch:* Zu untersuchendes Plasma wird mit NP gemischt, sodass evtl. vorhandene Mängel an Gerinnungsfaktoren ausgeglichen werden. Erneute Messung:
     – Kommt es zu einer Verkürzung der initial verlängerten Gerinnungszeit, so ist ein erblicher oder erworbener Mangel an Gerinnungsfaktoren anzunehmen.
     – Normalisiert sich die initial verlängerte Gerinnungszeit nicht, wird ein Bestätigungstest angeschlossen.
   - *Bestätigung (Confirm):* Zur Bestätigung der Phospholipidabhängigkeit der initial verlängerten Gerinnungszeit wird eine erneute Messung unter Zusatz von Phospholipiden im Überschuss durchgeführt → Verkürzung (Normalisierung) der Gerinnungszeit bei Phospholipidabhängigkeit.
     – Das SSC der ISTH empfiehlt, den Bestätigungstest nur in dem Testsystem durchzuführen, in dem auch die stärkste Verlängerung der Gerinnungszeit nachweisbar war.
     – Pos. Testergebnis reicht zum LA-Nachweis aus.
     – Gefordert werden zwei pos. Messungen im Abstand von 12 Wo.
   - *Ausschluss von spez. Inhibitoren gegen Gerinnungsfaktoren:* bei diskordanten Ergebnissen in den vorausgegangenen Schritten.
2. **Diagnostik Anticardiolipin- und β2-Glykoprotein-I-AK:** ELISA
   - Nachweis von AK gegen Phospholipidproteinkomplexe, die an der Festphase fixiert sind
   - IgM und/oder IgG
   - Mittlerer oder hoher Titer: > 40 GPL oder MPL oder > 99. Perzentile
   - Zwei pos. Messungen im Abstand von 12 Wo. gefordert

Störungen und Besonderheiten
- Phospholipide im PP sind limitierende Größe: zur LA-Diagnostik nur Verwendung plättchenarmen Plasmas (< 10 G/l).
- LA-Diagnostik unter oralen VKA bei INR < 3,0 ist möglich, da im Plasmatauschversuch NP zugegeben wird.
- Heparin stört die Bestimmung des LA mit der aPTT- und der dRVVT-basierten Methode. Falsch pos. Testergebnisse lassen sich durch Zugabe einer hepa-

rinresistenten Kalziumchloridlsg. vermeiden, die Polybrene® enthält und Heparin bis zu 1 Einheit neutralisiert.
- Die Hälfte aller gerinnungswirksamen Phospholipid-AK wird durch ausschließliche Bestimmung der aPTT übersehen.
- Diagnose des APS nur bei Vorliegen definierter klin. Symptome und persistierendem Nachweis erhöhter Antiphospholipid-AK (Bestätigungsanalyse nach 12 Wo., Sapporo-Kriterien).

> **Diagnose des Antiphospholipid-Syndroms**
> **Klin. Kriterien:**
> - Gefäßthrombose (arteriell, venös, kleine Gefäße)
> - Vaskuläre schwangerschaftsassoziierte Komplikationen
>   - Ein oder mehrere Aborte nach SSW 10
>   - Ein oder mehrere Frühgeburten (vor SSW 34) bei Eklampsie, Präeklampsie, Plazentainsuff.
>   - Drei oder mehr spontane Aborte vor der SSW 10
> - Fakultativ Endokarditis, Schlaganfall, Herzinfarkt, Thrombozytopenie, hämolytische Anämie, Mikroangiopathie und KM-Nekrosen
>
> **Laborchem. Kriterien:**
> - Anticardiolipin-AK (IgG/IgM an 2 verschiedenen Tagen über 12 Wo.)
> - Anti-β2-Glykoprotein-I-AK IgG/IgM (Titer > 99. Perzentile, an 2 verschiedenen Tagen über 12 Wo.)
> - Lupus-Antikoagulans (an 2 verschiedenen Tagen über 12 Wo.)

24.14 Thrombozyten

24.14.1 Grundlagen

Thrombozyten sind kernlose Fragmente der Megakaryozyten, die im Knochenmark abgeschnürt und ins periphere Blut ausgestoßen werden. Dort zirkulieren sie in einer Anzahl von ca. 150–450 G/l. HWZ: ca. 7–10 d. Sie sind durch Adhäsion und Aggregation die essenzielle Komponente der Primärhämostase und stellen an ihrer Oberfläche Phospholipoproteine zum Ablauf der Sekundärhämostase zur Verfügung.

24.14.2 Thrombozytenzahl $

Indikationen
- Routineblutbild
- V. a. hämorrhagische Diathese
- Hämatol. Systemerkr.
- Therapie mit Zytostatika, anderen Medikamenten und ionisierenden Strahlen
- Ggf. initiale Überwachung einer Heparintherapie wegen HIT-Risiko
- Thrombembolien
- Verbrauchskoagulopathie

Untersuchungsmaterial 2 ml EDTA-Blut. Probenstabilität: bis zu 24 h bei RT.

Bestimmungsmethode
- Automatisiert: Durchflusszytometrie (Impedanzmessung, Lichtstreuung)

- Lichtmikroskopisch konventionell: Zählung in einer Bürker-Türk- oder Neubauer-Kammer nach Lyse der Erys mit 1-proz. Ammoniumoxalat-Lsg.

Referenzwerte ▶ Tab. 24.26.

Tab. 24.26 Referenzbereiche Thrombozyten	
Alter	Referenzwerte (alte Einheit: × 10³/µl; SI-Wert: × 10⁹/l)
Erwachsene	150–450
Kinder	150–350
Neugeborene	100–250

Bewertung ▶ 24.2.5. Thrombozytose, Thrombozytopenien. Bei schwerer Thrombozytopenie liefert das Zählkammerverfahren zuverlässigere Werte als die automatische Zählung.

Störungen und Besonderheiten
- **Falsch hohe Werte:** körperliche Anstrengung vor der Blutabnahme → Erhöhung um bis zu 50 %.
- **Pseudothrombozytopenie (In-vitro-Effekt):** Durch Antikoagulans (meist EDTA) bedingte Aggregatbildung. Bestimmung der Thrombozytenzahl in alternativem Antikoagulans (z. B. Citratblut) zeigt Normwerte.

24.14.3 Thrombozytenfunktionstests $$–$$$

Thrombozytenadhäsion
Diese Methode ist heute weitgehend verlassen worden.

Thrombozytenaggregation $$$
Indikationen
- V. a. Thrombozytenfunktionsstörung
- DD: Thrombasthenie Glanzmann-Naegeli, Bernard-Soulier-Sy., VWS, Speicherdefekte *(storage pool disease)*

Untersuchungsmaterial 10–20 ml Citratblut.

Bestimmungsmethode Thrombozytenreiches Plasma wird nach Einstellung auf eine definierte Plättchenzahl in der Küvette eines Fotometers bei konstanter Temperatur gerührt. Die Aggregation der Plättchen bewirkt eine Änderung der Extinktion bei einer Wellenlänge von 432 nm. Die Aggregation kann spontan oder nach Zugabe von Adenosindiphosphat (ADP), Kollagen, Adrenalin, Arachidonsäure oder Ristocetin eintreten und wird in Form einer Kurve aufgezeichnet. Auswertung anhand der Kurvenbeurteilung.

Bewertung Die einzelnen Aggregationsinduktoren verursachen bei den verschiedenen Thrombozytopathien unterschiedliche Ergebnisse (▶ Tab. 24.27).

Störungen und Besonderheiten Wichtig ist die Einstellung auf eine konstante Thrombozytenzahl (z. B. 200.000–300.000/µl), um eine interindividuelle Vergleichbarkeit zu gewährleisten.
Eine Plättchenaggregation bei thrombopenischen Pat. (Plättchenzahl < 100.000/µl) ist nicht sinnvoll (▶ 24.5.1).

Tab. 24.27 Bewertung der Thrombozytenaggregation

Erkrankung	Adrenalin, ADP	Kollagen	Arachidonsäure	Ristocetin
Thrombasthenie Glanzmann	↓	↓	↓	n
Bernard-Soulier-Syndrom (BSS)	n	n	?	↓
Medikamenteninduzierte Thrombopathien, *aspirin-like defect*	(↓)	(↓)	(↓)	n
VWS	n	n	N	↓/n

Durchflusszytometrie $$$

Durchflusszytometrische Messung der Expression von Thrombozytenoberflächenantigenen (Membranglykoproteine; ▶ Tab. 24.28) unter Verwendung FITC-gekoppelter spez. monoklonaler AK.

Tab. 24.28 Nomenklatur

GP Ib	vWF-Rezeptor
GP IIb/IIIa	Fibrinogenrezeptor, vWF-Rezeptor
GMP 140 (entspricht CD62)	Bestandteil der Membran der α-Granula, aktivierungsabhängige Expression auf der Plättchenoberfläche
CD63	Lysosomales Glykoprotein, Expression auf der Plättchenoberfläche nach Aktivierung

Indikationen
- Unklare Thrombozytenaggregationsstörungen.
- Sicherung der Diagnose Thrombasthenie Glanzmann-Naegeli, Bernard-Soulier-Sy.
- Messung der Thrombozytenfunktion beim thrombozytopenischen Pat.
- Erfassung der Thrombozytenaktivierung.

Untersuchungsmaterial   10–20 ml Citratblut.

Bestimmungsmethode   Antikoaguliertes Vollblut oder plättchenreiches Plasma wird mit dem zu untersuchenden FITC-gekoppelten monoklonalen AK inkubiert und die durch die Bindung der AK an Oberflächenmembran-Glykoproteine entstehende Fluoreszenz durchflusszytometrisch gemessen. Die Intensität der Fluoreszenz korreliert mit der Anzahl exprimierter Thrombozytenantigene.

Referenzbereich   Keine allgemeingültigen Aussagen möglich. Vergleich zu Normalkollektiv entscheidend!

Bewertung
- **Expression von Oberflächenmembran-Glykoproteinen ↓:**
  - Allgemein: Hinweis auf Thrombozytenfunktionsdefekt, z. B. Myelodysplasie (MDS), Leukämie, myeloproliferatives Sy.
  - GPIb: Bernard-Soulier-Sy.
  - GPIIb/IIIa: Thrombasthenie Glanzmann-Naegeli
- **Expression aktivierungsabhängiger Oberflächenmembran-Glykoproteine ↑:** Hinweis auf verstärkte Thrombozytenaktivierung.

Störungen und Besonderheiten
- Keine dir. quantitative Messung der exprimierten Oberflächenmembran-Glykoproteine
- In-vitro-Thrombozytenaktivierung, z. B. während der Präparation!

24.14.4 Heparininduzierte Thrombozytenaggregation $$$

Indikationen V. a. heparininduzierte Thrombozytopenie Typ (HIT).

Untersuchungsmaterial 5 ml Serum.

Bestimmungsmethode
- **HIPA-Test:** Pat.-Serum wird mit gewaschenen Thrombozyten nach Zugabe verschiedener Heparinkonz. in Mikrotiterplatten inkubiert. Mit zunehmender Bildung von Aggregaten in Anwesenheit von spez. AK im Testserum hellt sich die Suspension auf und kann anhand eines Scores beurteilt werden.
- **ELISA:** Nachweis von AK mittels mit PF4 und Heparin beschichteter Festphase.

Bewertung HIT ▶ 24.2.5. Pos. Ergebnisse ohne klin. Relevanz bei beiden Tests möglich! Zum 4T-Score ▶ Tab. 24.8.

24.14.5 Thrombozytenantikörper $$

Indikation V. a. immunol. bedingte Thrombozytopenie.

Untersuchungsmaterial 10 ml Heparinblut, 2 ml Serum.

Bestimmungsmethode
- **Autoantikörper:**
  - **Nachweis thrombozytengebundener Ig:** mittels AK (fluoreszenzfarbstoffmarkiert) oder markiertem Protein A als dir. Immunfluoreszenz, Durchflusszytometrie, dir. Zell-ELISA, dir. MAIPA (**M**onoklonal **A**ntibody-specific **I**mmobilization of **P**latelet **A**ntigens)
  - **Nachweis freier antithrombozytärer AK:** Sandwich-RIA, Immunfluoreszenz mit Spenderthrombozyten, Immunoblot an Membranfraktionen von Spenderthrombozyten, Mikrokomplementbindungsreaktion, indir. Zell-ELISA mit Spenderthrombozyten, indir. MAIPA
  - **Absorption und Elution:** Elution gebundener AK zur weiteren Charakterisierung, Absorption und Elution von antithrombozytären AK verschiedener Spezifität i. S. des Pat. an Thrombozyten mit bekannten Thrombozyten-AG
- **Alloantikörper:**
  - **HLA-AK** gegen die HLA-Antigene des Thrombozytenspenders: Lymphotoxizitätstest
  - **Allo-AK gegen Thrombozytenantigene** des Spenders: Immunoblot, Sandwichimmunfluoreszenz an den Thrombozyten des Spenders oder an Thrombozyten mit bekannten Thrombozyten-AG, MAIPA mit Thrombozyten, deren Thrombozyten-AG bekannt sind
- **Medikamentös bedingte AK:** Sandwichimmunfluoreszenz, Mikrokomplementbindungsreaktion mit und ohne Zusatz des verdächtigen Medikaments bzw. seiner Metaboliten. Reaktion wird nur bei Zusatz des Medikaments oder seiner Metaboliten pos.

Bewertung Geringe Spezifität der Testsysteme → sichere Unterscheidung zwischen spez. und unspez. thrombozytärer Bindung nicht möglich. Relativ hohe Anzahl falsch pos. Befunde. Konzentration freier antithrombozytärer AK gering, sodass deren Nachweis problematisch ist. **Cave:** umfangreiche DD der Thrombozytopenie berücksichtigen (▶ 24.2.5).

- **Auto-AK:**
  - **Prim. Immunthrombozytopenie** (ITP): Ausschlussdiagnose, häufig nach (viralen?) Inf., Abgrenzung zur medikamentös induzierten Immunthrombozytopenie nicht immer möglich
  - **Sek. Immunthrombozytopenie bei Kollagenosen:** SLE, Sharp-Sy. (MCTD), RA
  - **Sek. Immunthrombozytopenie bei Lymphomen:** CLL, Non-Hodgkin-Lymphom, seltener Hodgkin-Lymphom (ggf. von Bildungsstörungen i. R. der Grunderkr. abgrenzen!)
  - **Evans-Sy.:** autoimmunhämolytische Anämie + Immunthrombozytopenie
- **Allo-AK:**
  - AK gegen plättchenassoziierte sowie HLA-Antigene auf Thrombozyten im Gefolge von Transfusionen und Schwangerschaften
  - **!** Vorhandensein von Allo-AK begünstigt Transfusionszwischenfälle, Nichtansprechen von Thrombozytentransfusionen
- **Medikamentös bedingte AK:**
  - Heparininduzierte Thrombozytopenie (HIT) ▶ 24.2.5
  - Medikamente: Goldsalze, Chinidin, Sulfonamide, Analgetika, Heparin (Immunkomplexablagerung auf den Thrombozyten)

Störungen und Besonderheiten
Falsch hohe Werte: virale, bakt. Inf., Leukämien, monoklonale Gammopathien.

24.15 Point-of-Care-Testsysteme (POCT) in der Hämostasediagnostik $$$

Indikationen In Akuteinheiten, zur Patientenselbsttestung.

Vorteile Rasche Ergebnisverfügbarkeit, Patientennähe, kein Zentrallabor notwendig.

Untersuchungsmaterial Vollblut, keine Vorbehandlung zur Messung notwendig.

Bestimmungsmethoden Elektrochem. Messung (EC), optische Detektoren (OD), Verschlusszeit (VZ), Impedanzaggrometrie (IA), Thrombelastografie (TE).

Systeme (ohne Anspruch auf Vollständigkeit):
- **Handgeräte** (in alphabetischer Reihenfolge):
  - **Coagu Check®, Coagu Check XS pro®, Coagu Check plus®** (Roche Diagnostics): PTZ/INR (EC)
  - **Hemochron Signature®** (Int. Technidyne Corp.): PTZ/INR, aPTT, ACT (OD)
  - **INRatio®** (Alere): PTZ/INR (EC)
  - **i-STAT®** (Abbott): PTZ/INR, ACT (EC)
  - **microINR®** (iLine Microsystems): PTZ/INR (EC)
  - **ProTime InRhythm®** (Int. Technidyne Corp.): PTZ/INR (VZ)
  - **Xeprecia Stride®** (Siemens Healthcare Diagnostics): PTZ/INR (EC)

- **Tischgeräte** (in alphabetischer Reihenfolge):
  - **Chrono-log**® (Chrono-log Corp.): Thrombozytenfunktion (IA)
  - **INNOVANCE PFA**® (Siemens): Thrombozytenfunktion, VWS, TDM (VZ)
  - **Multiplate Analyzer**® (Roche Diagnostics): Thrombozytenfunktion (IA)
  - **Rotem**® (TEM Innovations): verschiedene Tests (TE)
  - **Rotem Platelet**® (TEM Innovations): Thrombozytenfunktion (IA)
  - **TEG 5000**® (Hemonetics): verschiedene Tests (TE)
  - **VerifyNow**® (Accumetrics): Thrombozytenfunktion, ther. Drugmonitoring (OA)

Bewertung
- Amb. Selbstkontrolle der Prothrombinzeit als INR unter Antikoagulation mit VKA bei Pat. mit Herzrhythmusstörungen, artifiziellen Herzklappen, Thrombosen oder Lungenembolie im häuslichen Umfeld. Einflussfaktoren, z. B. Antiphospholipid-AK, Hyperbilirubinämie und Hypertriglyzeridämie oder Hämolyse, nicht für alle Geräte untersucht. Anwendung und Ergebnisinterpretation setzen intensive Schulung des Personals bzw. der Pat. voraus.
- Überwachung der Therapie mit UFH mittels ACT und/oder aPTT, z. B. bei herzchir. Eingriffen, extrakorporaler Membranoxygenierung, Dialyse oder katheterinterventionellen Eingriffen, wenig standardisiert. Zur Erkennung nichtiatrogener Hämostasestörungen (z. B. eines erhöhten Blutungsrisikos) nicht geeignet.
- Eine Beurteilung der In-vivo-Hämostasekapazität (plasmatische Gerinnung, Thrombozytenfunktion und Fibrinolyse) sowie der komplexen Wirkung gerinnungsmodifizierender Medikamente erlauben von der Thrombelastografie abgeleiteten Verfahren (▶ 24.5.3). Eine kompetente Interpretation der Messkurven und Messgrößen vorausgesetzt, können diese Verfahren bei komplexen chir. Eingriffen helfen, den Blutverlust zu reduzieren und Blutprodukte gezielter einzusetzen.
- Patientennahe Thrombozytenfunktionstestungen bei der Therapie mit Aggregationshemmern (ASS, GPIIb/IIIa-Inhibitoren, P2PY12-Inhibitoren) erfahren einen zunehmenden Einsatz im Bereich der interventionellen Neuroradiologie und Kardiologie.

25 Transfusionsmedizin

Birgid Neumeister

25.1 Blutgruppensysteme: theoretische Grundlagen 525
25.1.1 Einleitung 525
25.1.2 AB0-System 525
25.1.3 Rhesus-System 526
25.1.4 Andere Blutgruppensysteme 527
25.2 Transfusion 528
25.2.1 Indikationen 528
25.2.2 Untersuchungen vor Transfusionen 528
25.2.3 Durchführung einer Transfusion 530
25.2.4 Rechtliche Aspekte 530
25.2.5 Internetadressen Transfusionsmedizin 531
25.3 Immunhämatologische Serologie 531
25.3.1 Blutgruppenbestimmung $–$$ 531
25.3.2 Antikörpersuchtest ($) und Differenzierung irregulärer Antikörper ($$) 534
25.3.3 Direkter Coombs-Test $–$$ 537
25.3.4 Verträglichkeitsprobe $ 538
25.3.5 AB0-Identitätstest (Bedside-Test) $ 538
25.4 Blutpräparate 540
25.4.1 Erythrozytenkonzentrate (EK) 540
25.4.2 Thrombozytenkonzentrate (TK) 541
25.4.3 Therapeutisches Plasma 542
25.5 Transfusionszwischenfälle 543
25.5.1 Grundlagen 543
25.5.2 Erythrozytäre Transfusionszwischenfälle 544
25.5.3 Transfusionszwischenfälle durch falsche Behandlung von EK 545
25.5.4 Transfusionszwischenfälle durch HLA-Sensibilisierung 545
25.5.5 Transfusionszwischenfälle durch Reaktion auf Plasmabestandteile 545
25.5.6 Transfusionszwischenfälle durch infektiöse Erreger und Look-back-Verfahren 546
25.6 Diagnostik autoimmunhämolytischer Anämien (AIHA) 546
25.6.1 Grundlagen 546
25.6.2 AIHA vom Wärmeautoantikörpertyp 547
25.6.3 AIHA vom Kälteautoantikörpertyp 548
25.6.4 Paroxysmale Kältehämoglobinurie 549
25.6.5 Medikamenteninduzierte immunhämolytische Anämien 549
25.6.6 Differenzialdiagnosen der hämolytischen Anämien 550

25.7 Morbus haemolyticus neonatorum (MHN) 551
25.7.1 Grundlagen 551
25.7.2 MHN bei Rhesus-Inkompatibilität 551
25.7.3 MHN bei AB0-Inkompatibilität 552

25.8 Histokompatibilitätsdiagnostik 553
25.8.1 Grundlagen 553
25.8.2 HLA-Typisierung $$$ 554
25.8.3 Nachweis von Anti-HLA-Antikörpern $$–$$$ 555

25.1 Blutgruppensysteme: theoretische Grundlagen

25.1.1 Einleitung

Jedes Individuum besitzt bestimmte Blutgruppeneigenschaften an der Oberfläche der Erythrozyten (Erys), die nach den Mendel-Regeln vererbt werden. Man unterscheidet etwa 150 verschiedene Blutgruppensysteme mit jeweils unterschiedlicher Anzahl von Allelen. Nur einige besitzen klin. Relevanz. Am wichtigsten sind das AB0- und das Rhesus-System.

25.1.2 AB0-System

Das AB0-System kennt vier Hauptphänotypen: A, B, AB und 0. Häufigkeit der Blutgruppen in Mitteleuropa ▶ Tab. 25.1.

Tab. 25.1 Blutgruppenhäufigkeit in Mitteleuropa	
Blutgruppen	Häufigkeit (%)
A	45
0	40
B	10
AB	5

Antigene

Bei den Blutgruppenantigenen, die in der Erythrozytenmembran lokalisiert sind, handelt es sich um Glykosphingolipide. Unter Einfluss des H-Gens (Genotyp HH, Hh), das eine Fukosyltransferase codiert, wird aus der „Grundsubstanz" durch Anlagerung von L-Fukose die H-Substanz gebildet → **Blutgruppe 0.** A und B sind Gene für Glykosyltransferasen. Bei der **Blutgruppe A** wird an die H-Substanz zusätzlich ein N-Acetyl-D-Galaktosamin gebunden, bei der **Blutgruppe B** eine Galaktose. Bei der **Blutgruppe AB** kommen beide Liganden nebeneinander vor. Durch Anfügen dieses weiteren Zuckers wird die Formation antigenwirksam. Auch die H-Substanz kann als Antigen (AG) wirken. Selten fehlt Personen mit dem Genotyp hh die H-Substanz (→ „Bombay-Typ"). Sie besitzen phänotypisch die Blutgruppe 0 (keine Agglutination mit Anti-A und Anti-B), bilden aber gleichzeitig auch ein Anti-H, was in der Serumgegenprobe (▶ 25.3.1) auffällt. Das Anti-H eines Bombay-Typs ist immunol. genauso wirksam wie ein Anti-A oder Anti-B und macht deshalb die Versorgung solcher Pat. extrem problematisch.

Antigenstärke der Blutgruppe A

Das Blutgruppenmerkmal A kann unterschiedliche AG-Stärken aufweisen. AG mit voller Stärke werden als A_1, abgeschwächte Varianten als A_2, A_3, A_x, A_m etc. bezeichnet. Je schwächer das A-AG ist, desto weniger reagieren die Erys mit Anti-A_1 (Lektin aus der indischen Prunkbohne *Dolichus biflorus*), und desto stärker werden sie von Anti-H (Lektin aus dem europäischen Stechginster *Ulex europaeus*) agglutiniert. A_m zeigt keinerlei Reaktion mit Anti-A_1 (phänotypisch 0) und fällt nur durch die fehlenden Isoagglutinine gegen das A-AG in der Serumgegenprobe auf. Die korrekte Bestimmung der Blutgruppe gelingt hier nur durch Absorption von hochtitrigen humanen Anti-A_1-Seren durch diese Erys und anschließende Elution. Das Eluat agglutiniert anschließend A_1-pos. Testerys. Zunehmend werden molekularbiol. Methoden zum Nachweis von schwachen A-Varianten bei klin. Notwendigkeit eingesetzt.

Merke
Individuen mit schwachen A-Varianten besitzen oft ein kältewirksames natürliches Anti-A_1, das in sehr seltenen Fällen nach Immunisierung mit A_1-Erys (Transfusion mit A_1-pos. Erys) wärmewirksam und somit klin. relevant werden kann.

Neben quantitativen gibt es auch qualitative Unterschiede zwischen A_1 und A_2. Die determinante Gruppe selbst (N-Acetyl-D-Galaktosamin) ist jedoch identisch.

Antikörper
Jeder Mensch entwickelt im ersten ½ Lj. Anti-A und/oder Anti-B komplementär zu seiner Blutgruppe.
- Blutgruppe AB: kein Anti-A oder Anti-B
- Blutgruppe B: Anti-A
- Blutgruppe A: Anti-B
- Blutgruppe 0: Anti-A und Anti-B

Ihre Bildung wird durch Kreuzantigene auf darmassoziierten *E.-coli*-Bakterien stimuliert. Diese physiol. vorkommenden AK gegen A- oder B-AG heißen **Isoagglutinine** oder **reguläre Antikörper** und gehören überwiegend der Immunglobulinklasse M (IgM) an.

Irreguläre Antikörper sind AK, die durch in den Blutkreislauf eingetretene Fremderys und die daraus folgende Immunisierung der betroffenen Pat. (z. B. bei Transfusion oder Schwangerschaft) gegen die fremden Blutgruppenmerkmale induziert werden. Solche AK sind meist IgG-AK.

Merke
Es gibt auch „natürliche" irreguläre AK.

25.1.3 Rhesus-System

Das zweitwichtigste Blutgruppen-Antigensystem ist das Rhesus-System. Den Namen hat es vom Rhesusaffen erhalten, bei dem ein ähnliches Antigensystem erstmals nachgewiesen wurde. Die Rhesus-Eigenschaft wird von drei Genpaaren eines Genkomplexes vererbt. Jeder Mensch besitzt je ein:
- C-Paar, d. h. entweder CC, Cc oder cc
- D-Gen, d. h. entweder DD, Dd oder dd (die Schreibweise „d" kennzeichnet das Fehlen des Rhesus-D-Gens)
- E-Paar, d. h. entweder EE, Ee oder ee

Das Antigen D ist am stärksten immunogen und wird deshalb zur Rhesus-Blutgruppenbezeichnung herangezogen. Personen mit Dd und DD sind phänotypisch **Rhesus-positiv** (Rh-pos.). Wer das Merkmal D nicht besitzt (dd), ist **Rhesus-negativ** (Rh-neg.).

Während die Kompatibilität des Rh-D-Antigens bei Transfusionen immer berücksichtigt werden muss, sollte eine Kompatibilität der Rh-Antigene C, c, E und e bei Mehrfachtransfusionen und bei Frauen im gebärfähigen Alter gewahrt bleiben.

Antigenstärke und Antigenvarianten des Rhesus-Antigens D
Das Rh-AG D kann unterschiedlich stark abgeschwächt (D^{weak}) oder teilweise defekt sein ($D^{variant}$, Syn.: $D^{partial}$):
- D^{weak}: vollständiges, nur in seiner Menge reduziertes AG. Bei Transfusion von Rh-pos. Blut keine Bildung von Anti-D → sowohl als Spender als auch als Empfänger Rh-pos. Die heute zur Rhesus-AG-D-Bestimmung eingesetzten monoklonalen Antiseren erkennen i. d. R. auch sehr schwache D^{weak}-Antigene und führen zur Direktagglutination im salinen Milieu.
- $D^{variant}$: deletiertes AG, dem einzelne Komponenten fehlen. Je nach Muster der Deletion werden verschiedene Deletionstypen (Kategorien) beschrieben. Der $D^{variant}$-Kategorie VI fehlt ein Großteil der Epitope des Rh-AG D. Bei Transfusion von Rh-pos. Konserven Bildung von Anti-D → bei Transfusionsbedarf Versorgung des Pat. mit Rh-neg. Konserven!

25.1.4 Andere Blutgruppensysteme
Zahlreiche weitere erythrozytäre Antigensysteme können immunogen wirken. Gegen sie können AG-neg. Individuen irreguläre Allo-AK bilden. Die klinisch wichtigsten sind:
- Kell-Blutgruppe: K, k
- Duffy-Blutgruppe: Fy^a, Fy^b
- Kidd-Blutgruppe: JK^a, JK^b
- Lewis-Blutgruppe: Le^a, Le^b
- Lutheran-Blutgruppe: Lu^a, Lu^b
- MNS-System: M, N, S, s

Die größte Bedeutung hat das Kell-Blutgruppensystem. Es sollte bei Mehrfachtransfusionen und bei Frauen im gebärfähigen Alter berücksichtigt werden. Die Bezeichnung Kell-pos. bezieht sich auf den Nachweis des Merkmals K (etwa 10 % der Bevölkerung), sei es homozygot (KK) oder heterozygot (Kk).

Immunogenität von Blutgruppen
- RhD: 80 %
- K: 5–10 %
- CcEe: 1–3 %

Alle anderen AG-Systeme sind nur bei vorliegenden irregulären AK von Bedeutung. Prophylaktische Berücksichtigung ist aus logistischen Gründen nicht möglich. Der AK-Suchtest (▶ 25.3.2) und die Kreuzprobe (▶ 25.3.4) dienen der Entdeckung irregulärer AK.

25.2 Transfusion

25.2.1 Indikationen

Es existieren keine festen Hb-Grenzen als Transfusionstrigger. Eine Transfusionsindikation muss immer in Abhängigkeit von den klin. Gegebenheiten gestellt werden. Orientierende Hinweise:
- **Erythrozytenkonzentrat (EK):**
  - Bei chron. Anämie: Hb-Konz. ≤ 6 g/100 ml
  - Bei sympt. Anämie: Hb-Konz. 6–8 g/100 ml
  - Bei kardialer oder pulmonaler Grunderkr.: Hb-Konz. ≤ 11 g/100 ml
  - Blutverlust ≥ 20 % (Kinder 10–15 %)
  ! Ein EK steigert den Hb-Wert um 1 g %
- **Therapeutisches Plasma (z. B. Fresh Frozen Plasma, FFP):** bei Massentransfusion (ab 5 EK) zusätzliche Gabe von je 1 FFP pro 2 EK
  ! 1 ml FFP/kg KG erhöht die Gerinnungsfaktoren um etwa 1–2 %
- **Thrombozytenkonzentrat (TK):** wird aus 4–6 Einzelspendern oder maschinell als Hochkonzentrat von einem Spender gewonnen. Thrombopenie ab Thrombozytenzahl:
  - < 50.000/µl bei Blutung
  - < 10.000/µl auch ohne Blutungszeichen
  ! 1 TK steigert die Thrombozytenzahl im Blut um 50.000–80.000/µl

Blutgruppenkompatibilität: ▶ Tab. 25.2.

Tab. 25.2 Kompatibilität im AB0-System

Patientenblutgruppe	Kompatible EK	Kompatible FFP
0	0	0, A, B, AB
A	A, 0	A, AB
B	B, 0	B, AB
AB	AB, A, B, 0	AB

Präparate: ▶ 25.4.

25.2.2 Untersuchungen vor Transfusionen

Notfalltransfusion

Es gibt klin. Notfallsituationen, bei denen keine Zeit für eine Kreuzprobe (▶ 25.3.4) bleibt → vor Transfusionsbeginn 10–20 ml venöses Blut ohne Zusätze oder EDTA-Blut (automatisierte Blutgruppenbestimmung) für nachträgliche Blutgruppenbestimmung (▶ 25.3.1) und Verträglichkeitsprobe (▶ 25.3.4) abnehmen!

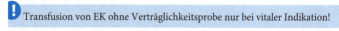

Transfusion von EK ohne Verträglichkeitsprobe nur bei vitaler Indikation!

- **Sofortiger Blutbedarf:** Polytrauma, akute gastrointestinale Blutung, Aortenaneurysma
  - **Unbekannte Blutgruppe:** Versorgung mit ungekreuzten EK der Blutgruppe 0 Rh-neg. und Plasma der Blutgruppe AB. Gleichzeitig aus vorher

abgenommenem Kreuzblut Bestimmung von AB0-Blutgruppe und RhD-Faktor → weitere Versorgung mit AB0- und RhD-identen EK sowie AB0-identem Frischplasma, Kreuzprobe im Anschluss
- **Bekannte Blutgruppe:** Versorgung mit ungekreuzten AB0- und Rh-identen EK sowie mit AB0-identen Frischplasmen, Kreuzprobe im Anschluss
- **Zeitlimit von 10 Min.:** Bestimmung der AB0-Blutgruppe inkl. Serumgegenprobe und des RhD-Faktors. Pat. wird mit ungekreuzten AB0- und RhD-identen EK sowie mit AB0-identen Frischplasmen versorgt, Kreuzprobe im Anschluss
- **Zeitlimit von 30 Min.:** Bestimmung der AB0-Blutgruppe inkl. Serumgegenprobe und des RhD-Faktors. Kreuzprobe als Schnellkreuzprobe → Versorgung mit in der Schnellkreuzprobe verträglichen AB0- und RhD-identen EK und AB0-identem Frischplasma
- **Zeitlimit von 45 Min.:** Bestimmung der AB0-Blutgruppe inkl. Serumgegenprobe und des RhD-Faktors. Standardkreuzprobe → Versorgung mit verträglichen AB0- und RhD-identen EK und AB0-identem Frischplasma
- **Zeitlimit ≥ 60 Min.:** Bestimmung der AB0-Blutgruppe inkl. Serumgegenprobe und AK-Suchtest sowie des RhD-Faktors. Standardkreuzprobe → Versorgung mit verträglichen AB0- und RhD-identen EK und AB0-identem Frischplasma

> **Merke**
> - **Der Bedside-Test muss bei jeder der o. g. Konstellationen durchgeführt werden!**
> - Bei Mangel an AB0-identen EK bzw. AB0-identen Plasmen darf im Notfall auf AB0-kompatible Produkte ausgewichen werden.
> - In jedem Fall anschließend sofort Kreuzprobe und AK-Suchtest durchführen:
>   - Bei Vorliegen eines irregulären AK gegen andere Blutgruppensysteme: Noch nicht transfundierte Konserven austauschen.
>   - Bei Unverträglichkeit: Maßnahmen gegen die Auswirkungen einer Hämolyse der Fremderys durch die AK des Pat. in vivo ergreifen.
> - **Die Anforderung von Blutkonserven ist ein ärztliches Rezept und muss vom Arzt angeordnet und unterschrieben werden.**

Planbare Transfusion
- **10 ml venöses Blut ohne Zusätze oder EDTA-Blut** (automatisierte Blutgruppenbestimmung) für Blutgruppenbestimmung, AK-Suchtest und Verträglichkeitsprobe. Wichtig ist die exakte Beschriftung von Röhrchen und Anforderungsbogen mit **Name, Vorname und Geburtsdatum des Pat.** Identität von Pat. und Blutprobe durch Nachfrage beim Pat. (Name, Vorname, Geburtsdatum) nochmals sichern! Der anfordernde Arzt muss auf dem Untersuchungsauftrag eindeutig ausgewiesen sein. Er ist für die Identität der Blutprobe verantwortlich.
- **Ausreichende klin. Angaben** auf dem Anforderungsbogen ▶(25.3.1) sowie die evtl. Benennung von Spezialpräparaten sind wichtig für die Bereitstellung geeigneter Blutkomponenten.
- Beim Vorhandensein irregulärer AK kann deren Differenzierung und die Bereitstellung verträglicher EK mehrere Stunden in Anspruch nehmen.

> Die **Verträglichkeitsprobe gilt nur 3 d.** Danach muss auch für bereits als verträglich ausgegebene oder bereitgestellte EK mit frisch entnommenem Blut eine neue Verträglichkeitsprobe durchgeführt werden!
> Ausnahme: 7 d Gültigkeit, wenn in den vorangegangenen 3 Mon. keine Transfusion erfolgte und keine Schwangerschaft vorlag.

EK und FFP sollten AB0-ident, TK dürfen AB0-/RhD-kompatibel (Majorkompatibilität) transfundiert werden. Verträglichkeitsprobe oder Bedside-Test sind bei der ausschließlichen Gabe von FFP oder TK nicht erforderlich. Frauen im gebärfähigen Alter erhalten Anti-D-Prophylaxe, wenn sie Rh-neg. sind und Rh-pos. TK erhalten haben.

25.2.3 Durchführung einer Transfusion

- Die Anforderung von Blutkonserven ist ein ärztliches Rezept und muss vom Arzt angeordnet und unterschrieben werden.
- Übereinstimmung von Konservennummer, Pat., Blutgruppenbefund, Begleitschein, Verträglichkeitsprobe sowie Verfallsdatum überprüfen.
- Kontrolle des EK auf Unversehrtheit, Verfärbung und Hämolyse.
- Bedside-Test (▶ 25.3.5) durchführen.
- 30–50 ml transfundieren, dann Patientenreaktion überprüfen (Wohlbefinden, Blutdruck, Puls?). Anschließend unter regelmäßiger Überwachung weitertransfundieren. Transfusionsdauer insgesamt etwa 1 h, bei Herz- oder Niereninsuff. zur Vermeidung von Volumenüberlastung 3–4 h.
- Leeren Blutbeutel unter aseptischen Bedingungen 24 h im Kühlschrank aufbewahren (evtl. Klärung von Transfusionszwischenfällen).

25.2.4 Rechtliche Aspekte

Die transfusionsmed. Therapie unterliegt in Deutschland zahlreichen rechtlichen Regelungen:
- Richtlinie zur Gewinnung von Blut und Blutbestandteilen und zur Anwendung von Blutprodukten (Hämotherapie) in der jeweils aktuellen Fassung
- Transfusionsgesetz in der jeweils aktuellen Fassung
- Querschnittsleitlinien zur Therapie mit Blutkomponenten und Plasmaderivaten in der jeweils aktuellen Fassung

Wichtige rechtliche Aspekte vor Beginn einer Transfusion:

Patientenindividualisierte Hämotherapie (Patient Blood Management)
Vor der Substitutionsbehandlung mit Blutprodukten ist patientenindividuell anhand jeweils aktueller Befunde zu prüfen, ob andere Maßnahmen geeignet sind, chron. oder akute Mangelzustände zu beheben. Hierzu zählen die Optimierung des Erythrozytenvolumens, die Minimierung von Blutungen und Blutverlusten sowie die Erhöhung und Ausschöpfung der Anämietoleranz (Patient Blood Management; patientenindividualisierte Hämotherapie).

Aufklärung und Einwilligung
- Verpflichtende Aufklärung über möglicherweise notwendig werdende allogene Bluttransfusion bei planbaren Eingriffen (Transfusionswahrscheinlichkeit von mind. 10 %), rechtzeitiger Hinweis auf die Möglichkeit der Anwendung autologer Hämotherapieverfahren mit Nutzen und Risiko der Entnahme und Anwendung von Eigenblut.

- Aufklärung mündlich durch einen Arzt über sämtliche für die Einwilligung wesentlichen Umstände (Art, Umfang, Durchführung, zu erwartende Folgen und Risiken der Maßnahme sowie ihre Notwendigkeit, Dringlichkeit, Eignung und Erfolgsaussichten). Die Aufklärung muss für den Pat. verständlich sein. Dokumentationspflicht in der Patientenakte!
- Die Aufklärung muss so rechtzeitig erfolgen, dass der Pat. seine Entscheidung über die Einwilligung wohlüberlegt treffen kann.
- Der Arzt ist verpflichtet, im Anschluss an die Aufklärung die Einwilligung des Pat. einzuholen und diese in der Patientenakte zu dokumentieren. Die Einwilligung kann ausdrücklich oder konkludent, mündlich oder schriftlich, z. B. auf einem Aufklärungsformular, erklärt werden. Eine bestimmte Form ist nicht vorgeschrieben.
- Sofern es sich um Kinder handelt, deren Eltern die Anwendung von Blutprodukten verweigern, ist das Familiengericht einzuschalten. Ist Gefahr im Verzug, sodass das Familiengericht nicht mehr rechtzeitig entscheiden kann, darf der Arzt auch ohne gerichtliche Genehmigung die notwendige Anwendung von Blutprodukten vornehmen.
- Ist eine Aufklärung des Pat. vor der Anwendung von Blutprodukten nicht erfolgt, z. B. in einer Notfallsituation, dann ist der Pat. nachträglich über die stattgefundene Anwendung von Blutprodukten und insb. die Infektionsrisiken, ggf. Immunisierungsrisiken, aufzuklären. Diese nachträgliche Sicherungsaufklärung ist zu dokumentieren. Die Verantwortung für die nachträgliche Sicherungsaufklärung ist im Qualitätssicherungssystem (QS-System) der Einrichtung festzulegen.

Identitätssicherung
Sowohl bei der Entnahme der Blutprobe für die Verträglichkeitsprobe als auch vor der Transfusion (Zuordnung der Blutpräparate zum Pat.) ist der Arzt für die Identitätssicherung verantwortlich!

25.2.5 Internetadressen Transfusionsmedizin

- **Paul-Ehrlich-Institut:** www.pei.de
  - Gesetze und Verordnungen
  - Meldeformulare
  - Zahlreiche Links
- **Bundesärztekammer:** www.bundesaerztekammer.de
  - Richtlinien und Leitlinien
  - Transfusionsgesetz
  - Handreichung für Qualitätsbeauftragte
- **Robert Koch-Institut:** www.rki.de, Arbeitskreis Blut (Voten)
- **Deutsche Gesellschaft für Transfusionsmedizin und Immunhämatologie** (DGTI): www.dgti.de

25.3 Immunhämatologische Serologie

25.3.1 Blutgruppenbestimmung $–$$

Indikationen OP-Vorbereitung, akuter Blutbedarf, Ausstellung eines Blutgruppenausweises, Beginn der Therapie mit monoklonalen AK oder anderen biol. Therapeutika, die die Bestimmung von Blutgruppeneigenschaften, die AK-Suche und

-differenzierung oder die serol. Verträglichkeitsprobe beeinflussen können (Notfallpass ausstellen!).

Untersuchungsmaterial 10 ml venöses Blut ohne Zusätze oder EDTA-Blut. Nabelschnurblut muss als solches gekennzeichnet werden.

Die Röhrchen müssen mit **Namen, Vornamen und Geburtsdatum des Pat.** beschriftet sein. Der das Blut abnehmende Arzt ist verpflichtet, durch Befragen des Pat. die **Identität zwischen Beschriftung des Röhrchens und dem Pat. sicherzustellen.** Er dokumentiert dies durch seine Unterschrift auf dem Anforderungsbogen. Die Beschriftung des Röhrchens muss mit den Angaben auf dem Befundanforderungsbogen, der in das Labor geht, identisch sein! Die Bestimmung einer Blutgruppe ist ein urkundlicher Vorgang!

> Auf dem Anforderungsschein sind neben Diagnose(n), zeitlicher Dringlichkeit und geplantem Transfusionstermin auch vorangegangene Transfusionen, Schwangerschaften, früher bereits nachgewiesene Alloantikörper sowie allogene Stammzelltransplantationen zu vermerken. Bestimmte, dem Empfänger verabreichte Medikamente, insb. hochdosiertes i. v. IgG, ther. AK und hochdosierte β-Laktam-Antibiotika, können die blutgruppenserol. Untersuchungen beeinflussen und müssen ebenfalls mitgeteilt werden.

Bestimmungsmethode Um die Blutgruppeneigenschaften eines Individuums zu bestimmen, mischt man eine Suspension seiner Erys mit verschiedenen (i. d. R. monoklonalen) Antiseren, die jeweils bekannte AK enthalten. Aus dem Agglutinationsmuster lässt sich dann auf die Blutgruppe schließen.

Die Agglutinationsreaktionen können manuell als Röhrchentest, auf der Tüpfelplatte oder als Gelzentrifugationstest bzw. maschinell in einer Mikrotiterplatte oder Gelkarte durchgeführt werden. **Kosten:**
- AB0-Merkmale und Isoagglutinine: $
- AB0-Merkmale, Isoagglutinine und Rh-Mosaik: $$
- Weitere Blutgruppenmerkmale: $$

AB0-Blutgruppenbestimmung ▶ Tab. 25.3.
- **Antigenbestimmung:** Inkubation der Pat.-Erythrozytensuspension mit Anti-A- und Anti-B-Serum
- **Serumgegenprobe:** Inkubation des Patientenserums mit einer Testerythrozytensuspension mit den bekannten Merkmalen A_1, B und 0. Bei Neugeborenen und Säuglingen bis zum Abschluss des 3. Lebensmonats kann die Serumgegenprobe entfallen (serologischer Befund als vorläufig gekennzeichnet).

Tab. 25.3 Blutgruppentestung					
Erythrozytenantigene: Reaktion mit den Testseren		Blutgruppe	Serumgegenprobe: Agglutination von Testerythrozyten		
Anti-A	Anti-B		A_1	B	0
–	–	0	+	+	–
+	–	A	–	+	–
–	+	B	+	–	–
+	+	A_1B	–	–	–

25.3 Immunhämatologische Serologie

Rhesus-Blutgruppenbestimmung Rh-AG werden mittels Hämagglutination nach Zugabe von spez. Antiseren zu der zu untersuchenden Erythrozytensuspension bestimmt.
Die Richtlinien zur Gewinnung von Blut und Blutbestandteilen und zur Anwendung von Blutprodukten (Hämotherapie) empfehlen folgendes Vorgehen zur **Rh-AG-D-Bestimmung:** Testung mittels Direktagglutination mit zwei monoklonalen Anti-D-Antiseren (unterschiedliche Klone!), die beide die Kategorie VI nicht erkennen.
- Sofortige Agglutination in beiden Ansätzen → Pat. Rh-pos.
- Keine Agglutination: Empfänger Rh-neg. oder Kategorie VI → Rh-neg. versorgen
- Diskrepanz oder fraglich pos. Ergebnis: Pat. als Empfänger vorerst Rh-neg. deklarieren, Klärung in Referenzlabor. Eine Differenzierung mit molekulargenetischen Verfahren sollte angestrebt werden, insb. bei Mädchen, bei gebärfähigen Frauen und bei Pat. mit chron. Transfusionsbedarf. Erst wenn diese Differenzierung erfolgt ist, gelten Transfusionsempfänger, Schwangere und Neugeborene mit dem RhD Genotyp weak D Typ 1, 2 oder 3 als RhD-positiv.

Blutspender werden zusätzlich auf das Vorhandensein von Partialkategorien des Rh-Antigens D mittels polyklonaler Antiseren im indir. Antiglobulintest untersucht. Blutspender mit der Partialkategorie VI sind als Spender RhD-pos., als Empfänger RhD-neg.
Um das gesamte Rh-Mosaik zu bestimmen, muss das Blut ferner mit Anti-C-, Anti-c-, Anti-E- und Anti-e-Testseren ausgetestet werden (Prinzip wie Rh-AG-D-Bestimmung).

> Frauen im gebärfähigen Alter sowie Mehrfachempfänger möglichst nur mit Blut versorgen, das auch hinsichtlich der Rh-AG C, c, E und e kompatibel ist. Bei akuter Transfusionsbedürftigkeit, bei kleinem oder reduziertem Blutdepot oder bei Massentransfusion ist dies jedoch nicht immer realisierbar.

Bestimmung von Antigenen anderer Blutgruppensysteme Die Methodik richtet sich nach den Angaben des Herstellers der Antiseren sowie nach den für das entsprechende AG geeigneten Inkubationsbedingungen und kann stark variieren.
! Für alle Blutgruppen-AG-Systeme außer dem AB0-System (hier gilt die Serumgegenprobe als Kontrolle) gilt: Jedes Erythrozytenmerkmal mit zwei verschiedenen Antiseren (möglichst auch zweier Hersteller) doppelt bestimmen!
! Zu jeder vollständigen Blutgruppenbestimmung gehört die Serumgegenprobe im AB0-System sowie der AK-Suchtest!

Störungen und Besonderheiten Bei jeder Rh-Bestimmung wird zusätzlich immer ein Rh-Kontrollserum mitgeführt. Dieses enthält die Bestandteile der Rh-Typisierungsseren (z. B. Albumin, Stabilisatoren u. a. Zusätze), jedoch keine spez. AK. Wird dieser Ansatz pos., ist die Rh-Bestimmung nicht verwertbar, da eine unspez. Agglutination vorliegt (▶ 25.6, AIHA, Polyagglutinabilität).
Die Bestimmung der Blutgruppe kann erschwert werden durch:
- **Physiol. oder krankheitsbedingte AG-Abschwächung:**
  - Früh- und Neugeborene: Die AB0-AG sind zum Zeitpunkt der Geburt oft nicht voll ausgeprägt → die Bestimmung der AB0-Blutgruppe beim Neugeborenen ist nach Vollendung des 1. Lj. zu überprüfen!
  - Varianten A_2, A_x, A_m, D^{weak} oder $D^{partial}$ etc.
  - Abschwächung von AG bei akuten Leukämien

- **Erworbenes B-Antigen:** wurde bei A_1-Pat. mit Kolon-Ca beobachtet. Vermutlich enzymatische Umwandlung des A_1-AG zu einer B-ähnlichen Substanz durch bakt. Enzyme.
- **Fehlende Isoagglutinine in der Serumgegenprobe bei:**
    - Früh- und Neugeborenen
    - Sehr alten Menschen
    - Pat. mit Immundefekten
- **Polyagglutinabilität:** Die **T-Polyagglutinabilität** ist Folge einer bakt. Infektion des Pat. oder einer Kontamination der Blutprobe (Corynebakterien, Pneumokokken, Choleravibrionen, Anaerobier). Die bakt. Enzyme (v. a. Neuraminidasen) legen ein verstecktes (kryptisches) AG auf den Pat.-Erys frei (T-AG). Da fast jeder Mensch physiol. Anti-T-AK hat, kommt es mit vielen polyklonalen, aber nur selten mit monoklonalen Typisierungsseren zur Agglutination. Das frei gewordene T-AG wird auch durch Anti-T-Lektin aus Erdnüssen *(Arachis hypogea)* agglutiniert und kann so nachgewiesen werden. Die Ursache der **Tn-Polyagglutinabilität** ist nicht bekannt. Man vermutet eine Mutation von hämatopoetischen Stammzellen, die abnorme Erys produzieren. Fast alle Menschen haben Anti-Tn-AK; im Unterschied zur erworbenen T-Polyagglutinabilität besitzen Tn-Träger jedoch keine Anti-Tn-AK (neg. Eigenprobe). Typischerweise werden bei Tn-Trägern nicht alle Erys gleichermaßen verändert; die Polyagglutinabilität zeigt eine charakteristische Mischagglutination. Wahrscheinlich in Abhängigkeit vom Prozentsatz der veränderten Erys reicht das klin. Spektrum von völliger Gesundheit bis zur hämolytischen Anämie.

> **Merke**
> An eine T- oder Tn-Aktivierung muss man denken, wenn bei den erythrozytären Eigenschaften die Blutgruppe AB bestimmt wird, die Pat. jedoch Isoagglutinine in der Serumgegenprobe aufweisen. Auch eine pos. Rh-Kontrolle sowie ein anders nicht erklärbarer pos. dir./indir. Coombs-Test können Hinweis auf eine solche Aktivierung sein.

- **Pseudoagglutinationen:** durch Paraproteinämien, Plasmaexpander oder Wharton-Sulze (Nabelschnurblut). Mikroskopisch an der typischen „Geldrollenbildung" erkennbar. Funktionell kann es nach Waschen der Pat.- und Testerys (Letztere nach Inkubation mit dem Patientenserum) beseitigt werden.
- **Irreguläre AK:** Kälteauto-AK (Spezifität Anti-I, Anti-H), irreguläres Anti-A_1 bei Pat. mit schwachen A-Varianten und Wärmeauto-AK können die korrekte Bestimmung von Blutgruppe und Rh-Muster stören.
- **Vorherige Transfusionen:** sind dem Labor oft (z. B. nach Verlegung) nicht bekannt.
    ! Angabe auf Anforderungsschein!

25.3.2 Antikörpersuchtest ($) und Differenzierung irregulärer Antikörper ($$)

Mit dem AK-Suchtest werden irreguläre, d. h. gegen fremde menschliche Blutgruppenantigene außerhalb des AB0-Systems gerichtete, Alloantikörper (Allo-AK) i. S. des Pat. nachgewiesen. Wurde eine pos. Reaktion mit einer oder mehreren Suchzellen beobachtet, folgt die Differenzierung des Allo-AK.

25.3 Immunhämatologische Serologie

> **Merke**
> Einmal nachgewiesene irreguläre AK müssen – wenn sie ihrer Spezifität entsprechend als Immun-AK einzuordnen sind – im Blutgruppenpass eingetragen und lebenslang berücksichtigt werden. Dazu gehören praktisch alle irregulären AK mit Ausnahme der meist „natürlich" vorkommenden kühl-/kältewirksamen Allo- und Auto-AK (Anti-Le, Anti-P_1, irreguläres Anti-A_1, Anti-I, Anti-IH, Anti-N), wenn sie nicht bei 37 °C und nicht im Coombs-Test nachweisbar sind.

Indikationen
- **Blutgruppenbestimmung:** Nach den „Richtlinien zur Gewinnung von Blut und Blutbestandteilen und zur Anwendung von Blutprodukten (Hämotherapie)" gehört der AK-Suchtest zu jeder Blutgruppenbestimmung!
- **Transfusion:** Der AK-Suchtest wird anlässlich jeder Verträglichkeitsprobe (Kreuzprobe) wiederholt, sofern die Entnahme der Blutprobe, aus der der letzte AK-Suchtest durchgeführt wurde, länger als 3 d zurückliegt. Ausnahme: 7 d Gültigkeit, wenn in den vorausgegangenen 3 Mon. keine Transfusion erfolgte und keine Schwangerschaft vorlag.
- **Mutterschaftsvorsorge:** AK-Suchtest muss während der Schwangerschaft 2-mal (SSW 4–8 und SSW 24–27) durchgeführt werden.

Untersuchungsmaterial
- 10 ml venöses oder EDTA-Blut (i. d. R. wird die Einsendung für die Blutgruppenbestimmung hier weiterverwendet)
- Bei V. a. zusätzlich vorliegende Auto-AK zusätzlich 5–10 ml EDTA-Blut → dir. Coombs-Test (▶ 25.3.3), Absorption und Elution (▶ 25.6.2)

Bestimmungsmethode Nachweis der AK mittels Agglutinations- oder Gelkarten-Sedimentationstest.
Die Testzellen der Blutgruppe 0 werden so ausgewählt, dass sie alle klin. relevanten Blutgruppen besitzen. Die meisten AK-Suchsysteme bestehen aus 3 Suchzellen. Die Differenzierung erfolgt mit einem oder mehreren **Panels** von je 8–11 verschiedenen Testerys, deren komplettes AG-Mosaik bekannt ist. Das Reaktionsmuster in diesem Panel ergibt die Spezifizierung des aufgefundenen irregulären AK.
Nach einer Vorinkubation von Patientenserum mit 3 verschiedenen Testerythrozytensuspensionen der Blutgruppe 0, die alle immunol. relevanten Blutgruppen-AG besitzen, wird die AG-AK-Reaktion durch Anti-Human-Ig verstärkt und nach Zentrifugation auf **Agglutination** geprüft (▶ Abb. 25.1). Coombs-aktive AK sind AK gegen Rh-Antigene und gegen die Blutgruppensysteme Kell (K, k, Kp^a, Kp^b, Js^a, Js^b), Fy^a, Fy^b, Jk^a, Jk^b, S, s, U, P, Tja, Xg, Do^a, Do^b, Di^a, Di^b, Wr^a, Vel, Bg, Yt^a, Yt^b.
Es stehen auch **Gelzentrifugationskärtchen** für eine Enzymstufe zur Verfügung, die nicht Bestandteil der Routineanalytik sind und nur für gezielte Fragestellungen Anwendung finden (Verstärkung der AG-AK-Reaktion im Rh-System).
Nach Aufklärung ihrer Spezifität sollten Allo-AK quantifiziert werden (Titer). Ein echter Allo-AK liegt vor, wenn der Pat. für das entsprechende erythrozytäre AG neg. ist. Deshalb gehört bei Feststellung eines irregulären AK gleichzeitig die Bestimmung des korrespondierenden AG auf den Patienterys zum Untersuchungsgang.

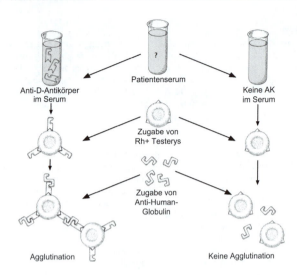

Abb. 25.1 Indirekter Coombs-Test [L190]

Bewertung Bei Nachweis irregulärer AK besondere Vorsicht bei Transfusionen! Die Pat. dürfen nur Konserven verabreicht bekommen, die für das entsprechende AG neg. sind. AK, die bei 37 °C wirksam und im indir. Coombs-Test nachweisbar sind, müssen immer als klinisch relevant eingestuft werden.

Störungen und Besonderheiten
Falsch neg. AK-Suchtest:
- **Geringe AK-Konzentration:** Manche AK im Rh-System werden durch den sensitiven Coombs-Test nicht entdeckt, wenn sie in geringer Konz. vorliegen. Hier hat sich die sog. *Enzymtechnik* bewährt. Proteasen wie Bromelin oder Papain entfernen Glykoproteine von der Erythrozytenmembran und reduzieren dadurch die neg. Oberflächenladung dieser Zellen. Die IgG-AK können so näher angreifen und zu einer Agglutination führen. Auch zum Nachweis von AK gegen Lewis-AG sowie gegen Colton- und Dombrock-AG eignet sich der Enzymtest. Die Enzymtechnik kann als wertvolle Ergänzung zum AK-Standardsuchtest dienen, ihre Anwendung ist jedoch fakultativ. Die ausschließliche Verwendung von proteasebehandelten Testerys im AK-Suchtest ist allerdings ein Kunstfehler. Durch diese Vorbehandlung der Zellen werden einige Blutgruppensysteme an der Zelloberfläche abgebaut, z. B. die AG M, N, S, Fy^a, Fy^b u. a., sodass AK gegen diese Systeme nicht erfasst werden.
- **Fehler beim Waschvorgang im Röhrchentest:** Bei automatischen Waschzentrifugen (Röhrchen) ist eine Kontrolle im indir. Ansatz mitzuführen, um falsch neg. Ergebnisse auszuschließen.

Bei Verwendung von EDTA-Blut (Automaten) werden schwachtitrige komplementabhängige AK manchmal nicht erkannt (typisches Bsp.: AK im Kidd-System) und können nach Boosterung mit AG-pos. Konserven hämolytische Transfusionszwischenfälle verursachen.

Falsch pos. AK-Suchtest:
- **In-vivo-Ig-Beladung der Pat.-Erys,** z. B. bei AIHA (▶ 25.6), verzögerten transfusionsbedingten Hämolysen → pos. Eigenprobe! Bei pos. Eigenprobe dir. Coombs-Test (▶ 25.3.3) durchführen.
- **Anti-D-Prophylaxe** bei Rh-neg. Müttern: Man findet ein „irreguläres" Anti-D, das sich Wochen später nicht mehr nachweisen lässt, da es nicht von der Pat. gebildet, sondern iatrogen zugeführt wurde. Deshalb bei Anforderung eines AK-Suchtests post partum das Labor immer über die erfolgte Prophylaxe informieren.

Besonderheiten der perinatalen Transfusionstherapie: Bis zum Abschluss der 4. Lebenswo. nach dem errechneten Geburtstermin des Kindes kann auf die Wiederholung der Kreuzprobe und des AK-Suchtests (bei Verwendung sog. Baby-EK-Präparate) verzichtet werden, sofern im Serum bzw. Plasma der Mutter keine irregulären AK nachweisbar sind.

25.3.3 Direkter Coombs-Test $–$$

Der dir. Coombs-Test (▶ Abb. 25.2) weist an die Pat.-Erys gebundene Ig und/oder Komplementfaktoren nach.

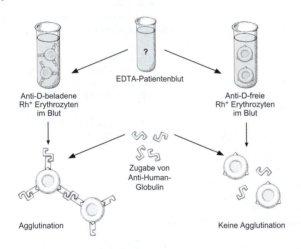

Abb. 25.2 Direkter Coombs-Test [L190]

Indikationen Pos. Eigenprobe im indir. Coombs-Test, V. a. Transfusionszwischenfall, V. a. Morbus haemolyticus neonatorum (MHN) (▶ 25.7), V. a. autoimmunhämolytische Anämie (AIHA) (▶ 25.6).

Untersuchungsmaterial 5–10 ml EDTA-Blut (EDTA verhindert eine ungewollte Komplementaktivierung in vitro durch den Entzug von Calciumionen).

Bestimmungsmethode Pat.-Erys werden mit polyspez. Anti-Humanglobulin (AHG), für gezielte Fragestellungen zusätzlich mit monospez. Anti-IgG sowie Anti-C3d, inkubiert. Anhand des Reaktionsmusters lassen sich Rückschlüsse auf Art und Ursache der Beladung ziehen. **Kosten:**

- Dir. Coombs-Test: $, bei Ermittlung der AK-Klasse mit monospez. Antiseren: $$
- Elution und Absorption: $$

Bewertung
- Der dir. Coombs-Test ist pos. bei AIHA, MHN und nach inkompatibler Transfusion.
- Im dir. Coombs-Test nachgewiesene gebundene IgG-AK können mittels Chloroform, Ether- oder Säureelution von den Erys abgesprengt und auf ihre Spezifität hin untersucht werden.

25.3.4 Verträglichkeitsprobe $

Die Verträglichkeitsprobe (Kreuzprobe) ist das Herzstück der Transfusionsmedizin. Sie prüft die Verträglichkeit zwischen dem Serum des Blutempfängers und den Erys des Blutspenders (Majortest) und deckt Verwechslungen auf. Da heute bei den Blutspendern bei jeder Spende ein AK-Suchtest durchgeführt wird (Standard), kann auf die Minorprobe (Verträglichkeit zwischen dem Serum des Blutspenders und den Erys des Blutempfängers) verzichtet werden.

Indikationen Vorgesehene Transfusion von EK.

Untersuchungsmaterial 10 ml venöses Blut ohne Zusätze (i. d. R. wird die Einsendung für die Blutgruppenbestimmung hier weiterverwendet), bei Automatisation EDTA-Blut.

Bestimmungsmethode Die Verträglichkeitsprobe wird identisch zum AK-Suchtest (▶ 25.3.2) durchgeführt. Dabei wird Serum des Blutempfängers mit einer Erythrozytensuspension des für die Transfusion vorgesehenen EK inkubiert, die Reaktion mittels indir. Antiglobulin-(Coombs-)Test verstärkt und nach Zentrifugation abgelesen.

Bewertung Eine Transfusion mit dem untersuchten Präparat darf nur erfolgen, wenn die Kreuzprobe keine Agglutination zeigt, also neg./verträglich ist.
Der weitaus überwiegende Anteil irregulärer AK gegen die bekannten und klin. wichtigsten Blutgruppensysteme wird im Vorfeld einer Transfusion durch den AK-Suchtest (▶ 25.3.2) nachgewiesen und abgeklärt. Der Nachweis seltener AK bleibt der Kreuzprobe vorbehalten. Sie dient außerdem auch der Absicherung gegen AB0-Vertauschungen.
Notfalltransfusion und Kreuzprobe ▶ 25.2.2 bzw. ▶ 25.3.4.

Störungen und Besonderheiten Wie beim AK-Suchtest (▶ 25.3.2).

> Eine serol. Verträglichkeitsprobe ist maximal 3 d gültig. Erhielt der Pat. innerhalb dieser Zeit das EK nicht, muss bei Transfusionsbedarf mit frisch abgenommenem Patientenblut erneut gekreuzt werden. Ausnahme: wie bei AK-Suchtest ▶ 25.3.2.

25.3.5 AB0-Identitätstest (Bedside-Test) $

Indikationen Vor jeder Transfusion von EK **muss zwingend** der Bedside-Test durchgeführt werden. Er ist die letzte Sicherheitskontrolle vor der Transfusion und kann einen erheblichen Teil (theoretisch alle) der potenziellen Vertauschun-

25.3 Immunhämatologische Serologie

gen in letzter Sekunde abfangen. Der Bedside-Test **muss vom transfundierenden Arzt oder unter seiner unmittelbaren Aufsicht vor der Transfusion** im Operationssaal oder auf Station **am Bett (und nicht im Stationszimmer!)** durchgeführt werden.

Checkliste Transfusion	Produktnummer ....
Name:	Transfusionsdatum
Vorname:	....
Geburtsdatum:	
Patient aufgeklärt:	
Begleitpapiere mit den Angaben auf dem Produkt vergleichen:	
• **Name, Vorname** und **Geburtsdatum** stimmen überein	☐ Ja ☐ Nein
• **Blutgruppe** stimmt überein	☐ Ja ☐ Nein
• **Produktnummer** und **Gültigkeitsdauer** der **Verträglichkeitsprobe** stimmen überein	☐ Ja ☐ Nein
Verfallsdatum und **Unversehrtheit** des Produkts überprüft	☐ Ja ☐ Nein
Blut für **Bedside-Test** selbst entnommen und Bedside-Test durchgeführt	☐ Ja ☐ Nein
Blutgruppe des Bedside-Tests stimmt mit der Blutgruppe des Produkts überein	☐ Ja ☐ Nein
Patient muss **bestrahltes Produkt** bekommen	☐ Ja ☐ Nein
Produkt ist bestrahlt	☐ Ja ☐ Nein
Transfusion wurde durch den Arzt begonnen	☐ Ja ☐ Nein
Kontrolle **Transfusionserfolg und Dokumentation**	☐ Ja ☐ Nein
Bedside-Protokoll	*zum Einkleben*
	Unterschrift des transfundierenden Arztes

Gültige Indikationen für bestrahlte Präparate (30 Gy)

Nur zelluläre Produkte bestrahlen, Plasma nicht!
- **Produktbezogene Indikationen:**
- Alle Blutkomponenten aus gerichteten Blutspenden von Blutsverwandten
- Alle HLA-ausgewählten Blutkomponenten
- Alle Granulozytenpräparate
- **Patientenbezogene Indikationen:**
- Intrauterine Transfusionen und Z.n. intrauteriner Transfusion (lebenslang)
- Austauschtransfusionen bei Neugeborenen
- Angeborene Immundefizienz
- Vor autologer KMT und SZT bis mind. 3 Monate danach
- Vor, während und nach allogener KMT und SZT, lebenslang
- Morbus Hodgkin
- Non-Hodgkin-Lymphome
- Therapie mit Purinanaloga

Abb. 25.3 Checkliste Transfusion [M945, L157]

> **!** Ein nicht oder nicht korrekt durchgeführter Bedside-Test ist ein Kunstfehler!

Vorgeschrieben ist die Testung des Empfängerblutes mit Anti-A- und Anti-B-Antiserum auf Blutgruppenübereinstimmung mit dem Konserveninhalt. Parallel dazu muss nochmals eine Identitätssicherung vorgenommen werden (Vergleich Konservenbeschriftung – Dokumente – Zuordnung zum Pat.; Checkliste ▶ Abb. 25.3).

Untersuchungsmaterial   Durch unmittelbar vor der Transfusion mittels i. v. Punktion gewonnenes Empfängerblut ohne Zusätze.

Bestimmungsmethode   Agglutinationstest mit Anti-A- und Anti-B-Antiserum auf einem speziell dafür vorgesehenen Kärtchen.

Bewertung   Die Konserve darf nur bei Blutgruppenkompatibilität (▶ Tab. 25.2) verabreicht werden.

Störungen und Besonderheiten
- Falsch gelagerte oder verfallene Bedside-Kärtchen garantieren keine korrekte Agglutination mehr und können zu Fehlbestimmungen führen.
- Eine Transfusion, die nach der Checkliste in ▶ Abb. 25.3 durchgeführt und protokolliert wird, ist bezüglich AB0-Verwechslung und fehlerhafter Präparateauswahl risikoarm.
- **Besonderheiten der perinatalen Transfusionstherapie:**
  - Auf den AB0-Identitätstest (Bedside-Test) kann bei Früh- und Neugeborenen verzichtet werden, sofern ausschließlich EK der Blutgruppe 0 transfundiert werden.
  - Der AB0-Identitätstest (Bedside-Test) ist vor Transfusion von ther. Plasma oder TK erforderlich, sofern nicht ausschließlich plasmahaltige Blutprodukte der Blutgruppe AB transfundiert werden.

25.4 Blutpräparate

25.4.1 Erythrozytenkonzentrate (EK)

Indikationen   Anämie (chron. oder akut durch Blutung).

> **Faustregel**
> Ein EK steigert den Hb-Wert um 1 g %.

Herstellung   **EK in Additivlösung** aus Vollblutspenden werden heute standardmäßig mittels Zentrifugation von Plasma sowie der Leukozyten- und Thrombozytenschicht (Buffy-Coat) getrennt, steril über einen Filter leukozytendepletiert und in Additivlösung überführt. Durch die weitgehende Entfernung von Leukos (qualitätskontrolliert pro Präparat $< 1 \times 10^6$ Leukos) ergeben sich zahlreiche **Vorteile:**
- Vermeidung einer febrilen, nichthämolytischen Transfusionsreaktion bei Vorliegen von HLA-AK
- Vermeidung einer Sensibilisierung gegen HLA-Antigene
- Prophylaxe einer Transplantatabstoßung bei zukünftigen Transplantatempfängern
- Vermeidung von Refraktärzuständen nach Thrombozytentransfusion

- Entfernung leukozytenassoziierter Infektionserreger (CMV, HIV, Yersinien, Staphylokokken, evtl. auch Prionen), deshalb auch für immunsupprimierte CMV-neg. Empfänger geeignet
- Vermeidung einer Immunsuppression durch allogene Leukos
- Vermeidung proinflammatorischer Zytokinfreisetzung durch MLC
- Vermeidung der Freisetzung von proteolytischen Enzymen und der Komplementaktivierung durch Leukozytenzerfall bei Lagerung

Lagerung Abhängig von der Additivlösung sind EK bei Einhaltung der Kühlkette (4 °C) 42–49 d haltbar. Für die Lagerung ist ein erschütterungsfreier Spezialkühlschrank mit kontinuierlicher Temperaturüberwachung notwendig.

- **Bestrahltes EK:** mit 30 Gy bestrahltes EK zur Verhinderung einer GvHD bei hochgradig immunsupprimierten Pat. *Indikationen:* s. Checkliste ▶ Abb. 25.3.
- **Gewaschenes EK:** dreimal gewaschenes Spezialpräparat für Pat. mit AK gegen Plasmabestandteile (i. d. R. Pat. mit IgA-Mangel und Anti-IgA-AK). Zum Waschen müssen die EK geöffnet werden. Wegen der dabei entstehenden Kontaminationsgefahr sind sie nach dem Öffnen nur noch wenige Stunden haltbar! Daher strenge Indikationsstellung!
- **Kryokonserviertes EK:** wird meist aus Eigenblutspenden bei Pat. mit (seltenen) irregulären erythrozytären AK gegen hochfrequente Blutgruppen-AG hergestellt und für diese Pat. gelagert.
- **Baby-EK:** Früh- und Neugeborene, die wiederholt transfundiert werden müssen, sollten EK von möglichst wenigen Spendern erhalten. Dafür werden auf Anforderung beim Blutspendedienst durch Aufteilung eines möglichst frischen EK vier kleine EK (sog. Baby-EK) hergestellt. Für intrauterine Transfusionen, für Früh- und Neugeborene mit V. a. angeborene Immundefizienz oder nach intrauteriner Transfusion müssen diese kleinen EK bestrahlt werden.
- **Besonderheiten der perinatalen Transfusionstherapie:** Für die intrauterine Ery-Transfusion sollten nicht länger als 7 d gelagerte, bestrahlte EK in additiver Lösung verwendet werden.

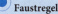

Da die CMV-Übertragungsrate durch leukozytenarme EK nicht wesentlich höher ist als durch zusätzlich getestete CMV-AK-neg. EK, werden heute CMV-neg. EK nicht mehr empfohlen und auch nicht mehr von allen Blutspendediensten bereitgestellt.

25.4.2 Thrombozytenkonzentrate (TK)

Indikationen Thrombopenie mit:
- Thrombozytenzahl < 50.000/μl bei Blutung
- Thrombozytenzahl < 10.000/μl auch ohne Blutungszeichen

Faustregel
1 TK steigert die Thrombozytenzahl im Blut um 50.000–80.000/μl.

Herstellung
- **Leukozytendepletiertes Pool-TK:** Poolpräparat von 4–6 Spendern nach Zentrifugation der Vollblutspende, Poolen des Buffy-Coats dieser Spenden, nochmaliger Zentrifugation zur Gewinnung eines plättchenreichen Plasmas und

anschließender Leukozytendepletion. Thrombozytengehalt 2–3 × 10¹¹ in 250–300 ml Plasma. Standardpräparat für Pat. mit Thrombozytopenie
- **Leukozytendepletiertes Apherese-TK:** mittels maschineller Zellseparation in vivo gewonnenes TK von einem – meist HLA-kompatiblen – Spender, das bei Pat. mit HLA-AK bzw. zur Vermeidung einer HLA-Sensibilisierung eingesetzt wird. Thrombozytengehalt 2–5 × 10¹¹ in etwa 300 ml Plasma
- **Bestrahltes TK:** mit 30 Gy bestrahltes TK zur Verhinderung einer GvHD bei hochgradig immunsupprimierten Pat. Indikation: ▶ 25.4.2 (bestrahltes EK)
- **Zur Pathogenreduktion mit Amotosalen/UVA behandeltes TK:** Ein Apherese- oder Pool-TK wird mit einer Amotosalen-HCl-Lsg. versetzt und mit UVA-Licht bestrahlt. Durch ein Adsorptionsverfahren mit mehrstündiger Inkubation wird der Restgehalt an Amotosalen und seiner Abbauprodukte reduziert und das TK anschließend in einen Lagerbeutel überführt. Amotosalen/UVA inaktiviert Pathogene sowie kontaminierende Spenderleukozyten; damit entfällt eine zusätzliche Bestrahlung zur Vermeidung einer Transplantat-gegen-Wirt-Reaktion (GvHD).

> Da die CMV-Übertragungsrate durch leukozytenarme TK nicht wesentlich höher ist als durch zusätzlich getestete CMV-AK-neg. TK, werden heute CMV-neg. TK nicht mehr empfohlen und auch nicht mehr von allen Blutspendediensten bereitgestellt.

Lagerung Haltbarkeit 5 d. Lagerung bei RT unter ständiger Agitation (Thrombozytenschüttler).

25.4.3 Therapeutisches Plasma

Quarantäne-gelagertes therapeutisches Plasma (syn.: Frisch-gefrorenes Plasma [FFP])

Indikationen Blutungen mit erheblichem Blutverlust, Verbrauchskoagulopathie.

> **Faustregel**
> 1 ml FFP/kg KG erhöht den Gehalt an Gerinnungsfaktoren um 1–2 %.

FFP wird innerhalb von 6–8, spätestens von 24 h nach der Blutspende tiefgefroren und enthält die volle Aktivität an Gerinnungsfaktoren des Spenderplasmas. FFP sollte blutgruppengleich, nur im Notfall blutgruppenkompatibel transfundiert werden. Im Fall einer völligen Erythrozytenfreiheit des Plasmas ist Plasma der Blutgruppe AB Universalplasma (fehlende Isoagglutinine). In Deutschland wird FFP heute einer Quarantänelagerung unterzogen, d. h., eine Freigabe erfolgt erst, wenn der Spender 4 Mon. nach der Spende ein zweites Mal infektionsserol. überprüft wurde.

Lagerung –30 bis –40 °C. Auftauen erst unmittelbar vor Verbrauch. ▶ Tab. 25.4.
- **Lyophilisiertes Plasma** ist gefriergetrocknetes Plasma aus einer Einzelspende (FFP) mit den gleichen Anwendungsgebieten wie FFP. Es kann bei +2 °C bis +25 °C gelagert werden. Zur Anwendung wird es mit Aqua ad injectionem aufgelöst.
- **Zur Pathogenreduktion mit Methylenblau/Licht behandeltes ther. Plasma:** Ein Einzelspendeplasma wird im geschlossenen System mit Methylenblau versetzt und mit monochromatischem Licht bestrahlt. Durch die anschließende

Adsorptionsfiltration werden der Farbstoff und seine Fotoabbauprodukte abgereichert und das Plasma unter standardisierten Bedingungen eingefroren. Für derart behandelte Plasmen entfällt eine Quarantänelagerung.
- **Zur Pathogenreduktion mit Amotosalen/UVA behandeltes therapeutisches Plasma:** Ein Einzelspendeplasma wird im geschlossenen System mit einer Amotosalen-HCl-Lösung versetzt und mit UVA-Licht bestrahlt. Durch die anschließende Adsorptionsfiltration wird der Restgehalt an Amotosalen und seiner Photoabbauprodukte reduziert. Das Plasma wird unter standardisierten Bedingungen eingefroren. Für derart behandelte Plasmen entfällt eine Quarantänelagerung.

> **Merke**
> Für alle hier genannten Blutpräparate gilt die Chargendokumentationspflicht, um Rückverfolgungsverfahren durchführen zu können!

Tab. 25.4 Bedingungen für die Lagerung und den Transport von Blutprodukten in den Einrichtungen der Krankenversorgung

Blutprodukt	Lagerungstemperatur	Transporttemperatur
Erythrozytenkonzentrat	4 °C ± 2 °C	2–10 °C, bei sofortiger Anwendung auch bei Raumtemperatur
Thrombozytenkonzentrat (auch nach Behandlung zur Pathogenreduktion)	22 °C ± 2 °C unter ständiger Agitation	Raumtemperatur
Therapeutisches Plasma, tiefgefroren (auch nach Behandlung zur Pathogenreduktion)	unter –30 °C (Abweichungen von + 3 °C sind zulässig) oder gemäß Angaben des Herstellers auf dem Etikett	mind. –18 °C, bei sofortiger Anwendung auch bei Raumtemperatur
Therapeutisches Plasma, aufgetaut	zur sofortigen Transfusion nach Abgabe aus dem Blutdepot	Raumtemperatur
Therapeutisches Plasma, lyophilisiert	2 bis 25 °C	Raumtemperatur
Therapeutisches Plasma, lyophilisiert und rekonstituiert	zur sofortigen Transfusion	Raumtemperatur

25.5 Transfusionszwischenfälle

25.5.1 Grundlagen

Ursachen
Die häufigsten Transfusionszwischenfälle entstehen durch:
- Verwechslungen von Blutproben für die Verträglichkeitsprobe → Identität zwischen Beschriftung des Röhrchens, Anforderungsbogen und Pat. sicherstellen.
- Verwechslungen von EK bei falsch oder nicht durchgeführtem Bedside-Test auf Station.

! Besonders Verwechslungen im AB0-Blutgruppensystem sind aufgrund der natürlich vorkommenden Isoagglutinine vom IgM-Typ foudroyant und haben häufig einen letalen Ausgang!

Vorgehen bei Verdacht auf Transfusionszwischenfall
- **Allgemeine Maßnahmen:**
    - Sofortiges Abbrechen der Transfusion
    - Einleitung entsprechender lebenserhaltenden Maßnahmen
    - Genaue Protokollierung der Reaktion
    - Information an den diensthabenden Transfusionsmediziner
- **Immunhämatologie:**
    - Information an das immunhämatol. Labor und Bereitstellung von 5–10 ml EDTA-Blut (dir. Coombs-Test, evtl. Elution und AK-Spezifizierung) sowie 20 ml venösem Blut (nochmalige Durchführung von Blutgruppenbestimmung, AK-Suchtest und Kreuzprobe zum Ausschluss einer Verwechslung).
    - Rückgabe der verschlossenen Konserve mit Transfusionsbesteck und Begleitpapieren an die Blutbank für die immunhämatol. Abklärung. Das immunhämatol. Labor sorgt für weitere sterile Handhabung und gibt die Konserve nach Ziehen einer Blutprobe an das mikrobiol. Labor weiter.
    - Bei V. a. HLA-AK: Einsendung von 5 ml Serum zum Nachweis von HLA-AK in das transplantationsimmunol. Labor. Bei Nachweis von HLA-AK nochmals Einsendung von 10 ml Heparinblut zur HLA-Typisierung des Pat. (telefonische Vorabsprache!).
- **Klin. Chemie:** gleichzeitig Abnahme von 10 ml venösem Blut ohne Zusätze und Überprüfung von Hämolyseparametern wie freies Hb i. S., Bili, Hp, Kalium und LDH. Zusätzlich 5 ml EDTA-Blut für Blutbild.
- **Mikrobiologie:**
    - Bei V. a. transfusionsassoziierte bakt. Inf./Sepsis: Anlegen von Blutkulturen (aerob/anaerob) aus venösem Vollblut des Pat. und Überstellung an das mikrobiol. Labor.
    - Überstellung der restlichen Konserve mit Transfusionsbesteck vom immunhämatol. an das mikrobiol. Labor unter sterilen Bedingungen.
- ! Parallele Mitteilung von klin. Daten, Verdacht und Eilbedürftigkeit an das mikrobiol. Labor! Diese Informationen entscheiden über den Gang des Untersuchungsverfahrens und die Schnelligkeit der (vorläufigen) Befundung (prim. Grampräparate, Schnelltests).

Meldepflicht für Transfusionszwischenfälle beachten!

25.5.2 Erythrozytäre Transfusionszwischenfälle

Die häufigsten und zugleich auch schwersten Transfusionszwischenfälle sind auf **Verwechslungen von Pat. oder Blutproben** zurückzuführen. Dabei handelt es sich i. d. R. um erythrozytäre Unverträglichkeiten im AB0-Blutgruppensystem. Daneben werden Unverträglichkeiten im Rh- o. a. Blutgruppensystemen beobachtet, die ebenfalls durch Verwechslungen, durch fehlerhaften AK-Suchtest (▶ 25.3.2) oder durch im AK-Suchtest noch nicht detektierbare naszierende erythrozytäre AK (Folge ist meist eine verzögerte Transfusionsreaktion) verursacht werden.

Abklärung
- Bestimmung von Hämolyseparametern aus:
  - Urin: Hämoglobinurie
  - Plasma oder Serum: freies Hb ↑, Bili ↑, LDH ↑, K$^+$ ↑, Hp ↓
  - Blutbild: Anämie
- Immunhämatol. Untersuchungen mit:
  - Patientenblutprobe vor Transfusion (Rückstellmuster des Labors)
  - Patientenblutprobe nach Transfusion
  - Rest des transfundierten EK
- I. d. R. nochmalige Prüfung auf Blutgruppen- und Rh-Kompatibilität, Durchführung eines erneuten AK-Suchtests sowie eines dir. Coombs-Tests im EDTA-Patientenblut nach Transfusion

25.5.3 Transfusionszwischenfälle durch falsche Behandlung von EK

EK hämolysieren durch versehentliches Einfrieren und Wiederauftauen, Einbringen von Aqua dest. oder Glukoselsg. in das Präparat, technisch falsches Erwärmen von Präparaten (> 37 °C auf Heizungsrippen, unter dem Warmwasserstrahl des Waschbeckens, in der Mikrowelle oder auf der sonnenbeschienenen Fensterbank statt mit einem TÜV-geprüften Blutwärmgerät!) oder bei Transfusion durch ungeeignete Systeme oder geknickte Schläuche.

Abklärung Das klin. Bild gleicht einem erythrozytären Transfusionszwischenfall (▶ 25.5.2). Typischerweise werden im Rest des transfundierten EK keine intakten Erys mehr gefunden → Möglichkeit der Fehlbehandlung des EK eruieren!

25.5.4 Transfusionszwischenfälle durch HLA-Sensibilisierung

HLA-AK führen zu Fieberreaktionen, fehlendem Anstieg der peripheren Thrombozytenzahlen nach Transfusion von TK und (selten) zu einem posttransfusionellen Lungenödem. Durch die Filtration von EK konnte die Rate von HLA-AK-bedingten Transfusionsreaktionen bei Gabe von EK gesenkt werden. Da Thrombozyten Klasse-I-AG tragen, ist bei HLA-sensibilisierten Pat. nach Gabe von TK auch weiterhin mit Transfusionsreaktionen zu rechnen.

Abklärung ▶ 25.8.3.

25.5.5 Transfusionszwischenfälle durch Reaktion auf Plasmabestandteile

Der typische Fall ist der Pat. mit absolutem IgA-Mangel, der durch frühere Gaben von IgA und frühere Transfusionen Anti-IgA-AK gebildet hat und nun mit einer atopischen Reaktion auf das als AG erkannte IgA in der Blutkonserve reagiert. Diese Pat. benötigen gewaschene EK (▶ 25.4.1). Sehr schwer wird die Versorgung solcher Pat. mit TK (Thrombozyten sind nur ganz kurze Zeit in isotoner Kochsalzlsg. haltbar und funktionsfähig) oder gar mit FFP.

Abklärung Nachweis von Anti-IgA-AK (ELISA, radiale Immundiffusion oder passive Hämagglutination unter Verwendung von IgA-beschichteten Erys).

25.5.6 Transfusionszwischenfälle durch infektiöse Erreger und Look-back-Verfahren

In Deutschland verwendete Blutpräparate werden infektionsserol. getestet auf:
- HIV-Infektion: HIV-AK, HIV-PCR
- Hepatitis B: Hb_sAG, Anti-Hb_c
- Hepatitis C: HCV-AK, HCV-PCR
- Lues: AK gegen *Treponema pallidum*

Erst nach dieser Testung werden Blutkonserven zur Anwendung am Menschen freigegeben. Eine Inf. ist nur noch durch Spender möglich, die schon infiziert, aber noch nicht serokonvertiert sind („serol. Fenster") bzw. durch Spender mit geringster Virämie, bei denen die PCR versagt (extrem selten!).

Viele Blutspenden stammen in Deutschland von Dauerspendern. Bei Serokonversion eines Dauerspenders werden die Empfänger früherer Spenden untersucht (Look-back-Verfahren), um eine Inf. auszuschließen. Erkrankt der Empfänger an einer der o. g. Inf., wird ebenfalls ein **Look-back-Verfahren** eingeleitet, das die sofortige Untersuchung des Spenders und bei pos. Befund wiederum alle Empfänger der vorherigen Blutspenden umfasst (Meldepflicht bei pos. Befunden!).

Blutkonserven werden unter sterilen Bedingungen in ihre Bestandteile getrennt und verarbeitet. Bakt. (selten auch Pilz-, in tropischen Ländern auch parasitäre) Kontaminationen beim Verarbeitungsprozess sind aber nicht ausgeschlossen. Diese Verunreinigungen können vom Spender stammen, aber auch aus der Umwelt oder vom Personal in die Konserve verschleppt werden.

Seit Einführung der PCR für HIV und HCV sind kaum noch Übertragungen einer HIV-oder HCV-Inf. bekannt geworden (→ www.pei.de → Hämovigilanzberichte).

Abklärung
- Bei V. a. posttransfusionelle Inf. durch Viren → Einleitung eines Look-back-Verfahrens und Testung des Spenders (s. o.)
- Bei V. a. einen Transfusionszwischenfall durch Kontamination mit Bakterien, Pilzen oder Protozoen → Blutkulturen und venöses Vollblut (EDTA-Blut bei V. a. Malaria) des Pat. und die möglichst steril verpackte Restkonserve an das Labor senden

> Jeder Transfusionszwischenfall muss den Aufsichtsbehörden gemeldet werden!

25.6 Diagnostik autoimmunhämolytischer Anämien (AIHA)

25.6.1 Grundlagen

AIHA werden durch AK gegen Bestandteile der Erythrozytenmembran verursacht, die nicht zu den bekannten Blutgruppen-AG gehören. Dadurch kommt es zu einem vermehrten Erythrozytenabbau. Man unterscheidet:
- AIHA vom Wärme-AK-Typ (idiopathisch oder sek. bei CLL, Lymphomen, SLE)
- AIHA vom Kälte-AK-Typ (idiopathisch oder sek. bei Inf. mit *Mycoplasma pneumoniae*, EBV u. a. Viren)

25.6 Diagnostik autoimmunhämolytischer Anämien (AIHA)

- Paroxysmale Kältehämoglobinurie
- Medikamenteninduzierte immunhämolytische Anämien

Von den AIHA zu unterscheiden sind die Alloimmunhämolysen i. R. eines MHN (▶ 25.7) oder eines Transfusionszwischenfalls durch unverträgliche Blutkonserven (▶ 25.5).

25.6.2 AIHA vom Wärmeautoantikörpertyp

Der überwiegende Teil klin. fassbarer AIHA wird durch IgG-Wärme-AK verursacht. Diese AK haben manchmal eine „Pseudospezifität" („relative Spezifität") gegen Rh-AG, am häufigsten gegen das Antigen e.

Indikationen
- V. a. AIHA
- Ungeklärte hämolytische Anämien

Untersuchungsmaterial
- 10 ml venöses Blut ohne Zusätze oder EDTA-Blut für die AK-Spezifizierung
- 5–10 ml EDTA-Blut für den dir. Coombs-Test und Elutionsversuche

Bestimmungsmethode, Bewertung
- Versuch der **ABO- und Rh-Blutgruppenbestimmung.** Die Bestimmung der Rh-Blutgruppe kann bei pos. dir. Coombs-Test kompromittiert sein und darf bei pos. Rh-Kontrolle nur als Anhalt, nicht jedoch als definitive Bestimmung gelten.
- **Indir. Coombs-Test** und Versuch der **Spezifizierung des Auto-AK.** Typischerweise sind alle Testerys einschl. der Eigenprobe positiv. Die AK-Differenzierung ergibt kein Muster oder nur eine relative Spezifität (alle Testerys pos., einige jedoch stärker agglutiniert). Evtl. zusätzlich vorhandene Allo-AK können entweder – bei ausreichend hohem Titer, der über dem Titerendpunkt des Auto-AK liegt – mittels Serumverdünnung im Suchpanel oder erst nach Autoabsorption des Auto-AK an den zuvor eluierten Pat.-Erys nachgewiesen werden.
- **Dir. Coombs-Test** mit polyspez. AHG sowie monospez. Anti-IgG und Anti-C3d mit Erys aus dem EDTA-Blut. AIHA vom Wärmeauto-AK-Typ zeigen pos. Reaktionen mit AHG und Anti-IgG. Anti-C3d ist in etwa 30 % zusätzlich positiv.
- **Absprengung (Elution) des gebundenen Auto-AK** mittels Säure von den EDTA- Pat.-Erys und erneute Testung im AK-Suchpanel. Die Elution ist bes. dann wichtig, wenn im Pat.-Serum kaum freie AK nachweisbar waren und der überwiegende Teil an den Erys absorbiert ist.
- **Kosten:** AK-Elution, AK-Absorption: $$.

> Wärmeauto-AK gelten erst als bestätigt, wenn ein pos. Eluat vorliegt. Bei neg. Eluat muss eine medikamenteninduzierte Immunhämolyse in Betracht gezogen werden (Abklärung im Spezialabor).

Störungen und Besonderheiten Die AG-Bestimmung der Pat.-Erys ist durch die gebundenen Auto-AK erschwert. Die Verträglichkeitsproben sind oft positiv.

Transfusionsmedizinische Versorgung In lebensbedrohlichen Situationen (sehr niedriges Hb, Massenblutung) Transfusion mit biol. Vorprobe *in vivo* (Gabe von etwa 20 ml Blut i. v., Beobachtung der klin. Reaktion des Pat. auf diese Vorprobe). Rh-kompatibel transfundieren, um zusätzliche Alloimmunisierung zu vermeiden.

25.6.3 AIHA vom Kälteautoantikörpertyp

20 % aller AIHA werden durch Kälteauto-AK (IgM-AK) verursacht, die ein Reaktionsoptimum bei 0 °C haben. Fast alle Menschen haben Auto-AK der Spezifität Anti-I, seltener Anti-i oder Anti-Pr. Entscheidend für die klin. Relevanz der AK sind ihr Titer und ihre Wärmeamplitude.

Indikationen
- V. a. AIHA vom Kälteauto-AK-Typ
- Ungeklärte hämolytische Anämien
- Auffälliges Reaktionsverhalten von Kreuzprobe und AK-Suchtest betroffener Pat. bei Abarbeitung in RT

Untersuchungsmaterial
- 10 ml venöses Blut ohne Zusätze für die AK-Spezifizierung. **Transport und Serumabtrennung bei 37 °C!** (Blutbank vorher informieren, um unmittelbare Weiterverarbeitung zu garantieren!)
- 10 ml venöses Blut ohne Zusätze für die Serumgegenprobe. **Transport und Serumabtrennung bei RT**
- 10 ml EDTA-Blut für dir. Coombs-Test und Elutionsversuche

Bestimmungsmethode
- **Blutgruppen- und Rh-Mosaikbestimmung** aus der warm transportierten Blutprobe. Es empfiehlt sich, die Erys vor der Testung 3 × warm zu waschen, um alle evtl. noch gebundenen AK abzusprengen
- **Serumgegenprobe** (Nachweis von Isoagglutininen) besser mit Serum, das in der Kälte vom Blutkuchen getrennt wurde, da hier ein Teil der bei RT noch störenden Kälteauto-AK i. d. R. wegabsorbiert wurde
- **Dir. Coombs-Test** mit AHG, Anti-IgG und Anti-C3d mit 5 × warm gewaschenen Erys aus dem EDTA-Blut. AIHA vom Kälteauto-AK-Typ zeigen pos. Reaktionen mit AHG und Anti-C3d
- **Kältetiter:** Spezifität, Konz. und Wärmeamplitude der Kälteauto-AK werden mit geeigneten Testzellen und warm gewaschenen Pat.-Erys anhand einer Titration bei 0 °C, RT und 37 °C überprüft

Bewertung   Kälteauto-AK-Titer > 1 : 32 und Wärmeamplitude ≥ 30 °C sind klin. relevant.

Störungen und Besonderheiten   Wenn die Blutprobe bei < 37 °C transportiert oder gelagert wurde, wird ein zu niedriger Kälteauto-AK-Titer gemessen, da die AK im Blutkuchen absorbiert sind.

Transfusionsmedizinische Versorgung   Hämolytische Episoden werden oft durch Kälteexposition der Pat. (z. B. Winterspaziergang) ausgelöst. AIHA vom Kälteauto-AK-Typ werden selten transfusionsbedürftig.
Bei Transfusionsnotwendigkeit Kreuzprobe streng bei 37 °C durchführen, um ein einwandfreies Ergebnis zu erzielen. Es gelingt aber oft nicht, völlig einwandfreie Verträglichkeitsproben zu erhalten. Die Blutkonserven müssen als langsame Tropftransfusion verabreicht oder auf 37 °C erwärmt werden. **Cave** Wasserbad oder Heizungsrippen! Hierfür stehen spezielle TÜV-geprüfte Blutkonservenwärmer bereit!

25.6.4 Paroxysmale Kältehämoglobinurie

Die paroxysmale Kältehämoglobinurie (Kältehämoglobinurie vom Donath-Landsteiner-Typ) wird durch bithermische IgG-Kälte-AK (Donath-Landsteiner-Antikörper = DL-AK) verursacht. Sie binden sich bei Abkühlen des Blutes in der Körperperipherie an die Erys (Spezifität: Anti-P) und lösen nach Erwärmung im Körperzentrum mittels Komplementaktivierung eine Hämolyse aus. Früher wurden solche Hämolysen v. a. bei Pat. mit chron. Lues-Inf. gesehen. Heute fallen v. a. Kleinkinder mit Varizellen-, Masern-, Mumps-, CMV- oder EBV-Inf. auf. Idiopathische Fälle bei Erw. wurden beschrieben. Trotz der schweren Hämolyse gibt es selten Todesfälle, da das Geschehen meist passager (post- oder parainfektiös) auftritt.

Indikationen
- Hämoglobinurie unbekannter Genese
- Pos. dir. Coombs-Test mit Anti-C3d, aber neg. Kälteauto-AK-Titer

Untersuchungsmaterial
- 10 ml venöses Blut ohne Zusätze für die AK-Spezifizierung. **Transport und Serumabtrennung bei 37 °C!** (Blutbank vorher informieren, um unmittelbare Weiterverarbeitung zu garantieren!)
- 10 ml EDTA-Blut für dir. Coombs-Test und Elutionsversuche

Bestimmungsmethode, Bewertung Kälteauto-AK ▶ 25.6.3. Der dir. Coombs-Test ist pos. mit AHG und mit Anti-C3d, jedoch nur schwach pos. mit Anti-IgG, da sich die DL-AK bei höheren Temperaturen im Körperzentrum wieder von den Erys lösen.
Spezifischer ist der **Donath-Landsteiner-Test:** Nachweis von Hämolyse in einem Gemisch aus Pat.-Serum und Testerythrozytensuspension, das erst bei 0 °C und nach Zusatz von komplementaktivem AB-Serum auf 37 °C erwärmt wurde.

Transfusionsmedizinische Versorgung Heilung der Grunderkr. beseitigt die paroxysmale Kältehämoglobinurie. Transfusionsbedarf besteht selten. Die Pat. sollten dann mit angewärmtem P-neg. Blut versorgt werden. Da solche Spender aber äußerst selten sind, muss im Notfall auch mit erwärmtem P-pos. Blut versorgt werden.

25.6.5 Medikamenteninduzierte immunhämolytische Anämien

Diese Form der Anämie macht 12–18 % aller Immunhämolysen aus.

Indikationen
- Neg. Eluat bei pos. dir. Coombs-Test
- Zeitlicher Zusammenhang zwischen dem Auftreten einer hämolytischen Anämie und einer medikamentösen Therapie
- DD einer hämolytischen Anämie

Untersuchungsmaterial Serol. Abklärung in Speziallaboratorien, mit denen die einzusendenden Proben und der Zeitpunkt der Einsendung abzusprechen sind (z. T. sehr aufwendige Untersuchungsmethoden!). Genaue anamnestische Angaben auf dem Untersuchungsantrag sowie eine enge kommunikative Kooperation zwischen behandelnden Ärzten und Labor sind für den diagn. Erfolg unabdingbar.

Bestimmungsmethode, Bewertung Drei Typen der medikamenteninduzierten immunhämolytischen Anämie:
1. **α-Methyldopa-Typ:** Induktion von Auto-AK gegen Erys wie bei einer klassischen AIHA → Hämolyse unterschiedlicher Stärkegrade:
   - Pos. dir. Coombs-Test mit AHG und Anti-IgG (bei 15 % aller Pat. mit α-Methyldopa-Therapie, nur 0,8 % dieser Pat. entwickeln eine hämolytische Anämie)
   - (Nicht immer) freie AK ohne erkennbare Spezifität i. S. des Pat. wie bei einer AIHA (reagieren am besten mit enzymbehandelten Indikatorerys)
   - Eluat: Auto-AK ohne erkennbare Spezifität
   - Serol. nicht von AIHA vom Wärmeautoantikörper-Typ unterscheidbar. Entscheidend: Anamnese!
- **Penicillin-Typ:** Absorption der Medikamente oder ihrer Metaboliten an der Erythrozytenmembran → subakute extravasale Hämolyse:
   - Pos. dir. Coombs-Test mit AHG und Anti-IgG (bei 3 % aller Pat. unter hochdosierter Penicillintherapie, nur einige davon entwickeln eine hämolytische Anämie)
   - Freie AK und Eluat reagieren nur mit penicillinbeladenen Indikatorerys
- **Phenazetin-Typ:** Ablagerung von Immunkomplexen aus Medikament/Metabolit und AK auf den Erys: akute intravasale Hämolyse und Hämoglobinurie, häufig begleitende Thrombozytopenie
   - Pos. dir. Coombs-Test mit AHG und Anti-C3d (AK vom IgM-Typ, die wegen der lockeren Assoziation zur Erythrozytenmembran wieder abspringen).
   - Freie AK sind nur nach Vorinkubation des Pat.-Serums mit dem Medikament nachweisbar (verschiedene Verdünnungen versuchen!), da erst die sich dabei bildenden Immunkomplexe antigenwirksam sind und sich auf den Indikatorerys binden.
   - Eluate sind i. d. R. negativ.

Transfusionsmedizinische Versorgung Absetzen der Medikamente beendet i. d. R. den hämolytischen Prozess. Bei α-Methyldopa kann die Hämolyse noch einige Wochen oder sogar Monate nach Beendigung der medikamentösen Therapie anhalten.

Wenn das Medikament lebensnotwendig ist und unter Inkaufnahme einer Hämolyse weiter eingenommen werden muss, erhalten die Pat. regelmäßig EK.

25.6.6 Differenzialdiagnosen der hämolytischen Anämien

- **Korpuskuläre hämolytische Anämien durch Membranproteindefekte oder -veränderungen:** Kugelzellenanämie (hereditäre Sphärozytose), hereditäre Elliptozytose, Stomatozytose, Akanthozytose, Echinozytose, paroxysmale nächtliche Hämoglobinurie, HEMPAS *(hereditary erythroblastic multinuclearity with a positive acidified serum test)*
- **Korpuskuläre hämolytische Anämien durch Stoffwechseldefekte:** G6PDH-Mangel (Favismus), Pyruvatkinasemangel, Mangel an Met-Hb-Reduktase
- **Korpuskuläre hämolytische Anämien infolge von Hämoglobinopathien:** Thalassämien, Sichelzellenanämie, andere seltene Hämoglobinopathien
- Hämolysen durch **mechanische oder toxische Einwirkung** auf die Erys

Diagnostik ▶ 24.

25.7 Morbus haemolyticus neonatorum (MHN)

25.7.1 Grundlagen

Nicht nur Rh-, sondern auch AB0-Inkompatibilität kann zum MHN führen. Diese Konstellation tritt sehr viel häufiger auf als die Rh-Unverträglichkeit, ist aber im Verlauf und in der Prognose bedeutend gutartiger. Andere Mutter-Kind-Inkompatibilitäten, für die (relativ selten) ein MHN beschrieben wurde, liegen in den Antigenen c, E, e, C, S, K, Fy^a und JK^a. Sehr selten sind Inkompatibilitäten für s, k, Fy^b und JK^b. P_1 und Lewis-AG (Le^a, Le^b) verursachen keinen MHN, da entweder die korrespondierenden AK überwiegend der Ig-Klasse M angehören und somit nicht plazentagängig sind oder die AG auf den kindlichen Erys noch nicht ausreichend exprimiert sind.

25.7.2 MHN bei Rhesus-Inkompatibilität

Irreguläre AK (IgG) gegen das Rh-Merkmal D entstehen, wenn bei der Geburt oder einem Abort kindliche Rh-pos. Erys in den Kreislauf der Mutter gelangen. Somit verläuft die erste Schwangerschaft einer Rh-neg. Mutter, die ein Rh-pos. Kind erwartet, meist komplikationslos. In der zweiten Schwangerschaft mit einem Rh-pos. Kind werden die kindlichen Erys durch die plazentagängigen IgG-AK, welche die Mutter bei der ersten Schwangerschaft gebildet hat, vorzeitig hämolysiert.

Das vermehrt entstehende indir. Bili wird von der Mutter über die Plazenta ausgeschieden. Erst nach der Geburt steigt das Bili im kindlichen Körper, und ein MHN entsteht. Klin. auffällig ist der Ikterus, der bei hohen Werten (etwa über 20 mg %) einen **Kernikterus** verursacht, d. h., das Bili wird in den Stammganglien des Gehirns abgelagert → schwere neurol. Symptome. Weitere Symptome sind Anämie, Leber- und Milzvergrößerung, Ödeme und Hypervolämie bis hin zum Hydrops universalis.

Therapie Austauschtransfusionen (möglichst bereits in utero) und Fototherapie (wandelt indir. in dir. wasserlösliches Bili um, das über Nieren und Galle ausgeschieden werden kann).

Prävention Anti-D-Prophylaxe. Rh-neg. Mütter müssen in SSW 28–30 (nach vorherigem AK-Suchtest) sowie dir. nach der Entbindung eines Rh-pos. Kindes, nach Fehlgeburten, extrauteriner Gravidität, Schwangerschaftsabbruch und jedem anderen Eingriff, der zu einer Einschwemmung von Erys des Feten in den Kreislauf der Mutter führen kann, möglichst innerhalb von 72 h eine Standarddosis Anti-D-g erhalten. Sie zerstört sofort die kindlichen Rh-pos. Erys im mütterlichen Kreislauf und verhindert so eine Sensibilisierung der Mutter. Dies gilt auch, wenn bei dem Neugeborenen eine schwach ausgeprägte RhD-Variante (z. B. weak RhD) festgestellt wurde.

Anti-D-g muss selbst dann appliziert werden, wenn nach der Geburt schwach reagierende Anti-D-AK bei der Mutter gefunden worden sind und/oder der direkte AHG beim Kind schwach positiv ist, da diese Befunde durch die präpartale Anti-D-Prophylaxe bedingt sein können.

In seltenen Fällen mit V. a. den Übertritt größerer Mengen Erys des Kindes in die Mutter (fetomaternale Makrotransfusion) schützt die Standarddosis Anti-D-g (300 µg) möglicherweise nicht ausreichend. In diesen Fällen, die z. B. über eine

Bestimmung der fetalen Erys (HbF-Zellen) im Blut der Mutter nachgewiesen werden, sind weitere Gaben von Anti-D-g erforderlich.
Eine Anti-D-Prophylaxe bei der Schwangeren ist nicht notwendig, wenn der Fetus mit einem validierten Verfahren RhD-neg. bestimmt wurde.

Untersuchungsmaterial
1. **Schwangerenvorsorge (SSW 4–8 und 24–27):** 10 ml venöses Blut ohne Zusätze oder EDTA-Blut (automatisierte Testung) für Blutgruppe, AK-Suchtest und ggf. AK-Spezifizierung.
2. **Bei V. a. MHN:**
   a. **Mutter:**
      – 10 ml venöses Blut ohne Zusätze oder EDTA-Blut (automatisierte Testung) zum Nachweis der irregulären Anti-D-AK im indir. Coombs-Test (▶ 25.3.2).
      – Wurden die o. g. Untersuchungen bei der Mutter i. R. der Schwangerenvorsorge nicht durchgeführt, müssen sie nachgeholt werden.
   b. **Kind:**
      – Mind. 1 ml venöses oder Nabelschnurblut ohne Zusätze oder EDTA-Blut (automatisierte Testung) für die vollständige Blutgruppe und das Rh-Mosaik.
      – Mind. 1 ml EDTA-Blut (venös oder Nabelschnur) für dir. Coombs-Test und Elutionsversuche.

Bestimmungsmethode, Bewertung Bei Nachweis von MHN-relevanten Allo-AK i. R. der Schwangerenvorsorge:
- Verfolgung des AK-Titers (**cave:** Titer > 16!)
- Bestimmung des korrespondierenden Antigens auf den väterlichen Erys (fakultativ, ist fehlerträchtig bei unklarer Vaterschaft)
- Fruchtwasseruntersuchung zwischen SSW 24 und 28 (anhand von Bili-Konz. und Blutgruppen-AG des Kindes Entscheidung über Notwendigkeit einer intrauterinen Transfusion und/oder Sectio)

Störungen und Besonderheiten Die Anti-D-Prophylaxe ist bei Durchführung des AK-Suchtests i. S. der Mutter nachweisbar und sollte dem Labor auf dem Untersuchungsantrag in jedem Fall mitgeteilt werden.

25.7.3 MHN bei AB0-Inkompatibilität

Ein MHN infolge AB0-Inkompatibilität zwischen Mutter und Kind tritt fast nur bei der Konstellation Mutter 0, Kind A_1 oder B auf. Andere Konstellationen führen nur sehr selten zu einer klin. bemerkbaren Unverträglichkeit. Die meist extravasale Hämolyse beim Kind beginnt aufgrund der zum Zeitpunkt der Geburt noch gering ausgeprägten AB0-AG auf den kindlichen Erys oft erst verzögert postnatal. Eine Austauschtransfusion ist i. d. R. nicht notwendig. Typisch ist, dass diese (meist milde) Form des MHN oft schon das erste Kind betrifft, da immune Anti-A- oder Anti-B-AK auch unabhängig von einer Schwangerschaft induziert werden. Die Diagnostik eines MHN bei AB0-Inkompatibilität ist oft schwierig.

Indikationen Serol. Untersuchungen bei Neugeborenen mit V. a. MHN infolge AB0-Inkompatibilität.

Untersuchungsmaterial
- Mutter: 10 ml venöses Blut ohne Zusätze oder EDTA-Blut (automatisierte Testung) für Blutgruppe, AK-Suchtest und Isohämolysin-Test

- Kind:
  - Mind. 1 ml venöses oder Nabelschnurblut ohne Zusätze für die Blutgruppe
  - Mind. 1 ml EDTA-Blut (venös oder Nabelschnur) für den dir. Coombs-Test und Elutionsversuche

Bestimmungsmethode
- Bestimmung der AB0-Konstellation von Mutter und Kind
- Dir. Coombs-Test mit den kindlichen Erys: bei MHN infolge AB0-Inkompatibilität nur schwach pos. oder neg.
- Nachweis freier Anti-A/B-AK im kindlichen Serum oder Elution der Anti-A/B-AK von den kindlichen Erys
- Neg. AK-Suchtest i. S. der Mutter, aber stark pos. Hämolysin-Test (Titer > 16) gegen die kindlichen Blutgruppen-AG A oder B
- Nachweis von IgG-Hämolysinen: zunächst Inaktivierung der IgM-Hämolysine i. S. der Mutter mittels Dithiothreitol oder 2-Mercaptoethanol, dann Titration der immunen Anti-A/B-AK im indir. Coombs-Test (Titerendpunkt mehr als 3 Titerstufen über einer mitgeführten Kontrolle)

Bewertung Die serol. Diagnostik eines MHN kann bei entsprechender AB0-Konstellation einen MHN durch AB0-Inkompatibilität sicher ausschließen. Einen sicheren Positivnachweis gibt es nicht. Die ther. Entscheidung bis hin zur Austauschtransfusion (EK der Blutgruppe 0, zusätzlich evtl. Plasma der Blutgruppe des Kindes – also A oder B), die aber nur sehr selten notwendig ist, wird nach klin. Erwägungen gefällt.

25.8 Histokompatibilitätsdiagnostik

25.8.1 Grundlagen

Die Antigene des Haupt-Histokompatibilitätskomplexes sind für Abstoßungsreaktionen bei Transplantationen zwischen HLA-unterschiedlichen Individuen verantwortlich und haben eine große Bedeutung in der Regulation der Immunantwort.

Der Haupt-Histokompatibilitätskomplex umfasst eine Gruppe von eng gekoppelten Genloci auf dem kurzen Arm des Chromosoms 6 (β_2-Mikroglobulin auf Chromosom 15), die durch einen ausgeprägten genet. Polymorphismus charakterisiert ist. Die durch diesen Genkomplex codierten **„humanen Leukozyten-Antigene" (HLA)** sind Mitglieder der Ig-Superfamilie und werden in Klasse-I-Antigene (HLA-Loci A, B und C) sowie Klasse-II-Antigene (HLA-D-Locus) eingeteilt. Die Vererbung der HLA-AG geschieht autosomal-kodominant.

Aufbau und Vorkommen der Antigene der beiden Klassen sind unterschiedlich.
- **Klasse I:**
  - Membranverankerte α-Kette mit einer daran gebundenen β_2-Mikroglobulinkette
  - Auf fast allen Körperzellen nachweisbar
- **Klasse II:**
  - Zwei nahezu gleich große membranverankerte Glykoproteinketten (α und β)
  - Werden nur auf Zellen exprimiert, die eine Rolle in der Immunregulation spielen (B-Lymphozyten, einige T-Lymphozyten, Makrophagen)

Die Klasse-I-AG (HLA A, B und C) sowie die Klasse-II-AG wurden bisher serol., zunehmend aber auch molekularbiol. charakterisiert und erfahren durch die molekularbiol. Analyse weitere Aufsplittung.

Host-vs.-Graft-Reaktion
Die Transplantatabstoßung wird in erster Linie durch zytotoxische T-Zellen verursacht, die das fremde HLA-AG erkennen. Aber auch zytotoxische AK können bei der Abstoßung beteiligt sein. Je identischer die HLA-AG bei Empfänger und Transplantat sind, desto geringer fällt die Abstoßungsreaktion aus.
HLA-AK können physiologisch i. R. einer Schwangerschaft gebildet werden. AG ist in diesem Fall der väterliche HLA-Haplotyp des Kindes.

Transfusionsmedizinische Bedeutung HLA-AK verursachen nicht selten Probleme bei der transfusionsmed. Versorgung von polytransfundierten und/oder transplantierten Pat. So kann es bei Gabe von TK zu nichthämolytischen Transfusionszwischenfällen kommen.
Bei sensibilisierten Pat. steigt nach Gabe von Pool-TK (▶ 25.4.2) die Thrombozytenzahl nicht an, da die in den Präparaten befindlichen Thrombozyten durch zytotoxische AK gegen die HLA-AG auf ihrer Oberfläche sofort zerstört werden. In einem solchen Fall helfen nur HLA-identische, maschinell gewonnene TK (▶ 25.4.2) eines typisierten Spenders.

Graft-vs.-Host-Reaktion (GvH)
Die Transplantation immunkompetenter Lymphozyten von einem Spender auf einen genet. unterschiedlichen Empfänger, dessen Immunsystem aus verschiedenen Gründen nicht in der Lage ist, auf das Transplantat zu reagieren (z. B. KM-Empfänger nach vorheriger Zerstörung seines eigenen Marks durch Bestrahlung), kann zur GvH führen. Die Spenderlymphozyten reagieren mit den Gewebeantigenen des Empfängers. Dies ist umso ausgeprägter, je verschiedener die Antigene sind.
Symptome sind Fieber, Exanthem, Splenomegalie, hämolytische Anämie, Diarrhöen. Tödliche Verläufe kommen vor.

Transfusionsmedizinische Bedeutung Die Gabe von Blutkonserven kann eine GvH induzieren → immunsupprimierte Pat. erhalten bestrahlte Blutprodukte (▶ 25.4). Durch die Bestrahlung werden die restlichen, nach Filtration verbliebenen Lymphozyten inaktiviert und können damit keine GvH mehr auszulösen.

> **Assoziation zwischen HLA und Krankheitsdisposition**
> Es besteht eine deutliche Assoziation mancher HLA-Typen mit bestimmten Erkr. Diagn. genutzt wird z. B. die Assoziation von HLA-B27 und M. Bechterew.

25.8.2 HLA-Typisierung $$$

Indikationen
- Bestimmung der HLA-AG von Spender und Empfänger i. R. einer Transplantation oder Transfusion
- Bestimmung einzelner HLA-AG, die mit bestimmten Erkr. assoziiert sind, z. B. HLA B27 und Spondyloarthritiden

Untersuchungsmaterial 2 ml EDTA-Blut.

Bestimmungsmethode
- Polymerase-Kettenreaktion (PCR) mit sequenzspez. Oligonukleotidsonden (PCR-SSOP)
- PCR (PCR) mit sequenzspez. Primern (PCR-SSP)
- Dir. DNA-Sequenzierung *(Sequence-based Typing,* SBT)

25.8.3 Nachweis von Anti-HLA-Antikörpern $$–$$$

Indikationen Nachweis einer Sensibilisierung gegen einzelne oder mehrere HLA-AG bei polytransfundierten und/oder transplantierten Pat., die auf Gabe von randomisierten TK refraktär sind.

Untersuchungsmaterial 5–10 ml venöses Blut ohne Zusätze oder 2–5 ml Serum.

Bestimmungsmethode
- **Lymphozytotoxizitätstest (LCT):** Mononukleäre Testzellen mit bekanntem HLA-Typ werden unter Zugabe von Pat.-Serum und frischem Komplement inkubiert. Das Zytolysemuster innerhalb der betroffenen Testzellen ergibt die Spezifität der AK.
- **ELISA:** AK-Bindung an definierte HLA-AG der Klasse I und II, Sichtbarmachung der Reaktion mit enzymatischen Farbtests.
- **Luminex-Microbeads:** Mit HLA-Antigenen beschichtete fluoreszierende Mikropartikel werden mit dem Pat.-Serum inkubiert. Die gebundenen HLA-AK werden durch Zugabe eines fluoreszierenden anti-IgG-AK auf den unterschiedlich fluoreszierenden Mikropartikeln durchflusszytometrisch detektiert. In Form eines Single-Antigen-Tests ist auch eine Spezifitätsbestimmung der HLA-AK gegen einzelne AG möglich.

Bewertung Pat. mit nachgewiesenen und definierten HLA-AK sind bei Bedarf mit HLA-typisierten TK (▶ 25.4.2) zu versorgen. Immuninkompetente Personen sollten zur Vermeidung einer GvH zusätzlich bestrahlte Blutpräparate (▶ 25.4) erhalten.

Störungen und Besonderheiten Die ELISA- und die Luminex-Microbead-Technologie sind hoch sensitiv, können aber im Gegensatz zum LCT keine Komplementbindungsfähigkeit der HLA-AK nachweisen. Folgerichtig korreliert ein Teil der so nachweisbaren HLA-AK nicht mit einem pos. LCT.

26 Bakterielle Infektionen

Birgid Neumeister

- **26.1 Diagnosestrategien** 559
- 26.1.1 Normale Bakterienflora des Menschen 559
- 26.1.2 Erreger der häufigsten bakteriellen Infektionen 559
- **26.2 Nachweis von Bakterien** 560
- 26.2.1 Grundlagen 560
- 26.2.2 Direkte Nachweisverfahren 560
- 26.2.3 Indirekte Nachweisverfahren 561
- **26.3 Materialgewinnung** 561
- 26.3.1 Grundlagen 561
- 26.3.2 Serologische Untersuchungen 563
- 26.3.3 Blutkultur 563
- 26.3.4 Lumbalpunktion 564
- 26.3.5 Rachen- und Tonsillenabstriche 565
- 26.3.6 Sekret aus Nebenhöhlen und Mittelohr 565
- 26.3.7 Sputum 565
- 26.3.8 Transtracheale Aspiration und bronchoalveoläre Lavage 566
- 26.3.9 Lungenpunktion 566
- 26.3.10 Sekretgewinnung bei Tracheostoma und Trachealtubus 567
- 26.3.11 Mittelstrahlurin (MSU) 567
- 26.3.12 Katheterurin 567
- 26.3.13 Blasenpunktionsurin 568
- 26.3.14 Urethralabstrich 568
- 26.3.15 Prostataexprimat 569
- 26.3.16 Vaginalabstrich 569
- 26.3.17 Stuhlprobe 570
- 26.3.18 Analabklatsch 570
- 26.3.19 Wundsekrete 570
- 26.3.20 Intravasale Katheter 571
- 26.3.21 Spezialuntersuchungen 571
- **26.4 Leitlinien Hygiene und Mikrobiologie** 572
- **26.5 Grampositive Kokken** 572
- 26.5.1 Staphylokokken 572
- 26.5.2 Streptokokken 575
- **26.6 Gramnegative Kokken** 578
- 26.6.1 Grundlagen 578
- 26.6.2 Neisseria gonorrhoeae 578
- 26.6.3 Neisseria meningitidis 579
- 26.6.4 Moraxellen 580
- 26.6.5 Veillonella 580
- **26.7 Sporenlose grampositive Stäbchen** 581
- 26.7.1 Corynebakterien 581
- 26.7.2 Listerien 582
- 26.7.3 Erysipelothrix 583
- **26.8 Aerobe Sporenbildner** 584
- **26.9 Mykobakterien** 585
- 26.9.1 Grundlagen 585
- 26.9.2 M. tuberculosis, M. africanum und M. bovis 585
- 26.9.3 Nichttuberkulöse (ubiquitäre) Mykobakterien 589

26.9.4	M. leprae 589	26.21	**Pseudomonas und Taxa** 611
26.10	**Aktinomyzeten** 590	26.22	**Gramnegative nichtfermentierende Stäbchen** 612
26.10.1	Aerobe und anaerobe Aktinomyzeten 590		
26.10.2	Tropheryma whipplei 592	26.23	**Gardnerella vaginalis** 613
26.11	**Enterobacteriaceae** 592	26.24	**Obligat anaerobe Bakterien** 614
26.11.1	Grundlagen 592		
26.11.2	Salmonellen 593	26.24.1	Bacteroides-Gruppe 614
26.11.3	Shigellen 594	26.24.2	Anaerobe Sporenbildner (Clostridien) 615
26.11.4	Escherichia coli 595		
26.11.5	Sonstige Enterobacteriaceae 597	**26.25**	**Spirochäten** 618
		26.25.1	Leptospiren 618
26.11.6	Yersinia 599	26.25.2	Treponemen 619
26.12	**Vibrionaceae** 601	26.25.3	Borrelien 621
26.13	**Campylobacter, Arcobacter und Helicobacter pylori** 602	**26.26**	**Mykoplasmen** 623
		26.27	**Obligate Zellparasiten** 624
26.14	**Brucella** 604	26.27.1	Rickettsien, Coxiellen, Bartonellen und Ehrlichien 624
26.15	**Legionella** 605		
26.16	**Haemophilus** 606		
26.17	**Bordetella** 608	26.27.2	Chlamydien 627
26.18	**Pasteurella** 609	**26.28**	**Melde- und Erfassungspflicht nach IfSG** 628
26.19	**Francisella** 609		
26.20	**Gramnegative fermentative Stäbchen** 610	**26.29**	**Nationale Referenzzentren** 632

26.1 Diagnosestrategien

26.1.1 Normale Bakterienflora des Menschen

Zur Beurteilung der Ergebnisse einer bakteriol. Kultur ist die Kenntnis der normalen Bakterienflora des Menschen in den verschiedenen Körperarealen Voraussetzung:

- **Haut:** koagulasenegative Staphylokokken (Säureschutzmantel der Haut), Corynebakterien, Propionibakterien und vergrünende Streptokokken
- **Mundhöhle** („Rachenflora") und **oberer Respirationstrakt:** vergrünende Streptokokken, Aktinomyzeten, *Bacteroides,* apathogene Neisserienarten, Laktobazillen, Fusobakterien und anaerobe Treponemen (einige dieser Bakterien werden als Verursacher von Karies und Parodontitis angeschuldigt)
- **Intestinaltrakt:** Der Magen ist keimarm. Im Darm obligate Anaerobier *(Bacteroides,* Eubakterien und Clostridien), Enterokokken und Enterobakterien, die dann auch den Großteil der mikrobiellen Zusammensetzung der Fäzes ausmachen
- **Vagina:** aerobe Laktobazillen („Döderlein"-Stäbchen)

26.1.2 Erreger der häufigsten bakteriellen Infektionen

In ▶ Tab. 26.1 stehen die Bakterien bei den einzelnen Erkr. in der Reihenfolge ihrer Häufigkeit.

Tab. 26.1 Erreger der häufigsten bakteriellen Infektionen	
Sepsis	• **Gramneg. Bakterien:** E. coli, Klebsiella spp., *Pseudomonas aeruginosa,* andere *Enterobacteriaceae, Salmonella* spp., *Bacteroides* spp. • **Grampos. Bakterien:** S. aureus, koagulaseneg. Staphylokokken, Enterokokken, nichthämolysierende Streptokokken, Pneumokokken
Bakt. Endokarditis	• **Akute Endokarditis:** S. aureus, Enterobacteriaceae • **Subakute Endokarditis:** nichthämolysierende Streptokokken, Enterokokken, koagulaseneg. Staphylokokken (insb. bei künstlicher Herzklappe)
Bakterielle Infektionen des ZNS	
Meningitis	• **Akut-eitrig:** Pneumokokken, *N. meningitidis, Haemophilus influenzae, E. coli,* B-Streptokokken, *S. aureus, S. epidermidis,* A-Streptokokken • **Chron. lymphozytär:** *M. tuberculosis,* Listerien • **DD:** Leptospiren, *Cryptococcus neoformans* (HIV-Pat.!), *T. gondii,* Amöben (*Naegleria* spp.)
Subdurales Empyem	Streptokokken, Staphylokokken, Pneumokokken, *Haemophilus (H.) influenzae, Enterobacteriaceae, Pseudomonas* spp.
Hirnabszess	*S. aureus, Enterobacteriaceae,* Pneumokokken, *H. influenzae, Bacteroides* spp. **DD:** zunehmend auch *Candida* spp., *Aspergillus* spp., *Mucor* spp., *Cryptococcus neoformans* bei immunsupprimierten Pat.
Konjunktivitis	Pneumokokken, *S. aureus, H. influenzae,* **seltener** *Enterobacteriaceae,* Gonokokken
Otitis media	Pneumokokken, *H. influenzae, Moraxella catarrhalis, Pseudomonas* spp.

Tab. 26.1 Erreger der häufigsten bakteriellen Infektionen (Forts.)

Bakterielle Infektionen des Respirationstrakts

Sinusitis	Pneumokokken, *H. influenzae, S. aureus*, A-Streptokokken, *Moraxella catarrhalis, Pseudomonas* spp., *Enterobacteriaceae*, Anaerobier (odontogen)
Pharyngitis	A-Streptokokken, selten *Corynebacterium diphtheriae*, Gonokokken
Akute Laryngo-tracheobronchitis (Krupp-Sy.)	*H. influenzae*, selten *Corynebacterium diphtheriae, Mycoplasma pneumoniae*
Akute Bronchitis	*Mycoplasma pneumoniae, Bordetella pertussis, Chlamydia psittaci, Chlamydia pneumoniae*
Pneumonien	• **Lobär- oder Bronchopneumonie:** Pneumokokken, *S. aureus, H. influenzae, Enterobacteriaceae, Pseudomonas* spp. • **Interstitielle Pneumonie:** *Mycoplasma pneumoniae*, Legionellen, *Chlamydia pneumoniae*; **DD:** *Pneumocystis jiroveci* bei Immunsupprimierten • Nach Aspiration auch Anaerobier
Harnwegs-infektionen (HWI)	*E. coli*, andere *Enterobacteriaceae, Pseudomonas* spp., Enterokokken, *S. saprophyticus, Chlamydia trachomatis*, Mykoplasmen, selten Gonokokken, Mykobakterien
Gastroenteritis und Enterokolitis	Shigellen, Salmonellen, enteropathogene *E. coli*, Yersinien, *Campylobacter jejuni, Clostridium difficile, Vibrio cholerae*, Toxinwirkung von *S. aureus, Clostridium botulinum* und *Bacillus cereus*
Haut- und Wund-infektionen	*S. aureus*, A-Streptokokken, *Pseudomonas aeruginosa, Enterobacteriaceae*, nach Tierbissen auch *Pasteurella multocida*
Osteomyelitis	*S. aureus*, seltener *H. influenzae*, A-Streptokokken, *Pseudomonas aeruginosa, Enterobacteriaceae* und Salmonellen, Mykobakterien

26.2 Nachweis von Bakterien

26.2.1 Grundlagen

- **Direkt:** durch Nachweis des Erregers, seiner Bestandteile oder Produkte, z. B. Exotoxine
- **Indirekt:** durch Nachweis von Antikörpern (AK), die im Laufe einer Infektionskrankheit gegen den Erreger und seine antigenen Determinanten gebildet werden

26.2.2 Direkte Nachweisverfahren

Die **klassischen Verfahren** des dir. Erregernachweises umfassen:
- Mikroskopie des frischen Materials (Direktpräparat und Färbung).
- Kulturelle Anzucht des Erregers mit nachfolgender Identifizierung. Die Kultur gilt nach wie vor als der Goldstandard der mikrobiol. Diagnostik, erfordert jedoch hohen methodischen und zeitlichen Aufwand. Zudem sind wichtige Erreger kulturell nicht oder nur schwer anzüchtbar (z. B. Mykobakterien, Chlamydien, Viren).
- Antibiogramm zur Bestimmung der Antibiotikaresistenz.

Neuere Verfahren: Nachweis von erregerspez. Bestandteilen im Untersuchungsmaterial bei nicht oder schwer anzüchtbaren Erregern:
- Immunol. Antigennachweis. Sichtbarmachung der AG-AK-Reaktion durch Agglutination, Präzipitation, Lumineszenz oder Immunfluoreszenz
- Gensonden
- Nukleinsäureamplifikationsmethoden

26.2.3 Indirekte Nachweisverfahren

Serol. AK-Detektion durch Nachweis der AG-AK-Reaktion (ELISA-Test, μ-Capture-Assay, Immunpräzipitation, Agglutination, KBR, RIA, Immunfluoreszenz, HAHT und Neutralisationstest).
Angabe der quantitativen Bestimmung als Titer in Form einer Serumverdünnungsreihe (1 : 2, 1 : 4, 1 : 8 usw.). Die letzte Verdünnung des Patientenserums, die noch eine pos. Reaktion mit dem AG zeigt, wird als Titer angegeben. Die Titerhöhen schwanken je nach Phase der ablaufenden bzw. abgelaufenen Inf.
AK-Nachweise sind indiziert, wenn der dir. Erregernachweis nicht oder nur sehr schwer möglich ist, eine Inf. länger zurückliegt oder ein Erregernachweis allein keine pathogenet. Beweiskraft besitzt.
Nachteil: Erst eine Serokonversion (Titeranstieg 4-fach in 1–2 Wo.) oder aber ein hoher IgM-Titer (methodisch aufwendig) ist beweisend.

26.3 Materialgewinnung

26.3.1 Grundlagen

Entnahme
- **Entnahmeort:** Material zur mikrobiol. Diagnostik sollte immer vom Ort des Geschehens stammen:
  - Oberflächliche Wunden → Abstriche von den Wundrändern
  - Tiefe Abszesse → Biopsien oder Punktate
  - Pneumonie → tiefes Sputum, Trachealsekret oder BAL
- **Entnahmezeitpunkt:** möglichst früh, **vor Beginn einer antiinfektiösen Chemotherapie,** weil sich unter Antibiotikatherapie Erreger oft nicht mehr anzüchten lassen. Die Entnahme muss mit dem Krankheitsverlauf zeitlich abgestimmt werden: z. B. Blutkulturen bei septischen Erkr. während des Fieberanstiegs entnehmen.

> Auf Sterilität bei der Probenentnahme achten! Andernfalls können fremde Keime mit angezüchtet werden → Fehldiagnose.

Transportmedien Einige Erreger sind ggü. Temperaturschwankungen (z. B. Neisserien, *Haemophilus*) oder anderen Umwelteinflüssen (Sauerstoffzufuhr, Austrocknung; z. B. Anaerobier, Mykoplasmen) sehr empfindlich → Untersuchungsmaterial entweder sofort nach Entnahme in das Labor bringen oder in speziellen Transportmedien versenden.
Man unterscheidet:
- **Flüssige Transportmedien** für normalerweise sterile Materialien (Blut, Liquor, Punktat aus geschlossenen Körperhöhlen). Sie enthalten eine die weitere Bak-

terienvermehrung gewährleistende Nährlösung (z. B. Blutkulturflaschen). In Deutschland gibt es von verschiedenen Herstellern geeignete Blutkultursysteme – sowohl für die manuelle als auch für die automatische Bebrütung und Auswertung.
- **Halbfeste, gepufferte Universalmedien** für Materialien mit zu erwartenden Mischkulturen (Abstriche, Eiter, Stuhl): Transwab®, Culturette® etc. Alle Abstriche sollten in diesen Medien transportiert werden. Trockene Abstrichtupfer gewährleisten keine Überlebensfähigkeit der Erreger! Keine Abstrichtupfer aus Watte (toxisch für viele Bakterien!), sondern aus Dacron oder Calciumalginat verwenden!
- **Halbfeste, gepufferte Medien mit reduzierenden Substanzen** für Materialien mit zu erwartenden Anaerobiern: z. B. Port-A-Cul® und Anaerobic Culturette®.
- **CO_2-generierende Medien** zum Versand von Gonokokken (Transgrow-Medium, Versand möglichst mit CO_2-Katalysator).
- **Spezialmedien** zum Transport von Mykoplasmen und Chlamydien (PPLO-Bouillon, Chlamydien-Transportmedium).

Verpackung und Transport ▶ 1.2.4.

Klassifizierungsregeln und Beförderungsbestimmungen für med. Untersuchungsmaterial:
- **Freigestellte medizinische Proben:** Proben, bei denen nur eine **minimale Wahrscheinlichkeit besteht, dass sie Krankheitserreger enthalten** (typischerweise Proben für die klin. Chemie, Hämatologie, Hämostaseologie und Transfusionsmedizin, die von Pat. ohne Anhalt für eine Inf. stammen → im Zweifel immer nach P 650 verpacken). Verpackung: wasserdichte Primär- und Sekundärverpackung, ausreichend feste Außenverpackung von mind. 100 × 100 mm (**P 650 light**). Kennzeichnung: „Freigestellte medizinische Probe". Keine Beförderungsbeschränkungen.
- **Proben mit Erregern der Kategorie B:** diagn. Proben mit dem V. a. Erreger der **Risikogruppen 2 und 3** (potenziell infektiöse Proben für die Mikrobiologie) und mikrobiol. Kulturen mit Erregern der Risikogruppen 2 (und 3) unterliegen der Transportvorschrift nach **UN 3373** und der Verpackungsvorschrift **P 650** (Spezialverpackung mit flüssigkeitsdichter Primär- und Sekundärverpackung, feste Außenverpackung mit den Abmessungen 100 × 100 mm, die einer Druckdifferenz von 95 kPa und einem Fall aus einer Höhe von 1,2 m standhält). Kennzeichnung: „**Biologischer Stoff, Kategorie B**" und **rautenförmiges Symbol** der UN-Nr. 3373. Postversand möglich (nur bis einschl. Risikogruppe 2).
- **Proben mit Erregern der Kategorie A:** Diagn. Proben mit V. a. Erreger der **Risikogruppe 4** (hämorrhagische Fieberviren) und eine Reihe von Kulturen bakt. und viraler Erreger der Risikogruppe 3 müssen als **Gefahrgut** nach **UN 2814** und Verpackungsvorschrift **P 620** transportiert werden: Die Verpackung entspricht der Vorschrift P 650, hat jedoch noch strengere Anforderungen an die Sekundär- und Tertiärverpackung, Abmessungen und Stabilität. Sie muss bauartgeprüft sowie zugelassen sein. Kennzeichnung: „**Ansteckungsgefährlicher Stoff, gefährlich für Menschen**", **Biohazard-Symbol** und **UN 2814.** Dem Transporteur sind Beförderungspapier mit mikrobiol. Benennung des Erregers, Absenderadresse und Telefon-Nr. sowie Unfallmerkblätter für den Havariefall mitzugeben. Kein Postversand. Geschultes Transportpersonal.

- Verpackungen für die Kategorie A und B sind kommerziell zu erwerben
- Innerhalb des Krankenhauses Transport mikrobiol. Untersuchungsguts entsprechend den „Richtlinien für die Erkennung, Verhütung und Bekämpfung von Krankenhausinfektionen"
- **Bei Unklarheiten** hinsichtlich Materialabnahme und -transport **Rücksprache** mit dem klin. Mikrobiologen im Labor! Details zum Versand von diagn. Proben unter www.rki.de

Angaben fürs Labor Ausreichende Angaben auf dem Begleitschein: Name und Vorname des Pat., Geburtsdatum, Art des Untersuchungsmaterials, Entnahmezeitpunkt, gewünschte Untersuchung, klin. Symptomatik, Verdachtsdiagnose, Lokalisation der Erkr., Art und Dauer einer evtl. bereits begonnenen Antibiotikatherapie, einsendender Arzt.

26.3.2 Serologische Untersuchungen

In der Regel reichen 2–5 ml venöses Blut ohne Zusätze aus (ergibt 1–3 ml Serum). Das Serum sollte möglichst bald nach vollständiger Gerinnung mittels Zentrifugation vom Blutkuchen getrennt werden. Immunglobuline sind i. S. bei 4 °C etwa 1 Wo. haltbar. Postversand ist möglich.

26.3.3 Blutkultur

Indikationen Sepsis, Schüttelfrost, Fieber unklarer Genese, Meningitis und Pneumonie, Endokarditis, Pyelonephritis, Wundinf.

Häufigkeit und Zeitpunkt Mehrmalige Blutabnahmen im Abstand von 1–6 h erhöhen die Wahrscheinlichkeit einer Keimausbeute und erhärten bei pos. Keimnachweis die Diagnose.
- Erste Blutentnahme vor Therapiebeginn und im Fieberanstieg
    - Sepsis mit intermittierendem Fieber: 2 Entnahmen von verschiedenen Punktionsorten innerhalb von 1 h, je 3 aerobe und 1 anaerobe
    - Endokarditis: 3 Entnahmen, je 4 aerobe und 2 anaerobe
    - Bei V. a. Fungämie: am 1. und 2. Tag je 2 Entnahmen, verbesserte Ausbeute bei art. Entnahme
- Nach Therapiebeginn am Ende der Antibiotika-Intervalle

Durchführung
- Blutkulturflaschen beschriften
- Sorgfältige Desinfektion der Punktionsstelle
- 10–20 ml Blut in Einmalspritze durch Venenpunktion entnehmen
- Vor Umfüllen in Blutkulturflaschen neue sterile Nadeln aufsetzen
- Desinfektion der Gummipfropfen, Injektion von je 5–10 ml in die Blutkulturflasche
- In aerober Flasche Kanüle zur Belüftung kurz stecken lassen
! Steril arbeiten!

Transport, Lagerung
! So rasch wie möglich ins Labor

Bewertung Bei Nachweis von Mikroorganismen im Blut kann es sich handeln um:
- Verunreinigung (3–4 %), häufig durch *S. epidermidis,* Corynebakterien, Propionibakterien, *Bacillus*-Arten

- Transitorische Bakteriämie
- Sepsis

Daher spielen die nachgewiesene Erregerart, die Übereinstimmung zwischen isoliertem Erreger und klin. Bild und der wiederholte Nachweis ein und desselben Erregers eine wichtige Rolle. Meist ist der (möglichst mehrfache) Nachweis von *Enterobacteriaceae, Pseudomonas* spp., *S. aureus, S. pneumoniae, Haemophilus* spp. und *Bacteroides* spp. relevant.

26.3.4 Lumbalpunktion

Indikationen Rasche, frühzeitige und genaue Diagnose einer Meningitis. Unterscheidung einer akuten eitrigen, bakt. Meningitis (▶ Tab. 26.2) von einer nichteitrigen ist von besonderer Wichtigkeit!

Tab. 26.2 Bakterielle Meningitis der einzelnen Lebensabschnitte	
Neugeborene	*E. coli*, B-Streptokokken, Listerien, Gonokokken
Kleinkinder	*Haemophilus influenzae*
Jugendliche	Meningokokken, Pneumokokken
Erwachsene	Pneumokokken, Meningokokken
HIV-Pat.	*Cryptococcus neoformans*

Durchführung Punktionsstelle gründlich desinfizieren, Punktion mit sterilen Handschuhen durchführen. 5–10 ml Liquor in 2–3 Schraubröhrchen auffangen. Röhrchen sofort verschließen und umgehend ins Labor bringen. BZ-Bestimmung kurz vor Lumbalpunktion!

Transport, Lagerung Lässt sich ein Transport nicht vermeiden, empfehlen sich Blutkulturflaschen.

Bewertung
- Mikroskopische Untersuchung des zentrifugierten Liquors: Bakterien ja/nein? Die Morphologie ermöglicht eine orientierende Einordnung, die Kultur sichert die Diagnose.
- Zellzahl im Liquor:
    - Akute bakt., eitrige Meningitis: Leukozyten (500–20.000 Zellen/μl)
    - Nichteitrige (aseptische) Meningitis: Zellzahl niedrig, Lymphozyten herrschen vor. Charakteristisch für virale Meningoenzephalitiden, Tuberkulose und Leptospirosen
- Glukosegehalt im Liquor: bei bakt. Inf. ↓ (normal 60 % des BZ, BZ-Bestimmung kurz vor Lumbalpunktion!).
- Laktatkonz. im Liquor: bes. bei bakt. Meningitiden ↑ (normal < 2,1 mmol/l). Ggü. dem Glukosegehalt verlässlicherer Parameter.
- Eiweißgehalt im Liquor: bei Schrankenstörung und intrathekaler Ig-Produktion ↑ (normal < 45 mg/dl). Zur Differenzierung Liquorelektrophorese sowie Bestimmung des Albumin-Quotienten und der Ig-Klassenindizes Liquor/Serum. Der Nachweis erregerspez. Ig-Klassenindizes unterstützt die Diagnosestellung, insb. bei fehlendem Erregernachweis ▶ 15.5.7.

26.3.5 Rachen- und Tonsillenabstriche

Indikationen V. a. eitrige Angina, Angina Plaut-Vincenti, Diphtherie, Scharlach, Syphilis, akute Epiglottitis *(H. influenzae)*, Trägerstatus für *N. meningitidis, C. diphtheriae* und *S. pyogenes*.

Durchführung
- ! Der Pat. darf vorher keine Schleimhautdesinfektion durchführen!
- Kräftiger Abstrich mit Abstrichtupfer von entzündeten oder sekretbedeckten Arealen bei mit dem Spatel heruntergedrückter Zunge.
- In Universaltransportmedium einbringen.

> Bei V. a. Syphilis Läsion vorsichtig mit Tupfer ausdrücken. Austretende Flüssigkeit mit einer Öse oder Kapillarpipette aufnehmen, auf einen Objektträger aufbringen und mit einem Deckglas abdecken. Sofort mikroskopieren (Dunkelfeld!).

Transport, Lagerung Umgehender Transport in Universaltransportmedien (▶ 26.3, ▶ 26.4) ins Labor.

Bewertung
- Die häufigsten Erreger sind β-hämolysierende Streptokokken der serol. Gruppe A (bis etwa 30 %).
- Etwa 40 % der Rachenentzündungen sind viral bedingt.
- Potenzielle Pathogene wie *S. aureus, H. influenzae, S. pneumoniae, Ps. aeruginosa, Enterobacteriaceae* und Hefen können auch ohne Verursachung einer Erkr. im Oropharynx nachweisbar sein → klin. Informationen sind für die Bewertung der Kulturergebnisse entscheidend!

26.3.6 Sekret aus Nebenhöhlen und Mittelohr

Indikationen Sinusitis, Otitis externa et media, Entzündungen der Tuba eustachii.

Durchführung
- NNH-Sekret: Punktion
- Sekret des Gehörgangs, Exsudat aus Trommelfelldefekten: Tupferabstriche oder intraop. Material

Transport, Lagerung Umgehender Transport in Universaltransportmedien (▶ 26.3, ▶ 26.4) ins Labor. Bei V. a. Anaerobier reduzierende Transportmedien (▶ 26.3, ▶ 26.4)!

Bewertung Relevante Keime sind *Streptococcus pneumoniae, H. influenzae, Streptococcus pyogenes, Moraxella catarrhalis, Pseudomonas aeruginosa, E. coli, Klebsiella pneumoniae, Staphylococcus aureus* sowie *Aspergillus* spp.

26.3.7 Sputum

Indikationen Erregernachweis bei akuter Tracheobronchitis, chron. Bronchitis, Entzündungen bei Bronchiektasie und Mukoviszidose, Pneumonie, Lungenabszess, Pleuritis, Pleuraempyem.

Durchführung
- Möglichst Morgensputum, d. h. Sekret aus den tiefen Atemwegen, das sich während der Nacht angesammelt hat und nach dem Erwachen abgehustet wird (keine „Spucke"!).
- Kurz vor erster Expektoration Mund mit frischem Leitungswasser spülen.
- Sekret in sterilen Sputumbecher abhusten. Gefäß verschließen, ohne Innenrand oder Verschlusskappeninnenfläche zu berühren.
- ! Ist spontane Sputumgewinnung nicht möglich, Provokationsversuch durch Inhalation eines hypertonen Aerosols oder Gabe von Mukolytika.

Transport, Lagerung Sputumportionen sofort ins Labor bringen. Lagerung bei 4 °C max. 6–8 h.

Bewertung Sputum ist häufig durch Bakterien der Oropharyngealflora kontaminiert und deshalb schwer beurteilbar.
- Bei Nachweis in hoher Keimzahl und entsprechender klin. Symptomatik haben Bedeutung: *Haemophilus influenzae, Streptococcus pneumoniae, Neisseria meningitidis, Staphylococcus aureus,* Enterobakterien, Pseudomonaden, *Moraxella catarrhalis, Legionella pneumophila, Candida albicans* (Mundsoor).
- *Mycoplasma pneumoniae* und *Chlamydia pneumoniae* haben zunehmende Bedeutung; sie lassen sich jedoch bisher nur schwer bzw. kaum anzüchten und sind sicherlich zu einem hohen Prozentsatz für die Inf. ohne Erregernachweis verantwortlich.
- Obligat pathogene Keime, die sich nur unter Zuhilfenahme spezieller Nährstoffmedien isolieren lassen, sind Diphtheriebakterien *(Corynebacterium diphtheriae)*, Keuchhustenerreger *(Bordetella pertussis)* und Tuberkelbakterien *(Mycobacterium tuberculosis)*.

26.3.8 Transtracheale Aspiration und bronchoalveoläre Lavage

Indikationen
- V. a. Anaerobierinf. (Aspirationspneumonie, abszedierende Pneumonie, Aktinomykose)
- Schwerer oder atypischer Verlauf einer Pneumonie
- Abwehrgeschwächte Pat. mit Pneumonie

Transport, Lagerung Untersuchungsmaterial sofort ins Labor bringen. Bei Verzögerung Lagerung bzw. Transport in Stuart-Medium. Bei V. a. Anaerobierinf. reduzierende Transportmedien (▶ 26.3, ▶ 26.4) verwenden.

Bewertung Geringere Kontamination durch oropharyngeale Flora, besserer Nachweis von Mykobakterien, *Candida* spp. und Legionellen.

26.3.9 Lungenpunktion

Indikationen Teure Untersuchung mit relativem Risiko für den Pat. → erst nach Versagen einfacherer Techniken bei V. a. Inf. mit *Pneumocystis jiroveci, Legionella* spp., Schimmelpilze.

Transport, Lagerung Sofortiger Transport ins Labor (am besten durch Boten, da es sich um wertvolles und oft unwiederbringliches Material handelt!).

Bewertung CT-gesteuerte Lungenbiopsien können bei lokalisierten Inf. ohne Anschluss an den Bronchialbaum diagnostisch weiterführend sein.

26.3.10 Sekretgewinnung bei Tracheostoma und Trachealtubus

Indikationen Sputum (▶ 26.3.7) bei beatmeten Pat.

Durchführung
- Bei Tubus- bzw. Kanülenwechsel sterilen Absaugkatheter einführen
- Sekret aspirieren und in ein steriles Röhrchen einbringen
- Alternative: Katheterspitze mit steriler Schere abschneiden und in Röhrchen mit Transportmedium einsenden

Transport, Lagerung Sputum ▶ 26.3.7.

Bewertung Nach intratrachealer Intubation bzw. Anlegen eines Tracheostomas erfolgt binnen Stunden eine Besiedelung der tiefen Atemwege (Kolonisation) mit Oropharyngealflora → bei der Ergebnisinterpretation berücksichtigen!

26.3.11 Mittelstrahlurin (MSU)

Die Untersuchung umfasst die mikroskopische Beurteilung und die semiquantitative Urinkultur einschl. Keimdifferenzierung und Antibiogramm.
Ein einfacheres Verfahren zur Abschätzung der Keimzahl stellt die Eintauchmethode dar. Dabei wird ein mit Nährmedium beschichteter Objektträger, z. B. Uricult®, in den MSU getaucht, bebrütet und die Koloniezahl durch Vergleich mit Standardbildern geschätzt.

Indikationen V. a. HWI oder Pyelonephritis.

Durchführung Die höchsten Keimzahlen finden sich im ersten Morgenurin.
- Urinabnahme möglichst vor Beginn der Antibiotikatherapie
- Sorgfältige vorherige Reinigung des Genitalbereichs
- Abnahme während der Miktion (erste Urinportion in die Toilette entleeren, dann ohne Unterbrechung des Harnstrahls ca. 5 ml in steriles Transportgefäß auffangen)

Transport, Lagerung
- Bis zur Weiterleitung ins Labor im Kühlschrank aufbewahren
- Eintauchobjektträger bei RT oder 35 °C aufbewahren

Bewertung MSU ist meist durch Normalflora der distalen Harnröhre (*Staphylococcus epidermidis, Streptococcus faecalis,* Corynebakterien, *Enterobacteriaceae*) kontaminiert. Bei optimalen Entnahme- und Transportbedingungen erlaubt die Bestimmung der Keimzahl eine Unterscheidung von „Kontamination" und „Infektion". Reichlich Leukozyten im mikroskopischen Direktpräparat deuten auf eine HWI hin.
In 80 % d. F. von HWI liegt eine Monoinf. vor, in 20 % eine Mischinf. (z. B. bei Dauerkatheterträgern, Harnabflussstörungen oder nach operativen Eingriffen am Harntrakt).
Die häufigsten Erreger von HWI sind: *E. coli*, andere Enterobakterien *(Proteus, Klebsiella, Enterobacter, Serratia),* Enterokokken *(Streptococcus faecalis),* Pseudomonas aeruginosa, Staphylococcus saprophyticus.

26.3.12 Katheterurin

Indikationen Selten indiziert! Nur bei Pat., die zur Mittelstrahltechnik nicht in der Lage sind und/oder bei denen eine Blasenpunktion nicht erwünscht ist (Risiko der Keimverschleppung!).

Durchführung
- Urinabnahme möglichst vor Beginn der Antibiotikatherapie
- Sorgfältige vorherige Reinigung des Genitalbereichs
- Urinentnahme nach sorgfältiger Desinfektion per Katheterpunktion im proximalen Abschnitt oder mit Einwegkatheter
! Kein Urin aus dem Katheterbeutel!

Transport, Lagerung Bis zur Weiterleitung ins Labor im Kühlschrank aufbewahren.

Bewertung Wie bei MSU (▶ 26.3.11).

26.3.13 Blasenpunktionsurin

Indikationen
- Keine einwandfreie Gewinnung von MSU (z. B. Phimose)
- Wiederholt uneinheitliche bakteriol. Befunde, Mischinf.

Kontraindikationen
- Bereits steriler MSU gewonnen
- OP- oder Bestrahlungsnarben im Punktionsbereich
- Nicht tast- oder perkutierbare Blase
- Hämorrhagische Diathese (erhöhte Blutungsgefahr!)

Durchführung
- Entfernung der Schamhaare und Hautdesinfektion
- Punktion mit einer etwa 4 cm langen Nadel und aufgesetzter 20-ml-Spritze 1–2 Querfinger oberhalb der Symphyse senkrecht zur Hautoberfläche
- Nach der Punktion Komprimierung der Punktionsstelle für einige Min. mit einem Tupfer

Transport, Lagerung Bis zur Weiterleitung ins Labor im Kühlschrank aufbewahren.

Bewertung Jede Keimbesiedlung ist ein Hinweis auf eine Infektion.

26.3.14 Urethralabstrich

Indikationen V. a. Gonorrhö, Chlamydien-, Mykoplasmen-, Trichomonaden-Inf. (bei Männern), genitale Herpes-simplex-Inf.

Durchführung
- Vor Entnahme des Abstrichs Transportmedium auf RT bringen
- Probengewinnung frühestens 1 h nach der letzten Miktion
- **Männer:** Entnahmestelle darf nicht desinfiziert werden. Ausfluss, falls vorhanden, mit Abstrichtupfer aufnehmen; ggf. Eiter aus der Harnröhre von proximal nach distal ausstreichen. Andernfalls dünnen Abstrichtupfer einige Zentimeter in die Urethra einführen und vorsichtig drehen
- **Frauen:** Nach Abwischen der äußeren Harnröhre diese mit sterilem Tupfer von vaginal komprimieren und ggf. austretendes Sekret mit dem Tupfer aufnehmen. Lässt sich kein Sekret gewinnen, dünnen Abstrichtupfer etwa 2 cm tief in die Urethra einführen und vorsichtig drehen

Transport, Lagerung
- Abstrich in Universaltransportmedium sofort oder binnen 4 h an das Labor weiterleiten

- Bei V. a. Chlamydien-, Mykoplasmen- oder Virusinf. Spezialtransportmedien (▶ 26.3, ▶ 26.4) verwenden. Bei Gonorrhö Selektivtransportmedium (z. B. Transgrow-Medium) benutzen
- Zum Nachweis von Trichomonaden sofort Feuchtpräparat anfertigen
! Gonokokken sind hochempfindlich → unter Warmhaltung unverzüglich ins Labor bringen!

Bewertung Purulenter Ausfluss aus der Urethra ist häufig bei Gonorrhö, tritt jedoch in 11–13 % durch andere Erreger (Chlamydien, Mykoplasmen, Trichomonaden) auf. Diagn. Sensitivität von Grampräparaten bei Gonorrhö 95 %. Die Sensitivität der Kultur kann durch die Empfindlichkeit mancher Gonokokkenstämme ggü. Vancomycin in den Selektivmedien sowie durch das Absterben der Erreger bei zu langen Transportwegen beeinträchtigt sein.

26.3.15 Prostataexprimat

Indikationen Akute Prostatitis, sehr schmerzhaft.

Durchführung
- Vorhaut vollständig zurückziehen, Glans penis und Meatus urethrae mit einem milden Desinfiziens reinigen und mit feuchtem Tupfer nachreinigen
- Nach digital-rektaler Prostatamassage Exprimat in einem sterilen Röhrchen auffangen oder mit einem sterilen Tupfer aufnehmen

Transport, Lagerung Austretendes Exprimat oder Abstrichtupfer in Universaltransportmedium einbringen und ins Labor schicken.

Bewertung Bei Pat. mit Prostatitis häufig Nachweis von *Klebsiella* spp., *Enterobacter* spp., *Proteus mirabilis*, Enterokokken. Gonokokken sind heute nur selten Ursache einer Prostatitis.

26.3.16 Vaginalabstrich

Indikationen V. a. Gonorrhö, Syphilis, Inf. durch *Gardnerella vaginalis* oder *Mobiluncus* spp., Chlamydien-, Mykoplasmen-, genitale Herpes-simplex-, Papillomavirus-, Trichomonadeninf.

Durchführung Vaginalsekret wird unter Sichtkontrolle (Spekulum ohne Gleitmittel, da diese bakterizid sein können!) mit einem Tupfer entnommen.

Transport, Lagerung
- Anfertigung von Präparaten (bes. wichtig zum Nachweis von Trichomonaden, *Treponema pallidum*, Gonokokken- und *Gardnerella-vaginalis*-Inf.)
- Abstrichtupfer in Transportmedium entsprechend der Erregerkonstellation (Universaltransportmedium, bei V. a. Gonorrhö Transgrow-Medium, bei V. a. Chlamydien-, Mykoplasmen- oder Virusinf. Spezialtransportmedien) einbringen und ins Labor schicken
! Bei Frauen mit Intrauterinpessar oder nach Pessarentfernung immer an mögliche Anaerobierinf. denken (→ Anaerobier-Transportmedium!)

Bewertung
- **Feuchtpräparat:** Sofortnachweis von Trichomonaden, im Dunkelfeld auch von *Treponema pallidum*. Der Nachweis von Trichomonaden oder *Treponema pallidum* in verschickten Proben gelingt fast nie.

- **Methylenblau- oder Gramfärbung:** Nachweis von Gonokokken (**cave:** Verwechslung mit apathogenen Neisserien – Kultur muss den Verdacht bestätigen!), Nachweis von „Clue Cells" (Inf. mit *Gardnerella vaginalis* oder *Mobiluncus* spp.).
- **Anzucht bzw. molekularbiol. Nachweis** der anderen Erreger ist entsprechend der geäußerten Verdachtsdiagnose und der Eignung des Transportmaterials für den entsprechenden Erreger möglich.

26.3.17 Stuhlprobe

Indikationen Akute Diarrhö, V. a. Parasitenbefall.

Durchführung
- Vor der Defäkation völlige Blasenentleerung
- Keine Verwendung von Toilettenpapier (Imprägnierung mit Wismutsalzen ist bakterizid!)
- An 3 aufeinanderfolgenden Tagen ca. haselnussgroßes Stück Stuhl (bei flüssigem Stuhl 1–2 ml) mit Blut- und Schleimbeimengungen, falls vorhanden, entnehmen

! Bei V. a. Typhus und Paratyphus parallel Blutkulturen abnehmen

Transport, Lagerung Sehr schnell ins Labor. Nicht sammeln! Bei längerem Transport pH-stabilisierte Medien (Glyzerin-Kochsalz-Lsg., Cary-Blair-Medium), bei V. a. Cholera alkalisches Peptonwasser für Transport verwenden.

Bewertung In Mitteleuropa umfasst das Untersuchungsspektrum auf pathogene Darmbakterien die Suche nach *Salmonella*, *Shigella*, *Yersinia* und *Campylobacter* spp. Der V. a. enteropathogene *E. coli*, *Clostridium difficile/perfringens*, *Vibrio cholerae* sowie Parasitenbefall muss auf dem Anforderungsbogen mitgeteilt werden. Auch Antibiotikatherapie und Auslandsaufenthalte angeben. Der Nachweis von *Helicobacter pylori* gelingt nur in Magenschleimhaut, die gastroskopisch aus Magen-Duodenal-Ulzera entnommen wurde.

26.3.18 Analabklatsch

Indikationen Nachweis von *Enterobius vermicularis* (Oxyuren-)Eiern.

Durchführung
- Materialgewinnung frühmorgens
- Nach Spreizen der Perianalfalten Tesafilm über die Analöffnung und die flach gezogenen Perianalfalten kleben
- Tesafilm entfernen und auf Objektträger aufkleben

Transport, Lagerung Objektträger mit Patientendaten beschriften und in Transporthülse zur mikroskopischen Untersuchung ins Labor einsenden.

Bewertung Leichtere Inf. können mehrmalige Abklatschpräparate an verschiedenen Tagen erfordern.

26.3.19 Wundsekrete

Wundabstrich, Wundsekret, Wundbiopsie.

Indikationen Mikrobiol. Abklärung nicht heilender Wunden und Abszesse mit eitriger oder seröser Exsudation.

Durchführung
- Bei flächenhaften und eitrigen Entzündungen: Sekret vom Wundrand mit sterilem Abstrichtupfer entnehmen und in Universaltransportmedium einbringen
- Bei tiefen und geschlossenen Wunden/Abszessen: flüssiges Material (z. B. Eiter) mit der Spritze entnehmen. Möglichst einmal in Universaltransportmedium und einmal in Anaerobier-Transportmedium ins Labor senden
- Bläscheninhalt bei V. a. Virusinf. in Virustransportmedium einbringen

Transport, Lagerung Rascher Transport ins Labor.

Bewertung
- **Akute Entzündungen** werden durch *Staphylococcus aureus*, *Streptococcus pyogenes* (cave: meist nur seröse Exsudation!), *Enterobacteriaceae* und *Pseudomonas* spp. verursacht. Selten werden *Aeromonas* spp., *Vibrio* spp. (meist als importierte Erkr.) und *Pasteurella* spp. (nach Tierbissen) nachgewiesen.
- **Chron. Entzündungen** werden durch Aktinomyzeten, *Brucella* spp., *Mycobacterium* spp. und Pilzinf. verursacht.

26.3.20 Intravasale Katheter

Indikationen V. a. Kathetersepsis oder Entzündung im Bereich der Insertionsstelle.

Durchführung Entfernung des Katheters.
- Katheter bis 10 cm Länge: etwas unterhalb der Insertionsstelle mit steriler Schere abschneiden und Spitze steril in Röhrchen einbringen
- Katheter > 10 cm Länge: zusätzlich zur Katheterspitze ein ca. 5 cm langes Stück distal der Insertionsstelle herausschneiden und ebenfalls steril einsenden

Transport, Lagerung In sterilem Gefäß umgehend ins Labor bringen.

Bewertung Katheterspitzen werden im bakteriol. Labor semiquantitativ untersucht. Anzahl und Art der Bakterien lassen Rückschlüsse auf die klin. Bedeutung der Isolate zu.

26.3.21 Spezialuntersuchungen

- **Chlamydien:** Chlamydien sind auf üblichen Nährböden nicht kultivierbar. Sie befinden sich i. d. R. nur innerhalb infizierter Epithelzellen; das Untersuchungsmaterial muss zellreich sein. Versand in Chlamydien-Transportmedium, z. B. SP2-Medium. Das Labor stellt dieses zur Verfügung oder gibt Informationen über die Bezugsquelle für das zu bevorzugende Transportmedium.
- **Gonokokken:** neben dem Abstrichtupfer im Transportmedium immer zwei lufttrockene Ausstriche auf Objektträger einsenden. Transport der Probe in Transgrow-Medium.
- **Mykoplasmen und Ureaplasmen:**
  - Urogenitalabstriche, Urin sowie Sekrete des Respirationstrakts in Spezialtransportmedium einbringen, z. B. PPLO-Medium für Proben aus dem Respirationstrakt und SP-2-Medium für Urogenitalmykoplasmen.
  - Parallele Untersuchung hinsichtlich anderer pathogener Erreger ist unbedingt notwendig. Hierzu Material in gewöhnlichen Transportbehältern zusätzlich einsenden.

! Antigen-ELISA und molekularbiol. Verfahren zum Nachweis einer Inf. mit *Mycoplasma pneumoniae* Methode der Wahl.
- **Mykobakterien** ▶ 26.9.

26.4 Leitlinien Hygiene und Mikrobiologie

Quellen
- Internet: www.awmf.org/leitlinien/aktuelle-leitlinien.html
- Empfehlenswertes Nachschlagewerk mit Richtliniencharakter sind die MiQ-Qualitätsstandards in der mikrobiol.-infektiol. Diagnostik. Diese ständig aktualisierte Lose-Blatt-Sammlung der Deutschen Gesellschaft für Mikrobiologie und Hygiene erscheint bei Elsevier Urban & Fischer.

26.5 Grampositive Kokken

26.5.1 Staphylokokken

Staphylokokken (S.) werden in zwei große Gruppen eingeteilt:
- Koagulasepositive Staphylokokken: *S. aureus*
- Koagulasenegative Staphylokokken (KNS): ca. 26 verschiedene Spezies. Am häufigsten: *S. epidermidis* (verursacht 70–80 % der KNS-Inf.) und *S. saprophyticus*

Klinik
- ***S. aureus:***
  - **Eitrige Staphylokokkenerkr.:** Furunkel, Karbunkel, Abszess, Wundinf., Otitis media, Sinusitis, Mastitis puerperalis, Impetigo contagiosa, Osteomyelitis. Chron. Erkrankungen durch Small-Colony-Varianten, die intrazellulär persistieren
  - **Septikämie:** 25 % aller Septikämien bei hospitalisierten Pat. Häufige Folgen: Hirnabszesse und ulzeröse akute Endokarditis
  - **Erkr. durch Toxine:** akute Gastroenteritis, Dermatitis exfoliativa (M. Ritter), Toxic-Shock-Sy., Pemphigus neonatorum (Dermatitis exfoliativa des Neugeborenen), Impetigo bullosa (generalisierte Form: *Staphylococcal-Scalded-Skin*-Syndrom)
- **Koagulasenegative Staphylokokken:**
  - **Schwere Septikämien** bei Immunabwehrschwäche des Pat. (Früh- oder Neugeborene, Transplantatempfänger, hochgradig immunsupprimierte Pat.)
  - **Funktionsverlust,** z. T. lokale Prozesse und Septikämien bei implantierten Plastikfremdkörpern (künstliche Herzklappen, Endoprothesen, Osteosynthesen, intravasale Katheter, Shunts), an denen die Erreger adhärieren
  - **Harnwegsinfektionen:** *S. saprophyticus* verursacht 10–20 % aller HWI bei jungen Frauen

Untersuchungsmaterial
- **Kultur und Antibiogramm:** Eiter, Rachenabstrich, Wundsekret, Blut, Sputum, Liquor, explantierte Katheter oder Endoprothesen
- **Serologie:** 1–2 ml Serum (selten indiziert!)

Mikrobiologische Diagnostik
- **Mikroskopie:** grampos. Haufenkokken.
- **Kultur:** Blutagar → konvexe, glatte, feucht glänzende Kolonien (katalasepositiv):
  - *S. aureus:* häufig gelb pigmentiert (Name!), deutliche β-Hämolyse auf Blutagar. Small-Colony-Varianten (kleine, langsam wachsende weißliche Kolonien, die durch anaerobes Wachstum auf Schädler-Platten oder im Diffusionshof von Supplementplättchen revertiert werden können)
  - Koagulasenegative Staphylokokken: weißlich
  Als fakultative Anaerobier wachsen Staphylokokken mit und ohne Sauerstoff.
  Selektivnährböden: Mannit-Kochsalz-Agar nach Chapman und Phenylethanolagar (Isolation aus Stuhl, Mischkultur mit schwärmenden Bakterien wie *Proteus* spp.).
  Indikatormedien: Baird-Parker- oder Vogel-Johnson-Agar (Tellurireduktion durch Staphylokokken, Hemmung der Begleitflora durch Tellurit) oder moderne chromogene Agarmedien (Anfärbung von *S.-aureus*-Kolonien).
- **Differenzierung S. aureus:**
  - Plasmakoagulase-Reaktion: *S. aureus* bildet das Exoenzym Plasmakoagulase (thrombinähnliches Enzym), das Plasma sichtbar im Röhrchen koaguliert (Röhrchentest = Referenzmethode).
  - Clumping-Faktor: Nachweis der zellwandgebundenen Koagulase (Fibrinogenrezeptor) im Objektträgertest.
  - Protein-A-Nachweis: *S. aureus* enthält in seiner Zellwand Protein A, das IgG-Moleküle durch Interaktion mit dem F_c-Teil bindet (Agglutinationsreaktion mit IgG-beladenen Erythrozyten). Moderne Agglutinationstestsysteme verwenden Trägerpartikel, die neben IgG zum Nachweis von Protein A auch Komponenten zum Nachweis des Fibrinogenrezeptors und von Kapselpolysacchariden von *S. aureus* tragen.
  - DNAse: Nachweis der DNAse von *S. aureus* nach 24-stündigem Wachstum auf DNAse-Agar.
  - In Speziallabors:
    – Serol. Nachweis von Enterotoxinen in Stuhl, Lebensmitteln oder Erbrochenem, Toxic-Shock-Sy.-Toxin 1 (TSST-1) oder Exfoliatin A und B im Kulturüberstand, Nachweis von Toxingenen mittels PCR
    – Epidemiol. Untersuchungen bei V. a. nosokomiale Infektionsketten (DNA-Puls-Feld-Gel-Elektrophorese)
- **Differenzierung koagulasenegativer Staphylokokken:**
  - Novobiocin-Resistenz: *S. saprophyticus* (selten: *S. xylosus, S. cohnii*), weitere Differenzierung biochemisch.
  - Biochem. Differenzierung: Trehalosespaltung, Ureaseaktivität u. a. m.
  - MALDI-TOF-MS.
- **Serol. AK-Nachweis:**
  - Antistaphylolysin-Test unzuverlässig.
  - Nachweis von Anti-TSST-1-AK in Speziallabors.

Antibiotikaempfindlichkeit
- Isoazolylpenicilline (Oxacillin, Dicloxacillin, Flucloxacillin) und Cephalosporine (Cefazolin). Staphylokokken aber häufig resistent gegen Penicillin und Aminoglykoside (v. a. im Krankenhausbereich). Leitsubstanz der β-Laktam-Antibiotikaresistenz ist Methicillin (Oxacillin). Die Mehrzahl der KNS und nosokomialen *S.-aureus*-Stämme sind methicillin-/oxacillinresistent (**MRSA**) und damit auch resistent gegen Staphylokokkenpenicilline, Cephalosporine

und Imipenem. Seit 2003 Auftreten von c-MRSA *(community-acquired MRSA ohne Bezug zu vorherigen Krankenhausaufenthalten)*. Stämme, die das Panton-Valentine-Leukocidin exprimieren, werden häufig aus tiefen Hautinf. und nekrotisierender Pneumonie isoliert.
- Antibiotika der Wahl bei MRSA und schweren Staphylokokken-Inf.: Glykopeptide (Vancomycin, Teicoplanin), z. T. in Komb. mit Rifampicin.
! Erythromycin und Gyrasehemmer verursachen schnell Resistenz → vermeiden.

Seit 1997 Auftreten von Vancomycin-intermediär-sensiblen *S.-aureus*-Isolaten (**VISA,** Syn. GISA = Glykopeptid-intermediär-sensible *S. aureus*), in den USA und Japan auch Vancomycin-Resistenzen (VRSA). Ther. Alternativen: Quinupristin/Dalfopristin, Linezolid, Daptomycin, Tigecyclin, Ceftarolin. VISA können auch gegen Quinupristin/Dalfopristin resistent sein. Deshalb VISA immer auf Resistenz gegen dieses Antibiotikum testen.
Bei MRSA-Stämmen liegt außerdem in über 80 % d. F. gleichzeitig eine Resistenz ggü. Makroliden und Lincosamiden vor (MLS_B-Resistenz) vor.

Nachweis von MRSA und VISA/VRSA:
- **MRSA:** MHK im Reihenverdünnungstest mit 2 % NaCl oder Agglutinationstest zum Nachweis des Penicillinbindeproteins PBP2a = Screening, chromogene Medien: komb. Nachweis von *S. aureus* und Methicillinresistenz, mecA-PCR = Referenzmethode
- **c-MRSA:** Nachweis des Panton-Valentine-Leukocidin-Gens (lukF/lukS-Gen) mittels PCR und anschließender reverser Hybridisierung
- **VISA/VRSA:** MHK, E-Test oder Nachweis der Grenzwertkonz. (Wachstum auf Herz-Hirn-Bouillon-Agar mit Zusatz von 6 mg/l Vancomycin), van-A-PCR

MRSA- sowie VISA/VRSA-infizierte Pat. sind zu isolieren (Krankenhaushygieniker einschalten, Hygieneplan beachten!).
Nach den RKI-Empfehlungen zur Prävention und Kontrolle von methicillinresistenten *S.-aureus*-Stämmen (MRSA) in Krankenhäusern u. a. med. Einrichtungen sollte ein Screening bei Pat. (Abstriche der Nasenvorhöfe und ggf. von Rachen, Perinealregion und Wunden) durchgeführt werden bei:
- Wiederaufnahme mit bekannter MRSA-Anamnese
- Aufnahme und Verlegungen aus Einrichtungen mit bekanntem endemischem bzw. vermutlichem MRSA-Vorkommen; wie z. B. aus Brandverletztenzentren, Dialyseeinrichtungen, Pflegeheimen
- Pat. aus Ländern mit hoher MRSA-Prävalenz (z. B. süd- und osteuropäische Länder, USA, Japan, England)
- Auch empfehlenswert: Screening vor Gelenkersatz-OP und Transplantationen sowie bei Dialysepat.

- Krankenhäuser und ambulante Operationseinrichtungen müssen nosokomiale Inf. und Multiresistenzen schriftlich dokumentieren. 10 J. Aufbewahrungsfrist!
- Meldepflicht für den Nachweis aus Blut oder Liquor für MRSA.

26.5.2 Streptokokken

Einteilung auf der Basis zweier Charakteristika:
- Hämolyseverhalten (α-, β- oder γ-Hämolyse)
- Antigenstruktur der Zellwand (Lancefield-Antigen = Polysaccharid-Antigen in der Zellwand). Alle Stämme mit gleichem Gruppen-AG werden in einer Serogruppe zusammengefasst

Zur Gattung *Streptococcaceae* gehören alle **β-hämolytischen Streptokokken,** die oralen **vergrünenden Streptokokken, Pneumokokken** und **Laktokokken.** Die Enterokokken bilden taxonomisch eine eigene Gattung. Die Gattungen *Aerococcus* und *Leuconostoc* sind von geringerer klin. Wertigkeit, es existieren Berichte über Inf. bei stark immunsupprimierten Pat.

Klinik
- **β-hämolytische Streptokokken der Lancefield-Serogruppe A** *(S. pyogenes):*
  - Invasive Inf.:
    – Lokale, sich rasch ausbreitende diffuse Entzündung im Gewebe: Tonsillitis, Erysipel, Phlegmone, Wundinf., Impetigo, Otitis media, Sinusitis, nekrotisierende Fasziitis
    – Septikämie (z. B. Puerperalsepsis) und hämatogene Streuung (z. B. hämatogene Osteomyelitis, Endokarditis)
  - Toxinvermittelte Erkr.: Scharlach (Voraussetzung: Bildung des bakteriophagencodierten erythrogenen Toxins), streptokokkenassoziiertes toxisches Schocksy. (Superantigenfunktion)
  - Folgekrankheiten: Poststreptokokkennephritis, rheumatisches Fieber
- **β-hämolytische Streptokokken der Lancefield-Serogruppe B** *(S. agalactiae):*
  - HWI
  - Wundinfektionen
  - Meningitiden und Sepsis als Early- oder Late-Onset-Erkr. von Neugeborenen
  - Puerperalsepsis (Gebärende)
- **β-hämolytische Streptokokken der Lancefield-Serogruppen C, F, G:** eitrige Prozesse in Mund- und Zahnbereich, Gehirn, Leber und Knochen (selten)
- **Orale Streptokokken (= „Viridans"-Streptokokken):**
  - Bestandteil der physiol. Rachenflora
  - Endocarditis lenta
  - Zahnkaries
- **Enterokokken** *(Enterococcus [E.] faecalis, E. faecium* **u. a.) = Lancefield-Serogruppe D**
  - Standortflora: Darm
  - Bei Dislokation: Harnwegs-, Wund- und intraabdominelle Inf.
  - Endokarditis (etwa 10 % der bakt. Endokarditiden)
- **Pneumokokken** *(S. pneumoniae):*
  - Lobärpneumonie (70–80 % der außerhalb des Krankenhauses erworbenen Pneumonien)
  - Bronchopneumonie
  - Sinusitis, Otitis media, Konjunktivitis
  - Meningitis (kontinuierliche Fortleitung oder hämatogene Streuung), Sepsis, septische Arthritis, Osteomyelitis

Prädisponierende Faktoren (durch Resistenzminderung) für Pneumokokken-Inf. sind Alkoholintoxikationen (→ Verminderung der Phagozytoseaktivität, Lähmung des Hustenreflexes und Förderung der Aspiration von Fremdstoffen), Lungenerkr.,

Herzinsuff. (Stauungslunge), Unterernährung und Tumorkachexie, Sichelzellenanämie, Hyposplenismus, Splenektomie, Nierenerkr. (nephrotisches Sy.).

Untersuchungsmaterial
- **Kultur und Antibiogramm:** Rachenabstrich, Blut, Liquor, Urin, Eiter (**Cave:** Inf. mit A-Streptokokken verursachen oft nur serösen, dünnflüssigen Eiter!), Sputum, Biopsien, Punktate, Abstriche, Sekrete, Exsudate
- **Serologie:** 1–2 ml Serum für serol. AK-Nachweis (AST, Anti-DNAse B)

Mikrobiologische Diagnostik
- **Mikroskopie:**
  - Grampos. Kettenkokken.
  - Pneumokokken: paarig gelagert, oval oder lanzettförmig, meist mit sichtbarer Kapsel, die im Grampräparat manchmal als helle Zone erscheint.
- **Antigen-Direktnachweis:**
  - AG-Nachweis aus dem Rachenabstrich *(S. pyogenes),* meist als POC-Diagnostik (geringe Sensitivität).
  - Pneumokokken-Direktagglutination im Liquor.
- **Kultur:**
  - Blutagar: diskusförmige bis konvexe Kolonien mit α-, β- oder γ-Hämolyse. Fakultativ anaerob. Katalasenegativ.
  - Enterokokken wachsen auch auf einfachem Nähragar.
  - Selektivmedien sind Blutagar mit Antibiotika- oder Farbstoffzusatz, der z. B. gramneg. Stäbchen in ihrem Wachstum hemmt (Nalidixinsäure, Neomycin, Polymyxin, Cotrimoxazol, Kristallviolett) oder Nähragar mit 6,5 % NaCl zur selektiven Anreicherung von Enterokokken.
- **Differenzierung:**
  - Hämolyseverhalten:
    – α-Hämolyse: Pneumokokken, orale Streptokokken, manche Enterokokken.
    – β-Hämolyse: hämolytische Streptokokken der Lancefield-Serogruppen A, B, C, E, F und G.
    – γ-Hämolyse: Enterokokken, manche orale Streptokokken.
  - Koloniemorphologie.
  - Katalasereaktion: fehlt.
  - Latexagglutination: Nachweis des Gruppen-AG von β-hämolytischen Streptokokken und Enterokokken.
  - Empfindlichkeit ggü. dem Antibiotikum Optochin und/oder ggü. Galle bzw. Natriumdesoxycholat-Lsg.: Pneumokokken sind im Gegensatz zu anderen vergrünenden Streptokokken empfindlich.
  - Kapselquellungsreaktion (Reaktion des Kapselantigens mit spez. Antiseren): Nachweis und Identifizierung des Kapseltyps von Pneumokokken.
  - Biochem. Differenzierung: Überprüfung der Stoffwechseleigenschaften bei nichthämolysierenden Streptokokken.
  - MALDI-TOF-MS.
- **Serol. AK-Nachweis:** bei V. a. Streptokokken-Folgeerkr. durchführen. Immer AK gegen mind. 2 AG untersuchen (↑ Sensitivität):
  - AK-Titer gegen Streptolysin O (Antistreptolysin-O-Titer, ASL) oder gegen DNAse B (Streptodornase). Wegen hoher Durchseuchung der Bevölkerung mit A-Streptokokken ist erst ein ASL-Titer > 1 : 300 bzw. ein 4-facher Titeranstieg als Ausdruck einer akuten Inf. zu werten. Sinnvoller ist die Titerbestimmung bei V. a. Folgeerkr. zum Nachweis einer vorangegangenen *S.-pyogenes*-Inf.

- Nachweis von Anti-Hyaluronidase oder Anti-Streptokinase (selten durchgeführt).

Antibiotikaempfindlichkeit
- **β-hämolytische Streptokokken der Gruppe A:**
  - **Mittel der Wahl:** Penicillin G.
  - Alternativ Makrolide (**cave:** Resistenz ggü. Makroliden bei bis zu 25 % der Isolate) oder Cephalosporine bei Penicillinallergie.
- **β-hämolytische Streptokokken der serol. Gruppen B–G:**
  - **Mittel der Wahl:** Penicillin G, gute synergistische Wirkung in Komb. mit Gentamicin. Alternativ Cephalosporine, Makrolide.
- **Vergrünende Streptokokken:**
  - **Mittel der Wahl:** Penicillin G.
  - Bei bakt. Endokarditiden Resistenzprüfungen, da häufig Streptokokkenstämme mit verminderter Antibiotikasensibilität isoliert werden!
- **Pneumokokken:**
  - **Mittel der Wahl:** Penicillin G, bei Meningitis Ceftriaxon + Vancomycin.
  - Allerdings traten zu Beginn der 1990er-Jahre in Südeuropa penicillinresistente Pneumokokken auf. In Deutschland liegt deren Häufigkeit bei 8–12 %. Bei intermediär-resistenten Pneumokokken alternativ Cephalosporine. Bei völliger β-Laktamresistenz Kombinationstherapie mit Vancomycin und Rifampicin.
  - Bei Inf. der oberen Atemwege und leichter Pneumonie auch Moxifloxacin, das als neuer Gyrasehemmer eine gute Pneumokokkenwirksamkeit hat.
- **Enterokokken:**
  - ! Antibiose immer nur nach Antibiogramm!
  - **Mittel der Wahl:** *E. faecalis:* Ampicillin, das einen synergistischen Effekt in der Komb. mit Gentamicin entwickelt. *E. faecium* ist zu 80 % ampicillinresistent. Hier Glykopeptide einsetzen.
  - Gegen eine Vielzahl von Antibiotika sind Enterokokken nur mäßig sensibel oder sogar resistent, z. B. gegen Penicillin G, Cephalosporine und Aminoglykoside.

> Glykopeptidantibiotika-Resistenz kommt zunehmend vor. Diese Stämme sind nur noch mit Quinupristin/Dalfopristin, bei Streptogaminresistenz *(E. faecalis)* nur noch mit Linezolid, Tigecyclin oder Daptomycin behandelbar.

- Nachweis **glykopeptidresistenter Enterokokken (GRE)**, Syn.: **vancomycinresistente Enterokokken (VRE)**: Wachstum auf vancomycinhaltigen Nährmedien (Screening), MHK, van-A–E-PCR (Bestätigung).
- ! GRE-infizierte Pat. sind zu isolieren (Krankenhaushygieniker einschalten!).

> Krankenhäuser und ambulante Operationseinrichtungen müssen nosokomiale Inf. und Multiresistenzen schriftlich dokumentieren. 10 J. Aufbewahrungsfrist!

Immunisierungsmöglichkeit Eine Immunisierungsprophylaxe gegen **Pneumokokken** mit einem 23-valenten Polysaccharid-Impfstoff (PPSV23) wird für alle Personen ≥ 60 J. empfohlen. Kinder, Jugendliche und Erw. mit erhöhter gesundheitlicher Gefährdung infolge einer Grundkrankheit erhalten eine sequenzielle

Impfung mit dem 13-valenten Konjugatimpfstoff (PCV13), gefolgt von PPSV23 nach 6–12 Mon., wobei PPSV23 erst ab dem Alter von 2 J. gegeben werden soll. Wiederholungsimpfungen mit PPSV23 in einem Mindestabstand von 6 J. für alle Gruppen sinnvoll. Details s. Empfehlungen der Ständigen Impfkommission (STIKO) am Robert Koch-Institut – 2016/2017.

26.6 Gramnegative Kokken

26.6.1 Grundlagen

Zu den gramneg. humanmed. bedeutsamen Kokken gehören:
- Gonokokken *(Neisseria [N.] gonorrhoeae)*
- Meningokokken *(N. meningitidis)*
- *Moraxella* (M.) *catarrhalis* (Syn.: *Branhamella catarrhalis*), *M. lacunata, M. non-liquefaciens, M. osloensis, M. phenylpyruvica, M. atlantae, M. urethralis* (Syn.: *Oligella urethralis*)
- Veillonellen (anaerobe gramneg. Kokken)
- Apathogene Neisserienarten (physiol. Flora des oberen Atemtrakts)

26.6.2 Neisseria gonorrhoeae

Klinik
Gonorrhö:
- Männer: Urethritis, Prostatitis, Epididymitis
- Frauen: Zervizitis, Adnexitis, *Pelvic Inflammatory Disease* (PID), Infertilität
- Je nach Sexualpraktiken können auch Inf. von Pharynx- und Rektalschleimhäuten
- Bei hämatogener Aussaat: Arthritis gonorrhoica, Gonokokkensepsis oder Endocarditis gonorrhoica
- Neugeborene: Ophthalmia neonatorum

Untersuchungsmaterial
PCR, Kultur und Antibiogramm: Abstrich aus Zervix, Urethra, Rektum, Pharynx, Konjunktiven. Bei hämatogener Aussaat: Gelenkpunktate, Blutkultur, 1–2 ml Liquor.

> Hochempfindliche Bakterien! Materialtransport schnell oder in Spezialtransportmedien (Transgrow-Medium). Neben dem Abstrichtupfer im Transportmedium immer 2 luftgetrocknete Ausstriche auf Objektträger einsenden! Bei längerem Transport spezielle Bedingungen (angereicherter Selektivkochblutagar in CO_2-Atmosphäre).

Mikrobiologische Diagnostik
- **Mikroskopie:** gramneg., häufig intrazellulär (in Granulozyten) gelagerte semmelförmig-paarige Kokken (Diplokokken).
- **Direktnachweis:** Gonokokken-AG bzw. -DNA (EIA, DNA-Sonde, PCR).
- **Kultur:** tautropfenähnliche bis opak-gelbliche Kolonien, die katalase- und oxidasepositiv sind. Gonokokken sind anspruchsvolle Erreger, die außerhalb des menschlichen Körpers rasch absterben. Sie benötigen mit Eiweiß angereicherte Nährmedien (Kochblutagar) und einen erhöhten CO_2-Gehalt der At-

mosphäre. Um Überwucherungen mit anderen Keimen zu vermeiden, werden dem Kulturmedium entsprechende Antibiotika zugesetzt (Thayer-Martin-Agar, Martin-Lewis-Medium, New-York-City-Medium).
- **Differenzierung:** Speziesdifferenzierung mittels biochem. Merkmale (Zuckerfermentationstest), MALDI-TOF-MS.
- **Serol. AK-Nachweis:** bei Gonorrhö von untergeordneter Bedeutung, da AK nur bei systemischen Inf. gebildet werden. Für die anderen gramneg. Kokken stehen keine serol. Testsysteme zur Verfügung.

Antibiotikaempfindlichkeit, zunehmende Resistenzen
- Mittel der 1. Wahl: Ceftriaxon (i. v. oder i. m.) plus Azithromycin (p. o.), jeweils als Einmaldosis. Wenn eine i. m. Verabreichung kontraindiziert und eine i. v. Gabe nicht möglich ist, können stattdessen Ceftriaxon und Cefixim (p. o.) angewendet werden. Auch Fluorchinolone sind – noch – wirksam (**cave:** Stämme aus Südostasien in 10 % Resistenz). Stämme mit Resistenz gegen Cefixim bzw. Azithromycin wurden bereits beschrieben!
- Wegen der häufig gleichzeitig bestehenden Chlamydien-Inf. immer zusätzlich Doxycyclingabe!

26.6.3 Neisseria meningitidis

Bis zu 30 % der Bevölkerung sind gesunde Meningokokkenträger (Rachen) → Nachweis der Keime im Rachenabstrich ohne klin. Bedeutung! Die Isolierung aus tieferen respiratorischen Sekreten kann jedoch Hinweis auf eine Beteiligung von *N. meningitidis* an einer Bronchitis oder Pneumonie sein.

Klinik
- Meningokokkenmeningitis
- Meningokokkensepsis
- Waterhouse-Friderichsen-Sy.: Meningokokkensepsis mit massiver Endotoxinfreisetzung
! Bei Pat. mit Defekten der späten Komplementfaktoren (C 6–9) und IgM-Mangel erhöhtes Risiko, an schweren Meningokokken-Inf. zu erkranken

Untersuchungsmaterial
PCR, Kultur und Antibiogramm:
- 1–2 ml Liquor, Blutkultur, Trachealsekret, BAL – sofortige Verarbeitung!
- Zur Erkennung von Meningokokkenträgern Rachenabstrich

Mikrobiologische Diagnostik
- **Mikroskopie:** gramneg., häufig intrazellulär (in Granulozyten) gelagerte semmelförmig-paarige Kokken (Diplokokken).
- **Direktnachweis:** Eine schnelle Methode zur Diagnostik einer Meningokokkenmeningitis ist der Direktnachweis von AG (Kapselantigene A, B, C, Y, W 135) im Liquor mit der Latexagglutination (in Deutschland werden 70 % der Meningokokkenmeningitiden durch den Serotyp B, weitere 25 % durch A und C verursacht). Ist auch bei anbehandelten Pat. möglich. Die PCR ist der Agglutination in Sensitivität und Schnelligkeit deutlich überlegen.
- **Kultur:** Meningokokken wachsen gut auf angereichertem Blut- und Kochblutagar.
- **Differenzierung:**
  - Speziesdifferenzierung mittels biochem. Merkmale (Zuckerfermentationstest).

- Die Korrelation von typischer Koloniemorphologie und Colistinresistenz (Hemmhof um ein Colistinplättchen auf Columbia-Blutagar) erlaubt die Verdachtsdiagnose „Meningokokken".
- MALDI-TO-MS.

> Namentlich bei Krankheitsverdacht, Erkr. und Tod an Meningokokkenmeningitis oder -sepsis, Nachweis von *N. meningitidis* aus Liquor, Blut, hämorrhagischen Hautinfiltraten und anderen, normalerweise sterilen Substraten.

Antibiotikaempfindlichkeit
- Mittel der Wahl: Penicillin G, bei Penicillinallergie oder Penicillinresistenz (noch selten) Cefotaxim oder Ceftriaxon.
- Penicillinresistenz wurde in Spanien und Großbritannien beobachtet.
- Zur Verhinderung von Spätschäden frühzeitig therapieren. Unbehandelt beträgt die Letalität der Meningokokkenmeningitis 85 %, behandelt 1 %.
- Kontaktpersonen von an Meningokokken-Inf. Erkrankten prophylaktisch mit Rifampicin oder Ciprofloxacin behandeln.

Immunisierungsmöglichkeit
Bei Reiseindikation ist gegen Meningokokken der Serotypen A, C, Y und W 135 (Polysaccharid-Impfstoff) eine Impfung (aktive Immunisierung) mit gutem Schutzeffekt verfügbar. Alle Kinder erhalten im 2. Lj. eine Impfung gegen Meningokokken der Serogruppe C (konjugierter Meningokokken-Impfstoff), der zusammen mit dem 7-valenten Pneumokokken-Konjugationsimpfstoff auch im 1. Lj. verabreicht werden kann. Seit Dezember 2013 ist auch ein Proteinimpfstoff gegen Meningokokken der Serogruppe B für Personen mit erhöhtem Risiko verfügbar.

26.6.4 Moraxellen

- *Moraxella catarrhalis*: v. a. bei Kindern Bronchitis, Otitis media, Konjunktivitis. Bei Erw. mit Vorschädigung der Lungen Bronchitis und Pneumonie
- Andere *Moraxella*-Arten: Kommensalen des Respirationstrakts, der Konjunktiva und der Genitalschleimhaut. Bei Konjunktivitis und Hornhautinf. in größerer Keimzahl und i. R. schwerer Inf. bei Pat. mit hochgradigem Immundefekt nachgewiesen

Untersuchungsmaterial
Kultur und Antibiogramm: Abstrich, Trachealsekret, BAL.

Mikrobiologische Diagnostik
- **Mikroskopie:** gramneg., semmelförmig-paarige Kokken (Diplokokken)
- **Kultur:** Moraxellen wachsen gut auf angereichertem Blut- und Kochblutagar, manche *Moraxella*-Arten auch auf MacConkey-Agar
- **Differenzierung:** Speziesdifferenzierung mittels biochem. Merkmale oder MALDI-TOF-MS

Antibiotikaempfindlichkeit
> 90 % der Isolate sind β-Laktamase-Bildner → Therapie mit β-laktamasefesten Penicillinen. β-Laktam in Komb. mit Laktamase-Inhibitor, Breitspektrum-Cephalosporin und Makrolid.

26.6.5 Veillonella

Zusammen mit anderen Anaerobiern in Mischkulturen bei Inf. im Mund, Darm und Genitalbereich.

Untersuchungsmaterial
Kultur und Antibiogramm: Abstrich, Punktate. Anaerobier-Transportmedium!

Mikrobiologische Diagnostik
- **Mikroskopie:** sehr kleine gramneg. Diplokokken
- **Kultur:** Isolierung in anaerober Kultur auf Schaedler-Agar
- **Differenzierung:** unüblich, nur mittels DNA-Hybridisierung möglich oder MALDI-TOF-MS
- **Antibiotikaempfindlichkeit:** β-Laktam-Antibiotikum + β-Laktamase-Inhibitor oder Penem. Ebenfalls wirksam: Metronidazol

26.7 Sporenlose grampositive Stäbchen

26.7.1 Corynebakterien

Obligat pathogen ist (bei Lysogenie mit dem tox$^+$-Phagen) *Corynebacterium (C.) diphtheriae* → Diphtherie. *C. ulcerans* kann das tox-Gen ebenfalls erwerben und einen Krankheitsverlauf wie bei der klassischen Diphtherie verursachen. Andere Corynebakterien gehören zur Normalflora von Haut und Schleimhaut. Einige können bei abwehrgeschwächten Pat. endogene Inf. in Form von Sinusitis, Wundinf., Pneumonie, Sepsis und Lymphadenitis hervorrufen: *C. jeikeium, C. striatum, C. pseudodiphthericum, C. pseudotuberculosis.*

Klinik
Diphtherie: Lokalinf., die eine systemische Intoxikation nach sich ziehen kann:
- Lokalinf.: Pseudomembranen auf Tonsillen, weichem Gaumen und z. T. auch auf der Larynxschleimhaut → Atembehinderung mit Stridor
- Diphtherietoxin-Wirkung: Parenchymdegeneration in Herzmuskel, Leber, Niere, Nebenniere und motorischen Hirnnerven → Lähmung des Gaumensegels, häufig reversibel
- Haut- bzw. Wunddiphtherie: Sonderform bei Neugeborenen (Nabelschnur-Diphtherie) und bei Erw. an Vagina, Wunden (in tropischen Gebieten), Konjunktiven und Gehörgang

> Namentlich bei Krankheitsverdacht, Erkr. oder Tod an Diphtherie, Nachweis von toxinbildenden *C. diphtheriae*. Fälle von Diphtherie durch *C. ulcerans* sollten ebenfalls gemeldet werden.

Untersuchungsmaterial
Kultur: Abstrich (**unterhalb** einer Pseudomembran entnehmen!) von Tonsillen, Rachen, Nasenschleimhaut oder sonstigen Lokalisationen der Inf. **Cave:** V. a. Diphtherie dem Labor mitteilen, um selektive Anzucht zu gewährleisten!

Mikrobiologische Diagnostik
- **Mikroskopie:** grampos., unregelmäßig geformte, keulenförmige Stäbchen, die im Grampräparat typischerweise V- oder Y-förmig gelagert sind. Die endständig gelagerten Polyphosphate (sog. Polkörperchen) können mikroskopisch durch die Spezialfärbung nach Neisser sichtbar gemacht werden.
- **Kultur:** Corynebakterien sind anspruchsvoll und können nur auf eiweißhaltigen Nährböden unter aeroben Bedingungen mit 5 % CO_2 angezüchtet werden (angereicherter Blutagar, Löffler-Serum). Als Selektivmedien für *C. diphtheriae* werden Telluritmedien nach Clauberg oder Tinsdale verwendet.

C. diphtheriae vermag das in diesen Medien enthaltene Tellursalz zu metallischem Tellur zu reduzieren → Schwarzfärbung der Kolonien. Corynebakterien wachsen auch im Hof eines auf den Agar gelegten Fosfomycin-Plättchens.

! Mitführung eines nichtselektiven Agars auch für Isolierung von *C. diphtheriae*, da es telluritsensible Stämme gibt und nicht alle Stämme Tellurit reduzieren können.

- **Differenzierung:**
  - Identifizierung von *C. diphtheriae* nach morphol., biochem. und physiol. Merkmalen, MALDI-TOF-MS.
  - Toxinnachweis ist für eine komplette Diagnose notwendig → molekularbiol. Nachweis des Toxingens (PCR). Referenzlabor: Immundiffusionstest nach Elek-Ouchterlony.
- **Serol. AK-Nachweis:** zur Überprüfung der Immunitätslage (indir. Hämagglutination, Neutralisationstest auf Zellkulturen). Schutz ab 0,1 IE/ml Serum → für epidemiol. Fragestellungen.

Antibiotikaempfindlichkeit und Antitoxintherapie   Eine antibiotische Therapie allein genügt nicht! An erster Stelle steht die **antitoxische Therapie** mit einem Pferdeimmunserum. Bereits bei V. a. Diphtherieerkr. mit der Therapie beginnen. Ergänzend Penicillin oder (bei Penicillinallergie) Clarithromycin verabreichen. Kontaktpersonen und gesunde Keimträger in der Umgebung des Pat. ebenfalls antibiotisch behandeln. Resistenztestung mittels Mikrodilutionsverfahren oder E-Test.

Immunisierungsmöglichkeit   Schutzimpfung bewirkt antitoxische Immunität. Die Inf. durch den Erreger wird nicht verhindert, verläuft jedoch asymptomatisch. Auffrischungsimpfung alle 10 J.

26.7.2 Listerien

Humanpathogene Spezies ist *Listeria (L.) monocytogenes*, seltener *L. ivanovii*.

Klinik
- **Immunkompetente Personen:** Die orale Aufnahme einer hohen Keimzahl von *L. monocytogenes* (rohes Fleisch, rohe Milch, Käse u. a. Rohmilchprodukte, Salat, Pilze) führt zu einem grippeähnlichen Krankheitsbild, das meist nicht als Listerien-Inf. diagnostiziert wird.
- **Immunsupprimierte Pat.:**
  - Listeriose des ZNS: Meningoenzephalitis
  - Septisch typhöse Form: Sepsis, z. T. mit Endokarditis
  - Okuloglanduläre Form: Konjunktivitis
- **Intrauterine Inf.:** entweder Fruchttod oder schwere Schäden (konnatale Listeriose).

Untersuchungsmaterial
- **Kultur und Antibiogramm:** Blut, Liquor, Stuhl, Eiter, Mekonium, Fruchtwasser, Leber- und Milzgewebe (Sektionsmaterial), im Verdacht stehende Lebensmittel
- **Serologie:** 1–2 ml Serum

Mikrobiologische Diagnostik
- **Mikroskopie:** grampos., sporenlose Stäbchenbakterien von kokkoidem Aussehen. Bei 20 °C bilden sie Geißeln und sind somit beweglich; bei 37 °C bilden sie keine Geißeln und sind somit unbeweglich.

- **Direktnachweis:** mittels PCR in Blut und Liquor oder nach Anreicherungskultur im Speziallabor.
- **Kultur:** *L. monocytogenes* lässt sich aerob und fakultativ anaerob auf fast allen Nährmedien anzüchten. Durch das Listeriolysin O auf Blutagarplatten leichte β-Hämolyse. Listerien sind katalasepositiv. Anreicherung aus kontaminiertem Material durch Verwendung von Selektivmedien wie UVM- oder PALCAM-Bouillon bzw. LPM- oder Oxford-Agar oder mittels Kälteanreicherung bei 4 °C ist möglich. Indikatornährböden (Chromagar) werden kommerziell angeboten.
- **Differenzierung durch:**
    - Unterschiedliche Beweglichkeit bei 20 °C und 37 °C
    - Positive Katalase
    - Fähigkeit zur Aesculinspaltung
    - Pos. CAMP-Test: Hämolyseverstärkung in der Nähe eines *S.-aureus*-Impfstrichs
    - Biochem. Leistungsprüfung („bunte Reihe")
    - MALDI-TOF-MS
- **Serol. AK-Nachweis:** WIDAL-Agglutination oder KBR, jedoch geringe diagn. Wertigkeit.

> Namentlich: dir. Nachweis von *L. monocytogenes* aus Blut, Liquor u. a. normalerweise sterilen Substraten sowie aus Abstrichen von Neugeborenen

Antibiotikaempfindlichkeit
Mittel der Wahl: Ampicillin zusammen mit einem Aminoglykosid (synergistische Wirkung). Bei Penicillinallergie Cotrimoxazol, Tetrazyklin, Makrolide oder Vancomycin. **Cave:** Cephalosporine sind unwirksam!

26.7.3 Erysipelothrix

Erysipelothrix rhusiopathiae ist der Erreger des Schweinerotlaufs. Erregerreservoir sind Schweine, z. T. auch andere Tiere.

Klinik Die Inf. wird über kleinste Verletzungen erworben. Es entsteht eine lokal begrenzte Hautinf.: **Erysipeloid**. In seltenen Fällen generalisiert die Erkr. → Sepsis, Endokarditis, Arthritis.

Untersuchungsmaterial
Kultur: Gewebesaft aus dem Erysipeloid, Punktions- und Biopsiematerial bei Arthritis, Blutkultur bei septischem Verlauf und Endokarditis.

Mikrobiologische Diagnostik
- **Mikroskopie:** schlankes, grampos. Stäbchen
- **Kultur:** gutes Wachstum auf Blutagar: kleine, grauweiße Kolonien
- **Differenzierung:** biochem. durch „bunte Reihe": Leitreaktionen sind die pos. H_2S-Bildung und die Unbeweglichkeit des Erregers. Katalasenegativ. MALDI-TOF-MS

Antibiotikaempfindlichkeit
Mittel der Wahl: Penicillin G, bei Penicillinallergie Doxycyclin. **Cave:** Resistenz gegen Vancomycin.

26.8 Aerobe Sporenbildner

Die Gattung *Bacillus* (B.) umfasst mehr als 50 Arten sporenbildender, aerob wachsender grampos. Stäbchen, die ubiquitär vorkommen.

Obligat pathogen sind *B. anthracis* und *B. cereus*. Fakultativ pathogen können alle anderen *Bacillus*-Arten bei massiver Immundefizienz sein. Die Abgrenzung zwischen Kontamination, Kolonisation und Inf. ist durch das ubiquitäre Vorkommen von *Bacillus* schwierig.

Klinik

Bacillus anthracis: Inf. über kranke Tiere oder durch kontaminierte tierische Produkte (Berufskrankheit von Landwirten, Schlachtern und Veterinären, v. a. in Südeuropa und Südamerika):

- Hautmilzbrand (95 % aller Inf.)
- Darmmilzbrand
- Prim. Lungenmilzbrand
- Septikämie

Hautmilzbrand hat eine günstige Prognose, während Darm- und Lungenmilzbrand häufig (zu 50 % bzw. fast 100 %) letal verlaufen.

> *B. anthracis* ist ein potenzieller Keim bei bioterroristischen Anschlägen (▶ 1.6, Bioterrorismus).

> Namentlich bei Krankheitsverdacht, Erkr. und Tod an Milzbrand, Nachweis von *B. anthracis*.

Bacillus cereus:

- Lebensmittelvergiftung mit Diarrhö und Erbrechen durch Bildung eines hitzesensiblen Toxins. Selbstlimitierende Erkr.
- Augeninf. (Konjunktivitis, Endophthalmitis)
- Systemische Inf. bei Immunsuppression, Alkohol- und Drogenmissbrauch

> Bei Krankheitsverdacht, Erkr. und Tod an mikrobiell bedingter Lebensmittelintoxikation!

Untersuchungsmaterial

Kultur: Wundmaterial, Sputum, Blut, Stuhl, Sektionsmaterial, Abstriche, Nahrungsmittelreste, Erbrochenes.

> Die Arbeit mit *B. anthracis* ist hochgefährlich → bes. Sicherheitsmaßnahmen (Risikogruppe III)! Vermerk des V. a. Milzbrand auf der Anforderung!

Mikrobiologische Diagnostik

- **Mikroskopie**
  - Grampos. aerobe Stäbchen. *B. anthracis* und *B. cereus* bilden mittelständige Sporen (Sporenfärbung mit Malachitgrün-Safranin oder Karbolfuchsin-Methylenblau).
  - Im Unterschied zu anderen *Bacillus*-Arten ist *B. anthracis* unbeweglich.
  - Kapselnachweis in der Immunfluoreszenzmikroskopie.

- **Kultur**
  - *B. anthracis*: aerobe Kultivierung auf Blut- und Nähragar („Medusenhaupt-Form" der Kolonien, minimale Hämolyse). Selektivagar (PLET, TSBP) oder Erhitzung der Probe auf 80 °C vor dem Ausimpfen (Sporenselektion).
  - *B. cereus*: aerobe Kultivierung auf Blut- und Nähragar (starke Hämolyse). Cereus-Selektivagar enthält Polymyxin zur Unterdrückung der Begleitflora und als Indikatoren Mannit (Mannitspaltung) und Lecithin (Lecithinase-Nachweis). *B. cereus* wächst als blaugrüne Kolonie.
- **Differenzierung:**
  - Beweglichkeit (*B. anthracis* unbeweglich, *B. cereus* beweglich) und Penicillinempfindlichkeit (*B. anthracis* empfindlich, *B. cereus* resistent) → nicht 100 % zuverlässig.
  - Biochem. Leistungsparameter („bunte Reihe"), MALDI-TOF-MS.
  - Mikroskopische Eigenschaften: Sporenlokalisation, Gestalt der Stäbchen.
- **PCR** zum Nachweis von *B. anthracis* noch nicht in allen Labors etabliert.
- **Toxinnachweis** aus Nahrungsmitteln oder Anreicherungskulturen mittels ELISA, PCR.

Antibiotikaempfindlichkeit
- *B. anthracis*: Penicillin G, Tetrazykline, Ciprofloxacin. Bei Biowaffenanschlag wegen V. a. Penicillin- und Tetrazyklinresistenz Ciprofloxacin
- *B. cereus*: keine Antibiotika bei Gastroenteritis. Bei Inf. nach Antibiogramm. Meist empfindlich ggü. Glykopeptiden in Komb. mit Aminoglykosid, auch Clindamycin oder Erythromycin sowie Gyrasehemmer

Immunisierungsmöglichkeit Aktive Immunisierung mit zellfreier Vakzine von *B. anthracis* bei exponierten Personen.

26.9 Mykobakterien

26.9.1 Grundlagen

Zur Gattung *Mycobacterium* (M.) gehören *M. tuberculosis*, *M. africanum* und *M. bovis* (Erreger der Tbc), *M. leprae* (Erreger der Lepra) und zahlreiche andere, sog. atypische Mykobakterien, die zunehmend häufiger opportunistische Inf. verursachen.

26.9.2 *M. tuberculosis, M. africanum* und *M. bovis*

Klinik Übertragung: aerogen durch Tröpfcheninf. (*M. bovis* auch durch Trinken infizierter Milch).
- **Primärstadium:** Am Infektionsort (meist in der Lunge) entsteht der Primäraffekt. Zusammen mit befallenen regionalen Lk Bildung des Primärkomplexes. Von hier aus Streuung in verschiedene innere Organe und in die Knochen. Die häufigsten so entstehenden Herde (apikale Lungenabschnitte) werden Simon-Spitzenherde genannt. Zu 90 % vernarben und verkalken Primärkomplex und evtl. noch entstandene Simon-Spitzenherde → kein Ausbruch der Erkr.
- **Postprimärtuberkulose** (Tbc): bei Störung des Gleichgewichts zwischen Immunsystem und den in den verkalkten Primärkomplexen und Simon-Spitzenherden noch vorhandenen Keimen. Dies kann Jahre nach der Erstinf. geschehen → weiterer granulomatöser Befall der Lunge mit Kavernenbildung und z. T. Befall anderer Organsysteme durch hämatogene Aussaat.

Untersuchungsmaterial
PCR, Kultur und Antibiogramm: tiefes Morgensputum, Bronchial-, Trachealsekret, Magenspülwasser, Pleuraexsudat, Liquor, Morgenurin, Lk-Punktat. Abstriche sind weniger geeignet. Bei noch nicht gesicherter Diagnose 3 Proben an 3 verschiedenen Tagen. Nach Diagnosesicherung Kontrolle alle 2–4 Wo.

> M. *tuberculosis* und M. *bovis* gehören zu den Bakterien der Risikogruppe 3 und erfordern bes. Vorsicht beim Umgang mit dem Untersuchungsmaterial!

Mikrobiologische Diagnostik
- **Mikroskopie:** Stäbchenbakterien. Die Zellwand ist dem Aufbau nach grampos. (dicke Mureinschicht), lässt sich aber in der Gramfärbung nicht darstellen. Grund ist der hohe Lipidgehalt der Zellwand, der ein Eindringen der Farbstoffe verhindert. Gute Anfärbbarkeit durch Ziehl-Neelsen-Färbung („säurefeste Stäbchen") oder Auraminfluoreszenzfärbung.
- **PCR:** Direktnachweis von Tbc-Bakterien im Untersuchungsmaterial, mind. 2-mal durchführen (Bestätigung). Immer parallel Kultur versuchen, denn es muss ein Isolat für die Resistenztestung vorliegen.

> PCR eignet sich nicht für Verlaufskontrollen oder zum Nachweis von Rezidiven (Nukleinsäuren von toten Bakterien bis 1 J. nach Therapiebeginn nachweisbar).

- **Kultur:** M. *tuberculosis* und M. *bovis* lassen sich nach Dekontamination des Materials zum Ausschalten der Begleitflora und dabei gleichzeitig erfolgter Anreicherung auf lipidhaltigen Nährböden in aerober Atmosphäre mit 5–10 % CO_2 kultivieren.
    - **Selektivnährmedien:** Glyzerin-Eiernährmedium nach **Löwenstein-Jensen**, dem Malachitgrün zur Wachstumshemmung anderer Keime zugesetzt ist. Andere geeignete Medien: Nährboden nach **Gottsacker, Middlebrook 7 H 10-** und **7 H 11 Agar** und Medium nach **Stonebrink**
    - **Flüssignährmedien:** dienen der Bakterienanreicherung und werden insb. in der automatisierten Diagnostik verwendet
- Die **Generationszeit** ist mit etwa 15 h extrem lang. Kolonien sind frühestens nach 3-wöchiger Bebrütung bei 37 °C makroskopisch sichtbar. Bei Einsatz automatisierter Verfahren sind Mykobakterien nach 1–2 Wo. nachweisbar.
- **Differenzierung:**
    - Molekularbiol. Differenzierung: Nachweis von spez. DNA- bzw. RNA-Sequenzen (Gen-Sonden, PCR, DNA-Sequenzierung)
    - MALDI-TOF-MS
    - Koloniemorphologie
    - Biochem. Leistungsparameter (z. B. Nikotinsäureproduktion, Nitratreduktion, Katalasebildung, Ureaseaktivität, Pyrazinamidaseaktivität, Produktion einer sauren Phosphatase, Arylsulfataseaktivität, Tweenhydrolyse, Tellluritreduktion, Eisenaufnahme, Toleranz gegen 5 % NaCl)
    - Wachstumsverhalten und Pigmentbildung bei verschiedenen Temperaturen (25 °C, 31 °C, 36 °C und 45 °C)
    - Wachstumsfähigkeit auf MacConkey-Agar

Namentlich (einschl. Geburtsland und Staatsangehörigkeit): Erkr. oder Tod an Tbc (auch ohne bakteriol. Nachweis), Nachweis von säurefesten Stäbchen im Sputum, dir. Nachweis von *M. tuberculosis, M. africanum* und *M. bovis*. Ergebnis der Resistenzbestimmung. Therapieverweigerer.

Antibiotikaempfindlichkeit Von jedem Erstisolat Resistenztestung vornehmen! Wiederholung nach etwa 2 Mon., wenn trotz Therapie weiterhin pos. Kulturen isoliert werden:
- **Proportionsmethode** unter Verwendung von Löwenstein-Jensen-Nährboden (Zeitdauer: 3–4 Wo.)
- **Verfahren mit Flüssignährmedien** (Zeitdauer: ca. 1 Wo.)
- **Schnellresistenzverfahren** (Realtime-PCR, Line Probe Assay oder DNA-Sequenzierungsverfahren von einer bereits bewachsenen Kultur oder von mikroskopisch pos. Material, Zeitdauer: 1 d)

Merke
Wegen der zunehmenden Resistenzproblematik empfiehlt es sich, ein Schnellresistenz- oder zumindest ein Flüssigkulturverfahren zu wählen, um die Therapie rasch an das Ergebnis der Resistenztestung anzupassen und hierdurch eine Selektion weiterer resistenter Erreger zu vermeiden. Diese Schnellresistenztestungen können die konventionelle Sensibilitätsprüfung jedoch lediglich ergänzen und nicht ersetzen (RKI-Empfehlung).

Therapie Antituberkulotika ▶ Tab. 26.3.
- Standardtherapie: ausschließlich **Kombinationstherapie:** Viererkomb. mit INH, PZA, RMP und Ethambutol oder Streptomycin, um die Resistenzentwicklung zu verzögern. **Standardschema:** INH, RMP, PZA und EMB (oder Streptomycin) für 2 Mon., danach INH + RMP für 4 Mon. Werden die Kulturen später als 3 Mon. nach Therapiebeginn neg. oder liegt ein ausgedehnter Befund vor, weitere 6 Mon. Therapie nach kultureller Negativierung. Bei tuberkulöser Meningitis zweite Behandlungsphase auf 10 Mon. ausdehnen.
- ! Neuerdings Nachweis multiresistenter *M.-tuberculosis*-Stämme, insb. bei Aids-Pat. in den USA, in Deutschland bei Pat. aus GUS-Staaten häufig. Nach der Resistenzlage wird die Tbc eingeteilt in:
  - MDR-Tbc *(multi-drug-resistant tuberculosis):* Resistenz gegen Isoniacid und Rifampicin.
  - XDR-Tbc *(extensively-drug-resistant tuberculosis):* Resistenz gegen Isoniacid und Rifampicin plus Resistenz gegen ein Fluorchinolon und eines der injizierbaren Zweitrang-Medikamente.
  - TDR-Tbc *(totally drug resistant tuberculosis):* Nach 1½–2 J. werden trotz 5-fach-Therapie immer noch Keime im Bronchialsekret nachgewiesen.

Tab. 26.3 Gruppeneinteilung der Antituberkulotika nach WHO (2011)		
Gruppe	**Medikament**	**Abkürzung**
Orale Erstrang-Antituberkulotika	Isoniazid Rifampicin Pyrazinamid Ethambutol Rifabutin	INH RMP PZA EMB Rfb

Tab. 26.3 Gruppeneinteilung der Antituberkulotika nach WHO (2011) (Forts.)		
Gruppe	Medikament	Abkürzung
Injizierbare Zweitrang-Antituberkulotika	Kanamycin Amikacin Capreomycin Streptomycin	Km Amk Cm S
Fluorchinolone	Levofloxacin Moxifloxacin Gatifloxacin Ofloxacin	Lfx Mfx Gfx Ofx
Orale bakteriostatische Zweitrang-Antituberkulotika	Ethionamid Prothionamid Cycloserin Terizidon p-Aminosalicylsäure	Eto Pto Cs Trd PAS
Gruppe-5-Medikamente: unklare Wirksamkeit oder unklare Bedeutung für die Behandlung der resistenten Tbc	Clofazimin Linezolid Amoxicillin/Clavulansäure Thioacetazon Clarithromycin Imipenem	Cfz Lzd Amx/Clv Thz Clr Ipm

Immunitätsnachweis
- **Tuberkulintest (Tine-Test):** Dieser Test wird 6–8 Wo. nach Inf. oder Impfung pos. (Überempfindlichkeitsreaktion vom verzögerten Typ). Dabei werden gereinigte Tuberkuloproteine (= Tuberkulin) intrakutan appliziert und die entzündliche Hautreaktion nachgewiesen. Eine pos. Tuberkulinreaktion bedeutet, dass die Person mit Tbc-Erregern Kontakt hatte oder mit BCG aktiv geimpft wurde. Heute weitgehend zugunsten von In-vitro-Methoden verlassen.
- **T-Zell-SPOT-Test:** Die Inkubation von spez. *M.tuberculosis*-AG mit T-Lymphozyten des Pat. führt zu einer Aktivierung der Zellen, die IFN-γ bilden und mittels ELISPOT-Technologie nachgewiesen werden. Spezifität und Sensitivität dieses Testsystems liegen bei ca. > 98 % bzw. > 90 %. Eine pos. Reaktion weist auf eine Exposition ggü. pathogenen Tbc-Bakterien hin. **Untersuchungsmaterial:** Heparinblut. Absprache mit Labor empfehlenswert → Test muss am selben Tag durchgeführt werden.
- **Quantiferon®-Test:** Nachweis der IFN-γ-Bildung von T-Lymphozyten, die mittels *M. tuberculosis*-spez. AG *ex vivo* stimuliert werden. Dazu wird Patientenblut in spezielle Probenröhrchen transferiert, in denen die zur Stimulation verwendeten AG bereits enthalten sind. Nach Bebrütung über Nacht wird das gebildete IFN-γ im Plasma mittels ELISA gemessen. Die Sensitivität und Spezifität des Quantiferon®-Tests für den Nachweis einer aktiven Tbc liegt bei 80–84 bzw. 79–99 %. **Untersuchungsmaterial:** spezielles Abnahmeset mit 3 Röhrchen, die im Labor erhältlich sind. Die befüllten Röhrchen müssen das Labor binnen 16 h erreichen.

Merke
- Ein pos. Test ist keinesfalls gleichbedeutend mit einer Tbc-Erkr.
- Bei schwerer Immunsuppression kann der Test ein falsch neg. Ergebnis zeigen.

Immunisierungsmöglichkeit Die aktive Schutzimpfung mit dem Lebendimpfstoff BCG wird von der STIKO wegen nicht sicher belegbarer Wirksamkeit und nicht seltenen NW nicht mehr empfohlen. Ein BCG-Impfstoff ist in Deutschland derzeit nicht zugelassen.

26.9.3 Nichttuberkulöse (ubiquitäre) Mykobakterien

Mykobakterien, die keine Erreger der klassischen Tbc oder der Lepra sind, werden als nichttuberkulöse Mykobakterien (NTM) oder MOTT (engl.: *mycobacteria other than tuberculosis*) bezeichnet. Sie sind ubiquitär und besiedeln häufig Haut und Schleimhaut von Mensch und Tier.

Klinik Niedrige Pathogenität. Begünstigt durch eine verminderte zelluläre Immunabwehr (z. B. Immunsuppression nach Transplantation, Karzinomerkr., Aids) entstehen invasive, meist chron. verlaufende Inf. der Haut. Bei fehlender T-Zell-Reaktion (z. B. bei Aids) auch disseminierte Inf. (Befall von Lunge, Leber, Milz, Lk, KM).

Untersuchungsmaterial
Kultur und Antibiogramm: tiefes Morgensputum, Magenspülwasser, Pleuraexsudat, Liquor, Morgenurin, Abstriche, Lk-Punktat.

Mikrobiologische Diagnostik
Kultur und Differenzierung: Unterscheidung von *M. tuberculosis* und *M. bovis* nur nach kultureller Anzucht.
- Gensonden zur Differenzierung von *M.-tuberculosis*-Komplex, *M. avium intracellulare*, *M. gordonae* und *M. kansasii*
- PCR mit anschließender speziesspez. Streifenhybridisierung
- MALDI-TOF-MS
- 16S-DNA-Sequenzierung
- Chromatografiemethoden zur Analyse zellulärer Fettsäuren
- Morphol./biochem. Parameter (▶ 26.9.2)

Antibiotikaempfindlichkeit NTM sind häufig primär resistent gegen eine Vielzahl von Tuberkulostatika. Dies erfordert im Einzelfall die Anwendung von bis zu 5 Substanzen in Komb. Manche NTM sind ggü. Clarithromycin, Gyrasehemmern, Amikacin oder Azithromycin empfindlich.

26.9.4 *M. leprae*

Klinik IKZ von 6 Mon. bis 5 J. (!). Schleichender Erkrankungsbeginn, zunächst in kühleren Gewebeabschnitten des Körpers wie Haut, oberflächlich gelegenen Nerven, Nase und Pharynx. Abhängig vom Zustand des T-Zell-Systems werden zwei Formen unterschieden:
- **Tuberkuloide Lepra** bei relativ intaktem T-Zell-System: auf der Haut bis zu 10 cm große blasse, unempfindliche Flecken und diffus verteilte erythematöse, infiltrierte Knoten (Ø ca. 3 cm). Beim Befall peripherer Nerven kommt es zu Neuritis, Parästhesien und trophischen Ulzera. Zerstörung der Nerven → Atrophie von Muskeln und Knochen. Wegen bestehender Anästhesie häufig unbemerkt Verletzungen hohen Grades mit entsprechender Narbenbildung und Deformationen. Im Gewebe sind nur wenige Bakterien nachweisbar.
- **Lepromatöse Lepra** mit schlechter Prognose bei reduzierter oder fehlender T-Zell-Antwort (= Anergie): fortschreitender Befall von Haut, Schleimhaut und Nervenzellen. Anders als bei der tuberkuloiden Form massenhaft Erreger

in den Läsionen. Befall der Kornea kann zur Erblindung führen. Nervenbefall nur im Spätstadium.

Als Übergangsformen gelten die **intermediäre Lepra** (auch **Borderline-Lepra**) mit variierenden Merkmalen der tuberkuloiden und der lepromatösen Lepra sowie die **unbestimmte Form** zu Krankheitsbeginn, die in die tuberkuloide oder die lepromatöse Lepra übergehen kann.

Untersuchungsmaterial
- Lepromatöse Form: Nasenabstrich, Gewebsflüssigkeit von skarifizierten Hautstellen
- Tuberkuloide Form: Gewebsflüssigkeit von skarifizierten Hautstellen oder Hauteinschnitten

Mikrobiologische Diagnostik
- **Mikroskopie:** Die Bakterien verhalten sich in der Ziehl-Neelsen-Färbung säurefest. Morphologisch ist *M. leprae* von den Erregern der Tbc nicht unterscheidbar.
- **PCR:** Nachweis von erregerspez. Nukleinsäuren (gelingt bei der lepromatösen Form besser als bei der keimarmen tuberkuloiden Lepra).
- **Kultur:** Kultivierung von *M. leprae* auf unbelebten Nährböden ist nicht möglich. Vermehrung lediglich in der Pfote von Mäusen und im Gürteltier (Speziallabor!).

Namentlich: Nachweis von *M. leprae*.

Antibiotikaempfindlichkeit
Mittel der Wahl: Dapson (4,4-Diaminodiphenylsulfon), Rifampicin und Clofazimin. Bei Resistenz auch Prothionamid, Clarithromycin, Minocyclin oder Gyrasehemmer (Levofloxacin). Zur Vermeidung von sek. Resistenzentwicklung Kombinationstherapie über mindestens 2 J. durchführen.

Immunitätsnachweis Der **Lepromintest** ist ein Hauttest analog zum Tuberkulintest (▶ 26.9.2). Charakteristischerweise ist er bei der tuberkuloiden Form positiv, bei der lepromatösen Form negativ.

26.10 Aktinomyzeten

26.10.1 Aerobe und anaerobe Aktinomyzeten

Heterogene Gruppe mit Verwandtschaft zu Coryne- und Mykobakterien. Humanpathogene Aktinomyzeten werden unterschieden in:
- Fakultativ anaerobe Aktinomyzeten (A.): *Actinomyces israelii, A. gerencseriae, A. naeslundii, A. viscosus, A. meyeri, A. odontolyticus, A. pyogenes*
- Obligat aerobe Aktinomyzeten-Gattungen: *Nocardia, Actinomadura, Nocardiopsis, Streptomyces, Dermatophilus, Rhodococcus, Gordonia, Tsukamurella, Williamsia*

Klinik
- **Fakultativ anaerobe A.:** normale Flora der Mundschleimhaut. Meist endogene Inf. nach Gewebeverletzungen. Häufigste Manifestation: Mundhöhlen-Aktinomykose (Strahlenpilzkrankheit). Beginn mit derber, roter, ziemlich unempfindlicher Schwellung, die sich allmählich entwickelt und zunehmend weicher wird. Der Inhalt beginnt zu fluktuieren und fistelt schließlich →

26.10 Aktinomyzeten

chron. entzündliches Höhlensystem mit relativ schlechter Heilungstendenz. Weitere Formen:
- Lungenaktinomykose (20 %)
- Abdominalaktinomykose (20 %)
- Tränensackkanalikulitis
- IUP-assoziierte Genitalinf.
- Parodontitis und Karies
- Akute Pharyngitis und Urethritis sowie kutane und subkutane Inf. durch *A. pyogenes*
- **Obligat aerobe A.:** Das normale Habitat ist die Umwelt (Wasser, Boden). Über Hautwunden oder aerogene Inf. können sie verursachen:
  - Myzetome („Madurafuß") u. a. kutane bzw. subkutane Abszesse
  - Schwere eitrige oder kavitäre pulmonale Inf.
  - Septikämien mit sek. Organmanifestation in Meningen, Hirn und Nieren

Untersuchungsmaterial
Kultur: Abszesseiter, Bronchial-, Tränensekret, Zervikal-, Rachen-, Harnröhrenabstriche, Wundsekret, Blut, Abszesspunktate.

> Drusenhaltiger Eiter erbringt die besten Kulturergebnisse.

Proben möglichst schnell verarbeiten.

Mikrobiologische Diagnostik
- **Mikroskopie:** grampos., verzweigte, pleomorphe Stäbchen, in Ketten und Nestern angeordnet. A. sind partiell säurefest und lassen sich mit einer verkürzten Ziehl-Neelsen-Färbung darstellen.
- **Kultur:**
  - **Fakultativ anaerobe A.:** mind. 14-tägige mikroaerophile Bebrütung von hochangereicherter Nährbouillon und Nähragar, Schaedler-Agar, Brucella-Agar → auf festen Nährböden erhabene, mehrfach gefältelte, weiße Kolonien
  - **Obligat aerobe A.:** mind. 14-tägige aerobe Bebrütung von Nährbouillon, Blutagar und/oder Sabouraud-Glukose-Agar → auf festen Nährböden konvexe, oft gefältelte Kolonien, z. T. mit Luftmyzel
  - Grobeinteilung in die verschiedenen Gattungen mittels Koloniemorphologie und Pigmentierung
- **Differenzierung aerober und anaerober A. (Referenzlabor):**
  - Biochem. Leistungen: Hydrolysereaktionen, Verwertung von Kohlenstoff- und Stickstoffquellen
  - Biochem. Zellwandanalyse mittels DC von Ganzzelllysaten: Nachweis und Isomerbestimmung von 2,6-Diaminopimelinsäure (DAP), Nachweis und Differenzierung von Mykolsäuren
  - GC zur Detektion der von den Bakterien produzierten Fettsäuren → charakteristische Verteilungsmuster
  - Nachweis charakteristischer zellulärer Zucker (z. B. Arabinose, Madurose, Galaktose, Xylose etc.)
  - Sequenzierung des 16S-rRNA-Gens
  - MALDI-TOF-MS

Antibiotikaempfindlichkeit
- Fakultativ anaerobe A.: Penicillin G; alternativ: Doxycyclin. Berücksichtigung des Resistenzverhaltens der immer vorhandenen Begleitbakterien

- Obligat aerobe A.: β-Laktam-Antibiotika, Sulfonamide, Cotrimoxazol, Imipenem (bei schweren Inf. in Komb. mit Amikacin)

26.10.2 *Tropheryma whipplei*

Erreger des M. Whipple. Erregerreservoir, Infektionsweg und Pathogenese sind noch unklar. Verdopplungszeit des Erregers soll 18 d betragen. Es gibt erste Hinweise auf eine Störung der zellvermittelten Immunität (reduzierte Produktion von IL-2 und IL-12, vermehrte Synthese von IL-4, die zu einer reduzierten Makrophagenaktivierung und damit zu einer intrazellulären Persistenz der Erreger in diesen Wirtszellen führen).

Da 75 % aller untersuchten Normalpersonen IgG-AK gegen *T. whipplei* zeigen, ist von einer großen Durchseuchung mit diesem Erreger bei seltener individuell (genetisch?) determinierter Krankheitsbereitschaft auszugehen.

Klinik Systemische Inf., die hauptsächlich Männer (seltener auch Frauen) im mittleren Alter betrifft und durch Symptome wie Arthralgie, Durchfälle, Bauchschmerzen und Gewichtsverlust charakterisiert ist. Manchmal sind auch Lk-Schwellungen, Ödeme und Aszites, Fieber, Hyperpigmentierung und ZNS-Befall nachweisbar. In etwa ⅓ d. F. besteht eine Assoziation zu HLA B27.

Untersuchungsmaterial Dünndarmbiopsien (kleine weißliche Lymphozysten in der Duodenoskopie, möglichst weit distal entnommen), Gewebeproben aus Lk, Synovialis und Herzklappengewebe, Liquor bei V. a. ZNS-Manifestation.

Mikrobiologische Diagnostik
- **Mikroskopie der Gewebeproben:** PAS-Färbung: große Makrophagen mit rot leuchtenden Einschlüssen (DD: *Mycobacterium avium,* daher immer parallel Ziehl-Neelsen-Färbung durchführen). *T. whipplei* ist im Gegensatz zu Mykobakterien nicht säurefest). Im Liquorsediment gelingt der Nachweis PAS-pos. Makrophagen selten, daher immer PCR durchführen.
- **Kultur:** Kultivierung des Erregers nur in Speziallaboratorien, unzuverlässig (Zellkultur mit Zusatz von IL-4).
- **PCR:** obligat aus Liquor, Lk-Biopsien, Synovialis und Herzklappengewebe. Fakultativ parallel zur Mikroskopie von Gewebeproben aus dem distalen Duodenum. 16S-rRNA-Sequenzierung zur Spezifitätssicherung. Eine pos. PCR ist nur zusammen mit eindeutiger Klinik verwertbar, da bisher nicht ausgeschlossen werden kann, dass es auch einen gesunden Trägerstatus mit *T. whipplei* gibt.

Antibiotikaempfindlichkeit Die Erkr. führt unbehandelt zum Tod. Daher möglichst früher Therapiebeginn mit Kombinationstherapie aus Penicillin und Streptomycin, bei Enzephalitis auch Ceftriaxon oder Chloramphenicol (gute Liquorgängigkeit). Rezidivprophylaxe für mind. 1 J. mit Cotrimoxazol, dabei regelmäßige endoskopische Rezidivkontrolle. Bei Therapieresistenz wird innerhalb von Studienprotokollen IFN-γ gegeben.

26.11 Enterobacteriaceae

26.11.1 Grundlagen

Die Familie der *Enterobacteriaceae* (fakultativ anaerobe gramneg. Stäbchen) umfasst:

- Fakultativ pathogene Gattungen gramneg. Stäbchenbakterien, die zur physiol. Darmflora gehören und nur bei Verschleppung in andere Körperregionen opportunistische Inf. auslösen
- Obligat pathogene Gattungen wie Shigellen, Salmonellen und pathogene E.-coli-Stämme, die Enteritis und schwere Allgemeininf. verursachen

26.11.2 Salmonellen

Obligat pathogene Enterobakterien. Die humanpathogene Subspezies *S. enteritica* wird nach zwei unterschiedlichen Krankheitsbildern (Salmonellosen) eingeteilt:
- Typhöse Salmonellose: *S. typhi, S. paratyphi* A, B und C
- Enteritische Salmonellose: *S. enteritidis, S. typhimurium* und etwa 2.000 weitere Serovare

Klinik
- **Typhus (Paratyphus) abdominalis:** zyklische Allgemeininf., Komplikationen können Darmbluten, Perforation der Darmgeschwüre, Sepsis mit Kreislaufversagen, Thrombosen, Hirnödem mit meningitischen Symptomen und die typhöse Myokarditis sein. Letalität bei frühzeitig einsetzender Antibiotikatherapie < 1 %. **DD:** Influenza, Malaria bei Tropenrückkehrern (ausschließen!)
- **Enteritische Salmonellosen:** entzündliche Gastroenteritis, geringe Letalität (nur bei sehr alten oder immunsupprimierten Menschen). Komplikationen: Sepsis und Salmonellen-Meningitis (Neugeborene, Säuglinge, immunsupprimierte Pat.)

Namentlich bei Krankheitsverdacht, Erkr. und Tod an Typhus/Paratyphus, Direktnachweis von *S. typhi/paratyphi* und allen anderen *Salmonella* spp.

Untersuchungsmaterial
- **Typhöse Salmonellen:**
  - **Kultur:**
    - IKZ und in der 1. Krankheitswo. Urin, Duodenalsaft, KM-Punktate
    - Stuhl: Erregernachweis ab Ende der 2. Krankheitswo.
  - **Serologie:** 1–2 ml Serum. AK-Nachweis ab Anfang der 2. Krankheitswo. möglich
- **Enteritische Salmonellen:**
  - **Kultur:** Stuhl und, wenn möglich, Speisereste (mangelhaft erhitzte Eier- und Geflügelspeisen!)

Mikrobiologische Diagnostik
- **Mikroskopie:** gramneg. Stäbchen.
- **Kultur:** flüssige und feste Nährmedien mit Hemmstoffzusatz (Selenit, Tetrathionat, Kristallviolett, Brillantgrün-Phenolrot, Desoxycholat oder Wismutsulfit), um das Wachstum der normalen Darmflora zu unterdrücken. Die meisten Medien besitzen außerdem Indikatoreigenschaften (charakteristische – meist schwarze – Färbung der verdächtigen Kolonien). Zunehmend Einsatz von chromogenen Salmonella-Medien.
- **Differenzierung:**
  - Identifizierung als *Salmonella* spp.: „bunte Reihe", MALDI-TOF-MS.
  - Bestimmung des Serovars mittels spez. O- und H-Antiseren als Objektträgeragglutination. Im **Kauffmann-White-Schema** (diagn. Antigentabelle)

werden die Serovare geordnet und durch bestimmte O-Antigene zu Serogruppen zusammengefasst.
- **Serol. AK-Nachweis:** AK-Nachweis gegen *S. typhi/paratyphi* ab Anfang der 2. Krankheitswo. (Gruber-Widal-Agglutination).

Antibiotikaempfindlichkeit
- **Typhöse Salmonellosen:** Gyrasehemmer (Ciprofloxacin, Levofloxacin, Fleroxacin) oder ein Breitspektrum-Cephalosporin (Ceftriaxon) sind **Mittel der Wahl**. Bei systemischen *Salmonella*-Inf. immer Sensibilitätstestung aufgrund zunehmender Resistenzen. Bei symptomlosen Dauerausscheidern (Salmonellen persistieren in 2–5 % d. F. in der Gallenblase (⅔) oder im Dünndarm (⅓) > 10 Wo. nach Heilung): Eradikation mit hohen Dosen, notfalls Cholezystektomie
- **Enteritische Salmonellosen:** sympt. Therapie durch Ersatz von Flüssigkeit und E'lyten. Antibiotikatherapie (Ciprofloxacin, Ceftriaxon) nur bei Kleinkindern und abwehrgeschwächten Pat.

Immunisierungsmöglichkeit
Sowohl oraler Lebendimpfstoff als auch parenteral zu verabreichender Totimpfstoff aus gereinigtem Vi-Antigen v. a. vor Reisen in typhusgefährdete Länder. Impfschutz für bis zu 60 % der geimpften Personen für mind. 1 J. (parenteraler Impfstoff für 3–5 J.). **Cave:** Tätigkeitsverbot nach § 42 Abs. 1 IfSG für Ausscheider von Salmonellen!

26.11.3 Shigellen

Die Gattung *Shigella* (S.) umfasst 4 serologisch differenzierbare Spezies:
- *S. dysenteriae* (Serogruppe A): Tropen und Subtropen
- *S. flexneri* (Serogruppe B): weltweit
- *S. boydii* (Serogruppe C): Vorderasien und Nordafrika
- *S. sonnei* (Serogruppe D): weltweit

Klinik
Bakterielle Ruhr (Dysenterie):
- Lokalinf. des Dickdarms. Orale Aufnahme der Erreger, die in die Darmmukosa eindringen → Nekrosen. Nach einer IKZ von 2–5 d massive Durchfälle, die zunächst wässrig und später mit Schleim, Blut und Eiter vermischt sind. Typisch sind schmerzhafte Stuhlentleerungen (Tenesmen).
- **Komplikationen:** hochgradige Dehydratationszustände, starke Darmblutungen und Perforationsperitonitis (Ulzerationen!), HUS. Krankheitsdauer unbehandelt 1–2 Wo., bei früh einsetzender Therapie rasche Besserung. *S. dysenteriae* besitzt das Shigatoxin 1 und verursacht schwerere Verläufe als z. B. *S. sonnei*. Nach überstandener Krankheit keine Immunität.

Untersuchungsmaterial
- Kultur und Antibiogramm: Stuhl oder Rektalabstrich, der genügend Schleimflocken enthält. **Cave:** Shigellen sind empfindlich → schnell ins Labor
- Serologie: 1–3 ml Serum für den AK-Nachweis

Mikrobiologische Diagnostik
- **Mikroskopie:** gramneg., sporenlose, unbewegliche Stäbchen.
- **Kultur und Antibiogramm:** Salmonella-Medien. Nicht alle Medien eignen sich für die Anzucht von Shigellen, die empfindlich gegen bestimmte Farbstoffzusätze sind. Besonders geeignet: Leifson- und XLD-Agar, MacConkey-Agar sowie das chromogene Xylose-Galaktose-Shigella-Kulturmedium.

- **Differenzierung:** Gattungsidentifizierung mithilfe eines polyvalenten Antiserums (Agglutination) sowie in der „bunten Reihe" oder MALDI-TOF-MS. Die Einteilung in die 4 Spezies beruht auf einer Komb. von biochem. und antigenen Eigenschaften (nur O-Antigene; Shigellen besitzen weder Geißeln noch Kapseln und sind unbeweglich).
- **Serol. AK-Nachweis:** AK gegen Shigellen mittels Widal-Agglutination nachweisbar, jedoch wenig aussagekräftig, da Kreuzreaktivität zu *E. coli*.

Namentlich bei Nachweis von *Shigella* spp.

Antibiotikaempfindlichkeit
- Erst Antibiogramm, da Mehrfachresistenzen durch Resistenzplasmide möglich!
- Mittel der Wahl für Erw.: Ciprofloxacin, Kinder: Cotrimoxazol
- Zusätzlich: Ersatz von E'lyten und Flüssigkeit

Merke
- Dauerausscheider sind selten.
- Tätigkeitsverbot nach § 42 Abs. 1 IfSG für Shigellenausscheider!

26.11.4 *Escherichia coli*

Bestandteile der normalen Darmflora. Außerhalb des Darms (Translokation) ist *E. coli* fakultativ pathogen (opportunistische Inf.). Darüber hinaus existieren darmpathogene *E.-coli*-Stämme.

Klinik
- **Opportunistische Inf. durch *E. coli*:** HWI (Zystitis, Pyelonephritis), Gallenblasen- und Gallenwegsentzündungen, Wundinf., Peritonitis, Appendizitis, Pneumonie, Sepsis sowie Meningitis bei Früh- und Neugeborenen. Häufig nosokomiale Inf.
- *Enteropathogene E. coli* **(EPEC):** adhärenz- und toxinbedingte Zerstörung der Mikrovilli im Dünndarm → Säuglingsdiarrhö. In Europa selten, weltweit jedoch bedeutsam (Letalität 50 %)
- *Enterotoxische E. coli* **(ETEC):** durch choleraähnliche Enterotoxine (ST = hitzestabil, LT = hitzelabil) ausgelöste massive choleraähnliche Durchfälle. Häufiger Erreger der Reisediarrhö
- *Enteroinvasive E. coli* **(EIEC):** Invasion der Dickdarmepithelzellen ähnlich wie Shigellen (Virulenzplasmid mit hoher Homologie zum Shigellen-Virulenzplasmid). Geschwürige Entzündungen des Kolons → ruhrähnliches Krankheitsbild
- *Enterohämorrhagische E. coli* **(EHEC, HUSEC),** Syn. shigatoxinbildende *E. coli* (STEC): Toxin verursacht hämorrhagische Kolitis, HUS mit ANV, TTP (▶ 24.2.5), Anämie. Zunehmende Bedeutung (2–3 % der Durchfallerkr.)
- *Enteroaggregative E. coli* **(EAEC-I):** ↑ Adhärenz durch aggregative Fibrien → ↑ Mukusbildung, persistierende Durchfälle, v. a. bei Kindern

- Namentlich bei Krankheitsverdacht und Erkr. an Enteritis infectiosa bei Personen mit Tätigkeit nach § 42 Abs. 1 IfSG oder bei Häufung von Fällen, Nachweis von EHEC oder anderen darmpathogenen Stämmen
- Namentliche Meldung bei Krankheitsverdacht, Erkr. und Tod an enteropathischem HUS
- Namentlich beim Nachweis von *Enterobacteriaceae* mit Carbapenem-Nichtempfindlichkeit oder bei Nachweis einer Carbapenemase-Determinante
- Meldepflicht für nosokomiale Inf. mit epidemischem Zusammenhang. Aufzeichnungspflicht für Multiresistenzen

Untersuchungsmaterial
Kultur und Antibiogramm: Urin, Wundabstrich, Punktate, Sputum, Blut, Liquor, Gallenflüssigkeit, Stuhl.

Indikationen zur gezielten EHEC-/STEC-Diagnostik (DGHM-Empfehlungen)
- HUS oder thrombotisch thrombozytopenische Purpura
- Durchfall und eine der folgenden Bedingungen:
  - Wegen Diarrhö hospitalisierte Kinder bis zum 6. Lj.
  - Blutig-wässrige Stühle
  - Endoskopisch nachgewiesene hämorrhagische Kolitis
  - Nekrotisierende Enterokolitis
- Durchfall innerhalb der letzten Wo. und hämolytische Anämie oder ANV
- Ausbrüche bei Gemeinschaftsverpflegung
- Kontaktperson von EHEC-Pat.

Mikrobiologische Diagnostik
- **Mikroskopie:** gramneg. Stäbchen.
- **Direktnachweis:**
  - Voranreicherung in Flüssigmedium unter Zusatz von Mitomycin C und anschließender Toxinnachweis mittels ELISA bzw. Toxingen-Detektion mittels PCR zum Screening auf STEC/EHEC
  - Nachweis von hitzelabilem choleraähnlichem Enterotoxin im Stuhl mittels ELISA oder Latexagglutination bei V. a. ETEC
- **Kultur:** Anzucht auf Blutagar und entsprechenden Indikatormedien (z. B. MacConkey- oder Endo-Agar, Enterohämolysin-Agar, MacConkey-Sorbitol-Agar, chromogener *E.-coli*-O157-Agar)
- **Differenzierung:**
  - Biochem. durch „bunte Reihe" oder MALDI-TOF-MS
  - Serol. Typisierung nach O-Gruppen-Zugehörigkeit: ca. 95 % der HUS-Fälle sind auf die *E.-coli*-Serovare O157, O26, O103, O145 und O111 zurückführbar
  - PCR-gestützter Nachweis von Virulenzfaktor-codierenden Genen
  - Darmpathogene Stämme:
    – Toxinproduktion: ELISA
    – PCR zum Nachweis von Virulenz-/Toxingenen
    – STEK/EHEC: auch Konieblothybridisierung und Immunoblot-Verfahren

> **Merke**
> - In Routinelabors können EHEC als Sorbitol-neg. Kolonien auf Sorbitol-MacConkey-Agar isoliert und anschließend agglutiniert werden (O157:H 7).
> - Der Toxinnachweis in Anreicherungskulturen und nachfolgend auch in Isolaten bzw. der PCR-gestützte Nachweis der Virulenzfaktoren sollte in jedem Fall folgen (ggf. an das nationale Referenzzentrum schicken).
> - Keine 100-proz. Assoziation zwischen Ausprägung bestimmter Virulenzfaktoren/Toxinproduktion und Serogruppe. Deshalb immer Nachweis von Toxinproduktion/Toxingenen als Bestätigungstest!

- **Serol. AK-Nachweis:** bei V. a. enteropathisches HUS und bei fehlender Erregerisolierung:
  - Anti-LPS-IgM-AK (ELISA, Western Blot)
  - Anti-LPS-IgG-AK (4-facher Titeranstieg im ELISA)

Antibiotikaempfindlichkeit
- Extraintestinale Inf.: entsprechend Resistenzbestimmung (ESBL und MRGN, ▶ 26.11.5). Für leichtere Inf. Amoxicillin oder Cotrimoxazol, für schwerere Fälle Ceftriaxon, Cefotaxim, Meropenem, Imipenem oder Gyrasehemmer. **Cave:** Resistenzen im Krankenhausbereich häufig
- Durchfallerkr.: sympt. Maßnahmen (Ersatz von Flüssigkeit und E'lyten). Bei Therapiebedarf: Cotrimoxazol, Chinolone bzw. nach Antibiogramm (EPEC, EIEC). **Cave:** Antibiotikagabe bei HUS (erhöhte Shigatoxin-Produktion)
! Tätigkeitsverbot nach § 42 Abs. 1 IfSG für EHEC-Ausscheider

26.11.5 Sonstige *Enterobacteriaceae*

Zu den sonstigen Enterobacteriaceae zählen: *Cedecea* spp., *Citrobacter* spp., *Edwardsiella tarda*, *Enterobacter* spp., *Ewingella americana*, *Hafnia alvei*, *Klebsiella* spp., *Kluyvera* spp., *Leminorella* spp., *Moellerella wisconsensis*, *Morganella morganii*, *Proteus* spp., *Providencia* spp., *Serratia* spp., *Tatumella ptyseos*.

Klinik Keinem Keim kann ein spez. klin. Bild zugeordnet werden → fakultativ pathogene Keime der Darmflora, die unter bestimmten Bedingungen praktisch alle Organe und Körperhöhlen infizieren können (als endogene Inf.). Häufig an der Ausbildung von nosokomialen Sekundärinf. beteiligt.
- HWI: 40 %
- Pneumonie: ca. 20 %
- Wundinfektionen: ca. 17 %
- Septikämie: ca. 8 % aller nosokomialen Inf.

Untersuchungsmaterial
Kultur und Antibiogramm: Urin, Wundabstrich, Punktate, Sputum, Blut, Liquor.

Mikrobiologische Diagnostik
- **Mikroskopie:** gramneg. Stäbchen
- **Kultur:** Anzucht auf Blutagar und entsprechenden Indikatormedien (z. B. MacConkey- oder Endo-Agar)
- **Differenzierung:** biochem. mittels „bunter Reihe" oder MALDI-TOF-MS

Antibiotikaempfindlichkeit
- **Intrinsische Resistenzen** beachten:
  - *Klebsiella* spp.: Benzylpenicilline, Aminopenicilline

- *Enterobacter* spp.: wie *Klebsiella* spp., zusätzlich noch Cephalosporine der 1 und 2. Generation
- *Serratia* spp.: Penicillin G, viele Cephalosporine
- *Proteus vulgaris*: Ampicillin, Cefazolin, Tetrazykline
- **Unkomplizierte ambulante HWI:** Cotrimoxazol oder Gyrasehemmer.
- **Nosokomiale Erreger:** nach Antibiogramm, da häufig multiresistent. Ceftriaxon, Cefotaxim, Meropenem, Imipenem oder Gyrasehemmer meist wirksam.
- **Extended-Spectrum-β-Laktamasen** (ESBL): entstehen durch Punktmutationen aus klassischen β-Laktamasen → Resistenz gegen Breitspektrum-Cephalosporine und Aztreonam. Plasmide durch Konjugation auf andere gramneg. Bakterien übertragbar (→ Pat. isolieren, Hygienemaßnahmen wie bei MRSA). Betroffen *Enterobacteriaceae* sind *Klebsiella pneumoniae*, *E. coli*, *Enterobacter* spp., *Citrobacter* spp., *Proteus* spp. Häufig koresistent gegen Aminoglykoside und Cotrimoxazol. ESBL-pos. *E.-coli*-Stämme sind meist auch resistent gegen Ciprofloxacin (86,6 %). β-Laktamasestabile Carbapeneme (Imipenem, Meropenem) meist noch wirksam, ebenso Tigecyclin (**Cave:** Lücke bei *Proteus* spp. und *Pseudomonas aeruginosa*).
- **Multiresistente gramneg. Erreger (MRGN)** (▶ Tab. 26.4): neben ESBL weisen diese Keime Resistenzen ggü. Carbapenemen und Fluorchinolonen auf. Bei 3MRGN ist eine Therapie mit der verbleibenden wirksamen Antibiotikagruppe möglich. Bei 4MRGN können teilweise noch Aminoglykoside und Reserveantibiotika wie Colistin und Tigecyclin versucht werden.

Tab. 26.4 KRINKO-Definition der Multiresistenz bei gramnegativen Erregern

Antibiotika-gruppe	Leit-substanz	Enterobakterien		*Pseudomonas aeruginosa*		*Acinetobacter baumannii*	
		3MRGN*	4MRGN*	3MRGN	4MRGN	3MRGN	4MRGN
Acylureido-penicilline	Piperacillin	R	R	Nur eine der 4 Antibiotikagruppen wirksam (sensibel)	R	R	R
Cephalosporine der 3. Gen.	Ceftazidim und/oder Cefotaxim	R	R		R	R	R
Carbapeneme	Imipenem und/oder Meropenem	S	R		R	S	R
Fluorchinolone	Ciprofloxacin	R	R		R	R	R

* 3MRGN = multiresistente gramneg. Stäbchen mit Resistenz gegen 3 der 4 Antibiotikagruppen; 4MRGN = multiresistente gramneg. Stäbchen mit Resistenz gegen 4 der 4 Antibiotikagruppen

> **Merke**
> Hygienemaßnahmen bei Nachweis von MRGN beachten, Pat. isolieren (Hygieneplan beachten)! Details unter www.rki.de/DE/Content/Infekt/Krankenhaushygiene/Kommission/Downloads/Gramneg_Erreger.pdf?__blob=publicationFile.

26.11 Enterobacteriaceae

- Namentliche Meldepflicht für den Nachweis von *Enterobacteriaceae* mit Carbapenem-Nichtempfindlichkeit oder bei Nachweis einer Carbapenemase-Determinante mit Ausnahme der isolierten Nichtempfindlichkeit ggü. Imipenem bei *Proteus* spp., *Morganella* spp., *Providencia* spp. und *Serratia marcescens*; Meldepflicht bei Inf. oder Kolonisation
- Für nosokomiale Inf. mit epidemischem Zusammenhang. Aufzeichnungspflicht für Multiresistenzen

26.11.6 Yersinia

Drei Vertreter der Gattung *Yersinia (Y.)* sind humanpathogen: *Y. pestis, Y. enterocolitica, Y. pseudotuberculosis*.

Achtung! Pestbakterien sind hochgefährlich und dürfen nur mit Sondergenehmigung in Sicherheitslaboratorien der Sicherheitsklasse III und unter strengsten Sicherheitsvorkehrungen für die Mitarbeiter bearbeitet werden!

Klinik
- *Y. pestis:* Erreger der **Pest (Beulen-/Bubonenpest,** > 90 % d. F.). Im weiteren Krankheitsverlauf Entwicklung von Septikämie mit Pneumonie (sek. **Lungenpest**). Die ausgehusteten Tröpfchen sind hochinfektiös → nach Inhalation prim. menschliche Lungenpest, ohne Chemotherapie fast immer letal. Endemiegebiete: Zentralasien (Indien!), Süd- und Südostafrika, Süden der USA, Südamerika. **Cave:** potenzieller Keim für Bioterrorismus (▶ 1.6).
- *Y. enterocolitica, Y. pseudotuberculosis:* in Abhängigkeit vom Lebensalter Enterokolitis oder Lymphadenitis mesenterica (appendizitisähnliche Erkr.). Bei Immunsupprimierten Generalisation der Inf. mit Sepsis, Lymphadenopathie und Abszessbildung möglich. Folgekrankheiten sind häufig: 1–3 Wo. nach dem akuten Krankheitsgeschehen können reaktive Arthritis, Reiter-Sy. oder Erythema nodosum auftreten (Assoziation mit HLA-B27!). Aufgrund der noch bei 4 °C erhaltenen Vermehrungsfähigkeit sind Yersinien gefürchtete Kontaminanten von EK in der Transfusionsmedizin (▶ 25.5).

- Namentlich bei Krankheitsverdacht, Erkr. und Tod an Pest, Nachweis von *Y. pestis*
- Meldepflicht ebenfalls bei Krankheitsverdacht, Erkr. und Tod an *Enteritis infectiosa* durch Yersinien für Personen (namentlich!) mit Tätigkeit nach § 42 Abs. 1 IfSG oder bei Fallhäufung
- Namentliche Meldung bei Nachweis von darmpathogenen *Y. enterocolitica*

Untersuchungsmaterial
- **Kultur:**
  - *Y. pestis:* Bubonenaspirat (Eiter), Blut, Sputum, Sektionsmaterial
  - *Y. enterocolitica, Y. pseudotuberculosis:* Stuhl, Resektionsmaterial aus Lk oder Appendix, Blut bei Sepsisverdacht
- **Serologie:** 1–2 ml Serum für den AK-Nachweis

Mikrobiologische Diagnostik
- **Direktnachweis:**
  - **Mikroskopie:** gramneg. Stäbchen. Typische „Sicherheitsnadel"-Form mit abgerundeten, betonten Enden nach Giemsa-Färbung
  - **Immunfluoreszenz oder AG-ELISA** zum Direktnachweis von *Y. pestis* in Bubonenaspirat
  - **PCR** zum Genomnachweis
- **Kultur:** Yersinien haben ein Temperaturoptimum von 30 °C (Wachstum, biochem. Differenzierung)
  - *Y. pestis:*
    – Wachstum auf Blut- und (z. T.) auf Desoxycholat-Citrat-Agar sowie in Nährbouillon
    – Anreicherung aus kontaminierten Materialien im Tierversuch (Meerschweinchen, weiße Maus)
  - *Y. enterocolitica, Y. pseudotuberculosis:* nach 48 h Inkubation Wachstum auf Blut- oder MacConkey-Agar sowie auf CIN-Selektivagar (*Yersinia*-Agar mit Zusatz von Cefsulodin, Irgasan und Novobiocin nach Schiemann). Gutes Keimwachstum auf einigen *Salmonella*-/*Shigella*-Selektivmedien. *Y. pseudotuberculosis* wächst manchmal nicht auf *Yersinia*-Agar und selektiven *Enterobacteriaceae*-Medien. Erstanzucht daher am besten auf Blutagar Vermehrungsfähigkeit ist bis 4 °C erhalten, daher ist eine Kälteanreicherung aus kontaminiertem Material möglich
- **Differenzierung:**
  - Biochem. Differenzierung: charakteristische Reaktionen in der „bunten Reihe"
  - Beweglichkeit: *Y. pestis* → stets unbeweglich, *Y. enterocolitica, Y. pseudotuberculosis* → bei 37 °C unbeweglich, bei 22 °C beweglich (Auswanderung aus Stichkanal in einem halbfesten Agar)
  - Serogruppentypisierung durch Agglutinationsreaktion
    – *Y. enterocolitica:* bisher 60 O- und 44 H-Antigene, in Europa häufig O3, O9, seltener O5, in den USA O8, O13, O20, O21, zunehmend auch O3
    – *Y. pseudotuberculosis:* bisher 7 O- und 5 H-Antigene, in Europa häufig OI, OII, OIII und OIV
  - PCR-gestützter Nachweis von Virulenzgenen
  - MALDI-TOF-MS
- **Serol. AK-Nachweis:**
  - AK gegen *Y. enterocolitica:* Widal-Agglutination (Titer), ELISA (IgG, IgM, IgA), Immunoblot (YopE, YopD, YopH, YopM)
  - AK gegen *Y. pseudotuberculosis:* Widal-Agglutination
- ! Nachteil: häufige Kreuzreaktionen mit anderen gramneg. Stäbchen (Brucellen, Salmonellen)
- ! *Yersinia*-Begleiterkr. oft mit IgA-Persistenz assoziiert

Antibiotikaempfindlichkeit
- *Y. pestis:* Streptomycin, Doxycyclin, Chloramphenicol bei Meningitis
- *Y. enterocolitica* und *Y. pseudotuberculosis:* Cotrimoxazol, Tetrazykline, Gyrasehemmer, bei Sepsis in Komb. mit Gentamicin

26.12 Vibrionaceae

Natürliches Habitat sind Oberflächen- und Küstengewässer sowie Meerestiere (Muscheln!). Humanpathogene Vertreter der Gattung *Vibrio* (V.) sind:

- **V. cholerae:** zwei Biotypen (serologisch nicht unterscheidbar, aber differierendes Verhalten bzgl. Hämolyse, Agglutination von Hühnererythrozyten, Acetoinproduktion, Empfindlichkeit ggü. Polymyxin B und für den Choleraphagen IV bzw. den Eltor-Phagen V):
  - *V. cholerae* Serovar O1, Biovar *cholerae*: klassischer Cholera-Erreger
  - *V. cholerae* Serovar O1, Biovar *eltor*: seit 1961 dominierender Cholera-Erreger
  - *V. cholerae* Serovar O139: seit 1992 in Südostasien
- **Non-Cholera-Vibrionen:** s. u. „Klinik".
- ***Aeromonas*** **und** ***Plesiomonas:*** wurden früher zu den Vibrionen gezählt. Aufgrund genet. Untersuchungen bildet *Aeromonas* eine eigene Gattung, *Plesiomonas* gehört in die Familie der *Enterobacteriaceae*.

Klinik
- **V. cholerae:** orale Inf. → akuter Brechdurchfall durch Bildung eines Exotoxins, das eine Funktionsstörung der Darmepithelzellen auslöst (Enterotoxin): Aktivierung der intrazellulären Adenylatzyklase → aktive Sekretion von E'lyten und nachfolgend passiver Wasseraustritt ins Darmlumen. Die reiswasserähnlichen Stühle sind mit einem immensen Flüssigkeitsverlust (bis zu 20 l/d) verbunden → Symptome der 2. Krankheitsphase (Exsikkose): Blutdruckabfall, Tachykardie, Hypothermie, Anurie, Apathie
- **Non-Cholera-Vibrionen:**
  - *V. mimicus, V. parahaemolyticus, V. fluvialis, V. furnissii* und *V. hollisae*: nach oraler Inf. (Wasser, Meeresfrüchte) leichtere, choleraähnliche Durchfälle
  - *V. alginolyticus, V. vulnificus* und *V. damselae*: Verursacher von Wundinf. nach Baden in kontaminiertem Wasser
- ***Aeromonas*** **und** ***Plesiomonas:*** Beide Keime können Durchfallerkr. verursachen (*Plesiomonas* v. a. in tropischen Ländern). *Aeromonas* verursacht v. a. bei Immunsupprimierten Septikämien, Haut- und Wundinf. mit nachfolgender Myonekrose, HWI, Osteomyelitis, Meningitis und Pneumonien

 Namentlich bei Krankheitsverdacht, Erkr. und Tod an Cholera sowie bei Nachweis von *Vibrio cholerae* O1 und O139.

Untersuchungsmaterial
PCR, Kultur und Antibiogramm: Stuhlproben, Erbrochenes, Rektalabstriche, Wundabstriche.

Merke
- Verdacht auf Cholera dem Labor mitteilen (Spezialmedien zur Anzucht!)
- Bei längerem Transport Gefahr der Austrocknung: Probenmaterial in Cary-Blair-Medium versenden

Mikrobiologische Diagnostik
- **Mikroskopie:** kommaförmig gekrümmte, gramneg. Stäbchenbakterien mit einer oder mehreren polar angeordneten Geißeln. In frischem Untersu-

chungsmaterial (z. B. Stuhl) sind die Bakterien typischerweise fischzugartig angeordnet und außerordentlich beweglich („Sternschnuppen", „Mückenschwarm"). Zusatz von Cholera-Antiserum hemmt Beweglichkeit von *V. cholerae* O1 (Verdachtsdiagnose!). Heute weitgehend zugunsten der dir. Immunfluoreszenz mit einem markierten Anti-O1/O139-Antiserum verlassen

- **PCR** zum Nachweis des Choleratoxingens **ctx** als Schnelltest verfügbar
- **Kultur:**
  - Aerobe Kultivierung auf einfachen Nährmedien innerhalb von 24 h (auf Blutagar oft mit β-Hämolyse). Gutes Wachstum auf MacConkey-Agar (non-fermentativ, oxidasepositiv)
  - Vorliebe für hohe Salzkonz. (Halophilie) und ausgeprägte Alkalitoleranz (pH 9) ermöglichen selektive Anzucht von *V. cholerae* aus dem Keimgemisch der Stuhlflora:
    – Anreicherung in alkalischem Peptonwasser
    – Selektivagar: TCBS-(Thiosulfat-Citrat-Galle-Sucrose-Agar) → gelbgrüne Kolonien, durch Cholera-Antiserum agglutinierbar
  ! Non-Cholera-Vibrionen, *Aeromonas* und *Plesiomonas* werden auf TCBS-Agar z. T. in ihrem Wachstum gehemmt
- **Differenzierung:**
  - Morphologisch (Kommaform), pos. Oxidasereaktion, serologisch (Agglutination mit Anti-O1- und Anti-O139-Serum) und biochemisch („bunte Reihe" für Non-Cholera-Vibrionen) oder MALDI-TOF-MS
  - *Aeromonas* und *Plesiomonas*: „bunte Reihe" oder MALDI-TOF-MS
  - PCR-gestützter Nachweis von Virulenzfaktoren
- **Serol. AK-Nachweis:** mittels Widal-Agglutination oder Vibriocidie-Test, aber nicht zuverlässig

Antibiotikaempfindlichkeit
- **Vibrionen:** Tetrazykline und Cotrimoxazol verkürzen die Ausscheidung der Erreger. Bei Resistenz Ciprofloxacin. Wichtigste Sofortmaßnahme: Flüssigkeits- und E'lyte-Ersatz
- ***Aeromonas*** und ***Plesiomonas:*** nach Antibiogramm (Cephalosporine, Cotrimoxazol, Aminoglykoside, Chinolone, Carbapeneme)

Immunisierungsmöglichkeit Impfung mit abgetöteten Choleravibrionen oder oralen attenuierten Lebendimpfstoffen verleiht nur in 50 % Schutz, der antibakteriell, aber nicht antitoxisch ist und max. 6 Mon. anhält. Durch Krankheit jahrelange, IgA-vermittelte Immunität.

Tätigkeitsverbot nach § 42 Abs. 1 IfSG für Ausscheider von Choleravibrionen

26.13 *Campylobacter, Arcobacter* und *Helicobacter pylori*

Humanpathogene Vertreter der Gattung *Campylobacter (C.)* sind: *C. jejuni, C. fetus* und *C. coli*. Der einzige obligat humanpathogene Vertreter der Gattung *Helicobacter* (H.) ist *H. pylori*. Potenziell humanpathogen sind *Arcobacter* (A.) *butzleri, A. cryaerophilus* und *A. skirrowii*.

26.13 Campylobacter, Arcobacter und Helicobacter pylori

Klinik
- *C. jejuni, C. coli:* entzündliche Enteritis: Nach einer IKZ von 2–5 d fieberhafte Erkr. mit wässrigen, oft blutigen Durchfällen. Selbstlimitierend nach etwa 1 Wo.; 5–15 % aller Diarrhöen, oft reiseassoziiert. Postinfektiöse reaktive Arthritis oder Guillain-Barré-Sy. (selten). Selten werden Enteritiden auch durch *C. lari, C. upsaliensis, C. helveticus, C. hyointestinalis, C. concisus* ausgelöst.
- *C. fetus:* Gastroenteritis, v. a. bei Kleinkindern. Gelegentlich bei abwehrgeschwächten Pat. als Erreger einer Meningitis, Endokarditis, Peritonitis, Arthritis, Cholezystitis, Salpingitis oder Sepsis.
- *A. butzleri, A. cryaerophilus, A. skirrowii:* wässrige Diarrhö, z. T. persistierend, bei Immundefizienz Bakteriämien.
- *H. pylori:* chron. Typ-B-Gastritis und Ulcus ventriculi/duodeni, Adenokarzinome des Magens, MALT-Lymphome.

Untersuchungsmaterial
Kultur:
- *C. jejuni, C. coli:* Stuhl
- *C. fetus:* Stuhl, Blut, Eiter, Liquor, Punktat aus Gelenkerguss
- *Arcobacter* spp.: Stuhl
- *H. pylori:* Magenschleimhautbiopsien (Abstriche sind nicht ausreichend!), Stuhl

Mikrobiologische Diagnostik
- **Mikroskopie:** Gram- oder Karbolfuchsinfärbung: spiralig gewundene, schlanke Stäbchen, die an einem oder beiden Polen eine Geißel aufweisen können.
- **Direktnachweis:**
  - Ein *C.-jejuni*-Antigentest (Probenmaterial Stuhl) ist als Schnelltest verfügbar.
  - *H.-pylori*-Direktnachweis:
    – Histologie aus Magenbiopsaten (HE- oder Silberfärbung). 4 Biopsien (2 × Antrum, 2 × Corpus) empfohlen
    – Ureasetest aus Magenbiopsien. 3 Biopsien (2 × Antrum, 1 × Corpus) empfohlen
    – PCR aus Magenbiopsien (3 Biopsien) oder Magennüchternsaft bei neg. Ausfall anderer Nachweisverfahren. Resistenztestung ggü. Clarithromycin, Levofloxacin und Moxifloxacin
    – Stuhl-Antigen-Nachweis (ELISA, Immunoblot)
- **Indir. Nachweis von *H. pylori*:** Nachweis der starken Ureaseaktivität mit dem ^{13}C-Atemtest (radioaktives CO_2 wird in der Atemluft nach Gabe von radioaktiv markiertem Harnstoff gemessen).
- **Kultur mit Resistenztestung:** *Campylobacter* spp. und *Arcobacter* spp.
  - Kultivierung für 48 h auf Blutagarplatten unter mikroaerophilen Bedingungen (5 % O_2, 10 % CO_2 und 85 % N_2)
  - Antibiotikasupplementierte Selektivmedien (nach Skirrow, Blaser und Wang oder Butzler) zur Isolierung aus Stuhlproben. Medien zum Nachweis von *Arcobacter* dürfen kein Cephalothin enthalten.
  - *H. pylori:* kulturelle Anzucht aus Magenbiopsaten – 4 Biopsien (2 × Antrum, 2 × Corpus) empfohlen. Resistenztestung für Amoxicillin, Clarithromycin, Metronidazol, Levofloxacin, Moxifloxacin, Rifabutin, Tetracyclin. Lagerung und Transport in Spezialtransportmedium – innerhalb von 24 h ins Labor!
- **Differenzierung:** durch Morphologie, Nachweis von Katalase und Oxidase, Temperaturabhängigkeit des Wachstums, biochem. Leistungsparameter wie Nitratreduktion, Ureaseaktivität, Hippurathydrolyse, H_2S-Bildung sowie

Empfindlichkeit ggü. Nalidixinsäure, Cephalothin und Penicillin oder MALDI-TOF-MS.
- **Serol. AK-Nachweis:**
  - *Campylobacter*: geringe diagn. Wertigkeit wegen Antigenheterogenität der Erreger
  - *H. pylori*:
    – AK-Nachweis im ELISA bei Mukosaatrophie, Magenblutung und PPI-Therapie (unterscheidet nicht zwischen asympt. Kolonisation und sympt. Inf.)
    – Immunoblot: Nachweis von AK gegen virulenzassoziierte Proteine (Vac A = vakuolisierendes Zytotoxin, Cag A = zytotoxinassoziiertes Antigen) korreliert mit sympt. Inf. durch pathogene Stämme

> Namentlich: Enteritis infectiosa bei Personen mit Tätigkeit nach § 42 Abs. 1 IfSG und bei Fallhäufung, Nachweis von darmpathogenen *Campylobacter* spp.

Antibiotikaempfindlichkeit
- **Schwerere *Campylobacter*-Enteriden:** Clarithromycin oder Erythromycin. Alternativen sind Chinolone und Tetrazykline. Nicht selten Resistenz gegen Makrolide und Chinolone. *Arcobacter* spp. sind resistent gegen Makrolide, Ampicillin und die meisten Cephalosporine. Hier Chinolone, Aminoglykoside und Tetrazykline einsetzen
- ***Helicobacter*-Infektionen:**
  - Französische Tripletherapie: Protonenpumpenhemmer (PPI) + Clarithromycin + Amoxicillin für 7–14 d. Empfohlen bei niedriger Wahrscheinlichkeit für prim. Clarithromycin-Resistenz
  - Italienische Tripletherapie: PPI + Clarithromycin + Metronidazol für 7–14 d. Empfohlen bei niedriger Wahrscheinlichkeit für prim. Clarithromycin-Resistenz
  - Bismut-Vierfachtherapie: PPI + Bismut-Kalium-Salz + Metronidazol + Tetracyclin für 10 d. Empfohlen bei hoher Wahrscheinlichkeit für prim. Clarithromycin-Resistenz
  - Komb. (konkomitierende) Vierfachtherapie: PPI + Clarithromycin + Metronidazol + Amoxicillin für 7 d. Empfohlen bei hoher Wahrscheinlichkeit für prim. Clarithromycin-Resistenz
  - Fluorchinolon-Tripletherapie: PPI + Levofloxacin (oder Moxifloxacin) + Amoxicillin für 10 d. Nach erfolgloser Vierfachtherapie oder bei Kontraindikation/Unverträglichkeit ggü. Vierfachtherapie nach Ausschluss einer Levofloxacin-Resistenz empfehlen

Risikofaktoren für eine Clarithromycin-Resistenz: Herkunft des Patienten aus Süd- oder Osteuropa, frühere Makrolidbehandlung.
Bei Penicillinunverträglichkeit wird Amoxicillin durch Rifabutin ersetzt.

26.14 *Brucella*

Die beiden wichtigsten Vertreter der Gattung *Brucella* (B.) sind *B. abortus* (Bang-Krankheit) und *B. melitensis* (Maltafieber). Die Brucellose ist eine weltweit verbreitete Zoonose. Reservoir für *B. melitensis* sind kranke Ziegen und Schafe, für *B. abortus* Rinder. Die Inf. erfolgt über Hautläsionen oder über die Schleimhäute (Milch). IKZ 1–3 Wo.

Klinik
- **Subklin. Brucellose:** symptomlose Inf., AK-Nachweis positiv
- **Akute Brucellose:** akute septikämische Allgemeininf. mit Fieber, Lk-Schwellung, Hepatosplenomegalie, Organmanifestation in Form von Osteomyelitis, Spondylitis, Arthritis, Meningitis, Enzephalitis, Hepatitis, Orchitis, interstitieller Nephritis, Bronchitis und Endokarditis
- **Chron. Stadium:** Eine Brucellose kann über mehrere Jahre hinweg mit den unterschiedlichsten Symptomen persistieren, u. a. Thrombophlebitis, Parotitis, Orchitis, Spondylitis, Myoendokarditis, psychiatrische und neurol. Symptome

Untersuchungsmaterial
Kultur: Blut, KM, Lk, Abszess- oder Knocheneiter, Liquor, Urin, Gewebebiopsien.

Mikrobiologische Diagnostik
- **Mikroskopie:** gramneg. kokkoide Stäbchen
- **Kultur:** Kultivierung auf speziellen komplexen Nährmedien. Kulturen müssen **bis zu 4 Wo. bebrütet werden** (Verdachtsdiagnose auf dem Begleitschein!):
  - Blutagar oder angereicherter *Brucella*-Agar
  - Bei kontaminierten Proben: Einsatz eines antibiotikahaltigen Selektivmediums
- **Differenzierung**
  - Identifizierung der Gattung: Agglutinationsreaktion der Bakterien mit polyvalentem Brucellenantiserum, Biochemie (oxidasepositiv, ureasepositiv, Nitratreduktion, unbeweglich, H$_2$S-Produktion)
  - Speziesidentifizierung (ausschließlich in Speziallabors):
    – Agglutination mit monospez. Seren
    – Bakteriophagenempfindlichkeit
    – MALDI-TOF-MS
  - Detektion und Differenzierung mittels PCR
- **Serol. AK-Nachweis:** wegen der langwierigen, schwierigen Anzucht wichtig. Nachweis von AK im Patientenserum durch Widal-Agglutinationsreaktion, KBR und ELISA

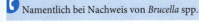
Namentlich bei Nachweis von *Brucella* spp.

Antibiotikaempfindlichkeit
Mittel der Wahl: Tetrazykline in Komb. mit Rifampicin oder Gentamicin über 3–4 Wo. Kinder erhalten alternativ Cotrimoxazol in Komb. mit Rifampicin.

Immunisierungsmöglichkeit Eine Lebendvakzine existiert, wird aber in Deutschland wegen der beschriebenen NW nicht angewandt.

26.15 *Legionella*

Humanpathogene Arten der Gattung *Legionella* (L.) sind hauptsächlich *L. pneumophila* (15 Serogruppen), *L. micdadei* und *L. bozemanii*. Es existieren weitere 48 Arten und 70 Serogruppen, die nur bei Pat. mit erheblichem Immundefekt zur Erkr. geführt haben.

Klinik
- **Legionärskrankheit:** primär sehr alte oder abwehrgeschwächte Pat.: nach IKZ von 2–10 d Fieber und Kopfschmerzen, bei etwa 50 % der Erkrankten zusätzlich Diarrhöen. Anschließend respiratorische Symptome: Pneumonie und Pleuritis. Oft als nosokomiale Inf.

- **Pontiac-Fieber:** bei immunkompetenten Personen: „grippaler Infekt", häufig epidemisch

Untersuchungsmaterial
- **Kultur:** Trachealsekret, BAL, Pleurapunktat und Biopsiematerial. Urin für den AG-Nachweis. Im Rahmen krankenhaushygienischer Untersuchungen Wasserproben aus Klima- und Kühlanlagen, Wasserleitungen und Wasserbehältern
- **Serologie:** 1–2 ml Serum. **Cave:** AK sind frühestens ab der 2. Krankheitswo. nachweisbar. Bei einigen Pat. keine Serokonversion!

Mikrobiologische Diagnostik
- **Mikroskopie:** zarte gramneg. Stäbchen
- **Kultur:** Wachstum nur auf Spezialnährböden (z. B. Aktivkohle-Hefeextrakt-Agar = BCYEα-Agar) bei einer Temperatur von 35 °C und einer Atmosphäre von 3–5 % CO_2 nach 3–10 d: Milchglasweiße bis graue Kolonien, manchmal mit gelblichem oder blauviolettem Schimmer (Anzuchtrate 20–40 %)
- **Differenzierung:** Die Zuordnung zu den einzelnen Spezies oder Serogruppen gelingt mittels dir. Immunfluoreszenz (fluoresceinmarkierte spez. AK oder Latexagglutination mit monoklonalen AK). Zunehmend auch Sequenzanalyse zur Differenzierung oder MALDI-TOF-MS
- **Serol. Antigen- und AK-Nachweis**
  - Nachweis der Erreger in **Sekreten des Respirationstrakts:** dir. IFT mit FITC-markierten AK
  - AG-Nachweis **i. U.** mittels ELISA, Latexagglutination oder immunchromatografischem Schnelltest (hohe Sensitivität und Spezifität) – weist aber nur AG von *L.-pneumophila*-SG 1 nach. AG-Konz. i. U. kann stark schwanken → Urinproben an 2 aufeinanderfolgenden Tagen untersuchen!
  - **Schnellnachweis mittels Gensonde oder PCR** aus BAL oder Bronchialsekret: zunehmend etabliert
  - **AK-Nachweis:** indir. IFT, ELISA

> Namentlich bei Nachweis von *Legionella* spp.

Antibiotikaempfindlichkeit
- Mittel der Wahl: Azithromycin o. a. moderne Makrolidantibiotika, bei schwerer Erkr. und Immunsupprimierten in Komb. mit Rifampicin
- Alternative: Chinolonantibiotika

26.16 Haemophilus

Humanpathogene Arten der Gattung *Haemophilus* (H.) sind *H. influenzae, H. parainfluenzae, H. haemolyticus, H. parahaemolyticus, H. ducreyi* und *H. aegypticus*.

Klinik
- **H. influenzae:**
  - Kinder bis zum 10. Lj.:
    - Nichtinvasive, häufig chron. Inf. (Otitis, Sinusitis, Bronchitis) durch unbekapselte Stämme
    - Eitrige Meningitis, Sepsis und akute Epiglottitis durch bekapselte Formen
  - Erw.: respiratorische Inf. bei Abwehrschwäche oder als Superinf. nach einer Virusgrippe durch das Influenzavirus (irrtümliche Namensgebung für

H. influenzae!). Häufig wird *H. influenzae* bei der Exazerbation einer chron. Bronchitis isoliert

Von den Kapsel-Serovaren a–f verursacht Serovar „b" die meisten Inf.
- **H. parainfluenzae, H. haemolyticus, H. parahaemolyticus:** physiol. Flora des Respirationstrakts. Selten an bakt. Endokarditiden und topischen, eitrigen Entzündungsprozessen beteiligt
- **H. ducreyi:** Ulcus molle, weicher Schanker: Geschlechtskrankheit in den Tropen mit schmerzhaften Ulzerationen der Genitalien und Vergrößerung der regionalen Lk
- **H. aegypticus:** epidemische eitrige Konjunktivitis bei Kindern in tropischen Ländern

Untersuchungsmaterial
Kultur und Antibiogramm: Liquor, Blut, Eiter, Sputum, Rachenabstrich, Sekrete oder Abstriche von Konjunktiva oder Ulkusrand. Umgehender Transport ins Labor, geeignete Transportmedien für mikroaerophile oder anaerobe Bakterien verwenden.

Mikrobiologische Diagnostik
- **Mikroskopie:** zartes, oft bekapseltes gramneg. Stäbchen.
- **Serol. Antigennachweis**
  - Latexagglutination für *H. influenzae* b (Liquor). **Cave:** kann bis zu 3 Wo. nach Impfung pos. sein
  - ELISA zum Nachweis von *H. ducreyi*
- **Kultur:**
  - *Haemophilus*-Bakterien benötigen für ihre Anzucht besondere Wirkstoffe (X- und V-Faktoren):
    – X-Faktor = Hämin
    – V-Faktor = NAD bzw. NADP (Nikotinamid-Adenin-Dinukleotid)
  - **Satelliten oder Ammenphänomen:** Ein auf eine Blutagarplatte geimpfter *Staphylococcus aureus* produziert NAD, das in Agar diffundiert. Durch Hämolyse entsteht Hämin → *Haemophilus*-Bakterien wachsen im Hämolysebereich des *S. aureus*. Alternatives Nährmedium ist durch Vit. angereicherter Kochblut-(„Schokoladen"-)Agar. Hier werden durch Erhitzen X- und V-Faktoren aus denaturierten Erythrozyten freigesetzt. Durch Auflegen eines Bacitracin-Plättchens auf Kochblutagar kann Begleitflora unterdrückt werden
  - **Cave:** *H. ducreyi* ist schwer anzüchtbar (Spezialnährmedien)
- **Differenzierung:** Abgrenzung von *H. influenzae* ggü. anderen Spezies durch:
  - Prüfung von Stoffwechseleigenschaften (z. B. Ammentest, Porphyrinproduktion, katalase- und oxidasepositiv, breitere biochem. Leistungsprüfungen, MALDI-TOF-MS)
  - Identifizierung des Kapsel-Serovars mithilfe einer Agglutinationsreaktion

Namentlich bei Direktnachweis von *H. influenzae* aus Liquor oder Blut.

Antibiotikaempfindlichkeit
- *H. influenzae:* Bis vor wenigen Jahren war Ampicillin/Amoxicillin das Mittel der Wahl. Die zunehmende Zahl β-Laktamase bildender *H.-influenzae*-Stämme (derzeit etwa 10 %) macht häufig den Einsatz von Cephalosporinen der 3. Generation notwendig. Alternativen sind Gyrasehemmer (jedoch nicht für Kinder!), Imipenem und Meropenem. Rifampicin-Chemoprophylaxe für Umgebung

- *H. ducreyi:* Cephalosporine der 3. Generation, Ciprofloxacin oder Spectinomycin (Einmalbehandlung)

Immunisierungsmöglichkeit Aktive Immunisierung von Kindern ab 3 Mon. ggü. *H. influenzae* mit speziell entwickelter Kapselvakzine.

26.17 Bordetella

Die Gattung *Bordetella* (B.) wird in drei humanpathogene Spezies unterteilt:
- *B. pertussis:* Keuchhusten
- *B. parapertussis:* milde Form des Keuchhustens
- *B. bronchiseptica:* milde Form des Keuchhustens, auch bei Pneumonien nachgewiesen

Klinik Tröpfcheninf. Die Bakterien heften sich an Flimmerepithelzellen der Bronchien und lösen dort durch Toxinwirkung eine Oberflächeninf. aus. 3 Stadien:
- **Stadium catarrhale:** nach einer IKZ von 2 Wo. leichter Husten und Niesen für 1–2 Wo. Der Pat. ist hoch infektiös, aber noch nicht krank!
- **Stadium convulsivum:** anschließend für weitere 2–3 Wo. explosive Hustenanfälle und das charakteristische Keuchen bei Inspiration (= Keuchhusten!)
- **Stadium decrementi:** mehrere Wo. mit abnehmender Hustenfrequenz
- **DD:** pertussisähnliches Krankheitsbild bei Inf. mit *C. trachomatis,* Adenoviren und RSV, v. a. bei kleinen Kindern

> Namentliche Meldepflicht bei Krankheitsverdacht, Erkr. und Tod an Pertussis, Erregernachweis (*B. pertussis, B. parapertussis*).

Untersuchungsmaterial
- **PCR, Kultur und Antibiogramm:** Nasopharyngealabstrich, Bronchialsekret
  ! Sofortige Verimpfung auf Agar, evtl. auch Transport in Kohleblutagar-Medium (Hustenplatte unnötig!)
  ! Bei **frühzeitigem** Verdacht im Stadium catarrhale Erregernachweis in Nasopharyngealabstrichen mittels dir. IFT. Dacron-Tupfer verwenden. Calcium-Alginat-Tupfer sind nicht geeignet!
- **Serologie:** 1–2 ml Serum (AK-Nachweis frühestens 2–3 Wo. nach Beginn der klin. Symptomatik)

Mikrobiologische Diagnostik
- **Mikroskopie:** kleine gramneg. Stäbchen
- **PCR:** parallel zur Anzucht und/oder Serologie
- **Kultur:** Auch nach sofortiger Verimpfung gelingt die Anzucht selten. Als Nährboden geeignet: Holzkohle-Pferdeblut-Medium nach Regan-Lowe oder Bordet-Gengou-Agar (Kartoffel-Glyzerin-Blutagar), der 3–7 d bebrütet werden muss
- **Differenzierung:** mittels biochem. und serol. Merkmale (dir. IFT), MALDI-TOF-MS
- **Serol. AK-Nachweis:** Maximum der AK-Produktion nach 8–10 Wo. Nachweis mittels ELISA. Differenzierung zwischen natürlicher Inf. und Impfung durch Nachweis von spez. IgM und IgA nach Inf.

Antibiotikaempfindlichkeit Im Stadium catarrhale: Clarithromycin oder Roxythromycin. Bei Makrolidunverträglichkeit Cotrimoxazol.

> **Merke**
> Später lässt sich die Toxinwirkung nicht mehr mit Antibiotika beeinflussen.

Immunisierungsmöglichkeit Impfung durch aktive Immunisierung im Kindesalter. Ganzkeimimpfstoffe und azelluläre Impfstoffe (weniger Lokal- und Fieberreaktionen).

26.18 Pasteurella

Pasteurellen besiedeln als Normalflora den Oropharynx vieler Säugetiere. Der häufigste humanpathogene Vertreter ist *Pasteurella multocida*.

Klinik Meist lokal begrenzte Inf. nach Biss- oder Kratzwunden durch Haustiere. IKZ wenige Stunden bis zu 1 d. Selten abszedierende oder phlegmonöse Erkr. (Tendovaginitis, Periostitis, Osteomyelitis). Sinusitis/Pneumonie durch Inhalation. Meningitisfälle mit und ohne Hirnabszess wurden beschrieben.

Untersuchungsmaterial
Kultur und Antibiogramm: Wundabstriche, Eiter, Sputum, Blut, Liquor. Empfindliche Erreger → schneller Transport in Anaerobiertransportmedien.

Mikrobiologische Diagnostik
- **Mikroskopie:** gramneg. kokkoide Stäbchen, mit Giemsa-Färbung bipolar anfärbbar
- **Kultur:** grauweiße, z. T. gelblich getönte, konvexe, oxidasepositive Kolonien auf Blut- und Kochblutagar
- **Differenzierung:** biochemisch durch „bunte Reihe", MALDI-TOF-MS

Antibiotikaempfindlichkeit Penicillin, Tetrazykline und Cephalosporine.

26.19 Francisella

Erregerreservoir sind Hasen, Kaninchen, Ratten, Mäuse, Eichhörnchen und Hamster. Mögliche Vektoren: Zecken, Flöhe, Läuse, Milben und Fliegen. Mögliche Eintrittspforten: Haut, Mund- und Augenschleimhäute, Atemwege. IKZ 3–5 d.
Die Gattung *Francisella tularensis* unterteilt sich in:
- Subspezies *tularensis* (Typ A): USA, Kanada
- Subspezies *holarctica* (Typ B): Nordasien, Europa, Nordamerika
- Subspezies *mediaasiatica*: Kasachstan, Usbekistan
- Subspezies *novicida*: Australien, Spanien, USA

Klinik Die Tularämie ist eine pestähnliche Erkr. Beginn meist mit hohem Fieber und schwerem Krankheitsgefühl, Entzündung und Ulkusbildung an der Eintrittspforte des Erregers, Schwellung und Einschmelzung der regionalen Lk. In 10 % d. F. septischer Verlauf (Letalität 1 %). Die generalisierte Tularämie zeigt verschiedene Verlaufsformen: ulzeroglandulär, glandulär, okuloglandulär, oropharyngeal, thorakopulmonal, typhoidal-septisch.

Untersuchungsmaterial
- **Kultur und Antibiogramm:** Eiter, Gewebebiopsien, Sputum, Blut
- **Serologie:** 1–2 ml Serum für AK-Nachweis, der ab der 2. Wo. nach Inf. positiv wird

> Francisellen sind Organismen der Risikogruppe 3 und dürfen nur in entsprechenden Sicherheitslabors untersucht werden!

Mikrobiologische Diagnostik
- **Mikroskopie:** Gramfärbung: schlecht anfärbbare blasse Stäbchen.
- **Kultur:**
    - ! Anspruchsvoller Keim – hochangereicherte Spezialmedien nötig.
    - Anreicherung aus kontaminiertem Material über Antibiotikazusatz oder im Tierversuch (wegen der Übertragbarkeit durch Vektoren sehr gefährlich! → Sondergenehmigung notwendig!).
    - Keimnachweis im Material sollte mittels dir. IFT versucht werden.
    - Schnelltests in Referenzlaboratorien: Immunchromatografie, ELISA, Real-time-PCR.
- **Differenzierung:** durch Agglutination mit spez. Antiseren, MALDI-TOF-MS oder mittels PCR.
- **Serol. AK-Nachweis:** mittels Mikroagglutination, indir. Immunfluoreszenz oder ELISA. Die Erkr. hinterlässt lebenslange Immunität. Titer ab ≥ 1 : 40 geben Hinweis auf akute Inf. Sicher sind steigende Titer (3–4 Titerstufen) oder der Nachweis von IgM-AK im ELISA.

> Namentlich bei Nachweis von *Francisella tularensis*.

Antibiotikaempfindlichkeit Wirksam gegen *F. tularensis* sind Aminoglykoside, Fluorchinolone, Tetracycline, Chloramphenicol und Rifampicin.

Immunisierungsmöglichkeit Schutzimpfung mit attenuierten Lebendbakterien, die aber keinen vollständigen Schutz garantiert.

26.20 Gramnegative fermentative Stäbchen

Zu den gramneg. fermentativen Stäbchen zählen neben *Francisella* spp. (▶ 26.19) und *Pasteurella* spp. (▶ 26.18) Bakterien, die zur Normalflora der Nasopharyngealschleimhaut von Mensch und Tier gehören oder in der Umwelt leben und nur selten und bei bestimmten Voraussetzungen (Störung der lokalen oder systemischen Immunabwehr) Krankheiten verursachen können.

Klinik
- *Actinobacillus:* exogene oder endogene Wundinf. nach Tierbissen
- *Aggregatibacter actinomycetemcomitans:* Gingivitis, Parodontitis, Sepsis bei Immunsuppression, Endokarditis, Weichteilinf.
- *Capnocytophaga:* Periodontose, bei Pat. mit Immundefekt selten Septikämien, Osteomyelitis und Meningitis, Inf. nach Tierbissen
- *Cardiobacterium hominis:* Normalflora des menschlichen Nasopharynx. Bei Pat. mit Immundefekten selten Endokarditis
- *Chromobacterium violaceum:* Boden- und Wasserkeim in tropischen bis subtropischen Ländern. HWI, Abszesse mit und ohne folgende systemische Generalisierung und Diarrhö
- *Kingella:* Normalflora des menschlichen Nasopharynx. Bei Pat. mit Immundefekten selten Septikämien, Endokarditis und septische Arthritis

Untersuchungsmaterial
Kultur und Antibiogramm: je nach Lokalisation des Infektionsprozesses. Hochempfindliche Erreger → schneller Transport in Anaerobiermedien.

Mikrobiologische Diagnostik
- **Mikroskopie:** gramneg. Stäbchen, z. T. kokkoid
- **Kultur:** Wachstum auf angereichertem Blutagar in CO_2-Atmosphäre
- **Differenzierung:** Überprüfung folgender Charakteristika: Fähigkeit zum Wachstum auf MacConkey-Agar, Oxidase, Beweglichkeit, Fähigkeit zur Harnstoffspaltung, Fähigkeit zur Indolbildung aus Tryptophan u. a. biochem. Leistungsprüfungen, MALDI-TOF-MS
- **PCR** zum Nachweis von *A. actinomycetemcomitans* in der Zahnheilkunde

Antibiotikaempfindlichkeit Sehr unterschiedlich → Antibiogramm!

26.21 *Pseudomonas* und *Taxa*

Pseudomonaden (Ps.) und verwandte Taxa gehören nicht zur typischen physiol. Bakterienflora des Menschen! Sie kommen ubiquitär vor.

Der Klinik entsprechend werden *Pseudomonas* und verwandte Taxa zusammen beschrieben. Die sich in den letzten Jahren aufgrund neuerer molekularbiol. Erkenntnisse ergebenden Änderungen der Gattungszugehörigkeit bleiben unberücksichtigt.

Fakultativ pathogen sind: *Ps. aeruginosa, fluorescens, putida, stutzeri, alcaligenes, pseudoalcaligenes, oryzihabitans, luteola, monteilii, veronii, mendocina; Shewanella putrefaciens; Brevundimonas vesicularis, diminuta; Sphingomonas paucimobilis; Burkholderia-cepacia-Komplex; Ralstonia pickettii; Delftia acidovorans; Comamonas testosteroni; Stenotrophomonas maltophilia.*

> **Merke**
> *Ps. aeruginosa* ist für 95 % der nosokomialen Inf. verantwortlich! In diesem Fall Aufzeichnungspflicht nach § 23 IfSG.

Obligat pathogen sind *Burkholderia (B.) mallei* und *B. pseudomallei*.

Klinik
Fakultativ pathogene Arten:
- Gesunde: selten Infektionen
- Abwehrgeschwächte (v. a. mit Neutropenie): Inf. mit hoher Letalität → eitrige Wundinf., Sepsis, Atem- und HWI, Osteomyelitis, Meningitis. *Ps. aeruginosa* und *B. cepacia* sind Problemkeime bei CF-Pat.!

Obligat pathogene Arten:
- *B. mallei*: Rotz (Zoonose, sehr selten). Inf. durch das Bronchialsekret von Huftieren → Eindringen des Erregers über Atemwege, Hautwunden oder Magen-Darm-Kanal. Nach einer IKZ von 3–7 d Bildung von Geschwüren an der Eintrittspforte, lymphogene Metastasierung, Sepsis, Pneumonie, Lungenabszess, Absiedelungen in Leber, Milz, Muskulatur und Prostata. Bei Kindern eitrige Parotitis
- *B. pseudomallei*: Melioidose. In Südostasien und Nordaustralien heimische rotzähnliche Erkr.

Untersuchungsmaterial
Kultur und Antibiogramm: Eiter, Blut, Trachealsekret, Abstriche von Haut, Gehörgang und Augen.

 B. *mallei* gehört zu den Organismen der Risikogruppe 3 und darf nur in entsprechenden Sicherheitslabors untersucht werden!

Mikrobiologische Diagnostik
- **Mikroskopie:** gramneg. Stäbchen.
- **Kultur:**
  - Strikte Aerobier. Kahmhautbildung auf Nährbouillon. Gutes Wachstum auf Blut- und MacConkey-Agar.
  - *Ps.-aeruginosa*-Kolonien: metallisch glänzend (lat. *aes*, Erz) und pigmentiert. Unter geeigneten Bedingungen Bildung von grünlichem Fluoreszein und blaugrünem Pyocyanin. Süßlicher, aromatischer Geruch, ähnlich dem Lindenblütenduft. Selektivagar: Zusatz von Cetrimid.
  - Andere *Pseudomonas*-Arten und *Taxa* bilden unpigmentierte oder verschiedenartig gefärbte Kolonien und unterschiedliche, z. T. in den Agar diffundierende Pigmente.
- **Differenzierung:**
  - Pseudomonaden sind oxidasepositiv (Ausnahme: *Stenotrophomonas maltophilia*). Sie können Glukose nicht fermentativ abbauen (vergären). Deswegen werden sie auch als Glukose-Nonfermenter bezeichnet.
  - *Ps. aeruginosa* wird von anderen Non-Fermentern durch Pyocyaninbildung, Cetrimidresistenz und Wachstum bei 42 °C abgegrenzt. Die sichere Differenzierung gelingt wie bei den anderen Pseudomonaden durch eine Art „bunte Reihe", welche die oxidativen Stoffwechselleistungen prüft. Alternativ MALDI-TOF-MS.
  - **Molekularbiol. Differenzierungsmethoden:** Realtime-PCR, FISH, 16S-rRNA-Sequenzierung.

Antibiotikaempfindlichkeit
Häufig hochresistent → Antibiogramm!
Mittel der Wahl: Komb. eines zellwandwirksamen Betalaktams (z. B. Pseudomonas-Cephalosporine Ceftazidim oder Cefsulodin, aber auch Azlocillin, Piperacillin, Aztreonam, Meropenem und Imipenem) mit einem Aminoglykosid (z. B. Amikacin, Tobramycin). Ciprofloxacin ist ebenfalls meist gut wirksam, bei schweren Erkr. in Dreierkombination (Betalaktam + Aminoglykosid + Ciprofloxacin). *B. pseudomallei* ist immer resistent gegen Aminoglykoside! Hier Initialtherapie mit Meropenem od. Ceftazidim, gefolgt von oraler Erhaltungstherapie mit Doxycyclin, Co-trimoxazol und Chloramphenicol in Komb.

26.22 Gramnegative nichtfermentierende Stäbchen

Außer Pseudomonaden und Taxa (▶ 26.21) werden nichtfermentierende gramneg. Stäbchen selten isoliert.

Klinik
- ***Eikenella corrodens:*** normale Rachenflora, selten Erreger von:
  - Parodontopathien, Gingivalabszessen
  - Inf. menschlicher Bisswunden

- Bei hämatogener Streuung: Arthritis, Pneumonie, Pleuritis, intraabdominelle Abszesse, Endokarditis, Meningitis, Hirnabszesse
- Häufig Mischinf. mit fakultativen und obligaten Anaerobiern
- *Acinetobacter* spp.: gehört taxonomisch zur Familie der *Moraxellaceae*. Normales Habitat sind Boden, Wasser und Haut. Bei Immunsupprimierten nosokomiale Inf.: Pneumonien, Sepsis, Meningitis, Abszesse, Wundinf., HWI. Häufig Auslöser nosokomialer Infektionsketten. *A. baumannii* mit 90 % der klin. Isolate, zunehmende Resistenz (▶ Tab. 26.4)
- *Rhizobium radiobacter*: Erdbodenkeim, selten Endokarditis nach Implantation künstlicher Herzklappen, Peritonitis, Septikämie
- *Elisabethkingae*: *E. meningosepticum* ist öfters Erreger einer nosokomialen Meningitis bei:
  - Neugeborenen
  - Erw. mit Leukämie, Niereninsuff. oder fortgeschrittenen Tumoren

Untersuchungsmaterial
Kultur und Antibiogramm: Gingivalflüssigkeit, Wundabstriche, Abszess-, Pleura-, Gelenkpunktate, Eiter, Blut, Liquor, Trachealsekret, BAL-Flüssigkeit, Urin

Mikrobiologische Diagnostik
- **Mikroskopie:** gramneg. Stäbchen, z. T. kokkoid
- **Kultur:** Wachstum innerhalb von 1–2 d auf angereichertem Blutagar in CO_2-Atmosphäre
- **Differenzierung:**
  - Fähigkeit zum Wachstum auf MacConkey-Agar
  - Biochem. Leistungsprüfungen: Oxidase, Fähigkeit zur Glukoseoxidation, Katalase, Beweglichkeit, 16S-rRNA-Sequenzierung
  - MALDI-TOF-MS

Antibiotikaempfindlichkeit
Sehr unterschiedlich → Antibiogramm!

> Namentliche Meldepflicht bei Nachweis von *Acinetobacter* spp. mit Carbapenem-Nichtempfindlichkeit oder bei Nachweis einer Carbapenemase-Determinante; Meldepflicht bei Infektion oder Kolonisation

26.23 Gardnerella vaginalis

Gardnerella vaginalis besitzt einen Zellwandaufbau, der zwischen gramneg. und grampos. anzusiedeln ist und stellt die einzige Art des Genus dar. Das Bakterium ist fakultativ anaerob und besitzt einen fermentativen Stoffwechsel.

Klinik Bakt. Vaginose mit stark nach Aminen riechendem Fluor. Nachweis häufig in Mischkultur mit *Bacteroides*- und *Mobiluncus*-Spezies. Selten bei postpartalem Fieber, Neugeborenensepsis und Endometritis (Blutkultur).

Untersuchungsmaterial
Direktpräparat, Kultur und Antibiogramm:
- Vaginalsekret (Tupfer in Universaltransportmedium) plus 1 Objektträger für das Direktpräparat
- Messung des pH-Werts im Vaginalsekret (typischerweise > 4,5)
- KOH-Test: Zugabe von 10-proz. KOH zum Vaginalsekret verstärkt den Amingeruch

- DNA-Sonden-Test, der gleichzeitig auch noch *Trichomonas vaginalis* und *Candida* spp. nachweist

Mikrobiologische Diagnostik
- **Mikroskopie:** Nachweis von „Clue"-Zellen (Epithelzellen mit aufgelagerten gramneg. bis gramlabilen kurzen stäbchenförmigen *Gardnerella-vaginalis*-Bakterien im Grampräparat). Im Gegensatz zum normalen Vaginalsekret meist nur wenige oder gar keine grampos. größeren Laktobazillen
- **Kultur:** Anzucht auf Humanblutagar (bessere Hämolyse) mit Zusatz von Selektivsupplement (Gentamicin, Nalidixinsäure, Amphotericin B) zur Unterdrückung der vaginalen Begleitflora bei erhöhter CO_2-Spannung
- **Differenzierung:**
  - Neg. Katalase- und Oxidasereaktion
  - Sensibilität ggü. Metronidazol und Trimethoprim (Antibiotikaplättchen auf dem Agar)
  - Biochem. Leistungsparameter (bunte Reihe)
  - MALDI-TOF-MS

Antibiotikaempfindlichkeit Mittel der Wahl: Metronidazol; wirksam sowohl gegen *Gardnerella vaginalis* als auch gegen die an einer Vaginose beteiligten Anaerobier.

26.24 Obligat anaerobe Bakterien

26.24.1 Bacteroides-Gruppe

Die Familie der *Bacteroidaceae* umfasst 20 Gattungen, von denen 4 humanpathogene Bedeutung haben:
- *Bacteroides*
- *Prevotella*
- *Porphyromonas*
- *Fusobacterium*

Klinik Physiol., fakultativ pathogene Schleimhautflora. Beim Eindringen in prim. sterile Körperbereiche unspez., z. T. schwere eitrig septische Inf., insb. nach Verletzungen, OPs in prim. sterilen Körperarealen oder bei Abwehrschwäche:
- Nekrotische Abszesse mit anaerober und aerober Mischflora, u. a. Zahnabszesse, Parodontitis, Hirn-, Lungenabszesse, Pleuraempyem, Aspirationspneumonie, Urogenital-, intraabdom. Abszesse
- Peritonitis, Appendizitis, Weichteilinf. und Septikämie

Untersuchungsmaterial
Kultur und Antibiogramm: tiefe Punktionen, intraop. Abstriche, Eiter, Wundabstriche, Exsudate, Blut, Abszessmaterial. Anaerobes Transportmedium!

Mikrobiologische Diagnostik
- **Mikroskopie:** sehr pleomorphe, schlanke oder kokkoide gramneg., nicht sporenbildende Stäbchen. *Fusobacterium* faden- oder spindelförmig mit angespitzten Enden.
- **Kultur:** kulturelle Anzüchtung von Erregern der *Bacteroides*-Gruppe auf Schaedler-Agar oder Selektivmedium (Zusatz von Kanamycin und Vancomycin zur Unterdrückung von fakultativ anaerober Begleitflora) nur unter anaeroben Verhältnissen. Wegen der oft langen Generationszeiten 48 h bebrüten.

- **Differenzierung:** Speziesidentifizierung aufwendig und nur selten erforderlich. Sie berücksichtigt biochem. Stoffwechselleistungen und die gaschromatografische Analyse der Fermentationsprodukte oder gelingt mittels MALDI-TOF-MS.

Antibiotikaempfindlichkeit
- *Prevotella, Porphyromonas* und *Fusobacterium:* Penicilline und Cephalosporine, am besten in Komb. mit β-Laktamase-Inhibitor. Carbapeneme sind meist auch gut wirksam.
- *Bacteroides* bilden häufig β-Laktamase unterschiedlicher Aktivität → Mittel der Wahl: Clindamycin, Meropenem, Imipenem, Rifampicin, Cefoxitin, Cefotetan, Metronidazol, Antibiogramm zur Bestimmung der MHK!

26.24.2 Anaerobe Sporenbildner (Clostridien)

Die Gattung *Clostridium* (C.) umfasst zahlreiche Spezies, von denen 4 humanpathogen relevant sind: *C. tetani, C. botulinum, C. perfringens, C. difficile.*

Klinik
- *C. tetani* **(Tetanus):** Bei anaeroben Verhältnissen (Wundnekrose) bildet *C. tetani* Tetanospasmin, das die inhibitorischen Synapsen der spinalen Motoneurone blockiert → Lähmung mit erhöhtem Muskeltonus und tonisch-klonischen Krämpfen (Trismus, Risus sardonicus, Opisthotonus, Tod infolge Asphyxie durch Atemlähmung). Das Bewusstsein des Pat. ist ungetrübt!
- *C. botulinum* **(Botulismus):** Sporen von *C. botulinum* keimen in kontaminierten Lebensmitteln (Konserven!) unter anaeroben Bedingungen aus und bilden ein hitzelabiles Neurotoxin. Das Botulinustoxin hemmt die Reizübertragung an den motorischen Endplatten → schlaffe Paralyse der quergestreiften Skelettmuskulatur (Doppeltsehen, Schlucklähmung, Dysphonie, Obstipation, Miktionsbeschwerden und extreme Schwäche). Unbehandelt versterben die Pat. innerhalb weniger Tage an Atemlähmung.
  - **Säuglingsbotulismus:** Botulinustoxin wird im Darm von intestinal infizierten Säuglingen gebildet. Die nachfolgende Intoxikation ist meist mild und verläuft selten letal.
  - **Wundbotulismus:** äußerst selten, tetanusähnliche Pathogenese. Folge einer Wundinf. mit *C. botulinum.* Das klin. Bild entspricht dem Botulismus.

> Botulinustoxin ist das stärkste bekannte bakt. Gift: tödliche perorale Dosis 50–100 ng. Das Toxin wird durch Kochen zerstört (Inaktivierung binnen 15 Min. bei 100 °C). Beim Umgang mit verdächtigen Proben besondere Vorsicht (**cave:** Aerosolbildung → Sicherheitswerkbank)!

- *C. perfringens* **(Gasbrand):** Unter den anaeroben Verhältnissen einer tiefen Wunde bildet *C. perfringens* Exotoxine mit nekrotisierender, hämolytischer und/oder letaler Aktivität → plötzlich verstärkter Wundschmerz, auffallendes Ödem mit livider Verfärbung und trübbraune bis hämorrhagische stinkende Absonderung. Außerdem charakteristische Gasentwicklung → „Crepitatio". Zwei in ihrer Schwere differierende Wundinf.:
  - **Anaerobe Zellulitis** (häufig): Inf. bleibt auf nekrotisches Gewebe innerhalb der Faszienloge beschränkt. Gesunde Muskulatur ist nicht beteiligt.

- **Gasbrand/Gasödem** (sehr selten): aggressive Inf. der Muskulatur mit Myonekrose und Toxinämie. Hohe Ausbreitungstendenz in ursprünglich gesundes Gewebe. Zerfallende Muskelmassen → schokoladenartiger, übel riechender Brei. Pat. hat starke Schmerzen, Fieber und erhöhten Puls. Tod durch toxisches Herz-Kreislauf-Versagen. IKZ: Stunden bis Tage.
- Das Krankheitsbild kann auch durch andere verwandte Erreger hervorgerufen werden, z. B. *C. septicum, C. novyi, C. histolyticum*. **Lebensmittelvergiftung:** Einige Stämme setzen im Darm Exotoxine frei. Klinik ähnlich einer Staphylokokken-Lebensmittelvergiftung, jedoch meist weniger akut.
- *C. difficile* **(pseudomembranöse Enterokolitis, CDAD):** *C. difficile* ist in der Fäkalflora von 2–8 % gesunder Personen nachweisbar. Im Krankenhaus steigt dieser Anteil auf 10–25 %. Häufige Ausbrüche können nur durch konsequente Hygienemaßnahmen vermieden werden → Krankenhaushygieniker einschalten! *C. difficile* ist resistent gegen viele Antibiotika. Unter Antibiotikatherapie (v. a. Clindamycin, Aminopenicilline, Makrolide, Chinolone und Cephalosporine) kann es sich relativ stark vermehren und durch Bildung zweier hitzelabiler Exotoxine (Toxin A und Toxin B) die antibiotikaassoziierte pseudomembranöse Kolitis verursachen → Fieber, Diarrhö und krampfartige Bauchschmerzen. Die Kolonschleimhaut ist ödematös geschwollen und mit gelblichweißen Belägen (Leukozyten und Fibrin) überzogen (= Pseudomembranen).

- Namentlich bei Krankheitsverdacht, Erkr. oder Tod an Botulismus, bei Nachweis von *C. botulinum* oder Toxinnachweis, bei epidemisch auftretender mikrobiell bedingter Lebensmittelvergiftung. Meldepflicht für schwer verlaufende **CDAD,** gehäuftes Auftreten akuter infektiöser Gastroenteritis und gehäufte nosokomiale Inf.
- Namentlich bei Erkr. sowie Tod an einer *C.-difficile*-Inf. mit klin. schwerem Verlauf.

Allgemeine mikrobiologische Diagnostik
- **Mikroskopie:** Gramfärbung: plumpe grampos. Stäbchen mit Sporen, die je nach Spezies zentral, subterminal oder terminal liegen. Außer *C. perfringens* sind alle Clostridien begeißelt und somit beweglich. Als Direktpräparat ist die Mikroskopie bes. bei V. a. Gasbrand unentbehrlich.
- **Kultur:** Clostridien sind strikte Anaerobier. Sie wachsen bei 37 °C unter Sauerstoffausschluss auf angereichertem Blutagar (z. B. Schaedler-Agar). Nach 24–48 h imponieren konvex gewölbte glasige Kolonien, z. T. mit Schwärmsaum und Hämolyse. Der Agar kann für den Einsatz als Selektivmedium bei kontaminierten Proben mit Antibiotika versetzt werden.
- **Differenzierung:** Die isolierten Clostridien werden nach morphol. (Gestalt und Länge der Stäbchen, Lokalisation der Sporen) und biochem. Kriterien („bunte Reihe") oder mittels MALDI-TOF-MS differenziert. Molekularbiol. Differenzierung durch PCR und Sequenzierung → Nachweis von Toxingenen.

Untersuchungsmaterial und spezielle mikrobiologische Diagnostik
- **Tetanus:** Diagnose prim. durch klin. Bild und Impfanamnese. **Toxinnachweis:** 2–5 ml Serum, Wundbiopsie
  - Methode der Wahl ist der Toxinnachweis aus Wundexzisat oder Patientenserum im Tierversuch → inokulierte Mäuse ohne Antitoxinschutz versterben in „Robbenstellung", durch Antitoxin geschützte Mäuse überleben = Spezifitätsnachweis.
  - Der kulturelle Erregernachweis aus Wundmaterial gelingt nur selten.

- **Botulismus (Toxinnachweis):** 2 ml Serum, Erbrochenes, Mageninhalt, Speisereste.
  - Maus ohne Antitoxinschutz verstirbt mit „Wespentaille", durch Antitoxin geschützte Maus überlebt (= Spezifitätsnachweis).
  - ELISA zum Nachweis von Botulinustoxin ist weniger sensitiv. PCR zum Nachweis von Toxingenen korreliert nicht mit Toxinmenge im Untersuchungsmaterial.
  - ! Säuglingsbotulismus: Stuhl für Kultur.
  - ! Wundbotulismus: Wundsekret für Kultur.
- **Gasbrand (Kultur und Mikroskopie):** Wundabstrich, Wundsekret und nekrotisches Muskelgewebe, Stuhl.
  - Sofortiges Gram-Direktpräparat aus dem Wundgebiet: große Stäbchen mit abgerundeten Enden, z. T. von Kapsel umgeben. Nur wenige subterminal gelegene Sporen ohne Auftreibung des Stäbchenleibs → dringender Verdacht, sofortige telefonische Mitteilung an den behandelnden Arzt erforderlich!
  - Anzucht und Differenzierung.
  - Toxinbestimmung nur in Speziallaboratorien.
- **Lebensmittelvergiftung durch *C. perfringens*:**
  - Quantitative Anzucht von *C. perfringens* aus Lebensmittel- oder Stuhlproben nach Sporenselektion durch Alkohol → Sporenzahlen $\geq 10^5$/ml in Lebensmitteln oder $\geq 10^6$/ml aus Stuhlproben sind signifikant.
  - Nachweis des Enterotoxins in Erbrochenem, Mageninhalt, Speiseresten, Stuhl durch ELISA.
- **Pseudomembranöse Enterokolitis:** Diagnose durch koloskopischen Nachweis einer pseudomembranösen Kolitis. Der kulturelle Nachweis von *C. difficile* und der Toxinnachweis bestätigen die Diagnose, sind jedoch für sich allein genommen nicht pathognomonisch. Seit Sept. 2007 auch in Deutschland Nachweis des hochvirulenten *C.-difficile*-Stamms **Ribotyp O27 (Toxinotyp 3, PFGE NAP 1)** → schwer verlaufende CDAD, ↑ Rezidivraten, ↓ Ansprechen auf Antibiotika. **Stuhl:**
  - Schnelltests:
    – Nachweis von *C.-difficile*-Antigen im Stuhl mittels Latexagglutination (keine Differenzierung zwischen toxischen und atoxischen Stämmen).
    – Kassetten-Schnelltest mit Nachweis des Glutamatdehydrogenase-AG (GDH) und der Toxine A und B (zuverlässiger, Ergebnis binnen 30 Min.).
  - Kultureller Nachweis von *C. difficile*: Kultur auf Selektivagar (Cycloserin-Cefoxitin-Fruktose-Agar).
  - In Stuhl oder Kulturüberstand: Nachweis von Toxin A und/oder B mittels ELISA oder Latexagglutinationstest. Nachweis der Toxingene in der PCR (Speziallabor). Nur die parallele Durchführung von Kultur und Toxinnachweis führt zu einer guten Sensitivität des Nachweises von *C. difficile*.

Antibiotikaempfindlichkeit und Antitoxintherapie
- ***C. tetani*:** sympt. Behandlung → Applikation von Muskelrelaxanzien und künstliche Langzeitbeatmung. Gleichzeitig Tetanus-Antitoxin verabreichen. Dieses kann das Toxin jedoch nur dann neutralisieren, wenn es noch nicht an Nervengewebe gebunden ist. Es kann also nur diejenige Toxinmenge vom Antitoxin gebunden werden, die noch gebildet wird. Um eine weitere Erregervermehrung zu verhindern, ist eine chirurgische und antibiotische Sanierung der Wunde (Penicillin G, Metronidazol + Mezlocillin) nötig.
- ***C. botulinum*:** rasche Verabreichung von polyvalentem Botulismus-Antitoxin. Magenspülung, ggf. Hämodialyse und künstliche Beatmung zur Vermeidung

einer Asphyxie. Außer bei Wundbotulismus (Penicillin G, Metronidazol und Mezlocillin) sind Antibiotika nicht indiziert.
- **C. perfringens:** gründliche Wundtoilette (evtl. Amputation), hoch dosiert Penicillin G, hyperbare Sauerstofftherapie.
- **C. difficile:** bereits bei Verdacht verursachendes Antibiotikum absetzen. Bei leichten Fällen Metronidazol, bei schweren Verläufen Vancomycin oral (**cave:** Selektionierung von VRE!) oder Fidaxomicin (bei Rezidiven). In Regionen mit hyperendemischem Auftreten von *C. difficile* Ribotyp O27 zurückhaltende Verwendung von Cephalosporinen und Chinolonen, um den Keim nicht pos. zu selektionieren! Stuhltransplantationen scheinen eine hocheffiziente Therapiealternative zu sein.

Immunisierungsmöglichkeit Aktive Tetanusimpfung mit Toxoid alle 10 J. Bei Verletzungen je nach Impfstatus:
- Letzte Impfung ≤ 5 J.: Impfschutz ausreichend
- Letzte Impfung ≥ 5 J., ≤ 10 J.: aktive Immunisierung
- Letzte Impfung ≥ 10 J., Impfstatus unklar: aktive und passive Immunisierung (Simultanimpfung)

26.25 Spirochäten

26.25.1 Leptospiren

Leptospirosen sind Anthropozoonosen. Haustiere, Ratten und Mäuse scheiden die Erreger mit dem Urin aus. Risikogruppen sind Landwirte, Metzger, Kanalisationsarbeiter. Die wichtigsten in unseren Breiten humanpathogenen Genospezies und Serogruppen der Spezies *Leptospira (L.) interrogans sensu lato:* ▶ Tab. 26.5.

Tab. 26.5 Genospezies und Serogruppen der Spezies *Leptospira interrogans sensu lato*	
Genospezies	**Serogruppen**
L. interrogans sensu stricto	Australis, Autumnalis, Bataviae, Canicola, Icterohaemorrhagiae, Hebdomadis, Pomona, Pyrogenes
L. borgpetersenii	Ballum, Javanica, Sejroe, Tarassovi
L. kirschneri	Grippotyphosa, Autumnalis, Icterohaemorrhagiae

Klinik IKZ 7–14 d. Zwei Krankheitsphasen:
- **Präikterische oder septikämische Phase:** 5 d Dauer: Schüttelfrost, Fieber, Pulsakzeleration, Gelenk- und Muskelschmerzen (v. a. in den Waden), trockener Husten, Konjunktivitis, Hepatosplenomegalie und fleckiges Erythem. Es folgt ein kurzes fieberfreies Intervall.
- **Ikterische Phase** mit Organmanifestationen: hepatogener Ikterus, Nephritis, Meningitis, erneuter Fieberanstieg um den 15. Krankheitstag.

Die schwerste Form ist der M. Weil (Letalität bis zu 10 %).

Untersuchungsmaterial
- **Kultur und Antibiogramm:**
  - 1. Krankheitswo.: Blut und Liquor
  - 2. Krankheitswo.: Urin und Punktionsmaterial
- **Serologie:** 1–2 ml Serum für AK-Nachweis. AK-Produktion beginnt 6–10 d nach Krankheitsbeginn, max. AK-Spiegel nach 3–5 Wo.

Mikrobiologische Diagnostik
- **Mikroskopie:** dünnfädige, spiralförmige und sehr bewegliche Bakterien. Wegen schlechter Anfärbbarkeit Dunkelfeldmikroskopie („Kleiderbügel") oder dir. Immunfluoreszenz. Direktnachweis im Blut oft schwierig und wenig aussichtsreich. Am sensitivsten ist zentrifugierter Urin.
- **Kultur** (keine Routinediagnostik!): Anreicherung in:
  - Korthof-Bouillon oder Fletcher-Medium. Bei stark verunreinigten Proben Zusatz von Antibiotika zum Medium oder Anreicherung
  - Tierversuch (Meerschweinchen, Goldhamster)
- **Differenzierung:** nur durch Referenzlaboratorien mittels Absorptionstests. PCR zum Nachweis von *Leptospira*-DNA in Blut, Liquor und Urin, am besten in den ersten 10–14 d.
- **Serol. AK-Nachweis:** mittels Mikroagglutination, ELISA oder Objektträger-Agglutination. Aufgrund der geringen Sensitivität des Direktnachweises Methode der Wahl bei der Diagnostik von Leptospirosen.

> Namentlich bei Nachweis von humanpathogenen Leptospiren.

Antibiotikaempfindlichkeit **Mittel der Wahl:** Penicillin G, Ampicillin und Tetrazykline.

26.25.2 Treponemen

Vier humanpathogene Spezies bzw. Subspezies der Gattung der *Treponema (T.)*, die sich durch Übertragungsweg und Klinik unterscheiden.

Klinik
- **Sexueller Übertragungsweg:** *T. pallidum* spp. *pallidum* → **Syphilis (Lues).** Seit Ende der 1990er-Jahre Zunahme der Syphilisfälle, insb. bei homosexuellen Männern. Nicht selten als Koinf. mit HIV. Die weltweit vorkommende Erkr. hat 3 charakteristische Stadien:
  - **Primärstadium:** Primäraffekt mit regionalen Lk-Schwellungen, Ulkus an Präputium oder Klitoris und Labien; seltener sind extragenitale Primäraffekte. Nach 8 Wo. ab Beginn der Inf. →
  - **Sekundärstadium:** hämatogene Aussaat, d. h. Generalisierung der Inf., zunächst erkennbar am Syphilis-Exanthem; Auftreten der klin. Symptome an Haut und Schleimhäuten →
  - **Tertiärstadium:** Zerstörung von Geweben in den verschiedensten Organen (ZNS, Lunge, Augen, Gefäße usw.). Häufiger Befall des ZNS (Neurolues, progressive Paralyse, Tabes dorsalis)
- **Lues connata:** bei diaplazentarer Übertragung von der Mutter auf das Kind (angeborene Lues). Frühsymptome sind syphilitischer Schnupfen (Koryza), Ikterus, Hepatosplenomegalie und ein Pemphigoid der Haut. Spätsymptome manifestieren sich als Fehlbildungen: Säbelscheidentibia, Sattelnase und Trias von Innenohrschwerhörigkeit, Tonnenzähnen und Keratitis parenchymatosa, die zur Erblindung führen kann
- **Nichtsexueller Übertragungsweg:** durch Schmierinf., Speichel
  - *T. pallidum* spp. *pertenue* → **Frambösie:** papillomatöse Hauterkr., die hauptsächlich Kinder in den Tropen befällt; kann durch die Bildung von Hyperkeratosen und Gummata zu Gelenkversteifungen führen

- *T. pallidum* spp. *endemicum* → **Bejel:** syphilisähnliche Erkr. der Schleimhäute, die Kinder in Afrika und im Vorderen Orient befällt. Gummenbildung → Schleimhautstrikturen und Verstümmelungen (Dysphagie, respiratorische Obstruktion)
- *T. carateum* → **Pinta:** Hauterkr. in Südamerika, die depigmentierte Hautareale (Leukoderma) hinterlässt

Untersuchungsmaterial
- **Direktnachweis:** Reizserum von Primäraffekten oder nässenden Papeln
- **Serologie:** 1–2 ml Serum für AK-Nachweis

Mikrobiologische Diagnostik
Keine Möglichkeit einer morphol. oder antigenet. Unterscheidung der 4 Spezies bzw. Subspezies.
- **Mikroskopie:** Dunkelfeldmikroskopie oder dir. Immunfluoreszenz.
- **Kultur:** Treponemen sind in vitro nicht anzüchtbar.
- **Differenzierung:** nur molekularbiol. möglich (ausschließlich wissenschaftliche Fragestellungen!). Entscheidend für die DD sind das klin. Bild und der geografische Ort des Auftretens.
- **Serol. AK-Nachweis:**
  - Als Suchtest *Treponema-pallidum*-Hämagglutinationstest (TPHA-Test): Die AK gegen *T. pallidum* i. S. eines erkrankten Pat. agglutinieren mit AG-Fragmenten des Erregers beschichtete Schaferythrozyten (indir. Hämagglutination). Der Test bleibt auch nach Ausheilung lange pos. („Serumnarbe"). Äquivalent zum TPHA-Test: TPPA-Test (Agglutination beschichteter Gelatinepartikel) oder ELISA.
  - Zur Therapiekontrolle VDRL-Cardiolipin-Flockungstest: Nachweis antilipoidaler AK (IgM), die eine Reaktion auf den entzündlichen Zellzerfall bei einer **akuten** Syphilis darstellen. Wird bei erfolgreicher Therapie neg. Alternativ: IgM-ELISA.
  - Bei zweifelhaftem oder pos. TPHA-Test → FTA-Abs-Test: AK-Nachweis durch indir. Immunfluoreszenz. Parallel dazu IgM-Fraktionierung zur Differenzierung zwischen ausgeheilter, chron. oder akuter (IgM-pos.) Syphilis. Alternativ Immunoblot oder IgM-ELISA.
- **Diagnostik bei Neurosyphilis:**
  - ITPA-Index: Ein ITPA-Index > 2 weist auf spez. AK-Synthese im ZNS hin.
  - Formel:

$$\text{ITPA-Index} = \frac{TPHA\text{-}Titer\,im\,Liquor : IgG\,im\,Liquor}{TPHA\text{-}Titer\,im\,Serum : IgG\,im\,Serum}$$

> Nichtnamentliche Meldung des Nachweises von *T. pallidum*.

Antibiotikaempfindlichkeit Mittel der Wahl: Penicillin, bei Penicillinallergie Ceftriaxon. Bei gleichzeitiger Cephalosporin-Allergie Doxycyclin oder Minocyclin. ¼-jährl. Kontrolluntersuchungen mittels VDRL- und TPHA-Titer, während einer Schwangerschaft monatl.

26.25.3 Borrelien

Die 3 humanpathogen bedeutsamsten Spezies sind:
- *Borrelia (B.) burgdorferi* → Lyme-Borreliose. *B. burgdorferi sensu latu* umfasst 4 humanpathogene Spezies:
  - *B. burgdorferi sensu stricto* (USA, Europa)
  - *B. afzelii* (Europa)
  - *B. garinii* (Europa)
  - *B. spielmanii* (Europa)
- *B. recurrentis* → Rückfallfieber
- *B. duttonii* → Rückfallfieber

Klinik
- **B. burgdorferi:** Vektoren sind Zecken und Holzböcke. 3–6 % der Zeckenbisse führen zu Inf., 0,3–1,4 % zur manifesten Erkr. Meist 3 Stadien:
  - **Stadium 1** (Frühstadium): Tage bis wenige Wo. nach dem Zeckenbiss → Erythema migrans um die Einstichstelle (**cave:** nur bei 40–60 % der Pat.), evtl. uncharakteristische Allgemeinbeschwerden mit Fieber, Kopfschmerzen, Myalgie, Lk-Schwellungen
  - **Stadium 2:** Wo. bis Mon. nach der Inf. → lymphozytäre Meningoradikulitis = Bannwarth-Sy. (bei Kindern auch Meningitis), Fazialisparesen, seltener Lymphozytom (Lymphadenosis cutis benigna) oder Myokarditis (Reizleitungsstörungen!)
  - **Stadium 3:** Mon. bis J. nach der Inf. → Acrodermatitis chronica atrophicans, chron. rezid. Arthritiden („Lyme-Arthritis", die 10–15 J. andauern kann), chron. Enzephalomyelitis mit Para- und Tetraparesen (selten)
- **B. recurrentis und B. duttonii:** Vektoren sind Läuse, für *B. duttonii* auch Zecken. Wiederkehrende Fieberattacken aufgrund ständigen Antigenwandels der Erreger, die so der Immunabwehr entgehen und durch ihr Zellwandendotoxin pyrogen wirken. Tod häufig durch Myokarditis

Untersuchungsmaterial
PCR, Direktpräparat und Kultur:
- *B. burgdorferi:*
  - Stadium 1: Blut und Hautbiopsien
  - Stadium 2: Liquor, Blut, Hautbiopsien
  - Stadium 3: Liquor, Blut, Hautbiopsien, Gelenkpunktate bzw. Synovialbiopsat (höhere Ausbeute)
  - **Serologie:** 1–2 ml Serum für AK-Nachweis
- *B. recurrentis* und *B. duttonii*: Blut, Liquor für Direktpräparat und Kultur. Serologie nicht möglich

Mikrobiologische Diagnostik
- **Mikroskopie** (nur für Rückfallfieber-Diagnostik geeignet):
  - Vitalpräparat im Dunkelfeld- oder Phasenkontrastmikroskop: große, sehr bewegliche schraubenförmige Bakterien.
  - Giemsa-Färbung: bes. zum Nachweis von Rückfallfieber-Borrelien im Blut erkrankter Pat. geeignet.
- **Erregernachweis** (nur in Speziallaboratorien):
  - PCR (Hautbiopsie, Liquor, Gelenk-, besser Synovialbiopsate).
  - Kultur: in modifiziertem Kelley-Medium im Speziallabor, Kulturzeit 1–5 Wo., von den Rückfallfieber-Borrelien sind nicht alle Spezies kulturell anzüchtbar. Diese können nach Anreicherung im Versuchstier (Meerschweinchen, Ratte, Hamster oder Maus) nachgewiesen werden.

- **Nachweisempfindlichkeit:**
  - Haut (E. migrans, Akrodermatitis): 50–70 % (Kultur + PCR).
  - Liquor (Neuroborreliose II): 10–30 % (Kultur + PCR).
  - Gelenkpunktat, besser Synovialbiopsie (Lyme-Arthritis): 50–70 % PCR (Kultur extrem selten pos.).
- **Differenzierung** (Speziallabor):
  - Speziesidentifikation: OspA-PCR, 16S-rDNA-PCR od. 5S-23S-rDNA-PCR, jeweils anschließende Sequenzierung oder RFLP, Pulsfeld-Elektrophorese nach MLU 1-Verdau.
  - Subtypisierung: OspA-Serotypisierung, OspA-PCR.
- **Serol. AK-Nachweis:** Entscheidend für die Diagnose einer Lyme-Borreliose ist der **AK-Nachweis** mittels indir. Immunfluoreszenz oder ELISA:
  - **IgM-Titer:** bei Frühinf. ↑ und/oder steigend (ab 2.–4. Wo. nach E. migrans). IgM-Anstieg kann fehlen (Frühinf., Reinf.), andererseits kann IgM jahrelang persistieren, ohne dass dies mit der Krankheitsaktivität korreliert.
  - **IgG-Titer:** wird erst spät pos. (max. Titer erst nach Mon.!).
  - Nachweis intrathekal gebildeter AK bei neurol. Manifestation im ELISA mittels **Liquor-Serum-Index** (▶ 15.5.5).
  ! Kreuzreaktionen zu Treponemen-AG, aber TPHA- und VRDL-Test bleiben negativ.
  Bestätigungstest: **Immunoblot**, vorzugsweise mit rekombinanten AG
  - IgM: mind. 2 Banden von p41, p39, OspC, Osp17, VLsE oder OspC allein in starker Ausprägung.
  - IgG: mind. 2 Banden von p83/100, p58, p39, p41, OspC, Osp17; VLsE.
  Frühe Immunantwort (IgM) gegen p41 und OspC, VLsE (IgM u. IgG). Im Verlauf IgG-AK gegen p58, p39, Osp17 und v. a. VLsE. Im späten Stadium AK gegen VLsE, p58, Osp17 und p83/100.
- **CXCL13 im Liquor:** Bei einer Neuroborreliose wird das Chemokin CXCL13 von Monozyten und dendritischen Zellen nach Kontakt mit Borrelien sezerniert. Es wirkt chemotaktisch auf B-Zellen, die in der Folge intrathekal borrelienspez. AK bilden. Daher ist bei einer frühen Neuroborreliose der Nachweis einer erhöhten CXCL13-Konz. im Liquor häufig schon vor dem Nachweis eines borrelienspez. Liquor-Serum-AK-Index möglich. Unter einer erfolgreichen Antibiotikatherapie fällt die CXCL13-Konz. im Liquor schneller ab als der Liquor-Serum-Index.
  Nachweis von CXCL13 im Liquor daher geeignet zur:
  - Diagnose einer akuten Neuroborreliose bei entsprechenden Symptomen (selbst bei noch neg. Liquor-Serum-Index)
  - Differenzierung einer akuten von einer bereits überstandenen Neuroborreliose
  - Therapieüberwachung
! Erhöhte CLCX13-Konz. im Liquor sind auch bei anderen entzündlichen und infektiösen ZNS-Erkr. zu beobachten: Neurolues, Kryptokokkenmeningitis, HIV-Inf., ZNS-Lymphome, MS, virale Meningitis.

> Eine neg. Serologie schließt – bes. in Frühstadien – eine Borreliose nicht aus (▶ Tab. 26.6)!
> Einige wichtige Antigene wie OspA, OspC oder VLsE sind z. T. genotypspez. → falsch neg. Befunde, wenn AG-Spektrum des Infektionsstamms nicht im Testsystem enthalten ist; mögliche differente Ergebnisse in verschiedenen Labors durch Verwendung unterschiedl. Testsysteme.

Tab. 26.6 Wahrscheinlichkeit eines positiven Antikörpertests bei Borrelieninfektion

Stadium	Seropositivität (%)	Ig-Klasse
I	20–50	M
II	70–90	G
III	90–100	G

Nicht für die mikrobiol. Diagnostik empfohlene Borreliose-Tests (wissenschaftl. Validierung ungenügend):
- Abfall von CD57$^+$/CD3$^+$-NK-Zellen bei chron. Lyme-Borreliose
- Lymphozyten-Transformationstest nach Stimulation mit Borrelien-AG
- EUSPOT (Nachweis zytokinsezernierender Lymphozyten)

 Namentlich bei Nachweis von *B. recurrentis*.

Antibiotikaempfindlichkeit
Mittel der Wahl:
- Lyme-Borreliose:
  - Im Frühstadium Penicillin, Amoxicillin, Cefuroxim, Doxycyclin oder Makrolidantibiotika
  - In schweren Fällen (Neuroborreliose) Ceftriaxon, Cefotaxim, Penicillin i. v. (**cave:** Jarisch-Herxheimer-Reaktion)
  - ! Bei Zeckenbiss keine Prophylaxe!
- Rückfallfieber: Tetrazykline, Penicilline, Cephalosporine

26.26 Mykoplasmen

Mykoplasmen und Ureaplasmen sind zellwandlose Bakterien, die sich außerhalb von Zellen vermehren können. Drei Arten sind humanpathogen oder potenziell humanpathogen.

Klinik
- *Mycoplasma (M.) pneumoniae:* obligat pathogen → Tracheobronchitiden und Pneumonien (14 % aller Pneumonien)
- *M. hominis:* fakultativ pathogen
  - Frauen: Vaginitis, Adnexitis, z. T. Abszesse und Septikämien
  - Männer: Prostatitis
- *Ureaplasma urealyticum:* fakultativ pathogen
  - Männer: Prostatitis und Urethritis
  - Frauen: Vaginitis, Adnexitis
  - Neugeborene: Pneumonien

Untersuchungsmaterial
- **Direktnachweis und Kultur:** Sputum, Trachealsekret, Nasopharyngeal-, Rachenabstrich, Pleurapunktat; Urin, Urethral-, Zervikal-, Vaginalabstriche. **Cave:** Transport in flüssigem oder halbstarrem Transportmedium. Mykoplasmen-Bouillon oder Chlamydia-Transportmedium ohne Antibiotikazusatz verhindert schnelles Absterben.
- **Serologie:** bei V. a. *M. pneumoniae* 1–2 ml Serum für AK-Nachweis.

Mikrobiologische Diagnostik

- **Mikroskopie:** Da Mykoplasmen keine Zellwand besitzen, können sie mit den üblichen Färbemethoden nicht dargestellt werden. Der Direktnachweis im Material gelingt mittels PCR, Gensonde oder AG-ELISA und ersetzt zunehmend die Kultur.
- **Kultur:** nach Flüssigkeitsanreicherung und Indikatorumschlag anaerobe Anzucht auf eiweiß- und cholesterinhaltigen Nährböden. Nach längerer Bebrütung bei Lupenvergrößerung sehr kleine, häufig spiegeleiförmige, in den Nährboden hineinwachsende Kolonien mit dichtem Zentrum und heller, flacher Peripherie. Eine Keimzahl von > 10^3/ml bzw. eine um 1-log-Stufe höhere Keimzahl im Prostatasekret ggü. Urinprobe deutet auf eine Inf. durch Urogenitalmykoplasmen hin (Prostatitis, Urethritis).
- **Differenzierung:** mittels morphol., biochem. und serol. Kriterien. MALDI-TOF-MS.
- **Serol. AK-Nachweis** gegen *M. pneumoniae:* durch indir. Hämagglutination, KBR, ELISA und Immunoblot.

Antibiotikaempfindlichkeit **Mittel der Wahl:** Tetrazykline, Makrolidantibiotika *(M. pneumoniae)* bzw. Tetrazykline, Fluorchinolone (Urogenitalmykoplasmen).

Merke
Resistenzen gegen auf die Zellwand wirkende Chemotherapeutika (Penicillin, Cephalosporine).

26.27 Obligate Zellparasiten

26.27.1 Rickettsien, Coxiellen, Bartonellen und Ehrlichien

Übersicht ▶ Tab. 26.7.

Tab. 26.7 Humanpathogene Erreger		
Gattung	**Gruppe**	**Erreger/Erkrankung**
Rickettsia (R.)	Fleckfieber	• R. prowazekii → klassisches, epidemisches Fleckfieber • R. typhi → murines endemisches Fleckfieber
	Zeckenbissfieber	• R. rickettsii → „Rocky Mountain Spotted Fever" • R. conorii → Mittelmeerfieber und südafrikanisches Zeckenbissfieber • R. sibirica → nordasiatische Rickettsiose • R. akari → Rickettsienpocken • R. (orientia) tsutsugamushi → Tsutsugamushi-Fieber
Coxiella		• C. burnetii → Q-Fieber
Bartonella (B.)		• B. bacilliformis → Oroya-Fieber und peruanische Warzen • B. quintana, B. henselae (B. elizabethae, B. vinsonii) → Endokarditis, Bakteriämie • B. quintana, B. henselae → bazilläre Angiomatose und Peliose • B. henselae, B. clarridgeiae, Afipia felis → Katzenkratzkrankheit • B. quintana → Fünftagefieber, Wolhyni-Fieber

26.27 Obligate Zellparasiten

Tab. 26.7 Humanpathogene Erreger *(Forts.)*

Gattung	Gruppe	Erreger/Erkrankung
Ehrlichia (E.), Anaplasma (A.) und Neorickettsia (N.)	monozytär	• *E. chaffeensis* (USA) → humane monozytäre Ehrlichiose • *N. sennetsu* (Japan, Malaysia) → Sennetsu-Fieber, Sennetsu-Ehrlichiose
	granulozytär	• *A. phagocytophilum* (Europa, USA) → humane granulozytäre Anaplasmose • *E. ewingii* (USA) → humane Ewingii-Ehrlichiose

Klinik

- **Rickettsien:** weltweites Vorkommen mit typischer regionaler Verteilung der einzelnen Rickettsienarten. Nach Insektenbissen (Läuse, Flöhe, Milben, Zecken) Fleckfieber und fleckfieberähnliche Erkr.: hoch fieberhafte Krankheitsbilder. Durch die intrazelluläre Vermehrung der Keime in den Gefäßendothelien generalisierte Vaskulitis → zerebrale Blutungen, Thrombosen, Koma und schließlich Tod durch Atem- und Kreislaufversagen. Letalität abhängig vom Lebensalter 5–50 %
- *Coxiella burnetii:* gehäuft in Mitteleuropa. Wird von Paarhufern inhalativ auf den Menschen übertragen → systemische fieberhafte Inf. mit oder ohne Pneumonie. Endokarditis mit Schädigung der Aortenklappe
- **Bartonellen:** *B. quintana, B. henselae, B. elizabethae, B. vinsonii* und *Afipia felis* kommen in Europa, Afrika und Nordamerika vor, *B. bacilliformis* in den Hochlagen der Anden
  - **Wolhyni-Fieber:** durch die Kleiderlaus von Mensch zu Mensch übertragene fieberhafte Erkr. Heute selten (Ausbrüche unter schwer alkoholkranken und wohnsitzlosen Menschen – nicht selten auch Endokarditis)
  - **Katzenkratzkrankheit:** etwa 1 Wo. nach Biss- oder Kratzverletzungen durch Katzen. Meist bei Kindern und jungen Erw. Entwicklung einer erythematösen Inokulationspapel, gefolgt von Schwellung und schmerzhafter Einschmelzung der regionalen Lk. Sonderform: konjunktivoglanduläres Sy. mit konjunktivalen Granulomen, Konjunktivitis und präaurikulärer Lymphadenitis. Systemische Komplikationen (nicht selten bei Aids-Pat.): Enzephalopathie, Lähmungen, Neuroretinitis, Radikulitis, Polyneuritis, systemische Ausbreitung der Hautpapeln, Osteomyelitis, Pneumonie, Hämolyse, Thrombopenie
  - **Bazilläre Angiomatose:** nach Katzenkontakt. Meist bei immunsupprimierten Pat. und HIV-Infizierten (DD: Kaposi-Sarkom!). Dunkelrote noduläre Läsionen durch Gefäßproliferation und Infiltration von Entzündungszellen
  - **Peliosis hepatis:** nach Katzenkontakt. Vorrangig bei Immunkompromittierten. Entwicklung blutgefüllter zystischer Räume in Leber und Milz
  - **Oroya-Fieber:** nach Mückenstichen (Sandfliegen) schwere fieberhafte Erkr. mit Hämolyse (Coombs-Test-neg., ▶ 25.3.3), Kreislaufkollaps und Enzephalitis. Komplikation durch Superinf. mit Salmonellen, Amöben, Malariaplasmodien oder Mykobakterien
  - **Peruanische Warzen:** überlebende Pat. oder Pat. mit Zweitinf. entwickeln kutane oder parenchymale vaskuloproliferative Knötchen (peruanische Warzen)

- **Ehrlichien, Anaplasmen und Neorickettsien:**
  - *Neorickettsia sennetsu:* Erreger des **Sennetsu-Fiebers** (Fieber, Schwellung der Hals- und Nacken-Lk, Leukopenie). Übertragungsweg unbekannt (Zecken oder Fischparasiten)
  - **Humane monozytäre und granulozytäre Ehrlichiosen, Anaplasmose:** durch Zecken übertragene Erkr. IKZ 1–3 Wo. Grippeähnliches Krankheitsbild mit Fieber, Schüttelfrost und Kopfschmerzen, oft auch Übelkeit, Myalgien und Erbrechen. Etwa 30 % der Pat. haben einen an Fleckfieber erinnernden kurzzeitigen Hautausschlag. Häufig Sekundärinf. (Pneumonie, Candidiasis). Komplikationen: septischer Schock, ARDS, Nierenfunktionsstörungen, Blutungsneigung, ZNS-Beteiligung. Nach etwa 1 Wo. Restitutio ad integrum. Bei alten und immunsupprimierten Pat. Letalität 2–4 %

Untersuchungsmaterial
- **Kultur:** Erreger sind auf keinem Nährmedium anzüchtbar (Zellkultur nur in Referenzlaboratorien). Ausnahme: *Bartonella* wächst in Blutkulturen und auf Blutagar.
! Verdachtsdiagnose auf dem Begleitschein, um Anzucht von Bartonellen zu gewährleisten. Material: Blut, Gewebebiopsien.
- **Serologie:** 1–2 ml Serum für AK-Nachweis.

Mikrobiologische Diagnostik
- **Direktnachweis:**
  - Rickettsien, *Coxiella burnetii* und Bartonellen: PCR mit anschließender Sequenzierung aus Blut oder Gewebebiopsien
  - Ehrlichien, Anaplasmen und Neorickettsien:
    – Befall der Leukozyten (moruläähnliche Strukturen) im Giemsa-gefärbten Blutausstrich nachweisbar (nur in 20 % d. F. pos.)
    – Nachweis mittels dir. IFT
    – PCR aus peripherem Blut, Sequenzierung des Amplifikats
- **Kultur:** Nur Bartonellen lassen sich in Blutkulturen (bis zu 8 Wo. Bebrütungszeit) und auf Blutagar (Columbia-Blutagar, Brucella-Agar, Kaninchenblutagar, 2–4 Wo. Bebrütungszeit) anziehen. **Cave** bei automatisierten Blutkultursystemen (▶ 26.3.3): langsames Wachstum, oft kein CO_2-Signal → wöchentliche Kontrolle der Kulturflaschen mittels Acridinorange- oder Gramfärbung und Agarsubkulturen!
- **Differenzierung:** Bartonellenisolate können anhand biochem. Leistungsparameter von *A. felis* unterschieden und mittels PCR, MALDI-TOF-MS, zellulärem Fettsäureprofil oder dir. IFT differenziert werden.
- **Serol. AK-Nachweis:**
  - **Rickettsien:**
    – ELISA, Immunoblot
    – Indir. IFT an mit Rickettsien beschichteten Objektträgern
    – Agglutinationsreaktion mit *Proteus*-Stämmen, die kreuzreaktive Antigene tragen = **Weil-Felix-Reaktion**
  - **Coxiellen:** bei neg. Blutkulturen und Endokarditisverdacht zum Ausschluss einer *Coxiella-burnetii*-Inf. KBR, ELISA, indir. IFT.
    – Akute Inf.: ↑ IgM-Titer gegen *Coxiella*-LPS Phase II
    – Chron. Inf.: ↑ IgG-Titer gegen *Coxiella*-LPS Phase I
  - **Bartonellen:** AK-Nachweis mittels ELISA oder indir. IFT. Kreuzreaktivität zwischen den Spezies!

– **Ehrlichien, Anaplasmen und Neorickettsien:** AK-Nachweis mittels indir. IFT oder ELISA (Serokonversion aber oft erst 4 Wo. nach Krankheitsbeginn!) → 4-facher Titeranstieg oder Einzeltiter ≥ 1 : 128. Kreuzreaktivität zu Rickettsien, Coxiellen und Brucellen! → Western Blot ist spezifischer.

Namentlich bei Nachweis von *R. prowazekii* sowie von *C. burnetii.*

Antibiotikaempfindlichkeit
- Inf. mit Rickettsien, *Coxiella burnetii,* Ehrlichien, Anaplasmen und Neorickettsien: Doxycyclin
- Inf. mit Bartonellen: Azithromycin (alternativ: Roxithromycin oder Doxycyclin), evtl. in Komb. mit Rifampicin

26.27.2 Chlamydien

Innerhalb der Gattung *Chlamydia (C.)* unterscheidet man 3 Spezies.

Klinik
1. *C. trachomatis:*
   – Serotypen A, B, C → **Trachom:** durch Schmierinf. übertragene chron. Keratokonjunktivitis, die häufig zur Erblindung führt
   – Serotypen D–K:
     – Entzündungen von männlichen und weiblichen Urogenitalorganen (nichtgonorrhoische Urethritis, Zervizitis, Salpingitis)
     – Einschlusskörperchen-Konjunktivitis bei Neugeborenen nach Inf. im Geburtskanal, bei Erw. nach Schmierinf. oder als „Schwimmbadkonjunktivitis"
     – Pneumonie bei Neugeborenen und Säuglingen nach Inf. im Geburtskanal
   – Serotypen L1, 2, 3 → **Lymphogranuloma inguinale:** Geschlechtskrankheit mit Ulzerationen im Genitalbereich und schmerzhafter Lk-Schwellung
2. *Chlamydophila psittaci:* Ornithose („Papageienkrankheit"): interstitielle Pneumonie, fast ausschließlich durch inhalierten Vogelkot übertragen
3. *Chlamydophila pneumoniae:* Erreger von interstitieller Pneumonie, Bronchitis und Pharyngitis. Fragliche Assoziation zu ischämischer Herzkrankheit und Herzinfarkt (häufiger Nachweis von AK gegen *C. pneumoniae,* immunfluoreszenzoptischer Nachweis der Erreger in stenosierten Herzkranzgefäßen)

Chlamydophila psittaci gehört zu den Organismen der Risikogruppe 3 und darf nur in entsprechenden Sicherheitslabors untersucht werden!

Untersuchungsmaterial
- **Direktnachweis und Kultur:**
  – *C. psittaci:* Sputum
  – *C. trachomatis:* intensive Abstriche der befallenen Region, Urin
  – *C. pneumoniae:* tiefes Sputum und Trachealsekrete/BAL
  ! Material so schnell wie möglich ins Labor bringen oder in Chlamydien-Transportmedium (z. B. SP 2) verschicken!
- **Serologie:** 1–2 ml Serum für den AK-Nachweis

Mikrobiologische Diagnostik
- **Direktnachweis:** Direktpräparate (dir. IFT oder Jodfärbung) sind wenig sensitiv und nur bei ausreichenden Erregerzahlen erfolgreich. ELISA-Methoden zum AG-Nachweis häufig falsch pos., selten auch einmal falsch neg. DNA-Hybridisierung und PCR zum dir. Antigennachweis zuverlässiger
- **Kultur:** Chlamydienanzucht ausschließlich in Zellkulturen (Spezallabor)
- **Differenzierung:** Differenzierung mittels dir. IFT od. MOMP-PCR und anschließend RFLP nach Restriktionsverdau
- **Serol. AK-Nachweis:**
  - Nachweis von genusspez. AK (ELISA, KBR)
  - Nachweis von AK gegen die einzelner Chlamydien-Arten im Mikroimmunfluoreszenztest mit speziesspez. ELISA od. Immunoblot. **Cave:** nur bei systemischen Erkr. zuverlässig, nicht bei lokalen Inf.

> Namentlich bei Nachweis von *C. psittaci*.

Antibiotikaempfindlichkeit **Mittel der Wahl:** Doxycyclin, Makrolidantibiotika, neuere Gyrasehemmer.

26.28 Melde- und Erfassungspflicht nach IfSG

▶ Abb. 26.1a–c

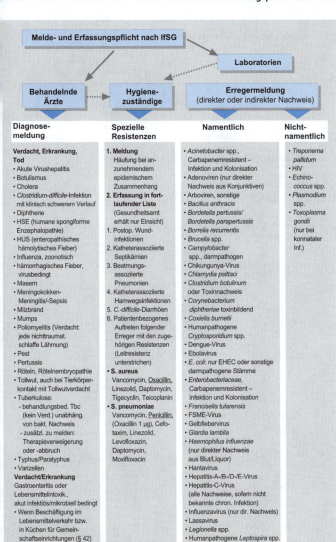

Abb. 26.1 a) Meldepflichtige Krankheiten und Krankheitserreger nach IfSG (nach: Bundesgesundheitsblatt 2013; 56: 996–1002) [L157]

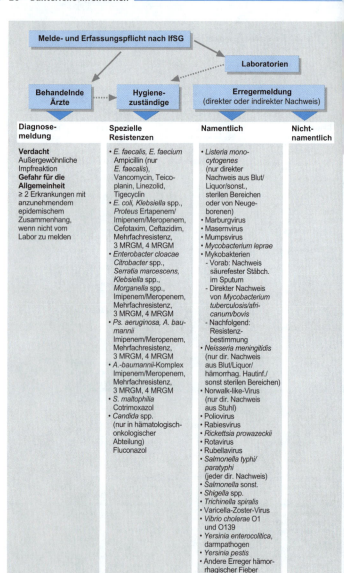

Abb. 26.1 b) Meldepflichtige Krankheiten und Krankheitserreger nach IfSG (nach: Bundesgesundheitsblatt 2013; 56: 996–1002) [L157]

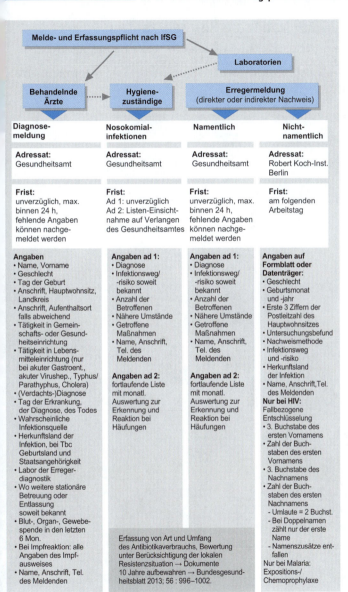

Abb. 26.1 c) Meldepflichtige Krankheiten und Krankheitserreger nach IfSG (nach: Bundesgesundheitsblatt 2013; 56: 996–1002) [L157]

26.29 Nationale Referenzzentren

Komplette Liste der nationalen Referenzzentren und Konsiliarlabors unter:
- www.rki.de/DE/Content/Infekt/NRZ/nrz_node.html
- www.rki.de/DE/Content/Infekt/NRZ/nrz_liste.pdf?__blob=publicationFile

27 Virale Infektionen

Birgid Neumeister

27.1 Diagnosestrategie 635
27.1.1 Hinweis 635
27.1.2 Erreger viraler Syndrome 635
27.1.3 Diagnostik viraler Syndrome 636
27.1.4 Ansprechpartner bei Verdacht auf virales hämorrhagisches Fieber 638
27.2 Nachweis von Viren 639
27.2.1 Direkte Nachweisverfahren 639
27.2.2 Indirekte Nachweisverfahren 639
27.2.3 Materialgewinnung 640
27.2.4 Blut 641
27.2.5 Rachenspülwasser, Rachenabstrich 641
27.2.6 Nasenspülwasser 641
27.2.7 Nasopharyngealsekret 641
27.2.8 Liquor 642
27.2.9 Mittelstrahlurin 642
27.2.10 Tränenflüssigkeit 642
27.2.11 Inhalt von Hautbläschen 642
27.2.12 Stuhl 642
27.2.13 Biopsie- und Autopsie-Untersuchungsmaterial 643
27.3 Pockenviren 643
27.4 Herpesviren 644
27.4.1 Grundlagen 644
27.4.2 Herpes-simplex-Virus (HSV) 644
27.4.3 Varicella-Zoster-Virus (VZV) 645
27.4.4 Zytomegalievirus (CMV) 647
27.4.5 Epstein-Barr-Virus (EBV) 649
27.4.6 Humane Herpesviren (HHV-6, -7 und -8, Herpes-B-Virus) 650
27.5 Hepatitis-Viren 652
27.5.1 Hepatitis A 652
27.5.2 Hepatitis B 653
27.5.3 Hepatitis C 657
27.5.4 Hepatitis D 659
27.5.5 Hepatitis E 660
27.5.6 Andere Hepatitisformen 661
27.6 Adenoviren 661
27.7 Papilloma- und Polyomaviren 662
27.8 Parvoviren 663
27.9 Reoviren 664
27.9.1 Grundlagen 664
27.9.2 Orbiviren 664
27.9.3 Rotaviren 665
27.10 Togaviren 666
27.10.1 Grundlagen 666
27.10.2 Rubellavirus 666
27.10.3 Alphaviren 667
27.11 Flaviviren 668
27.12 Bunyaviren 671
27.12.1 Hantaviren 671
27.12.2 Bunyaviren 672
27.12.3 Sandfliegenfiebervirus 673

27.13	**Paramyxoviren** 673	**27.19**	**Picornaviren** 689
27.13.1	Parainfluenzavirus 673	27.19.1	Grundlagen 689
27.13.2	Mumpsvirus 674	27.19.2	Poliomyelitisviren 689
27.13.3	Masernvirus 675	27.19.3	Enteroviren 690
27.13.4	Respiratory-Syncytial-Virus (RSV) 676	27.19.4	Rhinoviren 691
27.14	**Orthomyxoviren – Influenzaviren** 677	**27.20**	**Coronaviren** 692
		27.21	**Noroviren** 693
27.15	**Rhabdoviren** 679	**27.22**	**Prionerkrankungen** 694
27.16	**Filoviren** 681	27.22.1	Grundlagen 694
27.17	**Arenaviren** 683	27.22.2	Kuru 695
27.18	**Retroviren** 684	27.22.3	Creutzfeldt-Jakob-Krankheit (CJK) und neue Variante (vCJK) 695
27.18.1	Grundlagen 684		
27.18.2	Humanes Immundefizienz-Virus (HIV) 685		

27.1 Diagnosestrategie

27.1.1 Hinweis

Nationale Referenzzentren ▶ 26.29. Melde- und Erfassungspflicht nach IfSG ▶ 26.28.

27.1.2 Erreger viraler Syndrome

Die Reihenfolge der Viren in ▶ Tab. 27.1 entspricht ihrer Häufigkeit.
- **Angeborene und perinatal erworbene Virusinf.:**
  - Pränatal: Röteln, CMV, VZV
  - Perinatal: HSV, Coxsackievirus B, VZV, CMV
  - Postnatal: HBV, HCV, HIV
- **Virale hämorrhagische Fieber:**
  - Flaviviren: Gelbfieber-, Dengue-, Omsk-Fieber-, Kyasanur-Waldkrankheit-Viren
  - Arenaviren: Lassa-, Junin-, Machupo-Viren
  - Filoviren: Marburg-, Ebolaviren
  - Bunyaviren: Krim-Kongo-Fieber, Hantaan-, Rift-Valley-Viren

Tab. 27.1 Virale Syndrome

Klinik	Erreger
Atemtrakt	
Rhinitis	Rhino-, Corona-, Entero- und Coxsackieviren Bei Kindern häufig auch Respiratory-Syncytial-Virus (RSV), Parainfluenza-, Adenoviren
Pharyngitis	Influenza-, Parainfluenza- und Rhinoviren Bei Kindern häufig auch RSV, Adeno- und Herpesviren
Kindliche Laryngotracheobronchitis (Krupp-Sy.)	Influenza-, Parainfluenzaviren (Typ 1 und 2), RSV
Bronchitis	Influenza-, Parainfluenzaviren, RSV
Kindliche Bronchiolitis	RSV, Influenza-, Parainfluenzaviren
Pneumonie	• Kinder: RSV, Parainfluenzaviren (Typ 3), Influenza-, Adenoviren, perinatale Zytomegalie-Virusinf. (CMV-Inf.) • Immunsupprimierte: CMV, Masern, Varicella-Zoster-Virusinf. (VZV), Adenoviren • Ältere Menschen mit pulmonaler oder kardialer Grunderkr.: Influenzaviren • Schweres akutes respiratorisches Sy. (SARS)
Gastrointestinaltrakt	
Gastroenteritis	• Säuglinge: Rotaviren Gruppe A und C • Kleinkinder: Adenoviren • Kinder und Erw.: Rotaviren Gruppe B und C, Calici- und Astroviren

Tab. 27.1 Virale Syndrome (Forts.)

Klinik	Erreger
ZNS	
Meningitis	Entero-, Mumps-, LCM-Viren, HSV
Lähmungen	Polioviren, Enterovirus 70/71, Coxsackievirus A7
Enzephalitis (E.)	HSV, Mumps-, Toga-, Flavi-, Bunya-, Arenaviren, Tollwutvirus, Entero-, Adeno-, andere Herpesviren (selten)
• Postinfektiöse E.	Nach Masern, Windpocken, Röteln, Mumps
• Subakut sklerosierende Panenzephalitis	Nach Masern, Röteln
• Progressive multifokale Leukoenzephalopathie	JCV
• Reye-Sy.	Influenzaviren, VZV
• Aids-Enzephalopathie	HIV
• Guillain-Barré-Sy.	CMV, EBV, HIV
Haut	
Makulopapulöse Hautausschläge	Masern, Röteln, Parvovirus B19, HHV-6 und -7, Echo- und Coxsackieviren, EBV, CMV, Dengue, Hepatitis B
Vesikuläre Hautausschläge	VZV, HSV, Coxsackie- und Enteroviren
Pustulöse Hautausschläge	Pockenviren
Noduläre Hautausschläge	Papillomaviren, Molluscum contagiosum, Melkerknoten, Orf, Tanapox
Urogenitaltrakt	
Genitale Infektionen	HSV, Papillomaviren, Adenovirus 37, Molluscum contagiosum
Urethritis	HSV, Adenovirus 37
Akute hämorrhagische Zystitis	Adenovirus 11
Glomerulonephritis	HBV
Nephropathie	CMV, Hantaanvirus
Herz	
Myokarditis	Coxsackieviren B u. a. Enteroviren, angeborene Röteln, Mumps

27.1.3 Diagnostik viraler Syndrome

Klinik Viele Viruserkr. lassen sich klin. diagnostizieren (z. B. Herpes-simplex-Effloreszenz der Lippe, Windpocken bei Kindern) oder verlaufen ohne größere

27.1 Diagnosestrategie

Beeinträchtigung des Allgemeinbefindens. Trotzdem ist es wichtig, die Verdachtsdiagnose mikrobiol. bestätigen zu lassen, denn:
- Es steht antivirale Chemotherapie zur Verfügung, die eingesetzt werden sollte (z. B. Inf. durch VZV oder Influenzaviren).
- Gefahr für Allgemeinheit oder bestimmte Bevölkerungsgruppen soll vermieden werden (z. B. Screening auf HIV und Hepatitisviren bei Blutspendern).
- Über die Meldepflicht wird eine epidemiol. Überwachung möglich und Epidemien können früh erkannt werden.
- Bei einigen Inf. (z. B. Röteln, genitaler Herpes in der Schwangerschaft) werden Behandlung und Prognose durch eine exakte Diagnose bestimmt.

> Wichtig ist die Anamnese (Infektionsquelle?). Häufig Prodromalstadien vor Ausbruch der Erkr., schlechtes Ansprechen auf Antipyretika.

Labor Im Gegensatz zu bakt. Inf.:
- BSG: häufig nicht oder nur gering beschleunigt
- Leukozyten:
  - Anfänglich Leukozytopenie mit Lymphozytopenie
  - Später Lymphozytose und Monozytose
- CRP und PCT: nur geringer Anstieg

Entscheidend ist der Nachweis virusspez. AK und/oder der Erregernachweis.

- **Akute Primärinf.:**
  - AK-Nachweis/Serologie → Nachweis einer Serokonversion (4-facher Titeranstieg und/oder spez. IgM-Nachweis)
  - Virusgenomnachweis mittels DNA-Hybridisierung oder PCR
  - Antigennachweis mittels ELISA oder dir. IFT
  - Erregernachweis durch Virusisolierung
- **Rekurrente Inf.:**
  - Virusgenomnachweis mittels DNA-Hybridisierung oder PCR
  - AG-Nachweis mittels ELISA oder dir. IFT
  - Erregernachweis durch Virusisolierung kann bei produktiver Virusreplikation erfolgreich sein
  - ! AK-Nachweis/Serologie meist wenig hilfreich, da Titeranstieg oder IgM-AK meist nicht detektierbar. Bei einzelnen Virusarten ist der differenzierte AK-Nachweis gegen isolierte virale Antigene weiterführend (EBV, HIV)
- **Feststellung des Immunstatus:**
  - Nach Hepatitisimpfung (Anti-HB$_s$)
  - Bei Blutspendern: CMV-Status
  - Schwangerenvorsorge: Rötelnimmunität

> **Merke**
> Auch bei klin. („Kinderkrankheiten") oder aufgrund einer gegebenen epidemiol. Situation (z. B. Grippe) zu diagnostizierenden Virusinf. Material zur virol. Diagnostik abnehmen, wenn:
> - Inf. atypisch oder mit Komplikationen verläuft
> - Pat. einer Risikogruppe angehört (Immunsupprimierte, Grunderkr.)
> - Erkr. nicht im typischen Alter auftritt (z. B. Mumps bei Erw.)

27.1.4 Ansprechpartner bei Verdacht auf virales hämorrhagisches Fieber

▶ Tab. 27.2.

Tab. 27.2 Behandlungszentren für hochkontagiöse und lebensbedrohliche Erkrankungen

Institution	Kontakt	Erreichbarkeit in dringenden Fällen für Fachpersonal (24/7)
Charité, Campus Virchow-Klinikum Med. Klinik für Infektiologie und Pneumologie Augustenburger Platz 1 13353 Berlin	Prof. Dr. med. Norbert Suttorp Tel. 030/450 55-30 51/-30 52 Dr. med. Caroline Isner Tel. 030/450 65-33 54 Dr. med. Frieder Pfäfflin Tel. 030/450 66-52 87	Rettungsstelle Innere Medizin CVK (Zentrale) Tel. 030/450-50
Klinik für Gastroenterologie, Hepatologie und Infektiologie Universitätsklinikum Düsseldorf Moorenstr. 5 40225 Düsseldorf	Prof. Dr. med. Dieter Häussinger Tel. 0211/811-63 30 Dr. med. Torsten Feldt Tel. 0211/810-87 21 Dr. med. Björn Jensen Tel. 0211/811-89 42	SIS-Station MX01 Tel.: 0211/810-8245 Notaufnahme MA01 Tel. 0211/811-70 12
Klinik der Goethe Universität Zentrum für Innere Medizin Medizinische Klinik II – Infektiologie Theodor-Stern-Kai 7 60590 Frankfurt	Prof. Dr. med. Christoph Stephan Tel. 069/63 01-66 08 Dr. med. Timo Wolf Tel. 069/63 01-54 52	Tel. 0160/701 55 50 (Rufbereitschaft)
Bernhard-Nocht-Klinik für Tropenmedizin 1. Medizinische Klinik und Poliklinik Universitätsklinikum Hamburg in Zusammenarbeit mit dem Institut für Hygiene und Umwelt der Behörde für Gesundheit & Verbraucherschutz, Hamburg	Dr. med. Stefan Schmiedel Tel. 040/7410-0	Bernhard-Nocht-Institut für Tropenmedizin (Zentrale) Tel. 040/428 18-0 Universitätsklinikum Eppendorf, Tropenmedizin Hintergrunddienst (Zentrale) Tel. 040/74 10-0
Klinikum St. Georg gGmbH Klinik für Infektiologie, Tropenmedizin und Nephrologie Delitzscher Str. 141 04129 Leipzig	Dr. med. Thomas Grünewald Tel.: 0341/909 40 05	Tel. 0341/909 40 05
Städtisches Klinikum München-Schwabing 1. Medizinische Abteilung Kölner Platz 1 80804 München	Dr. med. Wolfgang Guggemos Tel. 089/30 68-26 01 Prof. Dr. med. Clemens Wendtner Tel. 089/30 68-22 28	Dienstarzt Infektiologie Tel. 089/30 68-0 (Telefonzentrale)

Tab. 27.2 Behandlungszentren für hochkontagiöse und lebensbedrohliche Erkrankungen *(Forts.)*

Institution	Kontakt	Erreichbarkeit in dringenden Fällen für Fachpersonal (24/7)
Robert-Bosch-Krankenhaus Zentrum für Innere Medizin 1 Gastroenterologie, Hepatologie, Endokrinologie Auerbachstr. 110 70376 Stuttgart	Prof. Dr. med. Jörg G. Albert OÄ Dr. med. Katja Rothfuß Tel. 0711/81 01-34 06	Infektiologischer Hintergrunddienst (über Pforte) Tel. 0711/8101-0

Aus: www.rki.de – Arbeitskreis STAKOB (Ständiger Arbeitskreis der Kompetenz- und Behandlungszentren für hochkontagiöse und lebensbedrohliche Erkrankungen) beim Robert Koch-Institut

27.2 Nachweis von Viren

27.2.1 Direkte Nachweisverfahren

Indikationen
- Nachweis von Virusinf., bei denen die Serologie versagt oder nicht aussagekräftig ist (immunsupprimierte Pat., Inf. durch Herpes- oder Adenoviren, seltener auch durch Picorna-, Toga-, Influenza- oder Parainfluenzaviren)
- Beurteilung einer epidemiol. Situation, z. B. Influenza

Prinzip, Verfahren
- PCR.
- Molekulargenet. Diagnostik mit DNA-Sonden.
- Dir. IFT, z. B. an Bläscheninhalt bei Herpes zoster.
- Serol. Detektion von Virusantigenen (ELISA), z. B. HBsAg.
- Virusanzucht: teuer und zeitaufwendig! Wird zunehmend durch molekularbiol. Methoden ersetzt.
  - In Zellkulturen und im befruchteten Hühnerei.
  - Im Versuchstier: Der Tierversuch (neugeborene Mäuse) ist die aufwendigste und zeitraubendste Methode und findet deshalb nur dann Anwendung, wenn andere Nachweismöglichkeiten versagen.
- Elektronenmikroskopie: Der elektronenmikroskopische Virusnachweis ist für die Routinediagnostik wenig geeignet und bleibt wissenschaftlichen Fragestellungen und Speziallabors vorbehalten.

27.2.2 Indirekte Nachweisverfahren

Indikationen Nachweis spez., gegen Viren gerichteter AK (IgG, IgM, IgA) im Patientenserum.

Prinzip, Verfahren Die wichtigsten Verfahren zur AK-Titerbestimmung sind ELISA und IFT. Diese erlauben auch eine Differenzierung in die Immunglobulinklassen IgG, IgM und IgA. Neutralisations- und Hämagglutinationshemmteste verlieren an Bedeutung. Dafür kommen immer häufiger Immunoblots und Aviditätsbestimmungen zur Anwendung.

Bewertung Ergebnisse kritisch beurteilen. Ein pos. Befund (insb. für IgG) erlaubt keine Aussage darüber, wie lange AK gegen das Virus schon im Blut vorhanden sind. Zur Beurteilung immer sog. *gepaarte Seren* prüfen: Untersuchung zweier Serumproben, von denen die eine zu Krankheitsbeginn und die andere etwa 14 d später entnommen wurde. Die Titerdifferenz gibt Auskunft über die Immunantwort des Organismus bzw. des geprüfte Virus.

Eine Viruserkr. ist sicher bei:
- Mind. 4-fachem Titeranstieg in den ersten 10–14 d
- Mind. 4-fachem Titerabfall im späteren Krankheitsverlauf

Wichtig ist die parallele Untersuchung des spez. IgM als Indikator einer frühen Inf.! Deshalb bereits im frühen Krankheitsstadium Serum abnehmen!

Störungen und Besonderheiten
- **Falsch pos. Ergebnisse bei:**
  - Kreuzreaktionen mit AG eines anderen, nicht ursächlichen Erregers
  - Vorhandenen Impftitern
- **Falsch neg. Ergebnisse bei:**
  - Zu früher Serumentnahme: AK-Produktion hat noch nicht eingesetzt
  - Unterdrückter AK-Produktion durch Immunsuppression

27.2.3 Materialgewinnung

Entnahme
- **Entnahmeort:** Untersuchungsmaterial dort entnehmen, wo das Virus vermutet bzw. ausgeschieden wird. Übliche Proben: Rachen-, Nasenspülwasser, Nasen-, Rachenabstriche und Körperflüssigkeiten wie Liquor, Urin, Tränenflüssigkeit, Sputum, Inhalt von Hautbläschen oder Stuhl
- **Entnahmezeitpunkt:**
  - Für den dir. Virusnachweis: So früh wie möglich entnehmen! Virussynthese und Virämie eilen oft den klin. Symptomen voraus. Außerdem kann der Wirtsorganismus rasch virusneutralisierende AK bilden, die zu einer Bindung der Viruspartikel führen und somit die Diagnostik beeinträchtigen.
  - Für den indir. Erregernachweis (AK-Diagnostik): 2 Serumproben (→ Titerdifferenz) einsenden:
    - Erste Serumprobe sofort bei Krankheitsbeginn
    - Zweite Serumprobe etwa 1–2 Wo. später entnehmen
  - Für die Bestimmung von virusspez. IgM: nur eine Serumprobe früh zu Krankheitsbeginn. Das Ergebnis wird durch den IgG-Titeranstieg in gepaarten Serumproben erhärtet.

Aufbewahrung, Transport
- Der Transport von Untersuchungsmaterial für die Virusisolierung muss rasch und immer in Flüssigkeit (Gewebekulturmedium mit Breitspektrumantibiotika zur Unterdrückung von Bakterien- und Pilzwachstum sowie Proteinzusatz) bei 2–6 °C erfolgen. Untersuchungsmaterial zur Isolierung von Influenzaviren darf kein Protein zugesetzt werden. Die Proben dürfen außerdem nicht eingefroren werden (Ausnahmen!). Im Zweifelsfall erteilt das mikrobiol. Labor Auskunft über geeignete Transportmedien oder stellt diese zur Verfügung.
- ! Wenn gleichzeitig eine bakteriol. Diagnostik erfolgen soll, müssen für diese andere Medien benützt werden.

- Verpackung und Angaben fürs Labor (▶ 1.2.5).
! Virol. Diagnostik, insb. die Virusisolierung, wird oft nur in wenigen Speziallaboratorien durchgeführt (z. T. Hochsicherheitslaboratorien für virale Infektionserreger der Risikogruppen 3 und 4 nötig!). Vor Abnahme des Untersuchungsmaterials mit dem mikrobiol. Labor oder Speziallabor in Verbindung setzen und Details zum Prozedere erfragen.

27.2.4 Blut

Indikationen
- Gewinnung von Serum für die Virusserologie
- Direktnachweis (evtl. auch Anzucht) von Viren bei V. a. CMV-Inf. bei immunsupprimierten Pat., Inf. durch HIV, lymphozytäre Choriomeningitis, Eastern Encephalitis, Western Encephalitis, venezolanische Enzephalitis, Gelbfieber, Dengue-Fieber, Colorado-Tick-Fieber, hämorrhagisches Fieber und Enzephalitis

Durchführung
- Virusserologie: 1–2 ml Serum
- Virusisolierung: 10 ml Heparinblut
- **Transport, Lagerung:** Kühl halten (2–6 °C) und schnell ins Labor bringen. Proben für Virusanzucht bes. schnell und schonend transportieren

27.2.5 Rachenspülwasser, Rachenabstrich

Indikationen   Direktnachweis von Viren bei V. a. Inf. durch Adenoviren, Influenza- und Parainfluenzaviren, Entero- und Coxsackieviren, Masern-, Mumps-, Rötelnviren, hämorrhagische Fieberviren.

Durchführung
- Pat. mit 10 ml physiol. Kochsalzlsg. etwa 20 Sek. gurgeln lassen. Rachenabstrich mit sterilem Tupfer von Tonsillen und Rachenhinterwand
- **Transport, Lagerung:** Gurgelflüssigkeit in einem Becherglas auffangen und in ein Röhrchen mit Transportmedium umfüllen, Tupfer in Röhrchen mit Transportmedium einbringen

27.2.6 Nasenspülwasser

Indikationen   Nachweis von Rhinoviren und RSV.

Durchführung
- Bei rückwärts geneigtem Kopf ca. 1 ml physiol. Kochsalzlsg. in jedes Nasenloch tropfen, Pat. nach vorn neigen lassen und aus der Nase auslaufende Flüssigkeit in einem Becherglas auffangen
- **Transport, Lagerung:** in Röhrchen mit Transportmedium umfüllen und umgehend ins Labor bringen

27.2.7 Nasopharyngealsekret

Indikationen   V. a. Inf. durch Influenza- oder Parainfluenzaviren, RSV oder Adenoviren.

Durchführung
- Absaugen von Nasopharyngealsekret durch einen dünnen, in den unteren Nasengang eingelegten Schlauch (Absaugset)
- **Transport, Lagerung:** Absaugflüssigkeit in Röhrchen mit Transportmedium überführen

27.2.8 Liquor

Indikationen Nachweis von Enzephalitis oder Meningitis durch Mumpsviren, Enteroviren, lymphozytäre Choriomeningitisviren, Viren der Eastern/Western Encephalitis, venezolanische Enzephalitis.

Durchführung, Transport, Lagerung Lumbalpunktion (▶ 26.3.4). Etwa 2 ml ohne Zusätze, bei verzögertem Transport bei –70 °C (nicht –20 °C!) einfrieren!

27.2.9 Mittelstrahlurin

Indikationen
- Nachweis von Embryopathien durch CMV oder Rubellaviren
- Nachweis einer produktiven CMV-Inf. bei immunsupprimierten Pat.
- Virusnachweis bei hämorrhagischem Fieber

Durchführung, Transport, Lagerung MSU (▶ 26.3.11). Urin direkt versenden (Lagerung möglichst bei 2–6 °C), nur bei verzögertem Transport 1 : 1 mit Transportmedium versetzen.

27.2.10 Tränenflüssigkeit

Indikationen V. a. Keratitis oder Konjunktivitis durch HSV, Adenoviren oder Coxsackie- und Enteroviren.

Durchführung
- Abstrich von der unteren Konjunktiva mit sterilem Wattetupfer
- **Transport, Lagerung:** Wattetupfer in ein Röhrchen mit Transportmedium einbringen und ins Labor bringen

27.2.11 Inhalt von Hautbläschen

Indikationen Virusnachweis bei V. a. Inf. durch VZV oder HSV.

Durchführung
- Sekret aus geschlossenen Bläschen aspirieren, aus offenen Bläschen mit Tupfer abstreichen
- **Transport, Lagerung:** in Röhrchen mit Transportmedium überführen und möglichst schnell ins Labor bringen

27.2.12 Stuhl

Indikationen Virusnachweis bei V. a. Inf. durch Rota-, Adeno-, Hepatitis-A-Viren, Entero-, Coxsackieviren.

Durchführung
- Stuhl ▶ 26.3.17

- **Transport, Lagerung:** Stuhl ohne Zusatz, bei längerer Transportzeit in Röhrchen mit Transportmedium versenden

27.2.13 Biopsie- und Autopsie-Untersuchungsmaterial

Indikationen Virusnachweis bei:
- V. a. Enzephalitis durch HSV, Masernvirus einschl. SSPE, HIV, Rabies-, JC-Virus
- Zervixpolypen durch Papillomavirus-Inf. (→ DNA-Nachweis)

Durchführung
- Abstrich, Biopsie- oder Autopsiematerial (1–2 g) steril entnehmen
- **Transport, Lagerung:** In Virustransportmedium aufnehmen und ins Labor bringen. Bei Transportdauer über 2 d bei –70 °C einfrieren

27.3 Pockenviren

Klinik Unterschieden werden **vier Untergruppen** mit unterschiedlicher Klinik:
1. **Orthopoxviren:**
    - Menschenpocken: Variola major und Variola minor (Alastrim) sind seit 1977 weltweit ausgerottet! Potenzielles bioterroristisches Agens
    - Vaccinia-Virus: Virus des Pockenimpfstoffs, kann bei immunsupprimierten Impflingen generalisieren
    - Tierpockenerreger (Affen-, Kuh-, Mäusepocken): geringe Übertragungsrate auf den Menschen, Affenpocken-Verlauf ähnlich wie echte Pocken, Letalität 15 %; andere Tierpockenarten weniger ausgeprägt und meist auf Hände und Arme beschränkt. Kuhpocken in Europa häufig durch Katzen übertragen
2. **Parapoxviren:**
    - Melkerknotenvirus: wird beim Melken auf den Menschen übertragen, lokalisierte Bläschenefloreszenz an der Hand
    - Orfvirus: lokalisierte pustulöse Hauterkr., die durch Schafe und Ziegen übertragen wird
3. **Tanapockenvirus:** lokalisierte Hautveränderung, Übertragung durch afrikanische Affen
4. **Molluscum contagiosum:** benigne Hauttumoren, Inf. durch engen Kontakt oder indir. (z. B. Schwimmbad). Meist Kinder betroffen. Multiple, bis zu 100 gutartige Knötchen bes. im Genital- und Analbereich

> Affen-Pockenviren gehören zur Risikogruppe 3 → Sicherheitslabor! Die ausgerotteten Menschenpocken gehörten der Risikogruppe 4 an.

Untersuchungsmaterial
- **Kultur und Direktnachweis:**
    - Bei frühem klin. Verdacht: Rachenspülwasser, 10 ml Citratblut
    - Später: Bläschen- und Pustelinhalt, Krusten
- **Serologie:** 1–2 ml Serum

Mikrobiologische Diagnostik In Deutschland nur im Bernhard-Nocht-Institut Hamburg und im Institut für Mikrobiologie der Bundeswehr in München (▶ Tab. 27.2).

- **Direktnachweis:**
  - Nachweis von Einschlusskörperchen in epidermalen Zellen mittels Giemsa-Färbung
  - Elektronenmikroskopie (charakteristische Morphologie)
  - Direktpräparat (IFT): hohe Kreuzreaktivität unter den *Poxviridae*!
  - PCR zur Detektion von *Orthopoxvirus* spp.
- **Kultur:** Anzucht auf vorbebrüteten Hühnereiern oder in Gewebekultur (Vero-, HeLa-Zellen) → Speziallabor! Identifizierung des Isolats durch PCR, die Methoden wie Agargeldiffusion, HAHT, IFT und Neutralisation (hohe Kreuzreaktivität unter den Poxviridae!) ablöst
- **Serol. AK-Nachweis:** Nachweis von spez. AK mittels HAHT, IFT, ELISA, Western Blot, NT. Nach durchgeführter Schutzimpfung lange hoher AK-Titer → nur ein 4-facher Titeranstieg ist beweisend

Immunisierungsmöglichkeit Die Pockenschutzimpfung wird nach Ausrottung der Menschenpocken nicht mehr empfohlen. Aktuell Bevorratung für Impfungen der Bevölkerung im Fall bioterroristischer Anschläge mit Menschenpocken.

27.4 Herpesviren

27.4.1 Grundlagen

Die wichtigsten humanpathogenen Vertreter sind:
- Herpes-simplex-Virus (HSV) 1 und 2 = humanes Herpesvirus (HHV) 1 und 2
- Varicella-Zoster-Virus (VZV) = humanes Herpesvirus Typ 3 (HHV-3)
- Epstein-Barr-Virus (EBV) = humanes Herpesvirus Typ 4 (HHV-4)
- Zytomegalievirus (CMV) = humanes Herpesvirus Typ 5 (HHV-5)
- Humanes Herpesvirus Typ 6 (HHV-6)
- Humanes Herpesvirus Typ 7 (HHV-7)
- Humanes Herpesvirus Typ 8 (HHV-8)
- Herpes-B-Virus

Herpesviren persistieren lebenslang nach der Primärinf. im Körper: HSV und VZV in den sensorischen Ganglien, CMV wahrscheinlich in den Epithelzellen von Speicheldrüsen und in den Tubuluszellen der Nieren, EBV in den Epithelzellen der Mundschleimhaut. Bei einer Störung des Gleichgewichts zwischen latenter Virusinf. und Abwehrlage kann es zu Rezidiven bzw. Reaktivierungen kommen. Solche Störungen sind z. B. Sonnenbestrahlung, hormonelle Veränderungen, Inf. mit anderen Erregern und allg. Stressfaktoren.

27.4.2 Herpes-simplex-Virus (HSV)

Zwei Serotypen (1 und 2) sind humanpathogen.

Klinik
- **HSV-1:** meist in der Kindheit durch Schmierinf. erworben (50–100 % der erw. Bevölkerung sind durchseucht): bläschenförmige Hautveränderungen im Orofazialbereich, selten Keratitis oder lebensbedrohliche nekrotisierende Enzephalitis
- **HSV-2:**
  - Sexuell übertragbare Inf. des Erw.-Alters, Durchseuchungsrate je nach sexueller Promiskuität 20–80 %. Bläschenbildung auf der Schleimhaut des Genitalbereichs, Fieber und regionale Lk-Schwellung

- **Herpes neonatorum** durch Inf. im Geburtskanal: Herpes-Sepsis mit generalisierter Haut-, Milz-, Leber- und Hirnbeteiligung

Untersuchungsmaterial
- **Kultur und Direktnachweis:**
  - HSV-1: Rachenspülwasser, Bläschenflüssigkeit und zellhaltige Abstriche von Haut-/Schleimhautläsionen.
  - HSV-2: Bläschenflüssigkeit und zellhaltige Abstriche von Haut-/Schleimhautläsionen. Wenn typ. Läsionen fehlen, eignen sich zur Untersuchung auch Speichel, Genitalsekrete und Urin. Trachealsekret und BAL bei V. a. Inf. der Atemwege, Liquor bei ZNS-Inf.
- **Serologie:** 1–2 ml Serum.

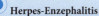

Herpes-Enzephalitis
Therapie bereits bei Verdacht! Zur Bestätigung etwa 2 ml Liquor ohne Zusätze dir. ins Labor. Bei verzögertem Transport bei –70 °C (nicht –20 °C!) einfrieren!
- Differenzialzellbild im Liquor (Lymphozytose)
- Nachweis von spez. IgG- und IgM-AK im Liquor unter Ausschluss einer Schrankenstörung
- HSV-1-PCR im Liquor → **Methode der Wahl!**
- Virusisolierung aus dem Liquor kaum möglich

Mikrobiologische Diagnostik
- **Direktnachweis:** Erregernachweis mittels PCR, dir. IFT an Ausstrichen, ELISA, DNA-Hybridisierung
- **Kultur:** Virusanzucht in Zellkulturen (humane embryonale Fibroblasten oder Vero-Zellen) und AG-Nachweis nach Kurzzeitkultur (1–2 d) bzw. nach Auftreten des typischen CPE. Isolatidentifizierung durch dir. IFT oder mittels ELISA mit typenspez. monoklonalen Antiseren
- **Serol. AK-Nachweis:** Aufgrund des hohen Durchseuchungsgrades der Bevölkerung ist nur ein Anstieg des spez. IgM oder ein mind. 4-facher IgG-Titeranstieg verwertbar. Dies geschieht aber meist nur in Fällen schwerer generalisierter Erkr. Starke Kreuzreaktivität zwischen HSV-1 und -2. Mit Western-Blot-Methode Differenzierung besser möglich

Antibiotikaempfindlichkeit
- Leichte Effloreszenzen: lokal Aciclovir
- Schwere Inf.: systemisch Aciclovir, Valaciclovir, Penciclovir, Famciclovir, Brivudin (nur gegen HSV-1 wirksam). Foscarnet bei resistenten HSV

27.4.3 Varicella-Zoster-Virus (VZV)

Klinik Bei Erstinf. Manifestation als Windpocken. Die Viren persistieren lebenslang. Bei Rezidiv Zweitmanifestation als Herpes zoster.
- **Windpocken:** hochkontagiöse Tröpfcheninf. → bei Kindern mild verlaufend, typisches zentripedales papulöses Exanthem auf Haut und Schleimhaut. Komplikationen bei Erw. und Immunsupprimierten: bakt. Superinf., Enzephalitis, Varizellenpneumonie. Bei schweren Immundefekten hämorrhagische Verlaufsformen (sowohl bei Primärinf. als auch bei Reaktivierung). Präpartale Inf. der Mutter sind selten und können in Ausnahmefällen Fehlbil-

dungen des Kindes zur Folge haben (keine Interruptio-Indikation!). Perinatale Inf. können beim Neugeborenen generalisierte Windpocken verursachen, die durch Gabe von spez. Ig und Acycloguanosin behandelt werden müssen.
- **Herpes zoster (Gürtelrose):** Zweitmanifestation des VZV: Effloreszenzen ähneln denen der Windpocken, folgen jedoch streng dem Innervationsgebiet der jeweils betroffenen Nervenwurzel, in dessen Spinalganglion das Herpesvirus persistiert. Der Zoster beginnt mit allg. Krankheitsgefühl und Schmerzen im Dermatom durch Entzündung der sensiblen Nervenwurzeln und Spinalganglien. Wichtigste Komplikation sind v. a. bei älteren Pat. persistierende Zosterschmerzen, die oft sehr hartnäckig sind. Gefürchtet ist ein Ausbreiten des Zosters auf den gesamten Körper (Zoster generalisatus) bei Immunschwäche oder schwerer Grunderkr.

> Windpocken (Krankheitsverdacht, Erkr., Tod, Erregernachweis) sind meldepflichtig. In den Bundesländern Brandenburg und Sachsen ist zusätzlich der Herpes zoster (Erkr., Tod) meldepflichtig.

Untersuchungsmaterial
- **Kultur und Direktnachweis:** Bläschenflüssigkeit und zellhaltige Abstriche von den Hautläsionen, Liquor, EDTA-Blut, BAL, Fruchtwasser, Gewebeproben für Virusanzucht in Virustransportmedium transportieren
- **Serologie:** 1–2 ml Serum

Mikrobiologische Diagnostik
- **Direktnachweis:** dir. Erregernachweis mittels PCR (Methode der Wahl). Dir. IFT an Ausstrichen
- **Kultur:** in geeigneten Zellkulturen (humane embryonale Fibroblasten, prim. Affen-Nierenzellen) verzögerter CPE mit typischer Morphologie nach 3–8 d. Isolatidentifizierung durch dir. IFT mit monoklonalen Antiseren. Indiziert für Resistenzbestimmung und molekulare Charakterisierung von Virusisolaten
- **Serol. AK-Nachweis:**
  – Primärinf.: Nachweis von Anti-VZV-IgM und Titeranstieg im IgG-ELISA, häufig auch Anstieg des spez. IgA
  – Herpes zoster: Nachweis und Anstieg von spez. IgG und IgA, spez. IgM nur in der Hälfte d. F. nachweisbar
  – Varizellenembryopathie: Persistenz des VZV-IgG beim Kind > 6 Mon. Selten IgM oder IgA nachweisbar
  – Immunstatus: durch IgG-ELISA oder Fluoreszenz-Antikörper-Membran-Antigen-Test (FAMA) → nur in Speziallabors

Antibiotikaempfindlichkeit
- Schwere Verläufe von Windpocken (immunsupprimierte Pat., perinatale Varizellen): Komb. von Virustatikum und Varicella-Zoster-Ig
- Zoster: frühzeitige systemische Therapie mit Aciclovir, Brivudin, Famciclovir oder Valaciclovir
- ! Reye-Sy. (fettige Leberzelldegeneration mit akuter Enzephalopathie) bei Kindern mit Varizellen: wird mit der Einnahme von ASS assoziiert

Immunisierungsmöglichkeit Aktive Immunisierung mit Lebendimpfstoff als Indikationsimpfung nach den aktuellen STIKO-Empfehlungen.

27.4.4 Zytomegalievirus (CMV)

Klinik Das CMV persistiert nach Inf. lebenslänglich (Endothel, KM, Speicheldrüsen, Nierentubuluszellen → Virusausscheidung in Speichel und Urin). Etwa 50 % der Bevölkerung sind durchseucht. Man unterscheidet:

- **Intrauterin erworbene Inf. (Embryopathien):** bei mütterlicher Primärinf. oder Reaktivierung
  - Primärinf. im 1. und 2. Schwangerschaftstrimenon → schwerste Schädigungen des Kindes: Mikrozephalie, intrazerebrale Verkalkungen, Hörschäden, Optikusatrophie, Chorioretinitis, Ikterus, Hämolysen, Thrombozytopenie, Hepatosplenomegalie
  - Spätere oder durch Reaktivierung erworbene intrauterine Inf. → keine oder nur geringgradige Schäden
- **Perinatale Inf.:** Inf. durch Kontakt mit dem Virus in Geburtskanal, Muttermilch, Transfusionen. Meist asympt. Klinik, aber langjährige CMV-Ausscheidung
  ! Ausnahme: Frühgeborene mit unreifem Immunsystem (Pneumonitis)
- **Postnatal erworbene Inf.:** Tröpfchen- oder Schmierinf., seltener durch Transfusion übertragen. Krankheitsausprägung nach Immunstatus:
  - Immunkompetente Personen: asympt. oder „grippaler Infekt" oder „Mononukleose" mit Fieber, leichter Hepatitis und Lymphozytose (EBV-Serologie neg.). Selten interstitielle Viruspneumonie
  - Immunsupprimierte Pat.: Fieber, Leuko- und Thrombozytopenie, Enteritis durch Ulzerationen im Magen-Darm-Trakt, interstitielle Pneumonie, Hepatitis, Retinitis und Enzephalitis
  ! Die CMV-Inf. verstärkt die Immunsuppression → Pat. versterben z. T. an Superinf. mit Pilzen oder Bakterien

Untersuchungsmaterial
- **Kultur und Direktnachweis:**
  - **Neugeborene: Urin** und **Speichel** nur bei Neugeborenen Material der 1. Wahl, da das Virus auch bei asympt. Trägern intermittierend in Speichel und Urin ausgeschieden wird.
  - **Alle anderen Pat.: Leukozyten** zum Nachweis einer zellassoziierten Virämie, die mit einem invasiven Krankheitsverlauf korreliert. Ebenfalls brauchbar sind BAL-Flüssigkeit und Autopsieproben, Urin, Rachenspülungen, Liquor.
  - **Schwangere: Leukozyten,** aber auch Zervixabstrich und Fruchtwasser, nach der Geburt auch Muttermilch.
- **Serol. AK-Nachweis:** 1–2 ml Serum.

Mikrobiologische Diagnostik   Diagn. Algorithmus ▶ Abb. 27.1.
- **Direktnachweis:** dir. Erregernachweis mittels PCR oder dir. IFT (z. B. pp65-Antigennachweis in peripheren Leukozyten). Bei Pat. mit Neutropenie ist der quantitative CMV-DNA-Nachweis im Blut mittels PCR zuverlässiger als der pp65-Antigen-Nachweis in Leukozyten. Ein pos. pp65-Antigen-Nachweis oder ein hoch pos. DNA-Nachweis (ab ca. 10^5 Kopien/ml) im Blut belegt eine aktive CMV-Inf.
- **Kultur:**
  - Anzüchtung in humanen Fibroblasten oder MRC-5-Zellen
  - Kurzzeitkultur: 24–48 h mit anschließendem Nachweis des *early antigen* durch IFT oder Immunperoxidasetechnik

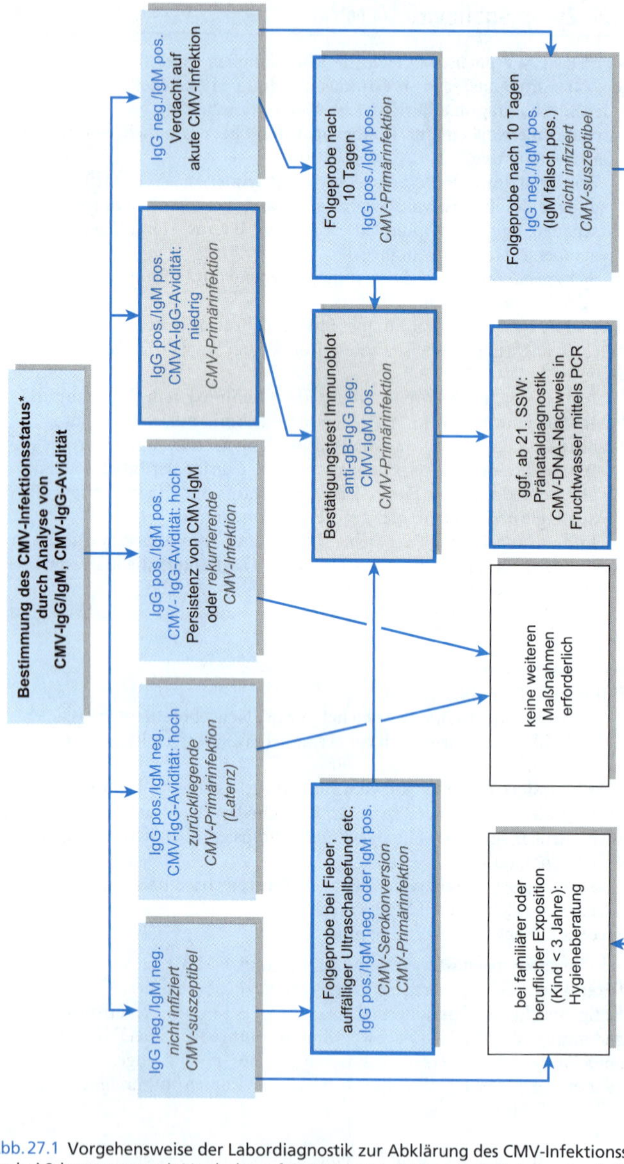

27 Virale Infektionen

Bestimmung des CMV-Infektionsstatus* durch Analyse von CMV-IgG/IgM, CMV-IgG-Avidität

- IgG neg./IgM neg.
  nicht infiziert
  CMV-suszeptibel

- IgG pos./IgM neg.
  CMV-IgG-Avidität: hoch
  zurückliegende
  CMV-Primärinfektion
  (Latenz)

- IgG pos./IgM pos.
  CMV-IgG-Avidität: hoch
  Persistenz von CMV-IgM
  oder rekurrierende
  CMV-Infektion

- IgG pos./IgM pos.
  CMVA-IgG-Avidität: niedrig
  CMV-Primärinfektion

- IgG neg./IgM pos.
  Verdacht auf
  akute CMV-Infektion

Folgeprobe bei Fieber, auffälliger Ultraschallbefund etc.
IgG pos./IgM neg. oder IgM pos.
CMV-Serokonversion
CMV-Primärinfektion

Folgeprobe nach 10 Tagen
IgG pos./IgM pos.
CMV-Primärinfektion

Folgeprobe nach 10 Tagen
IgG neg./IgM neg. (IgM falsch pos.)
nicht infiziert
CMV-suszeptibel

Bestätigungstest Immunoblot
anti-gB-IgG neg.
CMV-IgM pos.
CMV-Primärinfektion

ggf. ab 21. SSW:
Pränataldiagnostik
CMV-DNA-Nachweis in
Fruchtwasser mittels PCR

keine weiteren
Maßnahmen
erforderlich

bei familiärer oder
beruflicher Exposition
(Kind < 3 Jahre):
Hygieneberatung

Abb. 27.1 Vorgehensweise der Labordiagnostik zur Abklärung des CMV-Infektionsstatus bei Schwangeren mit Verdacht auf CMV-Primärinfektion, kombiniert mit möglichen Maßnahmen. Blaue Schrift: Ergebniskonstellation, rote Schrift: Interpretation, grün: Maßnahmen; rote Umrandung: weitere Abklärung erforderlich. [X221-011, L231]
*Hinweis: Die Erhebung des CMV-Serostatus zu Schwangerschaftsbeginn (CMV-Screening) erfolgt durch die ausschließliche Bestimmung des CMV-IgG.

- Langzeitkultur: 2–10 Wo. mit anschließender Beurteilung des CPE. Identifizierung des Isolats durch dir. IFT mit monoklonalen Antiseren
- **Serol. AK-Nachweis:**
  - Lebenslange Erregerpersistenz → ständige spez. IgG-AK-Produktion
  - Nachweis einer Primärinf.: IgG-Serokonversion, IgM-/IgA-Nachweis. Nachweis niedrigavider IgG-AK bei Primärinf. (zuverlässiger als Nachweis von IgM-AK), rekombinanter Immunoblot
  - Reaktivierung: IgM-/IgA-Nachweis. Nachweis von CMV-DNA (quantitativ) oder pp65-Antigen (s. o.) jedoch besser geeignet als Serologie

> Bei 60 % der betroffenen Neugeborenen, die Virus ausscheiden, bleibt der IgM-Nachweis negativ → PCR und/oder Virusanzucht erforderlich!

Antibiotikaempfindlichkeit Bei schweren Krankheitsverläufen (CMV-Pneumonie, Retinitis, Gastroenteritis, Hepatitis) Anti-CMV-Ig und Ganciclovir – allein oder als Kombinationstherapie. Erfolg gering. Bei Ganciclovir-Resistenz: Foscarnet oder Cidofovir. Therapiemonitoring: pp65-AG, PCR.

27.4.5 Epstein-Barr-Virus (EBV)

Das EBV persistiert lebenslang in B-Lymphozyten.

Klinik
- **Infektiöse Mononukleose:** Fieber, Angina, Milz- und Lk-Schwellung, charakteristische Lymphozytose, z. T. morbilliformes Exanthem am gesamten Körper. Selten Beteiligung anderer Organe (u. a. Leber, Herz, Lunge, Hirn, Nerven oder Nieren). Reaktivierungen verlaufen bei Immungesunden asymptomatisch.
- Chron. aktive EBV-Inf. kommen bei Immungesunden vor. Inf. von Pat. mit zellulären Immundefekten führen zum **B-lymphoproliferativen Sy.**, einer malignen Proliferation immortaler EBV-transformierter B-Lymphozyten mit Lymphombildung.
- EBV-assoziierte Malignome sind auch das **Burkitt-Lymphom** in holoendemischen afrikanischen Malariagebieten sowie das **Nasopharyngeal-Ca** in China.

Untersuchungsmaterial und mikrobiologische Diagnostik
- **Serologie:** 1–2 ml Serum. Nachweis unterschiedlicher Reaktionsmuster einzelner AK-Klassen gegen verschiedene EBV-Antigene (▶ Tab. 27.3)

Tab. 27.3 Antikörperspektrum von EBV-assoziierten Erkrankungen

Erkrankung	VCA-IgM	VCA-IgA	VCA-IgG	EA-D-IgA	EA-D-IgG	EA-R-IgG	Anti-EBNA	Het. AK
Akute infektiöse Mononukleose	+	(+)	+	–	+	–	–	+
Kürzlich durchgemachte infektiöse Mononukleose	–	–	+	–	+	+/–	+/–	+/–
Vor längerer Zeit durchgemachte infektiöse Mononukleose	–	–	+	–	–	–	+	–

Tab. 27.3 Antikörperspektrum von EBV-assoziierten Erkrankungen *(Forts.)*

Erkrankung	VCA-IgM	VCA-IgA	VCA-IgG	EA-D-IgA	EA-D-IgG	EA-R-IgG	Anti-EBNA	Het. AK
Burkitt-Lymphom	–	–	+	–	–	+	+	–
Nasopharyngeal-Ca	–	+	+	+	+	–	+	–

- Viruskapsid-AG (VCA): Strukturproteine von Viruskapsid und -hülle, Bildung in der lytischen Phase nach Beginn der DNA-Replikation
- Frühantigen (EA): regulatorische Proteine, Bildung vor der DNA-Replikation von EBV. EA-D (diffuses EA-AG), EA-R (restringiertes AG).
- EBV-spez. nukleäres Antigen (EBNA): Bildung in latent mit EBV infizierten Zellen, dient der Differenzierung frischer, stattgehabter oder reaktivierter Inf.
- Nachweis heterophiler AK (gegen Schafserythrozyten) im Paul-Bunnell-Test
- Alternatives Testkonzept mit Bestimmung der Avidität von IgG-AK gegen VCA und EBNA (Blot). Bei einer frühen Primärinf. liegen niedrigavide IgG-AK vor, später Entwicklung hochavider IgG-AK
- **Direktnachweis** (Spezialabor → nur bei Immunsupprimierten und Tumorpat.):
  - EDTA-Blut, respirator. Sekrete, Liquor, Gewebe von Nasopharyngeal-Ca und Burkitt-Lymphomen zum Nachweis von Virus-DNA (PCR, IFT und Hybridisierung nur noch selten angewandt)
  - Nachweis EBV-transformierter Lymphozyten in Heparinblut (DNA, EBNA-Nachweis)
  - ! Anzucht im lytischen Zellkultursystem ist nicht möglich! EBV kann in Nabelschnurlymphozyten angezüchtet werden, Transformation der B-Lymphozyten mittels dir. IFT (EBNA-AG) nachweisbar (Spezialabor)
- **Ergänzende Laborparameter:**
  - Blutbild: Lymphozytose
  - Leberenzyme (ALAT, ASAT): häufig ↑

Antibiotikaempfindlichkeit Eine effektive Therapie von EBV-Inf. ist bisher nicht bekannt.

27.4.6 Humane Herpesviren (HHV-6, -7 und -8, Herpes-B-Virus)

Klinik

- **HHV-6 und -7:**
  - Erreger des Exanthema subitum, Syn.: Roseola infantum (folgenloses Drei-Tage-Fieber bei Kindern). Im Alter von 6 Mon. bis 1½ J. durch HHV-**6,** im Alter von 1–3 J. durch HHV-**7.** Mononukleoseähnliche Krankheitsbilder bei älteren Kindern wurden beschrieben. Durchseuchung 60–80 %. Komplikationen: Fieberkrämpfe, Enzephalitis, Thrombozytopenie, Hepatitis.
  - ! Nach KM-Transplantation können HHV-6- oder HHV-7-Inf. letal enden!
  - Bei Immunsuppression (KM- oder Organtransplantation, Aids) Reaktivierung: Fieber, mononukleoseähnliches Krankheitsbild mit Exanthem, Hepatitis, Lymphadenopathie, Panzytopenie, auch Pneumonitis und Retinitis sowie Enzephalitis.

- Verursachung des Chronic-Fatigue-Sy., Induktion maligner lymphoproliferativer Erkr. bei Erw. mit zellulärer Immundefizienz sowie Bahnung von Autoaggressionserkr. werden derzeit diskutiert.
- **HHV-8:** steht in enger Assoziation zum Kaposi-Sarkom und zu B-Zell-Lymphomen des Bauchraums (prim. Ergusslymphome) bei Aids-Pat. Durchseuchung der gesunden Bevölkerung in nichtendemischen Gebieten 1–20 %, in Endemiegebieten (Mittelmeerraum, Zentralafrika) und in Risikogruppen (HIV-Pos., Transplantierte, homosexuelle Männer) > 50 %.
- **Herpes-B-Virus** (Syn.: *Herpesvirus simiae*): das Herpes-simplex-Virus der Affen. Übertragungen durch Bisse, Kratzwunden, Zellkulturarbeiten führen zu schwerer Meningoenzephalomyelitis. AG-Verwandtschaft zu HSV.

Untersuchungsmaterial
- **Kultur und Direktnachweis:**
  - HHV-6- und -7-Isolierung: EDTA-Blut, Liquor, Biopsiematerial
  - HHV-8-Nachweis: Gewebebiopsien von Kaposi-Sarkomen oder Lymphomen, Speichel, EDTA-Blut
  - Herpes-B-Virus-Nachweis: Bläschenflüssigkeit und Biopsiematerial, Liquor, Tränenflüssigkeit, respiratorische Sekrete, Urin, Stuhl
- **Serologie:** 1–2 ml Serum

> Das Herpes-B-Virus gehört zur Risikogruppe 3 → Sicherheitslabor!

Mikrobiologische Diagnostik
- **Direktnachweis:**
  - HHV-6-, -7 und Herpes-B-Virus: PCR aus Blut oder Liquor (bei ZNS-Beteiligung)
  - HHV-8: PCR aus Gewebebiopsien von Kaposi-Sarkomen oder Lymphomen, Speichel, EDTA-Blut. Differenzierung zwischen Latenz und aktiver Replikation mittels Viruslast-Bestimmung, Nachweis freier Viren im Plasma und mRNA-Nachweis mittels RT-PCR
  - ! Pos. Nachweis von HHV-8-DNA im Blut von Aids- und Transplantationspat. impliziert hohes Risiko für die Entwicklung eines Kaposi-Sarkoms
- **Kultur** (Speziallabor!):
  - **HHV-6 und -7:** Isolierung peripherer mononukleärer Zellen nach Sedimentation und Dichtegradientenzentrifugation mit nachfolgender Langzeitkultur unter PHA- und IL 2-Stimulation (z. T. in Cokultur mit Nabelschnurzellen). Nach 4–5 Wo. Auftreten eines CPE. Identifizierung des Isolats mittels dir. IFT
  - **Herpes-B-Virus:** Anzucht in Vero-Zellen oder prim. Affen-Nierenzellen → CPE nach 7–10 d. Identifizierung mittels NT unter Verwendung von Antiseren gegen Herpes-B-Virus (gute Neutralisation) und HSV (schlechte Neutralisation)
- **Serol. AK-Nachweis:**
  - HHV-6, -7 und -8: indir. IFT, ELISA (IgM, IgG), Immunoblot, Aviditätsbestimmungen. Kreuzreaktivität zu CMV und EBV (HHV-6 und -7)
  - Herpes-B-Virus: KBR → mindestens 4-facher Titeranstieg nötig. Ausgeprägte Kreuzreaktion zu HSV! Auch Einsatz von ELISA, IFT und Immunoblot (hauptsächlich Forschung)
  - ! HHV-6-Inf. sind für 12 % der EBV-neg. Fälle von heterophilen AK-Nachweisen verantwortlich!

> **!** Serokonversion ggü. HHV-8-Kapsidproteinen (ELISA) geht klin. Manifestation eines Kaposi-Sarkoms bis zu 1 J. voraus!

Antibiotikaempfindlichkeit HHV-6 ist gegen Ganciclovir, Cidofovir und Foscarnet sensibel, aber relativ resistent ggü. Aciclovir. Für HHV-7 und -8 sind bisher keine spez. Therapiemaßnahmen bekannt. Eine antiretrovirale Therapie bei Aids führt häufig zur Regression von Kaposi-Sarkomen (Verbesserung des Immunstatus). Herpes-B-Virus: Wundreinigung, Valaciclovir für 14 d (Postexpositionsprophylaxe). Bei manifester Erkr. Ganciclovir.

27.5 Hepatitis-Viren

27.5.1 Hepatitis A

Klinik RNA-Virus. Übertragung fäkal-oral durch kontaminiertes Wasser oder verunreinigte Lebensmittel. In Deutschland Erkr. fast ausnahmslos durch Einschleppung aus Entwicklungsländern. Inkubationszeit (IKZ) 2–6 Wo.
Infektiöse Hepatitis: Bei Erw. z. T. ikterische Verläufe, bei Kindern oft asymptomatisch. Selten fulminante Verläufe mit tödlichem Ausgang (0,1 %). Keine Spätschäden. Lebenslange Immunität.

> Namentlich bei Krankheitsverdacht, Erkr. und Tod an akuter Virushepatitis, Nachweis des Hepatitis-A-Virus!

Untersuchungsmaterial
- **Direktnachweis:** Stuhl → Virusausscheidung hauptsächlich in der Inkubationszeit! Erregernachweis in Stuhl und Serum im Krankheitsverlauf mit hochempfindlicher PCR-Technik lange möglich
- **Serologie:** 1–2 ml Serum

Mikrobiologische Diagnostik
- **Direktnachweis:**
  – PCR: Nachweis der Virus-RNA in Stuhl, EDTA-Blut oder Serum.
  – ELISA: AG-Nachweis im Stuhl (verliert zugunsten der PCR an Bedeutung).
- **Kultur:** schwierig, niemals routinemäßig!
- **Serol. AK-Nachweis** (▶ Abb. 27.2):
  – Anti-HAV-IgM: beweist frische Inf. (IgM vom Beginn der ersten Symptome an 3–6 Mon. lang nachweisbar).
  – Anti-HAV-IgG: ebenfalls ab Beginn der Krankheitssymptome nachweisbar und persistiert lebenslang. Später sichert es bestehende Immunität (ab 20 IU/l Anti-HAV).

Ergänzende Laborparameter Leberenzyme (GPT > GOT) ↑, Bili ↑, AP und GGT nur initial und bei Cholestase ↑, Serumeisen ↑, γ-Globuline ↑, Lebersyntheseparameter (CHE, Albumin, Quick-Wert) nur bei fulminantem Verlauf ↓.

Immunisierungsmöglichkeit
- Indikationsimpfung für med. Personal, Kanalisations- und Klärwerksarbeiter, homosexuelle Männer und Heterosexuelle mit promiskuitivem Verhalten, Pat. mit Hämophilie und mit chron. Lebererkr.
- Reiseimpfung in Regionen mit hoher Hepatitis-A-Prävalenz. Empfehlenswert: Kombinationsimpfstoff mit Hepatitis B

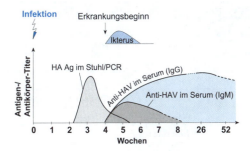

Abb. 27.2 Hepatitis A: serologischer Verlauf [L190]

27.5.2 Hepatitis B

Klinik DNA-Virus, weltweites Vorkommen. Übertragung durch Blut oder Blutprodukte (Risiko: 1 : 500.000), menschliche Sekrete wie Samen, Zervixsekret, Speichel, Tränenflüssigkeit, nicht ausreichend sterilisierte medizinische Instrumente. IKZ 2–6 Mon. Hepatitis häufig ikterisch.
- Akuter Verlauf mit Ausheilung: 90–99 % d. F. bei Kindern und Erw., 5–20 % d. F. bei Neugeborenen und Säuglingen. Letalität infolge fulminanter Hepatitis ≤ 1 %
- Chron. aktive bzw. chron. persistierende Hepatitis: 1–10 % aller Fälle bei Kindern und Erw., 80–95 % aller Fälle bei Neugeborenen und Säuglingen. Mögliche Folge: Leberzirrhose oder prim. Leberzell-Ca

> Namentlich bei Krankheitsverdacht, Erkr. und Tod an akuter Virushepatitis, Nachweis des Hepatitis-B-Virus.

Die **Hepatitis-B-Genotypen** (▶ Tab. 27.4) determinieren die Ansprechbarkeit auf eine Therapie mit Interferon (IFN). Die Genotypen A und B sprechen besser auf IFN-α an als die Genotypen C und D. Genotypbestimmung mittels genotypspezif. DNA-Sonde oder Sequenzanalyse.

Untersuchungsmaterial Serologie und PCR: 1–2 ml Serum. Nichtfixierte Leberbiopsie zum Nachweis intrahepatischer Virus-DNA.

Tab. 27.4 Vorkommen der Hepatitis-B-Genotypen

Genotyp	Vorkommen
A 1	Afrika, Südasien
A 2	Mitteleuropa, Weiße in den USA
B 1–B 4	Ostasien/Südostasien
C 1	Vietnam, Myanmar, Thailand
C 2	Japan, Korea, China

Tab. 27.4 Vorkommen der Hepatitis-B-Genotypen (Forts.)

Genotyp	Vorkommen
C 3	Neukaledonien, Polynesien
C 6	Australien
C 5	Philippinen
C 6 und C 7	selten, Philippinen, West Papua
D 1–D 7	Weltweit
E	Westafrika
G	Weltweit
F 1–F 4	Indianische Bevölkerung Süd- und Mittelamerika
H	

Mikrobiologische Diagnostik
- **Direktnachweis: HB$_s$-AG** (Virushüllen-AG)-Nachweis mittels ELISA:
  - Nachweisbarkeit: Wo. vor bis Wo. nach der akuten Erkr.
  - ! 5–10 % aller Inf. sind HB$_s$-AG-neg. Deshalb gehört zur vollständigen Hepatitis-Diagnostik immer die Bestimmung des Anti-HB$_c$-IgM, das zu Beginn der Inf. (vor dem Auftreten von Anti-HB$_s$ und Anti-HB$_c$) hochpositiv ausfällt.
  - Parameter für Verlauf: bei HB$_s$-AG-Persistenz ≥ 6 Mon. chron. Hepatitis.
- **HBV-DNA:** Nachweis mittels PCR aus dem Blut des Pat. zur Verlaufskontrolle bei antiviraler Therapie.
- **Kultur:** entfällt.
- **Serol. AK-Nachweis:** s. Kasten; serol. Verlauf ▶ Abb. 27.3; serol. Marker ▶ Tab. 27.5.

Tab. 27.5 Serologische Marker der Hepatitis-B-Infektion

Krankheitsstadium	HBsAg	Anti-HB$_s$	Anti-HB$_c$-IgG	Anti-HB$_c$-IgM	HB$_e$AG	Anti-HB$_e$	Virus-DNA (PCR)
Inkubationszeit	+	–	–	–	+/–	–	(+)
Akute Hepatitis → Rekonvaleszenz	+ → –	– → +	– → +	+ → –	+ → –	– → +	+ → –
Chron. aktive Hepatitis	++	–	+	+	+	–	+
Chron. persistierende Hepatitis	+	–	+	–	–	+/–	(+)
Asympt. Träger	+	–	+	–	–	(+)/–	(+)
Immunität nach Infektion	–	+	+	–	–	+ → –	–
Immunität nach Impfung	–	+	–	–	–	–	–

+: positiv, ++: stark positiv, (+): schwach positiv, +/–: nicht immer positiv; → –: wird im Verlauf (Rekonvaleszenz) negativ, → +: wird im Verlauf (Rekonvaleszenz) positiv, –: negativ

27.5 Hepatitis-Viren

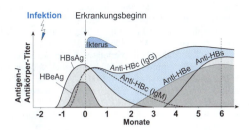

Abb. 27.3 Hepatitis B: serologischer Verlauf [L157]

> **Serologischer Antikörpernachweis**
> **Anti-HBs-AK (Antikörper gegen das HBs-AG):**
> - Nachweisbarkeit:
>   – Nach ausgeheilter Inf. zusammen mit Anti-HB$_c$
>   – Nach Impfung gegen Hepatitis B ohne Anti-HB$_c$
> - Parameter für Immunität: Schutz ab einem Titer von 10 U/l
>
> **Anti-HBc-AK (Antikörper gegen das Core-Antigen des Virus):**
> - Nachweisbarkeit 3–5 Wo. nach dem Auftreten des HB$_s$-AG und vor der klin. Manifestation. Persistenz:
>   – Anti-HB$_c$-IgM bis zu 12 Mon.
>   – Anti-HB$_c$-IgG lebenslang
> - Parameter für DD: Beweis für Inf., nach Impfung nicht nachweisbar
>
> **HBe-AG (Abbauprodukt des HBc-AGs):**
> - Nachweisbarkeit zu Beginn der Erkr.
> - Parameter für:
>   – Verlauf: bei Persistenz ≥ 11 Wo. chron. aktive Hepatitis
>   – Infektiosität, da Marker für die aktive Virusreplikation
>
> **Anti-HBe-AK (Antikörper gegen das HBe-AG):**
> - Nachweisbarkeit nach Verschwinden des HB$_e$-AG
> - Parameter für Ausmaß der Virämie bei chron. HBsAg-Trägern: bei Nachweis geringe Virämie
> ! Unsicherer Parameter → besser den HBV-DNA-Nachweis (Hybridisierung, PCR) einsetzen

Bei folgenden Konstellationen besteht V. a. Escape-Mutanten:
- HBV-DNA (PCR) pos., HB$_S$-AG neg.
- HB$_S$-AG pos., Anti-HB$_S$ pos.

Diese werden manchmal von Immunoassays nicht erkannt. Nachweis mittels Amplifikation und Sequenzierung des S-Gens.

Ergänzende Laborparameter Hepatitis A (▶ 27.5.1).

Antibiotikaempfindlichkeit Bei chron. Hepatitis B sind die Nukleosid- bzw. Nukleotidanaloga Lamivudin, Telbivudin, Adefovir, Tenofovir und Entecavir wirksam. Pegyliertes IFN-α ist bes. bei Pat. mit hoher Entzündungsaktivität (↑↑ Transaminasen) nützlich, hat aber auch schwerwiegende NW.

Therapieindikation ab 10.000 Kopien/ml (≙ 2.000 IU/ml). Bei Lamivudin-Resistenz Telbivudin.

Immunisierungsmöglichkeiten Aktivimpfung mit gentechnisch hergestelltem Hepatitis-B-Adsorbat-Impfstoff. Impfschema: 0–1–6 Mon.

Nach einer in der Kindheit oder im Erw.-Alter erfolgreich durchgeführten Grundimmunisierung (Erreichen eines Anti-HBs > 100 IE/l) ist keine Auffrischungsimpfung mehr nötig. Kontrolle des Impferfolgs 4–8 Wo. nach der 3. Impfstoffdosis. Weitere Anti-HBs-Bestimmungen nicht erforderlich. *Ausnahmen:* Personen mit humoraler Immundefizienz (jährliche Anti-HBs-Kontrolle) und Personen mit bes. hohem individuellem Expositionsrisiko (Anti-HBs-Kontrolle alle 10 J.) → jeweils Auffrischungsimpfung bei Anti-HBs < 100 IE/l.

- Empfohlene Impfung für alle Säuglinge und Kleinkinder (Bestandteil des regulären Impfkalenders)
- Im Erw.-Alter Indikationsimpfung (s. Kasten)

> **STIKO-Indikationsgruppen (2016)**
> - Zu erwartender *schwerer Verlauf einer Hepatitis-B-Erkr.* bei bestehender oder zu erwartender Immundefizienz, Immunsuppression, schwerer Erkr. (z. B. HIV-Positive, Hepatitis-C-Positive, Dialysepat.)
> - Personen mit einem *erhöhten nichtberuflichen Expositionsrisiko* (z. B. Kontakt zu HBsAg-Trägern in Familie/Wohngemeinschaft, Sexualverhalten mit hohem Infektionsrisiko, i. v. Drogenkonsumenten, Gefängnisinsassen, ggf. Pat. psychiatrischer Einrichtungen)
> - Personen mit einem *erhöhten beruflichen Expositionsrisiko,* z. B. expositionsgefährdetes Personal in med. Einrichtungen (einschl. Auszubildende, Labor- und Reinigungspersonal), Ersthelfer, Polizisten
> - Personal von Einrichtungen, in denen eine erhöhte Prävalenz von Hepatitis-B-Infizierten zu erwarten ist (z. B. Gefängnisse, Asylbewerberheime, Behinderteneinrichtungen)
> - *Reiseindikation* (individuelle Gefährdungsbeurteilung erforderlich)

Nach erfolgreicher Impfung, d. h. Anti-HBs ≥ 100 IE/l, sind i. Allg. keine weiteren Auffrischungsimpfungen erforderlich. Ausnahme: Pat. mit humoraler Immundefizienz (jährliche Anti-HBs-Kontrolle; Auffrischungsimpfung, wenn Anti-HBs < 100 IE/l), ggf. Personen mit bes. hohem individuellem Expositionsrisiko (Anti-HBs-Kontrolle nach 10 J.; Auffrischungsimpfung, wenn Anti-HBs < 100 IE/l).

HBV-Expositionsprophylaxe ▶ Tab. 27.6.

Tab. 27.6 Hepatitis-B-Prophylaxe nach Exposition (STIKO-Empfehlungen 2016)

Aktueller Anti-HBs-Wert		Erforderlich ist die Gabe von	
		HB-Impfstoff	HB-Immunglobulin
≥ 100 IE/l		nein	nein
10–99 IE/l		ja	nein
< 10 IE/l oder nicht innerhalb von 48 h zu bestimmen	und Anti-HBs war ≥ 100 IE/l zu einem früheren Zeitpunkt	ja	nein
	und Anti-HBs war nie ≥ 100 IE/l oder unbekannt	ja	ja

27.5.3 Hepatitis C

Das Hepatitis-C-Virus (HCV) ist ein RNA-Virus mit Hülle und gehört taxonomisch zu den Flaviviren. Es werden 7 Genotypen und mehr als 80 Subtypen unterschieden:
- Genotyp 1a und 1b: USA und Westeuropa
- Genotyp 1b, 2a und 2b: Japan und Taiwan
- Genotyp 3: Thailand, Nordeuropa, Australien
- Genotyp 4: Mittlerer Osten, Afrika
- Genotyp 5: Südafrika
- Genotyp 6: Südostasien
- Genotyp 7: Zentralafrika

Genotypen bestimmen Krankheitsverlauf und Therapieregime.

Klinik Vorkommen weltweit. Prävalenz unter Blutspendern in Deutschland 0,4–0,7 %. Leberzellzerstörung durch CD8-T-Zell-vermittelte Apoptose.
- **Übertragung:**
  - In der Vergangenheit vorwiegend durch Bluttransfusionen (10–30 % aller posttransfusionellen Hepatitiden). In Deutschland wird jede Blutkonserve auf AK gegen HCV und mittels HCV-PCR getestet! Das Risiko einer HCV-Übertragung durch Transfusionen wird heute auf 1 : 15 Mio. Blutkonserven geschätzt.
  - Erhöhte Prävalenz bei i. v. Drogenabhängigen, homosexuellen Männern (↑ Viruslast bei HIV-Koinf.), nach Organtransplantation, bei Hämodialysepat. sowie nach Tätowierungen und Nadelstichverletzungen.
  - Vertikale Transmission von Mutter auf Kind (Risiko bei HCV-pos. Müttern: ≤ 10 %).
  - Infektionsrisiko bei Stichverletzung durch HIV-kontaminierte Kanülen: 2–3 %.
- **Inkubationszeit:** im Mittel 5–12 Wo. IKZ bis zu mehreren Mon. wurden beschrieben.
- **Krankheitsverlauf:** 75 % der akuten Inf. verlaufen subklinisch. Zu 50–80 % chron. Verlaufsform, 20–30 % mit Zirrhoseentstehung. Teilweise Übergang in ein prim. Leberzell-Ca.
- **Häufige Krankheitsassoziationen:** gemischte Kryoglobulinämie, membranoproliferative Glomerulonephritis, Porphyria cutanea tarda, Sjögren-Sy., Polyarteriitis nodosa, transiente aplastische Anämien und Agranulozytosen, Hautkrankheiten (Lichen ruber planus, Erythema exsudativum multiforme).

Namentlich bei Krankheitsverdacht, Erkr. und Tod an akuter Virushepatitis, Erstnachweis des Hepatitis-C-Virus!

Untersuchungsmaterial **Serologie:** 1–2 ml Serum.

Mikrobiologische Diagnostik Diagn. Algorithmus ▶ Abb. 27.4.
- **Direktnachweis:**
  - PCR zur Amplifikation von HCV-cDNA nach vorheriger reverser Transkription der HCV-RNA. Beweist aktive HCV-Inf., wird etwa 20 d nach Inf. positiv. Kann jedoch bei geringer Virusreplikation oder Viruspersistenz außerhalb des Blutkompartiments falsch neg. ausfallen.

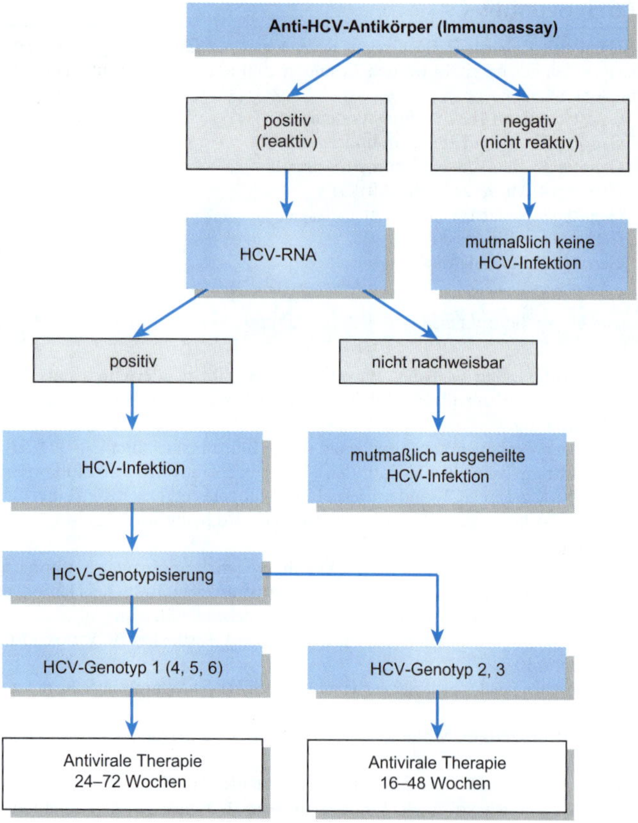

```
Anti-HCV-Antikörper (Immunoassay)
       │
   ┌───┴───┐
 positiv  negativ
(reaktiv) (nicht reaktiv)
   │         │
HCV-RNA   mutmaßlich keine
          HCV-Infektion
   │
 ┌─┴──────────┐
positiv   nicht nachweisbar
   │            │
HCV-Infektion  mutmaßlich ausgeheilte
               HCV-Infektion
   │
HCV-Genotypisierung
   │
 ┌─┴──────────────┐
HCV-Genotyp 1   HCV-Genotyp 2, 3
(4, 5, 6)
   │                │
Antivirale Therapie  Antivirale Therapie
24–72 Wochen         16–48 Wochen
```

Abb. 27.4 Diagnostikalgorithmus bei HCV-Infektion [F816-007, L231]

- **Quantifizierung der HCV-RNA** mittels PCR zur Beurteilung eines Therapieeffekts und Festlegung der Therapiedauer.
- **HCV-Genotyp-Bestimmung** (serol. oder mittels PCR) zur Prognose eines Therapieeffekts und Festlegung der Therapiedauer.
- **Serol. AK-Nachweis:**
  - **IgG-AK** sind ab 4–6 Wo. nach Inf. mittels ELISA nachweisbar (diagn. Fenster!). Lebenslange Persistenz bei chron. Hepatitis C (Korrelation mit persistierender Virämie), bei Ausheilung nach Jahren keine IgG-AK mehr nachweisbar. **Cave:** Bei Pat. mit niedriger HCV-Virämie können Anti-HCV-AK im Serum fehlen!
  - Nachweis von **spez. IgM** engt das diagn. Fenster nur unwesentlich ein. Außerdem entwickeln Pat. mit mildem Verlauf einer akuten Hepatitis C nur selten IgM-AK, bei akuten Schüben einer chron. Hepatitis C sind nur bei 50 % der Pat. IgM-AK nachweisbar.

- **Bestätigungstest bei pos. ELISA** mittels rekombinantem Immunoblot-Assay (RIBA): AK-Nachweis gegen Antigensequenzen des Core-Proteins sowie der Nichtstrukturproteine (NS) 3, 4 und 5: Mind. 2 AG-Bereiche müssen durch die AK im Patientenserum erkannt werden. Alternativ HCV-PCR.

Ergänzende Laborparameter   Hepatitis A (▶ 27.5.1).

Antibiotikaempfindlichkeit   In Abhängigkeit vom Genotyp und der Art der evtl. Vorbehandlung erfolgt eine differenzierte Kombinationstherapie mit Protease-Inhibitoren (Grazoprevir, Paritaprevir, Simeprevir), NS5A-Inhibitoren (Daclatasvir, Elbasvir, Ledipasvir, Ombitasvir, Velpatasvir), nichtnukleosidischen Polymerase-(NS5B-)Inhibitoren (Dasabuvir, Sofosbuvir), Ribavirin (in Komb. mit anderen Substanzen zur Erst- und Retherapie für alle HCV-Genotypen).

> **HCV-Exposition**
> Eine Postexpositionsprophylaxe, z. B. nach Nadelstichverletzung, ist derzeit noch nicht möglich. Unmittelbar nach der Verletzung/Kontamination sollten beim Exponierten Anti-HCV und ALT/GPT bestimmt werden (Ausgangswerte). Im Verlauf sollte nach 2–4 Wo. eine HCV-Testung mittels PCR durchgeführt und, falls negativ, nach 6–8 Wo. wiederholt werden. Falls es zu einer HCV-Inf. gekommen ist, lässt sich durch die Einleitung einer Frühtherapie eine Chronifizierung der Inf. mit hoher Wahrscheinlichkeit vermeiden. Spätestens nach 12–26 Wo. sollten nochmals ALT/GPT und Anti-HCV wiederholt und bei path. Werten eine HCV-PCR angeschlossen werden.

27.5.4 Hepatitis D

Das Hepatitis-D-Virus (HDV) ist ein defektes Einzelstrang-RNA-Virus, das keine eigene Hülle besitzt. Es bekommt diese durch ein Helfervirus (HBV) zur Verfügung gestellt. Es tritt somit nur als **Koinfektion** mit Hepatitis B oder als **Superinfektion** eines HBV-Trägers auf.

Klinik   Das Virus ist in Süditalien, Nordafrika und den arabischen Ländern häufig. Bei Koinfektion IKZ und Klinik wie HBV. Bei Superinfektion eines HBV-Trägers mit HDV fulminante Hepatitis durch dir. Zytotoxizität des HDV.

> Namentlich bei Krankheitsverdacht, Erkr. und Tod an akuter Virushepatitis, Nachweis von Hepatitis-D-Virus!

Untersuchungsmaterial   **Serologie:** 1–2 ml Serum.

Mikrobiologische Diagnostik   Diagnostik mittels serol. AG- und AK-Nachweis durch ELISA, HDV-RNA mittels RT-PCR (▶ Tab. 27.7). Ein immunhist. Nachweis in Leberbiopsiegewebe (Speziallabor!) ist möglich.

- Akutphase:
  - HD-AG: Bei Superinf. oft besser nachweisbar als bei Koinf., persistiert nur kurz! HDV-RNA-Nachweis ist zuverlässiger!
  - Anti-HD-IgM: oft einziger Marker während des späten Akutstadiums, wenn HD-AG schon nicht mehr nachweisbar ist
- Chron. Verläufe: Anti-HD-IgG, HDV-RNA
- Ausheilung: Anti-HD-IgG persistiert nur kurz!
! Zusätzlich vollständige serol. Diagnostik einer Hepatitis B

Tab. 27.7 Serologische Marker der Hepatitis-D-Infektion

Krankheitsstadium	HBV		HDV			
	HBsAg	Anti-HBc-IgM	HDV-RNA	HDAG	Anti-HD-IgM	Anti-HD-IgG
Akute Hepatitis (HDV-/HBV-Koinfektion)	(+)	+	+	(+)	+	(+)
Akute Hepatitis (HDV-/HBV-Superinfektion)	+	–	+	(+)	+	(+)
Chron. Hepatitis (HDV/HBV)	+	–	+	–	(+)/–	+

+: positiv, (+): schwach positiv, –: negativ

Ergänzende Laborparameter Hepatitis A (▶ 27.5.1).

Immunisierungsmöglichkeit Die Hepatitis-B-Impfung schützt aufgrund der Pathogenese auch vor Hepatitis D.

Antibiotikaempfindlichkeit Pegyliertes IFN-α.

27.5.5 Hepatitis E

Klinik Bisher hauptsächlich in Indien, Asien und Afrika sowie Mittelamerika beobachtetes RNA-Virus. Dort Übertragung fäkal-oral durch kontaminiertes Trinkwasser. IKZ 5–6 Wo. Zunehmende Anzahl von HEV-Inf. in Europa, durch Kontakt mit Tieren oder tierischen Lebensmitteln erworben. HEV kann durch Blutprodukte übertragen werden. Seroprävalenz in Deutschland ca. 17 %.

Verlauf gleicht einer Hepatitis A → subklin. oder leichte Verläufe. Ausnahme: bei Schwangeren und Pat. mit chron. Lebererkr. oft fulminanter und tödlicher Verlauf (Letalität 10–25 %, ungeklärte Ursache). Chron. Hepatitis E (v. a. Genotyp 3) bei Immunsupprimierten. Extrahepatische Manifestationen der Hepatitis E: Guillain-Barré-Syndrom, Glomerulonephritis, Meningitis, Enzephalitis, Myopathien, Erytheme, Arthralgien, Kryoglobulinämie.

Humanpathogene Genotypen:
1. Asien, Afrika
2. Mexiko, Afrika
3. Weltweit
4. China, Taiwan, Japan, Vietnam

> Namentlich bei Krankheitsverdacht, Erkr. und Tod an akuter Virushepatitis, Nachweis von Hepatitis-E-Virus!

Untersuchungsmaterial
- **Serologie:** 1–2 ml Serum
- **Direktnachweis:** EDTA-Blut, Stuhl

Mikrobiologische Diagnostik
- Ausschluss von Hepatitis A mittels IgM-Serologie und Hepatitis B (HBsAg, Anti-HB$_c$-IgM)

- Nachweis von HEV-spez. IgM- und IgG-AK im Serum (Immunoblot): IgM-AK weisen auf eine frische Inf. hin, IgG-AK persistieren meist lebenslang. Bei Immunsupprimierten nicht zuverlässig!
- PCR: Nachweis von HEV-RNA im Blut oder Stuhl zur Frühdiagnostik vor klin. Manifestation und vor Nachweis von spez. AK
- Immunelektronenmikroskopie mit polyklonalen Antiseren zum Nachweis aggregierter Calicivirus-Partikel im Stuhl (Speziallabor!)
- POCT: für den Einsatz in Entwicklungsländern als immunchromatografischer Test

Ergänzende Laborparameter Hepatitis A (▶ 27.5.1).

Antibiotikaempfindlichkeit Ribavirin bei schweren Verläufen und bei Immunsupprimierten.

27.5.6 Andere Hepatitisformen

Akute Virushepatitiden sind von anderen Formen der infektiösen Hepatitis abzugrenzen:
- Viral: EBV, CMV, HSV, VZV, Coxsackie-, Polio-, Gelbfieberviren
- Bakt.: Brucellen, Leptospiren, Rickettsien, Pneumokokken, Salmonellen
- Selten: Tbc, Lues, Aktinomyzeten, Amöbiasis, Schistosomiasis, Leishmaniose, Toxoplasmose, Malaria

27.6 Adenoviren

Klinik DNA-Viren (6 humanpathogene Spezies A–F mit 51 Serotypen), die durch Tröpfchen- oder Schmierinf. übertragen werden. Hohe Kontagiosität, Persistenz in Tonsillengewebe. Folgende Erkr. sind möglich:
- Inf. des oberen Respirationstrakts bei Kindern: Schnupfen, Pharyngitis, Tonsillitis
- Inf. des unteren Respirationstrakts bei Kindern und Erw. mit Immundefekten: Bronchitis, Pneumonie. Husten kann pertussisähnlich sein. Vereinzelt Komplikationen: Meningoenzephalitis oder Hepatitis
- Pharyngokonjunktivales Fieber bei Kindern im Kindergarten- und Schulalter: „Schwimmbadfieber" im Sommer → follikuläre Konjunktivitis mit Fieber, Pharyngitis und Lk-Schwellungen
- Epidemische Konjunktivitis: nosokomiale Inf. in Augenkliniken und -praxen mit milder Beteiligung des oberen Respirationstrakts
- Akute hämorrhagische Inf. der unteren Harnwege
- Gastroenteritis bei Kindern

> Namentlich bei Direktnachweis von Adenoviren im Konjunktivalabstrich!

Untersuchungsmaterial
- **Kultur und Direktnachweis:** Rachenspülwasser, Nasopharyngealsekret, Trachealaspirat oder BAL, Konjunktivalsekret, Liquor, Stuhl, Urin
- **Serologie:** 1–2 ml Serum

> Adenoviruserkr. sind hochkontagiös! Bes. Vorsicht im Umgang mit dem Untersuchungsmaterial!

Mikrobiologische Diagnostik
- **Direktnachweis:**
  - Nachweis von Adenoviren im Stuhl oder im Nasopharyngealsekret mittels PCR, ELISA, dir. IFT. Quantitative PCR zur Ermittlung der Viruslast
  - Schnelltests (Lateral Flow-Format) mit geringerer Sensitivität
  - Elektronenmikroskopischer Nachweis von Viruspartikeln im Stuhl bei Gastroenteritis (Speziallabor!)
- **Kultur:** humane embryonale Nierenzellen (HEK), aber auch HeLa oder HEp-2-Zellen:
  - CPE nach 1–4 Wo.
  - Genusspez. Typisierung mittels dir. IFT, ELISA oder Elektronenmikroskopie
  - Typenbestimmung durch HAHT oder Neutralisation mit typenspez. Antiseren, zunehmend auch durch PCR
- **Serol. AK-Nachweis:** geringe Bedeutung der Serologie für die Diagnose (hoher Durchseuchungsgrad, Typenvielfalt der Adenoviren). Nachweis von spez. IgM-/IgA- (Frühphase der Inf.) und IgG-AK

27.7 Papilloma- und Polyomaviren

Klinik
Papillomaviren (HPV) sind DNA-Viren, die durch dir. Hautkontakt und Geschlechtsverkehr (GV) übertragen werden. IKZ 3 Mon. bis zu 2 J. Hautwarzen, anogenitale Warzen (Condyloma acuminata), orale Papillome, Atemwegspapillome, Haut-, Zervix-, Penis- und Blasen-, Tonsillen-Ca.

> Die Typisierung der HPV dient der Einteilung in Risikogruppen für die Entstehung von Karzinomen bei infizierten Pat.

Die humanpathogenen Vertreter der **Polyomaviren** werden unterteilt in (Buchstaben stehen für die Initialen der Pat., bei denen sie erstmals isoliert wurden):
- **JC-Virus (JCV):** verursacht bei schweren Immundefekten (Aids, Hodgkin-Lymphom, Leukosen) eine progressive multifokale Leukenzephalopathie (PML) mit folgenden Symptomen:
  - Früh → multifokal neurol., ähnlich einer MS mit Mono- oder Hemiparese, Ataxie, Dysarthrie, Gedächtnisstörungen, Sprachstörungen, Rindenblindheit
  - Spät → oft Quadroplegie, schwere Demenz, komatöser Zustand. Rasch progredienter Verlauf, nach Auftreten erster Symptome innerhalb von 2–4 Mon. tödlich
  - ! 60–75 % der gesunden Weltbevölkerung sind seropos. (Inf. im Kindesalter, Viruspersistenz in der Niere) → Krankheitsausbruch vermutlich durch Reaktivierung des latenten Virus
- **BK-Virus (BKV):** Inf. im Kindesalter, Viruspersistenz in der Niere. Hämorrhagische Zystitiden nach Nieren- und KM-Transplantation. **Cave:** 75 % der Weltbevölkerung sind seropos., vermutlich ebenfalls Reaktivierung bei Immunsuppression

Untersuchungsmaterial
- **Papillomaviren:** Biopsie oder zellhaltige Abstriche von verdächtigen Arealen, hauptsächlich des Genitaltrakts
- **Polyomaviren:**
  - JCV: Liquor, Hirnbiopsien, Urin, Autopsie-Untersuchungsmaterial
  - BKV: Urin

Mikrobiologische Diagnostik
- **Direktnachweis:**
  - **Papillomaviren:** Virus-DNA-Nachweis mittels PCR (Consensus Primer) mit anschließender DNA-Hybridisierung (typenspez. Sonden). Alternativ Hybridisierung ohne vorherige Amplifikation, direkte In-situ-Hybridisierung. Synchrone Detektion der 17 relevantesten HPV-Typen durch neuen DNA-Chip. HPV-Viruslast durch Realtime-PCR
  - **Polyomaviren:**
    - JCV: PCR im Liquor (im Frühstadium z. T. noch negativ!), Virusnachweis in den Zellkernen der betroffenen Oligodendrozyten immunhistochemisch, durch IFT, mittels DNA-Hybridisierung, PCR oder dir. elektronenmikroskopisch
    - BKV: im Urinsediment durch PCR oder Elektronenmikroskopie
- **Kultur** (nur Speziallabor!):
  - JCV: aus Urin oder Hirnbiopsie in humanen fetalen Gliazellen
  - BKV: aus Urin in humanen diploiden Fibroblasten
- **Differenzierung** mittels HAHT
- **Serologie:** entfällt

Nachweis von BKV i. U. auch bei Immunsupprimierten ohne Erkr.!

Immunisierung Seit März 2007 empfohlene Impfung (bivalent HPV 16, 18, tetravalent HPV 6, 11, 16, 18, und nonavalent HPV 6, 11, 16, 18, 31, 33, 45, 52, 58) für Mädchen zwischen dem 9. und 14. Lj. in einem 2-Dosen-Schema (Impfabstand 6 Mon.). Bei Nachholimpfungen 3-Dosen-Schema.

27.8 Parvoviren

Der einzige humanpathogene Vertreter dieser kleinen DNA-Viren ist das Parvovirus B19.

Klinik Tröpfcheninf. mit Erstinf. meist schon im Kindesalter → Ringelröteln (Erythema infectiosum): rötelnähnlicher Ausschlag, zuerst im Gesicht, dann an Extremitäten und Rumpf. Erstinf. bei Erw. variieren zwischen unspez. Fieber („grippaler Infekt") und Arthropathien ähnlich einer rheumatischen Erkr. (häufig junge Frauen). Parvovirus B19 kann gelegentlich auch über Blutkonserven und Blutprodukte übertragen werden.
- **Komplikationen:**
  - Transiente aplastische Krisen bei Sichelzellenanämie, Thalassämie oder hereditärer Sphärozytose. Häufig kein begleitender Hautausschlag! Kann lebensgefährlich sein → Transfusionen notwendig!
  - Hämolytische Anämien bes. bei Immundefekten
- **Embryopathie:** bei intrauteriner Inf. in 20 % Fruchttod oder Hydrops fetalis

Untersuchungsmaterial
- **Serologie:** 1–2 ml Serum
- **Direktnachweis:** Rachensekret, EDTA-Blut, Liquor, Gelenkpunktat, fetales Gewebe, Fruchtwasser, Nabelschnurblut bei V. a. Embryopathie

Mikrobiologische Diagnostik
- **Direktnachweis:** Virusnachweis in Serum und Rachensekret mittels PCR.
- **Kultur:** Parvovirus B19 kann in humanen Knochenmarkzellen oder fetalen Leberzellen in Anwesenheit von IL-3 und Erythropoetin oder in MB-02-Zellen (immortale Megakaryozyten-Leukämiezellen) unter Zusatz von GM-CSF und Erythropoetin kultiviert werden. Diese aufwendige Methode bleibt aber meist nur wissenschaftlichen Fragestellungen vorbehalten.
- **Serol. AK-Nachweis:** Diagnose beruht auf IgM-Nachweis (IgG nur bei Serokonversion innerhalb von zwei Blutabnahmen beweisend!) mittels ELISA. Zusätzlich IgG-Aviditätsbestimmung. Bestätigung mittels Western Blot.
Cave: Bei Schwangeren nicht auf neg. IgM-Nachweis verlassen → PCR aus mütterlichem (und kindlichem) Material!

Ergänzende Laborparameter Hb → bis ↓, Retikulozyten ↓ ↓, (erythrozytäre Vorläuferzellen im KM ↓ ↓).

Die Verwendung von Parvovirus-B19-PCR-getesteten Blutkonserven verhindert die transfusionsassoziierte Übertragung des Virus.

27.9 Reoviren

27.9.1 Grundlagen
Die Bezeichnung Reoviren stellt eine Abkürzung für **R**espiratory **E**nteric **O**rphan Viruses dar. Wichtigste Gattungen: Orbiviren, Reoviren und Rotaviren.

27.9.2 Orbiviren

Klinik
- **Colorado Tick Fever:** im Südwesten der USA, durch Zecken übertragen, IKZ 3–6 d, meist milder Verlauf mit biphasischem Fieberanstieg, Myalgien, Abgeschlagenheit, Zephalgien, Konjunktivitis, abdom. Beschwerden. Krankheitserscheinungen für 7–10 d. In 5 % d. F. Komplikationen durch Meningoenzephalitis oder hämorrhagisches Fieber.
- In Osteuropa verursachen die durch Holzböcke übertragenen **Kemerow**- und **Tribecy-Viren** ähnliche Krankheitserscheinungen.

Namentlich bei Krankheitsverdacht, Erkr. und Tod an virusbedingtem hämorrhagischem Fieber, Nachweis von Erregern hämorrhagischen Fiebers, Nachweis von Arboviren.

Untersuchungsmaterial
- **Serologie:** 1–2 ml Serum
- **Kultur und Direktnachweis:** 10 ml Heparin- oder Citratblut

Mikrobiologische Diagnostik
- **Direktnachweis:**
  - RT-PCR als Goldstandard
  - AG-Nachweis in Erys mittels dir. IFT (Sensitivität geringer als Kultur oder PCR)
- **Kultur:** Virusisolierung in der Zellkultur (Speziallabor!) bes. zur Frühdiagnose geeignet (erste Krankheitstage)
- **Serol. AK-Nachweis:** ELISA, Western Blot, indir. IFT. Nachweis von spez. IgM für akute Inf. beweisend. AK-Anstieg oft erst sehr spät

27.9.3 Rotaviren

7 Antigengruppen (A–G); Gruppe A am häufigsten im klin. Untersuchungsgut.

Klinik Schmierinf. (Virusausscheidung weitgehend über den Darm), seltener auch Tröpfcheninf. Bevorzugt Kinder zwischen 6 Mon. bis 2. Lj. Inf. der Enterozyten des Dünndarms → osmotische Diarrhö mit E'lyt- und Wasserverlust, teilweise Erbrechen. Subklin. Inf. (etwa 50 % gesunde Ausscheider bei Kleinkindern) bis zur tödlichen Exsikkose möglich.

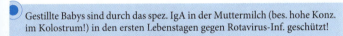

Gestillte Babys sind durch das spez. IgA in der Muttermilch (bes. hohe Konz. im Kolostrum!) in den ersten Lebenstagen gegen Rotavirus-Inf. geschützt!

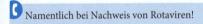

Namentlich bei Nachweis von Rotaviren!

Untersuchungsmaterial
Kultur und Direktnachweis: Stuhl.

Mikrobiologische Diagnostik
- **Direktnachweis:**
  - AG-Nachweis relativ einfach mittels ELISA oder Latexagglutinationstest mit mono- oder polyklonalen AK (Gruppe-A-Rotaviren), Dot-Hybridisierung oder RT-PCR
  - Membran-ELISA als POC-Diagnostikum verfügbar, etwa 20 Min. bis zum Ablesen erforderlich
- **Kultur:** in prim. Affen-Nierenzellen (MA104) oder humanen Kolonkarzinomzellen (CaCo-2) → kein CPE! Differenzierung der Isolate mittels dir. IFT und Serotypisierung mittels NT. Nicht routinemäßig durchgeführt (Speziallabor!)
- **Serologie:** entfällt, da fast 100 % Durchseuchung

Differenzialdiagnostisch abgegrenzt werden müssen **Astroviren,** die nach den Rotaviren zu den häufigsten Verursachern von Gastroenteritiden bei kleinen Kindern zählen (Anteil: 3–9 %). Die Schwere der Erkr. ist jedoch geringer als bei Rotaviren. Nachweis im Stuhl mittels RT-PCR, Antigen-ELISA oder Anzucht in Caco-2- oder LLC-MK$_2$-Zellen (nicht routinemäßig). In Speziallabor auch Elektronenmikroskopie.

Immunisierungsmöglichkeit STIKO-Empfehlung für die allg. Rotavirus-Schluckimpfung für Säuglinge seit 2013. Die Impfserie sollte im Alter von 6–12 Wo. begonnen und je nach Impfstoff bis zur vollendeten 24. oder 32. Lebenswo. beendet sein.

27.10 Togaviren

27.10.1 Grundlagen

Die Gruppe der Togaviren unterteilt sich in Rubella- und Alphaviren (ehemals Arboviren Gruppe A). RNA-Einzelstrang-Viren mit Hülle. Die ehemalige Gruppe B der Arboviren wurde in der neuen Nomenklatur zu Flaviviren umbenannt (▶ 27.11). Die Erreger der übrigen durch Arthropoden übertragenen Virusinf. wurden der Familie der Bunyaviren (▶ 27.12) zugeordnet.

27.10.2 Rubellavirus

Klinik Röteln. Die RNA-Viren werden sowohl durch Tröpfchen- als auch Schmierinf. übertragen.
- **Postnatale Inf.:** nach IKZ von 2–3 Wo. leichte Inf. des oberen Respirationstrakts, gefolgt von einem makulopapulösen Exanthem und zervikal-nuchalen Lk-Schwellungen. Seltene Komplikationen: Arthritis, Otitis, Enzephalitis, Endomyokarditis. 50 % der Inf. verlaufen subklinisch und ohne Exanthem! Lebenslange Immunität
- **Intrauterine Inf.** bei Inf. der Mutter: Rötelnembryopathie
  - In den ersten 3–4 Schwangerschaftsmon. → Abort oder schwere Embryopathie mit Mikrozephalie, Kataraktbildung, Mikrophthalmie, angeborenen Herzfehlern, Taubheit, Hepatosplenomegalie mit Ikterus, Thrombozytopenie und hämolytischer Anämie
  - In den späteren Schwangerschaftsmon. → diskrete, oft erst später bemerkte Sprach- und Hörstörung möglich

> Namentliche Meldung von Röteln einschl. Rötelnembryopathie. Namentliche Meldung bei Nachweis von Rubellavirus.

Untersuchungsmaterial
- **Serologie:** 1–2 ml Serum
- **Kultur und Direktnachweis:** nur für pränatale Diagnostik und bei Kindern mit V. a. Rötelnembryopathie → Speziallabor!
  - Pränatal: Zervikalsekret der Mutter, Chorionzottenbiopsiematerial, Fruchtwasser, Nabelschnurblut
  - Postnatal: Rachensekret, Heparinblut, Liquor, Urin vom Kind

Mikrobiologische Diagnostik Serologie:
- **V. a. akute Röteln-Inf.:** IgM- und IgG-AK (Immunoassay). IgM-AK sind ab Tag 2–4 nach Exanthemausbruch für 1–6 Mon., selten auch länger, nachweisbar. Der Nachweis von hochavidem Röteln-IgG zeigt eine länger als 3 Mon. zurückliegende Inf. an.
- **Röteln-Screening i. R. der Schwangerenvorsorge:** Immunität kann angenommen werden nach zwei dokumentierten Röteln-Impfungen oder wenn spez. AK vor Eintritt der Schwangerschaft nachgewiesen wurden. Liegen entsprechende Befunde nicht vor, so ist der Immunstatus der Schwangeren zu bestimmen (IgG-AK). Bei unklaren Befunden ggf. Aviditätsbestimmung der IgG-AK und Immunoblot (AK gegen Glykoprotein E1 und C-Protein werden in der Frühphase der Inf., AK gegen Glykoprotein E2 ab 4. Mon. nach Inf. gebildet). Bei fehlender Immunität serol. Kontrolle bis SSW 17 empfohlen.

- **Immunitätsabklärung nach Impfung:** Nachweis von IgG-AK.
- **V. a. Rötelnembryopathie:**
  - **Pränatal:**
    – *Serologie* mit dem mütterlichen Serum wie bei akuter Inf. Im Zweifelsfall Nachweis rötelnspez. IgM-AK im Fetalblut (Nabelschnurvene) zwischen SSW 22 und 23.
    – *Direktnachweis:* Nachweis von Rötelnvirus (PCR) aus Chorion-Biopsiematerial oder Amnionflüssigkeit (pränatale Frühdiagnostik) sowie ab SSW 22 zusätzlich Untersuchung von Fetalblut (IgM-Test, PCR).
    – *Kultur:* Anzucht in Zellkultur und Identifizierung des Isolats (dir. IFT, Nested-RT-PCR) nur noch im Spezialabor für wissenschaftliche Fragestellungen.
  - **Postnatal:**
    – *Serologie:* Nachweis von IgM-AK im IgM-ELISA (µ-Capture-Assay). IgM-AK sind bei Geburt sowie in den ersten 3 Lebensmon. bei 95 % d. F. einer intrauterinen Inf. nachweisbar. In den ersten 6 Lebensmon. ist der alleinige IgG-Nachweis kein Beweis. IgG sind plazentagängig und können von der Mutter stammen.
    – *Virusnachweis* zur Diagnosesicherung aus Rachensekret, Urin, Liquor und Buffy-Coat des Kindes mittels → Nested-RT-PCR bei ca. 80 % der infizierten Kinder bis zum 3. Lebensmon. positiv.
- **V. a. Röteln-Meningoenzephalitis:** Bestimmung von IgG-AK im Serum und Liquor und Errechnung der spez. AK-Indizes.
- HAHT und NT werden nur noch in Speziallaboratorien durchgeführt.

Immunisierungsmöglichkeit
- **Aktive Rötelnimpfung:** empfohlen im Alter von 12–15 Mon. in Komb. mit Masern- und Mumpsimpfung. Wiederholung im 5.–6. Lj.
  ! Impfschutzprüfung vor jeder Schwangerschaft
- **Passive Impfung:** Röteln-Ig (nur IgG, kaum IgM) bei rötelnexponierten seroneg. Schwangeren in der Frühgravidität bis zu 7 d nach Exposition. Diese Therapie stört serol. kaum. Weiterhin serol. Überwachung, um den Erfolg der Gammaglobulingabe zu kontrollieren

27.10.3 Alphaviren

Klinik Alphaviren verursachen fieberhafte, z. T. mit Meningoenzephalitis oder Polyarthritis einhergehende Erkr. von Mensch und Tier. Übertragung durch Moskitos.
Hauptverbreitungsgebiete:
- USA: Eastern Encephalitis, Western Encephalitis
- Südamerika: venezolanische Enzephalitis, Mayaro-Fieber
- Afrika: O'nyong-nyong-Fieber, Chikungunya-Fieber, Semliki-Forest-Fieber
- Südostasien: Chikungunya-Fieber, Semliki-Forest-Fieber
- Australien: Ross-River-Fieber, Barmah-Forest-Fieber
- In Afrika, Australien, Asien und Nordosteuropa kommen Sindbis-Virusinf. vor (Fieber, Arthralgien, Myalgien, Exantheme)

Chikungunya-Fieber trat im Sommer 2007 erstmalig in Norditalien (Emilia-Romagna, Provinz Ravenna) auf. Es erkrankten 151 Personen.

Diagnostik ist Speziallaboratorien vorbehalten (Sicherheitsstufe 3–4!).

Untersuchungsmaterial, mikrobiologische Diagnostik
- **Serologie:** 1–2 ml Serum, 1 ml Liquor → AK-Nachweis (ELISA IgG, IgM)
- **Direktnachweis** mittels PCR oder serol. AG-Detektion (dir. IFT)
- **Kultur:** Virusnachweis aus Blut, Liquor oder Hirngewebe (Anzucht in Vero- oder Moskitozellen → Differenzierung mittels dir. IFT, HAHT oder ELISA)

> Namentliche Meldung bei Nachweis von Chikungunyavirus, Arboviren.

27.11 Flaviviren

Ehemals Gruppe B der Arboviren. RNA-Einzelstrangviren mit Hülle.

Klinik Folgende Erkr. werden durch Flaviviren ausgelöst:
- **Dengue-Fieber:** Vorkommen: Europa (Mittelmeerländer), Ostasien (v. a. Thailand), Nordafrika, Süd- und Mittelamerika sowie Indien. Übertragung durch Stechmücken. IKZ 2–7 d. Starke Zunahme der Fallzahlen in den letzten Jahren.
    - Bei Erstinf.: Fieber, Schüttelfrost, Kopfschmerzen, erythematöse Schwellung im Gesicht und Gelenkschmerzen, gefolgt von einem makulopapulösen Exanthem.
    - Bei Zweitinf. mit einem anderen Serotyp: Schock, da die bereits bestehenden AK kreuzreaktiv, aber nicht neutralisierend sind → Immunkomplexe aktivieren Komplement- und Kininsystem.
- **Gelbfieber:** Vorkommen: tropisches Mittel- und Südamerika, in Afrika südlich der Sahara. Übertragung durch Stechmücken der Gattungen *Aedes* spp. und *Haemagogus* spp. IKZ 3–6 d. Zweiphasiger Krankheitsverlauf:
    - Virämie → allg. Symptome wie Fieber, Kopfschmerzen, Schüttelfrost, Übelkeit.
    - Organmanifestation sehr vielschichtig, da das Virus viszerotrop ist: Gelbsucht, Albuminurie, Oligurie, Koma, Blutungen, Muskel- und Gelenkschmerzen.
    - ! Letalität bei Organmanifestation: ca. 50 %.
- **FSME (europäische Frühsommer-Meningoenzephalitis):** Vorkommen: v. a. in Osteuropa, Süddeutschland und Österreich. Übertragung durch Stich der Zecke *Ixodes ricinus* („Holzbock"). IKZ 1–2 Wo.
    - Prim. uncharakteristische grippeähnliche Prodromi, denen ein symptomloses Intervall von 1–20 d folgt.
    - Danach erneuter Fieberanstieg mit variablen meningitischen oder meningoenzephalitischen Symptomen (Kopfschmerzen, Bewusstseinsstörungen, psychische Alteration, Paresen insb. der oberen Extremitäten und des Schultergürtels, Sensibilitätsstörungen). Die Lähmungserscheinungen sind klin. nicht von einer Poliomyelitis zu unterscheiden. Letalität in Europa etwa 1 %. Bleibende Folgen in Form von Lähmungen oder psychischen Veränderungen sind möglich.
- **Hämorrhagisches Fieber und Enzephalitis:** In Afrika, Asien und Amerika wurden weitere Flaviviren beschrieben, die von Moskitos oder Zecken übertragen werden und hämorrhagisches Fieber oder Enzephalitis auslösen können: West-Nil-Fieber (seit 1999 in Nordamerika nachweisbar), japanische Enzephalitis, St.-Louis-Enzephalitis, Murray-Valley-Enzephalitis, Rocio-Enzephalitis, Omsker hämorrhagisches Fieber, Kyasanur-Waldkrankheit.

- **Zikavirus-Inf.:** ursprüngliches Vorkommen im tropischen Afrika, mit *Aedes* spp. (Tigermücken) inzwischen weltweit in den Subtropen und Tropen verbreitet. Übertragung durch *Aedes* spp., Blut, sexuellen Kontakt und von Schwangeren auf das ungeborene Kind. IKZ: 3–12 d.
    - Inf. verläuft unbemerkt oder sehr mild: makulopapulöses Exanthem, leichtes Fieber, Gelenkschmerzen, Konjunktivitis. Selten Kopf- und Muskelschmerzen und Erbrechen sowie Meningitis oder Enzephalitis.
    - Vermutung eines Zusammenhangs mit einem Anstieg von Guillain-Barré-Sy.-Fällen in Ausbruchgebieten sowie mit Mikrozephalie von Neugeborenen, deren Mütter während der Schwangerschaft eine Zikavirus-Inf. hatten.

- Namentlich bei Krankheitsverdacht, Erkr. und Tod an virusbedingtem hämorrhagischem Fieber
- Nachweis von FSME-Virus, Gelbfiebervirus, Dengue-Virus, Zikavirus, West-Nil-Virus und anderen Erregern hämorrhagischen Fiebers
- Namentliche Meldung bei Nachweis von Arboviren

Untersuchungsmaterial, mikrobiologische Diagnostik
Dengue-Fieber:
- *Nachweis von Dengue-Virus-RNA* mittels PCR.
- *Nachweis von Denguevirus-NS1-Antigen* (Non-structural Protein 1) i. S. (ELISA): Dieser Frühmarker einer akuten Inf. (ab 1. Krankheitstag) ist bereits vor Auftreten von IgM- und IgG-AK nachweisbar und wird innerhalb von 1–2 Wo. wieder negativ. Der NS1-Assay eignet sich wegen seiner Spezifität auch zur Differenzierung zwischen den verschiedenen Flaviviren.
- *Serologie:* 1–2 ml Serum, ELISA zur Differenzierung von spez. IgM und IgG. IgM-AK sind ca. 3–5 d, IgG-AK ca. 8–14 d nach Beginn der Krankheitssymptome nachweisbar. IgM-AK können bis zu 3 Mon. persistieren. Bei Reinf. meist keine IgM-AK, aber Anstieg der IgG-AK. Western Blot zum Nachweis von AK gegen Nichtstrukturproteine bei Zweitinf.
- *Kultur:* 10 ml Heparin- oder Vollblut in der ersten Fieberphase. Virusanzucht (Mückenzellen, Vero-Zellen, HepG$_2$-Zellen) und anschließende Identifizierung des Isolats mittels dir. IFT.

Gelbfieber:
- *Serologie:* 1–2 ml Serum. IgG-/IgM-AK-Nachweis mittels ELISA, indir. IFT, HAHT oder NT (mind. 4-facher Titeranstieg). IgM-AK persistieren nach Erkr. und Impfung sehr lange. Kreuzreaktionen mit anderen Flaviviren!
- *AG-Nachweis* i. S. mittels ELISA oder dir. IFT
- *Kultur:* 10 ml Heparin- oder Vollblut in den ersten Krankheitstagen → Virusisolation in Zellkultur (Vero- oder Mückenzellkultur, oft kein CPE) mit anschließender Identifizierung des Isolats mittels dir. IFT oder PCR (Speziallabor!)
- *PCR* zum Nachweis von Gelbfiebervirus i. S. (Methode der Wahl), ggf. mit nachfolgender Sequenzierung der amplifizierten Nukleinsäure

FSME:
- *Serologie:* 1–2 ml Serum. Nachweis von IgM-AK mittels µ-Capture-ELISA oder mind. 4-facher Titeranstieg im indir. IFT bzw. im IgG-ELISA. Nach aktiver Immunisierung persistieren IgM-AK oft länger. Bei FSME können trotz zurückliegender Immunisierung die IgM-AK fehlen (Kontrolle nach 10 d empfehlenswert).

- *Liquoruntersuchung:* 1–2 ml Liquor → **Pleozytose** bis zu 5.000/3 Zellen bei geringer Eiweißerhöhung, spez. **Ig-Synthese** im Liquor (▶ 15.5.5).
- *Kultur:* Virusisolation aus Blut (nur im uncharakteristischen Prodromalstadium möglich), Liquor (unzuverlässig) und postmortal aus Hirnautopsieproben. Anzucht in Vero-Zellen, embryonierten Hühnereiern oder Babymäusen → Typisierung mittels dir. IFT, NT oder HAHT.
- *PCR* zum Virusnachweis im Serum oder Liquor: nur zu Beginn der Erkr. sinnvoll, da die Virämie kurzzeitig ist.

Zikavirus-Inf.: diagn. Algorithmus ▶ Abb. 27.5

- *PCR:* Nachweis von Zikavirus-RNA i. U. bis 2 Wo. nach Symptombeginn. In den ersten Erkrankungstagen auch aus EDTA-Vollblut, Serum oder Speichel
- *Serologie:* 1–2 ml Serum. IgG-/IgM-AK-Nachweis mittels ELISA ab 5. Tag nach Symptombeginn. Serol. Kreuzreaktionen mit anderen Flaviviren (Dengue, Chikungunya, Gelbfieber, West-Nile, FSME)!

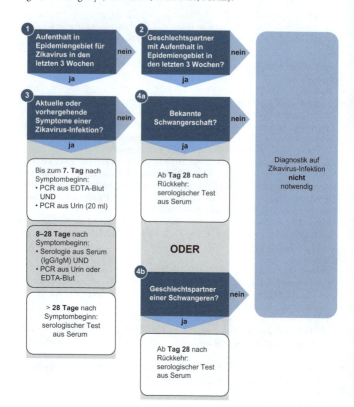

Abb. 27.5 Algorithmus zur Zikavirus-Diagnostik. [X361, L231]

> Laut Empfehlung der Deutschen Gesellschaft für Tropenmedizin und des Deutschen Auswärtigen Amtes sollten Schwangere Reisen in bekannte **Zikavirus**-Ausbruchsgebiete vermeiden bzw. dort auf konsequenten Mückenschutz achten.

Andere Flavivirus-Inf.: analog, nur in Speziallaboratorien.

> Isolation von Flaviviren nur in Labors der Sicherheitsstufe 3!

Immunisierungsmöglichkeit
- **Gelbfieber:** Schutzimpfung mit einem Lebendimpfstoff für Reisen in Endemiegebiete empfohlen, teils vorgeschrieben. Seit Mai 2013 wird von der WHO keine Auffrischung einer Gelbfieberimpfung mehr empfohlen (bisher Wiederholungsimpfung nach 10 J.)!
- **FSME:** Risikopersonen (Waldarbeiter, Förster) sowie die Bevölkerung in Endemiegebieten sollten mit einem Totimpfstoff immunisiert werden, dessen Schutz 2–3 J. anhält. In Endemiegebieten (Auskunft im Gesundheitsamt) sollten alle von Zecken gestochenen nichtimmunisierten Personen (Touristen aus unbelasteten Gebieten) innerhalb von 4 d nach dem Zeckenstich eine passive Immuntherapie erhalten.

27.12 Bunyaviren

27.12.1 Hantaviren

Einzelstrang-RNA-Viren. Klinisch am wichtigsten: **Hantaanvirus** und **Puumalavirus.** Das Erregerreservoir bilden Mäuse und Ratten. Der Mensch infiziert sich durch Inhalation getrockneter Mäuseexkremente, welche die Viren enthalten, durch den Kontakt verletzter Haut mit kontaminierten Materialien (z. B. Staub, Erde) oder durch den Biss infizierter Nager. Auch eine Übertragung durch Lebensmittel, die mit Ausscheidungen infizierter Nagetiere kontaminiert wurden, ist möglich.

Klinik
- **V. a. Hantavirus-Inf. beim gemeinsamen Auftreten folgender Symptome (RKI):**
  - Akuter Krankheitsbeginn mit Fieber > 38,5 °C
  - Rücken- und/oder Kopf- und/oder Abdominalschmerz
  - Proteinurie und/oder Hämaturie
  - Serumkreatinin ↑
  - Thrombozytopenie
  - Oligurie bzw. nachfolgend Polyurie

> **RKI-Falldefinition für Hantavirus-Infektionen**
> Klin. Bild einer akuten Hantavirus-Erkr., definiert als mind. eines der drei folgenden Kriterien:
> 1. Fieber
> 2. Nierenfunktionsstörung

3. Mind. zwei der neun folgenden Kriterien:
   - Kopfschmerzen
   - Muskel-, Glieder- oder Rückenschmerzen
   - Übelkeit ODER Erbrechen
   - Durchfall
   - Vorübergehende Myopie (Verschwommensehen)
   - Husten
   - Dyspnoe (Atemstörung)
   - Lungeninfiltrate
   - Herzversagen

- **Hämorrhagisches Fieber mit renalem Syndrom (HFRS):** schwere Erkr. mit hohem Fieber, Hypotonie, Nierenversagen und Blutungen. Mortalitätsrate: 3–15 %. Verursacht durch:
  - *Puumalavirus:* Europa. In Deutschland meist in Süd- und Westdeutschland
  - *Tulavirus:* Europa
  - *Hantaanvirus:* Südostasien, China, Griechenland und Frankreich
  - *Dobravavirus:* Balkan, Südrussland, Mittel- u. Osteuropa, in Deutschland meist in Nord- und Ostdeutschland
  - *Seoulvirus:* weltweite Verbreitung. In Deutschland sind Puumala- und Dobravavirus am häufigsten. Eher milde Verläufe (**Nephropathia epidemica**)
- **Kardiopulmonales Hantavirus-Syndrom (HCPS):** interstitielle Pneumonie, in 60 % d. F. durch Entwicklung eines Schocks und kardiale Arrhythmie, seltener durch ARDS tödlich. Verursacht durch SinNombre-, Black-Creek-Canal-, New-York-, Bayou-Virus in den USA, Andes-Virus und weitere Viren in Zentral- und Südamerika

Namentlich bei Krankheitsverdacht, Erkr. und Tod an virusbedingtem hämorrhagischem Fieber, Nachweis von Hantaviren.

Untersuchungsmaterial und mikrobiologische Diagnostik 1–2 ml Serum:
- **AK-Nachweis** (IgM, 4-facher IgG-Titeranstieg) im ELISA. Starke Kreuzreaktivität unter den Hantaviren, daher sind unter Verwendung von Puumala- und Dobrava-AG fast alle Hantavirus-Inf. detektierbar. Western Blot für IgG- und IgM-AK Nachweis. IgM-AK können meist schon während der ersten Krankheitstage nachgewiesen und bis zu 3 Mon. nach Krankheitsbeginn detektiert werden, in Einzelfällen aber auch mehrere Jahre. IgG-AK persistieren wahrscheinlich lebenslang.
- **PCR** inkl. molekulargenet. Typisierung zum Virusnachweis (nur in der frühen virämischen Krankheitsphase erfolgversprechend).

Antibiotikaempfindlichkeit Frühe Gabe von Ribavirin kann den Krankheitsverlauf lindern, aber nicht unterbrechen.

27.12.2 Bunyaviren

Epidemiol. bedeutsame Bunyavirus-Erkr. sind die **kalifornische Enzephalitis** (USA) sowie das **Rift-Valley-Fieber** (Ost- und Südafrika) und das **hämorrhagische Krim-Kongo-Fieber** (Südrussland, Balkan, Westafrika), die hauptsächlich durch Moskitos oder Zecken übertragen werden. Diagnostik: AK-Nachweis mittels ELISA, NT, KBR oder HAHT. Virusanzucht aus Blut oder Serum in Vero-Zellen ist möglich. Für Krim-Kongo-Fieber wurde eine zuverlässige RT-PCR entwickelt.

> Namentlich bei Krankheitsverdacht, Erkr. und Tod an hämorrhagischem Fieber, Nachweis von Erregern hämorrhagischen Fiebers, Nachweis von Arboviren.

27.12.3 Sandfliegenfiebervirus

Das Sandfliegenfiebervirus gehört zur Gattung Phlebovirus der *Bunyaviridae*. Drei Serotypen sind im Mittelmeerraum humanmed. von Bedeutung: Serotyp Toskana, Serotyp Sizilien und Serotyp Neapel. Weitere Verbreitungsgebiete sind der Vordere Orient und Bangladesch.

Klinik Übertragung durch den Stich der Sandfliege, IKZ 2–6 d. Die Krankheit beginnt mit hohem Fieber bis 41 °C, Kopfschmerzen mit Sehstörungen, Übelkeit, Erbrechen, Diarrhöen, Gelenk- und Gliederschmerzen. Typisch ist eine bilaterale Konjunktivitis (Pick-Zeichen). Nach einer Remissionsphase können neurol. Symptome (Meningitis, Enzephalitis, epileptische Anfälle, Aphasien, transiente Hirnnervenparesen, Hörsturz) auftreten (v. a. beim Serotyp Toscana), die sich aber alle wieder zurückbilden. Todesfälle wurden bisher nicht berichtet. Ein Krankheitsverdacht besteht bei aseptischer Meningoenzephalitis von Einwohnern oder Reiserückkehrern aus Südeuropa (Italien: Toskana-Fieber, Spanien, Türkei).

Untersuchungsmaterial
- **Direktnachweis:** 1–2 ml Liquor
- **Serologie:** venöses Blut ohne Zusätze (mind. 5 ml)

Mikrobiologische Diagnostik
- **Direktnachweis:** PCR zum Nachweis des Serotyps Toskana im Liquor
- **Kultur:** Virusanzucht aus Liquor auf Vero-Zellkulturen → CPE nach 3–6 d (Speziallabor). Virusanzucht aus Blut aufgrund der kurzen Virämiephase selten erfolgreich
- **Serol. AK-Nachweis:** mittels indir. IFT, ELISA, HAHT, NT sowie im Immunoblot

Antibiotikaempfindlichkeit Bisher steht keine spez. antivirale Substanz zur Verfügung. Ribavirin ist partiell wirksam.

Immunisierungsmöglichkeit Bisher nicht vorhanden.

27.13 Paramyxoviren

27.13.1 Parainfluenzavirus

Bekannt sind vier serol. Typen. Sie sind mit anderen Mitgliedern der Paramyxoviren z. T. antigenverwandt, was zu kreuzreagierender AK-Bildung führen kann.

Klinik Wichtigstes Virus im Säuglings- und Kindesalter. Erw. entwickeln nach Inf. nur leichte Katarrhe des oberen Respirationstrakts. Paramyxoviren verursachen v. a. Infekte der oberen Atemwege:

- Typ 1 und 2: bei Kindern zwischen dem 2. und 4. Lj. Laryngotracheobronchitiden. Gipfel der Erkrankungshäufigkeit bei zyklischem Auftreten alle 2 J. im Herbst und Winter
- Typ 3: bei Kindern < 1 J. und bei Immunsupprimierten Bronchiolitis und Pneumonie
- Typ 4: milde Erkr. der oberen Atemwege im gesamten Kindesalter

Untersuchungsmaterial
- **Direktnachweis und Kultur:** Nasenrachen-Absaugsekret, Rachenspülwasser, Rachenabstriche
- **Serologie:** 1–2 ml Serum

Mikrobiologische Diagnostik
- **Direktnachweis:** AG-Nachweis im Nasopharyngealsekret mittels RT-PCR (Methode der Wahl), dir. IFT oder ELISA
- **Kultur:** Virusanzucht in prim. oder sek. Affen-Nierenzellen, Vero-Zellen (häufig Synzytien-CPE, tritt aber nicht in jeder erfolgreichen Kultur ein). Virusnachweis durch Prüfung verschiedener Eigenschaften wie Hämadsorption, Hämagglutination, Hämolyse. Identifizierung des Isolats mittels Hämadsorptionshemmung, HAHT, dir. IFT oder ELISA (Speziallabor, nur für wissenschaftliche Fragestellungen)
- **Serol. AK-Nachweis:** mittels ELISA oder NT (mind. 4-facher Titeranstieg). Wenig geeignet zur Akutdiagnostik und aufgrund der hohen Durchseuchung von begrenztem Wert. Außerdem Beeinträchtigung der AK-Nachweismethoden durch die AG-Verwandtschaft der verschiedenen Paramyxoviren!

27.13.2 Mumpsvirus

Klinik   Übertragung: Tröpfcheninf. IKZ 14–21 d → „Ziegenpeter": typische Kinderkrankheit mit bds. Parotitis und leichtem Fieber. Komplikationen bei Mumps-Inf. nach Beginn der Pubertät: Befall von Pankreas (in sehr seltenen Fällen Entwicklung eines Diab. mell.), Meningen (seröse Meningitis) oder Hoden (Hodenatrophie und Sterilität). Seltener wird eine Meningoenzephalitis (meist gutartiger Verlauf, sehr selten Taubheit bei Inf. im Erw.-Alter) beobachtet.

> Mumps (Verdacht, Erkr., Tod, labordiagn. Nachweis) ist meldepflichtig!

Untersuchungsmaterial   Meist klin. Diagnose → mikrobiol. Diagnostik bei atypischen Verläufen und Meningoenzephalitis.
- **Serologie:** 1–2 ml Serum
- **Direktnachweis und Kultur:** Virusnachweis in Speichel, Rachenabstrich bzw. -spülwasser, Blut, Urin und Liquor

Mikrobiologische Diagnostik
- **Direktnachweis:** AG-Nachweis im Untersuchungsmaterial mittels RT-PCR. Da ein nicht nachweisbares spez. IgM oder ein ausbleibender IgG-Titer-Anstieg bei geimpften Personen eine Mumps-Inf. nicht sicher ausschließt, sollte bei diesen Pat. neben der Serologie unbedingt eine RT-PCR veranlasst werden.
- **Kultur:** Virusanzucht in Zellkultur → Synzytien-CPE. Virusnachweis durch Hämadsorption mit Meerschweinchenerythrozyten. Identifizierung mittels dir. IFT, HAHT, NT (Speziallabor!).

- **Serol. AK-Nachweis:** IgM-Nachweis im μ-Capture-Assay. IgM-AK sind bereits in den ersten Tagen der Erkr. nachweisbar, erreichen ihr Max. etwa 1 Wo. nach Symptombeginn und bleiben über Wochen erhöht. Bei Mumps-Virusmeningitis/-enzephalitis sind bei bis zu 90 % der Pat. spez. IgG-AK im Liquor nachweisbar.

Immunisierungsmöglichkeit Impfung mit attenuierten Lebendvakzinen → langfristiger Schutz (mind. 20 J., evtl. lebenslang). Meist zusammen mit Masern- und Röteln-Impfstoff im 15. Lebensmon. verabreicht und im 6. Lj. wiederholt.

27.13.3 Masernvirus

Klinik Übertragung aerogen durch Tröpfcheninf. IKZ 9–12 d.
- Prodromalstadium: Bild einer respiratorischen Inf. durch Virusvermehrung in den Mukosazellen des oberen Respirationstrakts
- Virämie → nach 14 d makulopapulöses Exanthem auf dem gesamten Körper, Konjunktivitis und mäßiges Fieber
- Vorübergehende Abwehrschwäche durch Virusvermehrung in T-Lymphozyten kann Sekundärinf. bahnen

50 % der Pat. zeigen EEG-Veränderungen, die sich aber nur selten in Form einer Postinfektionsenzephalomyelitis (Inzidenz: 1 : 1.000–2.000 Masernfälle) oder einer subakuten sklerosierenden Panenzephalitis (SSPE; Latenz bis zu 10 J. nach der Inf., Inzidenz: 1–5 Fälle pro 1 Mio. Erkrankte) manifestieren. Mögliche Komplikation, bes. bei Pat. mit zellulären Immundefekten: Bronchitis oder Bronchopneumonie.

 Namentlich bei Krankheitsverdacht, Erkr. und Tod an Masern, Nachweis von Masernvirus!

Untersuchungsmaterial
- **Serologie:** 1–2 ml Serum
- **Direktnachweis:** Nasen-Rachen-Sekret, Konjunktivalflüssigkeit, Urin und Blut

Mikrobiologische Diagnostik
- **Direktnachweis:**
    - AG-Nachweis mittels dir. IFT (auch im Urinsediment)
    - PCR in allen genannten Materialien (auch Differenzierung zwischen Wild- und Impfstämmen möglich)
- **Kultur:** Virusanzucht in prim. Kulturen aus menschlichen oder Affen-Nierenzellen, auch Vero-Zellen sind geeignet. CPE mit multinukleärer Riesenzellbildung nach 2–14 d. Identifizierung des Isolats durch dir. IFT (Speziallabor!)
- **Serol. AK-Nachweis:** IgM-Nachweis im μ-Capture-Assay (Persistenz bis zu 6 Wo., in Einzelfällen auch länger). Bis zu 30 % der Pat. können am 1.–3. Exanthemtag noch IgM-neg. sein kann (Untersuchung wiederholen). Bei geimpften Personen mit Masern-Reinfektion kann das spez. IgM fehlen. Hier ist der Nachweis von spez. IgG-AK im ELISA (signifikanter Anstieg in zweiter Serumprobe im Abstand von 10–14 d!) wegweisend. Pat. mit SSPE zeigen abnorm erhöhte IgG-Titer!

Immunisierungsmöglichkeit
- **Aktive Immunisierung:** attenuierter Lebendimpfstoff. Vermutlich lebenslange Immunität. Impfung meist zusammen mit Röteln und Mumps im Alter von 15 Mon. und im 6. Lj.

- **Passive Immunisierung** für Schwangere, Kleinkinder < 3 J., Tuberkulosekranke, immungeschwächte Personen: Bis 6 d nach Exposition können Masern verhindert oder zumindest ein abgeschwächter Verlauf erreicht werden.

27.13.4 Respiratory-Syncytial-Virus (RSV)

Klinik   RSV ist die häufigste Ursache für Pneumonien und Bronchiolitiden im Säuglingsalter. Erw. erkranken an Schnupfen, bei Immunsuppression und in hohem Alter aber auch an schwerem Atemwegsinf. Der Erkrankungsgipfel ist jährlich im Winter zu beobachten. RSV-Inf. hinterlassen keinen vollständigen Immunschutz. Serotypen A (höhere Pathogenität) und B.

Untersuchungsmaterial
- **Serologie:** 1–2 ml Serum
- **Direktnachweis:** Nasopharyngealaspirat, Nasen-Rachen-Sekret oder Bürstenabstriche der Nasenschleimhaut

Mikrobiologische Diagnostik   Methode der Wahl: Virusdirektnachweis.
- **Direktnachweis:** PCR (hohe Sensitivität und Spezifität) als Methode der Wahl, v. a. außerhalb der Saison. Schnellnachweise mittels Immunchromatografie sind verfügbar (geringere Sensitivität und Spezifität). AG-Nachweis im Untersuchungsmaterial mittels dir. IFT oder ELISA.
- **Kultur:** Virusanzucht in HeLa- oder HEp-2-Zellen (schwierig, gelingt nicht immer, bei erfolgreicher Kultur CPE mit Synzytien, keine Hämadsorption). Identifizierung des Isolats mittels dir. IFT oder ELISA (Speziallabor).
- **Serol. AK-Nachweis:** bei akuten Inf. wenig sinnvoll. IgM-AK werden kaum gebildet, nicht immer findet sich ein signifikanter Titeranstieg. AK gegen spezielle RSV-Proteine können mittels Western Blot detektiert werden.

Antibiotikaempfindlichkeit   Zur Prophylaxe von schweren RSV-Erkr. wird die Gabe von Palivizumab (monoklonaler IgG1-AK mit neutralisierender und fusionsinhibierender Aktivität gegen RSV-Serotypen A und B) zu Beginn der RSV-Saison für folgende Patientengruppen empfohlen:
- Frühgeborene, die vor ≤ 28+6 SSW geboren wurden und jünger als 12 Mon. sind
- Frühgeborene der SSW 29 bis 34+6 im 1. Lj., die vor oder während der RSV-Saison aus der Neonatologie entlassen wurden oder sie bzw. ihre Geschwister in Gemeinschaftseinrichtungen untergebracht sind oder die eine schwere neurol. Erkr. aufweisen
- Kinder < 24 Mon. mit schweren respiratorischen Beeinträchtigungen
- Kinder < 2 J. mit hämodynamisch relevanter Herzerkr. sowie schwerer Herzinsuff. unter medikamentöser Therapie

Für Erw. mit schwerer Immunsuppression und manifester RSV-Inf. sollte Ribavirin in Betracht gezogen werden.

2001 wurde das **humane Metapneumovirus** *(Paramyxoviridae)* neu entdeckt. Es verursacht Atemwegsinf., insb. akute Bronchitiden, v. a. bei Kindern (ähnlich RSV). Inf. sind auch bei Erw. möglich (insb. bei alten oder immunsupprimierten Personen). Die meisten Inf. treten zwischen Dezember und April auf. Die Inf. hinterlässt keine bleibende Immunität. Metapneumoviren sind nach RSV die häufigsten Erreger von Inf. der unteren Atemwege. Bei ca. 12 % der Betroffenen kommt das Virus als Krankheitsauslöser in Betracht. Nachweismöglichkeiten nur mittels RT-PCR. Eine antivirale Therapie ist nicht verfügbar.

27.14 Orthomyxoviren – Influenzaviren

Influenzaviren besitzen eine Lipidhülle, in der sich Hämagglutinin- und Neuraminidase-Glykoproteine befinden. Hämagglutinin dient zur Bindung an die Wirtszelle. Die Neuraminidaseaktivität ist nötig, damit die neu gebildeten Viren die Zelle verlassen können. AK gegen Hämagglutinin (H-AG) sind der entscheidende Faktor der Immunität ggü. Influenzaviren. AK gegen Neuraminidase (N-AG) beeinträchtigen die Ausbreitung des Virus von Zelle zu Zelle.

Einteilung der Influenzaviren Zuordnung zu den Typen A, B und C aufgrund der antigenen Eigenschaften des Nukleoproteins (NP):
- **Influenza-A-Viren** werden nach ihrem H- und N-AG in **Subtypen** klassifiziert. Zurzeit kennt man 3 verschiedene humanpathogene H-(H1-H3, wobei H1 aus 3 Untergruppen besteht) und 2 humanpathogene N-(N1, N2-)Antigene. Einzelne Stämme der Subtypen werden zusätzlich mit dem Ort, der Isolierungsnummer und dem Jahr der ersten Isolierung bezeichnet, z. B. A/Texas/1/77/H3N2. Die Isolierungsnummer wird z. T. weggelassen.
- Das die Pandemie 2009 auslösende Virus des Subtyps A (H1N1) wird als (pandemisches) Influenzavirus **A (H1N1) 2009** bezeichnet (sog. „Schweinegrippe"). Bzgl. Pathogenese und Krankheitsverlauf bestehen große Gemeinsamkeiten mit der saisonalen Grippe.
- Bei **Influenza B und C** werden keine Subtypen gebildet, weil sich bei ihnen keine so ausgeprägten Antigenvariationen finden. Von manchen Autoren werden sie in **Gruppen** eingeteilt, die sich nach dem Zeitpunkt der ersten Isolierung gliedern. Beispiel: B/Hong Kong/68.

> **Aviäre Influenza („Vogelgrippe")**
> Seit 1997 humane Inf. durch aviäre Influenzaviren („Vogelgrippe") mit den Subtypen H5N1, H7N3, H7N7 und H7N9.
>
> Falldefinition des RKI
> - **Klin. Bild:** Pat. mit akuten respiratorischen Symptomen (mit oder ohne Fieber [≥ 38 °C]) und mit oder ohne Husten, bei denen basierend auf klin. oder radiol. Hinweisen der V. a. ein entzündliches Infiltrat besteht (z. B. Pneumonie oder akutes Atemnotsy.)
> - **Verdachtsfall:**
>   i. Pat. mit erfülltem klin. Bild *und* vorherigem Aufenthalt in Risikogebieten
>   ii. Pat. mit akuten respiratorischen Symptomen unabhängig von deren Schwere UND vorherigem Tierkontakt in einem Risikogebiet *oder* vorherigem Patientenkontakt (mit einem bestätigten Fall)
> - **Bestätigter Fall:** Person mit labordiagn. Nachweis des Influenzavirus A (H7N9)

Epidemiologie
- **Influenza-Episoden:** jährlich in unterschiedlichem Ausmaß und Schwere in den Wintermonaten.
- **Größere Epidemien** mit schwereren Krankheitsverläufen durch Punktmutationen im Gen für Hämagglutinin bzw. für Neuraminidase (Antigendrift):
  – Influenza-A-Virus in 2- bis 3-jährigen Intervallen
  – Influenza-B-Virus alle 3–6 J. Eine Influenza-A-Epidemie beginnt plötzlich, erreicht ihren Höhepunkt nach 2–3 Wo., dauert 2–3 Mon. und ver-

schwindet dann plötzlich. Erkrankungswahrscheinlichkeit der betroffenen Population: 10–50 %
- **Pandemien:** In 10- bis 20-jährigen Abständen mit hoher Letalität. Durch homologe Rekomb. von korrespondierenden RNA-Segmenten bei Koinf. mit humanen und tierischen Influenzaviren im Schwein. Es entsteht ein neues Virus, gegen das noch keine AK in einer Population gebildet wurden (Antigenshift).

Klinik Nach aerogener Inf. plötzlich schweres Krankheitsgefühl, Fieber, Kopf- und Gliederschmerzen, Tracheitis/Bronchitis/Pneumonie. Komplikationen: Myokarditis, Meningitis, Enzephalitis, bakt. Superinfektionen.

Namentlich bei Direktnachweis von Influenzaviren! Namentlich bei Krankheitsverdacht, Erkr. und Tod durch zoonotische Influenza.

Untersuchungsmaterial
- **Serologie:** 1–2 ml Serum.
- **Direktnachweis:** Nasopharyngealaspirat, Rachenabstrich, Rachenspülwasser. Abstriche und Aspirate aus der Nase haben eine höhere Sensitivität als Proben aus dem Rachenraum.

Mikrobiologische Diagnostik
- **Direktnachweis:** *Schnelltests* mit deutlich geringerer Sensitivität als PCR (20–80 %), bei Influenza-B-Viren und pandemischen Influenzaviren A (H1N1) noch schlechter. Nach dem 3. Krankheitstag völlig unzuverlässig (AG-Ausscheidung nimmt stark ab). Ein pos. Test hat vor dem Hintergrund einer eindeutigen epidemiol. Situation (Influenzawelle) eine hohe Aussagekraft, jedoch schließen neg. Tests eine Influenza nicht aus. AG-Nachweise im Untersuchungsmaterial mittels *dir. IFT oder ELISA* sind in ihrer Sensitivität mit den Schnelltests vergleichbar.
- **PCR:** Methode der Wahl, während der ersten Krankheitswoche zuverlässig positiv.
- **Kultur:** Virusanzucht in MDCK-Zellen (permanente Hunde-Nierenzellen) oder im bebrüteten Hühnerei. Virusdetektion durch Hämadsorption. Identifizierung des Isolats mittels Hämadsorptionshemmung, dir. IFT oder ELISA (Speziallabor).
- **Serol. AK-Nachweis:** vor allem i. R. epidemiol. Studien von Bedeutung. AK-Nachweis mittels ELISA, indir. IFT, HAHT (IgM- oder IgA-Nachweis bzw. 4-facher Titeranstieg in gepaarten Seren sprechen für eine akute Inf.). Serol. AK-Nachweis insgesamt problematisch, da häufig Reinfektionen bzw. verzögerter AK-Anstieg.

Aviäre Influenza
Labordiagnostische Sicherung durch:
- Virusisolierung und Typisierung (PCR, serol.)
- H5-, H7-PCR
- AK-Nachweis (NT, Plaque-NT)
! Ergebnis im Nationalen Referenzzentrum (NRZ) bestätigen lassen! Pandemieplan und Informationen zum infektionshygienischen Management: www.rki.de

Immunisierungsmöglichkeit Totimpfstoff mit antigenen Bestandteilen der in der Vorsaison zirkulierenden Influenza-A- und -B-Viren. Attenuierter Lebendimpfstoff für Kinder und Jugendliche von 2–17 J. (nasale Applikation).

Antibiotikaempfindlichkeit
- Zanamivir, Oseltamivir: Inhibitoren der Virus-Neuraminidase, ther. gegen Influenza A und B. Im Krankheitsfall so früh wie möglich einsetzen, spätestens 48 h nach Auftreten der Symptome! Die zunehmend auftretenden Resistenzen verbieten einen prophylaktischen Einsatz von Neuraminidase-Inhibitoren (Ausnahmen: Pandemiesituationen, Pat. mit KI gegen Grippeschutzimpfung).
- Bei bakt. Superinfektionen: Antibiotika nach Antibiogramm.

27.15 Rhabdoviren

Bekanntester humanpathogener Vertreter ist das **Tollwutvirus (Rabiesvirus).**

Klinik Inf. meist durch Biss eines infizierten Säugetiers (Fuchs, Hund, Katze, Marder, Dachs, Reh, Haus- und Nutztiere, Fledermäuse). Bei verletzter Haut oder Schleimhaut auch nur durch infektiösen Speichel:
- Prim. Virusvermehrung in Muskelzellen → Brennen und Jucken der Bisswunde, uncharakteristische Allgemeinsymptome, leichtes Fieber
- Eindringen entlang der peripheren Nerven in Hirn und Rückenmark. Dort nochmalige Vermehrung. Anschließend Befall von Pankreas und Speicheldrüsen → massive Virenausscheidung mit dem Speichel
- Nach 20–90 d Zerstörung von ZNS-Strukturen → Krämpfe der Schluckmuskulatur (Hydrophobie), motorische Unruhe und psychische Veränderungen (Aggression, Depression). Präfinal Lähmungen der gesamten Muskulatur

! Tollwuterkrankungen verlaufen immer tödlich!

Pflegepersonal von an Tollwut erkrankten Pat. muss wegen der starken Virusausscheidung mit dem Speichel Mund-/Nasen- und Augenschutz sowie Handschuhe tragen. Die Pat. müssen isoliert und alle Ausscheidungen desinfiziert werden. Laborarbeiten dürfen nur in Sicherheitslabors unter strengsten Schutzvorkehrungen von geimpftem Personal durchgeführt werden.

Namentlich bei Krankheitsverdacht, Erkr. und Tod an Tollwut, Nachweis von Rabiesvirus! Jede Verletzung durch tollwütiges oder tollwutverdächtiges Tier und selbst die Berührung solcher Tiere oder Tierkadaver muss gemeldet werden!

Untersuchungsmaterial
- **Virusnachweis beim Beißtier:** wenn möglich, Beißtier 7–10 d lang auf Anzeichen von Tollwut beobachten. Bei Tötung Virusnachweis im Hirngewebe, In-vivo-Virusnachweis in Kornea-Abdruck, Speichel und nuchalen Hautbiopsien des Tieres
- **Virusnachweis beim Pat.:** Speichel, Liquor, Trachealsekret, Kornea-Abdruck (Objektträger), nuchale Hautbiopsien
- **Serologie:** 1–2 ml Serum. Nachweis von spez. AK meist erst mit Beginn der Krankheitssymptome → für die Diagnose nach Tierbissen ungeeignet. AK-Nachweis deshalb nur für Effektivitätsüberprüfung einer präexpositionellen Impfung nützlich

Immer Rücksprache mit der örtlichen Tollwutschutzstelle!

Mikrobiologische Diagnostik

- **Direktnachweis:** AG-Nachweis im Abdruckpräparat oder in Gewebeschnitten durch dir. IFT. RT-PCR aus Hirngewebe, Hautbiopsien, Kornea-Abdruck oder Speichel. Da bei Tollwut-Inf. die Virusausscheidung intermittiert oder ganz fehlt, sind alle am lebenden Pat. eingesetzten Nachweismethoden nicht absolut zuverlässig. Neg. Resultate stellen keine Ausschlusskriterien dar!
- **Kultur:** Virusanzucht in Maus-Neuroblastomzellen, Hühnerembryo- oder Hamster-Nierenzellen → tägliche Kontrolle mittels dir. IFT.
- **Serol. AK-Nachweis:** Nachweis von spez. AK mittels *Rapid Fluorescent Focus Inhibition Test* (RFFIT) oder EIA (geringere Sensitivität als RFFIT). Nicht geeignet zum Infektionsnachweis, sondern lediglich zur Beurteilung eines Immunschutzes nach Impfung!

Immunisierungsmöglichkeit

- **Präexpositionell (Prophylaxe):** aktive Impfung für Risikopersonen (Förster, Tierärzte, Jäger, Reisende in Risikogebiete). 4 Impfungen an den Tagen 0, 7, 21 oder 28 (oder nach Angaben des Herstellers) erzielen einen vollständigen Impfschutz. Wiederholung bei weiter bestehendem Expositionsrisiko jährlich.
- **Postexpositionell:** Innerhalb von 4 d nach dem Biss ist eine parallele passiv-aktive Immunisierung möglich (▶ Tab. 27.8):
  - Passive Immunisierung: 20 IE/kg KG in und um die Wunde spritzen.
  - Aktive Immunisierung (s. präexpositionelle Impfung). Auch wenn der Biss älter ist als 4 d, wird noch versucht, den Krankheitsverlauf durch passiv-aktive Immunisierung zu beeinflussen, im Infektionsfall leider meist nicht erfolgreich.

Tab. 27.8 Richtlinien zur postexpositionellen Tollwutprophylaxe (Quelle: aktuelle Impfempfehlungen der STIKO)

Grad der Exposition	Art der Exposition		Immunprophylaxe
	Tollwutverdächtiges oder tollwütiges Wild- oder Haustier	Tollwut-Impfstoffköder	
I	Berühren/Füttern von Tieren, Belecken der intakten Haut	Berühren des Impfstoffköders bei intakter Haut	Keine Impfung
II	Knabbern an unbedeckter Haut, oberflächliche, nicht blutende Kratzer durch ein Tier, Belecken nicht intakter Haut	Kontakt mit der Impfflüssigkeit eines beschädigten Impfstoffköders mit nicht intakter Haut	Impfung
III	Jegliche Bissverletzung oder Kratzwunden, Kontamination von Schleimhäuten mit Speichel (z. B. durch Lecken, Spritzer)	Kontamination von Schleimhäuten und frischen Hautverletzungen mit der Impfflüssigkeit eines beschädigten Impfstoffköders	Impfung und simultan mit der 1. Impfung passive Immunisierung mit Tollwut-Ig (20 IE/kg KG)

27.16 Filoviren

Zur Familie der Filoviren gehören das Marburg- und das Ebolavirus. Sie sind morphol. identisch, zeigen jedoch keine Antigenverwandtschaft. Das Genom besteht aus RNA. Das **Marburgvirus** wurde 1967 bei Erkr. von Laborpersonal in Marburg, Frankfurt und Belgrad identifiziert, die Organe von Affen aus Uganda experimentell verarbeitet hatten. Es wird in Uganda, Kongo, Nordangola nachgewiesen. Das **Ebolavirus**, nach einem Fluss in der Demokratischen Republik Kongo (ehemals Zaire) benannt, löst regelmäßig Epidemien in Nordzaire, Gabun, Kongo, Uganda und Sudan aus. Im März 2014 Ausbruch im westafrikanischen Guinea mit Ausweitung auf die Nachbarstaaten → bislang größter jemals erfasster Ausbruch des Ebola-Fiebers. Man unterscheidet fünf Spezies entsprechend dem Ort ihres ersten Auftretens: *Zaire* mit 6 Subtypen, *Sudan* mit 3 Subtypen, *Bundibugyo*, *Côte d'Ivoire* (Syn. *Tai Forest*) mit 1 Subtyp und *Reston* mit 4 Subtypen, Ebolaviren aus den Philippinen scheinen weniger virulent zu sein als afrikanische Stämme.

Klinik Identische Klinik: **hämorrhagisches Fieber.** IKZ 3–9 d. Beginn mit Fieber um 40 °C, Kopf- und Halsschmerzen, Konjunktivitis, Myalgien. Später Durchfall und Erbrechen. Danach makulopapulöses Exanthem und Blutungen aus Magen-Darm-Trakt, Nase, Konjunktiven und Vagina. Bei Blutungen → meist DIC, Schock, z. T. Enzephalitis. Tod nach 7–10 d. Letalität beim **Marburgvirus** 20–30 %, beim **Ebolavirus** 50–90 %.

> **RKI-Falldefinition Ebola-Fieber**
> Patient mit Fieber (> 38,5 °C) oder erhöhter Temperatur mit Begleitsymptomen (z. B. Durchfall, Übelkeit, Erbrechen, Hämorrhagien),
> - der **in den 21 d** vor Erkrankungsbeginn Kontakt mit einem an Ebola-Fieber Erkrankten oder Krankheitsverdächtigen oder Verstorbenen hatte
>
> oder
> - der **in den 21 d** vor Erkrankungsbeginn im In- oder Ausland in einem Labor oder in einer sonstigen Einrichtung gearbeitet hat, in der ein Umgang mit Ebolaviren, erregerhaltigem Material, mit dem Ebolavirus infizierten Tieren oder an Ebola-Fieber erkrankten oder verstorbenen Personen stattgefunden hat,
>
> oder
> - der sich **bis zu 21 d** vor Erkrankungsbeginn in einem bekannten Endemiegebiet (Land, in dem in der Vergangenheit Fälle beschrieben wurden) oder in einem Gebiet aufgehalten hat, in dem in den vorausgegangenen **2 Mon.** bestätigte oder vermutete Fälle von Ebola-Fieber aufgetreten sind,
>
> und
> - dort Kontakt zu Flughunden, Fledermäusen, Primaten (z. B. *bushmeat*, dir. Kontakt mit Tieren oder deren Ausscheidungen) hatte.

Differenzierung von Personen nach Expositionsrisiko
- **Hohes Expositionsrisiko:** Eine Person, die in den letzten 21 d
  - perkutane, z. B. Nadelstich oder Schleimhautexposition ggü. viruskontaminierten Körperflüssigkeiten eines an Ebola-Fieber Erkrankten oder Verstorbenen hatte,
  - dir. ungeschützten Kontakt mit Blut o. a. Körperflüssigkeiten eines an Ebola-Fieber Erkrankten oder Krankheitsverdächtigen oder Verstorbenen hatte,

– in einem Endemiegebiet (s. Vorkommen) ohne angemessene Schutzkleidung dir. Kontakt zu einem Verstorbenen hatte, z. B. während einer Beerdigungszeremonie.
- **Niedriges Expositionsrisiko:** Eine Person, die keine hohe Risikoexposition hatte, die aber in den letzten 21 d
  – einen fiebrigen, aber noch nicht schwer an Ebola-Fieber Erkrankten oder Krankheitsverdächtigen med. versorgt, gepflegt, körperlich untersucht, Fieber oder Blutdruck gemessen hat,
  – Kontakt (< 1 m) mit einem an Ebola-Fieber Erkrankten bzw. Verstorbenen oder begründeten Verdachtsfall (inkl. Haushaltskontakte) ohne wissentlichen Kontakt zu Körperflüssigkeiten hatte,
  – Flugpassagiere, die in unmittelbarer Nachbarschaft zum Indexfall gesessen haben (1 Sitz in alle Richtungen, auch über den Gang), sowie den Pat. betreuende Crewmitglieder,
  – Kontakt zu möglicherweise mit dem Ebolavirus kontaminierter Kleidung/Gegenständen hatte,
  – in einem afrikanischen Krankenhaus war, in dem Pat. mit Ebola-Fieber betreut wurden.

> Pat. strikt isolieren und die Ausscheidungen entsprechend entsorgen. Das betreuende Personal muss Schutzkleidung tragen.

Differenzialdiagnosen Malaria, andere Erreger viral hämorrhagischer Fieber (z. B. Gelbfiebervirus, Lassavirus, Denguevirus, Vertreter von Hantaviren, Krim-Kongo-Virus), Hepatitis A, Typhus, Pest, Rickettsiosen, Meningokokken-Sepsis o. a. Sepsisformen, Leptospirose, hämorrhagische Formen des Rückfallfiebers, bakt. Ruhr, Vergiftungen.

Untersuchungsmaterial
- **Direktnachweis und Kultur:** Rachen- und Rektalabstriche, Konjunktivalabstriche, Urin, Heparin- oder Citratblut, Gewebebiopsien
- **Serologie:** 1–2 ml Serum

> Namentlich bei Krankheitsverdacht, Erkr. und Tod an virusbedingtem hämorrhagischem Fieber, Nachweis von Ebolavirus, Nachweis von Marburgvirus!

Mikrobiologische Diagnostik

> Die mikrobiol. Diagnostik bei V. a. Marburg- oder Ebolavirus-Inf. darf nur in Hochsicherheitslaboratorien für Erreger der Risikogruppe 4 durchgeführt werden!
> Pat. müssen auf Sonderisolierstationen in Behandlungszentren für hochkontagiöse und lebensbedrohliche Erkr. verbracht werden.

- **Direktnachweis:** AG-Direktnachweis mittels Realtime-PCR (Goldstandard). Antigen-Capture-ELISA. Dir. IFT im Vergleich zu ELISA und PCR nicht sensitiv
- **Kultur:** Virusanzucht in Vero-Zellen oder prim. Affen-Nierenzellen → Virusdetektion mittels dir. IFT
- **Serol. AK-Nachweis:** mittels ELISA und IFT. Immunoblot-Verfahren verfügbar

Konsiliarlabor für Filoviren
Klinikum der Philipps-Universität Marburg
Institut für Virologie
Hans-Meerwein-Str. 2
35043 Marburg
Ansprechpartner: Prof. Dr. rer. nat. Stephan Becker, Dr. rer. nat. Markus Eickmann
Tel.   06421/28 66 254; 06421/28 64 315
Fax   06421/28 68 962
E-Mail   becker@staff.uni-marburg.de; eickmann@staff.uni-marburg.de

Nationales Referenzzentrum für tropische Infektionserreger
Bernhard-Nocht-Institut für Tropenmedizin
Bernhard-Nocht-Str. 74
20359 Hamburg
Ansprechpartner: Prof. Dr. med. Egbert Tannich
Tel.   040/42 818-270; 040/42 818-0 (Zentrale)
Fax   040/42 818-265
Mikrobiologische Zentraldiagnostik
Tel   040/42 818-211
E-Mail: labordiagnostik@bnitm.de

27.17 Arenaviren

Arenaviren sind RNA-Einzelstrangviren mit Hülle. Humanpathogene Bedeutung haben das LCM-Virus (lymphozytäre Choriomeningitis) und das Lassavirus (Lassa-Fieber). Andere sind Erreger von südamerikanischen hämorrhagischen Fiebern: Juninvirus (argentinisches hämorrhagisches Fieber), Guanaritovirus (venezolanisches hämorrhagisches Fieber), Sabiavirus (brasilianisches hämorrhagisches Fieber) und Machupovirus (bolivianisches hämorrhagisches Fieber).

Klinik
- **Lymphozytäre Choriomeningitis:** Vorkommen weltweit. Infektionsweg: Inhalation eingetrockneter Exkremente infizierter Mäuse und Hamster oder dir. Kontakt mit den Tieren. IKZ 5–10 d. Grippeähnliche Symptomatik mit Fieber (38–40 °C), Kopf- und Gliederschmerzen, Schüttelfrost. Selten zusätzlich Fotophobie, Nausea, Dysästhesien. Manchmal biphasischer Verlauf mit aseptischer Meningitis oder Enzephalitis. 1–3 Wo. nach Beginn können Arthralgien, einseitige Orchitis, Parotitis und Alopezie auftreten. Die Erkr. heilt meist folgenlos ab, nur im Fall einer Enzephalitis in etwa 30 % neurol. Residuen.
- **Lassa-Fieber:** Vorkommen: Westafrika. Infektionsweg: Inhalation oder Schmierinf. des Urins infizierter Mäuse bzw. dir. Kontakt mit den Tieren. In wenigen Fällen scheint auch die Tröpfchen- oder Schmierinf. von Mensch zu Mensch möglich zu sein. IKZ 1–24 d.
    - Beginn mit Fieber, Schüttelfrost, Kopfschmerzen, allg. Krankheitsgefühl und Myalgien. Später Gesichtsrötung und Pharyngitis, z. T. mit Exsudationen und Pseudomembranbildung. In 50 % d. F. Mundschleimhautulzerationen und generalisierte, nicht schmerzhafte Lk-Schwellungen, Gesichtsödem.

– In der 2. Wo. schweres unstillbares Erbrechen und Abdominalschmerzen (Nephritis, Hepatitis). Pat., die überleben, entfiebern. Bei den anderen kommt es zu Bewusstseinstrübung, Krampfanfällen, Capillary-Leak-Sy. und Schock. Letalität: ca. 20 %.
! Beim Lassa-Fieber auf strikte Isolierung achten. Kontaktpersonen überwachen.

> Namentlich bei Krankheitsverdacht, Erkr. und Tod an virusbedingtem hämorrhagischem Fieber, Nachweis von Lassavirus, Nachweis von Erregern hämorrhagischen Fiebers!

Untersuchungsmaterial
- **Kultur:** 10 ml Heparinblut/-plasma (Citrat- oder Oxalatblut toxisch für die Viren!), Rachenabstriche, Liquor, Urin
- **Serologie:** 1–2 ml Serum
- **Andere Laborparameter:** Höhe der GOT i. S. zu Beginn der Symptome korreliert mit der Schwere der Erkr. im weiteren Verlauf!

> Arenaviren gehören zu den Krankheitserregern der Risikogruppe 4 und dürfen nur in Hochsicherheitslaboratorien untersucht werden. Ausnahme: LCM-Virus gehört zur Risikoklasse 3 → Sicherheitslabor!

Mikrobiologische Diagnostik
- **Direktnachweis:** RT-PCR aus allen Materialien.
- **Kultur:** Virusanzucht in geeigneten Zellkulturen oder Anreicherung im Mäuseversuch (intrazerebrale Injektion homogenisierten Untersuchungsmaterials in junge Mäuse).
- **Serol. AK-Nachweis:** IgM- und IgG-Nachweis mittels ELISA oder indir. IFT sowie Dotblot-Verfahren mit rekombinanten Nukleopeptid-AG. Der Stellenwert der Serologie liegt im Nachweis einer inapparenten, milden oder abgelaufenen Inf.

Antibiotikaempfindlichkeit   Lassa-Fieber: Ribavirin.

27.18 Retroviren

27.18.1 Grundlagen

Bisher bekannte humanpathogene Retroviren sind die Erreger von **Aids** (humanes Immundefizienz-Virus 1 und 2) sowie die Leukämieviren **HTLV** (Human T-Cell Leukemia Virus 1 und 2). HTLV 1 kommt v. a. in Japan und Afrika vor, wird parenteral übertragen und verursacht T-Zell-Leukämien und -Lymphome sowie Demyelinisierungen motorischer Neurone im Rückenmark, die in spastische Parese münden. HTLV 2 ist in Süd-, weniger in Nordamerika und Teilen Afrikas verbreitet. Ob es als Auslöser der Haarzellleukämie angesehen werden kann, ist noch fraglich. Es mehren sich jedoch Hinweise auf eine Assoziation zu spastischen Paresen, jedoch mit einem geringeren Risiko als bei HTLV-1-Inf.

27.18.2 Humanes Immundefizienz-Virus (HIV)

Die beiden Serotypen HIV 1 und HIV 2 unterscheiden sich v. a. in ihrer Verbreitung. HIV 1 kommt weltweit vor und ist bei uns für die Mehrzahl der Inf. verantwortlich. HIV 2 findet man hauptsächlich in Westafrika, mit zunehmender Häufigkeit jedoch auch in Westeuropa und Nordamerika.

Klinik Inf. durch Blut und Blutprodukte, unsterile i. v. Kanülen (Drogenabhängige) sowie ungeschützten GV. Target der Viren sind das CD4-Molekül und die Chemokinrezeptoren 4 und 5 von Helferlymphozyten und Makrophagen:
- Zeitpunkt der Inf.: asympt. oder unspez. „grippale" Beschwerden (akutes retrovirales Sy.)
- Nach 6 Mon. bis zu 10 J. **Lymphadenopathie-Stadium:** Abfall der CD4-Lymphozyten, generalisierte Lk-Schwellungen. Fieberschübe, Nachtschweiß, Durchfälle, Gewichtsabnahme, Haarausfall und Soor
- Übergang ins Vollbild **Aids:** opportunistische Inf. und/oder Kaposi-Sarkom

> Nicht namentliche Meldung des Nachweises von HIV!

Untersuchungsmaterial und mikrobiologische Diagnostik
- **Serol. AK-Nachweis:** Die AK-Produktion beginnt 2–10 Wo. nach Inf.
  - Suchtest: ELISA. Die aktuellen HIV-Suchtests der 4. Generation entdecken sowohl HIV-1- und HIV-2-AK als auch p24-Antigen (s. Direktnachweis). Ein pos. Testergebnis sollte reproduzierbar sein.
  - Bestätigungstest bei pos. Ergebnissen im Western Blot. Die gleichzeitige Erkennung von mind. zwei der folgenden Banden durch die patienteneigenen AK wird als spez. angesehen: gp 160, gp120 = Hüllenglykoprotein, gp 41 = Transmembrankomponente, p55, p24, p17 = inneres Core-Protein, p66, p51 = reverse Transkriptase, p32 = Endonuklease.
  - ! Unbedingt Einverständnis des Pat. einholen.
  - Immer eine zweite Blutprobe testen, bevor dem Pat. ein pos. Ergebnis mitgeteilt wird!
- **Direktnachweis:**
  - PCR u. a. Nukleinsäure-Amplifikationsverfahren
  - AG-Direktnachweis (p24) im Serum oder Liquor mittels ELISA. Als Marker für die Virämie kann das p24-AG einige Tage früher als die AK i. S. nachweisbar sein: I. d. R. verschwindet es mit dem Erscheinen von spez. AK.
  - Bestimmung der Viruslast für die Therapieüberwachung: Anzahl der Virus-RNA-Kopien pro Milliliter Plasma mittels PCR.
- **Kultur:** stimulierte Lymphozyten-Cokulturen (aufwendig, schwierig, insb. bei Frühstadien der Inf. nicht immer erfolgreich – experimentelle Fragestellung). Nachweis des Isolats im Kulturüberstand durch Antigen-ELISA. In der Routinediagnostik heute besser durch PCR ersetzt.
- **Resistenztestung:** bei Anstieg der Viruslast und/oder Sinken der CD4-T-Zell-Zahl unter Therapie. Genotypisch nach PCR mittels Hybridisierung oder Sequenzierung (Mutationsnachweis) oder phänotypisch nach Virusisolation (s. Kultur) oder im rekombinanten Virusassay (Inkubation mit Virustatika in verschiedenen Konzentrationen).

Ergänzende Laborparameter Überwachung der CD4-Lymphozyten-Zahl (Normwert: 950 ± 300/µl) und Infektionskontrolle hinsichtlich opportunistischer Erreger.

Antibiotikaempfindlichkeit Durchführung einer HAART (hochaktive antiretrovirale Therapie) unter Einbeziehung von Enzyminhibitoren (Inhibitoren der reversen Transkriptase, Nukleosidanaloga und nichtnukleosidische Hemmstoffe), Fusionsinhibitoren, CCR5-Rezeptorenblocker, Protease-Inhibitoren und Integrase-Inhibitoren. Die Therapie gehört in die Hand von Spezialisten (HIV-Schwerpunktpraxen).

Therapieempfehlungen der Deutschen AIDS-Gesellschaft
Ein Behandlungsbeginn wird bei sonst symptomfreien Pat. derzeit bei einer T-Helferzell-Zahl von < 350 Zellen/μl empfohlen. Bei höherem Alter (> 50 J.) und chron. Koinf. (HBV, HCV) sollte bereits früher (ab 500 Zellen/μl) mit der Therapie begonnen werden.
Als Therapieerfolg gilt das Absinken der Plasmavirämie unter 50 HIV-RNA-Kopien pro ml. Dieses Ziel sollte nach etwa 3–4 Mon., bei initial sehr hoher Plasmavirämie spätestens nach 6 Mon. erreicht werden. Bei virol. Therapieversagen sollte eine genotypische Resistenzanalyse aller für die Therapieentscheidung relevanten viralen Genomabschnitte erfolgen.

Postexpositionsprophylaxe Gemäß den Deutsch-Österreichischen Leitlinien zur Postexpositionellen Prophylaxe (PEP) der HIV-Inf. (Stand Juni 2013, AWMF-Register-Nr. 055/004; ▶ Abb. 27.6; ▶ Tab. 27.9; ▶ Tab. 27.10; ▶ Tab. 27.11).

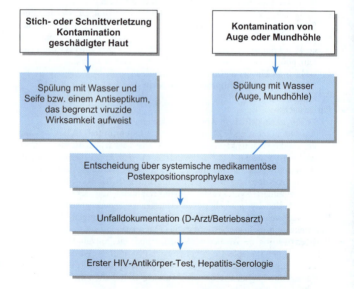

Abb. 27.6 Sofortmaßnahmen bei beruflicher Exposition (aus: Deutsche AIDS-Gesellschaft [DAIG], Österreichische AIDS-Gesellschaft. Deutsch-Österreichische Leitlinien zur Postexpositionellen Prophylaxe [PEP] der HIV-Infektion. Stand Juni 2013, AWMF-Register-Nr. 055/004) [X337, L157]

Tab. 27.9 Basis- und Kontrolluntersuchungen

	Indexperson	AU	2 Wo.	6 Wo.	3 Mon.	6 Mon.
HIV-AK	X	X		X	X	(X)
HBsAg		X				
Anti-HBc- und Anti-HBs-AK		X		X*	X*	X*
HCV-AK	X	X		X*	X*	X*
Weitere STDs	X*	X*	X*	X*		
Ärztliche Untersuchung		X	X	X		
Medikamentenanamnese	X[1]	X[2]	X[2]			
Blutbild		X	X	X		
Transaminasen/aP/γ-GT		X	X	X	X**	X**
Krea/Harnstoff		X	X	X		
Blutzucker		X	X	X		

AU = Ausgangsuntersuchung
* Falls indiziert/falls Exposition vorlag
** Kontrollen, falls gleichzeitig eine HCV-Exposition vorlag
[1] Behandlungsanamnese mit antiretroviralen Medikamenten (Abschätzung der Resistenzsituation)
[2] Einnahme anderer Medikamente? **(cave!** Wechselwirkungen) Verträglichkeit der PEP?

Tab. 27.10 Indikation zur HIV-PEP bei beruflicher HIV-Exposition (Indexperson HIV-positiv)

Expositionsereignis	VL bei Indexperson > 50 Kopien/ml oder unbekannt	VL bei Indexperson < 50 Kopien/ml
Massive Inokulation (> 1 ml) von Blut oder anderer (Körper-)Flüssigkeit mit (potenziell) hoher Viruskonzentration	Empfehlen	Empfehlen
(Blutende) Perkutane Stichverletzung mit Injektionsnadel oder anderer Hohlraumnadel; Schnittverletzung mit kontaminiertem Skalpell, Messer o. Ä.	Empfehlen	Anbieten
• Oberflächliche Verletzung (z. B. mit chirurgischer Nadel) ohne Blutfluss • Kontakt von Schleimhaut oder verletzter/geschädigter Haut mit Flüssigkeit mit potenziell hoher Viruskonzentration	Anbieten	**Nicht indiziert**
• Perkutaner Kontakt mit anderen Körperflüssigkeiten als Blut (wie Urin oder Speichel) • Kontakt von intakter Haut mit Blut (auch bei hoher Viruskonzentration) • Haut- oder Schleimhautkontakt mit Körperflüssigkeiten wie Urin und Speichel	**Nicht indiziert**	**Nicht indiziert**

Tab. 27.11 Indikation zur HIV-PEP bei nichtberuflichen HIV-Expositionen

Parenterale Exposition

Expositionsereignis	PEP-Indikation
Versehentliche Transfusion von HIV-haltigen Blutkonserven oder Erhalt von mit hoher Wahrscheinlichkeit HIV-haltigen Blutprodukten oder Organen	PEP empfehlen
Nutzung eines HIV-kontaminierten Injektionsbestecks durch mehrere Drogengebrauchende gemeinsam	PEP empfehlen
Verletzung an altem, weggeworfenem Spritzenbesteck (z. B. bei spielenden Kindern)	Keine PEP-Indikation

Sexuelle Exposition

Ungeschützter insertiver oder rezeptiver vaginaler oder analer GV (z. B. infolge eines geplatzten Kondoms) mit einer **bekannt HIV**-infizierten Person	**PEP empfehlen** • wenn Indexperson unbehandelt bzw. Viruslast (VL) > 1.000 Kopien/ml • wenn Behandlungsstatus nicht eruierbar **PEP anbieten** wenn VL der Indexperson 50–1.000 Kopien/ml **Keine PEP-Indikation** wenn Indexperson wirksam behandelt (VL < 50 Kopien/ml)

Sexuelle Exposition bei unbekanntem HIV-Status der Indexperson

Ungeschützter Analverkehr zwischen Männern	**PEP anbieten** Wenn ungeschützter Analverkehr wiederholt erfolgt (Anamnese!), sollte zusätzlich eine Präventionsberatung empfohlen werden
Ungeschützter heterosexueller Vaginal- oder Analverkehr • mit aktiv i. v. Drogen konsumierendem Partner • mit bisexuellem Partner • mit Partner aus HIV-Hochprävalenzregion (v. a. Subsahara-Afrika)	**PEP anbieten**
• bei Vergewaltigung	Keine Einigkeit bzgl. PEP-Indikation
Ungeschützter heterosexueller Vaginal- oder Analverkehr (auch mit Sexarbeiterin)	Keine PEP-Indikation
Oralverkehr (ungeschützter oraler GV mit der Aufnahme von Sperma eines sicher oder wahrscheinlich HIV-infizierten Partners in den Mund)	Keine PEP-Indikation
Küssen Kontakt mit HIV von Haut	Keine PEP-Indikation

Risiko der HIV-Übertragung durch Transfusion 1 : 16 Mio. (bezogen auf zelluläre Blutpräparate).

27.19 Picornaviren

27.19.1 Grundlagen

Außerordentlich kleine RNA-Viren. Die Bezeichnung „Picorna" setzt sich zusammen aus den beiden Worten **Pico** (= sehr klein) und **RNA.** Drei Gruppen:
- Enteroviren: Poliomyelitisviren, Coxsackie-Viren, ECHO-Viren, Enteroviren
- Rhinoviren
- Hepatitis-A-Virus (▶ 27.5.1)

27.19.2 Poliomyelitisviren

Von den menschlichen Poliomyelitisviren sind 3 verschiedene Serotypen bekannt:
- Typ 1 = Stamm Brunhilde (höchste Pathogenität, 85 % der Epidemien)
- Typ 2 = Stamm Lansing (sporadische Fälle)
- Typ 3 = Stamm Leon (lokale Epidemien in 3 %)

Sie hinterlassen nach überstandener Inf. keine Kreuzimmunität.

Klinik Übertragungsweg fäkal-oral von Mensch zu Mensch oder durch Tröpfcheninf. (seltener). IKZ 1–2, max. 4 Wo. Das Virus vermehrt sich in der Rachen- und Darmschleimhaut, später auch in Darmlymphknoten und Peyer-Plaques. Nach einer virämischen Phase infiziert es die motorischen Vorderhornzellen des Rückenmarks und vermehrt sich dort, was zur Zerstörung dieser Zellen führen kann. Sehr unterschiedliche **Verläufe** (▶ Tab. 27.12).

Erkr. durch Polio-Wildviren gegenwärtig nur noch in Afrika und Südostasien (Indien!).

Tab. 27.12 Verlaufsformen der Poliomyelitis-Infektion	
Häufigkeit (%)	**Verlauf**
90–95	Völlig inapparent
4–8	*Minor illness:* katarrhalische Erkr.
0,5–1	Meningitische Verlaufsform: lymphozytäre Meningitis ohne Lähmungen
0,1	Paralytische Verlaufsformen: • Spinale Form: schlaffe Lähmungen vorwiegend der Extremitäten-, Stamm- und Interkostalmuskulatur sowie des Zwerchfells (periphere Atemlähmung!) • Bulbopontine Form: Hirnnervenlähmungen, evtl. Lähmung des Atem- und Kreislaufzentrums, schwere Meningoenzephalomyelitis mit schwerer ZNS-Schädigung • Komb. beider Formen

Namentlich bei Krankheitsverdacht, Erkr. und Tod an Poliomyelitis (als Verdacht gilt jede akute schlaffe Lähmung, außer traumatisch bedingt), Nachweis von Poliovirus.

Untersuchungsmaterial
- **Direktnachweis und Kultur:**
  - In der 1. Wo. Rachenabstriche und -spülwasser
  - Später aus Stuhl und Rektalabstrichen
- **Serologie:** 1–2 ml Serum

Mikrobiologische Diagnostik
- **Direktnachweis:** AG-Direktnachweis mittels PCR oder dir. IFT (Speziallabor)
- **Kultur:** Virusanzucht in permanenten Fibroblastenzelllinien (MRC-5), HeLa- oder HEp-2-Zellen, aber auch in prim. humanen embryonalen Haut- und Lungenfibroblasten oder in Vero-Zellen → 2–21 d bis zur Ausbildung eines charakteristischen CPE. Identifizierung des Isolats mittels NT oder PCR (Speziallabor)
- **Serol. AK-Nachweis:** mittels NT oder ELISA (gepaarte Seren, 4-facher Titeranstieg oder Einzeltiter > 64 oder Nachweis von spez. IgM)
- **Identifikation als Impf- oder Wildvirus** (Speziallabor) mittels intratypischer Serodifferenzierung oder PCR + Hybridisierung oder Sequenzierung

Immunisierungsmöglichkeit Bis 1997 Schluckimpfung mit attenuiertem Lebendimpfstoff. NW: selten Entwicklung vakzineassoziierter paralytischer Poliomyelitiden (12 Fälle seit 1991, nur 2 Fälle von Polio-Inf. durch den Wildstamm, die importiert waren). Seit 1998 deshalb Impfung mit Totimpfstoff → identische Wirksamkeit, keine vakzineassoziierte paralytische Poliomyelitis, keine Ausscheidung mit dem Stuhl und damit keine Gefährdung immunsupprimierter Menschen in der Umgebung der Impflinge, auch Personen mit Immunschwäche können geimpft werden.

27.19.3 Enteroviren

Vorkommen weltweit. Epidemiologie und Pathogenese ähnlich wie beim Poliovirus, jedoch viel höhere Affinität zu den Meningen.
Die Enteroviren teilt man in die Gruppen A, B, C und D ein. Gruppe A besteht aus 12, Gruppe B aus 36, Gruppe C aus 11 und Gruppe D aus 2 Serotypen.
- **Humanes Enterovirus A:**
  - Coxsackievirus A2, A3, A5, A7, A8, A10, A12, A14, A16
  - Enterovirus 71
- **Humanes Enterovirus B:**
  - Coxsackievirus A9, B1–B6
  - Echovirus 1–7, 9, 11–21, 24–27 und 29–33
  - Enterovirus 69
- **Humanes Enterovirus C:** Coxsackievirus A1, A11, A13, A15, A17–22, A24
- **Humanes Enterovirus D:** Enterovirus 68 und 70
- **Serotypen ohne Speziesbezug:** Coxsackievirus A4 und A6

Klinik Infektionsweg fäkal-oral sowie Tröpfcheninf. IKZ 1–2 Wo.
- Inapparenter Verlauf bei ca. 60 % der Inf.
- Fieberhafte Infekte: Rachenentzündungen, Schnupfen, Pharyngitis, Konjunktivitis, Sommergrippe, Herpangina

- Pleurodynie (Bornholm-Krankheit), Meningitiden, Enzephalitis, Myokarditis und vesikuläre Exantheme (Hand-Fuß-Mund-Erkr.)

 Erkr. und Tod an virusbedingter Meningoenzephalitis.

Untersuchungsmaterial
- **Direktnachweis und Kultur:** in Frühphase Rachenabstriche und -spülwasser, später Stuhl und Rektalabstriche, Liquor, Urin
- **Serologie:** 1–2 ml Serum

Mikrobiologische Diagnostik
- **Direktnachweis:** AG-Direktnachweis mittels PCR. Universelle und speziesspez. PCR für klin. Fragestellungen, Stamm- bzw. Serotypen-PCR für epidemiol. Fragestellungen.
- **Kultur:** Virusanzucht in permanenten Fibroblastenzelllinien (MRC-5), HeLa- oder HEp-2-Zellen, aber auch in prim. humanen embryonalen Haut- und Lungenfibroblasten oder in Vero-Zellen → 2–21 d bis zur Ausbildung eines charakteristischen CPE. Identifizierung des Isolats mittels NT, PCR, dir. IFT oder HAHT (nur bei Isolaten möglich, die Hämagglutinationseigenschaft besitzen). In der Zellkultur nicht anzüchtbare Coxsackievirus-Typen (A1, A19, A22) lassen sich in jungen Mäusen isolieren (Speziallabor).
- **Serol. AK-Nachweis:** NT, IgM-ELISA → signifikanter Titeranstieg im NT oder Nachweis eines spez. IgM beweist eine frische Inf.

Antibiotikaempfindlichkeit In Phase-III-Studien effektiv: Pleconaril (Canyon-Blocker, hemmt Rezeptorbindung des Virus und Freisetzung der viralen Nukleinsäure).

27.19.4 Rhinoviren

Rhinoviren sind die **häufigsten Erreger des Schnupfens.** Von ihnen sind mehr als 110 Serotypen bekannt; die humanen Typen sind weltweit in der Bevölkerung verbreitet.

Klinik Tröpfcheninf. IKZ rund 24 h. Die Viren vermehren sich im Epithel des oberen Respirationstrakts → Rhinorrhö, Stockschnupfen, Heiserkeit, z. T. Husten. Eine Rhinovirus-Inf. kann Wegbereiter einer bakt. Besiedelung sein (Sinusitis, Otitis media) oder die Exazerbation einer chron. Bronchitis bzw. eines Asthma bronchiale verursachen. Unkomplizierte Verläufe klingen meist in < 1 Wo. ab.

Untersuchungsmaterial und mikrobiologische Diagnostik Aufgrund der Banalität der Erkr. meist keine Diagnostik. AG-Direktnachweis mittels dir. IFT an Ausstrichen von Nasopharyngealsekret, EIA und PCR-Methode existieren. Virus kann aus Nasensekret auf humanen embryonalen Fibroblasten angezüchtet werden. Serol. Nachweismethoden sind epidemiol. Untersuchungen vorbehalten.

Antibiotikaempfindlichkeit Lösliches ICAM-1 intranasal → Hemmung der Virusbindung an die Wirtszellen. Präparat: Tremacamra. In Phase-III-Studien effektiv: Pleconaril. In der Entwicklung: Inhibitoren der Rhinovirus-Protease 3C.

27.20 Coronaviren

Klinik Man unterscheidet humanpathogene Coronaviren (CoV), die ausschließlich milde bis mittelschwere respiratorische Erkr. verursachen (zweithäufigste Ursache des Schnupfens nach den Rhinoviren) von solchen, die Enteritis verursachen. Schwere akute respiratorische Sy. werden durch 2 in den letzten Jahren neu nachgewiesene CoV-Spezies verursacht:
- **SARS (schweres akutes respiratorisches Syndrom):** 2003 neu aufgetretenes, durch das SARS-CoV verursachtes Krankheitsbild mit hohem Fieber (> 38 °C), Husten, Atemnot und Kurzatmigkeit, später Entwicklung von Pneumonie und ARDS. Prim. Vorkommen in China (Provinz Guangdong). Erregerübertragung durch Tröpfcheninf. von Mensch zu Mensch, IKZ 2–10 d
- **MERS (Middle East Respiratory Syndrome):** MERS-CoV wurde erstmals 2012 nachgewiesen. Grippeähnliche Erkr. mit Fieber, Husten, Auswurf und Atemnot, später Pneumonie, ARDS, Durchfall und Nierenversagen. Prim. Reservoir sind Dromedare. Übertragung durch Tröpfcheninf. Sympt. Pat. scheinen ebenfalls infektiös zu sein. IKZ 2–7 d. Hauptsächlich betroffene Länder: Mittlerer Osten (Saudi-Arabien, Vereinigte Arabische Emirate, Jordanien, Katar, Oman, Kuwait, Jemen, Libanon, Iran)

Untersuchungsmaterial und mikrobiologische Diagnostik SARS-CoV und MERS-CoV sind Risikogruppe-3-Erreger! Keine Routinediagnostik, Labor vor Probeeinsendung kontaktieren!
Eine spez. Untersuchung auf eine Erkr. durch SARS-CoV oder MERS-CoV muss durchgeführt werden bei:
1. Pat. mit respiratorischen Symptomen (unabhängig von deren Schwere) und Kontakt mit einem bestätigten oder wahrscheinlichen Fall.
2. Pat. mit erfülltem klin. Bild und Aufenthalt in einem Risikogebiet.
- **Direktnachweis:** AG-Direktnachweis mittels RT-PCR (Methode der Wahl) aus mind. 2 verschiedenen klin. Materialien oder 2 Folgeproben: BAL, Sputum (nach Anweisung produziert bzw. induziert), Trachealsekret. Ist die Entnahme der Proben aus den tiefen Atemwegen nicht möglich, sollten Proben aus den oberen Atemwegen entnommen werden: Nasopharyngealaspirat, Rachenabstriche und -spülwasser. In Serum, Stuhl und Urin ist die Viruskonz. geringer.
- **Serol. AK-Nachweis:** indir. IFT oder IgG-ELISA (gepaarte Seren, 4-facher Titeranstieg).

Diagnose
Ausschluss anderer Ursachen der Pneumonie: neben Thorax-Rö und BGA Ausschluss anderer Pneumonieerreger mittels Blutkulturen, Sputum-Direktpräparaten, bakteriol. Sputumkultur, Virusnachweis (v. a. Influenza A und B, RSV), Legionella-AG-Nachweis (Urin).

> Meldepflicht: Krankheitsverdacht, Erkr. oder Tod an SARS oder MERS (IfSG § 6, Abs. 5a und b: bedrohliche Krankheit oder zwei oder mehr gleichartige Erkr., bei denen ein epidemiol. Zusammenhang wahrscheinlich ist oder vermutet wird und wenn dies auf eine schwerwiegende Gefahr für die Allgemeinheit hinweist und Krankheitserreger als Ursache in Betracht kommen, die nicht in § 7 genannt sind).

Ansprechpartner für SARS- und MERS-Fälle
Konsiliarlabor für Coronaviren des Universitätsklinikums Bonn
Institut für Virologie
Sigmund-Freud-Str. 25
53127 Bonn
Ansprechpartner: Prof. Dr. med. Christian Drosten
Tel.   0228/28 71 58 81
Fax   0228/28 71 44 33
E-Mail   drosten@virology-bonn.de
Homepage www.virology-bonn.de/index.php?id=49

Antibiotikaempfindlichkeit   Bisher keine wirksamen Antibiotika bekannt, Therapie rein symptomatisch. MERS-CoV evtl. empfindlich gegen IFN-α2b und Ribavirin.

Quarantäne   Strikte Isolierung in Infektionspflegeeinheiten mit Unterdruck und eigener Belüftungsanlage. Kein Kontakt zu anderen Pat.; Schutz für med. Personal (Schutzkittel, Einweghandschuhe, Kopfhaube, dicht anliegende Atemschutzmaske [Schutzstufe FFP2 bzw. FFP3; FFP3 oder Respirator bei ausgeprägter Exposition bzw. Aerosolexposition, z. B. bei Bronchoskopie] sowie geeignete Schutzbrille und wasserdichte Einwegschürze) bei entsprechenden pflegerischen, diagn. oder ther. Tätigkeiten am Pat.

27.21 Noroviren

Noroviren gehören zur Familie der Caliciviren. Sie sind für einen Großteil der nicht bakt. verursachten Gastroenteritiden von Kindern und Erw. verantwortlich. Es existieren 6 Genogruppen, von denen 3 (GI, GII und GIV) mit mehr als 24 Genotypen humanpathogen sind. Varianten des GII.4-Genotyps sind die häufigste Ursache von Inf. beim Menschen. Seit 2002 in Deutschland erhebliche Zunahme der Norovirus-Ausbrüche (Gipfel Okt. bis März). Besonders betroffen: Krankenhäuser, Alten- und Pflegeheime u. a. Gemeinschaftseinrichtungen. Besonders gefährdet: Kinder < 5 J. und alte Menschen. Übertragung erfolgt durch fäkal-orale Schmierinf. oder durch orale Aufnahme von virushaltigen Aerosolen während des Erbrechens. Auch kontaminiertes Wasser oder kontaminierte Lebensmittel haben Bedeutung. Die minimale Infektionsdosis beträgt 10–100 Viruspartikel, die IKZ 6–50 h. Das Virus wird 7–14 d, z. T. aber auch noch Wochen nach der Inf. ausgeschieden.

Klinik   Akut beginnende Gastroenteritiden mit schwallartigem Erbrechen und starker Diarrhö, in seltenen Fällen auch nur Erbrechen oder nur Diarrhö. Schnelle Entwicklung eines Flüssigkeitsdefizits (**cave:** kleine Kinder und sehr alte Menschen!). Ausgeprägtes Krankheitsgefühl mit Bauch- und Kopfschmerzen, Myalgien und Erschöpfungsgefühl. Mäßiges Fieber. Sistieren der Symptomatik nach 12–48 h.

Krankheitsverdacht und Erkr. an akuter infektiöser Gastroenteritis bei Personen, die im Lebensmittelbereich tätig sind, oder bei Erkrankungshäufung im epidemischen Zusammenhang, Nachweis von Noroviren.

Untersuchungsmaterial
Direktnachweis: ca. 1 ml möglichst flüssiger Stuhl, alternativ Rektalabstriche (geringere Sensitivität).

Mikrobiologische Diagnostik
- **Direktnachweis:** RT-PCR zum Virusnachweis, Antigen-ELISA (geringere Sensitivität und Spezifität). In Referenzlaboratorien auch Elektronenmikroskopie oder Immunelektronenmikroskopie. Bei größeren Ausbrüchen genügt Virusnachweis bei max. 5 Betroffenen im gleichen Umfeld.
- **Immunchromatografische Schnellteste** mit deutlich geringerer Sensitivität als PCR.
- **Kultur** und serol. **AK-Nachweis** für Routinediagnostik nicht etabliert.

Hygienemaßnahmen Betroffene Pat. isolieren (Kohortenisolierung ist möglich). Handschuhe, Schutzkittel, Atemschutz, Hände- und Flächendesinfektion mit viroziden Desinfektionsmitteln. Sperre für den Kindergartenbesuch sowie für im Lebensmittelbereich tätige Personen bis 2 d nach Abklingen der klin. Symptome. In den folgenden 4–6 Wo. intensive Händehygiene. Details im Epidemiologischen Bulletin Nr. 4 vom 26.1.2009, S. 28 (www.rki.de).

27.22 Prionerkrankungen

27.22.1 Grundlagen

Prionerkrankungen sind übertragbare neurodegenerative Krankheiten, die zu einer spongiformen Enzephalopathie führen. Bekannteste Vertreter:
- Beim Schaf: Scrapie
- Beim Rind: BSE
- Beim Menschen:
  - Kuru-Krankheit
  - Creutzfeldt-Jakob-Krankheit (CJK), sowohl sporadische als auch hereditäre Formen
  - Neue Variante der Creutzfeldt-Jakob-Krankheit (vCJK)

Pathogenese „Infektionen" durch Eiweißmoleküle, Prionen (PrP^{Sc} für Scrapie-Prion-Protein = Amyloid). In der Folge denaturiert und aggregiert ein körpereigenes Protein der Nervenzellmembran (PrP^c für normales zelluläres Prionprotein = Präamyloid) im Hirn und ändert seine Konformation: Das lösliche Präamyloid mit 43 % α-Helix und nur 3 % β-Faltblattstruktur denaturiert zu unlöslichem Amyloid mit 43 % β-Faltblattstruktur und kann seinerseits nun weitere Konformationsänderungen hervorrufen. Das Vorhandensein des PrP^c im Gehirn ist für die Infektiosität essenziell: Knockout-Mäuse, bei denen das Präamyloidgen entfernt wurde, werden im Gegensatz zu den das Präamyloidgen besitzenden Mäusen des gleichen Stamms nach Inf. mit PrP^{Sc} nicht krank.

Die Struktur des PrP^c bestimmt auch die Speziesbarriere für den Erreger: Je ähnlicher sich das Präamyloid des Wirtes und das Amyloid des Erregers sind, desto niedriger ist die Speziesbarriere. Für die Erstinf. einer neuen Spezies werden höhere Erregermengen als für den alten Wirt benötigt. In der neuen Spezies erfolgt dann die Anpassung des Erregers, in deren Folge sich für die neue Spezies die IKZ verkürzt, die erforderliche Infektionsdosis verringert und auch das vom alten Wirt bekannte Krankheitsbild verändert. Die Aufdeckung dieses Mechanismus hat Befürchtungen geweckt, dass z. B. BSE durch Rindfleischkonsum auch auf den Menschen übertragbar sein könnte (neue Variante der CJK).

Klinik Klin. Verdachtszeichen sind eine schnell fortschreitende Demenz und typische EEG-Veränderungen *(periodic sharp wave complexes)*, Myoklonien, zerebelläre und visuelle Störungen, pyramidale und extrapyramidale Dysfunktionen und akinetischer Mutismus.

> Namentlich bei humaner spongiformer Enzephalopathie (außer familiär-hereditäre Formen)!

Diagnostik Die Diagnose von Prionerkr. ist schwierig. Neben einer verdächtigen Klinik, der Durchführung eines EEG und einer gezielten Familienanamnese kann der Nachweis von NSE (> 35 ng/ml, ▶ 4.3.2), des Tau-Proteins (> 1.400 pg/ml) und des chaperonähnlichen 14-3-3-Proteins (Western Blot) aus dem Liquorpunktat weiterhelfen. Eine persistierende Erhöhung des calciumbindenden S-100-Proteins (> 4,2 ng/ml) i. S. bedeutet ebenfalls einen Anhaltspunkt für CJK. Alle diese Proteine sind aber auch bei anderen ZNS-Erkr. erhöht und daher nicht spezifisch.
Beim Schaf (Scrapie) ist das PrP^{Sc} in vivo in Tonsillengewebe nachweisbar, bei Menschen sind auch immunhistochem. Nachweismethoden etabliert. Nur bei hereditären CJK-Fällen lassen sich Mutationen des PrP-Gens in der DNA peripherer Lymphozyten nachweisen.
Die postmortale histol. Untersuchung des Hirngewebes ergibt charakteristische schwammartige Veränderungen durch die Bildung von Mikrovesikeln, Vermehrung von Gliazellen und Astrozyten sowie apoptotische Degeneration von Nervenzellen. Nachweis von PrP^{Sc} im Hirngewebe (Immunoblot, Immunhistochemie).

Therapie Zurzeit keine Behandlungsmöglichkeit. Theoretische Ansatzpunkte sind eine Hemmung der Präamyloidsynthese durch Antisense-Oligonukleotide oder der medikamentöse Schutz der mit dem Amyloid reagierenden Aminosäuren des Präamyloids.

27.22.2 Kuru

Bisher nur bei Eingeborenen in Neuguinea, die sich durch Kannibalismus (ritueller Verzehr des Gehirns Verstorbener) infizierten. IKZ 1–20 J. → subakute spongiöse Enzephalopathie mit Ataxie, Lähmung, Tremor und Demenz. Nach 3–12 Mon. tritt zumeist der Tod ein. Nachdem dieser Totenkult nicht oder kaum noch durchgeführt wird, haben sich die Kuru-Fälle in Neuguinea drastisch reduziert.

27.22.3 Creutzfeldt-Jakob-Krankheit (CJK) und neue Variante (vCJK)

Diese auch als **Pseudosklerose** bezeichnete ZNS-Erkr. betrifft vorwiegend Erw. höheren, bei vCJK auch des jüngeren Lebensalters. Die meisten Pat. zeigen bereits nach 6 Mon. eine schwere Demenz und sterben nach < 1 J., meist an interkurrenten Inf. Inzidenz in Europa ca. 0,5–1 Fall pro 1 Mio. Einwohner. Seit 1996 in England auch CJK-Fälle bei Pat. jüngeren Alters (Durchschnitt: 28 J.) mit stärker protrahiertem Verlauf (2 J. statt 6 Mon.), zu Beginn eher psychischen Veränderungen, ohne typischen EEG-Befund und später als bei der klassischen CJK eintretender Demenz (neue CJK-Variante). Das Muster des Amyloids im Western Blot bei der neuen CJK-Variante unterscheidet sich von dem bei der klassischen CJK, gleicht aber dem des BSE-Erregers → Zusammenhang mit BSE wurde postuliert.

Man unterscheidet diese sporadische von familiären Formen der CJK, die 5–15 % aller Fälle ausmachen und autosomal-dominant vererbt werden. Typisch für die familiären Formen sind Mutationen oder Insertionen im Amyloidgen. Auch die erblichen Formen sind übertragbar.

Der Übertragungsmodus ist nicht genau bekannt. Gesichert sind Inf. über infizierte Hirnelektroden sowie durch gepooltes menschliches Wachstumshormon, das aus den Hypophysen der an CJK Verstorbenen gewonnen worden war. Die Erreger sind gegen UV-Strahlen, Formalin, Hitze und Röntgenstrahlen sehr resistent.

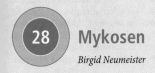

28 Mykosen

Birgid Neumeister

- 28.1 Grundlagen 698
- 28.2 Nachweis von Pilzen 698
- 28.3 Dermatophyten 699
- 28.4 Hefen (Sprosspilze) 700
- 28.5 Schimmelpilze 703
- 28.6 Pneumocystis jiroveci 704
- 28.7 Erreger von Systemmykosen 705

28.1 Grundlagen

Sowohl oberflächliche als auch systemische Mykosen nehmen weltweit infolge des raschen med. Fortschritts zu. Risikopat. sind v. a. Transplantatempfänger, Pat. mit Autoimmunkrankheiten unter komb. Immunsuppression bzw. Antikörpertherapie, Tumorpat. unter Chemotherapie, Drogenabhängige und Aids-Pat. Bei diesem Patientenkreis im Fall von Infektionszeichen und Fieber immer auch Material für die mykol. Diagnostik abnehmen. Bei Unwirksamkeit einer Antibiotikatherapie immer an eine mögliche Mykose denken!

28.2 Nachweis von Pilzen

Bei der Diagnostik von Pilzinf. finden folgende Verfahren Anwendung:
- **Mikroskopischer Nachweis:**
  - Nativpräparat in 0,9-proz. NaCl-Lsg. Bei undurchtigen keratinhaltigen Untersuchungsmaterialien (Haare, Nägel) vorher Aufhellung durch 10-proz. Kali- oder Natronlauge bzw. Lactophenol-Lsg.
  - Färbung mit Parker-Tinte: Kapselnachweis bei *Cryptococcus neoformans*
  - Gramfärbung: Bei der routinemäßigen Kontrolle von Sekreten und Eiter sind Pilze als grampos. (blaue) Strukturen erkennbar
- **Histol. Nachweis:**
  - Hämatoxylin-Eosin-Färbung
  - Spezialfärbungen: z. B. Perjodsäure-Schiff-Färbung (PAS-Färbung) → Pilzstrukturen dunkelrosa bis purpur und Methenamin-Silbernitrattechnik nach Grocott-Gomori → Pilze schwarz gefärbt
- **Immunfluoreszenz:** meist dir. IFT mithilfe monoklonaler Antiseren oder Fluoreszenzfärbung mit optischen Aufhellern. Höchster Genauigkeitsgrad!
- **Pilzkultur:** häufig auf Sabouraud-Agar mit Dextrose und Maltose; initial niedriger pH von 5,6. Zusatz von Antibiotika zur Hemmung des Bakterienwachstums und von Cycloheximid zur Hemmung von schnell wachsenden Schimmelpilzen. Chromogene Festmedien zur Grobdifferenzierung von *Candida* spp. Flüssige Anreicherungsmedien: Sabouraud-Bouillon, spezielle Blutkulturmedien
- **Überprüfung biochemischer Leistungen:** Assimilationstest: Vermehrungsfähigkeit von *Candida* spp. in Anwesenheit von bestimmten Kohlenhydraten als Kohlenstoffquelle und Stickstoffverbindungen als Stickstoffquelle → Bouillontrübung oder Wachstum auf Agar um Nährstoffplättchen herum wird als Ausdruck der Vermehrungsfähigkeit beurteilt
- Differenzierung mittels **MALDI-TOF-Massenspektrometrie**
- **Mikroskopische Morphologie:** ▶ Abb. 28.1
- **Molekularbiol. Nachweis (PCR):** zurzeit meist noch als Inhouse-PCR durchgeführt. Problem der Unterscheidung zwischen Inf., Kolonisation und Kontamination
- **Empfindlichkeit ggü. Antimykotika:** Beachtung intrinsischer Resistenzen: Fluconazol (*C. krusei*), Amphotericin B *(A. terreus, Fusarium* spp., *Scedosporium* spp.). Intermediär-sensibel ggü. Fluconazol sind *C. glabrata, C. tropicalis* und *C. parapsilosis*. Resistenztestung bei ausbleibendem Therapieerfolg bzw. absehbarer Resistenzentwicklung, bei eingeschränkten ther. Möglichkeiten (Kontraindikation, Arzneimittelinteraktionen) und bei immunsupprimierten Pat. (Durchbruchinf.). E-Test, Mikrodilution, Agardiffusion → häufig fehlende Breakpoints

- **Spiegelbestimmung bei systemischer Antimykotikatherapie:**
  - Flucytosin: > 125 mg/l → KM- und Lebertoxizität, daher bei Pat. mit eingeschränkter Nierenfunktion bestimmen
  - Amphotericin-Gesamtdosis darf 4 g nicht überschreiten (Nephrotoxizität). Für liposomale Darreichungsform bisher keine Daten
  - Orales Itraconazol: Plasmaspiegel > 750 µg/l sollten erreicht werden (HPLC)

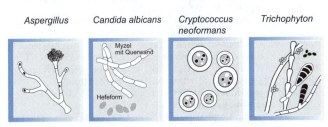

Abb. 28.1 Pilze im schematischen Vergleich [L157]

28.3 Dermatophyten

Dermatophyten werden nach kulturellen und morphol. Merkmalen in drei Gattungen untergliedert: Microsporum, Trichophyton, Epidermophyton.

Klinik

- **Microsporum:** Inf. betreffen vorzugsweise die freie Haut von Gesicht, Rumpf und angrenzenden Extremitätenanteilen. Gehäuft bei Kindern und Jugendlichen.
- **Trichophyton:** Trichophyten infizieren bevorzugt Haut, Haare und Nägel (**Onychomykose**). Beim Hautbefall dringen die Erreger unterschiedlich tief in das Gewebe ein. Entsprechend der Eindringtiefe wird differenziert zwischen:
  - Tinea superficialis: Epidermisbefall. Meist kreisrunde und scharf abgegrenzte Infektionsherde mit entzündlicher Rötung sowie kleieförmige Schuppung.
  - Tinea profunda: Pilzbefall der Haarfollikel. Zuerst follikuläre Pusteln, die später zu massiven, abszedierenden Entzündungsherden konfluieren. Werden dabei die Haarwurzeln zerstört, kommt es nach Abheilung zur herdförmigen, narbigen Alopezie.
- **Epidermophyton:** Die Inf. beschränkt sich auf die Epidermis (Name!), v. a. die Interdigitalräume von Händen und Füßen, sowie Nägel. Haare werden nicht befallen. Die Sporen dieser Pilze sind äußerst widerstandsfähig und halten sich lange, z. B. an Fußmatten von Badeanstalten.

 Von Art und Lokalisation der Hautpilzerkr. kann nicht uneingeschränkt auf eine Erregerspezies geschlossen werden. Es gibt fließende Übergänge im klin. Bild der einzelnen Arten.

Untersuchungsmaterial
Kultur: Hautgeschabsel aus dem befallenen Areal. Die Proben werden mit einem Skalpell oder scharfen Löffel vom Rand der Herde abgekratzt, Nägel mit der Sche-

re abgeschnitten und versandt. In Röhrchen verpacktes Material möglichst schnell ins Labor befördern, damit evtl. Feuchtigkeitsbildung und damit einhergehende Vermehrung von Begleitkeimen die Diagnostik nicht erschwert.

Mikrobiologische Diagnostik
- **Mikroskopie:**
  - Nativpräparat von Hautgeschabsel in 10-proz. Kali- oder Natronlauge: Nachweis von Myzel- und Sporenstrukturen
  - Mikroskopische Untersuchung von Koloniematerial: Anordnung und Konturen des Myzels, Form und Struktur der Sporen
- **Kultur:** Wachstum auf Sabouraud-Glukose-Agar und Dermatophyten-Testmedium (oft längere Kulturzeit notwendig, Inkubation bei 25–30 °C). Je nach Gattung und Spezies flache, z. T. gefältelte weiße, gelbe, graue oder braune Kolonien, oft samtartig, z. T. mit watteartigen Myzelbüscheln
- **Differenzierung:** Kriterien zur Eingruppierung sind:
  - Koloniemorphologie und -farbe
  - Mikroskopische Morphologie der Makro- und der Mikrokonidien sowie des Myzels
  - Biochem. Leistungsprüfung: Wuchsstoffbedarf, Ureaseaktivität etc.
  - PCR und Sequenzierung, MALDI-TOF-MS (Zeitgewinn!)

Antibiotikaempfindlichkeit Azole, Naftifin, Terbinafin, Tolnaftat lokal.

28.4 Hefen (Sprosspilze)

Normalflora der menschlichen Schleimhäute. Pathogen unter Bedingungen mit herabgesetzter Immunität. Med. relevante Sprosspilzgattungen und -arten:
- **Candida:** *C. albicans, C. parapsilosis, C. krusei, C. glabrata, C. tropicalis, C. kefyr (pseudotropicalis), C. guillermondii, C. dubliniensis, C. lusitaniae*
- **Cryptococcus:** *C. neoformans* (Europa), *C. gattii* (Australien, Asien, Afrika, Amerika, europäische Mittelmeerländer)
- **Malassezia:** *M. furfur*
- **Trichosporon:** *Trichosporon* spp.

Klinik
- *Candida:*
  - **Neugeborenensoor:** Windeldermatitis, Mundsoor. Bei starken Hautmazerationen mit massiver Soorpilzvermehrung Gefahr einer generalisierten Inf.
  - **„Erwachsenensoor", *Candida-albicans*-Mykosen:** sehr hoher Variationsreichtum bzgl. Lokalisation
  – **Mukokutane Candidose:** Schleimhautinf. (Mundsoor, Vaginitis/Vulvovaginitis, Balanitis, Angulus infectiosus der Lippen, Soorösophagitis), Hautsoor (*Candida*-Intertrigo der Leistenbeugen, Submammärfalten, interdigitale Candidose), chron. mukokutane Candidose (chron. *Candida*-Inf., bei der sowohl die Schleimhaut als auch die Haut verschiedener Körperregionen und die Nägel befallen sind. Häufig besteht ein zugrunde liegender Immundefekt!), Inf. der Hautanhangsgebilde (*Candida*-Paronychie, *Candida*-Onychomykose, *Candida*-Follikulitis)
  – **Systemische Candidose:** Organmanifestation (HWI insb. bei Diabetikern, Pneumonie, intestinaler Soor u. a.), *Candida*-Sepsis (generalisierte Inf. als Folge eines Organbefalls oder einer invasiven Hautinf.). Gefürchtete Komplikationen: Absiedelungen in Leber, Nieren, Nebennieren, Augen und v. a. an den Herzklappen (Soor-Endokarditis)

- *Cryptococcus:* weltweit verbreiteter Erreger, der vorzugsweise im Darm von Vögeln, im Erdreich sowie auf Getreide und Gräsern lebt. Der Mensch infiziert sich meist aerogen durch Inhalation von infiziertem Staub oder Vogelkot.
  Cryptococcus-Meningitis/-Meningoenzephalitis:
  - *C. neoformans* bei Individuen mit geschwächter Abwehrlage. Bedingt durch den aerogenen Infektionsweg zunächst Befall der Lunge (uncharakteristische Symptome), anschließend hämatogene und lymphogene Streuung der Erreger in das ZNS. Ohne spez. Therapie schlechte Prognose. Bei Aids auch Metastasierung in Nieren, Nebennieren, Haut und KM möglich.
  - Kryptokokkosen durch *C. gattii* überwiegend bei immunkompetenten Personen.
- *Trichosporon* → **Weiße Piedra:** oberflächliche Hautmykose mit Knötchenbildung am Schaft von Bart-, Achsel- und Schamhaaren.
- *Malassezia* → **Pityriasis versicolor:** oberflächliche Hautmykose, bevorzugt in Regionen mit feuchtheißem Klima.

Untersuchungsmaterial
- *Candida, Malassezia furfur, Trichosporon* spp.: **Kultur:** Hautschuppen, Nagelproben, Schleimhautabstriche (Rachen, Anus, Vagina), Sputum, Speichel, Tracheal- oder Bronchialsekret, Urin (Sprosspilze werden mit dem Urin ausgeschieden), Blut (für Blutkultur, kann auch in kommerzielle Blutkulturflaschen überführt werden), Eiter, Biopsiematerial
- *Cryptococcus:*
  - **Kultur:** Liquor, Blut, Trachealsekret, Urin
  - **Serol. AK-Nachweis** für *Candida* spp. und *Cryptococcus neoformans:* 1–2 ml Serum

Mikrobiologische Diagnostik
- **Direktnachweis** (▶ Abb. 28.1):
  - **Grampräparat:** Sprosspilze zeigen gutes Färbeverhalten → dunkelblaue, elliptoide Gebilde, die größer als Bakterien sind
  - **Fluoreszenzfärbung** mit optischen Aufhellern (z. B. Calcofluor Weiß): Nachweis von Pilzelementen in nichtfixierten Feuchtpräparaten
  - **Tuschepräparat** zum Nachweis von *Cryptococcus neoformans* im Liquor: Darstellung einer erregertypischen dicken Schleimkapsel. Obligate Untersuchung bei der Meningitis von Aids-Pat. u. a. hochgradig immunsupprimierten Pat.
  - **Latexagglutination** zum Direktnachweis von *Candida-* und *Cryptococcus-*AG ergänzend zur Kultur bei V. a. Meningitis und/oder Septikämie. **Cave:** erfasst nicht alle *Candida-*Spezies! Falsch pos. bei Präsenz von RF und bei Niereninsuff. (hohe Krea-Werte), falsch neg. bei maskierenden AK. Sensitivität 30–77 %, Spezifität 70–88 %
  - **ELISA** zum Nachweis von *C.-neoformans-*AG und *C.-albicans-*AG. Verbesserte Sensitivität von 42–98 % bei unveränderter Spezifität
  - Speziesspez. **PCR** in Speziallabors
- **Kultur:** gutes Wachstum auf Sabouraud-Glukose-Agar und angereichertem Blutagar sowie in den korrespondierenden Bouillons
  - *Candida*-**Kolonien:** weißlich, leicht gewölbt mit glatter Oberfläche
  - *Cryptococcus-neoformans*-**Kolonien:** Braunfärbung bei Kultur auf Indikatornährboden (Guizotia-abyssinica-Kreatinin-Agar nach Staib)
  - *Malassezia furfur:* kleine, unregelmäßig geformte cremefarbene Kolonien auf Sabouraud-Glukose-Agar mit Olivenölfilm (*Malassezia* benötigt Fettsäuren)

- *Trichosporon* spp.: weißgelbe Kolonien mit unregelmäßigem Rand auf Sabouraud-Agar
- **Differenzierung:** Identifizierung von *C. albicans*:
  - Indikatormedium → typische Koloniefärbung
  - Keimschlauchtest (Inkubation in Humanserum bei 37 °C → mikroskopisch sichtbare „Keimschläuche" entstehen). Nicht absolut zuverlässig; Versager bei *C. albicans*, keimschlauchähnliche Struktur bei *C. tropicalis*, *C. dubliniensis* und *C. krusei*
  - Bildung von Pseudomyzel und Chlamydosporen auf Reismehl-Tween-Agar
- **Differenzierung** von *Candida*-Spezies:
  - Chromogene Indikatormedien, die verschiedene *Candida*-Arten durch definierten Farbumschlag der Kolonien vordifferenzieren
  - Biochem. Leistungsprüfung („bunte Reihe"): Assimilation und Fermentation von Kohlenhydraten
  - Urease und Phenoloxidase bei *Cryptococcus neoformans*
  - Temperaturtoleranz (Wachstumshemmung von *C. dubliniensis* bei 42 °C nach 48 h)
- PCR und Sequenzierung, MALDI-TOF-MS
- **Serol. AK-Nachweis:** Nachweis von AK gegen *Candida* mittels:
  - Indir. Hämagglutination: wird bei systemischen Inf. früh pos. (Titer > 1 : 640)
  - Indir. IFT: wird später pos., persistiert länger
  - ELISA: zum Nachweis von IgM- und IgG-AK
  - Keine Unterscheidung zwischen Kolonisation, Schleimhautbefall und systemischer Infektion durch AK-Nachweis möglich. 4-facher Titeranstieg ist Hinweis auf invasive Erkr. (**Cave:** Immunsupprimierte mit beeinträchtigter AK-Produktion!)

Bewertung Dem Nachweis von *Candida* in Stuhlkulturen wird von klin. Mykologen kein Krankheitswert und somit auch keine Therapiebedürftigkeit zugemessen.

Antibiotikaempfindlichkeit
- Lokal oder oral: Polyene (Nystatin, Amphotericin B), Imidazole (Miconazol, Ketoconazol), Triazole (Fluconazol, Itraconazol, Voriconazol)
- Systemisch (i. v.): Amphotericin B + 5-Fluorcytosin, Triazole (Fluconazol, Itraconazol, Posaconazol, Voriconazol), Echinocandine (Caspofungin, Micafungin, Anidulafungin)
- ! Echinocandine: zur Therapie einer Kryptokokkose ungeeignet
- ! **Besonderheiten in der antimikrobiellen Empfindlichkeit** beachten:
  - *C. krusei* resistent gegen 5-Fluorcytosin und Fluconazol, intermediär bis resistent gegen Itraconazol sowie variabel gegen andere Triazole
  - *C. glabrata* intermediär bis resistent gegen Fluconazol und variabel gegen andere Triazole
  - *C. lusitaniae* variabel empfindlich gegen Amphotericin B
  - *C. dubliniensis:* intermediär empfindlich gegen Amphotericin B
  - *C. parapsilosis* und *C. guilliermondii*: intermediär bis resistent gegen Echinocandine
- ! Resistenztestung ist Speziallabors vorbehalten und muss als Reihenverdünnungstest oder E-Test erfolgen. Ausnahme: Plättchentest für 5-Fluorcytosin (häufige Resistenz!)

28.5 Schimmelpilze

Einteilung
- **Hyalohyphomyzeten:** Schimmelpilze mit septiertem Myzel und farblosen Zellwänden. Hauptvertreter: *Aspergillus* spp., *Penicillium* spp., *Fusarium* spp.
- **Phäohyphomyzeten:** Schimmelpilze mit septiertem Myzel, aber pigmentierten Zellwänden und Sporen. Hauptvertreter: *Alternaria* spp., *Wangiella* spp., *Cladosporium* spp., *Exophiala* spp.
- **Zygomyzeten:** Schimmelpilze, deren Myzel überwiegend keine Querwände hat und die zur Zygosporenproduktion befähigt sind. Hauptvertreter: *Mucor* spp., *Absidia* spp.

Klinik
Herabgesetzte oder gestörte Immunität bietet Schimmelpilzen gute Möglichkeiten zur Inf. und damit zur Organmykose.
- **Pulmonale Erkr.:**
  - Allergische bronchopulmonale Aspergillose
  - Invasive pulmonale Aspergillose, *Aspergillus*-Pneumonie
  - Aspergillom der Lunge: i. d. R. auf dem Boden einer tuberkulösen Kaverne
- **Extrapulmonale Erkr.:**
  - Inf. von Verbrennungswunden
  - Chron. granulomatöse Hautinf. („Eumycetome")
  - Otomykose: meist sek. Besiedelung einer chron. Otitis media
  - Nasennebenhöhleninfektionen
  - Hirnabszesse

Untersuchungsmaterial
Kultur: je nach Klinik Biopsien, Sputum, Trachealsekret, Bronchoskopiematerial, Abszesspunktat.

Mikrobiologische Diagnostik
- **Direktnachweis:**
  - Mikroskopie:
    - Nativpräparat in 10-proz. Kali- oder Natronlauge
    - Nativpräparat gefärbt mit optischen Aufhellern (z. B. Calcofluor Weiß) und Auswertung im Immunfluoreszenzmikroskop (Anregung 400 nm, Sperrfilter 420 nm Wellenlänge)
    - Histol. Präparat in PAS-Färbung oder Silberfärbung nach Grocott-Gomori (überlegene Methode)
  - AG-Nachweis mittels ELISA: Detektion eines zirkulierenden Galaktomannans aus der Zellwand von *A. fumigatus* i. S. (z. T. Kreuzreaktion mit anderen *Aspergillus* spp. und mit *Penicillium* spp.). ELISA mit Sensitivität 50–100 % und Spezifität 80–100 %. Latexagglutination unsicher
  - PCR zum Nachweis von *Aspergillus* spp. in Bronchialsekret oder Blut (Speziallabor)
- **Kultur:** langsames Wachstum auf Sabouraud-Glukose-Agar (ohne Cycloheximid!). Inkubationstemperatur sowohl bei RT als auch bei 37 °C (pathogene Isolate wachsen im Unterschied zu Kontaminanten oft besser bei 37 °C): je nach Spezies meist samtartige bis wollige Kolonien, z. T. gefältelt, unterschiedliche Färbung von weiß über gelb und grün bis zu rauchgrau und schwarz.
- **Differenzierung:** mittels makroskopischer Koloniemorphologie und -farbe, mikroskopischem Bild, Myzel, Pigmentierung, Größe, Form und Aufbau der Makro- und Mikrokonidien, PCR und Sequenzierung, MALDI-TOF-MS.

- **Serol. AK-Nachweis:** existiert für den AK-Nachweis gegen *Aspergillus* (indir. Hämagglutination = geringe Sensitivität, Präzipitationstest = nur in Speziallabors, zuverlässiger: ELISA). Nur sicher bei allergischer bronchopulmonaler Aspergillose und beim Aspergillom. Bei immundefizienten Pat. mit invasiver pulmonaler Aspergillose AK-Nachweis unzuverlässig.
- **Neuer Test zum Nachweis einer T-Zell-Immunantwort in Entwicklung:** Bei invasiver *Aspergillus*- oder *Mucor*-Mykose werden nach In-vitro-Stimulation mit entsprechenden Pilzantigenen (Pilzlysat) auf pilzreaktiven T-Zellen die CD154-Aktivierungsmarker heraufreguliert und können mittels Flowzytometrie nachgewiesen werden.

Bewertung
- Serol. AG-Nachweis: Galaktomannan-Freisetzung mit schneller Dynamik und ohne kontinuierliche Antigenämie → bei Risikopat. regelmäßiges Screening, z. B. 2-mal pro Wo.
- ! Falsch pos. Ergebnisse unter Therapie mit Penicillin-Antibiotika → Reste von Pilzbestandteilen sind im Antigen-ELISA noch Wochen nach Absetzen des Antibiotikums i. S. des Pat. nachweisbar

Antibiotikaempfindlichkeit
- Mittel der 1. Wahl: Voriconazol i. v. (Ansprechrate von 50–60 %), alternativ liposomales Amphotericin oder in einen Lipidkomplex verkapseltes Amphotericin (Ansprechraten geringer). Kombinationstherapie aus verschiedenen Antimykotika (z. B. Voriconazol + Caspofungin bei invasiver Aspergillose)
- ! Voriconazol zeigt Interaktionen mit zahlreichen Medikamenten → verstärkte NW! Genaue Medikamentenanamnese vor Therapiebeginn!
- ! Resistenztestung im Speziallabor

28.6 Pneumocystis jiroveci

Die Ansteckung mit *P. jiroveci* erfolgt wahrscheinlich schon im Kindesalter durch Tröpfcheninf.

Klinik
Pneumocystis-jiroveci-Pneumonie (PjP): interstitielle plasmazelluläre Pneumonie mit dem klin. Verlauf einer atypischen Pneumonie. Vorkommen insb. bei Personen mit angeborenen oder erworbenen Immundefekten. Typische Erstmanifestation einer opportunistischen Inf. bei HIV-Infizierten. 80 % aller HIV-Pat. entwickeln eine PjP. Klin. Signifikanz auch bei Personen mit vorgeschädigter Lunge, Autoimmunkrankheiten, hochdosierter Kortikoidtherapie, dystrophen Kindern.

Untersuchungsmaterial
Bronchiallavagen (Sputum oder Bronchialsekret ist nicht zuverlässig!). Alternativ transbronchiale oder offene Lungenbiopsie.

Mikrobiologische Diagnostik
- **Mikroskopie:**
  - Färbung von Zytozentrifugen-Präparaten nach Giemsa, Grocott-Gomori (Silberfärbung) oder mittels dir. Immunfluoreszenz: Nachweis von alveolären Zysten („Pneumozysten") und zahlreichen Plasmazellen
  - Färbung von Zytozentrifugen-Präparaten mit optischen Aufhellern (z. B. Calcofluor Weiß) und Auswertung im Immunfluoreszenzmikroskop (Anregung 400 nm, Sperrfilter 420 nm Wellenlänge)
- **PCR:** Nachweis des *P.-jiroveci*-Genoms

Antibiotikaempfindlichkeit Hoch dosiert Cotrimoxazol p. o. über 3 Wo. Danach Rezidivprophylaxe mit Pentamidin-Inhalationen.

28.7 Erreger von Systemmykosen

Einige Pilze sind für den Menschen obligat pathogen und rufen generalisierte Mykosen hervor. Die meisten Erreger gehören zur Gruppe der dimorphen Pilze und sind in den Endemiegebieten Nord- und Südamerikas beheimatet, wo sie sich bevorzugt im Erdboden aufhalten. In unseren Breitengraden treten die entsprechenden Krankheitsbilder ausgesprochen selten auf. Die Inf. erfolgt auf aerogenem Wege und ist durch Granulombildung in den befallenen Organen gekennzeichnet.

Klinik
- *Blastomyces dermatitidis:* Erreger der nordamerikanischen Blastomykose. Prim. Lungenbefall, verläuft oftmals klin. unentdeckt; später herdförmiger Befall von Haut, Lunge, Knochen und Leber als chron. granulomatöse Inf.
- *Histoplasma capsulatum:* Bildung eines pulmonalen Primärkomplexes, oft asympt., der unter Verkalkung abheilt (röntgenol. sichtbar). Sekundär entstehen metastasenartig gestreute Herde in Leber, Knochen, Milz und Meningen. Typisch sind der Befall von Makrophagen und submuköse ulzerierende Herde im Bereich von Mund und Pharynx.
- *Coccidioides immitis:* oft akuter, aber meist selbst heilender Lungenbefall (Pneumonie). Bei ausbleibender Selbstheilung Dissemination über Blut und Lymphe → Befall von Haut, Knochen, Meningen und inneren Organen. Die für das Luftmyzel von *C. immitis* charakteristischen Arthrosporen sind hochinfektiös!
- *Paracoccidioides brasiliensis:* Erreger der südamerikanischen Blastomykose. Primärinf. in der Lunge (meist asympt. Verlauf) → Metastasierung → granulomatös eitrige Inf. von Haut und Schleimhäuten (bevorzugt im Mundbereich) sowie von Lk und inneren Organen (v. a. Lunge) mit chron. progredientem Verlauf.

Untersuchungsmaterial
- **Kultur:** Sputum, Liquor, Abszesspunktate, Biopsien, exzidierte Lk, Knochenmark, Eiter
- **Serologie:** 1–2 ml Serum (Speziallabor!)

Mikrobiologische Diagnostik
- **Direktnachweis:**
  - Mikroskopie: Nativpräparat (10-proz. Kali- oder Natronlauge). *H. capsulatum* auch im Giemsa-Präparat (intrazellulärer Erreger): einzelne oder sprossende runde Zellen mit starker Zellwand, keine Hyphen
  - AG-Nachweis mittels ELISA oder RIA (nur *H. capsulatum*)
  - PCR (Speziallabor)
- **Kultur:** langsames Wachstum auf Sabouraud-Glukose-Agar und auf Blutagar. Zum Nachweis des Dimorphismus Sabouraud-Agar bei RT (Myzelform: weißliches, später bräunliches Luftmyzel) und bei 36 °C (Hefeform: weißliche bis cremefarbige oder bräunliche, feingefurchte Kolonien) bebrüten
- **Differenzierung:** makroskopische und mikroskopische Koloniemorphologie. DNA-Sonden sowie PCR und Sequenzierung (Speziallabor)
- **Serol. AK-Nachweis:** gegen *B. dermatitidis*, *H. capsulatum* und *C. immitis* mittels Komplementbindungsreaktion (KBR), Präzipitationstest oder ELISA. Die

Kreuzreaktivität der systemischen Mykoseerreger untereinander erschwert die serol. Diagnostik erheblich. In Speziallabors auch selbstkonfektionierte Western Blots, die sensitiver sind
- **Hauttest:** Typ-IV-Reaktion für *B. dermatitidis, P. brasiliensis* und *C. immitis*. Durchführung und Ablesung wie Tuberkulinprobe. Weitgehend verlassen

> **!** Die Conidien der Myzelform von dimorphen Pilzen sind hochinfektiös und leicht in Aerosolen transportierbar. Bei Aerosolbildung ist auch die Hefeform infektiös. Daher Sicherheitslabor mit Werkbank, Vorsicht bei Probenentnahme beim Pat., Kulturen nur auf verschließbaren Schrägagarröhrchen!

Antibiotikaempfindlichkeit Amphotericin B, Itraconazol, Voriconazol, Fluconazol.

29 Infektionen mit Parasiten

Birgid Neumeister

- **29.1 Grundlagen** 708
- **29.2 Nachweis von Parasiten** 708
- 29.2.1 Methoden 708
- 29.2.2 Materialgewinnung und -transport 708
- **29.3 Protozoen** 709
- 29.3.1 Flagellaten 709
- 29.3.2 Sporozoen 714
- 29.3.3 Rhizopoden und Ziliaten 720
- **29.4 Helminthen** 721
- 29.4.1 Trematoden 721
- 29.4.2 Zestoden 724
- 29.4.3 Nematoden 725

29.1 Grundlagen

Es gibt weder klin. Manifestationen noch Laborbefunde, die typisch für Parasitosen sind. Eine Eosinophilie ist lediglich zum Zeitpunkt der immunol. Auseinandersetzung mit Helminthen-Inf. charakteristisch! Klin. Anhaltspunkte können Diarrhö (aber auch Obstipation), uncharakteristische Oberbauchbeschwerden, Hepatosplenomegalie, Obstruktion der Gallenwege, Rektalprolaps, Anämie, Granulombildung und Hydronephrose sein.

> Wegweisend ist die detaillierte Anamnese zu allen Möglichkeiten des Erwerbs von Parasitosen (Reiseanamnese).

29.2 Nachweis von Parasiten

29.2.1 Methoden

Intestinale und Blutparasiten werden morphol. (bestimmte Entwicklungsstadien), Gewebeparasiten i. d. R. durch immunol. Testverfahren nachgewiesen. Für einige Parasiten existieren auch Direktnachweisverfahren mittels Präparat:
- **Intestinale und biliäre Parasiten:**
  - Direktpräparate: Nativpräparate, SAF-Anreicherung (Natriumacetat, Eisessig, Formalin), Zinksulfat-Anreicherung
  - Färbeverfahren: Jodpräparat, Giemsa-Färbung, Eisenhämatoxylin-Färbung nach Heidenhain
  - Kulturverfahren
- **Blutparasiten:**
  - Direktpräparat: Blut-Nativpräparat
  - Färbeverfahren: dicker Tropfen, Blutausstrich
- **Gewebeparasiten:**
  - Direktnachweis mittels Nativ- oder gefärbtem Präparat: Leishmanien, Trichinen
  - Indir. Nachweis durch AK-Detektion mittels ELISA, Hämagglutination, Latexagglutination

29.2.2 Materialgewinnung und -transport

Untersuchungsmaterialien
- Parasiten des Intestinal- und Urogenitaltrakts: Stuhlprobe (▶ 26.3.17), Analabklatsch (▶ 26.3.18), Urin (▶ 26.3.11), Urethral- oder Vaginalabstrich (▶ 26.3.14; ▶ 26.3.16), Duodenalsaft und Galleflüssigkeit sowie Abszesspunktat
- ! Urinkontamination vermeiden, da Urin für manche Parasiten toxisch ist!
- Blutparasiten: 2–5 ml EDTA-Blut
- Gewebeparasiten:
  - Serol. Nachweis: 1–2 ml Serum
  - Direktnachweis: Biopsien (Leishmanien, Trichinen)
- ! Untersuchungsmaterial zum Direktnachweis von Parasiten (Blut, Stuhl, Urin, Punktate) möglichst direkt und schnell ins Labor überführen

> **Bei längerer Transportdauer**
> - Intestinale und biliäre Parasiten in Fixativlösungen versenden (SAF)
> - Blut- und Gewebeparasiten als Objektträgerausstriche versenden

29.3 Protozoen

29.3.1 Flagellaten

▶ Abb. 29.1.

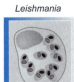
Leishmania

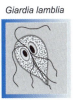
Giardia lamblia

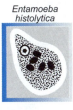
Entamoeba histolytica

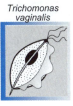
Trichomonas vaginalis

Abb. 29.1 Protozoen im schematischen Vergleich [L157]

Trichomonas vaginalis
Parasit von Schleimhäuten und Drüsengewebe des Urogenitaltrakts, der bei sexuellem Kontakt auf den Geschlechtspartner übertragen wird.

Klinik
- Männer: Urethritis, Prostatitis, Epididymitis
- Frauen: Urethritis, Kolpitis

Untersuchungsmaterial
- **Direktnachweis:**
  - Vaginalabstrich (▶ 26.3.16).
  - Prostataflüssigkeit (▶ 26.3.15).
  - 5–10 ml der ersten Portion des Morgenurins.
  - ! Da Trichomonaden sehr empfindlich sind und schnell absterben, sollten sofort Nativpräparate angefertigt und ausgewertet werden. Bei längeren Transportwegen sind in Methanol fixierte Präparate (Sekret oder Urinsediment auf einem Objektträger ausstreichen, 5 Min. lufttrocknen lassen, 5 Min. in Methanol fixieren) empfehlenswert, die im Labor später nach Giemsa gefärbt werden.
- **Kultur:** Beimpfung von vorgewärmtem frischem *Trichomonas*-Medium mit dem Sediment einer Vaginalspülflüssigkeit → umgehender Transport unter Warmhaltung ins Labor!

Mikrobiologische Diagnostik
- **Direktnachweis:** (▶ Abb. 29.1).
  - Nativpräparat: charakteristische Form und Bewegung („taumelnde Birnen")
  - Giemsa-Präparat: Trophozoiten mit bläulichem Zytoplasma und rotem Kern

- AG-Direktnachweis mittels Latexagglutination oder ELISA
- DNA-Sonde
- PCR (↑ Sensitivität)
- **Kultur:** zuverlässiger als das Direktpräparat, gelingt aber nur mit frischen Medien und Untersuchungsmaterialien, in denen sich noch lebende Trichomonaden befinden

Antibiotikaempfindlichkeit Metronidazol oral oder als Vaginalsuppositorien. Die Behandlung sollte bei beiden Geschlechtspartnern erfolgen, um Reinfektionen (Pingpong-Effekt) zu vermeiden.

Giardia lamblia

Parasit des oberen Dünndarms. Er siedelt dort in seiner vegetativen Form als Trophozoit. Im Stuhl des Infizierten erscheinen meist Zysten. Letztere sind im feuchten Milieu über mehrere Mon. lebensfähig.

Klinik *Giardia lamblia* ist erst bei Massenbefall des Dünndarms pathogen, wobei am häufigsten das Duodenum betroffen ist: Diarrhö, Meteorismus o. a. intestinale Beschwerden nach oraler Aufnahme von Zysten, meist nach 2–3 Mon. selbstlimitierend. Pat. mit Immundefekten sind überdurchschnittlich häufig von Lamblien-Inf. betroffen.

 Nachweis von *Giardia lamblia* (namentlich).

Untersuchungsmaterial
Mikroskopie und Kultur: Stuhlprobe, am besten 3 Stuhlproben im Abstand von wenigen Tagen. **Cave:** Bei neg. Befund und fortbestehendem Verdacht: Duodenalsekret (Sekretentnahme frühestens 8 h nach der letzten Nahrungsaufnahme) oder Jejunumbiopsien. Sofortiger Transport ins Labor. Bei Versand in Fixativen sind meist nur noch Zysten nachweisbar.

Mikrobiologische Diagnostik
- **Mikroskopie und Differenzierung:** (▶ Abb. 29.1):
  - Stuhl-Nativpräparat oder nach SAF-Anreicherung: meist nur Nachweis von Zysten, Trophozoiten (vegetative Form) nur im dünnflüssigen Stuhl und Duodenalsaft-Nativpräparat → charakteristische Morphologie und Bewegung der Trophozoiten („fallende Blätter").
  - Gefärbtes Präparat: Färbung (Giemsa oder HE) → birnenförmige Parasiten.
  - Im Speziallabor auch molekularbiol. Nachweis mittels Inhouse-PCR.
- **Kultur:** in Speziallabors auf gallehaltigen Spezialmedien.
- **Immunol. Methoden:** AG-Nachweis im Stuhl mittels ELISA möglich und oft noch erfolgreich, wenn der morphol. Nachweis mittels Präparat versagt. Der Test wird aber nicht in allen Laboratorien vorgehalten. Immunchromatografische Schnelltests mit guter Sensitivität und Spezifität sind verfügbar (gleichzeitiger Nachweis von *Giardia lamblia*, *Cryptosporidium parvum* und *Entamoeba histolytica/dispar*).

Antibiotikaempfindlichkeit Tinidazol oder Metronidazol.

Trypanosomen
Hämoflagellaten, von denen drei Arten humanpathogene Bedeutung haben:
- *Trypanosoma brucei gambiense:* Schlafkrankheit (Zentral- und Westafrika)

- *T. brucei rhodesiense:* Schlafkrankheit (vorwiegend Ostafrika)
- *T. cruzi:* Chagas-Krankheit (Süd- und Mittelamerika, vereinzelt Südstaaten der USA)

Klinik

Schlafkrankheit Übertragung durch die Tsetsefliege. Drei verschiedene Stadien:
- Stadium 1: **„Trypanosomenschanker"**. Innerhalb von 2–3 d Primäraffekt mit lokaler ödematöser Entzündung der Haut an der Einstichstelle der Tsetsefliege als Reaktion auf sich vermehrende Trypanosomen
- Stadium 2: **Parasitämie**. Nach etwa 2–3 Wo. Generalisierung und Übergang in Blut- und Lymphsystem → Fieber (2–3 Wo. anhaltend, danach unregelmäßig wiederkehrend) und Lk-Schwellung (dort auch Erreger nachweisbar)
- Stadium 3: **Meningoenzephalitis**. Nach einigen Mon. (bis J.) Durchbruch der Blut-Liquor-Schranke und Befall des ZNS → erhöhtes Schlafbedürfnis („Schlafkrankheit") und Parästhesien. Zusätzlich können Myokarditis, Anämie, generalisierte Ödeme und Nephritis auftreten

Chagas-Krankheit Übertragung durch den Kot blutsaugender Raubwanzen während des Stichs.
- Primäraffekt: lokale Hautreaktion (Chagom) oder unilaterales Lidödem (bei transkonjunktivaler Inf.)
- Generalisierung: Fieber, Lymphadenitis, Hepatosplenomegalie, Myokarditis, generalisierte Ödeme
- Schwere Organschäden, da die Erreger Körperzellen (v. a. RHS, Skelett- und Herzmuskulatur) befallen und sich dort vermehren: z. B. Megacor, Megaösophagus sowie Megabildungen von Magen und Kolon

Untersuchungsmaterial

T. brucei gambiense und T. brucei rhodesiense
- Kultur und Direktpräparat: 5 ml EDTA-Blut, Lk-Punktat, KM oder 1–2 ml Liquor
- AK-Nachweis: 1–2 ml Serum

T. cruzi
- Kultur und Direktpräparat: 5 ml EDTA-Blut, Lk-Punktat und Gewebebiopsie
- AK-Nachweis: 1–2 ml Serum
- Wiederholte Blutabnahmen bei neg. Direktpräparat und weiter bestehendem Verdacht (im Spätstadium oft stark variierende Parasitämie)

Mikrobiologische Diagnostik

T. brucei gambiense und T. brucei rhodesiense
- **Mikroskopie:**
  - **Frischpräparat** aus dem Randgebiet eines Trypanosomenschankers, aus Lk-Punktat oder Liquor: Bewegliche Trypanosomen stoßen Erythrozyten an, die sich ziellos bewegen
  - Gleichzeitig Anfertigung eines **Giemsa-Präparats** („dicker Tropfen" oder Ausstrich von EDTA-Blut): spindelförmige bläuliche Erreger mit rotem Kern. Wird bei Inf. mit *T. brucei rhodesiense* wegen der stärkeren Parasitämie häufiger pos. als bei Inf. mit *T. brucei gambiense*
  - Bei neg. Befund im Direktpräparat und weiter bestehendem Verdacht **Konzentration** mittels Zentrifugation des Blutes: Die Parasiten reichern sich in der leukozytenhaltigen Schicht eines Citratblutes (Buffy-Coat) an und können mittels **Giemsa-Färbung** sichtbar gemacht werden. Bei sehr

geringer Parasitendichte auch Anreicherung über Anionenaustauschersäule (Referenzlabor)
- **Kultur** in NNN-Medium oder Mäuse-Tierversuch: Erregeranreicherung bei geringer Parasitämie und dadurch neg. mikroskopischem Befund (Referenzlabor)
- **PCR** in Referenzlaboratorien
- **Serol. AK-Nachweis:** IHA, indir. IFT oder ELISA bei neg. Erregernachweis. Allerdings hohe Unspezifität

T. cruzi
- **Mikroskopie:** Giemsa-Präparat von Blut („dicker Tropfen" oder Blutausstrich), Lk-Punktat oder Gewebebiopsie: spindelförmige bläuliche Erreger mit rotem Kern, häufig in U- oder C-Form gelagert
- **Kultur:** in NNN-Medium, intraperitoneale Anreicherung in Meerschweinchen oder Xenodiagnose (Anreicherung von Trypanosomen im Darm von Wanzen nach Blutsaugen beim Pat.) bei neg. Befund im Direktpräparat und weiter bestehendem Verdacht (selten durchgeführt → Referenzlabor)
- **Molekularbiol. Methoden:** PCR bei neg. Erreger-Direktnachweis
- **Serol. AK-Nachweis:** indir. IFT, ELISA und indir. Hämagglutination (hohe Unspezifität) → Speziallabor

> Trypanosomen sind hoch infektiös → Vorsicht vor Stichverletzungen!

Antibiotikaempfindlichkeit

T. gambiense und T. rhodesiense Pentamidin, Suramin, bei ZNS-Befall Eflornithin oder dreiwertige Arsenpräparate (Melarsoprol).

T. cruzi Nifurtimox, Benznidazol.

Leishmanien
Man unterscheidet ca. 20 humanpathogene Arten. Hauptvertreter sind (▶ Tab. 29.1):

Tab. 29.1 Leishmaniasen

Erreger	Form der Leishmaniase
L. tropica	LCL, selten CRCL
L. major	LCL
L. aethiopica	LCL, DCL
L. mexicana	LCL, selten DCL, selten ML
L. brasiliensis	LCL oder ML
L. donovani	VL, selten LCL

LCL = lokalisierte kutane Leishmaniasis, DCL = diffuse kutane Leishmaniasis, CRCL = chron. rezid. kutane Leishmaniasis, ML = mukokutane Leishmaniasis, VL = viszerale Leishmaniasis

- *L. donovani:* Erreger der viszeralen Leishmaniase („Kala-Azar") mit den Untergruppen *L. donovani donovani, L. donovani chagasi, L. donovani infantum*

- *L. major, L. tropica, L. mexicana, L. aethiopica:* Erreger von Hautleishmaniasen („Orientbeule")
- *L. brasiliensis:* Erreger der südamerikanischen Schleimhautleishmaniase („Espundia")

Klinik Übertragung durch die Sandmücke Phlebotomus. Drei verschiedene Erkr.:
- **Viszerale Leishmaniase = Kala-Azar:** hauptsächlich Organe mit großem Prozentsatz retikuloendothelialer Zellen (Milz, Leber, KM, Lk) befallen. Bei fortschreitender Erkr. wird die Haut dunkel pigmentiert *(kala* = schwarz; *azar* = Krankheit), und es bilden sich Papeln. Unbehandelt führt Kala-Azar nach etwa 2 J. zum Tod.
- **Kutane Leishmaniase = Orientbeule:** lokale granulomatöse Entzündung an der Einstichstelle, die sich zu trockenen oder feuchten Geschwüren entwickelt. Häufig Spontanheilung unter Narbenbildung („Einjahresbeule"). Entwicklung einer soliden Immunität.
- **Mukokutane Leishmaniase = Espundia:** polypöse Schleimhautwucherungen oder schwammige Destruktionsbezirke im Mund-Nasen-Rachen-Raum sowie papuloulzeröse Läsionen im Gesicht. Infolge massiver Geschwürbildung schließlich Destruktion von Haut, Muskulatur und Knorpel.

Untersuchungsmaterial
- **Kultur, Mikroskopie:**
  - Viszerale Leishmaniase: Biopsie-Untersuchungsmaterial aus Lk, Milz, Leber und KM-Aspiration, Buffy-Coat aus EDTA-Blut
  - Kutane Leishmaniase: Ulkusrandbiopsie
- **Serologie** bei viszeraler und kutaner Leishmaniase mit Beteiligung regionaler Lk: 1–2 ml Serum

Mikrobiologische Diagnostik
- **Mikroskopie** (▶ Abb. 29.1): Giemsa-Präparat → intrazellulär in Phagozyten gelagerte rundliche Leishmanien. Buffy-Coat auch fluoreszenzmikroskopisch bewerten
- **Genomnachweis** mittels PCR mit anschließender **Sequenzierung** und/oder multiplem Restriktionsenzymverdau (RFLP) – Goldstandard! Spezialuntersuchung, nur in wenigen Labors verfügbar
- **Latexagglutinationstest:** schneller AG-Nachweis i. U. bei viszeraler Leishmaniose
- **Kultur:** Anreicherung in NNN-Medium (Speziallaboratorien)
- **Serol. AK-Nachweis:** indir. IFT und ELISA, bei kleineren Läsionen bzw. kutaner/mukokutaner Leishmaniase aber nicht zuverlässig

Die Komb. mehrerer Nachweismethoden erhöht die Sensitivität und ist daher anzustreben. Auch durch Entnahme mehrerer Proben lässt sich die Sensitivität steigern. Aufgrund von speziesspez. Therapieempfehlungen (AWMF-Leitlinien s. Antibiotikaempfindlichkeit) ist unbedingt eine Differenzierung der verursachenden Leishmanien-Spezies anzustreben.

Antibiotikaempfindlichkeit Spezies- und stadienspez. Therapieempfehlungen: AWMF-Leitlinien 042/007: „Diagnostik und Therapie der kutanen und mukokutanen Leishmaniasis in Deutschland" und AWMF-Leitlinien 042/004: „Diagnostik und Therapie der viszeralen Leishmaniasis (Kala-Azar)".

29.3.2 Sporozoen

Toxoplasma gondii

Inf. durch orale Aufnahme von infektiösen Oozysten (Katzenkot) oder von Zysten (rohes Fleisch).

Klinik Die weitaus meisten Inf. sind klin. unauffällig. Als Restzustand verbleibende Gewebezysten sorgen für lebenslange Immunität. Bei HIV-Inf. oder zytostatischer Behandlung kann es zur Reaktivierung kommen, meist als Enzephalitis, seltener generalisiert. Bei wenigen Pat. tritt eine **akute** oder **subakute Toxoplasmose** auf. Formen sind:
- Toxoplasmosis exanthematica (makulopapulöses Exanthem)
- Toxoplasmosis lymphonodosa (Lymphadenitis)
- Toxoplasmosis cerebrospinalis (Enzephalomyelitis)
- Toxoplasmosis ophthalmica (Chorioretinitis vom granulomatösen Typ)
- Interstitielle Pneumonie
- Myokarditis

Bedeutsam ist die **konnatale Toxoplasmose**. Bei einer Inf. der Schwangeren durch *Toxoplasma gondii* kommt es zur diaplazentaren Übertragung. Die Folge (insb. im 1. und 2. Trimenon) ist eine schwere Embryopathie, die meist als Abort endet. Überlebende Kinder zeigen schwere ZNS- und Augenfehlbildungen (Hydrozephalus, intrazerebrale Verkalkungen, Chorioretinitis).

Aus der akuten, subakuten oder konnatalen Form kann sich die **chron. Toxoplasmose** entwickeln → epileptiforme Zustände (Kalzifikationsherde im Gehirn), Veränderungen des Augenhintergrunds.

 Nachweis von *Toxoplasma gondii* (konnatale Inf.) nicht namentlich.

Untersuchungsmaterial
! Besonderer Vermerk auf Anforderung, wenn es sich um Abklärung bei vorliegender Schwangerschaft handelt!
- **Serologie:** 1–2 ml Serum, Liquor bei V. a. zerebrale Toxoplasmose
- **Dir. Erregernachweis mittels PCR (Erreganzucht nur im Speziallabor):**
  - Immundefizienz: EDTA-Blut, Liquor
  - Schwangerschaft: Fruchtwasser, Plazentagewebe, Nabelschnurblut
  - Neugeborene: EDTA-Blut, Liquor

Mikrobiologische Diagnostik
- Immunkompetente: AK-Nachweis i. S.
- Immunsupprimierte: Direktnachweis

Empfohlene Stufendiagnostik
1. **Suchtest:** Nachweis von *Toxoplasma*-Gesamt-AK oder *Toxoplasma*-IgG-AK (ELISA, indir. IFT). Bei neg. Gesamt-AK ist eine Inf. ausgeschlossen. Bei neg. IgG-AK muss Toxoplasmose-IgM-AK angeschlossen werden
2. *Toxoplasma*-**IgM-AK** (ELISA, µ-Capture-Assay, Immunoblot), **IgA-AK** (ELISA):
   - IgM pos. → Bestimmung der AK-Konz.
   - IgM-AK bei frischer Inf. immer nachweisbar (Max. nach 3–4 Wo.), können jedoch über Monate (bis Jahre) persistieren

- IgM-/IgA-AK neg., IgG-AK pos.: Infektionszeitpunkt in der Vergangenheit. Keine Therapie
3. **AK-Konzentration:**
   - ↑ IgM und ↓ IgG: akute Inf. Therapieempfehlung
   - ↑ IgM und ↑ IgG: aktive Inf. Therapieempfehlung
   - ↓ IgM und ↑ IgG: abklingende Inf.
   - ↓ IgM und ↓ IgG: latente, inaktive Inf.
   - Alternativ Bestimmung der IgG-Avidität: hohe Avidität: Ausschluss einer Inf. in den letzten 3–4 Mon. Geringe Avidität: frische Inf.
4. **Prä- und Postnataldiagnostik:** bei akuter *Toxoplasma*-Inf. in der Schwangerschaft und sonografischem V. a. kindliche Schädigung oder zum Ausschluss einer intrauterinen Inf.; Vorbedingung für eine Amniozentese: Schwangerschaft ist mind. 16 Wo. alt und Inf. der Mutter liegt mind. 4 Wo. zurück
   - PCR aus Fruchtwasser, Nabelschnurblut oder Plazentagewebe
   - Nachweis von IgM- oder IgA-AK in den ersten 6 Lebensmon. → ↑ bei konnataler Inf.
   - Anstieg der spez. IgG-AK-Titer im 1. Lj. oder Persistenz nach dem 1. Lj. → konnatale Toxoplasmose
   - Vergleichen des IgG-Profils von Mutter und Kind: unterschiedliches Bandenmuster im Immunoblot mit mütterlichem und kindlichem Serum → konnatale Toxoplasmose

Merke
- Spez. IgM (auch IgA) kann mehrere Jahre persistieren. Deshalb Bestimmung der IgG-/IgM-Konz. oder IgG-Avidität vor Therapieentscheidung
- Bei Immundefizienz AK-Analyse oft unzuverlässig → dir. AG-Nachweis (PCR, Zellkultur, Tierversuch)

Antibiotikaempfindlichkeit Die einzige nachweislich effektive Therapie besteht in der Komb. aus Pyrimethamin und Sulfadiazin. Schwangere erhalten bis zur 16. SSW Spiramycin. Aids-Pat. mit zerebraler Toxoplasmose können auch Clindamycin oder Atovaquon erhalten.

Plasmodien

Intrazelluläre Parasiten, die Malaria hervorrufen. Vier Plasmodienarten und drei Formen der Malaria werden unterschieden:
- *Plasmodium vivax:* **Malaria tertiana**
- *P. ovale* (mit den Subspezies *P. ovale curtisi* und *P. ovale wallikeri*): **Malaria tertiana**
- *P. malariae:* **Malaria quartana**
- *P. falciparum:* **Malaria tropica** (gefährlichste Form)
- *P. knowlesi:* Ähnlichkeiten zu Malaria tropica

Inf. bei Stich der Anopheles-Stechmücke.

Klinik Inkubationszeit je nach Malariaart 8–30 d. Krankheitsbeginn mit allg. Krankheitssymptomen, z. B. Kopf- und Gliederschmerzen, reduziertes Allgemeinbefinden. **Fieberanfälle** bei:
- Malaria tertiana jeden 3. Tag
- Malaria quartana jeden 4. Tag

- Malaria tropica täglich
! Die typischen Fieberzacken fehlen aber häufig und sind kein verlässliches Kriterium!

> Jedes Fieber, das nach einem Aufenthalt in den Tropen auftritt, gilt so lange als Malaria, bis das Gegenteil bewiesen ist!

Im Krankheitsverlauf entwickeln die Pat. eine Splenomegalie und werden anämisch. Besonders gefürchtet sind die Komplikationen bei Malaria tropica. **Spätrezidive** sind nur bei der Malaria tertiana (bis zu 5 J.) möglich.

Nachweis von *Plasmodium* spp. (nicht namentlich).

Untersuchungsmaterial
Dicker Tropfen, Blutausstrich:
- Frischblut aus Fingerbeere oder Ohrläppchen mit sofortiger Anfertigung der Präparate
- 2–5 ml Citratblut
! Blut möglichst während des Fieberanfalls entnehmen, da zu dieser Zeit am ehesten Plasmodien gefunden werden. Bei neg. Ergebnis und weiter bestehendem Malariaverdacht weitere Präparate im Abstand von 8–12 h

Mikrobiologische Diagnostik
- **Mikroskopie:**
  - **„Dicker Tropfen":** Kernhaltige Blutbestandteile und intraerythrozytär gelegene Parasiten werden farbig dargestellt. Der „dicke Tropfen" liefert bes. bei spärlichem Parasitenbefall gute Ergebnisse, ist jedoch schwerer zu beurteilen als der Blutausstrich.
  - **Giemsa-gefärbter Blutausstrich:** Differenzierung der einzelnen Malariaformen anhand von Parasitenmorphologie und Aussehen der befallenen Erys (▶ Abb. 29.2). Die neu beschriebene Spezies *P. knowlesi* sieht im Blutausstrich primär aus wie *P. malariae* (reife Trophozoiten z. T. mit Bandformen), unterscheidet sich aber von dieser durch häufigen Mehrfachbefall (mehrere Trophozoiten in einem Ery nachweisbar). Die Erys sind nicht vergrößert und können eine schwache Tüpfelung zeigen.
- **Immunchromatografische Malaria-Schnelltests:** Nachweis eines *P.-falciparum*-AG (HRP-2) und eines Antigens, das bei allen Malariaspezies vorkommt (Aldolase oder pLDH). Der Test dient zur Unterstützung der Schnelldiagnose von Malaria-Inf. beim Menschen und zur Unterscheidung von Inf. mit *P. falciparum* von weniger virulenten Malaria-Inf. Falsch neg. im Frühstadium, aber auch bei sehr geringer oder sehr hoher Parasitämie, falsch pos. bei Vorliegen von Rheumafaktoren. Neg. Ergebnisse müssen durch mikroskopische Untersuchungen mit dickem Tropfen und Ausstrich bestätigt werden. Nachweis von plasmodienspez. DNA mittels **PCR** (Spezallabor).
- **Serol. AK-Nachweis:** nicht für die Diagnose einer akuten Inf. geeignet. Kann für retrospektive Untersuchungen genutzt werden (Gutachten, Blutspenderscreening).

Antibiotikaempfindlichkeit RKI-Empfehlungen (2015):
- **M. tropica:** Atovaquon/Proguanil oder Artemether/Lumefantrin oder Dihydroartemisinin/Piperaquin. Komplizierte M. tropica: i. v. Artesunat. Es

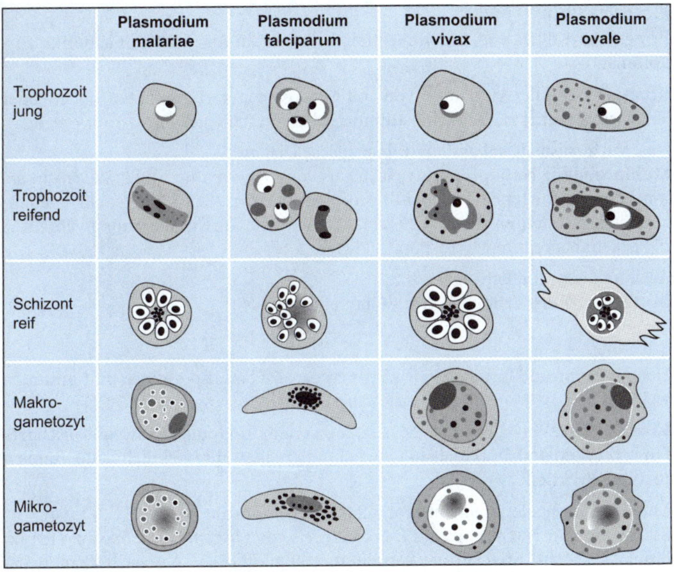

	Plasmodium malariae	Plasmodium falciparum	Plasmodium vivax	Plasmodium ovale
Trophozoit jung				
Trophozoit reifend				
Schizont reif				
Makrogametozyt				
Mikrogametozyt				

Abb. 29.2 Plasmodien-Stadien [L157]

schließt sich eine orale Therapie mit Atovaquon/Proguanil an. Wenn Artesunat nicht verfügbar ist, kann auf Chinin i. v. in Komb. mit Doxycyclin bzw. Clindamycin ausgewichen werden.
- **M. tertiana:** Mittel der Wahl ist Artemether/Lumefantrin oder Atovaquon/Proguanil. Anschließende Therapie mit Primaquin, um Hypnozoiten von *P. vivax* und *P. ovale* zu beseitigen und Rezidive zu verhindern. (**Cave:** Vorher G6PDH-Mangel ausschließen, ▶ 23.2.8).
- **M. quartana:** Chloroquin. Da bei *P. malariae* keine Hypnozoiten vorliegen, ist eine Anschlussbehandlung mit Primaquin nicht erforderlich.
- P.-knowlesi-**Malaria:** Vorgehen entspricht dem bei Malaria tropica.

Parasitendichte unter Therapie täglich kontrollieren (sollte ab 3. Therapietag abnehmen).

Prophylaxe
- Aktualisierte Empfehlungen der Deutschen Gesellschaft für Tropenmedizin und Internationale Gesundheit (www.dtg.org) beachten!
- Atovaquon-Proguanil (Malarone® und Generika), Chloroquin nur in Gebieten ohne Resistenz

> **Besonderheiten**
> *P. malariae* und *P. knowlesi* sind phänotypisch sehr ähnlich und lichtmikroskopisch nicht immer sicher zu differenzieren. *P.-knowlesi*-Verdachtsfälle sollten daher zur genauen Identifizierung der Plasmodienart immer einer DNA-Analyse unterzogen werden, da eine Inf. mit *P. malariae* im Vergleich zu einer Inf. mit *P. knowlesi* vergleichsweise harmlos ist (tropenmed. Speziallaboratorien).

Isospora belli

Erreger der Kokzidiose, v. a. im Mittelmeergebiet, in Asien und Südamerika vorkommend.

Klinik Die orale Aufnahme von mit Sporozysten verunreinigtem Essen oder Trinkwasser führt zu meist selbstlimitierenden Durchfällen.

Untersuchungsmaterial und mikrobiologische Diagnostik
Stuhlprobe für Nativpräparat: Nachweis von Oozysten im Stuhl. Wegen intermittierender Ausscheidung nicht immer nachweisbar. Sensitiver ist ein Stuhlanreicherungsverfahren (SAF, ▶ 29.2.1). Modifizierte säurefeste Färbung verbessert die Erkennbarkeit im Mikroskop.

Antibiotikaempfindlichkeit
Mittel der Wahl: Trimethoprim/Sulfamethoxazol.

Sarcocystis

S. bovihominis und *S. suihominis* sind Erreger der Sarkosporidiose und kommen weltweit vor.

Klinik Nach Verzehr von mit Zysten infiziertem Rind- oder Schweinefleisch treten Erbrechen und Durchfall auf. Selbstlimitierend, wahrscheinlich hauptsächlich toxische Reaktion.

Untersuchungsmaterial und mikrobiologische Diagnostik
Stuhlprobe für Nativpräparat: Der Nachweis von Oozysten und Sporozysten im Stuhl, ggf. nach Anreicherungsverfahren, gelingt oft erst 2 Wo. nach Krankheitsbeginn!

Antibiotikaempfindlichkeit Antibiotikatherapie ist nicht erforderlich. Bei hohem Wasser- und Elektrolytverlust ist Substitution nötig.

Kryptosporidien

Kryptosporidien kommen weltweit vor und werden als Oozysten oral aufgenommen. Beim Menschen bisher 7 Spezies nachgewiesen: am häufigsten *Cryptosporidium hominis* und *C. parvum*; bei HIV-Pat. auch *C. baileyi, C. canis, C. felis, C. meleagridis, C. muris*.

Klinik
- Immunkompetente Personen erkranken kurzfristig an einer profusen wässrigen Diarrhö, die nach 10–15 d selbstlimitierend ist.
- Pat. mit Immundefekten (insb. Aids-Pat.) erkranken an unstillbaren Durchfällen mit hohem Wasser- und Elektrolytverlust.

Nachweis von *Cryptosporidium* spp. (namentlich).

Untersuchungsmaterial und mikrobiologische Diagnostik
- **Stuhlprobe für Direktpräparat** (modifizierte Ziehl-Neelsen-Färbung): Nachweis von Oozysten im Stuhl als rote Zysten mit „zwiebelschalenartiger" Hülle. Alternativ Färbung mit Calcofluor White
- **AG-Nachweis** mittels ELISA oder dir. IFT
- **Immunochromatografischer Schnelltest** zum gleichzeitigen Nachweis von *Giardia lamblia, Cryptosporidium parvum* und *Entamoeba histolytica/dispar*
- **PCR** als Inhouse-Methode in Referenzlaboratorien

Antibiotikaempfindlichkeit Ausgleich von Wasser- und Elektrolytverlusten. Spez. Antibiose bisher nicht etabliert.

Mikrosporidien

Mikrosporidien kommen weltweit vor. Übertragung durch Schmierinfektion. Als Infektionserreger des Menschen sind sie erst im Zusammenhang mit HIV-Inf. seit 1985 bekannt. Derzeit sind fünf Gattungen mit humanpathogener Bedeutung bekannt: *Enzephalitozoon, Enterozytozoon, Nosema, Pleistophora, Trachipleistophora* und *Mikrosporidium*.

Klinik
- **Immunkompetente Personen** erkranken an leichtem Durchfall, die Erreger persistieren danach wahrscheinlich latent.
- **Aids-Pat.** (ab CD4-Zellzahl von 50–100/µl) erkranken an chron., z. T. auch intermittierender Diarrhö ohne Fieber und ohne Blutbeimischungen zum Stuhl, z. T. auch Erbrechen und Bauchschmerzen → Anorexie und Gewichtsverlust. Gallen- und Pankreasgänge können befallen werden → Cholangitis. Beschrieben sind Fälle von Keratokonjunktivitis, Myositis, Enzephalitis, Pneumonie, Peritonitis, Hepatitis, Nephritis, Zystitis und Prostatitis.

Untersuchungsmaterial und mikrobiologische Diagnostik
Stuhlprobe (je nach Lokalisation auch Duodenalaspirat, Urin, Konjunktivalabstrich, Keratokonjunktival-Biopsiematerial oder Nasopharyngealsekret) für Direktpräparat.
- **Modifizierte Trichromfärbung nach Weber:** pink bis rot gefärbte eiförmige Mikrosporidien-Sporen mit polar oder median lokalisiertem ungefärbtem Areal, das einer Vakuole ähnelt
- **Färbung mit Fluoreszenzfarbstoff** (Uvitex 2B oder Calcofluor): Anfärbung der chitinhaltigen Zellwand der Mikrosporidien-Sporen
- **Differenzierung** nur mittels Elektronenmikroskopie, AG-Analyse im Western Blot oder PCR/RFLP (spezialisierte Forschungslabors)

Antibiotikaempfindlichkeit
Wirksam ist Albendazol, ausgenommen bei *Enterocytozoon bieneusi*.

Cyclospora cayetanensis

Inf. durch *C. cayetanensis* kommen gehäuft bei Touristen in der Karibik und Südamerika vor. Es werden aber auch zunehmend Fälle aus Afrika, Asien, Australien und Europa berichtet. Übertragung des Erregers durch kontaminiertes Trinkwasser.

Klinik
Nach einer Inkubationszeit von 1–7 d erkranken die Betroffenen an massivem wässrigem Durchfall mit Übelkeit und Tenesmen. Häufig Rezidive nach symptomfreien Intervallen. Bei Aids-Pat. kann die Inf. chronisch verlaufen.

Untersuchungsmaterial und mikrobiologische Diagnostik
- **Stuhlprobe** für Direktpräparat:
  - Jod-Nativpräparat: grünliche, runde Zellen (Ø 8–10 µm), maulbeerähnliche Granula. Unter UV-Anregung grüne Autofluoreszenz
  - Ziehl-Neelsen-Färbung: unterschiedliche Anfärbbarkeit → buntes Bild (ungefärbt, rosa und tiefrot). DD: Kryptosporidien!
  - SAF-Anreicherung kann hilfreich sein (▶ 29.2.1)
- **PCR** in Referenzlabors

Antibiotikaempfindlichkeit
Cotrimoxazol, bei Sulfonamidunverträglichkeit Ciprofloxacin.

29.3.3 Rhizopoden und Ziliaten

Entamoeba histolytica
Bedeutendster Vertreter der humanpathogenen Rhizopoden und die für den Menschen wichtigste fakultativ pathogene Amöbe. *Entamoeba histolytica* kommt weltweit vor, insb. bei problematischen Hygienebedingungen (typische Touristenkrankheit in Tropen und Subtropen). *E. dispar, E. coli, E. hartmanni, Endolimax nana* und *Jodamoeba bütschlii* sind apathogene Darmbewohner. Insb. *E. dispar* ist morphol. nicht von *E. histolytica* zu unterscheiden, daher sichert nur der Nachweis von Trophozoiten (**Magnaform**) die Diagnose Amöbiasis, da Magnaformen nur bei *E. histolytica* vorkommen.

Die meisten Inf. mit *E. histolytica* verlaufen symptomlos. Jedoch persistieren Parasiten als apathogene **Minutaformen** im Dickdarmlumen. Erfolgt eine Umwandlung in die Magnaform (Trophozoiten), kann diese in die Darmwand eindringen, indem sie Gewebe auflöst („histolytica") und sich amöboid fortbewegt. In der Darmwand entstehen flächige Geschwüre.

Klinik
- **Amöbendysenterie** (Amöbenkolitis, Amöbenruhr): stark schleimiger und manchmal blutiger Stuhl.
- **Leberamöbiose**: etwa 5 Mon. nach Primärinf. Fieber, Oberbauchschmerzen, Lebervergrößerung, allg. Schwäche und Einschränkung der Atemexkursion. Im Stuhl sind häufig keine Amöben mehr nachweisbar. Die Prognose der nicht rechtzeitig behandelten ausgedehnten Leberamöbiose ist schlecht. Die Krankheitserscheinungen können 2–4 Wo. nach Inf., jedoch auch erst nach Mon. bis Jahren auftreten. Da während der Inf. kein ausreichender Immunschutz erworben wird, kann es zu Reinfektionen kommen.

Untersuchungsmaterial
- **Kultur und Direktpräparat:**
  - Zum Nachweis von Trophozoiten bei Amöbendysenterie: frische Stuhlprobe (< 1 h alt, Labor vorinformieren)
  - Zum Nachweis von Zysten: Stuhl in SAF-Lsg.
  - 3 unabhängige Stuhlproben einsenden
- Für **PCR-Diagnostik** nativen Stuhl einsenden (nicht in MIF oder SAF → Formalin zerstört DNA)
- **Serologie**: 1–2 ml Serum

Mikrobiologische Diagnostik
- **Mikroskopie und Differenzierung:**
  - **Direktpräparat** (Sensitivität max. 70 %!):
    - **Trophozoiten**: Größe 15–30 µm (Okular mit Messskalierung verwenden!), granuliertes Zytoplasma, kann Erys enthalten (wichtiges diagn. Merkmal!). Im frischen warmen Untersuchungsmaterial ist die Bewegung der Organismen relativ lebhaft und scheinbar zielgerichtet. Man erkennt fingerähnlich ausgebildete und verhältnismäßig breite Pseudopodien. Der Nachweis von Trophozoiten sichert die Diagnose. Bei fehlendem Nachweis und weiter bestehendem Verdacht Schleimhautproben (Koloskopie) untersuchen.
    - **Zysten**: im Stuhl asympt. Ausscheider, unbeweglich; enthalten zunächst nur einen Kern, der sich durch Teilung vervierfachen kann und die Zyste dadurch infektionsfähig macht. Der Nachweis von Zysten sichert die Diagnose **nicht** (keine Differenzierung zwischen pathogenen und apathogenen Spezies).

- **AG-Nachweis:** mittels ELISA (differenziert *E. histolytica* = pathogen von *E. dispar* = apathogen) aus Stuhl.
- **Nachweis von *E.-histolytica*-DNA** mittels PCR aus nativen Stuhlproben oder aus Biopsiematerial (Speziallabor). Die PCR besitzt die höchste Empfindlichkeit (etwa eine Amöbe pro Gramm Stuhl) und ist den anderen diagn. Verfahren somit überlegen. Auch eine Speziesdifferenzierung ist möglich, die mit mikroskop. Methoden nicht immer gelingt.

! Bei Amöbenleberabszess sind im Stuhl meist keine Amöben nachweisbar!
- **Kultur:** *E. histolytica* kann aus **frischen** Stuhlproben in Robinson-, Balamuth- oder Dobell-Laidlaw-Medium angezogen werden. Indikation: neg. mikroskop. Direktnachweis bei klin. Verdacht. Wird nur noch in wenigen Speziallabors durchgeführt.
- **Serol. AK-Nachweis:** Nachweis spez. AK bei invasiven (20–30 % d. F. pos.) und extraintestinalen Verläufen (fast 100 % der Leberabszesse AK-pos.) mittels indir. IFT oder ELISA.

Antibiotikaempfindlichkeit
- Darmlumeninfektionen: Paromomycin
- Amöbenruhr und Amöbenleberabszess: Metronidazol o. a. Nitroimidazole

Punktion eines Leberabszesses nur bei unmittelbarer Rupturgefahr!

Balantidium coli
Der einzige weltweit vorkommende humanpathogene Vertreter der Ziliaten. Er parasitiert normalerweise im Dickdarm des Schweins. Die Inf. erfolgt durch orale Aufnahme von ausgeschiedenen Zysten. Der Erreger dringt in die Darmschleimhaut ein, vermehrt sich und führt dabei zur Bildung von Geschwüren.

Klinik Die Inf. kann symptomlos verlaufen, teilweise treten Durchfälle auf, die denen bei Amöbenruhr sehr ähnlich sind.

Untersuchungsmaterial und mikrobiologische Diagnostik
Stuhlprobe für Nativpräparat: Nachweis von Trophozoiten (meist bei Durchfall) oder Zysten (bei asympt. oder leichten Fällen). Nach SAF-Anreicherung nur Nachweis von Zysten.

Antibiotikaempfindlichkeit Tetrazykline, Metronidazol.

29.4 Helminthen

29.4.1 Trematoden

Schistosomen
Humanpathogene Bedeutung haben:
- *Schistosoma mansoni* → **Darmbilharziose**. Vorkommen: Afrika, Naher Osten, Südamerika
- *S. japonicum* → **Darmbilharziose**. Vorkommen: Ferner Osten
- *S. intercalatum* → **Darmbilharziose**. Vorkommen: Zentral- und Westafrika
- *S. mekongi* → **Darmbilharziose**. Vorkommen: Laos und Kambodscha entlang des Mekong und seiner Nebenflüsse
- *S. haematobium* → **Blasenbilharziose**. Vorkommen: Afrika, Südwestasien

Zur Inf. kommt es in mit menschlichen Fäkalien und Urin verunreinigtem stehendem Süßwasser, in dem Wasserschnecken leben. Als Zerkarien dringen die Schistosomen durch die Haut des Menschen in den Körper ein und parasitieren in den Mesenterialgefäßen des Darms und in den Lebervenen (Darmbilharziose) bzw. in den Gefäßen der Blase (Blasenbilharziose).

Klinik
Drei Stadien der Schistosomiasis:
- **Zerkariendermatitis** an der Eintrittsstelle mit makulopapulösem Exanthem
- **Karayama-Fieber** nach 3–10 Wo. mit Fieber, Urtikaria, Kopf- und Gliederschmerzen, Diarrhö, Oberbauchbeschwerden, Übelkeit, Husten und Bronchitis, Eosinophilie
- **Chron. Stadium:**
  - **Darmbilharziose:** Durchfälle, z. T. mit Hepatosplenomegalie, später Entwicklung von portaler Hypertonie und Aszites durch zunehmende Leberfibrose
  - **Urogenitalbilharziose:** Hämaturie, Strikturen der ableitenden Harnwege (Hydronephrose), Spätkomplikation: Blasen-Ca

Untersuchungsmaterial
- Mikroskopie: Stuhl, Urin, Blasen- und Rektumschleimhautbiopsien
- Serologie: 1–2 ml Serum
- Blutbild: 2–5 ml EDTA-Blut, während des akuten Invasionsstadiums oft Bluteosinophilie

Mikrobiologische Diagnostik
- **Mikroskopie und Differenzierung:**
  - Nativ-Untersuchungsmaterial oder nach Anreicherung (SAF) → *Schistosoma*-Eier: typische Morphologie, artspez. Größe und Form der Eier sowie Lage des Stachels.
  - Immunol. AG-Nachweise sowie PCR zum Nachweis von spez. DNA-Sequenzen (Speziallabor).
  - Mirazidien-Schlüpfversuch im Stuhl- oder Urinsediment (Speziallabor, heute kaum noch durchgeführt).
- **Serol. AK-Nachweis:** AK-Nachweis durch indir. IFT, indir. Hämagglutination und ELISA (ausgeprägte Kreuzreaktionen zwischen verschiedenen Schistosomenarten! Differenzierungsmöglichkeit mittels Immunoblot). Ein Nachweis von Schistosomen-AK im Serum ist meist schon Wo. bis Mon. vor einem mikroskop. Ei-Nachweis im Urin oder Stuhl möglich. Bei *S. haematobium* wird die höchste Sensitivität des Ei-Nachweises erzielt, wenn der Urin zwischen 12 und 14 Uhr und nach körperlicher Anstrengung gewonnen wird (Patienten Treppen steigen lassen).

Antikörperpersistenz auch noch Jahre nach erfolgreicher Therapie!

Antibiotikaempfindlichkeit   Praziquantel.

Fasciola hepatica und Clonorchis sinensis
- *Fasciola hepatica* (großer Leberegel): weltweit verbreitet, findet sich häufig bei Schafen und Rindern. Der Mensch infiziert sich durch Genuss von Freilandgemüse.
- *Clonorchis sinensis* (chinesischer Leberegel): in Ostasien beheimatet, durchläuft einen Entwicklungszyklus über Schnecken und Süßwasserfische bis zum Säu-

getier als Endwirt. Der Mensch infiziert sich durch Genuss von rohen Süßwasserfischen.

Klinik Meist diskret: Hepatitis, später meist symptomlos. Sehr selten: Leberfibrose oder Obstruktion der Gallengänge mit Ikterus sowie Cholangiosarkom.

Untersuchungsmaterial
- **Mikroskopie:**
  - Stuhl
  - Duodenalsaft. Sekretentnahme frühestens 8 h nach der letzten Nahrungsaufnahme. Sofortiger Transport ins Labor
- **Serologie:** 1–2 ml Serum

Mikrobiologische Diagnostik
- **Mikroskopie und Differenzierung:** Nativ-Untersuchungsmaterial oder nach Anreicherung (SAF) → Nachweis von Eiern. Häufig wiederholte Stuhluntersuchungen notwendig. Bei neg. Befund und weiter bestehendem Verdacht → Duodenalsaft
- **Serol. AK-Nachweis:** durch indir. IFT oder indir. Hämagglutination. Kreuzreaktionen mit anderen Trematoden-Inf. → Immunoblot zur Differenzierung

Antibiotikaempfindlichkeit Praziquantel wirkt gut gegen *Clonorchis sinensis*, weniger gegen *Fasciola hepatica*. Hier ist Triclabendazol zu bevorzugen.

Fasciolopsis buski
In Ostasien vorkommender großer Darmegel. Der Mensch infiziert sich durch den Genuss von Wassernüssen, an denen die Zysten des Egels fixiert sind.

Klinik Die erw. Egel leben meist symptomlos im oberen Dünndarm. Bei schweren Inf. verursachen sie Durchfälle, blutige Stühle mit sek. Anämien und Gedeihstörungen bei Kindern.

Untersuchungsmaterial und mikrobiologische Diagnostik
Mikroskopie und Differenzierung: Nativ-Untersuchungsmaterial oder nach Anreicherung (SAF) → Nachweis von Eiern aus:
- Stuhl
- Duodenalsaft. Sekretentnahme frühestens 8 h nach der letzten Nahrungsaufnahme. Sofortiger Transport ins Labor

Antibiotikaempfindlichkeit Praziquantel.

Paragonimus westermani
In Ostasien, Afrika und Südamerika verbreiteter Lungenegel. Der Mensch infiziert sich durch den Genuss roher Krebse bzw. Krabben, aber auch durch rohes Schweinefleisch.

Klinik Chron. Bronchitis mit blutigem Sputum, Pleurainfiltraten und Pleuritis. Zerebrale Formen wurden beschrieben.

Untersuchungsmaterial
- **Mikroskopie:** Sputum, Stuhl (verschluckte Eier)
- **Serologie:** 1–2 ml Serum

Mikrobiologische Diagnostik
- **Mikroskopie und Differenzierung:** Nativ-Untersuchungsmaterial oder nach Anreicherung (Mischung von Sputum mit 1–2 ml 5-proz. NaOH, Auffüllen mit Aqua dest., 5 Min. bei $1.500 \times g$ zentrifugieren, Sediment mikroskopisch durchmustern) → Nachweis von Eiern

- **Serol. AK-Nachweis:** durch ELISA. Kreuzreaktionen mit anderen Trematoden-Inf. → Immunoblot zur Differenzierung

Antibiotikaempfindlichkeit   Praziquantel.

29.4.2 Zestoden

Taenien

Taenia saginata (Rinderbandwurm) und *T. solium* (Schweinebandwurm) sind Dünndarmparasiten und die häufigsten menschlichen Bandwürmer. Sie kommen weltweit vor.

Klinik   Träger eines Bandwurms (nach Genuss von finnenhaltigem rohem Rinder- oder Schweinefleisch) zeigen keine oder nur geringe klin. Symptome: Verdauungsbeschwerden, Bauchschmerzen, starkes Hungergefühl, Pruritus ani, Gewichtsverlust.

Die **Zystizerkose** entsteht durch die orale Aufnahme von Bandwurmeiern (kontaminiertes rohes Gemüse, Eigenverdauung von Proglottiden nach Erbrechen, mangelnde Hygiene beim Stuhlgang, von Fliegen verschleppte Eier). Die Finnen entwickeln sich im Menschen bevorzugt im Gehirn. Folge sind epileptische Anfälle, Meningitis, plötzlicher Tod infolge von Ventrikelverschluss.

Untersuchungsmaterial und mikrobiologische Diagnostik
- **Makroskopische Stuhlbegutachtung:** sichtbare Bandwurmglieder (Proglottiden) im Stuhl. Artdifferenzierung durch Analyse von Proglottiden oder Scolex
- **Serologie:** 1–2 ml Serum für AK-Nachweis durch ELISA mit Spezifitätskontrolle im Immunoblot → bes. nützlich bei Zystizerkose

Antibiotikaempfindlichkeit
- Praziquantel, Albendazol: wirken im Darmlumen und systemisch bei Zystizerkose
- Niclosamid: wirkt nur im Darmlumen

Echinokokken

Echinococcus granulosus ist weltweit verbreitet und lebt im Darm des Hundes. *E. multilocularis* lebt im Darm von Fuchs, aber auch von Hund und Katze und ist in Süd- und Ostdeutschland, Österreich, Schweiz, Ost- und Südfrankreich, Russland und Nordamerika verbreitet.

Der Mensch infiziert sich durch orale Aufnahme von Bandwurmeiern. Aus den Bandwurmeiern entwickeln sich Larven, die in die Darmwand eindringen und von hier aus in das Pfortadersystem gelangen. Deshalb erkrankt die Leber als erstes Organ, gefolgt von Nieren, Muskeln, Milz u. a. Organen.

Klinik
- *E. granulosus* → **zystische Echinokokkose:** Inkubationszeit 2–5 J. Oft zunächst latenter Verlauf. Uniloculäre, sehr große Zysten (Hydatidenzysten), am häufigsten in der Leber, meist operabel. **Komplikation:** Perforation in Bauchhöhle (→ anaphylaktischer Schock) oder Gallenwege (→ bei deren Verlegung Kolik, Ikterus, Cholangitis)
- *E. multilocularis* → **alveoläre Echinokokkose:** Inkubationszeit 10–15 J. Alveoläre, infiltrativ wachsende Zysten; Leber und Lunge am häufigsten befallen, in 3 % auch das ZNS. Komplikation: metastasenartige Ausbreitung, die eine operative Entfernung oft unmöglich macht

> Nachweis von *Echinococcus* spp. (nicht namentlich).

Untersuchungsmaterial und mikrobiologische Diagnostik
Serologie: 1–2 ml Serum
Stufendiagnostik:
1. Indir. IFT, indir. Hämagglutination, ELISA mit gattungsspez. Gesamt-AG
2. Bei pos. Ausfall des Suchtests ELISA oder Western Blot mit aufgereinigten oder rekombinanten artspez. AG zur Differenzierung zwischen *E. granulosus* und *E. multilocularis*
3. Bei neg. Ausfall des Suchtests: Nachweis von AG, mRNA oder DNA (PCR) in Hydatidenflüssigkeit (Feinnadelbiopsie)

! Die Serologie ist nur bei max. 90 % der Inf. positiv.

Antibiotikaempfindlichkeit Pat. in ausgewiesenem Zentrum behandeln lassen! OP (Zystektomie) oder Alkoholdesinfektion der Zysten unter sonografischer Kontrolle. Inoperable Fälle (bei multilokulärem Befall) werden hoch dosiert mit Mebendazol oder Albendazol behandelt (Wirkung bei *E. multilocularis* nur parasitostatisch, nicht kurativ, mind. 2-jährige Therapie).

Diphyllobothrium latum
Der Fischbandwurm hat sein natürliches Verbreitungsgebiet in den klaren kalten Gewässern Nordeuropas, Nordamerikas und Nordjapans. Der Mensch infiziert sich durch Verzehr von rohem Fisch. Im Darm entwickelt sich der Parasit zu einem 10–15 m langen Bandwurm. Beginn der Eiablage ca. 3 Wo. nach Inf.

Klinik Durch Entzug von Vit. B_{12} entsteht eine perniziöse Anämie.

Untersuchungsmaterial und mikrobiologische Diagnostik Stuhlprobe für Mikroskopie: Nativ-Untersuchungsmaterial oder nach Anreicherung (SAF) → Nachweis von Eiern und Proglottiden.

Antibiotikaempfindlichkeit Praziquantel.

29.4.3 Nematoden

Enterobius vermicularis
Der Madenwurm ist einer der häufigsten weltweit vorkommenden Parasiten des Menschen, bes. bei Kindern. Entsprechend dem Synonym „Oxyuren" spricht man bei Wurmbefall auch von **Oxyuriasis.** Der Entwicklungszyklus verläuft ohne Zwischenwirte: Die Eier der Erreger werden ausgeschieden und oral wieder aufgenommen. Aus den Eiern entwickeln sich dann erneut Würmer, die wiederum Eier ablegen.

Klinik Pruritus ani.

Untersuchungsmaterial und mikrobiologische Diagnostik Klebestreifentest (▶ 26.3.18) für Mikroskopie: längsovale, etwa 25 × 50 μm große helle Eier mit lamellenartig geschichteter Schale (▶ Abb. 29.3). Mindestens drei diagn. Versuche bei Verdacht.

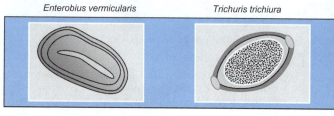

Abb. 29.3 Wurmeier [L157]

Antibiotikaempfindlichkeit Mebendazol, Albendazol, Pyrantel oder Pyrviniumverbindungen. Während der medikamentösen Behandlung gehen die Würmer vor allem nachts ab.

Trichuris trichiura

Der Peitschenwurm ist nach dem Madenwurm der zweithäufigste Dickdarmparasit in tropischen und subtropischen Ländern. Die Entwicklung verläuft direkt ohne Zwischenwirte. Die Larven entwickeln sich allerdings nicht im Menschen, sondern im Freien und werden dann durch kontaminierte Nahrungsmittel und Wasser übertragen.

Klinik Die Trichuriasis verläuft i. Allg. unauffällig. Erst bei starkem Befall kommt es zu Verstopfung oder Diarrhö, Nausea, Gewichtsabnahme und Appetitlosigkeit, seltener auch zu Anämie.

Untersuchungsmaterial und mikrobiologische Diagnostik Stuhlprobe für Mikroskopie, oft erst nach Anreicherung: Nachweis von Eiern → schmale, ovale Eier, etwa 50 × 20 μm groß, betonte Pole (charakteristisch), Schale doppelwandig (▶ Abb. 29.3). Präpatenzzeit von 90 d bis zum Erscheinen von Eiern im Stuhl.

Antibiotikaempfindlichkeit Mebendazol, Albendazol.

Ascaris lumbricoides

Der Spulwurm kommt weltweit vor und ist der häufigste Dünndarmparasit unter den Würmern. Seine Eier werden über kontaminierten Salat und rohes Gemüse bei Düngung von Beeten/Äckern mit Fäkalien aufgenommen. Die Eier des Spulwurms können im Erdboden bis zu 5 J. überleben.

Nach oraler Aufnahme der Eier werden die Larven im Dünndarm frei und dringen in die Darmwand ein, von wo aus sie mit dem Blut zur Leber, weiter zum Herzen und von hier aus in die Lungen gelangen. Dort angekommen, verlassen die Würmer den Blutkreislauf und treten in die Alveolen über. Über Bronchien, Trachea und Ösophagus erreichen sie ein zweites Mal den Magen-Darm-Kanal, siedeln sich nunmehr im Jejunum an und werden nach etwa 6 Wo. geschlechtsreif. Die abgelegten Eier werden mit dem Kot ausgeschieden.

Klinik Oft asympt., sonst Bauchschmerzen, Übelkeit, Erbrechen, Durchfall. Seltener Ileus und Blockade der Gallen- und Bauchspeicheldrüsengänge. Rö-Nachweis eines flüchtigen eosinophilen Lungeninfiltrats (Löffler-Sy.), aber nur während der Lungenpassage der Larven, meist mit Bluteosinophilie.

> Während der Wanderung der Würmer von der Lunge in den Magen-Darm-Kanal können mehrere Zentimeter lange Würmer abgehustet werden!

Untersuchungsmaterial und mikrobiologische Diagnostik Stuhlprobe für Mikroskopie: Nativ-Untersuchungsmaterial oder nach Anreicherung → größere (60 × 40 μm) rund-ovale Eier, meist von einer „wollknäuelähnlichen" braunen Schale umgeben, manchmal auch hüllenlos, im Innern Granula.

Antibiotikaempfindlichkeit Mebendazol, Albendazol.

Trichinella spiralis

Trichinella spiralis (Trichine) ist der Erreger der Trichinose. Die Inf. erfolgt oral durch Genuss von rohem oder ungenügend gekochtem Fleisch trichinenhaltiger Tiere. **Hauptinfektionsquelle** für den Menschen ist das Hausschwein. Trichinellenlarven finden sich aber auch bei frei lebenden Tieren, z. B. Bär, Dachs oder Fuchs.

Die Weibchen der in der Dünndarmschleimhaut lebenden Trichinen legen keine Eier, sondern lebendige Larven ab, die dann über den Lymph- und Blutstrom in die quergestreifte Muskulatur (auch Herzmuskulatur) gelangen (**Trichinenwanderung**). Dort gelingen sie sich mit einer bindegewebigen Kapsel und können so mehrere Jahrzehnte invasionstüchtig bleiben oder verkalken.

Klinik Im Allg. geringe klin. Symptomatik; vereinzelt höchstens Brechdurchfall. Während der Larvenwanderung kommt es zu Muskelschmerzen, Exanthemen und Fieber. **Komplikationen:** Thrombosen, Blutungen, Myokarditis, Enzephalitis.

Nachweis von *Trichinella spiralis* (namentlich).

Untersuchungsmaterial
- **Mikroskopie:**
  - In den ersten 4 Wo. nach Inf. → 10 ml antikoaguliertes Blut für Mikroskopie
  - Später: Muskelbiopsien
- **Serologie:** 1–2 ml Serum

Mikrobiologische Diagnostik
- **Mikroskopie:**
  - Nativpräparat: Nachweis der Bluttrichinen → 10 ml Blut mit 100 ml 3-proz. Essigsäure mischen und zentrifugieren, Nachweis der Larven im Sediment. Alternativ Membraninfiltration
  - Nativpräparat: Nachweis von Muskeltrichinen im Muskelbiopsat
- **Serol. AK-Nachweis:** entscheidende Bedeutung. Indir. IFT, ELISA, Immunoblot. Sicherer AK-Nachweis erst 3–6 Wo. nach Inf.
- **DNA-Nachweis:** Nachweis von trichinenspez. DNA mittels PCR in Speziallaboratorien

Häufig auch Bluteosinophilie sowie CK i. S. ↑ ↑!

Antibiotikaempfindlichkeit Mebendazol, Albendazol, Tiabendazol: unbefriedigende Wirkung!

Ancylostoma duodenale, Necator americanus

Ancylostoma duodenale (Hakenwurm) und *Necator americanus* sind Dünndarmparasiten des Menschen und überwiegend in warmen und feuchten Bereichen der Erde anzutreffen. *A. duodenale* befällt aber auch Arbeiter im Tunnel- und Bergbau nichttropischer Gebiete.

Die Eier werden mit dem Kot ausgeschieden. In feuchtem Erdboden entwickeln sie sich zu Larven und können mehrere Wochen überleben. Die Inf. erfolgt perkutan (**cave:** Laborinfektion!). Mit dem Blutstrom werden sie in die Kapillaren der Lunge getragen, treten in die Alveolen über und gelangen über die Atemwege wieder in die Speiseröhre und somit zurück in den Magen-Darm-Kanal. Ansiedlung der Würmer im Jejunum.

Klinik   Juckreiz und Papelbildung an der Eintrittsstelle, Bronchitis während der Lungenpassage, später bei starkem Darmbefall Eisenmangelanämie, Abmagerung, dyspeptische Beschwerden. Vor allem Kinder können an der ausgeprägten Anämie sterben.

Untersuchungsmaterial und mikrobiologische Diagnostik   Stuhlprobe für Mikroskopie: durchsichtige, dünnschalige Eier, etwa 60 × 40 µm groß, im Innern oft schon mit Embryonalzellen oder Larven.

Antibiotikaempfindlichkeit   Mebendazol, Albendazol.

Strongyloides stercoralis

Der Zwergfadenwurm ist eine nur in den Tropen und Subtropen sowie in Bergwerken vorkommender Dünndarmparasit. Inf. wie bei *A. duodenale*. Hoch komplexer Entwicklungsverlauf von *S. stercoralis*. Bereits im Darm können invasionsfähige Larven entstehen, die zur Endoautoinvasion befähigt sind → insb. bei immunsupprimierten Pat. lebensbedrohlich schwere Inf.

Klinik   Enterokolitis, Urtikaria, Dermatitis, flüchtige Lungeninfiltrate, Pneumonie.

Untersuchungsmaterial und mikrobiologische Diagnostik   Stuhlprobe für Mikroskopie: Eier sind nur selten zu finden (Ähnlichkeit zur Morphologie der Hakenwurmeier). Aussichtsreicher ist der Nachweis beweglicher Larven.

Antibiotikaempfindlichkeit   Albendazol, Thiabendazol.

Filarien

Filarien kommen ausschließlich in tropischen und subtropischen Gebieten vor. Die Filarienlarven, auch „Mikrofilarien" genannt, werden durch Insekten als Zwischenwirte auf den Menschen übertragen.

Klinik
- *Wuchereria bancrofti*: Parasit des Lymphsystems. Die manifeste Erkr. tritt erst nach stärkerem Befall mit diesem Erreger auf und äußert sich akut in **Lymphangitis** oder **Lymphadenitis**, seltener in Orchitis und Epididymitis. Wird die Inf. chronisch, so entsteht eine **„Elephantiasis",** bei der ödematöse Schwellungen infolge von Lymphabflussstörungen auftreten.
- *Loa loa*: Gewebeparasit, der im Bindegewebe und unter den Konjunktiven umherwandert. Die **Loiasis** äußert sich in allergischen Schwellungen, Konjunktivitis und Juckreiz.
- *Onchocerca volvulus*: Bindegewebsparasit und Erreger der **Flussblindheit,** einhergehend mit Dermatitis, Hautknoten und Sehbeeinträchtigung bis hin zur Erblindung.

Untersuchungsmaterial
- *Wuchereria bancrofti*: EDTA- oder Citratblut sowie 1–2 ml Serum für den AK-Nachweis:

- Aufgrund des bevorzugten Ausschwärmens von Mikrofilarien in der Nacht gelingt der Nachweis häufig nur in Blutproben, die nachts zwischen 21 und 2 Uhr abgenommen wurden.
! Die Mikrofilariämie kann durch orale Gabe von 100 mg Diethylcarbamazin (DEC) provoziert werden.
- *Loa loa:* EDTA- oder Citratblut sowie 1–2 ml Serum für den AK-Nachweis. Auch dieser Erreger tritt periodisch im Blut auf: Hier jedoch Tagesperiodizität.
- *Onchocerca volvulus:* Hautbiopsien. Eine speziesspez. Serodiagnostik existiert nicht, auch keine Periodizität wie bei den anderen Erregern.

Mikrobiologische Diagnostik
Wuchereria bancrofti und *Loa loa:*
- Im Nativpräparat bewegliche, im nach Giemsa gefärbten Blutausstrich gefärbte Mikrofilarien von fadenförmiger Gestalt.
- Anreicherungsmethoden erhöhen die Sensitivität: **„dicker Tropfen", Membranfiltration** (3–5 ml Citratblut werden mit Aqua dest. hämolysiert und mittels Spritze durch einen 3-μm-Filter gepresst. Der Filter wird mit 0,9-proz. NaCl-Lsg. mehrmals gespült, auf einen Objektträger aufgelegt und bei schwacher Vergrößerung durchgemustert) und **Knott-Anreicherung** (1–10 ml Blut werden mit 10–100 ml 2-proz. Formaldehyd-Lsg. gemischt, 10 Min. bei 1.500 × g zentrifugiert, das Sediment wird mikroskopisch durchgemustert).
- **AK-Nachweis** mittels indir. IFT oder ELISA (Speziallabor!).
- **AG-Nachweis** mittels ELISA oder immunchromatografischem Schnelltest.
- **PCR** in Spezlaboratorien.

Onchocerca volvulus: Mikroskopie → Mikrofilarien von fadenförmiger Gestalt

Antibiotikaempfindlichkeit
- *Wucheria bancrofti* und *Loa loa:* DEC + Doxycyclin.
- *Onchocerca volvulus:* Ivermectin + Doxycyclin. DEC ist wegen der Induktion von Augenschäden bei Onchozerkose nicht mehr einzusetzen.

Index

Index

Symbole
5-HTP 381
11-Desoxykortisol 322
^{13}C-Atemgastest, H.-pylori-Nachweis 201
17-Hydroxysteroide, Urin 311
17-Ketosteroide, Urin 311
17α-Hydroxyprogesteron 320
– Frauen 321
– Männer 321
17-β-Östradiol 339
21-Hydroxylasemangel 321
24-h-Urin, Gesamt-Protein 264
%HYPO 452

A
aANCA 415
AAT (α$_1$-Antitrypsin) 270
AB0-Identitätstest 538
AB0-System 525
– Kompatibilität 528
Absidia 703
Abszess 572
ACA (Phospholipid-Antikörper) 414
ACD-Anämie 463
ACE (Angiotensin-Converting Enzyme) 324, 328
Acetaminophen 50
Acetylcholin-Acetylhydrolase 91
Acetylcholinrezeptor-Antikörper 429
Acetylsalicylsäure 50
Acinetobacter 613, 629
ACPA (Antikörper gegen citrullinierte Peptide) 413
ACTH 313
– Kurztest 316
– produzierende Tumoren 308
Actinobacillus 610
Addison-Krankheit
– ACTH/Kortisol 313
– ohne polyglanduläre Komponente 417
Additionsazidose 211
Adenosylcobalamin 236
Adenoviren 629, 661
ADH (antidiuretisches Hormon) 114
– Durstversuch 332
– ektope Sekretion 330
– exogenes 334
– Mangel, DD 330
– Physiologie 329
– Serum 331
Adipokine 148
Adiponektin 148
Adipositas, Differenzialdiagnose 337
Adrenalin 376
– Synthese 372
Adrenogenitales Syndrom (AGS) 26, 309
Aeromonas 601
Afibrinogenämie 478
AFP (Alpha-Fetoprotein) 55, 62

Agglutinationstest, Spermiogramm 354
Aggregatobacter 610
Agranulozytose 447, 468
Ahornsirupkrankheit 120
Aids 109, 435, 685
– Lymphozytendifferenzierung 436
– Therapieempfehlungen 686
Akrodermatitis enteropathica 244
Akromegalie 364, 365, 368, 369
Aktin 429
Aktinomykose 590
Aktinomyzeten 590
Akute-Phase-Proteine 102, 148
– Synthese 438
Alanin-Aminotransferase (ALT) 86
Alastrim 643
Albumin 99
– Quotient, Liquor 285, 286
– Serum-Elektrophorese, Referenzbereiche 98
– Urin 260, 262, 265
Alder-Kernanomalie 466
Aldosteron 307
– Metaboliten, Urin 327
– Referenzbereiche 327
– Serum 326
– Urin 327
Aldosteron/Renin-Quotient (ARQ) 324
Alkalische Phosphatase (AP) 87
– Gesamt- 88
Alkalose
– metabolische 211
– respiratorische 212
Alkohol 47
Alkoholmissbrauch, Nachweis
– CDT 48, 49
– Ethylglucoronid 47
– GGT 49
Alkoholwirkung, klinische Stadien 47
Allergenspezifisches IgE, Referenzbereiche 433
Allergiediagnostik 431
Alloimmunhämolyse 547
Alopezie, Differenzialdiagnose 337
Alpha-1/2-Globulin, Referenzbereiche 98
Alpha-1-Antitrypsin 104
– Clearance 270, 271
– Mangel 104
– Referenzbereich 105
– Stuhl 270
Alpha-1-Mikroglobulin 107, 265
– Befundinterpretation 108
– Referenzbereiche 107
Alpha-Aktinin 429
Alpha-Amylase 92
Alpha-Fetoprotein 62
Alphaviren 667
ALS (Aminolävulinsäure) 250
ALT (Alanin-Aminotransferase) 86

Alternaria 703
Aluminium(intoxikation) 248
– Referenzbereiche 247
Alveolitis, exogen allergische 434, 436
Alzheimer-Krankheit
– Amyloidplaques 289
– Apo-E-Phänotyp 174
AMA (Antikörper gegen Mitochondrien) 423
Amenorrhö 336
AMH (Anti-Müller-Hormon) 356
Aminoacyl-tRNA-Synthetase 411
Aminoglykoside 34
Aminosäuren, verzweigtkettige 120
Aminosäurestoffwechselstörungen, hereditäre 118
Ammenphänomen 607
Ammoniak 191, 201
Ammonium 191
Ammoniumchloridazidose 211
Amöben(ruhr) 720
Amphetamine 46
– Gebrauchsnamen 44
Amphotericin 699
Amylase 92
Amyloid Aβ 1–42 289
Amyloidose 390
ANA (antinukleäre Antikörper) 402
– Lebererkrankungen 423
– Muster 403
– Nachweishäufigkeit 407
– Referenzbereiche 407
– Spezifitäten 408
Analabklatsch 570
Analytische Phase 13
Anämie
– autoimmunhämolytische 546
– Basisdiagnostik 442
– Differenzialdiagnostik 444
– Differenzierung 442
– hämolytische 250, 454, 550
– hyperregenerative (hämolytische) 446
– hypersiderinämische 445
– hypochrome, Differenzialdiagnostik 458
– hyporegenerative 443
– makrozytäre hyperchrome 445
– MCH 452
– MCV 450
– medikamenteninduzierte 549
– megaloblastäre 236, 239, 240
– mikrozytäre hypochrome 443
– normozytäre normochrome 445
– perniziöse 445
– Ursachen 461
– weiterführende Diagnostik 442
ANA-Muster
– ICAP-Code 403
Anaplasmen 624, 626
ANCA (Anti-Neutrophilen-Zytoplasma-Antikörper) 415

- Referenzbereiche 415
- Sensitivität 416
Ancylostoma duodenale 727
Androgene 307, 336, 348
- Mangel 352
- Synthese, adrenale 317
Androgenindex, freier (FAI) 351
Androstendion 319, 336
- Frauen 319
- Männer 320
Aneuploidien, Pränataltest 31
Aneurin 235
Anforderungsbogen, Angaben 12
Angina pectoris
- instabile 78, 113
- Troponin 113
Angiomatose, bazilläre 625
Angiotensin 324
Angiotensin-Konversionsenzym (Angiotensin-Converting Enzyme, ACE) 328
Anionenlücke 207, 210
Anisochromie 467
Anisozytose 466
Anorchie, HCG-Test 353
Anorganisches Phosphat 221
ANP (atriales natriuretisches Peptid) 115
Ansteckungsgefährliche Stoffe
- Klassifizierung 8
- WHO-Risikogruppen 7
Anthrax 629
Antibiotika 34
Anti-Cardiolipin-Antikörper (ACA) 414
- Isotypisierung 415
Anti-CCP, Referenzbereiche 413
Antidiuretisches Hormon 329
Anti-D-Prophylaxe 530, 537, 551
Anti-dsDNA 409, 421
Antiepileptika 36
Anti-Gangliosid-IgG-Antikörper 430
Anti-GBM-Antikörper 421
Antigen-Antikörper-Reaktion 561
Antigene
- Bestimmung 532
- Blutgruppen 525
- extrahierbare nukleäre (ENA) 408
- Leukozyten (HLA) 553
- tumorassoziierte 57
- Überschuss 115
Anti-Glutamat-Decarboxylase-Antikörper 418, 419
Anti-Histone 409
Anti-HLA-Antikörper, Nachweis 555
Anti-Jo-1 409
Antikoagulanzien
- direkte orale (DOAK) 510, 512
- parenterale 509
- Therapieüberwachung 509
Antikörper
- Anti-HLA- 555
- antinukleäre (ANA) 402
- antizytoplasmatische 411

- Blutgruppen 526
- Donath-Landsteiner-Typ 549
- gegen Acetylcholinrezeptoren 429
- gegen Anti-Glutamat-Decarboxylase 419
- gegen antimyelinassoziiertes Glykoprotein 430
- gegen citrullinierte Peptide (ACPA) 413
- gegen Desmosomen 431
- gegen Ganglioside 430
- gegen glatte Muskulatur (SMA) 424
- gegen Gliadin 428
- gegen Inselzellen (ICA) 418
- gegen Insulin 420
- gegen LC-1 425
- gegen Liver-Kidney-Mikrosomen-Antigen (LKM) 424
- gegen Mitochondrien (AMA) 423
- gegen Nebennierenrindengewebe 417
- gegen Parietalzellen des Magens 426
- gegen PLA2-Rezeptor 426
- gegen quergestreifte Muskulatur 429
- gegen Spermatozoen 418
- gegen THSD7A 426
- gegen Thyreoglobulin 417
- gegen TPO 416
- gegen Transglutaminase 427
- gegen TSH-Rezeptor (TRAK) 416
- gegen Tyrosin-Phosphatase 420
- Indizes, erregerspezifische 288
- irreguläre 526, 534, 535
- reguläre (Isoagglutinine) 526
Antikörpermangelsyndrome
- primäre 387
- sekundäre 387
Antikörpernachweis
- Bakterien 563
- Virusdiagnostik 641
Antikörpersuchtest
- Besonderheiten 536
- Enzymtechnik 536
- Indikationen 534
- Methoden 535
- Nachweismethoden 535
Antilithogene Substanzen (Urin) 268
- Referenzbereiche 269
Anti-MAG-Antikörper 430
Antimitochondriale Antikörper (AMA) 423
Anti-Müller-Hormon (AMH) 356
Antimykotika(therapie)
- Spiegelbestimmung 699
Anti-Neutrophilen-Zytoplasma-Antikörper 415
Anti-PCNA 409
Antiphospholipid-Antikörper 515
- Nachweis 516

Antiphospholipid-Antikörper (APA) 414
Antiphospholipid-Syndrom (APS) 515
- Autoantikörper 394, 396
- Diagnosekriterien 517
- primäres/sekundäres 414
Anti-PM-Scl 409
Anti-RNP 409
Anti-Scl-70 409
Anti-Sm 409
Anti-SS-A/Ro 409
Anti-SS-B/La 409
Antisynthetase-Syndrom 411
Antithrombin (AT) 473, 503
- Referenzbereiche 504
Antituberkulotika 587
Anti-Zentromer 409
Antizytoplasmatische Antikörper 411
Anulozyten 466
Anurie 180
AP 87
APC-Ratio 507
APCR (Resistenz gegen aktiviertes Protein C) 506
Apherese-Thrombozytenkonzentrat 542
Apixaban, Charakteristika 511
Apolipoproteine
- AI (Apo AI) 172
- B (Apo B100) 171
- CII (Apo CII), Defizienz 176
- E (Apo E), Genotypisierung 173
APUD-System 379
Arcobacter 602
ARDS, Verlaufsbeurteilung (IL-6) 438
Arenaviren 683
Argininbelastung 367
Arginin-Vasopressin 329
Arthritis urica 185
Arzneimittel 34
- Interaktionen 34
Ascaris lumbricoides 726
Ascorbinsäure 263
ASL-Titer 576
Aspartat-Aminotransferase (AST) 85
Aspergillose, bronchopulmonale 434
Aspergillus 703
Assimilationstest, Candida spp. 698
AST (Aspartat-Aminotransferase) 85
Asthma bronchiale 388
- extrinsisches 432
Astroviren 629, 665
Aszites
- DD 275
- infektiöser/tumoröser 276
- klin.-chemische Analytik 276
- laborchemische Differenzierung 276, 277
- portaler 276

- Ursachen 277
- Zytologie 277

Atemwegsinfektion 388
Atherogener Lipoprotein-Phänotyp (ALP) 163
Atherosklerose 123
- CETP-Polymorphismus 175
- Hypercholesterinämie 158
- Lp-PLA2 176
Atopie 431
ATP, im Spermiogramm 354
Atriales natriuretisches Peptid (ANP) 115
Auer-Stäbchen 466
Außenringdejodination 292
Autoantikörper 11
- bei Immunkrankheiten 394, 396
- bei Lebererkrankungen 422
- Diagnostik 393
- Kälte- 548
- kollagenoseassoziierte 409
- pulmorenale Syndrome 421
- Wärme- 547
Autoimmungastritis, primär sklerosierende 396
Autoimmunhämolytische Anämien (AIHA) 546
Autoimmunhepatitis (AIH)
- AMA 423
- Autoantikörper 422
- LC-1-Antikörper 426
- LKM-Antikörper 425
- SLA/LP-Antikörper 425
Autoimmunität, polyglanduläre 393
Autoimmunkrankheiten 393
- organspezifische, Autoantikörper 396
- systemische, Autoantikörper 394
Autoimmunsyndrom, polyglanduläres 417
Autopsie, Virusdiagnostik 643
Aviäre Influenza 629, 677, 678
Axerophthol 234
Azidose
- Additions- 211
- hyperchlorämische 207
- metabolische 207, 211, 212
- normochlorämische 207
- respiratorische 212
- Subtraktions- 211
Azoospermie 355

B

Bacillus 584
- anthracis 584
- cereus 584
Bacteroides 614
Bakteriämie 439
Bakterien
- Materialgewinnung 561
- Melde- und Erfassungspflicht nach IfSG 629
- Nachweis 560, 561
- Untersuchungsmaterial 561
Bakterienflora, normale 559

Balantidium coli 721
Bandwürmer 724, 725
Bang-Krankheit 604
Bannwarth-Krankheit/-Syndrom 278, 621
BAP (Bone-specific Alkaline Phosphatase) 89, 228
Barbiturate 46
- Gruppentests 45
Barmah-Forest-Fieber 667
Bartonellen 624, 625, 626
Basedow-Krankheit
- Autoantikörper 396
- Schilddrüsenantikörper 300, 301
- TSH-Rezeptor-Antikörper 300
Base Excess 210
Baseline-PSA-Wert 61
Basisuntersuchung 2
Basophilendegranulation 434
Basophile Tüpfelung 467
Basophilie 467
Bedside-Test 538
Befundinterpretation 21
- Dimension 16
- kritische Differenz 19
- Messtemperatur 16
- Plausibilität 19
- prädiktiver Wert 17
- Prävalenz 18
- Referenzbereiche 15
- Testauswahl 19
- Testsensitivität 16
- Testspezifität 16
Befundkonstellation 19
Bejel 620
Bence-Jones-Proteine 389
Benigne Prostatahyperplasie, PSA-Werte 62
Benzodiazepine 46
Bernard-Soulier-Syndrom 487, 519
Berthelot-Reaktion 185
Bestätigungstest 17
Beta-2-Mikroglobulin 55, 70, 108, 267
- HIV-Infektion 71
- im Liquor 71, 288
- Nierenfunktionsbeurteilung 71
- Tumormarker 71
Betablocker, thyreotoxische Krise 297
Beta-Crosslaps 231
Beta-Globulin, Referenzbereiche 98
Beta-Trace-Protein 281
Bethesda-Assay 515
Beulenpest 599
Bikarbonat 212
Bilharziose 722
Bilirubin 187
- Delta- 187, 189, 190
- direktes 189
- Enzephalopathie 188
- Fraktionen, Berechnung 189
- Gesamt- 188
- Ikterus 189
- konjugiertes (Bc) 189

- Multilayerfilm-Messtechnik (Vitros®) 188
- Referenzbereiche 189
- Stoffwechsel 188
- unkonjugiertes (Bu) 189
Bindungsproteine 99
Biopsie, Virusdiagnostik 643
BK-Virus 662
Blasenbilharziose 722
Blasenmole 66
Blasenpunktionsurin 568
Blastenvermehrung 466
Blastomyces dermatitidis 705
Blastomykose 705
Blei(intoxikation) 248, 252, 255
- Referenzbereiche 247
Blut
- Stuhl 269
- Urin 261
- Virusdiagnostik 641
Blutbild
- differenzielles 465
- großes 442
- kleines 442
- Normwerte 442
Blutentnahme
- Entnahmesysteme 3
- Hautdesinfektion 4
- Menge 3
- Patientenvorbereitung 5
- Probenarten 3
- Reihenfolge der Röhrchen 6
- Säuglinge/Kinder 6
- Zeitpunkt 5
Blutgasanalyse 210
- Referenzbereiche 210, 212
Blutgerinnung
- Enzymkaskade 474
- Faktoren 475
- Inhibitoren 475
Blutglukose 135
- Bestimmungsmethode 136
- Diabetesnachweis 136
- Nüchternwerte 136
- Probenarten 135
Blutglukosegedächtnis 142
Blutgruppen(systeme) 525, 527
- Antigene 525, 526, 532, 533
- Antigenstärke 525
- Bestimmung 531, 532
- Häufigkeit 525
- Immunogenität 527
- Kompatibilität 528
- Rhesus-Bestimmung 533
Blutkörperchensenkungsgeschwindigkeit (BSG) 468
Blutkultur 563
Blut-Liquor-Schranke 284
- Schrankenstörung 284
Blutpräparate
- Chargendokumentation 543
- Eythrozytenkonzentrate 540
- therapeutisches Plasma 542
- Thrombozytenkonzentrate 541
Blutprodukte
- Lagerungsbedingungen 543
- Transportbedingungen 543
Blutstillung 473

Bluttransfusion 528
Blutungsanämie, akute 445
Blutungszeit
– in vitro 491
– in vivo 490
– PFA-Verschlusszeit 491
B-lymphoproliferatives Syndrom 649
B-Lymphozyten
– aktivierte 289
– Oberflächenmarker 437
BNP (natriuretisches Peptid Typ B) 115
– Beurteilung 116
– Einflussfaktoren 116
– Interpretation 116
– Referenzbereiche 116
Bombay-Typ 525
Bone-specific AP (BAP) 228
Bordetellen 608, 629
Borrelien 621, 629
Botulismus 615, 617, 629
Broad-beta disease 174
Bronchialkarzinom
– CYFRA 21–1 65
– kleinzelliges 63
– Tumormarker 54, 55
Bronchiolitis, kindliche (DD) 635
Bronchitis
– akute 559
– DD 635
Bronchoalveoläre Lavage (BAL) 434, 436, 566
Brucella/Brucellose 604, 629
Brustschmerz, Leitsymptom 111
BSE (bovine spongiforme Enzephalopathie) 694
BSG (Blutkörperchensenkungsgeschwindigkeit) 468
Bullöses Pemphigoid, Autoantikörper 396
Bunte Reihe, Candida 702
Buntes Bild
– CML 466
Bunyaviren 666, 671, 672
Bürker-Türk-Zählkammer 354
Burkitt-Lymphom 649

C

C1-Esterase-Inhibitor 391
C1-INH 391
C1q 391, 392
– Bindungstest 392
– Festphasen-ELISA 393
C2-Monitoring 40
C3 391
C3c 391, 392
C4 391
CA 15–3 (Cancer Antigen 15–3) 55, 60
CA 19–9 (Carbohydrate Antigen 19–9) 59
CA 72–4 (Cancer Antigen 72–4) 55, 59
CA 125 (Cancer Antigen 125) 55, 58

Cadmium(intoxikation) 248
– Referenzbereiche 247
Calcitonin 106
– Schilddrüsenmarker 303
Calcium 216, 219
– Gesamt- 220
– ionisiertes 220
– Referenzbereiche 220
Caliciviren 693
Calprotectin im Stuhl 271
Campylobacter 602, 629
cANCA 415, 421
Cancer Antigen 58
Candida 698, 700
– Antibiotikaempfindlichkeit 702
Candidosen
– Diagnostik, mikrobiologische 701
– mukokutane 700
– systemische 700
Cannabinoide 46
Capnocytophaga 610
CAP-RAST 432
Captopril-Test 329
Carbamazepin 36
Carbamazepinepoxid 36
Carbohydrate Deficient Transferrin 48
Carboxyhämoglobin 52
Carboxy-terminales-pro Arginin-Vasopressin (CT-proAVP) 114
Carcinoembryonales Antigen 57
Cardiobacterium hominis 610
Carotin 234
CAST (zellulärer Antigenstimulationstest) 433
CDAD (Clostridium-difficile-assoziierte Diarrhö) 616
CDT (Carbohydrate Deficient Transferrin) 48
– Alkoholabusus 45
– Sensitivität, Spezifität 49
CEA (carcinoembryonales Antigen) 55, 57
– DD 275
– Liquor 288
– Quotient Liquor/Serum 288
– Schilddrüsenmarker 303
Cedecea 597
Centromer-Protein B (CENP-B) 408
CETP-TaqIB-Polymorphismus 175
CgA (Chromogranin A) 55, 68
Chagas-Krankheit 710, 711
CHE (Cholinesterase) 91
Checkliste Transfusion 539
Chemokine 439
Chikungunya-Fieber 667
Chlamydien 627, 629
– Materialgewinnung 571
Chlorid 206
Cholangitis 80
– primär sklerosierende 396, 422
Choledocholithiasis 80
Cholera 601, 629
Cholestase, extrahepatische 80

Cholesterin 158
– Basisdiagnostik 155
– ESC/EAS-Leitlinien 157
– HDL 162
– LDL 160
– Non-HDL-Chol 162
Cholesterinester-Transferprotein (CETP) 175
Cholinesterase (CHE) 91
– Dibucainzahl 91
Chorionkarzinom 66
Chrom(intoxikation) 245
Chromobacterium violaceum 610
Chromogranin A 68
Chronisch myeloische Leukämie (CML) 466
Churg-Strauss-Syndrom 421
– Autoantikörper 394
Chylomikronämie 165, 176
Chymotrypsin 269
CIC 392
Ciclosporin 40
Citratblut 490
Citrat im Urin 268
Citratplasma
– Gerinnungsdiagnostik 488
– Gewinnung 490
– thrombozytenarmes/-freies 490
Citrobacter 597
Citrullin 413
CK-BB 81
CK-MB 81
– Aktivität 81
– Masse 82
CK-MM 81
Cladosporium 703
Clonidin-Test 378
Clonorchis sinensis 722
Clostridien 615, 629
Clot Formation Time (CFT) 492
Clotting Time (CT) 492
Cluster of Differentiation (CD) 435
c-MRSA (community-acquired MRSA) 574
CMV (Zytomegalievirus) 629, 647
Cobalamin 236
Coccidioides immitis 705
Coeruloplasmin 100, 242
Colitis ulcerosa
– Autoantikörper 396
– Calprotectin 271
– Laktoferrin 271
Colorado Tick Fever 664
Coma diabeticum 130
Condyloma acuminata 662
Connectin 429
Conn-Syndrom 329
Coombs-Test
– direkter 537
– indirekter 536
Copeptin (CT-proAVP) 114, 332
Coronaviren 692
Corpus-luteum-Insuffizienz 336, 342
Corrinoide 236

Corynebakterien 581, 629
- Antitoxintherapie 582
- Nachweis 581
Coxiellen 624, 625, 626, 629
Coxsackievirus 690
- Nachweis 691
C-Peptid 144
- Befundinterpretation 145
- Referenzbereich 145
cPSA 62
CREST-Syndrom 409
- Autoantikörper 394
Creutzfeldt-Jakob-Krankheit 694
- neue Variante 695
CRH-Test 315
Crigler-Najjar-Syndrom 190
Crithidia-luciliae-IFT 411
Crohn-Krankheit
- Autoantikörper 396
- Calprotectin 271
- Laktoferrin 271
Crosslaps 231
Crosslinks 230
CRP (C-reaktives Protein) 103
- Interpretation 103, 104
Cryptococcus 698, 700, 701
- Antibiotikaempfindlichkeit 702
- Meningitis/Meningoenzephalitis 701
Cryptosporidium spp. 718
cTn (kardiales Troponin) 112
CT-proAVP (Copeptin) 114, 332
Cushing-Syndrom 307
- Ausschluss 314
- Differenzialdiagnose 308
CXCL13-Nachweis, Neuroborreliose 622
Cyclospora cayetanensis 719
CYFRA 21–1 55, 65
Cystatin C 109, 182
Cytochrom P450 IID6/IIC9, Liver-Kidney-Mikrosomen-Antigen 424
C-Zell-Karzinom 66
- HCT-Werte 66
- Pentagastrin-Test 67

D

Dabigatranetexilat 510
- Charakteristika 511
- Interferenzen mit Hämostaseparametern 513
DALS (δ-Aminolävulinsäure) 250
DAO (Diaminoxidase) 122
Darmbilharziose 722
Darmegel 723
Darmerkrankungen
- Calprotectin 272
- entzündliche 271
Darmkrebsfrüherkennung 269
DDAVP-Test 334
D-Dimere 499
Degradationsprodukte 499
Dehydratation 25
Dehydroepiandrosteron (DHEA) 316

Dehydroepiandrosteron-Sulfat (DHEAS) 318
Deletionen 26
Delta-Aminolävulinsäure 250, 253
Delta-Bilirubin 187, 189, 190
Deltacheck 19
Demenz, Prionerkrankungen 695
Dengue-Fieber 668, 669
De-Quervain-Thyreoiditis 294
De-Ritis-Quotient 86
Dermatitis exfoliativa 572
Dermatitis herpetiformis 428
- Autoantikörper 396
Dermatomyositis 411
- Autoantikörper 394, 396
Dermatophyten 699
Desferrioxamin-Test 458, 462
Designerdrogen, Gebrauchsnamen 44
Desmoglein 431
Desmopressin-Test 334
Desoxypyridinolin 230
Dexamethason-Hemmtest
- Hochdosis (Langtest) 314
- Niedrigdosis 314
DHEA 316, 317
DHEAS 318
DHT (Dihydrotestosteron) 349, 351
Diabetes insipidus 180
- ADH i. S. 331
- Ausschluss 333, 334
- Copeptin 115
- Copeptin i. S. 332
- Desmopressin-Test 334
- Differenzialdiagnose 330
- Durstversuch 332
- neurogener 330
- renaler 115, 330, 332
- zentraler 115
Diabetes mellitus
- GADA 419
- Hyperglykämie-Kategorien 130
- Hypoglykämie 132
- IA2-Antikörper 420
- Inselzellantikörper 418
- Insulinantikörper 420
- Koma 132
- Komplikationen 130
- LADA 130
- MODY 28, 130
- primärer 130, 136
- Schwangerschaft 130
- sekundärer 130, 136
- Stoffwechseleinstellung 142
- Therapieüberwachung 132
- Typ 1 130
- Typ 1, Autoantikörper 396
- Typ 2 130
Diabetische Nephropathie 132, 265
- (Früh-)Erkennung 133, 266
Diagnostik, rationelle 2

Diaminoxidase (DAO) 122
- Histaminintoleranz 122
Diarrhö
- Reisediarrhö 595
- osmotische 195
Diathese
- hämorrhagische 477, 478, 479
- thrombophile 482
Dibucainzahl 91
Dichtegradient-Ultrazentrifugation, LipoDens® 168
Dickkopf-3 (Dkk3) 117, 182
Differenzialblutbild 465
- Referenzbereiche 466
Differenzierungscluster 435
Differenz, kritische 19
Digitoxin 43
Digoxin 43
Dihydrotestosteron (DHT) 349, 351
Dimension 16
Diphtherie 581, 629
Diphyllobothrium latum 725
Direkte orale Antikoagulanzien (DOAK) 510
- Therapiemonitoring 512
Direktpräparat, Pilze 698
Disaccharidase(mangel) 195, 196
Dkk3 (Dickkopf-3) 118
DNAse 573
DOAK (direkte orale Antikoagulanzien) 510
Döhle-Körperchen 466
Donath-Landsteiner-Test 549
Dopamin 360, 376
- Rezeptorblocker 360
- Synthese 372
Doppelgeldiffusionstest nach Ouchterlony 409
Doppelstrang-DNA-Antikörper (dsDNA) 410
Down-Syndrom, Risikoermittlung 341
Drei-Klassen-Reaktion 287
Drei-Tage-Fieber 650
Dressler-Syndrom 424
Drugmonitoring 34
dsDNA (Doppelstrang-DNA-Antikörper) 410
Dubin-Johnson-Syndrom 190
Duffy-Blutgruppe 527
Dünndarmfunktionstests 195
Durchflusszytometrie 519
- Lymphozytentypisierung 435
Durstversuch 332
- Beurteilung 333
- Durchführung 332
Dysbetalipoproteinämie 152, 165, 174
- Apolipoprotein-E-Genotypisierung 174
Dysenterie 594
Dysfibrinogenämie 478, 498
Dyslipoproteinämie 132
Dysostosis 466
Dysproteinämien, Serumprotein-Elektrophorese 97

Index

E

E1 (Östron) 339, 340
E2 (17-β-Östradiol) 339
E3 (Östriol) 341
EAEC-I (enteroaggegative E. coli) 595
Early Prostate Cancer Antigen (EPCA) 61
Eastern Encephalitis 667
Ebola-Fieber
– DD 682
– Expositionsrisiken 681
– RKI-Falldefinition 681
Ebolavirus 629, 681
Echinococcus spp. (Echinokokken) 629, 724
Echinokokkose 724
Echovirus 690
Edoxaban, Charakteristika 511
EDTA-Röhrchen 3
Edwardsiella tarda 597
Effluvium, Differenzialdiagnose 337
EHEC (enterohämorrhagische E. coli) 595, 629
– Diagnostikempfehlungen 596
Ehrlichien 624, 626
Ehrlichs Reagenz 253
EIEC (enteroinvasive E. coli) 595
Eikenella corrodens 612
Einflussgrößen, Messergebnisse
– kurzfristige, veränderliche 10
– langfristige, unveränderliche 11
Ein-Klassen-Reaktion 287
Einschleppung 12
Einschlusskörper 467
Einzelfaktorenbestimmung 489, 500
– Referenzbereiche 500
Einzelstrang-DNA-Antikörper 410
Eisen 457, 461
– Desferrioxamin-Test 462
– Überladung 459, 460, 462
– Verfügbarkeit (HbR) 452
– Versorgung (%HYPO) 452
– Verteilungsstörungen 458, 459
– Verwertungsstörungen 458, 459, 463
Eisenmangelanämie 248, 443, 458
Eisenstoffwechsel 457
Ejakulatgewinnung 354
Ejakulation, retrograde 355
Elektrolyte
– Ausscheidung, Urin 208
– Befundinterpretation 209
– Haushalt 204
– Referenzbereiche 209
Elektronenmikroskopie, Virusnachweis 639
Elephantiasis 728
Elisabethkingae 613
Empyem, subdurales 559
ENA (extrahierbare nukleäre Antigene) 408
Endocarditis
– gonorrhoica 578
– lenta 575
Endokarditis
– bakterielle 559
– ulzeröse 572
Endometriumkarzinom, Tumormarker 55
Endomysium-Antikörper 428
Entamoeba histolytica 629, 720
Enteritis infectiosa 599, 629
Enterobacteriaceae (Enterobakterien) 592, 597, 629
– Antibiotikaempfindlichkeit 597
Enterobius vermicularis 725
Enterokokken
– Antibiotikaempfindlichkeit 577
– Klinik 575
Enterokolitis 559
– pseudomembranöse 616, 617
Enteropathie, exsudative 270
Enteroviren 629
– Nachweis 691
– Serotypen 690
Entwicklungsstörungen, fetale 348
Entzündung
– Akute-Phase-Proteine 102
– CRP-Werte 103
– systemische 125
Enzephalitis 629
– DD 635
– Flaviviren 668
– kalifornische 672
– venezolanische 667
Enzephalopathie
– Ammoniakkonzentration 191
– Bilirubin 188
– humane spongiforme 629
– spongiforme 694
Enzym 78
Eosinopenie 468
Eosinophilie 448, 467
EPCA-2 61
EPEC (enteropathogene E. coli) 595
EPH-Gestose 124
Epidermophyton 699
Epstein-Barr-Virus (EBV) 649
– Antikörperspektrum 649
Ergusslymphome 651
Erreger
– Kategorie A 562
– Kategorie B 562
Erregerspezifische AK-Indizes 288
Erwachsenensoor 700
Erysipel 575
Erysipeloid 583
Erysipelothrix 583
Erythema infectiosum 663
Erythropoetin (EPO) 457
Erythrozyten 448
– morphologische Veränderungen 466
– Referenzbereiche 448
Erythrozytenenzyme 454
Erythrozytenkonzentrat 540
– bestrahltes 541
– gewaschenes 541
– Indikationen 528
– kryokonserviertes 541
Erythrozytenporphyrine 257
Escape-Mutanten, Hepatitis B 655
Escherichia coli 595, 629
Espundia 713
ETEC (enterotoxische E. coli) 595
Ethanol 46, 47
Ethosuximid 37
Ethylalkohol 47
Ethylglucuronid 47
Euthyreose 294
Evans-Syndrom 485, 521
Everolimus 41
Ewingella americana 597
Exanthema subitum 650
Exogen allergische Alveolitis 436
Exophiala 703
Exsudat 272, 274, 277
Extended-Spectrum-β-Lactamasen (ESBL) 598
Extrauteringravidität 66
Extremwerte 19
Extrinsisches Gerinnungssystem 476

F

Fab-Fragment 385
Faktor(en)
– III und IV 473
– II–XII 500
– Inhibitoren, erworbene 514
– Übersicht 475
– Von-Willebrand- (vWF) 479
– XIII 501, 502
Faktorenmangel
– angeborener 478
– erworbener 480
Faktor-V-Leiden-Mutation 482, 506
Fallende Blätter 710
Färbeindizes 443
Färbeverfahren, Pilze 698
Farr-Assay 410
Fasciola hepatica 722
Fasciolopsis buski 723
Fc-Fragment 385
Fehlermöglichkeiten, Messergebnisse
– Einflussgrößen 9
– Störfaktoren 11
Felty-Syndrom, Autoantikörper 394
Fenster, serologisches 546
Ferritin 458
– Referenzbereiche 459
Fertilität(sstörungen)
– Anti-Müller-Hormon 357
– Diagnostik 356
– männliche 356
– weibliche 356
Fettstoffwechselstörungen, Differenzialdiagnostik 155
Fetuin A 219
FGF21 149

Fibrillarin 408
Fibrinogen 497, 498
Fibrinogenspaltprodukte 499
Fibrinolyse 473, 476
– Aktivatoren 514
– Aktivierungsmarker 498
– Inhibitoren 475, 514
Fibrinpolymerisationsstörungen 496
Fieber, hämorrhagisches (DD) 635
Filarien 728
Filoviren 681
– Konsiliarlabor 683
Fischbandwurm 725
Flagellaten 709
Flaviviren 666, 668
Fleckfieber 624, 629
Fluconazol 698
Flucytosin 699
Flussblindheit 728
Follikelstimulierendes Hormon (FSH) 336, 338, 344
– Serumkonzentrationen 336
Folsäure 236, 238, 239
– Mangel 239
Folsäuremangelanämie 446
fPSA 62
Fragmentozyten 467
Frambösie 619
Francisella 609, 629
Freier Androgenindex (FAI) 351
Freigestellte medizinische Probe 562
Friedewald-Formel 160
Fruchtwasser, Unterscheidung von Urin 260
Fructosamin 143
– korrigiertes 144
Frühabort 66
FSH (follikelstimulierendes Hormon) 336, 344
FSME (Frühsommer-Meningoenzephalitis) 629, 668, 669
fT₃ 298
fT₄ 298
Fuchs-Rosenthal-Kammer 282
Funikuläre Myelose 236
Furunkel 572
Fusarium 703
Fusobacterium 614

G

GADA 418, 419
Galaktorrhö 360
Galaktose-Belastungstest 194
Galectin-3 117
– s. a. NT-proBNP
Gallengangskarzinom 80
Gallenwegskarzinom, Tumormarker 55
Gamma-Globulin, Referenzbereiche 98
Gamma-Glutamyltransferase (GGT) 89
Gammopathie
– MGUS 390
– monoklonale 385, 386

– oligoklonale 385
– polyklonale 385
Ganglioneurom 372
Gardnerella vaginalis 613
Gargoylismus 466
Gasbrand/-ödem 615, 617, 618, 629
Gasser-Syndrom 485
Gastritis, chronisch atrophische 426, 427
Gastroenteritis
– bakterielle 559
– DD 635
– Noroviren 693
– Rotaviren 665
Gastrointestinale Funktionstests
– Bauchspeicheldrüse 198
– Dünndarm 195
– Helicobacter 201
– Leber 194
Gelbfieber 629, 668, 669
Geldrollenbildung/-phänomen 467, 534
Gendiagnostik
– Bestätigungstest 31
– Durchführung 26
– Indikationen 26
– Krankheiten mit genetischer Disposition 26
Genetische Beratung
– Gendiagnostikgesetz 30
– Indikationen 31
– Vorgehen 31
Genmodifikationen 75
Genomveränderungen 26
Genussgifte 10
Genvarianten, Bedeutung für Pharmakotherapie 29
Gepaarte Seren 640
Gerinnungsdiagnostik
– Einzelfaktorenbestimmung 489, 500
– Globaltests 489, 490
– Messprinzipien 488
– Methoden 488
– plasmatische Tests 494
– Prüfmaterial 489
– weiterführende Tests 489
Gerinnungsfaktoren 473
– erhöhte Aktivität 501
– Übersicht 475
– verminderte Aktivität 501
Gerinnungskaskade, enzymatische 474
Gerinnung(ssystem) 473
– Aktivierungsmarker 498
– disseminierte intravasale (DIC) 480
– extrinsisches 476
– Inhibitoren 503
– intrinsisches 476
– plasmatische 488
Gesamt-CK 81
Gesamthämolytische Aktivität 391
Gesamt-IgE 431
Gesamt-Porphyrine 253
Gesamtprotein 96

– 24-h-Urin 264
– Liquor 97
– Pleuraerguss 97
– Urin 97
Gestationsdiabetes 130, 139
– Diagnose-/Screeningalgorithmus 141
– diagnostische Grenzwerte 139
– Risikofaktoren 139
GFR (glomeruläre Filtrationsrate)
– Kreatinin-Clearance 183
– MDRD-Formel 184
GGT (Gamma-Glutamyl-Transferase) 89
– Sensitivität, Spezifität 49
GH (growth hormone) 363
GHRH (Growth Hormone Releasing Hormone) 363
GHRH-Test, HGH-Bestimmung 366
Giardia lamblia 629, 710
Gicht 185
Gigantismus 364, 365, 369
Gilbert-Syndrom 190
GISA 574
Glanzmann-Naegeli Thrombastenie 487
Glatte-Muskulatur-Antikörper 424
GLDH (Glutamatdehydrogenase) 86
– Reaktion 185
Gliadin-Antikörper 428
Globaltests, Gerinnungsdiagnostik
– Methoden 488
– Thrombelastogramm 492
Globulin, sexualhormonbindendes 349
Glomeruläre-Basalmembran-Antikörper 421
Glomeruläre Filtrationsrate (GFR) 183
Glomerulonephritis 180
– membranproliferative 396
– rasch progrediente 396, 415
Glukokortikoide 306
Glukose 135
– Nierenschwelle 135
– Toleranz, pathologische 130
– Toleranztest 137
– Urin 262
Glukose-6-Phosphat-Dehydrogenase-Mangel 446, 454
Glukose-Nonfermenter 612
Glukoseoxidase 262
Glukosestoffwechsel(störungen) 130
– Hyperglykämie 130
– Hypoglykämie 132
– Modulatoren 148
– Schwangerschaft 139
Glukosurie 135, 137
Glutamatdehydrogenase (GLDH) 86
Glutamat-Oxalacetat-Transaminase (GOT) 85
Glutamat-Pyruvat-Transaminase (GPT) 86

Index

Glutathionperoxidase 245
Glykogen-Phosphorylase BB 114
Glykolyse, anaerobe 213
Glykopeptidresistente Enterokokken (GRE) 577
GnRH-Test 345
– Befundinterpretation 346
– Referenzbereiche 346
Gonadeninsuffizienz 360
Gonadotropine, Serumkonzentrationen 336
Gonadotropin-Releasing-Hormon (GnRH) 336, 338
– Test 345
Gonokokken 569, 578
– Materialgewinnung 571
Gonorrhö 578, 629
– Abstrich 568, 569
Goodpasture-Antikörper 421
Goodpasture-Syndrom 421
– Autoantikörper 394, 396
GOT (Glutamat-Oxalacetat-Transaminase) 85
GPT (Glutamat-Pyruvat-Transaminase) 86
Graft-vs.-Host-Reaktion 554
Gramfärbung 698
Gramnegative Stäbchen
– fermentative 610
– nichtfermentierende 612
Granulation, toxische 466
Granulozyten, morphologische Veränderungen 466
Granulozytopenie 468
Granulozytose 467
Grey-Platelet-Syndrom 487
Grocott-Gomori, Färbung 698
Gruppentests 45
Guajaktest 269
Guillain-Barré-Syndrom 289
– Anti-Gangliosid-IgG-Antikörper 430
– Autoantikörper 396
– DD 635
– Liquoruntersuchungen 278
Gürtelrose 646
Guthrie-Test 119, 120, 296

H

H_2-Atemtest 196
Haarzellleukämie 684
Haeckel-Reaktion 187
Haemophilus 606, 629
– Differenzierung 607
– influenzae 606
Hafnia alvei 597
Hagedorn-Index 288
Hakenwurm 727
HAMA (humane Anti-Maus-Antikörper) 11
Hämatokrit 449
– Referenzbereiche 449
Hämatoxylin-Eosin-Färbung 698
Hämbiosynthese 250
– Bleivergiftung 252
– Störungen 251
Hämiglobincyanid 450
Hämochromatose 462, 463
– juvenile 463
Hämoflagellaten 710
Hämoglobin 51, 450
– freies 455
– glykiertes 142
– im Stuhl 269
– pathologische Varianten 455, 456
– Referenzbereiche 450, 455, 456
Hämolyse 180
– artifizielle 11
– chemisch toxische 447
– infektiös toxische 446
– intravasale 99, 102, 455
Hämolyseparameter 102
Hämolytische Aktivität 391
Hämolytische Anämie
– DD 550
– medikamenteninduzierte 549
Hämolytisch-urämisches Syndrom (HUS) 485, 596, 629
Hämopexin 101, 102
Hämophilie 478
– Einteilung 478
– Hemmkörper 514
Hämorrhagisches Fieber 635
– Arenaviren 683
– DD 635
– Ebola-/Marburgvirus 681
– Flaviviren 668
– mit renalem Syndrom (HFRS) 672
– virusbedingtes 629
Hämostase 473
– Differenzialdiagnose 477
– Point-of-Care-Testdiagnostik 521
– primäre 476, 491
– sekundäre 476
– thrombozytäre Störungen 485
– Thrombozyten 517
Hämotherapie, patienten-individualisierte 530
Hamsterei-Penetrationstest 354
Hantaanvirus 671
Hantaviren 629, 671
– Falldefinition nach RKI 671
– Verdachtssymptome 671
Hantavirus-Syndrom, kardiopulmonales 672
Haptoglobin 98, 101
– Indikationen 101
Harnblasenkarzinom
– CYFRA 21–1 65
– Tumormarker 55
Harnsäure 185
Harnstoff 185
Harnwegsinfektion 559
Hashimoto-Thyreoiditis 294
– Schilddrüsenantikörper 302
Hautausschläge, DD 635
Hautbläschen, Inhalt 642
Hautdesinfektion 4
Hautinfektion 559
Hautsoor 700
Hauttests 437
HbA_{1c} 142
– Therapieziele 143

HbR 452
HCG (humanes Choriongonadotropin) 65, 347
– Befundinterpretation 347
– Referenzbereiche 348
– Schwangerschaft 66, 347
– Tumormarker 55, 66
HCG-Test 353
HCO_3 210
HCT (humanes Calcitonin) 55, 66
– Etagenkatheterisierung 68
HDL-Cholesterin 162
– Basisdiagnostik 155
– Bewertung 158
– ESC/EAS-Leitlinien 157
HE4 (humanes Epididymis-Protein 4) 55, 72
Hefen 700
– Antibiotikaempfindlichkeit 702
– Candidosen 700
– Diagnostik, mikrobiologische 701
– Kryptokokkosen 701
– Resistenztestung 702
– Untersuchungsmaterial 701
Heinz-Innenkörper 467
Helicobacter pylori 602
– Antibiotikaempfindlichkeit 604
– Atemgastest 201
– mikrobiologische Diagnostik 603
– Therapieregime 604
HELLP-Syndrom 124
Helminthen 721, 724, 725
– IgE 432
Heparin
– niedermolekulares (NMH) 509
– Referenzbereiche 510
– unfraktioniertes (UFH) 509
Heparininduzierte Thrombozytenaggregation 520
Heparininduzierte Thrombozytopenie (HIT) 520
– 4T-Score 486
Heparinoide 509
Heparintherapie 3
Hepatitis
– akute 79
– chronische 79
– Differenzialdiagnose 661
– Meldepflicht 629
– SMA 424
Hepatitis A 652, 653
Hepatitis B 653
– Expositionsprophylaxe 656
– Genotypen 653
– Immunisierungsmöglichkeiten 656
– Indikationsimpfung 656
– serologische Marker 654
– serologischer Verlauf 655
Hepatitis C
– Autoantikörper 422
– Exposition 659
– Geno-/Subtypen 657
– Nachweis 657

Hepatitis D 659
- serologische Marker 660
Hepatitis E 660
Hepatokine 149
Hepcidin 463
HER-2/neu 74
Hereditäre Porphyrien 250
Herpes
- Enzephalitis 645
- neonatorum 645
- Sepsis 645
Herpesviren 644
- Herpes-B-Virus 651
- Herpes-simplex-Virus (HSV) 644
- humane (HHV) 650
Herpes zoster 629, 646
Herzdiagnostik 78
- Angina pectoris, instabile 78
- Enzyme 78
- Herzinsuffizienz, chronische 79
- kardiovaskuläre Risikofaktoren 79
- Myokardinfarkt 78
Herzglykoside 43
Herzinfarkt
- CK-MB 81
- Kreatinkinase 82
Herzinsuffizienz
- BNP 116
- chronische 79
- Galectin-3 117
- NT-proBNP 116
- Risikostratifizierung 117
Herzmuskelerkrankungen 83
Heteroantikörper 11
HFRS (hämorrhagisches Fieber mit renalem Syndrom) 672
HGH (human growth hormone) 363
HHV (humane Herpesviren)
- Antibiotikaempfindlichkeit 652
- Klinik 650
- mikrobiologische Diagnostik 651
HIES 380
High-Dose-Hook-Effekt 11
High-Turnover-Osteoporose 228
Hinterdarmkarzinoid 379
HIPA-Test 520
Hirnabszess 559
- Liquoruntersuchungen 278
Hirsutismus 317, 318, 360
- Differenzialdiagnose 337
Hirudin 509
Histamin 122
Histaminintoleranz 122
- DAO-Enzymaktivität 122
Histidin 122
Histidyl-tRNA-Synthetase 411
Histokompatibilitätsdiagnostik 553
Histone 408
Histoplasma capsulatum 705
Hitzefibrinogenbestimmung nach Schulz 497

HIV-Infektion
- berufliche Exposition 687
- β_2-Mikroglobulin 71, 109
- CDC-Klassifikation 436
- Enzephalitis, Liquoruntersuchungen 278
- HAART 686
- Leukozytendiff., immunol. 437
- Lymphozytendiff. 435, 436
- Nachweis 685
- nichtberufliche Exposition 688
- Postexpos.prophyl. 686, 687, 688
- Therapieempf. 686
- Verlauf 685
HLA (humane Leukozyten-Antigene) 553
- Krankheitsdisposition 554
- Typisierung 554
Hochwuchs 365, 368
Hoden(funktion) 337
Hoesch-Test 253
Holo-Transcobalamin (HoloTC) 237
Homocystein 121, 123, 508
- Referenzbereich, Plasma 508
Homocystinurie 121, 123
Homovanillinsäure (HVS) 372, 377
- Referenzbereiche 377
Host-vs.-Graft-Reaktion 554
Howell-Jolly-Körperchen 467
hPLAP (humane alkalische Plazenta-Phosphatase) 55, 69
HTLV (Human T-Cell Leukemia Virus) 684
Humane alkalische Plazenta-Phosphatase 69
Humane Leukozyten-Antigene 553
Humaner EGF-Rezeptor (HER-2/neu) 74
Humanes Calcitonin 66
Humanes Choriongonadotropin 65, 347
- HCG-Test 353
Humanes Epididymis-Protein 4 72
Humanes Immundefizienz-Virus (HIV) 629, 685
Humanes Metapneumovirus 676
Humane spongiforme Enzephalopathie 629
Hungerversuch 144, 145
- Beurteilung 147
- Durchführung 146
HUSEC (HUS-assoziierte enterohämorrhagische E. coli) 595
Hyalohyphomyzetes 703
Hydroxyindolessigsäure 380
Hydroxypyridinium-Crosslinks 230
Hydroxy-Tryptophan 381
Hygieneleitlinien 572
Hyperaldosteronismus
- Differenzialdiagnose 324
- Lokalisationsdiagnostik 328
- primärer 324

- sekundärer 324
Hyperandrogenämie 318, 343, 351
- Differenzialdiagnose 337
- Frauen 351
Hyperbilirubinämie 190
- funktionelle hereditäre, DD 190
Hypercholesterinämie
- familiäre 172
- sekundäre 159, 161
Hyperchylomikronämie 172, 173, 176
Hyperemesis in graviditate 348
Hyperfibrinolyse 481
Hypergammaglobulinämie 385
- monoklonale 387
- polyklonale (reaktive) 387
Hyperglykämie 130, 136
- Diagnostik 132
Hyperhomocysteinämie 123, 508
Hyperhydratation 205
Hyper-IgE-Syndrom 432
Hyperkaliämie 206
- DD 209
Hyperkalzämie, DD 216
- tumorassoziierte 225
Hyperkapnie 212
Hyperkoagulabilität 488, 499
Hyperkortisolismus 313
- Ausschluss 311, 314
- DD 308, 315
- Dexamethason-Hemmtest (Niedrigdosis) 314
- Formen 307
- Kortisol-Tagesprofil 312
- Nachweis 315
Hyperlaktatämie 214
Hyperlipoproteinämie
- Basisdiagnostik 155
- erweiterte Diagnostik 158
- familiäre kombinierte 152
- Lipoproteinmuster 154
- sekundäre 154
- Typ III 174
Hyperosmolares Koma 132
Hyperosmolarität 133
Hyperparathyreoidismus, Differenzialdiagnose 224
Hyperphenylalaninämie 120
Hyperprolaktinämie 361
- Klinik 360
- latente 362
Hyperproteinämie 96
Hyperreninismus 324
Hyperthyreose
- Ausschluss 293
- Differenzialdiagnose 293
Hyperthyreosis factitia, Marker 303
Hypertonie, renovaskuläre 325, 329
Hypertriglyzeridämie
- familiäre 152
- Schwangerschaft 165
- sekundäre 164
Hyperurikämie 185
Hypervitaminose 234
Hypervolämie 205

Hypoalphalipoproteinämie 163
Hypofibrinogenämie 478
Hypogammaglobulinämie 385
Hypoglycaemia factitia 132, 137
– Differenzialdiagnose 145
– Hungerversuch 146, 147
Hypoglykämie 130, 132, 133, 137
– Diagnostik, Entscheidungsdiagramm 134
– Hungerversuch 145
– postprandiale reaktive 133
– Stimulations-/-Suppressionstests 147
– Symptome 146
Hypoglykämisches Koma 132
Hypogonadismus 338, 353
– DD 339, 343, 360
– FSH 345
– GnRH-Test 346
– hypergonadotroper 337
– Hyperprolaktinämie 360
– hypogonadotroper 337
– LH 343
– männlicher 338
– normogonadotroper 337
– Testosteron 349, 350
– Testosteronbestimmung 338
Hypokaliämie 206, 325
– DD 209
Hypokalzämie 242
– DD 216
Hypokapnie 212
Hypokoagulabilität 488
Hypokortisolismus 309, 418
Hypomagnesiämie 242
Hyponatriämie 205, 209
Hypoosmolalität 205
Hypoparathyreoidismus 223
Hypophysen-Kombinationstest 356
Hypophysentumoren 360, 363, 365
– GnRH-Test 346
Hypophysenvorderlappeninsuffizienz 315, 365, 366
Hypophysitis, Autoantikörper 396
Hypothyreose 360
– Ausschluss 293
– Differenzialdiagnose 293
Hypovitaminose 234
Hypovolämie 205

I
IA2-AK 418, 420
ICA (Antikörper gegen Inselzellen) 418
Icterus intermittens juvenilis Meulengracht 190
iFOBT 269
IGFBP (insulin-like growth factor binding proteins) 369
IGF-I 369
IgG
– oligoklonale Muster 287
– Urin 265
IHT (Insulin-Hypoglykämie-Test) 367

Ikterus
– Bilirubinwerte 189
– DD 190
– intrahepatischer 79, 189
– posthepatischer 79, 190
– prähepatischer 79, 189
Immundefekterkrankungen 435
Immundiagnostik
– Allergien 431
– Autoantikörper 393
– Hauttests 437
– Immunglobuline 385
– Immunkomplexe 392
– Komplementsystem 390
– Lymphozytentypisierung 434
– Zytokine, Zytokinrezeptoren 437
Immunelektrophorese 389
Immunfixation 385
– Referenzbereiche 390
Immunfixationselektrophorese (IFE) 389
Immunfluoreszenztest (IFT)
– indirekter 402
– mit Crithidien 411
Immunglobulin A (IgA)
– Nabelschnurblut 386
– sekretorisches 386
Immunglobuline (Ig)
– Immundiagnostik 385
– intrathekale 287
– Physiologie 385
– quantitative 386, 387
– Quotient, Liquor 285
– Synthese, lokale 284
Immunglobulin E (IgE)
– allergenspezifisches 432
– Gesamt- 431
– Referenzbereiche 432
Immunglobulin G (IgG)
– allergenspezifisches 434
– Referenzwerte 388
– Subklassen 388
Immunglobulin M (IgM)
– Nabelschnurblut 386
– paraproteinämische Neuropathie 396
– Schnelltest 386
Immunhämatologie 544
Immuninhibitionstest 81
Immunisierung
– Brucellose 605
– Cholera 602
– Diphtherie 582
– Francisella 610
– FSME 671
– Gelbfieber 671
– HAV 652
– HBV 636
– HPV-Infektion 663
– Influenza 608
– Keuchhusten 609
– Masern 675
– Meningokokken 580
– Mumps 675
– Pneumokokken 577
– Pocken 644
– Poliomyelitis 690

– Röteln 667
– Tetanus 618
– Tollwut 680
– Tuberkulose 589
– Typhus 594
– Varicella Zoster 646
Immunkomplexe, Referenzbereiche 392
Immunkomplexkrankheiten 391, 392
Immunobead-Test 354
Immunstatus, humoraler 388
Immunsuppressiva 40
Immunthrombozytopenie 485
– primäre 521
– sekundäre 521
Impetigo
– bullosa 572
– contagiosa 572
Indikationsstellung 19, 20
Infektionen
– Behandlungszentren für hochkontagiöse und lebensbedrohliche Erkr. 638
– CRP-Werte 103
– neonatologische 438
– posttransfusionelle 546
Infektionsschutzgesetz (IfSG), meldepflichtige Krankheiten und Krankheitserreger 629
Infertilität 353, 356
– Differenzialdiagnose 343
Influenza(viren) 629, 677
– Antibiotikaempfindlichkeit 679
– aviäre 629, 677, 678
– Einteilung 677
– Epidemiologie 677
– Immunisierung 679
– Nachweis 678
– zoonotische 678
Inhibin A 341
Inhibin B 73
Inselzellantigene 418
Inselzellantikörper (ICA) 418
Insulin 130, 144
– Befundinterpretation 145
– Referenzbereich 145
– Suppressionstests 147
Insulinantikörper (IAA) 420
Insulin-Hypoglykämie-Test 367
Insulin-like Growth Factor (IGF) 364, 369
Insulinom 132, 144, 146
– Differenzialdiagnose 145
– Hungerversuch 146
Insulinresistenz 420
Interferenz
– analytische 10
– biologische 10
– methodische 11
Interleukin (IL)
– IL-6 438, 438
– IL-8 439
Intermediärstoffwechsel, Modulatoren 148
International Normalized Ratio (INR) 494

International Sensitivity Index (ISI) 494
Intersexualität 353
Intrinsic Factor 236
– Antikörper gegen 427
– Mangel 238
Intrinsisches Gerinnungssystem 476
Inzidentalom 317, 318
Isoagglutinine 526, 534
Isoenzymelektrophorese 82
Isoleucin 120
Isospora belli 718
Isovolämie 205
ITPA-Index, Neurosyphilis 620
Itraconazol 699
Ivy-Methode 490

J
Jaffé-Methode 181
Jarisch-Herxheimer-Reaktion 623
JC-Virus 662
Jo-1 411
Josso-Schleife 476

K
Kageyama-Reaktion 187
Kala-Azar 712, 713
Kalium(haushalt) 204, 205
– Referenzbereiche 206
Kälteautoantikörper 548
Kältehämoglobinurie, paroxysmale 549
Kalzifizierung
– extraossäre 219
– vaskuläre 219
Kapillarblut 3
Kaposi-Sarkom 651, 685
Kappa-Leichtkette 385
Karayama-Fieber 722
Karbunkel 572
Kardiales Troponin (cTn) 112
– Befundinterpretation 113
– Besonderheiten 113
– Entscheidungsgrenzen 112
Kardiomyopathie, dilatative (Autoantikörper) 396
Kardiovaskuläre Erkrankungen 79
– Homocystein 123
Karzinoid 379
– 5-HIES 380
– 5-HTP 381
– atypisches 381
– Differenzialdiagnose 379
– Formen 379
– Serotonin 380
Katecholamine 372
– 24-h-Urin 376
– Abbauprodukte 372
– Befundinterpretation 374, 376
– Gesamt- 376
– Metaboliten, 24-h-Urin 377
– Plasma 374
– Referenzbereiche 375, 376
– Stoffwechsel 372

Katecholaminproduzierender Tumor 377
– DD 374
Katheter, intravasale (Keimnachweis) 571
Katheterurin 567
Katzenkratzkrankheit 625
Kauffmann-White-Schema 594
Keimzelltumoren
– AFP 63
– HCG-Werte 66
– Tumormarker 55
Kell-Blutgruppe 527
Kemerow-Fieber 664
Keratokonjunctivitis epidemica 629
Kernikterus 188, 551
Kernspinresonanzspektroskopie 168
Keshan-Krankheit 245
Ketoazidose 133, 211
Ketoazidotisches Koma 130
Ketone, Urin 263
Keuchhusten 608
Kidd-Blutgruppe 527
Kinetische Analyse 497
Kingella 610
Klebsiella 597
Kleinhirn-Syndrom, paraneoplastisches 431
Kleinwuchs 364, 365, 369
Klinefelter-Syndrom 350
Kluyvera 597
Knochenabbau, Marker 218
Knochenalkalische Phosphatase 228
Knochen-AP-Isoenzym 89
Knochenaufbau, Marker 218
Knochenneubildung 230
Knochenstoffwechsel
– Beurteilung 219
– biochemische Marker 217
– Calcium 216
– Differenzialdiagnose 217
– Marker 217, 218
– Phosphat 216
Koagulometrie nach Clauss 497
Kochsalzinfusionstest 325
Kohlendioxidpartialdruck 210, 212
Kohlenhydratunverträglichkeit 195
Kokain 46
Kokken
– gramnegative 578
– grampositive 572
Kokzidiose 718
Kollagen 230, 231
Kollagenosen 414
Kolonkarzinom
– CEA 57
– Tumormarker 55
Kolorektales Karzinom
– CEA 58
– hereditäre Form (HNPCC) 26
Koma
– hyperosmolares 132

– hypoglykämisches 132
– ketoazidotisches 130
Komplementfaktoren 391
– Mangel 392
Komplementsystem 390
– Referenzbereiche 391
Konjunktivitis 559
– epidemische 661
Kontrazeptiva, orale (Thromboserisiko) 483
Koproporphyrie 255
Koproporphyrinurie, sekundäre 252
Koronarsyndrom, akutes 78
Korsakow-Syndrom, Thiaminmangel 235
Kortisol 307, 310
– Serum 310
– Speichel 312
– Tagesprofil 312
– Urin 311
Kosten-Nutzen-Relation, Labormedizin 21
Krankheiten/Krankheitserreger, meldepflichtige 629
Kreatinin
– Befundinterpretation 182
– Bestimmungsmethoden 181
– Indikationen 181
– Referenzbereiche 181
Kreatinin-Clearance 182
– Berechnung 182
– MDRD-Formel 183
– Referenzbereiche 183
Kreatinkinase
– Befundinterpretation 82
– Besonderheiten 82
– Gehirntyp (CK-BB) 81
– Muskeltyp (CK-MM) 81
– Myokardtyp (CK-MB) 81
– Referenzbereiche 82
Kreuzprobe 538
Kreuzreaktion 11
Krim-Kongo-Fieber 672
KRINKO-Definition, Multiresistenz bei gramneg. Erregern 598
Krupp-Syndrom 559
– DD 635
Kryoglobulinämie 390
Kryoglobuline 421
Kryokokken-Meningitis 283
Kryptokokkosen, mikrobiologische Diagnostik 701
Kryptosporidien 629, 718
Kugelzellen 467
Kugelzellenanämie 550
Kultur 560
– Pilze 698
Kupfer 242
– Menkes-Syndrom 243
– Morbus Wilson 243
– Referenzbereiche 243
– Stoffwechselstörungen 99
Kuru-Krankheit 694, 695

L
Laborergebnis

- Einflussgrößen 9
- Präzision 13
- Richtigkeit 13
- Störfaktoren 11
Laborfehler 9, 14
Labororganisation 14
LADA (Latent Autoimmune Diabetes in the Adult) 130
Laktat 213
- Liquor 283
- Referenzbereiche 213
Laktatazidose 133, 211
Laktatdehydrogenase 83
Laktoferrin 271
Laktoseintoleranz, Dünndarmfunktionstests 195
Lambda-Leichtkette 385
Lambert-Eaton-Myasthenie-Syndrom, Autoantikörper 396
Lamblieninfektion 710
Landry-Paralyse 235
Lane-Antigen (La) 408
Laron-Syndrom 370
Laryngotracheobronchitis
- akute 559
- kindliche, DD 635
Lassa-Fieber 629, 683
Latexagglutinationstest 413
LC-1-Antikörper 425
LDH (Laktatdehydrogenase)
- Herztyp 84
- Isoenzyme 83
- Muskeltyp 83, 84
- Referenzbereiche 84
LDL-Cholesterin 160
- Bewertung 161
- Direktassays 160
- ESC/EAS-Leitlinien 157
- Friedewald-Formel 160
- Partikeleigenschaften 169
- Subklassen 167, 168
- Zielwerte nach ESC/EAS-Leitlinien 161
Leberamöbiose 720
Leberantigene 422
Leberblot 423
Leberdiagnostik
- Cholestase 80
- Hepatitiden 79
- Ikterus 79
- Zirrhose 80
Leberegel 722
Lebererkrankungen
- ANA 423
- Autoantikörper 422
Leberfunktionsstörungen, Diagnostik 187
Leberfunktionstests 194
Lebermetastasen 54
Leber-Pankreas-Antigen-Antikörper 425
Lebertumoren, Differenzierung 58
Leberzellinsuffizienz 194
- Galaktose-Belastungstest 194
Leberzellkarzinom
- AFP 54, 63
- CEA 58
- Tumormarker 55

Leberzirrhose 80
Legionärskrankheit 605
Legionellen 605, 629
Leichtkettenkrankheit 389
Leishmaniasen 712
- Diagnostik, mikrobiologische 713
- Formen 712
Leminorella 597
Lepra 589, 629
- lepromatöse 589
- tuberkuloide 589
Lepromintest 590
Leptin 149
Leptospiren 618, 629
Lesch-Nyhan-Syndrom 186
Leucin 120
Leucin/Phenylalanin-Ratio 120
Leukämie
- chronisch myeloische (CML) 466
- Leukozytencharakterisierung 437
- Viren (HTLV 1/2 684)
Leukenzephalopathie, multifokale 662
Leukozyten 464
- Anzahl im Liquor 283
- Referenzbereiche 465
- Urin 261
Leukozytendepletiertes Apherese-Thrombozytenkonzentrat 542
Leukozytendifferenzierung 283
- immunologische 436, 437
- Liquor 282
Leukozytopenie 447
Leukozytose 447
Leukozyturie 260
Lewis-Blutgruppe 527
Leydig-Zell-Insuffizienz 353
LH 336
LH/FSH-Quotient, stimulierter 347
LHRH-Test 345
Li-Heparin-Röhrchen 3
Linksverschiebung 466
Lipase 92
LipoComplete® 168, 170
LipoDens® 166
Lipoprotein (a) 170
Lipoproteinassoziierte Phospholipase A2 176
Lipoproteindiagnostik, spezielle 172
Lipoproteinelektrophorese 165
Lipoproteinlipase
- Defizienz 176
- Mutationen 173
Lipoproteinstoffwechsel(störungen)
- Apolipoproteine 171, 172
- Basisdiagnostik 155
- Cholesterin 158
- Differenzialdiagnostik 156
- Elektrophorese 165
- erweiterte Diagnostik 158
- Lipoprotein (a) 170
- Risikofaktoren 156
- Risikokategorien 156

- s. a. Hyperlipoproteinämie 152
- SCORE-Algorithmus 156
- Triglyzeride 163
- Ultrazentrifugation 166
Liquor(untersuchungen)
- Bakteriennachweis 564
- Differenzialdiagnostik 278, 281
- Fuchs-Rosenthal-Kammer 282
- Gesamt-Protein 284
- Gewinnung 278
- Laktat 283
- Leukozytendifferenzierung 282
- Leukozytenzahl 283
- Transport 4
- Unterscheidung von Nasensekret 281
- Verdachtsdiagnosen 278
- Virusdiagnostik 642
- Zellzahl 281
Listerien 582, 629
Lithium 39
Lithogene Substanzen (Urin) 268
- Referenzbereiche 269
Liver-Kidney-Mikrosomen-Antigen-Antikörper 424
LKM-Antikörper 424
Loa loa (Loiasis) 728
Lobärpneumonie 575
Löffler-Syndrom 726
Look-back-Verfahren 546
Löslicher Interleukin-2-Rezeptor 438
Low-T$_3$-Syndrom 292
- Differenzialdiagnose 293
Lp(a) 170
LP-Antigene 425
LPL 173
Lp-PLA2 176
Lues 619, 629
- connata 619
Lumbalpunktion 564
Luminex-Microbeads 555
Lungenegel 723
Lungenpest 599
Lungenpunktion 566
Lupus-Antikoagulans 515
- Diagnostik 516
Lupus-Antikoagulans-Test 414
Lupus erythematodes 410
- Autoantikörper 394, 396
- kutaner 394, 396
- medikamenteninduzierter 394, 409
- subakut-kutaner 409
- systemischer 394, 407, 411
Luteinisierendes Hormon (LH) 336, 338, 342
- Frauen 343
- Männer 343
- Serumkonzentrationen 336
Lutheran-Blutgruppe 527
Lyme-Arthritis 621, 622
Lyme-Borreliose 621, 623, 629
- Diagnostik 621, 623
Lymphogranuloma inguinale 627
Lymphozytäre Choriomeningitis (LCM) 683

Index 743

Index

Lymphozyten
- morphologische Veränderungen 466
- Subpopulationen, Referenzbereiche 435
- Typisierung 434
Lymphozytopenie 468
Lymphozytose 467
Lymphozytotoxizitätstest (LCT) 555
Lynch-Syndrom 26

M

M2-PK 54
Madenwurm 725
Magenkarzinom, CA 72–4 59
Magnesium(mangel) 241
- Referenzbereiche 242
- Urin 268
MAK 301
- Nachweishäufigkeit 302
Makro-CK 83
Makrophagenaktivierungssyndrom 459
Makrozyten 466
Makrozytose 451
Malabsorption 237
- Vitamin A 234
- Xylose-Resorptionstest 197, 198
Malabsorptionssyndrom, Lokalisationstest 238
Malaria 629, 715
- Antibiotikaempfindlichkeit 716
- Diagnostik, mikrobiologische 716
- Klinik 715
- Prophylaxe 717
- Schnelltests 716
Malassezia 700, 701
Maldeszensus-Behandlung 353
Maldigestion 196
Malignes Melanom, Protein S-100 69
Maltafieber 604
Mammakarzinom
- CA 15–3 60
- CEA 58
- CYFRA 21–1 65
- HER-2/neu 74
- Steroidhormonrezeptorstatus, Bestimmung 74
- Tumormarker 55
Mangan(intoxikation) 246
- Referenzbereiche 246
Marburgvirus 629, 681
Masern(virus) 629, 675
Mastitis puerperalis 572
Materialgewinnung
- Bakterien 561
- Viren 640
Matrixproteine, nukleäre 71
Maximum Clot Firmness (MCF) 492
Maximum Lysis (ML) 492
Mayarofieber 667
May-Hegglin-Anomalie 487
McArdle-Syndrom 214

MCH (mean corpuscular haemoglobin) 452
MCHC (mean corpuscular haemogloboin concentration) 452
MCTD 408, 409
MCV (mean cell volume) 450
MDRD-Formeln 184
Mediatoren 372
Medikamente
- Bestimmung der Konzentration, Indikationen 34
- Interaktionen 34
- Konzentrations-Wirkungs-Beziehung 34
- Überdosierung 34
Megaloblastäre Anämie 236
Melanoblastom 372
Melanom, Protein S-100 69
Melioidose 611
Melkerknotenvirus 643
Membranöse Glomerulonephritis (MGN) 426
MEN-1-Syndrom 144
Meningitis 559, 629
- akute virale 278
- bakterielle (Nachweis) 283
- Bakterien(nachweis) 282, 564
- DD 635
- Differenzierung 440
- eitrige 278
- Liquoruntersuchungen 278
- Pilz- 278
- Therapie 577
- tuberkulöse 278, 587
Meningoenzephalitiden, opportunistische 278
Meningokokken 578, 579
- Immunisierung 580
- Meningitis 629
Menkes-Syndrom 100, 101, 243
MEN (multiple endokrine Neoplasien) 373
Menopausensyndrom 343, 345
MERS (Middle East Respiratory Syndrome) 692
- Ansprechpartner 693
- Quarantäne 693
Messtemperatur 16
Metabolische Alkalose 211
Metabolische Azidose 211
Metabolisches Syndrom 132
Metall(intoxikation), Referenzbereiche 247
Metanephrine 373, 375
- Referenzbereiche 376, 377
Metapneumovirus, humanes 676
Methadon 46
Methämoglobin 51, 450
- Referenzbereich 51
Methamphetamin 46
Methaqualon 46
Methenamin-Silbernitrattechnik, Färbung 698
Methionin 121
Methionin/Phenylalanin-Ratio 121
Methotrexat 42

Methyldopa, hämolytische Anämie 550
Methylmalonsäure (MMA) 237
Metoclopramid-Test 362
Metopiron® 322
Metyrapon 322
MGUS (monoklonale Gammopathie unspezifischer Signifikanz) 390
Microsporum 699
Mikroalbuminurie, Differentialdiagnose 260
Mikrobiologische Diagnostik
- Bakterien 560
- Dermatophyten 700
- generalisierte Mykosen 705
- Hefen (Sprosspilze) 701
- Helminthen 722, 723, 724, 725, 727, 729
- Leitlinien 572
- Materialgewinnung 561
- Pneumocystis jiroveci 704
- Protozoen 709, 710, 711, 713, 716, 719, 720
- Schimmelpilze 703
Mikrofilarien 728
Mikrohämaturie 260
Mikroinfarkte
- Glykogen-Phosphorylase BB 114
- Troponin 113
Mikrosporidien 719
Mikrozyten 466
Mikrozytose 451
Miller-Fisher-Syndrom 396, 430
Milzbrand 584, 629
Mineralokortikoide 306
Minirin 334
Mischkollagenose, Autoantikörper 394
Mitteldarmkarzinoid 379
Mittelmeerfieber 624
Mittelohrsekret 573
Mittelstrahlurin 6
- Bakteriennachweis 567
- Virusdiagnostik 642
Mittlere Hämoglobinkonzentration des Einzelerythrozyten (MCHC) 452
Mittlerer Hämoglobingehalt der Erythrozyten (MCH) 452
Mittleres Erythrozytenvolumen (MCV) 450
Mixed Antiglobulin Reaction Test (MAR) 354
MNS-System 527
MODY (Maturity Onset Diabetes of the Young) 26, 28, 130
Moellerella wisconsensis 597
Molluscum contagiosum 643
Monodejodination 292
Monoklonale Gammopathie unspezifischer Signifikanz (MGUS) 390
Mononukleose, infektiöse 649
Monosaccharid-Malabsorption 196
Monozytose 448, 467

Index

Moraxellen 580
Morbus haemolyticus neonatorum (MHN) 551
- AB0-Inkompatibilität 552
- Rhesus-Inkompatibilität 551
Morganella morganii 597
Moschkowitz-Syndrom 485
MOTT (mycobacteria other than tuberculosis) 589
MRGN (multiresistente gramnegative Erreger), KRINKO-Definition 598
MRSA (methicillinresistente Staphylokokken) 573, 629
- community-acquired 574
- Nachweis 574
MRZ-Reaktion 288
MSU 6
Mucor 703
Mukormykose 704
Multiallergen-Test 433
Multiple endokrine Neoplasien (MEN) 373
Multiple Sklerose
- Liquoruntersuchungen 278
- oligoklonale IgG-Banden 287
- TNF-α 440
Mumps(virus) 629, 674
Mundsoor 700
Mutiertes citrulliniertes Vimentin (MCV) 413
Myasthenia gravis
- Acetylcholinrezeptor-Antikörper 429
- Antikörper gegen quergestreifte Muskulatur 429
- Autoantikörper 396
Mycophenolat 41
Myeloblasten 466
Myelodysplastisches Syndrom 463
Myeloische Zellen, Oberflächenmarker 437
Myelose, funikuläre 236
Mykobakterien 585, 629
- multiresistente Stämme 587
- nichttuberkulöse (NTM, MOTT) 589
- tuberkulöse 585
Mykoplasmen 623, 629
- Materialgewinnung 571
Mykosen 698
- generalisierte 705
- Nachweis 698
Myoglobin 78, 110
Myokardinfarkt 113
- akuter 78
- BNP 117
- Copeptin 114
- Myoglobin 111
- perioperativer 78
- Troponinkonzentrationen 112, 113
Myokarditis 82
- DD 635
Myokin 148
Myolyse 180
Myosin 429
Myositiden 409

N

Nachgerinnung 3
Nachtblindheit 234
Na-Citrat-Röhrchen 3
Na-Fluorid-Röhrchen 3
Nasennebenhöhlensekret 565
Nasensekret, Unterscheidung von Liquor 281
Nasenspülwasser 641
Nasopharyngealkarzinom, EBV-assoziiertes 649
Nasopharyngealsekret 642
Natrium(haushalt) 204
- Referenzbereiche 205
Natriuretische Peptide
- atriale (ANP) 115
- Befundinterpretation 116
- Typ B (BNP) 115
Nebennierenhormone, Regelkreis 307
Nebenniereninsuffizienz 313
Nebennierenrinde
- Adenom 329
- Androgene 316
- Hormone 306
- Hyperplasie 321
- Insuffizienz 309, 322
- Masse, Marker 317
- Steroidbiosynthese 306
Necator americanus 727
Neisserien 578, 579, 629
- Antibiotikaempfindlichkeit 580
- Nachweis 579
Nematoden 725
Neopterin 127
Neorickettsien 624, 626
Nephritis 180
Nephrolithiasis 180, 185, 268
Nephropathia epidemica 672
Nephropathie
- autoimmun bedingte 261
- DD 635
- diabetische 132, 133, 266
- Früherkennung 260
Nephrotisches Syndrom 272
Neubauer-Haemocytometer-Kammer 354
Neue orale Antikoagulanzien (NOAK)
- Charakteristika 511
- Indikationen 510
- Testverfahren 512
- Therapiemonitoring 512
Neugeborenenikterus 188
Neugeborenensoor 700
Neuroblastom 63, 372, 375, 377
Neuroborreliose 622, 623
- CXCL13-Nachweis 622
Neuroendokrine Tumoren 379, 381
Neuromyelitis optica, Autoantikörper 396
Neuronale-Antigene-Profil 431
Neuronenspezifische Enolase 63
Neurosyphilis 620
- Liquoruntersuchungen 278
Neutropenie 468
- toxische 447

Neutrophilie 467
NGAL (Neutrophil Gelatinase-Associated Lipocalin) 110
Nierenarterienstenose 329
Nierenerkrankungen
- 24-h-Urin 264
- Ausschluss 260
- Differenzialdiagnose 260
- Prognosemarker (Dkk3) 118
Nierenfunktion, Beta-2-Mikroglobulin 71
Nierenfunktionsstörungen, Diagnostik 181
Niereninsuffizienz 108
- chronische 34, 182
- Medikamentenkonzentration, Bestimmung 34
Nierensteine
- (anti-)lithogene Substanzen 268
- Urinsediment 263
Nierenversagen, akutes 182
NMP 22 (Nuclear Matrix Protein 22) 55, 71
NMR-Spektroskopie 168
Non-HDL-Cholesterin 162
Non-Jo-1 411
Non-Thyroid Illness (NTI) 292
Noradrenalin 376
Normetanephrin 376
Noroviren 629, 693
Nosokomialinfektionen, Melde- und Erfassungspflicht 629
Notfalltransfusion 528
NSE (neuronenspezifische Enolase) 55, 63
NTM (nichttuberkulöse Mykobakterien) 589
NT-proBNP 115
- Beurteilung 116
- s. a. Galectin-3 117
Nüchternglukose
- abnorme 130
- Referenzwerte 136
Nüchternhypoglykämie 133
Nuclear Matrix Protein 22 71

O

oGTT (oraler Glukosetoleranztest) 137
- diagnostische Grenzwerte 139
- Durchführung 138
- Schwangerschaft, Grenzwerte 142
Oligoamenorrhö 337
- Hyperprolaktinämie 361
Oligoklonale IgG-Muster 287
Oligomenorrhö 336
Oligurie 180
Onchocerca volvulus 728
Onchozerkose 728, 729
Onychomykose 699
O'nyong-nyong-Fieber 667
Ophthalmia neonatorum 578
Opiate 46
Oraler Glukosetoleranztest (oGTT) 137
- HGH-Suppression 368

Orbiviren 664
Orfvirus 643
Organische Lösungsmittel (Schnüffelstoffe) 46
Organo-Anion-Transporter (OATP-) 1B1 175
Organtransplantation, sIL-2Rα 438
Orientbeule 713
Ornithose 627, 629
Oroya-Fieber 625
Orthomyxoviren 677
Orthopoxviren 643
Osmolalität 207
Osmotische Lücke 207
Ösophaguskarzinom, Tumormarker 55
Ostase 89
Osteocalcin 229
Osteomyelitis 559, 572
Osteopathie 228
Osteopathiediagnostik 218
Osteoporose 218, 341
– Kortisol 310
– Osteocalcin 229
– Ursachenabklärung 219
Östradiol 336, 339, 349
– Serumkonzentrationen 336
Östriol 341
Östrogene 336, 339
Östrogenrezeptor 74
Östron 340
Otitis media 559
Otomykose 703
Ovarfunktion
– Beurteilung (Inhibin B) 73
– endokrine 336
Ovarialinsuffizienz 336
– Differenzialdiagnose 337
– FSH 345
– hyperandrogenämische 337
– hyperprolaktinämische 337
– LH 343
– Östradiol 340
Ovarialkarzinom
– CA 72-4 59
– CA 125 58
– familiäres 26
– HE4 72
– ROMA 73
– Tumormarker 55
Ovarialtumoren 342
Ovarsyndrom, polyzystisches 317, 337
Oxalatsteine 268
Oxalsäure 268
Oxoisovaleriat 120
Oxyuren 725
Oxyuriasis 725

P
PAAP-A 348
Paget-Krankheit 228
pANCA 415, 421
Panenzephalitis, subakute sklerosierende (SSPE) 283, 288, 675
Pankreasfunktionstests 198
Pankreasinsuffizienz
– exokrine 81, 198, 199, 270
– Pankreolauryl-Test 198
– Sekretin-Pankreozymin-Test 200
Pankreaskarzinom/-tumoren 92
– CA 19-9 59
Pankreatische Elastase, Stuhl 270
Pankreatitis
– akute 80, 163, 165
– chronische 80
– hereditäre 26
– Lipase 92
– rezidivierende 173
Pankreolauryl-Test 198
Papageienkrankheit 627
Papillenkarzinom 80
Papillomaviren 662
Papovaviren 662
Paracetamol 50
Paracoccidioides brasiliensis 705
Paragonimus westermani 723
Parainfluenzaviren 629, 673
Paramyxoviren 673
Paraneoplastische neurologische Syndrome (PNS) 431
Paraneoplastische Neuropathie, Autoantikörper 396
Parapoxviren 643
Parasiten/Parasitosen, Nachweismethoden 708
Parathormon 223
Parathormone-related Protein (PTHrP) 225
Paratyphus 593, 629
Parker-Tinte 698
Paroxysmale nächtliche Hämoglobinurie 446
Partietalzellantikörper 426, 427
Parvovirus B19 663
PAS-Färbung 698
Pasteurellen 609
Patientennahe Schnelldiagnostik (POCT) 22
Paul-Bunnell-Test 650
PBG (Porphobilinogen) 253
PCA3-mRNA 61
PCA (Antikörper gegen Parietalzellen des Magens) 426
pCO_2 210, 212
PCOS 337
PCT (Procalcitonin) 106
Peitschenwurm 726
Pelger-Huet-Kernanomalie 466
Peliosis hepatis 625
Pemphigoid, bullöses (Nachweis) 431
Pemphigus
– Autoantikörper 396
– foliaceus/vulgaris 431
– neonatorum 572
Penetrak-Test 354
Penetrationstest 354
Penicillin, hämolytische Anämie 550
Penicillium 703
Pentagastrin-Test 67
Pentasaccharide 509
Perjodsäure-Schiff-Färbung 698
Perniziöse Anämie
– Intrinsic-Factor-Antikörper 427
Pertussis 629
Peruanische Warzen 625
Pest 599, 629
Pestizide, Intoxikation 91
PFA-Verschlusszeit 491
Phakomatosen 373, 378
Phäochromozytom 372
– Clonidin-Test 378
– Differenzialdiagnose 373
– malignes 375, 377
– Metanephrine 375, 377
– Symptome 373
Phäohyphomyzeten 703
Pharyngitis 559
– DD 635
Phenatazin, hämolytische Anämie 550
Phenobarbital 37
Phenylalanin 119
Phenylalanin/Tyrosin-Ratio 120
Phenylketonurie 119
Phenytoin 38
Phlegmone 575
Phosphat 216
– anorganisches 221
Phosphat-Clearance 222
pH-Wert 210, 212
– Urin 263
Picornaviren 689
PICP (Prokollagen-I-carboxyterminales Propeptid) 230
Piedra, weiße 701
Pilze 699
– dimorphe 705, 706
– Infektionen 698
– Kultur 698
– Nachweisverfahren 698
– Resistenztestung 698
Pilzmeningitis 278
PiMM 104
PiMZ 105
Pinta 620
PiSZ 105
Pityriasis versicolor 701
PiZZ 104, 105
PLA2-R-Antikörper 426
Plasma 3
Plasmaproteine 96
– globale 96
Plasma-Reninaktivität 325, 326
Plasmin 473
Plasminogen 473
Plasmodien 629
– Malaria 715
– Stadien 717
Plasmozytom 180, 390
Plättchenfunktionsanalysator (PFA) 491
Plattenepithelkarzinom, Zervix 61
Plausibilität, Befunde 19
Plazentainsuffizienz 341
Plesiomonas 601

Pleuraerguss
- Bewertung 273
- DD 272, 274
- Differenzierung 274
- entzündlicher 274
- Exsudat 272
- klinisch chemische Analytik 273
- Makroskopie 273
- maligner 272
- Transsudat 272, 274
- Zytologie 275

Pleurapunktat, Gewinnung 272
PlGF (Placental Growth Factor), Präeklampsiediagnostik 124
PM-Scl-100 408
Pneumocystis jiroveci 704
Pneumocystis-jiroveci-Pneumonie (PjP) 704
Pneumokokken
- Antibiotikaempfindlichkeit 577
- Immunisierungsprophylaxe 577
- Klinik 575

Pneumonie 559
- virale, DD 635

pO₂ 210
Pocken(viren) 643
- Impfstoff 643
- Schutzimpfung 644

POCT (Point-of-Care-Testing) 22
Poikilozytose 466
Point-of-Care-Testing
- Hämostasediagnostik 521

Poliomyelitis(viren) 629, 689
- Nachweis 690
- Schluckimpfung 690
- Verlaufsformen 689

Polkörperchen 581
Polyagglutinabilität 534
Polyarteriitis
- mikroskopische 421
- nodosa 421

Polycythaemia vera 447
Polydipsie 180
- psychogene 331, 333

Polyendokrinopathie 417, 418
- Intrinsic-Factor-Antikörper 427
- Parietalzellantikörper 426

Polyglobulien 447
- primäre 447
- Pseudo- 447
- sekundäre 447

Polymenorrhö 337
Polymyositis 408, 411
- Autoantikörper 394

Polymyositis-Sklerodermie-Antigen 408
Polymyositis-Sklerodermie-Überlappungssyndrom 408
Polyneuropathie, immunvermittelte 430
Polyomaviren 662
Polyurie 180
- Diabetes insipidus 330

Polyurie-Polydipsie-Syndrom
- ADH i. S. 331

- Copeptin i. S. 332

Polyzystisches Ovarsyndrom 317
- Differenzialdiagnose 337

POMC-Effekt 417
Pontiac-Fieber 606
Pool-Thrombozytenkonzentrat
- Leukozytendepletiertes 541

Porphobilinogen (PBG) 250, 253
Porphyria cutanea tarda 251, 463
Porphyria variegata 255
Porphyrie 254
- akute hepatische 250
- akute intermittierende 253
- chronische hepatische 251
- chronisch hepatische 250
- Differenzialdiagnose 252
- erythropoetische 250
- hereditäre 250

Porphyrindifferenzierung
- Befundkonstellation 255
- Urin 255

Porphyrine
- Gesamt- 253
- im Plasma 256
- im Stuhl 256
- in Erythrozyten 256
- Referenzbereiche 254

Porphyromonas 614
Postanalytische Phase 15
Postkardiotomie-Syndrom 424
Prädiktive genetische Diagnostik, BÄK-Richtlinien 26
Prädiktiver Wert 17
- negativer 17
- positiver 17

Präeklampsie, sFlt-1/PlGF-Quotient 124
Pränalytische Phase 2
Prärenale Proteinurie 267
Prävalenz 18
Präzision 13, 14
Pregnancy-associated Plasmaprotein A 348
Prevotella 614
Primär biliäre Zirrhose 422, 423
- Autoantikörper 396

Primidon 37
Prionerkrankungen 694
Probe, medizinische
- Beförderungsbestimmungen 562
- Entnahme 561
- Klassifizierung 562
- Risikogruppen 562
- Transportmedien 561

Probeneingangskontrolle 15
Probenentnahme 5
Probengefäße 5
Probenidentifikation 5
Probentransport
- ansteckungsgefährliche Stoffe 7, 8
- Richtlinien und Verordnungen 7
- Transporthilfen 9

Procalcitonin (PCT) 106
- Entscheidungsgrenzen/Referenzbereiche 106

- Interpretation 107

Pro-Gastrin Releasing Peptide 64
Progesteron 336
- Rezeptor 74
- Serumkonzentrationen 336

ProGRP (Pro-Gastrin-Releasing Peptide) 55, 64
Proinsulin 144
Prokollagen-I-carboxyterminales Propeptid 230
Prolaktin
- Befundinterpretation 360
- Einflussfaktoren 360
- Metoclopramid-Test 362
- Physiologie 360
- Serum 360
- Stimulation 362
- TRH-Test 362

Prolaktininhibitorischer Faktor, Mangel 361
Prolaktinom 361
Prolaktinsenker 361
Proliferating Cell Nuclear Antigen (PCBA) 408
Prostataexprimat 569
Prostatahyperplasie, benigne 62
Prostatakarzinom
- PSA-Werte 61, 62
- Screeningintervalle, risikoadaptierte 61
- Tumormarker 55

Prostataspezifisches Antigen 55, 61
Prostate Cancer Gene (PCA) 61
Prostatitis 569
Protein
- Liquor 284
- Urin 262
- Urin, Differenzierung 265, 266
- Verlust 97
- zelluläres, mit Markerfunktion 106

Proteinadsorption 12
Proteinase-Inhibitor 104
Protein C 473
- Funktion 505
- Referenzbereiche 505

Protein S 473, 506
- Referenzbereiche 506

Protein S-100 55, 69
Proteinurie 264
- benigne 265
- DD 260
- Differenzierung 99, 107
- Formen 266
- Lokalisation(sdiagnostik) 260, 265
- postrenale 267
- renale 267
- Unterscheidung renal/postrenal 267

Proteinverlustsyndrom, enterales 270
Protein Z 473, 508
Proteus 597
Prothrombinfragment 500
Prothrombingmutation 507
Prothrombinzeit 494

Protoporphyrinämie, sekundäre 252
Protozoen 709, 714, 720
– Vergleich 709
Prozonen-Phänomen 11
PSA (prostataspezifisches Antigen) 55, 61
– Baseline 61
– Fraktionen 61, 62
Pseudoagglutination 534
Pseudo-Cushing 310
Pseudohyperkaliämie 206
Pseudohyperproteinämie 97
Pseudohypokaliämie 206
Pseudohyponatriämie 205
Pseudokreatinine 181
Pseudoleukozytose 468
Pseudomembranen 581
Pseudomonaden 611
Pseudomonas aeruginosa 611, 629
Pseudo-Pelger-Zellen 466
Pseudosklerose 695
Pseudothrombozytopenie 518
Psychopharmaka 36
Pteroylglutaminsäure 239
PTH (Parathormon) 221, 223
– Schnelltest 224
– Stufenkatheter 224
PTHrP (Parathormone-related Protein) 225
Pubertas praecox 320
– LH/FSH-Quotient 347
Pubertätsentwicklungsstörungen 343
– Differenzialdiagnose 337
Punktmutationen 26
Purpura, thrombotisch thrombozytopenische 485
Puumalavirus 671
Pyridinolin 230
Pyruvatkinase-Mangel 446, 454

Q

Q-Fieber 624, 629
Quadruple-Test 341, 348
Qualitätskontrolle
– externe 15
– interne 15
Qualitätssicherung
– Labororganisation 14
– Qualitätskontrollen 15
Quecksilber(intoxikation) 248
– Referenzbereiche 247
Quergestreifte-Muskulatur-Antikörper 429
Quick-Wert 234, 494
Quotient sTfR/log Ferritin 458

R

Rabies(virus) 629, 679
Rachenabstrich 565, 641
Rachenspülwasser 641
Rachitis 227
Radio-Allergo-Sorbent-Test 432
RAST (Radio-Allergo-Sorbent-Test) 432

Raynaud-Syndrom, Autoantikörper 394
RDW (Red Cell Distribution Width) 451
Rechtsherzinsuffizienz, Aszites 277
Referenzbereich 15
Referenzzentren, nationale 632
Regeltempostörungen 337
Reiber-Diagramm 285
Reisediarrhö 595
Rektumkarzinom
– CEA 57
– Tumormarker 55
Renin 324, 325, 326
Renin-Aldosteron-Orthostase-Test 328
Renin-Angiotensin-Aldosteron-System 324
Reoviren 664
Reproduzierbarkeit 13
Respiratorische Alkalose 212
Respiratorische Azidose 212
Respiratory Enteric Orphan Viruses 664
Respiratory-Syncytial-Virus (RSV) 676
– Antibiotikaempfindlichkeit 676
Retentionsazidosen 211
Retentio testis, HCG-Test 353
Retikulozyten 453
– Referenzbereiche 453
Retikulozytose 454
Retinol 234
Retinolbindendes Protein (RBP) 234, 267
Retrograde Ejakulation 355
Retroviren 684
Reverse T_3 292
Reye-Syndrom 646
Rhabdoviren 679
Rhesus-System 526
– Antigenstärke/-varianten 527
Rheumafaktor (RF) 412
– Globaltest 412
– Häufigkeit 412
– Referenzbereiche 413
Rheumatoide Arthritis
– Autoantikörper 394
– erosive 414
– Rheumafaktoren 412
Rhinitis
– allergica 432
– DD 635
Rhinoviren 691
Rhizobium radiobacter 613
Rhizopoden 720
Richtigkeit(sgrade) 13, 14
Rickettsien 624, 625, 626, 629
Riesenwuchs 364
Rift-Valley-Fieber 672
Rinderbandwurm 724
Ringelröteln 663
Ringversuche 15
Ritter-Erkrankung 572
Rivaroxaban 510
– Charakteristika 511

– Interferenzen mit Hämostaseparametern 513
Robert-Antigen (Ro) 408
Rocky Mountain Spotted Fever 624
ROMA (Risk of Ovarian Malignancy Algorithm) 72
Roseola infantum 650
Ross-River-Fieber 667
Rotaviren 629, 665
– DD 665
– Schluckimpfung 665
Röteln 629, 666
Rötelnembryopathie 629, 642, 666, 667
Röteln-Meningoenzephalitis 667
Rotor-Syndrom 190
Rotz 611
RPGN-Autoantikörper 396
Rubella(viren) 629, 642, 666
Rückfallfieber 621, 623, 629
Ruhr 594
Rumpel-Leede-Test 493

S

Sabouraud-Agar 698
Salicylate 50
Salmonellen 593, 629
– Antibiotikaempfindlichkeit 594
Sammelurin 7
– Lagerung 4
Sandfliegenfiebervirus 673
Sarcocystis 718
Sarkoidose 328, 436
– sIL-2Rα 438
Sarkosporidiose 718
SARS (schweres akutes respiratorisches Syndrom) 692
– Ansprechpartner 693
– Quarantäne 693
Sauerstoffpartialdruck 210
Sauerstoffsättigung 210
Säuglingsbotulismus 615
Säure-Basen-Haushalt 209
– Kenngrößen 210
SCC (Squamous Cell Carcinoma Antigen 57), 61
Schanker, weicher 607
Scharlach 575, 629
Schießscheibenzellen 467
Schilddrüsenantikörper 300, 301, 302
Schilddrüsenfunktion(sstörungen) 292
– Differenzialdiagnose 293
– Stufendiagnostik 293, 294
Schilddrüsenhormone
– freie 298
– Pathophysiologie 292
– Regelkreis 292
Schilddrüsenhormonresistenz 293
Schilddrüsenkarzinom
– follikuläres 68
– Marker 303
– medulläres 66, 67
– papilläres 68

Index

- Tumormarker 55
Schilling-Test 238
Schimmelpilze 703
- Antibiotikaempfindlichkeit 704
- Diagnostik, mikrobiologische 703
- Hemmung 698
- Klinik 703
Schistosomen 721
Schistosomiasis, Stadien 722
Schlafkrankheit 710, 711
Schnupfen 691
Schock, septischer 125
Schrankenstörung 284
- mit lokaler Ig-Synthese 286
- oligoklonale IgG-Muster 287
- reine 286
Schrotschusstaktik 2
Schwangerschaft
- Diabetes 139
- Glukosurie 130, 135
- Nachweis 66, 347
Schwartz-Bartter-Syndrom 331, 332
Schweinebandwurm 724
Schweinegrippe 677
Schweinerotlauf 583
Schwerkettenkrankheit 389, 390
Schwimmbadfieber 661
Schwimmbadkonjunktivitis 627
Scl-70 408
Scleroderma-Antigen 408
Scrapie 694, 695
Screening(tests) 17, 18
- Kollektivauswahl 18
- Tumorerkrankungen 57
sdLDL (small, dense LDL) 166
SD (Standard Deviation) 14
Sekretin-Pankreozymin-Test 81, 199
- Referenzbereiche 200
Selen 244
- Intoxikation 245
- Mangel 245
Seminom 63
Semliki-Forest-Fieber 667
Sennetsu-Fieber 626
Sensitivität 16
Sepsis 125, 559
- gramnegative 439
- neonatale 438
- Pathophysiologie 126
- TNF-α 440
Septin9-Gen 75
Septischer Schock 125
Serotonin 379, 380
- Metaboliten 379
- Referenzbereiche 381
- Stoffwechsel 379
Serratia 597
Serum 3
Serumgegenprobe 532
Serumprotein-Elektrophorese 96
- Bewertung 98
- Indikationen 98, 389
- Referenzbereiche 98

Sexualhormonbindendes Globulin 349
Sexualhormone 336
sFlt-1/PIGF-Quotient, Präeklampsiediagnostik 124
SHBG (sexualhormonbindendes Globulin) 349, 352
Shigellen 594, 629
SIADH 331, 332
- Differenzialdiagnose 330
Sichelzellen 467
Sichelzellenanämie 244, 446, 456, 550
SI-Einheiten 16
Signal Recognition Particle (SRP) 411
sIL-2Rα 438
Simultanuntersuchung 20
Sindbis-Virusinfektionen 667
Sinusitis 559
Sinus-petrosus-inferior-Katheterisierung 308
Sirolimus 41
SIRS (Systemic Inflammatory Response Syndrome)
- IL-6 439
- Pathophysiologie 126
- Symptome 125
- TNF-α 440
Sjögren-Syndrom 408, 409
Skelettmuskelerkrankungen 82, 83
- Myoglobin 111
Sklerodermie 408, 409
- Autoantikörper 394
SLA/LP-Antikörper 425
SLCO1B1-Genotypisierung 175
Small-Colony-Variante 573
SMA (smooth muscle antibodies) 424
Smith-Antigene 408
Soforttyp-Allergien, IgE-AK-Nachweis 433
Somatomedine 364, 369
- Befundinterpretation 369
- Referenzbereich 369
Somatostatin 363
Somatotropes Hormon (STH) 363
Somatotropin 363
Sonnenurtikaria 250
Soor 700
- Endokarditis 700
Spermatozoen-Antikörper 418
Spermiogenese 338, 343
- FSH 345
Spermiogramm 353
- Bestimmungsmethoden 354
- Interpretation 355
- Nomenklatur 355
- Referenzbereiche 354
Spezifität 16
Sphärozytose 446
- hereditäre 550
Spirochäten 618
Spontanhypoglykämie 145
Sporenbildner
- aerobe 584

- anaerobe 615
Sporozoen 714
Sprosspilze 700
Sprue 428
- Autoantikörper 396
Spulwurm 726
Spurenelemente
- akzidentelle 247
- essenzielle 241
Sputum 565
Squamous-Cell-Carcinoma-Antigen (SCC) 61
SS-A 408
SS-B 408
ssDNA 410
Stäbchenbakterien, sporenlose 581
Standardabweichung 14
Standardbikarbonat 210
Staphylococcal-Scalded-Skin-Syndrom 572
Staphylokokken
- Antibiotikaempfindlichkeit 573
- Differenzierung 573
- koagulasenegative 572
- koagulasepositive 572
- methicillinresistente 573
- Nachweis 573
Statine, SLCO1B1, genetische Varianten 175
STEC (shigatoxinbildende E. coli) 595
Steinanalyse 268
Sterilität 356
- männliche 356
- primäre 356
- sekundäre 356
- weibliche 356
Steroidbiosynthese 306, 307
- Enzymdefekte 309
Steroidhormonrezeptoren 74
- positiver Rezeptorstatus, Befundinterpretation 74
sTfR (soluble transferrin receptor) 460
STH (somatotropes Hormon) 363
Stiff-Person-Syndrom, Autoantikörper 396
Still-Syndrom 459
Stoffmassenkonzentration 16
Stoffmengenkonzentration 16
Stoffwechselentgleisungen, akute 133
Stoffwechsellage, katabole 185
Stoffwechselstörungen
- Ahornsirupkrankheit 120
- Homocystinurie 121
- Phenylketonurie 119
Storage-Pool-Erkrankung 487
Strahlenpilzkrankheit 590
Streptokokken 629
- β-hämolytische 575, 577
- Antibiotikaempfindlichkeit 577
- Differenzierung 576
- Einteilung 575
- Klinik 575

- Nachweis 576
Strongyloides stercoralis 728
Struma nodosa, Marker 303
Stufendiagnostik 2, 20
Stuhl
- Blutnachweis 269
- mikrobiologische Diagnostik 570
- Porphyrine 257
- Proben, Virusdiagnostik 642
Subakute sklerosierende Panenzephalitis (SSPE) 283, 288, 675
Substantia reticulogranulofilamentosa 453
Substraterschöpfung 11
Subtraktionsalkalosen 211
Subtraktionsazidosen 211
Succinylcholin 91
Suchtest 17
Suchtmittel 44
- Gebrauchsnamen 44
Südafrikanisches Zeckenbissfieber 624
Sulfidoleukotriene 433
Synacthen®-Test 316, 351
Syphilis 565, 619, 629
Systemmykosen 705
- Diagnostik, mikrobiologische 705
- Erreger 705

T
T_3 (Trijodthyronin) 297
- Hyperthyreose 297
T_4 (Thyroxin) 296
- Therapiekontrolle 295
Tacrolimus 41
Taenien 724
TAK (Antikörper gegen Thyreoglobulin) 302
Tanapockenvirus 643
Targetzellen 467
Tatumella 597
Taumelnde Birnen 709
Tau-Protein 289
- phosphoryliertes 289
- Referenzbereich 289
Taxa 611
TBG (thyroxinbindendes Globulin) 299
Teratozoospermie 355
Testauswahl 19
Testosteron 336, 337, 348
- Befundinterpretation 349
- Bestimmung bei Hypogonadismus 338
- freies 350, 351
- Gesamt- 350
Tetanus 615, 616, 617, 629
Tetrahydrofolsäure (THF) 239
TG 68
Thalassämie 443, 456
Thallium(intoxikation) 248
- Referenzbereiche 247
Theophyllin 43, 44
Therapeutisches Plasma (FFP) 528, 542

Thiamin 235
Thiaminpyrophosphat (TPP) 235
Thrombasthenie Glanzmann 519
Thrombelastogramm (TEG) 489, 492
- Befundkonstellationen 493
- Referenzbereiche 492
- Veränderungen, Ursachen 493
Thrombembolien, Diagnostik 484
Thrombin 476
Thrombin-Antithrombin-Komplex 499
Thrombinzeit (TZ) 489, 496
Thrombolysetherapie, Kontrolle 78, 112
Thrombopathien, medikamenteninduzierte 519
Thrombophilie, Risikofaktoren 482
Thromboplastinzeit 489, 494
- aktivierte partielle (aPTT) 489, 495
- Erniedrigung, Ursachen 494
- Referenzbereiche 495
Thrombose
- Risiko, absolutes/relatives 483
- venöse 482
Thrombotisch thrombozytopenische Purpura 485
Thrombozyten 473, 517
- Antikörper 520
- Durchflusszytometrie 519
- Funktionstests 518
- Referenzbereiche 518
- Zahl 517
Thrombozytenadhäsion 518
Thrombozytenaggregation 518
- Bewertung 519
- heparininduzierte 520
Thrombozytenkonzentrat 528, 541
- Apherese- 542
- bestrahltes 542
- Leukozytendepletiertes Apherese- 542
- Poolpräparate 541
Thrombozytopathien 487
- hereditäre 487
Thrombozytopenie 485, 518
- DD 485
- heparininduzierte 485, 520
- immunologisch bedingte 520
Thrombozytosen 488
THSD7A-Antikörper 426
Thymidinkinase (TK) 55, 70
Thymom 429
Thymulin 244
Thyreoglobulin
- Antikörper (TAK) 302, 417
- Schilddrüsenmarker 303
Thyreoglobulin (TG) 55, 68
Thyreoideastimulierendes Hormon 294
Thyreoidektomie 68
Thyreoiditis 301
- Autoantikörper 396
- postpartale 416, 427

Thyreoperoxidase (TPO), Antikörper 301
Thyreostatische Therapie 297
Thyreotropin 292
Thyreotropin-Releasing-Hormon (TRH) 299, 362
Thyrosin-Phosphatase-Antikörper 420
Thyroxin 296
- Autoantikörper 297
- Befundinterpretation 296
Thyroxinbindendes Globulin (TBG) 299
- Erhöhung, DD 293
Tiefe Venenthrombose (TVT) 482
Tierpocken 643
Tinea 699
Tine-Test 588
Tissue Polypeptide Antigen (TPA) 60
Titer 561
- Bestimmung, Viren 639
TK (Thymidinkinase) 70
T-Lymphozyten
- Oberflächenmarker 437
TNF-α 440
Togaviren 666
Tollwut(virus) 629, 679
- Immunisierung 680
- Nachweis 680
- Postexpositionsprophylaxe 680
Tonsillenabstrich 565
Toskana-Fieber 625
Toxic-Schock-Syndrom 572
Toxische Metalle 247
- Befundinterpretation 248
- Referenzbereiche 247
Toxoplasma gondii 714
Toxoplasmose 629
- chronische 714
- Formen 714
- konnatale 714, 715
- Prä-/Postnataldiagnostik 715
- Stufendiagnostik 714
TPA (Tissue Polypeptide Antigen) 55, 60
TPHA-/TPPA-Test 620
TPO (Thyreoperoxidase) 301
- Antikörper 416
- Nachweishäufigkeit 302
tPSA 62
Trachealtubus, Sekretgewinnung 567
Tracheostoma, Sekretgewinnung 567
Trachom 627
TRAK-Antikörper 416
Tränenflüssigkeit 642
Transferrin 458, 459
Transferrinrezeptor, löslicher (sTfR) 458, 460
Transferrinsättigung (TfS) 458, 459
Transfusion
- Aufklärung und Einwilligung 530
- Bedside-Test 529

Index

- Blutgruppenkompatibilität 528
- Checkliste 539
- Durchführung 530
- Identitätssicherung 531
- Indikationen 528
- Notfall 528
- planbare 529
- rechtliche Aspekte 530
- Voruntersuchungen 528

Transfusionsmedizin, Internetadressen 531
Transfusionszwischenfälle
- erythrozytäre 544
- falsche Behandlung von EK 545
- HLA-Sensibilisierung 545
- infektiöse Erreger 546
- Look-back-Verfahren 546
- Maßnahmen 544
- Reaktion auf Plasmabestandteile 545
- Ursachen 543

Transglutaminase-Antikörper 428
Transkortin 310
Transplantatabstoßung 554
Transportmedien, Bakterien 561
Transportproteine 99, 102
Transsudat 274, 277
Transtracheale Aspiration 566
Trematoden 721
Trendkontrolle 19
Treponemen 619, 629
TRH-Test 299
- Prolaktinstimulation 362
Tribecy-Viren 664
Trichinella spiralis (Trichine) 727
Trichinose 629, 727
Trichomonaden 709
- Nachweis 569
Trichomonas vaginalis 709
Trichophyton 699
Trichosporon 700, 701
Trichuris trichiura 726
Triglyzeride 163
- Bewertung 164
- ESC/EAS-Leitlinien 157
- Nüchternwerte 164
Trijodthyronin 297
Trinder-Reaktion 51, 187
Triple-Test 341, 348
Triplet-Repeat-Expansion 26
Trisomie 348
Trophoblasttumoren 348
Tropheryma whipplei 592
Troponin 78
- kardiales 112
Trypanosomen 710
Trypanosomenschanker 711
Tryptophan 119
TSH-Rezeptor-Antikörper 300
- Nachweishäufigkeit 301
TSH (thyreoideastimulierendes Hormon) 294
- Bewertung 295
Tsutsugamushi-Fieber 624
Tuberkulintest 588
Tuberkulose 585, 629

- Diagnostik 586
- Immunisierung 589
- Klinik 585
- Therapie 587

Tubulointerstitielle Fibrose, Dkk3 118
Tularämie 609, 629
Tumorassoziierte Antigene 57
Tumoren
- Differenzialdiagnose 54
- katecholaminproduzierende 372, 374, 377
- neuroendokrine 379
- Screening 57
Tumorhyperkalzämie 225
Tumor M2-PK 54
Tumormarker 54
- Aussagekraft 54
- diagnostischer Einsatz 55
- Differenzialdiagnose 54
- Prognoseeinschätzung 54
- Screening 57
- Serumkonzentration 57
- Therapie-/Verlaufskontrolle 54
Tumornekrosefaktor alpha 440
Typ-1-Diabetes 130
Typ-2-Diabetes 130
- Diagnosealgorithmus 131
Typhus 593, 629
Typ-I-Kollagen-Telopeptide 231
T-Zell-Aktivierung, sIL-2Rα 438

U

U1-RNP 408
Ulcus molle 607
Ultrazentrifugation, Lipoproteinanalytik 166
UniCAP-System 433
Unspezifität 11
Untersuchung
- parallele 20
- serielle 20
- Strategie, Optimierung 17
Uratnephropathie 185
Ureaplasmen 623
- Materialgewinnung 571
Urethralabstrich 568
Urin
- 24-h-Sammel- 7
- Blasenpunktion 568
- Gesamt-Protein 264
- Katheterurin 567
- Leitproteine 265
- MSU 567
- MSU, Virennachweis 642
- Proteindifferenzierung 265, 266
- Rotfärbung 261
- Teststreifen 261
- Transport 4
- vs. Fruchtwasser 260

Uringlukose, Teststreifen 135
Urinsediment 263
Urogenitalbilharziose 722
Urogenitaltrakt, Differenzialdiagnose 260
Uroporphyrinogen 250

V

Vaccinia-Virus 643
Vaginalabstrich 569
Vaginose 613
Valin 120
Valproinsäure 39
Vancomycin 35
Vancomycinresistente Enterokokken (VRE) 577
Vanillinmandelsäure (VMS) 372, 377
- Diät 378
- Referenzbereiche 377
- Variationskoeffizient 14
Varicella-Zoster-Virus (VZV) 629, 645
- Schutzimpfung 646
Variola major/minor 643
Varizellenembryopathie 646
Vasopressin 329
vCJK6 694
Veillonella 580
Venenthrombose
- Diagnostik 483
- Risikoberechnung 482
- Risikofaktoren 482
- tiefe 482
Venezolanische Enzephalitis 667
Verbrauchskoagulopathie 480
- Stadien 480, 481
Verdachtsdiagnose 20
Verlaufskontrolle 19
Verlaufsuntersuchungen 17
Verlustkoagulopathie 481
Verschlussikterus 187
Verschlusszeit 491
Verteilungsalkalosen 211
Verteilungsazidosen 211
Verträglichkeitsprobe 538
Verzweigtkettenketoazidurie 120
Vibrionen 601, 629
Virale hämorrhagische Fieber 635
Viren
- Anzucht 639
- direkte Nachweisverfahren 639
- gepaarte Seren 640
- indirekte Nachweisverfahren 639
- Melde- und Erfassungspflicht nach IfSG 629
- Syndrome 635
- Untersuchungsmaterial 641
Virilismus 318
Virusgrippe 629
Virushepatitis 79, 85, 629
Virusinfektionen
- angeborene/perinatal erworbene 635
- Behandlungszentren 638
- Diagnosestrategie 635
- Klinik 636
- Laboruntersuchungen 637
- Materialgewinnung 640
- Nachweisverfahren 639
- Untersuchungsmaterial 641
VISA 574
Vitamin A 234

Vitamin B₁ 235
Vitamin B₁₂ 236
– Mangel 238, 240
– Referenzbereiche 237
– Resorptionstest 238
Vitamin D 226, 234
– biologisch aktives (D₃) 227
– Biosynthese 226
– Mangel 226
– Referenzbereich 226
Vitamine, Löslichkeit 234
Vitamin-E-Mangel 245
Vitamin K 234, 473
– Antagonisten 494, 510
Vitamin M 239
Vitaminmangel 234
VK (Variationskoeffizient) 14
Vogelgrippe 629, 677, 678
Vollblut 3
Von-Willebrand-Faktor (vWF)
– Funktion 502
– Nomenklatur 503
– Referenzbereiche 502
Von-Willebrand-Syndrom 477, 479, 519
– Befundkonstellationen 480
– Subtypen 479
Vorderdarmkarzinoid 379, 381
Vorhersagewahrscheinlichkeit 17
Voriconazol 704
Vorwertvergleich 19
VRSA 574

W

Waaler-Rose-Test 412
Wachstumshormon 363
– Argininbelastung 367
– Befundinterpretation 365
– GHRH-Test 366
– ineffektives Molekül 370
– Insulin-Hypoglykämie-Test 367
– Mangel 364, 366, 367, 369
– nächtliche Messungen 366
– oGTT 368
– Referenzbereich 365
– Sekretion, Regulation 363
– Somatomedine 369
– Überschuss, DD 364
Wachstumsretardierung 364
Wachstumsstörungen 369
Waldenström-Krankheit 390
– Anti-MAG-Antikörper 430
Wangiella 703
Wärmeautoantikörper 547
Warze, peruanische 625
Wasserhaushalt 204
Waterhouse-Friedrichsen-Syndrom 579
Watson-Schwartz-Test 253
Wegener-Granulomatose 415
– Antikörper 421
– Autoantikörper 394, 396
Weil-Felix-Reaktion 626
Weil-Krankheit 618
Wermer-Syndrom 144
Wernicke-Enzephalopathie 235
Wert, prädiktiver 17
– Einflussfaktoren 18
Western Encephalitis 667
Whipple-Krankheit 592
Wilson-Krankheit 100, 243
– Coeruloplasmin 101
Windeldermatitis 700
Windpocken 629, 645
Wiskott-Aldrich-Syndrom 485
Wolhyni-Fieber 625
Wuchereria bancrofti 728
Wundbotulismus 615
Wundheilungsstörungen 244
Wundinfektion 559
Wundsekrete 570
Wurmerkrankungen, IgE 432

X

Xylose-Resorptionstest 197

Y

Yersinien 599, 629

Z

Zeckenbissfieber, Südafrikanisches 624
Zellparasiten, humanpathogene Erreger 624
Zellulitis, anaerobe 615
Zerkariendermatitis 722
Zervixkarzinom 61
– Tumormarker 55
Zestoden 724
Ziegenpeter 674
Zikavirus-Infektion 669, 670
Ziliaten 720
Zink 243
– Referenzbereiche 244
– Unterversorgung 244
Zink-Protoporphyrin (ZnPP) 463
Zirrhose, primär biliäre (Autoantikörper) 396
ZnPP (Zink-Protoporphyrin) 463
Zöliakie
– Autoantikörper 396
– Gliadin-Antikörper 428
– Transglutaminase-Antikörper 428
Zoster-Ganglionitis 278
Zoster generalisatus 646
Zusätze, gerinnungsfördernde/-hemmende 3
Zwei-Klassen-Reaktion 287
Zwergfadenwurm 728
Zwergwuchs 364
Zygomyzeten 703
Zyklische citrullinierte Peptide, Antikörper gegen 414
Zyklomat-Pulse-Pumpe 347
Zyklusstörungen 337, 360
Zystin 268
Zystizerkose 724
Zytokeratin-19-Fragment (CYFRA 21–1) 65
Zytokeratine 422
Zytokine 438
– proinflammatorische 127
Zytokinrezeptoren 438
Zytomegalievirus (CMV) 629, 647
Zytostatika 40

Prinzipien und Einsatz von Labormethoden

Messverfahren	Prinzip	Typischer Einsatzbereich
Klinisch-chemische Methoden		
Extinktionsphotometrie • Direkte Photometrie • Substratmessung nach chem. Reaktion • Enzymkatalysierte Reaktionen	Messung der Lichtschwächung (Extinktion) im Testansatz nach Indikator-Farbreaktion	Substrat- und Enzymmessungen, ELISA
Ionenselektive Elektroden (ISE)	Messung eines elektrischen Potenzials, das an der elektrochemisch aktiven Grenzschicht einer ionenselektiven Membran entsteht	Elektrolytmessungen
Flammenemmissionsphotometrie	Messung der Spektrallinie einer Ionenart nach Anregung in der Flamme	Messung von Na, K
Atomabsorptionsspektrometrie (AAS)	Messung der Schwächung (Absorption) eines elementspez. Lichtstrahls durch das atomisierte zu messende Element	Spurenelemente, Schwermetalle
Elektrophorese • Celluloseacetat-Elektrophorese • Gel-Elektrophorese • SDS-Polyacryamid-Gel-Elektrophorese (SDS-PAGE) • Isoelektrische Fokussierung • Immunfixationselektrophorese • Isotachphorese • Kapillar-Elektrophorese	Auftrennung geladener Makromoleküle im elektrischen Feld auf unterschiedlichem Trägermaterial	Proteine, Lipoproteine, Hämoglobinvarianten
Chromatografie (GC) • Säulenchromatografie • Hochdruck-Flüssigkeits-Chromatografie (HPLC) • Ausschlusschromatografie • Adsorptionschromatografie • Affinitätschromatografie • Ionenaustauschchromatografie • Verteilungschromatografie • Dünnschichtchromatografie • Gaschromatografie	Trennung von Molekülen in Flüssig-/Festphasen oder Gas-/Festphasen aufgrund ihrer Größe, ihrer chem. Eigenschaften oder elektrischen Ladungen	HbA_{1c}, Porphyrine Katecholamine, Toxine, Trennung komplexer Mischungen organischer Moleküle
Massenspektrometrie (MS)	Messung und Identifizierung komplexer, oft unbekannter Stoffe aufgrund des typischen Musters der Bruchstücke nach Desintegration durch Ionisation. Meist in Komb. mit Gaschromatografie als GC-MS	Referenzmethode (analytisch „absolut richtig" eingestuft) Identifizierung unbekannter Stoffe, z. B. Intoxikationen, Umweltanalytik
Immunologische Methode		
Direkter Antigen- und Antikörpernachweis • Agglutination • Immunpräzipitation (Immundiffusion, Immunelektrophorese und Immunfixation, Immunturbidimetrie, Immunnephelometrie)	Nachweis der AG-AK-Bindung (**Agglutination**: korpuskuläre AG; **Präzipitation**: AG in Lösung) durch Bildung sichtbarer Agglutinate oder großer Immunkomplexe, die im Gel als Präzipitate zu sehen sind oder in Flüssigkeiten, die Lichtabsorption bzw. die Lichtstreuung ändern	Blutgruppenserologie, Infektionsserologie, Nachweis monoklonaler Gammopathien, quantitative Bestimmung von Serum- und Urinproteinen, Gerinnungsfaktoren, Apolipoproteinen und Medikamenten

Messverfahren	Prinzip	Typischer Einsatzbereich

Indirekter Antigen- und Antikörpernachweis
• Fixierung eines Reaktionspartners an Trägerpartikel
  – Latexagglutination und indirekte Hämagglutination
  – Komplementbindungsreaktion (KBR)
  – Direkte Hämagglutination (HAHT)
• Antigen- und Antikörpernachweise mittels Markierung
  – Immunfluoreszenz (direkt, indirekt)
  – Liganden-Immunoassays (RIA, ELISA, FIA, LIA, Immunoblot)
	• **Fixierung** eines Reaktionspartners an Trägerpartikel (Erythrozyten, Latexpartikel) → visuell sichtbare AG-AK-Reaktion
	• **Markierung** von AG oder AK mit Fluorophoren, Isotopen, Enzymen oder Luminogenen. Nach der AG-AK-Bindung sind sie im Fluoreszenzmikroskop, durch Messung der Radioaktivität, der Enzymaktivität oder der Fluoreszenzaktivität nachweisbar.
		Infektionsserologie, Autoantikörperdiagnostik, quantitative Bestimmung von Serumproteinen, Hormonen und Pharmaka
		Achtung: Störung von Immunoassays durch die Einnahme von Biotin als Nahrungsergänzungsmittel (falsch hohe oder falsch positive Werte bei kompetitiven Immunoassays, falsch niedrige oder falsch negative Werte bei Sandwich-Immunoassays

Molekulargenetische Methoden		
Gensonden und Nukleinsäure-Hybridisierung • Dot Blot • Southern Blot • Northern Blot • In-situ-Hybridisierung	Ein markiertes DNA- oder RNA-Fragment wird als Sonde eingesetzt, um nach seinen komplementären DNA- oder RNA-Sequenzen im Untersuchungsmaterial zu suchen.	Diagnostik von serologisch schwer fassbaren Infektionen durch nicht anzüchtbare Erreger
Nukleinsäure-Amplifikationstechniken • Polymerasekettenreaktion (PCR; Realtime-, RT-, Nested-PCR) • Nukleinsäuresequenzbasierte Amplifikation (NASBA) • Ligase-Kettenreaktion (LCR)	Enzymabhängige Amplifikation (Vervielfältigung) definierter Gensequenzen einer DNA-Kette. Die beiden DNA-Stränge werden durch Hitzedenaturierung getrennt. Danach erfolgt die Bindung von komplementären Startermolekülen (Primer), und unter dem Einfluss einer DNA-Polymerase und Verwendung zugegebener Nukleosid-Triphosphatmoleküle werden komplementäre DNA-Stränge synthetisiert. Dieser Vorgang wird wiederholt, um eine ausreichende Amplifikation der Ausgangs-DNA-Sequenz zu erreichen. Diese kann dann mithilfe von Gelelektrophorese, Southern Blot, enzymatischen Farbänderungen in Mikrotiterplatten bzw. Chemilumineszenz oder direkter DNA-Sequenzierung des Amplifikationsprodukts identifiziert werden.	Diagnostik von serologisch schwer fassbaren Infektionen durch nicht anzüchtbare Erreger. Molekularbiologische Genotypisierung zum Nachweis von krankheitsrelevanten Mutationen
Genchip-Technologie (DNA-Array)	Fixierung von Gensonden auf einem Träger. Mit den trägergebundenen DNA-Sequenzen hybridisieren dann fluoreszenzmarkierte Komplementärsequenzen, die aus med. Probematerial gewonnen wurden. Nach Wegwaschen nichthybridisierter Moleküle kann der Chip ausgewertet werden. Sowohl DNA (Gen-Mapping) als auch RNA (Expressionsanalysen) können so analysiert werden. Mit AK beschichtete Träger eignen sich zur Proteinanalytik.	Analyse von Genexpressionsaktivität und Mutationen (z. B. in der Onkologie), Pharmakogenetik, aber auch zum Nachweis und zur Typisierung von schlecht anzüchtbaren Erregern oder von Resistenzgenen bei Mikroorganismen
Mikrobiologische Arbeitstechniken		
Direktpräparate • Nativpräparate • Gefärbte Präparate	Direkte Darstellung des Erregers durch Untersuchung von Patientenmaterial auf einem Objektträger	Domäne in der Mykologie und Parasitologie. In der Bakteriologie bei Gonorrhö, Tbc, Gasbrand
Kultur • Angereicherte Nährmedien • Indikator- und Differenzierungsmedien • Selektivmedien • Spezialnährmedien • Blutnährböden u. a.	Kultivierung von Bakterien auf Nährmedien mit organischen Nährstoffen als Energiequelle. Die Nährmedien können flüssig (Bouillon → Anreicherung) oder fest (Agar) sein. Zusatz von Farbstoffen (Indikatornährböden) oder Wachstumsinhibitoren (Selektivnährböden) erlaubt eine erste, orientierende Einordnung der Isolate.	Nachweis und Identifizierung von Bakterien durch Beurteilung von Wuchs und Aussehen der Kultur und Vermehrung des Keimmaterials zur weiteren Differenzierung